内科综合诊疗与急症救治

（上）

尚秀娟等◎主编

吉林科学技术出版社

图书在版编目（CIP）数据

　　内科综合诊疗与急症救治/ 尚秀娟等主编.-- 长春：
吉林科学技术出版社，2016.4
　　ISBN 978-7-5578-0435-0

　　Ⅰ．①内… Ⅱ.① 尚…Ⅲ.①内科—疾病—诊疗②内
科—急性病—急救Ⅳ. ① R5

　　中国版本图书馆CIP数据核字（2016）第069581号

内科综合诊疗与急症救治
NEIKE ZONGHE ZHENLIAO YU JIZHENG JIUZHI

主　　编	尚秀娟　王义平　索冬卫　徐爱刚　高占义　张　睿
副主编	刘姚云　万　琦　张　鲲　别红军
	马建平　张　鹏　薛　渊　陈　漉
出版人	李　梁
责任编辑	张　凌　张　卓
封面设计	长春创意广告图文制作有限责任公司
制　　版	长春创意广告图文制作有限责任公司
开　　本	787mm×1092mm　1/16
字　　数	1011千字
印　　张	41.5
版　　次	2016年4月第1版
印　　次	2017年6月第1版第2次印刷

出　　版	吉林科学技术出版社
发　　行	吉林科学技术出版社
地　　址	长春市人民大街4646号
邮　　编	130021
发行部电话/传真	0431-85635177　85651759　85651628
	85652585　85635176
储运部电话	0431-86059116
编辑部电话	0431-86037565
网　　址	www.jlstp.net
印　　刷	虎彩印艺股份有限公司

书　　号	ISBN 978-7-5578-0435-0
定　　价	165.00元

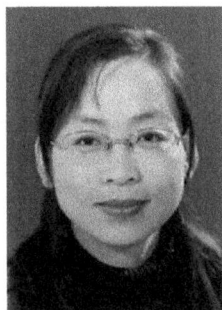

尚秀娟

1966年出生。华北理工大学附属医院，参加工作20余年，硕士研究生，副主任护师。主研3项课题；参与完成8项课题。先后获河北医学科技一等奖2项、唐山市科技二等奖1项、河北省煤炭工业行业协会二等奖1项等；先后在《中华医院感染学杂志》及《现代预防医学》等杂志上发表论文20余篇。

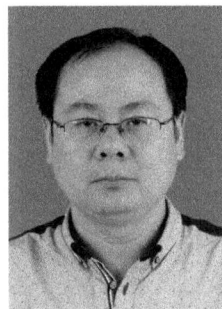

王义平

1975年出生。安徽省安庆市第一人民医院（广东医学院附属安庆医院）血液肿瘤科主治医师。1997年毕业于安徽医科大学临床医学系，2008年获得山东省医学科学院医学硕士学位。一直从事血液内科及肿瘤内科诊断治疗工作（化疗、靶向药物治疗、生物免疫治疗等），并承担临床带教任务。共发表医学专业论文5篇。

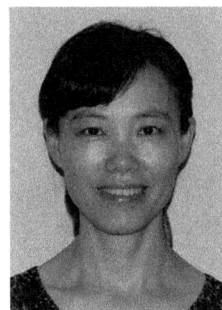

索冬卫

1968年出生。1992年毕业于东南大学临床医学系。郑州大学第五附属医院急诊科，副主任医师。主要从事内科危重病和机械通气研究，对内科疑难和复杂性疾病有较独到的见解，擅长内科急症以及常见的跨专业急症的诊疗与急救。先后以第一作者发表论文10余篇，主持厅级课题1项。

编 委 会

主　编　尚秀娟　　王义平　　索冬卫
　　　　　　徐爱刚　　高占义　　张　睿

副主编　刘兆云　　万　琦　　张　鲲　　别红军
　　　　　　马建平　　张　鹏　　薛　渊　　陈　漉

编　委　(按姓氏笔画排序)

　　　万　琦　　湖北省荆州市中心医院
　　　马建平　　河南省平顶山市第一人民医院
　　　王义平　　安徽省安庆市第一人民医院
　　　刘　丽　　河南省职工医学院
　　　刘兆云　　山东电力中心医院
　　　刘格戈　　长春中医药大学附属医院
　　　李现立　　河南省安阳地区医院
　　　杨红涛　　焦作市中医院
　　　别红军　　南阳医学高等专科学校第二附属医院
　　　邹　迪　　长春中医药大学附属医院
　　　张　鹏　　河南省唐河县人民医院
　　　张　睿　　长春中医药大学附属医院
　　　张　鲲　　河南科技大学第一附属医院
　　　陈　漉　　长春中医药大学附属医院
　　　尚秀娟　　华北理工大学附属医院

周　旭　河南省洛阳正骨医院

　　　　河南省骨科医院

贺文静　长春中医药大学附属医院

索冬卫　郑州大学第五附属医院

徐爱刚　河北省开滦总医院林西医院

高占义　河北省沧州中西医结合医院

程爱斌　华北理工大学附属医院

薛　渊　濮阳市人民医院

前　言

内科学是一门涉及面广和整体性强的学科，是临床各学科的基础学科，所阐述的内容在临床医学的理论和实践中具有普遍意义，是学习和掌握其他临床学科的重要基础。现代科学发展快速，学科划分越来越细，愈来愈专业化，临床一线的医师每日面对各种内科疾病，这就要求内科医师扎实掌握内科常见疾病的理论、知识，并且能熟练的应用于临床。要成为一名合格的临床医师，就必须不断学习，跟上科学的发展。

内科急症往往起病急，变化快，并发症也多，这就要求我们临床工作者必须要做到快速诊断、熟练操作、准确治疗，以提高抢救成功率。全书内容丰富，突出重点，从各系统常见疾病入手，既包括了现代内科综合性的最新诊疗发展，又涵盖各专家多年来的急症救护临床经验。同时，标新立异增加了感染管理的内容。各章节详略得当，简明实用，对临床医护工作者有着很好的参考价值。

本书编委均是高学历、高年资、精干的专业医务工作者，对各位同道的辛勤笔耕和认真校对深表感谢！由于写作时间和篇幅有限，难免有纰漏和不足之处，恳请广大读者予以批评、指正，以便再版时修正。

编　者

2016 年 4 月

目 录

第一章

医院感染管理与监测

医院感染管理与监测是医院感染预防与控制的一个重要课题。医院感染管理涉及医院管理的诸多方面，并且与全体医护人员有密切的关系。医院感染监测是预防和控制医院感染的基础，没有监测为依据的控制措施是盲目的，没有控制行动的监测是无意义的监测，因此医院感染监测为医院感染的预防控制和宏观管理提供科学依据。

第一节　医院感染管理组织机构与成员职责

2006 年国家卫生部颁布的《医院感染管理办法》，对我国医院感染管理的组织模式和机构作了明确规定，即"住院床位数在 100 张以上的医院应设医院感染管理委员会和独立的医院感染管理部门，住院床位总数在 100 张以下的医院应指定分管医院感染管理工作的部门，其他医疗机构应当有医院感染管理专（兼）职人员。"目前我国医院感染管理组织系统有：卫生部医院感染预防与控制专家组，省级医院感染预防与控制专家组，医院感染管理委员会，医院感染管理部门，各临床科室医院感染管理小组。

一、医院感染管理组织机构

组织机构是表现组织中各部分的排列顺序、空间位置、罪集状态、联系方式以及各要素之间相互关系的一种模式。它是执行管理任务的组织体制。目前我国医院感染管理组织模式为宏观和微观的三级组织体系。

1. 宏观的医院感染管三级体系　宏观的医院感染管理三级组机构为：卫生部医院感染预防与控制专家组，省级医院感染预防与控制专家组，以及医院感染管理委员会。卫生部和省级人民政府行政部门成立的医院感染预防与控制专家组成员由医院感染管理、疾病控制、传染病学、临床检验、流行病学、消毒学、临床药学、护理学等专家组成。

2. 微观的医院感染管三级体系　微观的医院感染管理三级组织机构为：一级机构医院感染管理委员会，是医院感染监控系统的领导机构，由医院感染管理部门、医务部门、护理部门、临床科室、消毒供应室、手术室、临床检验部门、药事管理部门、设备管理部门、后勤管理部门及其他有关部门的主要负责人组成，主任委员由医院院长或主管医疗工作的副院长担任。二级机构是负责具体工作的职能机构即医院感染管理部门（感染管理科），具体负责医院感染预防与控制方面的管理和业务工作。医院应按每 200 ~ 250 张实际使用床位，配备 1

名医院感染专职人员，基层医疗机构必须指定专人兼职负责医院感染管理上作。三级机构即各科室的医院感染管理小组，由科室主任、护士长及本科兼职监控医师、监控护士组成。

二、各级组织与成员职责

1. 卫生部医院感染预防与控制专家组的主要职责 ①研究起草有关医院感染预防与控制、医院感染诊断的技术型标准和规范。②对全国医院感染预防与控制工作进行业务指导。③对全国医院感染发生状况及危险因素进行调查、分析。④对全国重大医院感染事件进行调查和业务指导。⑤完成卫生部交办的其他工作。

2. 省级医院感染预防与控制专家组职责 负责指导本地区医院感染预防与控制的技术性工作。

3. 医院感染管理委员会职责 ①依据政策法规，认真贯彻医院感染管理方面的法律法规及技术规范和标准，制本医院预防和控制医院感染的规章制度并监督实施。②根据《综合医院建筑标准》确关卫生学标准和预防医院感染的要求，对医院的建筑设计和重点科室建设的基本标准、基本设施和工作流程进行审查并提出建设性意见。③研究并确定医院的医院感染管理工作计划，并对计划的实施进行审定、考核和评价。④研究并确定医院的感染重点部门，重点环节、危险因素以及采取的干预措施，明确各有关部门、人员在预防和控制医院感染工作中的责任。⑤研究并制订医院发生医院感染暴发及出现不明原因传染性疾病或特殊病原体感染病例等事件时的控制预案。⑥建立医院感染会议制度，定期审查、研究、协调和解决有关医院感染管理方面的问题。⑦根据本医院病原体及耐药现状，配合药事管理委员会提出合理使用抗菌药物的指导意见。⑧妥善处理医院感染管理的其他相关事宜，把医院感染降低到最小可能和最低程度。

4. 医院感染管理部门（医院感染管理科）主要职责 ①根据国家和本地区卫生行政部门有关医院感染管理的法规、标准，拟定医院感染控制规划、工作计划。②组织制定医院及各科室医院感染管理规章制度，依据不同时期医院感染工作现状，制定新的更为完善的管理制度。③具体组织实施医院感染管理规章制度，对医院感染控制质量进行定时或不定时检查并实施持续改进。④对有关预防和控制医院感染管理规章制度的落实情况进行检查、监督、评价和指导。⑤对医院感染及其相关危险因素进行监测、分析和反馈，针对问题提出控制措施并指导实施。⑥对医院感染发生状况进行调查、统计分析，及时向医院感染管理委员会或者医疗机构负责人上报医院感染控制动态，并向全院通报。⑦定期对医院环境卫生、消毒、灭菌效果、隔离、无菌操作技术、医疗废物管理等工作进行监督、监测，及时汇总、分析监测结果，提供指导，发现问题，制定控制措施，并督导实施。⑧对医院发生的医院感染流行、暴发事件进行报告和调查分析，提出控制措施并协调、组织有关部门进行处理。⑨对传染病的医院感染控制工作提供指导。⑩负责全院各级人员预防和控制医院感染的知识与技能的培训、考核，对医务人员有关医院感染的职业卫生防护工作提供指导。⑪参与药事管理委员会关于抗感染药物临床应用的管理工作，协助拟定合理用药的规章制度，并参与监督实施。⑫对消毒药械和一次性使用医疗器械及器具的相关证明进行审核，对其储存、使用及用后处理进行监督。⑬组织开展医院感染预防与控制方面的科研工作，开展医院感染的专题研究，有条件的省市级医院、医学院校附属医院可建立实验室或研究室。

5. 医务管理部门在医院感染管理工作中应履行的职责 ①监督、指导医师和医技人员严格执行无菌技术操作规程、抗感染药物合理应用、一次性医疗用品的管理等有关医院感染的制度。②发生医院感染暴发或流行趋势时，统筹协调感染管理科及相关科室、部门开展感染调查与控制工作，根据需要进行医师人力调配；组织对患者的治疗和善后处理。③协助组织医师和医技部门人员预防、控制医院感染知识的培训。

6. 护理管理部门在医院感染管理工作中应履行的职责　①监督、指导护理人员严格执行无菌技术操作、消毒、灭菌与隔离、一次性使用医疗用品的管理等有关医院感染管理的规章制度。②发生医院感染暴发或流行趋势时，根据需要进行护理人力调配。③协助组织全院护理人员对预防、控制医院感染知识的培训。

7. 总务后勤科在医院感染管理工作中应履行的职责　①监督医院营养室的卫生管理，符合《中华人民共和国食品卫生法》要求。②负责组织污水的处理、排放工作，符合国家"污水排放标准"要求。③负责组织医院废弃物的收集、运送及无害化处理工作。

8. 药剂科在医院感染管理工作中应履行的职责　①及时为临床提供抗感染药物的信息。②督促临床人员严格执行抗感染药物应用的管理制度和应用原则。③负责本院抗感染药物的应用管理，定期总结、分析应用情况。

9. 检验科在医院感染管理工作中应履行的职责　①开展医院感染病原微生物的培养、分离鉴定、药敏试验及特殊病原体的耐药性监测，定期总结、分析，向有关部门反馈，并向全院公布。②负责医院感染常规微生物学监测。③发生医院感染暴发流行时，承担相关检测工作。

10. 科室感染管理小组职责　①负责本科室医院感染管理的各项工作，根据本科室医院感染的特点，制定管理制度，并组织实施。②对医院感染病例及感染环节进行监测，采取有效措施，降低本科室医院感染发病率。③有医院感染流行趋势时及时报告医院感染管理科，并积极协助调查。④监督本科室人员严格执行无菌操作技术规程、消毒隔离制度。⑤监督检查本科室抗感染药物使用情况。⑥做好对卫生员、配膳员、陪护、探视者的卫生管理。⑦组织本科室预防、控制医院感染知识的培训。

11. 医务人员在医院感染管理中应履行的职责　①严格执行无菌技术操作规程等医院感染管理的各项规章制度。②掌握抗感染药物临床合理应用原则，做到合理使用。③掌握医院感染诊断标准。④掌握自我防护知识，正确进行各项技术操作，预防锐器刺伤。⑤参加预防、控制医院感染知识的培训。⑥发现医院感染病例，及时送病原学检验及药敏试验，查找感染源、感染途径，控制蔓延，积极治疗患者，如实填表报告。⑦发现有医院感染流行趋势时，及时报告感染管理科，并协助调查。⑧发现法定传染病，应根据《中华人民共和国传染病防治法》的规定填写传染病报告卡并在规定时间内上报。

（尚秀娟）

第二节　医院感染管理控制标准

2006 年国家卫生部颁布了《医院感染管理办法》，对医院感染管理控制标准作出明确规定，使医院感染管理控制标准更加规范化。

一、医院感染管理控制标准

1. 医院感染发病率　100 张床位以下医院≤7%；100～500 张床位的医院≤8%；500 张

床位以上医院≤10%。

2. 1 类切口手术部位感染率　100 张床位以下医院＜1%；100～500 张床位的医院＜0.5%；500 张床位以上的医院＜15%。

3. 医院感染漏报率　要求≤20%。

4. 抗菌药物使用率　力争控制在 50%以下。

5. 感染病例标本送检率　力争选到 70%。

6. 污染物品　必须进行无害化处理，并不得检出致病性微生物。

7. 医疗废物　按照《医疗废物管理办法》分类处理。

8. 污水检测　按国家卫生部颁布《医院污水排放标准》执行。

二、消毒灭菌控制标准

1. 常规物品消毒灭菌合格率　力争达到 100%。

2. 使用中消毒剂　细菌数≤100cfu/mL，不得检出致病性微生物。

3. 无菌器械保存液　必须无菌。

4. 血液透析系统监测　透析水细菌总数＜200cfu/mL，不得检出致病菌；透析液细菌总数＜2 000cfu/mL，不得检出致病菌。

5. 紫外线灯管照射强度　使用中灯管＞70μW/cm²，新购进灯管≥90μW/cm²。

6. 进入人体无菌组织、器官或破损皮肤、黏膜的医疗用品　必须无菌。

7. 接触黏膜的医疗用品　细菌总数≤20cfu/g 或 100cm²，不得检出致病性微生物。

8. 接触皮肤的医疗用品　细菌总数≤200cfu/g 或 100cm²，不得检出致病性微生物。

9. 使用中的消毒物品　不得检出致病性微生物。

10. 各类环境空气、物体表面及医务人员手的细菌学监测　见表 1－1。

表 1－1　各类环境空气、物体表面、医务人员手细菌菌落总述卫生标准

环境类别	范围	空气 cfu/皿	物体表面 cfu/cm²	医护人员的手 cfu/cm²
Ⅰ类	层流洁净手术室，层流洁净病房	≤4（30min）	≤5	≤5
Ⅱ类	非洁净手术室、非洁净骨髓移植病房、产房、婴儿室、早产儿室、器官移植病房室、烧伤病房、重症监护病房、血液病房等	≤4（15min）	≤5	≤5
Ⅲ类	儿科病房、消毒供应中心、血液透析中心、其他普通住院病区等	≤4（5min）	≤10	≤10
Ⅳ类	普通门（急）诊及其检查（妇产科检查室、人流室）治疗（注射、换药等）；输血科、感染性疾病门诊和病区	≤4（15min）	≤10	≤15

注：以上不得检出乙型溶血性链球菌、金黄色葡萄球菌及其他致病性微生物。在可疑污染情况下进行相应在指标的检测。母婴同室、早产儿室、婴儿室、新生儿及儿科病房的物体表面和医护人员手上，不得检出沙门菌。

（尚秀娟）

第三节　手卫生

手卫生包括洗手、卫生手消毒和外科手消毒。洗手是指用肥皂（皂液）和流动水洗手，去除手部皮肤污垢、碎屑和部分致病菌的过程。卫生手消毒是指用速干手消毒剂揉搓双手，以减少手部暂驻菌的过程。外科手消毒是指外科手术前医务人员用肥皂（皂液）和流动水洗手，再用手消毒剂清除或杀灭手部暂驻菌和减少常驻菌的过程。

一、手部微生物

手部皮肤的细菌分为暂驻菌和常驻菌。暂驻菌主要是寄居在皮肤表面，常规洗手容易被清除的微生物；常驻菌通常是指皮肤上定植的正常菌群。

二、洗手和卫生手消毒

1. 洗手和对卫生手消毒的指征

（1）直接接触每一个患者前后，从同一患者身体的污染部位移动到清洁部位时。

（2）接触患者黏膜、破损皮肤或伤口前后，接触患者的血液、体液、分泌物、排泄物、伤口敷料等之后。

（3）穿脱隔离衣前后，摘手套后。

（4）进行无菌操作，接触清洁、无菌物品之前。

（5）接触患者周围环境及物品后。

（6）处理药物或配餐前。

2. 洗手设施

（1）手术室、产房、导管室、层流洁净病房、骨髓移植病房、器官移植病房、重症监护病房、新生儿室、母婴室、血液透析病房、烧伤病房、感染疾病科、口腔科、消毒供应中心等重点部门应配备非手触式水龙头。有条件的医疗机构在诊疗区域均宜配备非手触式水龙头。

（2）肥皂应保持清洁和干燥。有条件的医院可用皂液，当皂液出现浑浊或变色时及时更换，盛换皂液的容器宜为一次性使用，重复使用的容器应每周清洁消毒。

（3）应配备干手物品或设施。可选用纸巾、风干机、擦手毛巾等擦干双手。擦手毛巾应保持清洁、干燥，每日消毒。

三、外科手消毒

外科手消毒要求先洗手、后消毒。不同患者手术之间、手套破损或手被污染时，应重新进行外科手消毒。

1. 冲洗手消毒方法　取适量的手消毒剂涂抹至双手的每个部位、前臂和上臂下 1/3，并认真揉搓 2~6min，用流动水冲净双手、前臂和上臂下 1/3，无菌巾彻底擦干。流动水应达到 GB5749 的规定。特殊情况水质达不到要求时，手术医师在戴手套前，应用醇类手消毒剂再消毒双手后戴手套。手消毒剂的取液量、揉搓时间及使用方法遵循产品的使用说明。

2. 免冲洗手消毒方法　取适量的免冲洗手消毒剂涂抹至双手的每个部位、前臂和上臂下 1/3，并认真揉搓直至消毒剂干燥。手消毒剂的取液量、揉搓时间及使用方法遵循产品的使用说明。

（尚秀娟）

第四节　医院环境和消毒

一、医院环境分类和空气卫生学标准

医院环境分为四类区域，Ⅰ类环境包括层流洁净手术室和层流洁净病房。Ⅱ类环境包括普通手术室、产房、婴儿室、早产儿室、普通保护性隔离室、供应室无菌区、烧伤病房、重症监护病房。Ⅲ类环境的空气消毒：这类环境包括儿科病房、妇产科检查室、注射室、换药室、治疗室、供应室清洁区、急诊室、化验室、各类普通病室和房间，Ⅳ类指传染科和病房。各区域的空气卫生学标准如下：

Ⅰ类区域：细菌总数≤10cfu/m³（或0.2cfu平板），未检出金黄色葡萄球菌、溶血性链球菌为消毒合格；

Ⅱ类区域：细菌总数≤200cfu/m³（或4cfu平板），未检出金黄色葡萄球菌、溶血性链球菌为消毒合格；

Ⅲ类区域：细菌总数≤500cfu/m³（或10cfu平板），未检出金黄色葡萄球菌、溶血性链球菌为消毒合格。

二、不同区域的空气消毒方法

根据GB15982-1995中规定Ⅰ，Ⅱ，Ⅲ，Ⅳ类环境室内空气的消毒方法在此作说明。

1. Ⅰ类环境的空气消毒　这类环境要求空气中的细菌总数≤10cfu/m³，只能采用层流通风，才能使空气中的微生物减到此标准以下。

2. Ⅱ类环境的空气消毒

（1）循环风紫外线空气消毒器：这种消毒器由高强度紫外线灯和过滤系统组成，可以有效地滤除空气中的尘埃，并可将进入消毒器的空气中的微生物杀死。按产品说明书安装消毒器，开机器30min后即可达到消毒要求，以后每过15min开机一次，消毒15min，一直反复开机、关机循环至预定时间。本机采用低臭氧紫外线灯制备，消毒环境中臭氧浓度低于0.2mg/m³，对人安全，故可在有人的房间内进行消毒。

（2）静电吸附式空气消毒器：这类消毒器采用静电吸附原理，加以过滤系统，不仅可过滤和吸附空气中带菌的尘埃，也可吸附微生物。在一个20~30m²的房间内，使用一台大型静电式空气消毒器，消毒30min后，可达到国家卫生标准。可用于有人在房间内空气的消毒。

（3）注意事项：

1）所用消毒器的循环风量（m³/h）必须是房间体积的8倍以上。

2）有些小型的上述消毒器，经试验证明不能达到上述消毒效果，则不宜用于Ⅱ类环境空气消毒。用户可查验其检测报告和经卫生行政部门发证时批准的使用说明书。

3）Ⅱ类环境均为有人房间，必须采用对人无毒无害，且可连续消毒的方法。

3. Ⅲ类环境的空气消毒　这类环境要求空气中的细菌总数≤500cfu/m³。可采用下述方法。

（1）消毒Ⅱ类环境使用的方法均可采用。

（2）臭氧消毒：市售的管式、板式和沿面放电式臭氧发生器均可选用。要求达到臭氧浓度≥20cfu/m³，在RH≥70%条件下，消毒时间≥30min。消毒时人必须离开房间。消毒后待房间内闻不到臭氧气味时才可进入（大约在关机后30min）。

（3）紫外线消毒：可选用产生臭氧的紫外线灯，以利用紫外线和臭氧的协同作用。一般按每立方米空间装紫外线灯瓦数≥1.5W，计算出装灯数。考虑到紫外线兼有表面消毒和空气消毒的双重作用，可安装在桌面上方1m处。不考虑表面消毒的房间。可吸顶安装，也可采用活动式紫外线灯照射。上述各种方式使用的紫外线灯，照射时间一般均应超过30min。使用紫外线灯直接照射消毒，人不得在室内。

（尚秀娟）

第五节　医院隔离与预防

一、隔离预防的基本原理和技术

1. 隔离预防的基本原理

（1）隔离的定义：将处于传染期内的患者、可疑传染患者和病原携带者同其他患者分开，或将感染者置于不能传染给他人的条件下，即称之为隔离（isolation）。

（2）隔离的目的：是切断感染链中的传播途径，保护易感者，最终控制或消灭感染源。因此，它是防止感染性疾病传播的重要措施。从医疗角度讲"隔离"的目标是防止感染扩散并最终消灭或控制感染源。即防止和限制感染患者的传染因子直接或间接地传染给易感者，或传染给可能将这种因子再传给他人者，同时，使感染患者在控制下得到及时治疗并尽早恢复健康。

（3）隔离的对象：

1）一般隔离：针对疑似或确诊具有传染性的患者。

2）保护性隔离：针对免疫功能低下的易感宿主。

3）混合性隔离：疑似或确诊具有传染性的患者，但因其他问题存在免疫功能低下的患者，为防其造成传染或造成机会性感染。

（4）感染链及控制方法。感染源、传播途径、易感宿主是感染链的三要素。因此控制感染主要手段是利用各种医疗措施阻止感染链的形成。最简单、直接、有效的手段亦是利用各种隔离技术切断传播途径。

（5）隔离与预防的措施。包括隔离室的设置、洗手的制度和实施、口罩、隔离衣、手套、头罩、眼罩、护目镜等的使用与处置。

2. 隔离预防的技术

（1）隔离室的设置：设置隔离室的目的是将感染源与易感宿主从空间上分开，且提醒医务人员离开隔离间时应洗手。

适用的情况：①具有高度传染性疾病的人；②患者个人卫生状态差；③多重耐药菌感染

的患者。

设施：除一般病房应有的设施外，还必须有：①缓冲房间或隔离车，用以放置口罩、隔离衣、帽子、手套等用物；②单独的沐浴设备、洗手设施；③独立空调，感染患者的房间应为负压，保护性隔离患者为正压，其空气交换应每小时 6 次以上；④空气在排除室外或流向其他区域之前应经过高效过滤；⑤如无单独房间，同一类传染病患者可住同一房间，但床距应保持 1m 以上。

（2）口罩的使用：医务人员在接近距离接触飞沫传播疾病的患者时，需戴口罩。使用口罩应充分覆盖口、鼻，且应使用一次性口罩。

（3）手套：应参照标准预防的建议，当可能接触患者血液、体液、分泌物、排泄物、污染的敷料、引流物时应戴手套。手套使用为一次性，不可重复使用；出现破损时应立即更换。

（4）隔离衣：衣服有可能被传染性的分泌物、渗出物污染时才使用隔离衣。

（5）物品处理：

1）可重复使用的物品受到传染性病原体污染时，使用后应以黄色包装袋包装隔离，经灭菌方可使用。如医疗仪器、器械、衣服和床单等。

2）体温计专人使用，用后须经高水平消毒才能用于其他患者。

3）血压计、听诊器应与其他患者分开，同病原菌感染者可共同使用。

4）不可重复使用的物品，使用后应丢弃在黄色垃圾袋中，按照感染性废物处理。

5）病历：不要接触感染物或污染物品，不带进隔离室。否则应灭菌后再使用。

6）检验标本：标本应放在有盖的容器内，防止漏出。运送时必须在盒外再用一个袋子套好，并做好标记。标本应经灭菌处理后再丢弃。

（6）探视人员的管理：隔离室一般不接待控视，必需时，应先通报护士并经指导，按照规定进行隔离防护，采取隔离措施后，方可探视。

（7）隔离室的终末消毒：患者解除隔离或已不再排出感染物或死亡后的病室环境消毒。消毒的对象是那些与患者接触过的设施、物品及患者血液、体液、分泌物污染的地方。必须医用有效的消毒液进行终末消毒。

二、隔离的种类和措施

《医院内隔离预防指南》提出了两个隔离预防系统，即 A 系统和 B 系统。A 系统按类隔离预防，B 系统按病隔离预防，目的是控制传染源、防止疾病的传播。

1. A 系统隔离预防共包括七类隔离

（1）严格隔离：是为了预防高传染性及高致病性的感染，以防止经空气和接触传播。

（2）接触隔离：是预防高传染性及有重要流行病学意义的感染。

（3）呼吸道隔离：防止病原体经空气中的气溶胶及短距离的飞沫传播。

（4）结核病隔离：针对痰涂片结核菌阳性或 X 线胸片检查，证实为活动性肺结核患者采取的隔离。

（5）肠道隔离：针对直接或间接接触患者粪便而传播疾病的隔离。

（6）脓汁/分泌物隔离：防止直接和间接接触感染部位的脓、引流物和分泌物而引起的感染。

（7）血液/体液隔离：防止直接或间接接触传染性的血液和体液而发生的感染。

2. B 系统隔离预防 是按疾病隔离预防，是根据每一种疾病的传播特性而单独考虑的隔离措施。

（1）严格隔离：用于传播途径广泛、对人类健康危害极大的烈性传染病，如鼠疫、狂犬病、炭疽、SARS 及甲型 H1N1 等。①分室隔离，相同菌种可同居一室；②对患者分泌物、排泄物严格消毒；③工作人员严格防护；④废弃物及医用垃圾严格无害化处理；⑤接触者尽可能注射疫苗或其他防护措施。

（2）呼吸道隔离：用于病原微生物随飞沫及分泌物排出而传播的呼吸道传染病，如：病毒类，包括疱疹病毒 - 水痘、带状疱疹、流感、麻疹、埃博拉出血热、SARS（飞沫吸入）；细菌类，包括猩红热、流脑、白喉、百日咳、布氏杆菌病、结核病、军团病、炭疽，以及其他如肺炎衣原体病等。①同病种可收同室，分泌物及痰液焚烧处理；②注意室内通风、每日进行空气消毒。

（3）消化道隔离：适用于粪 - 口传播途径，如伤寒、痢疾、病毒性肝炎等。①同病种、同病原体感染者可收同一病室；②诊疗、护理患者需按病种分别穿隔离衣；③处理污物时要戴手套；④甲类传染病排泄物及呕吐物需消毒后再倒入厕所；⑤便器固定使用定期消毒；⑥凡患者接触过的物品应视为污染物；⑦餐具应固定使用并定期消毒，或使用一次性餐具；⑧病室保持无蚊蝇、蟑螂。

（4）虫媒隔离：适用于疟疾、流行性出血热、流行性乙型脑炎等。病室应有完善有效的防蚊蝇设施。

（5）接触隔离：适用于皮肤炭疽、狂犬病、破伤风、性病等。①密切接触患者需穿隔离衣，皮肤有破损戴手套；②被分泌物、皮屑所污染的物品必须严格消毒；③患者用过的衣物、被单要先消毒再清洗；④患者换下的伤口敷料要焚烧处理。

（6）保护性隔离：保护免疫功能极度低下的患者，减少感染发生的机会。①要求单间洁净室；②房间应有层流净化设备；③患者住院前 3d 要进行肠道消毒；④入院日要沐浴，换无菌衣、无菌鞋；⑤工作人员诊治护理操作时，应穿无菌隔离衣、戴无菌口罩，必要时戴无菌手套，要重视洗手。

三、标准预防的原则和措施

标准预防的原则是：无论是否确定患者有传染性，均采取防护措施。即把血液、体液、分泌物、排泄物（不含汗液，除非被血污染）均当成具有传染性进行隔离预防，以降低医务人员和患者、患者和患者间的微生物传播的危险性。同时针对疾病的传播途径，采取空气传播防护措施或飞沫及接触传播的防护措施。具体措施如下。

1. 洗手 ①当可能接触患者的血液、体液、分泌物、排泄物、污染的器械后，应立即洗手。即使操作时戴着手套，脱去手套后也应及时洗手。在两个患者之间，当手可能传播微生物污染环境时应洗手；同一个患者，接触身体的不同部位时应洗手；②日常工作卫生洗手，使用普通肥皂，快速洗手；③为控制暴发使用抗菌药或手消毒剂。

2. 手套 当接触血液、体液、排泄物、分泌物及破损的皮肤黏膜时应戴手套；手套可以防止医务人员把自身手上的菌群转移给患者的可能性；手套可以预防医务人员变成传染微生物的媒介，即防止医务人员将从患者或环境中污染的病原在人群中传播。在两个患者之间一定要换手套，手套也不能代替洗手。

3. 面罩、护目镜和口罩　戴口罩及护目镜也可以减少患者的体液、血液、分泌物等液体的传染性物质飞溅到医护人员眼睛、口腔及鼻腔黏膜。

4. 隔离衣　穿隔离衣为防止被传染性的血液、分泌物、渗出物、飞溅的水和大量的传染性材料污染时使用。脱去隔离衣后应立即洗手，以避免污染其他患者和环境。

5. 可重复使用的设备　用过的可重复使用的设备被血液、体液、分泌物、排泄物污染，为防止皮肤黏膜暴露危险和污染衣服或将微生物在患者和环境中传播，应确保在下一个患者使用之前清洁干净和适当地消毒灭菌，一次性使用的部件应弃去。

6. 环境控制　保证医院有适当的日常清洁标准和卫生处理程序，在彻底的清洁基础上，适当地清除床单位、设备和环境的表面（床栏杆、床侧设备、轮椅、洗脸池、门把手），并保证该程序的落实。

7. 被服　触摸、传送被血液、体液、分泌物、排泄物污染的被服时，在某种意义上为防止皮肤黏膜暴露和污染衣服，应避免扰动，以防微生物污染其他患者和环境。

8. 职业健康安全　①为防止被使用后的污染利器（针、刀、其他利器）刺伤，小心处理用过的尖锐物品（针及手术刀等）和设备，如使用后针头不复帽且不复用，不用手去除针头，若要人为去除针头时，应使用任何其他技术和可用器械设备除针头。用后的针头及尖锐物品应弃于耐刺之硬壳防水容器内；②在需要使用口对口呼吸的区域内，应备有可代替口对口复苏的设备，并应将复苏的设备装袋备用。

（尚秀娟）

第六节　合理使用抗感染药物

抗感染药物是指用以治疗病原体（病毒、衣原体、支原体、立克次体、细菌、螺旋体、真菌、原虫、蠕虫等）所致感染的各种药物，其中包含抗菌药物（抗生素、合成类抗菌药）、抗结核药、抗麻风病药、抗真菌药和抗病毒药物。

合理使用抗菌药物是预防和控制医院感染的重要措施之一。为有效的控制感染而不破坏宿主体内的微生态平衡，为防止药物的毒性反应及避免耐药菌株的产生，在明确指征下，根据药敏试验，选用适宜的抗生素，并采用适当的剂量、给药方法和疗程，以达到杀灭致病菌、治疗感染的目的，并防止浪费，是抗生素治疗中必须遵循的原则。为加强抗生素使用的宏观管理，减少医院感染的发生，阻止或减缓细菌耐药性的产生及发展，应加强抗感染药物应用的管理。

一、抗感染药物的作用机制及细菌耐药机制

1. 抗感染药物的作用机制　临床上抗感染药物主要对病原微生物具有较高的"选择性毒性作用"，对患者不造成危害。其作用机制主要包括：干扰黏肽的生物合成，从而干扰细胞壁的合成；抑制菌体成分如聚糖、磷壁酸等在细胞膜上合成而影响其通透性；影响细菌蛋白质的合成或抑制细菌核酸的合成。

2. 细菌耐药机制　细菌的耐药性分为天然耐药和获得性耐药两大类。天然耐药指一些细菌因缺乏药物的靶位点或药物不能通过细胞壁、细胞膜而到达相应的活性部位，能天然耐

受某抗菌药物。获得性耐药是当微生物接触抗菌药物后，遗传基因变化改变代谢途径，使其能避免被药物抑制或杀灭。

二、抗感染药物的管理与合理使用原则

1. 抗感染药物应用的管理

（1）医院应建立健全抗感染药物应用的管理制度。

（2）医院应对抗感染药物的应用率进行统计，力争控制在 50% 以下。

（3）参与医院感染管理委员会工作的抗感染药物专家或有抗感染的药物应用经验医师负责全院抗感染药物应用的指导、咨询工作。

（4）检验科和药剂科须分别履行定期公布主要致病菌及其药敏试验结果和定期向临床医务人员提供抗感染药物信息的职责，为合理使用抗感染药物提供依据。

（5）临床医师应提高用药前相关标本的送检率，根据细菌培养和药敏试验结果，严格掌握适应证，合理选用药物；护士应根据各种抗感染药物的药理作用、配伍禁忌和配制要求，准确执行医嘱，并观察患者用药后的反应，配合医师做好各种标本的留取和送检工作。

（6）有条件的医院应开展抗感染药物临床应用的监测，包括血药浓度监测和耐药菌［如耐甲氧西林金黄色葡萄球菌（MRSA）、耐万古霉素金黄色葡萄球菌（VRSA）及耐万古霉素肠球菌（VRE）等］的监测，以控制抗感染药物不合理应用和耐药菌株的产生。

2. 抗感染药物合理应用的原则

（1）严格掌握抗感染药物使用的适应证、禁忌证，密切观察药物效果和不良反应，合理使用抗感染药物。

（2）预防和减少抗感染药物的毒性作用。

（3）选择适宜的药物、剂量、疗程和给药方法，避免产生耐药菌株。

（4）密切观察患者体内正常菌群，减少甚至避免抗感染药物相关性肠炎的发生。

（5）根据细菌药敏试验结果及药动学特征，严格选择药物和给药途径，降低患者抗感染药物费用支出。

（6）病毒性感染一般不使用抗生素。

3. 合理选用抗感染药物　根据合理应用抗感染药物的原则，在诊断或高度疑似细菌性感染、决定使用抗生素前，应留取标本做细菌学涂片镜检、细菌培养、分离病原体，并做常规药敏试验，作为抗生素选药依据，并根据抗生素的药物动力学特点，结合感染部位及药物浓度分布情况选择抗生素，并参考以下程序。

4. 配伍禁忌及合理给药

（1）静脉滴注抗生素药物必须注意配伍禁忌，原则上两种抗生素不宜置于同一溶液中静脉注射或滴注，以免发生相互作用，而致抗生素的活力受到影响，或导致溶液变色、浑浊、沉淀等。

（2）静脉滴注抗生素的溶液，原则选择生理盐水，除必要时才选择质量分数为 5% 葡萄糖盐水或 5% 葡萄糖注射液，以免溶液 pH 对抗生素的破坏。

（3）连续给药与间歇给药的合理选择：

1）β 内酰胺类抗生素（时间依赖性药物）静脉滴注时，一定要采用间歇给药方案。可将每次剂量溶于 100mL 液体内滴注 0.5～1h，按每 6h 一次、每 8h 一次、每 12h 一次时间给

药，药物应临时配制。

2）大环内酯类（红霉素、吉他霉素等）及多烯抗生素（两性霉毒B）可采用连续给药方案，避免毒性反应。用注射用水溶液溶解后放入盐水中静脉滴注，防止水解失效。

3）氨基苷类抗生素（浓度依赖性药物）采用间歇性给药方案或一日量一次性给药，可采用肌肉注射，也可分次静脉滴注，不宜静脉推注，也不宜与β内酰胺类药物同瓶滴注。

5. 使用抗生素治疗中的注意事项　使用抗生素治疗过程中，要注意保护患者的定植抵抗力，尽可能避免使用广谱抗生素，防止宿主自身菌群失调，造成外来菌定植及耐药菌株生长，密切注意菌群失调的先兆。对长期大量使用广谱抗生素的患者，应定期监测菌群变化及感染部位的细菌变化，及时予以纠正和治疗，减少二重感染的发生。

三、抗感染药物在外科的预防应用

1. 术前预防性应用抗生素的原则

（1）清洁无菌手术（如甲状腺手术、疝修补术、输卵管结扎术、膝软骨摘除术等）：无术前预防性应用抗生素的指征。

（2）可能污染的手术（如胃切除术、小肠切除术、胆囊切除术、子宫切除术等），一般不预防用药。如事先估计手术时间长，污染可能性大，可适当应用抗生素进行预防。

（3）以下情况为术前预防性应用抗菌药物的指征：①污染手术，术后有发生感染高度可能者。例如：严重污染和组织创伤的伤口，不能及时手术处理或彻底清创者（如复杂外伤、战伤、开放性骨关节伤、严重烧伤、伴溃疡坏疽的截肢术、感染性病灶如脑脓肿等手术和各种咬伤等）；连通口咽部的颈部手术；回肠远端及结肠手术；腹部空腔脏器破裂或穿通伤；高危胆管手术；经阴道子宫切除术；②一旦发生感染将引起严重后果者（如心脏瓣膜病或已植入人造心脏瓣膜因病需行其他手术者、脑脊液鼻漏者以及器官移植术等）；③各种人造物修补、置换或留置手术（如人工心脏瓣膜置换手术、人造关节置换术、人造血管移植术、脑室心房分流管放置术等）。

2. 术前应用抗生素的方法

（1）抗生素的预防应用仅当有明确的指征，并选择对特定的手术可能引起手术部位感染的最常见的致病菌有效的药物。

（2）一般在术前0.5~1h通过静脉途径给予一次足量抗生素（最初的预防性抗生素剂量），应使手术开始时组织和血清内达到药物杀菌浓度，并在整个手术过程中维持组织和血清内的治疗性水平（手术时间超过4h可术中加用一次量），至少至手术切口关闭后的几个小时。

（3）除了上面讲到的以外，在择期的结直肠手术前，还需要通过导泻或灌肠剂进行肠道准备。在手术前24h开始给予不吸收的口服抗生素，共3次。

（4）对高危的剖宫产手术，应在脐带钳夹后立即预防性应用抗生素。

（5）不要将万古霉素作为常规的预防性应用药物。

（尚秀娟）

第七节　医院感染与护理管理

护理工作在医院感染管理中具有本身的特殊性和重要性。国内外调查结果显示，医院感染中有30%~50%与不恰当的医疗护理操作及护理管理有关，因此，加强研究护理程序、护理技术和医院感染的发生规律，以及它们之间的相互关系，探索预防、控制感染的理论与方法，用有效的护理操作技术，最大限度地降低医院感染的发生率，是本节阐述的宗旨和目的。

一、护理工作在医院感染防治中的作用

自19世纪中叶，近代护理学奠基人之一南丁格尔倡导科学护理以来，清洁、消毒、灭菌、无菌操作和隔离技术等日益为护理界所重视。人们认为，预防远比治疗重要。在这个思想指导下，通过大量的临床实践和不断总结经验教训，归纳出这样一条信念：严格执行消毒灭菌原则、无菌操作技术规范，正确应用隔离技术和贯彻护理管理制度是预防外源性感染的前提，而运用现代护理技术和管理手段则是降低医院感染发生率的重要途径。

护理管理是医院管理系统中的主要组成部分。在总系统的协调下，相关的护理部门运用科学的理论和方法，在医院内实行各种消毒灭菌和隔离措施。完善的护理管理机制通常以质量管理为核心，以技术管理为重点，以组织管理为保证。护理质量的核心则是医院感染控制的水平。在预防和控制医院感染的全过程中，护理指挥系统起着决定性的作用。护理人员及护理管理者，应该成为预防和控制医院感染的主力。

预防感染措施的执行常常首先涉及护理人员。要做好任何实质性护理，都离不开消毒、灭菌和隔离技术，而且，一般来说，护理人员接受的控制感染的基本教育和训练比医师要多。在不少情况下，患者的一些病情变化首先发现的往往是护士。一旦发现患者有严重感染的危险时，当班护士有权对患者实行隔离。这种责任要求护士对一些疾病及其隔离的必要条件，必须有较全面的知识和理念，并要随着疾病谱的变化、疾病传播和流行的特点，制订出相应的隔离措施。比如，100多年前提出的"类目隔离"发展至今已有7种方法（即严密隔离、呼吸道隔离、抗酸杆菌隔离、接触隔离、肠道隔离、引流物-分泌物隔离、血液-体液隔离），以后又发展为以疾病为特点的隔离；20世纪80年代中末期进一步提出全面血液和体液隔离，亦称屏障护理或"普遍性预防措施"；20世纪90年代初发展为"体内物质隔离"。在此基础上于20世纪90年代中后期又迅速地发展为今天的"标准预防"。

大量的事实充分说明，严格认真地执行消毒、灭菌、无菌操作和隔离技术，是预防医院感染的重要保证。护理人员既然是主力，那么在任何治疗和护理行动中都必须坚持这一观点。欧美各国多数医院管理机构都认为，没有预防感染的护士，就无法推动和贯彻防止医院感染的各种措施，因此英国在1958年率先任命了医院感染监控护士。我国大量流行病学调查资料分析证明，哪里护理管理预防工作做得好，哪里的医院感染发生就少，否则，外源性感染就会接踵而来，甚至造成暴发流行。

二、常见医院感染的预防与护理

在医院感染控制中，特别应预防下述各类型感染：

1. 下呼吸道感染

（1）下呼吸道感染临床诊断标准：符合下述两条之一即可诊断。①患者出现咳嗽、痰黏稠，肺部出现湿啰音，并有下列情况之一：发热、白细胞总数和（或）嗜中性粒细胞比例增高、X线胸片显示肺部有炎性浸润性病变；②慢性气道疾病患者稳定期（慢性支气管

炎伴或不伴阻塞性肺气肿、哮喘、支气管扩张症）继发急性感染，并有病源学改变或 X 线胸片显示与入院时比较有明显改变或新病变。

（2）预防下呼吸道感染特别是做好呼吸机相关性肺炎（VAP，发生率为 18% ~ 60%，治疗困难，病死率高达 30% ~ 60%）的预防与护理最重要。针对 VAP 发病的易感危险因素及发病机制采取有效的措施。使用声门下分泌物引流（SSD）方法可能是预防 VAP 有效且简单的方法。它是采用可吸引气管导管持续或间断引流声门下分泌物，以减少污染的声门下分泌物进入呼吸道，以达到预防 VAP 发病的目的。SSD 预防 VAP 的资料尚少，需进一步研究并做成本效益分析。VAP 危险因素较多，采取综合措施以减少 VAP 的发病率可能更重要。如呼吸机的湿化器使用无菌水，每人更换无菌水；防止冷凝水倒流，及时倾倒并认真洗手；呼吸机管道视情况定期更换；做好气道护理及有效的吸痰、拍背等措施。

（3）因为这类感染易于发生，而且对危重患者威胁较大。在具体实践中应认真做好以下各项。

1）对昏迷及气管插管的患者，必须加强口腔护理。

2）掌握正确的吸痰技术，以免损伤呼吸道黏膜及带入感染细菌。

3）严格按七步洗手要求，应用流动水、脚踏式或感应式开关、一次性擦手纸巾，认真地洗手。根据需要定期或不定期进行手部细菌监测，切断通过手的传播途径。

4）做好吸入性治疗器具的消毒，阻断吸入感染途径，如湿化瓶及导管要按照卫生部规范严格终末消毒，干燥保存，用时加无菌水，连续使用时每天更换无菌水；使用中的呼吸机道系统应及时清除冷凝水，必要时定期或不定期更换、消毒。

5）积极寻找有效手段，阻断患者的胃口 - 口腔细菌逆向定植及误吸，不用 H_2 受体阻断药，慎用抗酸药，以免胃内 pH 升高，而细菌浓度增高，以致促成内源性感染的发生。可用硫糖铝保护胃黏膜，防止应激性溃疡；带有胃管的患者，应选择半卧位，并应保持胃肠通畅，若有胃液潴留，应及时吸引，防止胃液倒流而误吸；术后麻醉尚未恢复之前，应使患者处于去枕仰卧位，严格监护，若有痰液及时吸出防止误吸。

6）做好病室的清洁卫生，及时消除积水和污物，铲除外环境生物储源，保持空气洁净及调节适宜的温湿度，定期清洗空调系统。

7）加强基础护理，对患者进行有关预防下呼吸道感染的教育，指导患者进行深呼吸训练和有效咳嗽训练，鼓励患者活动，对不能自主活动的患者应协助其活动，定时翻身拍背，推广使用胸部物理治疗技术。

8）监护室内尽量减少人员走动，隔离不必要人员入室，室内禁止养花，以防真菌感染。

9）进入监护室的人员（包括探视人员）都要严格按制度更换清洁的外衣和鞋子，洗手，必要时戴口罩，严禁有呼吸道感染者入内。

10）建立细菌监测、感染情况的登记上报制度，定期分析细菌的检出情况，对感染部位、菌种、菌型及耐药性、感染来源和传播途径，以及医务人员的带菌情况均应做好记录，以便制订针对性的控制措施。

2. 血管内导管相关性感染

（1）血管内导管相关性感染临床诊断符合下述三条之一即可诊断：①静脉穿刺部位有脓液排出，或有弥散性红斑（蜂窝织炎的表现）；②沿导管的皮下走行部位出现疼痛性弥散性红斑，并排除理化因素所致；③经血管介入性操作，发热≥38℃，局部有压痛，无其他原因可解释。

（2）预防要着重防止血管内导管相关性感染：危重患者往往需要进行介入性监护、治疗或诊查，而作为医护人员必须贯彻WHO的安全注射三条标准，即接受注射者安全、注射操作者安全、环境安全，还应特别注意下列各点：①采用各种导管应有明确指征，总的讲要提倡非介入性方法，尽量减少介入性损伤；②对患者实行保护性措施，提高其自身抵抗力，介入性操作容易破坏皮肤和黏膜屏障，能不用时应立即终止；③置入时除了严格的无菌技术外，还应注意选择合适的导管，如口径相宜、质地柔软而光洁，以及熟练的穿刺、插管技术，从而避免发生血小板黏附及导管对腔壁的机械性损伤；④加强插管部位的护理及监测，留置导管的时间不宜过长，导管入口部位保持清洁，可选用透明敷料，以便于随时监测，一旦发现局部感染或全身感染征象，应立即拔除导管，并做相应的处理；⑤搞好消毒、隔离，严格的洗手和无菌操作，是预防介入性感染最基本的重要措施；⑥配制液体及高营养液时应在洁净环境中进行，配制抗癌药及抗菌药时应在生物洁净操作台上进行，确保患者、工作人员及环境安全；⑦在介入性操作中使用的一次性医疗用品必须有合格证件，符合卫生部的有关要求，严格使用过期、无证产品，确保患者安全等。

3. 手术部位感染预防

（1）表浅手术切口感染仅限于切口涉及的皮肤和皮下组织，感染发生于术后30d内。

临床诊断时具有下述两条之一即可诊断：①表浅切口有红、肿、热、痛，或有脓性分泌物；②临床医师诊断的表浅切口感染。

（2）深部手术切口感染指无植入物手术后30d内，有植入物（如人工心脏瓣膜、人造血管、机械心脏、人工关节等）术后1年内发生的与手术有关并涉及切口深部软组织（深筋膜和肌肉）的感染。临床诊断符合上述规定，并具有下述四条之一即可诊断：①从深部切口引流出或穿刺抽到脓液，感染性手术后引流液除外；②自然裂开或由外科医师打开的切口，有脓性分泌物或有发热≥38℃，局部有疼痛或压痛；③再次手术探查、经组织病理学或影像学检查，发现涉及深切口脓肿或其他感染证据；④临床医师诊断的深部切口感染。

（3）器官（或腔隙）感染指无植入物手术后30d，有植入物手术后1年内发生的与手术有关（除皮肤、皮下、深筋膜和肌肉以外）的器官或腔隙感染。临床诊断符合上述规定，并具有下述三条之一即可诊断：①引流或穿刺有脓液；②再次手术探查、经组织病理学或影像学检查，发现涉及器官（或腔隙）感染的证据；③由临床医师诊断的器官（或腔隙）感染。

（4）手术部位感染的预防：①防止手术部位感染的最有效对策是严格的无菌操作，不用无抗菌能力的水冲洗切口，并对疑有感染的切口做好标本留取，及时送检；②缩短患者在监护室滞留的时间；③选用吸附性很强的伤口敷料，敷料一旦被液体渗透要立即更换，以杜绝细菌穿透并清除有利于细菌的渗液和避免皮肤浸渍；④尽量采用封闭式重力引流；⑤更换敷料前洗手，处理不同患者之间也要洗手，即使处理同一个患者不同部位的伤口之间也应清洁双手；⑥保持室内空气清洁，尽量减少人员流动，避免室内污染等。

三、医院高危人群和重点科室的感染管理

医院是各种疾病患者聚集的地方，其免疫防御功能都存在不同程度的损伤或缺陷。同

时，患者在住院期间又由于接受各种诊疗措施，如气管插管、动静脉插管、留置导尿、手术、放疗、化疗、内镜检查和介入治疗等，进一步降低了他们的防御功能。加之医院病原体种类繁多、人员密集，增加了患者的感染机会。因此，为了控制医院感染的发生，医护人员必须对人体的正常防御能力有一定的了解，还要熟悉降低或损伤宿主免疫功能的各种因素，以便采取相应措施，提高宿主的抵抗力。同时，还应对医院感染所涉及的各类微生物，对于常见致病菌、机会致病菌的种类、形态、耐药力、致病力以及对药物的敏感性等应有一个清楚的认识，以便有针对性地对有传染性的患者进行有的放矢的隔离与治疗，对环境及医疗器械进行有效的消毒、灭菌，从而降低医院感染的发生率。

（1）老年患者由于脏器功能低下，抗感染能力减弱，尤其是有基础疾患并处于卧床不起的老年人，由于呼吸系统的纤毛运动和清除功能下降、咳嗽反射减弱，导致防御功能失调，易发生坠积性肺炎。而且，这类患者的尿道多有细菌附着，导管中铜绿假单胞菌、大肠埃希菌、肠球菌分离率高，也可能成为医院感染的起因。对于抗菌药物的应用，无论用于治疗还是用于预防，均应持慎重态度，并坚持定期做感染菌株耐药性监测，以减少耐药菌株的产生。

对住院的老年患者必须特别加强生活护理，做好患者口腔和会阴的卫生。协助患者进行增加肺活量的训练，促进排痰和胃肠功能恢复。用于呼吸道诊疗的各种器械要做到严格消毒。工作人员在护理老年患者前后均应认真洗手，保持室内环境清洁、空气新鲜，严格探视制度及消毒隔离制度。

（2）幼儿处于生长发育阶段，免疫系统发育尚不成熟，对微生物的易感染性较高，尤其是葡萄球菌、克雷白菌、鼠伤寒沙门菌、致病性大肠埃希菌和柯萨奇病毒等感染，较易在新生儿室形成暴发流行。因此，预防医院感染要针对小儿的特点，制订护理和管理计划。加强基础护理，注意小儿的皮肤清洁及饮食卫生，更主要的是从组织活动和环境改善方面进行考虑，特别是新生儿室与母婴同室的环境卫生、室内温湿度的变化，适宜的温湿度及恰当的皮肤护理等都对新生儿的健康有影响；除严格执行各种消毒、隔离的规章制度外，还要求工作人员上班前一定要做好个人卫生。接触新生儿前一定要洗手，并做好对环境卫生的监测。工作人员出现传染性疾病时，应及时治疗、休息，严重时调离新生儿室，以免发生交叉感染。

（3）重症监护病房（ICU）是医院感染的高发区，患者的明显特点是病情危重而复杂。

1）多数患者都是因其他危重疾病继发感染（包括耐药菌株的感染）后转入 ICU。

2）各种类型休克、严重的多发性创伤、多脏器功能衰竭、大出血等患者，其身心和全身营养状况均较差，抗感染能力低。严重创伤、重大手术等常导致全身应激反应，进而出现抗细菌定植能力及免疫功能下降。

3）患者多数较长时期使用各类抗菌药物，细菌的耐药性均较强。

4）强化监护所使用的各种介入性监测、治疗，如机械通气、动脉测压、血液净化、静脉高营养、留置导尿、胃肠引流等，都可能为细菌侵入机体和正常菌群移位提供有利条件。

5）患者自理能力缺乏或丧失，因而十分依赖护理人员，与护理人员频繁接触往往会增多发生交叉感染的机会。

为了做好 ICU 医院感染的预防工作，除从设计和设备上给予关注外，必须制订一系列防止感染的管理制度。此外，还应强调从业人员素质的提高，有高度责任心者才能做好 ICU

的工作，从而降低 ICU 患者医院感染的发生率。预防 ICU 医院感染的原则应是提倡非介入性监护方法，尽量减少介入性血流动力学监护的使用频率。对患者施行必要的保护性医疗措施，提高患者机体的抵抗力。

四、护理人员的自身职业防护

医院的工作人员直接或间接与患者和传染性污物接触，可以从患者获得感染，也可以把所得的感染或携带的病原体传给患者，并能在患者及工作人员之间传播，甚至扩散到社会上去。因此，对工作人员进行感染管理，不仅关系到他们自身的健康，而且也有益于全院患者及其家属乃至社会。

在医院众多职工中，护理人员接触患者最多，每日需要处理各种各样的感染性体液和分泌物，可说是处于各种病原菌包围之中，时刻受到感染的威胁，因此必须加强护理人员的自我防护与感染管理。

1. 加强对护理人员的感染管理　对护理人员感染的监测既是职业性健康服务和预防感染的重要环节，也是医院感染监控及管理系统中的重要组成部分。对护理人员应定期进行全面体格检查，建立健康状况档案，了解受感染的情况，以便采取针对性的预防措施。

在医院中许多科室和工作环节对职工具有较高的感染危险，尤其是护理人员在调入或调离某一部门时，都应进行健康检查，查明有无感染、感染的性质、是否取得免疫力等，并做好详细记录。在此基础上，进一步探讨这个部门的感染管理工作，明确改进目标，制订相应的预防感染措施。对新来人员进行岗前培训应成为制度。

2. 提高护理人员自我防护意识　护理人员在进行手术、注射、针刺、清洗器械等操作时，极易被锐利的器械刺伤。人体的皮肤黏膜稍有破损，在接触带病毒的血液、体液中就有被感染的危险性。因此，处置血液和血液污染的器械时，应戴手套或采用不直接接触的操作技术，谨慎地处理利器，严防利器刺伤，一旦被利器刺伤必须立即处理，挤血并冲洗伤口、清创、消毒、包扎、报告和记录、跟踪监测，尽量找到可能感染的病原种类证据，以便根据病原学的特点阻断感染。护理人员手上一旦出现伤口就不要再接触患者血液和体液。对于从事有可能被患者体液或血液溅入眼部及口腔黏膜内的操作者，应强调戴口罩及佩戴护目镜，在供应室的污染区还应佩戴耳塞，穿防护衣、防护鞋等。在进行化学消毒时，应注意通风及戴手套，消毒器必须加盖，防止环境污染带来的危害。

3. 做好预防感染的宣传教育　护理人员在工作中双手极易被病原菌污染。有些护士往往只注意操作后洗手，而忽视了操作前同样需要洗手；有的护理人员本身就是病原携带者，或由于长期接触大量抗菌药物已经改变了鼻咽部的正常菌群，成为耐药细菌的储菌源。这些病原体可通过手或先污染环境和物品，继而导致患者感染。例如，曾提及的新生儿室发生的金黄色葡萄球菌感染流行，即可由于护理人员皮肤病灶化脓或鼻咽部带菌所致。因此，护理人员必须养成良好的卫生习惯，尤其要强化洗手意识，对一切未经训练的新工作人员，应给予预防感染的基本操作技术培训，并结合各种形式（如板报、壁画、警示等）的宣传教育。

4. 强化预防感染的具体措施　患有传染性疾病的护理人员，为防止感染扩散，应在一定时期内调离直接治疗或护理患者的岗位，并在工作中做好避免交叉感染的各项措施。对从事高危操作的工作人员，如外科医师、监护病房护士以及血液透析工作人员等均应进行抗乙型肝炎的免疫接种。被抗原阳性血液污染的针头等锐利器械刺破皮肤或溅污眼部、口腔黏膜者，应立即注射高效免疫球蛋白，以防感染发生。同时，还应加强对结核病的防治，以及在传染病流行期或遭受某种传染物质污染后，及时为护理人员进行各种相应的免疫接种，如乙肝疫苗、流感疫苗等。

（尚秀娟）

第八节　医院感染的监测方法

自 1986 年以来，全国各级医院陆续开展了全面连续的医院感染监测工作，在降低医院感染率方面，取得了一定的成绩。2006 年国家卫生部颁布的《医院感染管理办法》，对监测工作内容和方法提出了具体要求和标准，使医院感染监测工作更加规范。

一、医院感染监测的定义

医院感染监测是指长期、系统、主动、连续地观察和收集分析医院感染在一定人群中的发生、分布及其影响因素，并将监测结果报送给有关部门和科室，为医院感染的预防控制和管理提供科学依据。

从上述定义中可看出监测是一个长期、系统、连续的工作，因此要有一个长期的监测计划，单次的调查不能算监测，必须系统地收集医院感染及其相关资料，对监测资料定期进行分析总结，并将监测结果及时反馈给有关部门和个人，以便及时采取有效的控制措施。

二、医院感染监测的目的

开展医院感染监测，能够及时发现医院感染存在的问题、医院感染的危险因素、易感人群、医院感染的发展趋势等，为医院感染的预防和控制提供科学依据。

监测的最终目标是减少医院感染及其造成的损失。监测的具体目的有以下几个方面。

1. 提供医院感染的本底率　通过监测可以提供医院感染的本底率，建立可供比较和评价的医院感染发病率基线。由于 90% ~ 95% 的医院感染病例是散发而不是流行，因此监测的主要目的除及时发现医院感染流行或暴发流行的趋势外，就是降低医院感染的散发率。只有通过监测才能确定各家医院的医院感染发病率或现患率基线。这一基线是在一定范围内波动的，是相对平稳的。

2. 及时发现和鉴别医院感染暴发　一旦确定散发基线，可以依据基线来判断暴发流行。5% ~ 10% 的医院感染属暴发流行。但局部的暴发流行往往更多的是依靠临床医务人员的报告和微生物室的资料，而不是常规监测。

3. 教育医务人员遵守医院感染控制规范和指南　利用监测资料和数据说话，增强临床医务人员和其他医院工作人员（包括管理者）有关医院感染和细菌耐药的警觉性，可使医务人员理解并易于接受推荐的预防措施，降低医院感染率。

4. 减少医院感染危险因素　充分利用监测过程，并在监测过程中不断改进感染控制工作，减少医院感染的危险因素，取得控制感染的预期效果。

5. 评价感染控制措施的效果　不管采取什么控制措施，只有通过持续的监测，才能判断控制措施的效果。有的措施看起来应该有效，但通过监测发现是无效的，如对插尿管的患者每天进行尿道护理预防尿路感染。评价感染控制措施的效果，应从效果和效益两方面加以考虑。

6. 满足制订感染控制政策的需要　监测可以发现感染控制措施的不足，发现患者诊疗过程中需要改进的地方，并据此调整和修改感染控制措施。

7. 为医院在医院感染方面受到的指控提供辩护依据　有时医院会接到患者在医院感染方面的投诉或法律指控，完整的监测资料能反映医院感染存在与否和医院在医院感染方面的实际工作情况，以及是否违反相关的法律、法规、规范等，为医院提供辩护的依据。

8. 比较医院内部或医院之间的感染率　美国疾病预防与控制中心（Center for Disease ConntmL and Prevention，CDC）研究提示，感染率的比较有利于减少医院感染危险因素，但这种比较需要考虑不同感染、不同部位不同危险因素，按危险因素校正感染率，校正后的感染率可进行比较。

三、医院感染监测内容

从广义角度讲，凡是涉及医院感染的环节和因素都应进行监测。具体应从影响医院感染的主要方面入手，对医院感染发病率、医院感染危险因素、环境卫生学、消毒灭菌效果、抗菌药物应用和病原微生物的变化6个方面进行监测。

1. 医院感染发病率的监测　医院感染发病率是指在一定时期里，处在定危险人群中（通常为住院患者）新发感染病例的频率。是医院感染监测最重要的内容。通过医院感染发病率的监测，可掌握医院整体发病水平，预测医院感染的流行趋势，防止医院感染暴发的出现。在医院感染发病率监测中，感染患者有时会在住院期间发生多次或多部位的感染，使发病率有两种计算和表示方法，即感染病例发病率和感染例次发病率。感染例次发病率常高于感染病例发病率。

2. 医院感染危险因素的监测　医院感染危险因素的监测主要包括手术、全麻、侵入性操作、意识障碍、化疗、放疗、免疫抑制剂、抗菌药物应用等的监测。

3. 消毒灭菌效果监测　消毒灭菌效果监测是控制医院感染的关键性问题，包括的内容主要有：①对消毒灭菌物品定期进行消毒灭菌效果监测。②对使用中消毒剂、灭菌剂定期进行化学和生物监测。③对消毒灭菌设备定期进行工艺、物理、化学和生物监测。④对血液净化系统定期进行微生物学监测。⑤当有医院感染流行或暴发时，对相关环节进行微生物学监测和分子流行病学调查。

4. 环境卫生学监测　医院环境卫生学监测的部门主要有手术室、消毒供应室无菌区、治疗室、ICU、骨髓移植病房、血液病房、血液净化病房等。监测的主要内容有空气、物体表面、医护人员的手、餐饮厨具、食品及医用废物和污水处理程序的检测。在医院感染流行时，对怀疑与医院环境卫生学因素有关的方面进行及时监测。

5. 抗菌药物使用情况监测　抗菌药物使用情况的监测标准，目前尚无具体统一的方案。根据我国各医院已开展的工作，从宏观监测角度，主要有以下内容：①各医院、各科室的抗菌药物使用率。②是否符合抗菌药物应用的适应证。③感染患者病原学检查率及药敏指导抗菌药物使用的比例。④预防用药的比例及合理使用情况。⑤联合用药的配伍及合理使用情况。⑥抗菌药物给药途径和方法是否正确。⑦抗菌药物应用不良反应的监测。⑧各医院使用率最高的前5种抗菌药物。⑨对严重感染患者开展抗菌药物药代动力学监测。⑩合理与不合理应用抗菌药物的比例。

6. 医院感染病原微生物的监测　医院感染病原微生物的监测是控制医院感染必不可少的重要环节。病原微生物监测除了定期分析医院、重点科室（ICU、产房、新生儿病房、儿科、移植病房、血液病房肿瘤病房等）病原微生物的变化情况、临床感染细菌对抗菌药物的耐药情况外，重点要监测容易引起流行、暴发或危害性大、不易控制并具有流行病学价值的特殊病原体和新的病原体。即加强对肝炎病毒、艾滋病病毒、柯萨奇病毒、非典型分枝杆菌及多重耐药的耐甲氧西林金黄色葡萄球菌（MRSA）、耐甲氧西林表皮葡萄球菌（MRSE）、耐万古霉素肠杆菌（VRE）等的监测，尤其要注意对 MRSA 的监测。

四、医院感染监测类型

医院感染监测按监测的对象和目的不同分为全面综合性监测和目标性监测两个基本类型。

（一）全面综合性监测

全面综合性监测是连续不断地对全院所有单位、工作人员和患者的医院感染及其相关因素进行综合性监测，目的是了解全院医院感染情况。

全面综合性监测常在监测工作的开始阶段采用，主要有发病率调查和现患率调查两种监测方法。

1. 发病率调查　这一方法是对一定时期内医院感染的发生情况进行调查，是一个长期、连续的过程，可采用前瞻性调查和回顾性调查两种方式。

2. 现患率调查　又称现况调查或横断面调查，它利用普查或抽样调查的方法，收集一个特定时间内，即在某一点或短时间内，有关实际处于医院感染状态的病例资料，从而描述医院感染及其影响因素的关系。现患率调查主要计算现患率，依次估计发病率，由于包括新、老病例，所以总是大于发病率。

全面综合性监测具有以下优点：第一，能得到全院感染的全面情况，如各科室、各病房的感染率，各系统疾病的感染率，各种危险因素，介入性操作和易感人群，病原体种类、特点及其耐药性等，各种相关因素如抗菌药物的合理应用，消毒灭菌及隔离工作中的问题与薄弱环节及医护人员不良的习惯性操作方法。第二，能及早发现医院感染聚集性发生和暴发流行的苗头。第三，能收集和分析大量的资料，为开展目标性监测和深入研究打下基础。这种方法的缺点是花费大、耗时、劳动强度大，占去专职人员大部分的精力，使之无暇顾及目标性监测和医院感染的预防控制工作。

（二）目标性监测

目标性监测是对监测事件确定明确的目标，然后开展监测工作以达到既定的目标。该类监测是为了将有限的人力、物力用于解决某些重点问题而设计。目标性监测常要在全面综合性监测的基础上进行，目标的确定以医院感染或相关事件的相对严重程度为依据。目标性监测包括：优先监测、感染部位监测部门监测、轮转监测和暴发监测等。目标性监测的优点在于目标明确，经济效益高；其缺点是得不到未监测部门医院感染或相关事件的基数，所以不能及时发现医院感染的聚集性或暴发流行。

五、医院感染监测方法

1. 主动监测　主动监测是由医院感染专职人员主动去病房发现医院感染病例及相关事

件。此种监测方法能及时、及早地发现问题，如医院感染的聚集性发生或暴发流行，调查方法与标准一致，得出的资料可靠，可比性强，意义大；其缺点是需要较多的人力、物力和时间。

2. 被动监测　被动监测是由病房的医护人员而非医院感染专职人员去发现和报告医院感染病例和相关事件。此种监测方法的优点是需要较少的医院感染专职人员，缺点为由于医护人员对医院感染诊断标准掌握不准，常导致大量漏报，所得资料可比性差，且不能及时发现医院感染的聚集性发生或暴发流行。

（尚秀娟）

第九节　医院感染病例监测

医院感染病例监测的关键是发现感染病例，然后再围绕感染病例有关因素进行调查。发现感染病例的资料最主要来源是查房、查阅记录和微生物学检验室报告。

一、资料来源与收集

（一）资料来源

1. 查房　通过查房，可以及时发现医院感染新病例。查房时尤其应密切注意那些住院时间长、病情重、免疫力低下、接受介入性操作、体温高和使用抗菌药物的患者。

2. 查阅病历　查阅各种医疗、护理记录时，注意是否有医院感染的指征如发热、白细胞增多、使用抗菌药物治疗等，各种影像学如 X 射线、CT 扫描以及血清学诊断等可作为医院感染的诊断依据。

3. 微生物学检验报告　临床细菌检验能及时检出与医院感染相关的病原菌，并提供该细菌对各种抗菌药物的敏感性及耐药资料，对已发生感染及可疑感染患者都应做临床微生物学检查。要提醒的是单凭微生物学检验结果不能判断是否发生医院感染，因为并非所有感染患者都做微生物学检查，而送检标本也可因为处理不当或条件不足出现假阴性。

（二）资料收集方法

发现感染病例主要是由医院感染专职人员、临床医师、护士来完成的，可通过以下方法收集医院感染监测资料。

1. 医生自报　医生在诊治患者过程中，对患者情况非常了解，能在第一时间发现感染先兆，能及时发现感染患者，熟悉感染的诊断标准，应对临床医务人员进行医院感染相关知识和诊断标准的培训，提高他们对医院感染病例调查与控制工作的认识，提高医生自报感染病例的质量，积极主动配合，认真填写医院感染病例登记表。

2. 横断面调查　医院感染专职人员可根据医院具体情况，对全院或某些重点科室有计划地进行横断面调查。可初步了解医院感染的本底率及其变动情况，同时分析医院感染的危险因素。

3. 回顾性调查　回顾性调查是指患者出院后医院感染专职人员到病案室查看病历，以发现医院感染病例及相关因素，为分析感染原因和感染危险因素提供初步依据，补充和修正医院感染诊断，完善感染监测资料，发现感染漏报病例。

4. 感染监控护士登记　医院每个病房应设名兼职医院感染监控护士，对其病房发生的感染病例进行登记，随时与医院感染管理科联系。

5. 医院感染专职人员前瞻性调查　前瞻性调查即有计划地对某些重点科室或全院进行某时期的医院感染前瞻调查，以发现某时期某病房或全院发生的感染病例，再计算医院感染发病率，并对有差危险因素进行分析。这是对住院患者进行跟踪观察，直到患者出院，也包括出院患者的随访。由医院感染专职人员组织，进行前瞻性调查，可以监测医院感染发病率以及有关危险因素。

以上各种方法都可以用于医院感染的调查，收集医院感染资料，可根据不同需要采用不同的方法。医生和监控护士登记报告感染病例，对感染病例的发现是较好的方法，但由于主、客观原因，往往有许多漏报病例，同时不宜坚持长久。横断面调查虽然工作量较大，但容易做到，同时很快就得出结果。但横断面调查结果只能是大致反映医院感染情况，因为此种调查只是对调查当时存在的感染病例进行登记，对调查前发生的感染病例或已经治愈的以及调查后发生的感染病例都漏掉了，所以调查结果不能完全代表感染病例发生情况。回顾性调查容易产生偏倚，常因原始病历记载不完整，许多感染病例无从发现，漏诊难以避免，所以其调查结果不能真实反映医院感染实际水平。前瞻性调查结果比较真实可靠，但需要一定的人力、物力及较长的时间，有时难以坚持。总之，各种方法各有其优缺点，可根据各医院实际情况决定采取哪一种资料收集方法。

二、医院感染病例判断

医院感染病例的诊断首先要明确医院感染的定义，然后掌握医院感染诊断标准。感染病例的判断主要依靠临床资料、实验室检查结果及各种专业诊断指标和临床医生的综合判断。

实验室检查包括病原体的直接检查、分离培养及抗原抗体的检测；其他还包括 X 射线、CT 扫描、超声波、核磁共振（magneoc resonancemayng，MRI）、内窥镜、组织活检和针刺抽吸物检查等。

总之，要综合详尽的临床资料，全面而细致的体格检查及其他检查结果，按医院感染的诊断标准判定是否属于医院感染。

三、医院感染发病率调查

发病率调查是指在一定时期内，对特定人群中所有患者进行监测，患者在住院期间甚至在出院后（如出院后手术患者的监测）都是被观察和监测的对象。对一定时期内医院感染的发生情况进行调查，是一个长期的连续的过程，可采用前瞻性调查和回顾性调查两种方式，它可提供本底感染率以及所有感染部位和部门的资料。

（一）设计医院感染病例登记表

设计医院感染病例登记表主要根据调查目的、调查方法而定，力求简单明了，便于填写。登记表的基本内容应包括：

1. 管理资料　如医院或科室编号，感染病例编号。

2. 患者的般情况　如姓名、性别、年龄、病案号等，这些资料提供患者的基本特征，为资料的查询和复核提供方便。

3. 患者的住院资料　如患者的入院和出院日期、科室、病房等，为资料的分类、分析、比较提供信息。

4. 发生医院感染有关的因素 如易感因素、侵入性操作、免疫抑制剂的应用等，用以分析感染发生的原因。

5. 医院感染特征的记录 如感染日期、感染部位、病原体及其耐药性等，用以分析感染发生的特点。

6. 病原学检测情况 包括送检日期、标本名称、检测方法、病原体、药敏菌验结果等。

7. 抗生素使用情况 包括药名、剂量、给药途径、起止时间等。

8. 手术情况 包括手术名称、手术时间、手术者、切口类型、麻醉方式等，可用于外科感染的分析。

根据上述原则和目的确定调查内容，并对调查的项目要有明确的规定和详细的说明。

表1-2为医院感染病例登记表示例。

表1-2 医院感染病例登记表

登记日期_____年_____月_____日　　　　　　　　　　　　　　主管医师_____

科室_____	床号_____
感染患者编号_____	入院日期_____年_____月_____日
住院号_____	出院日期_____年_____月_____日
姓名_____	住院日数_____日
性别　男　女	诊断　1._____
年龄　岁　月　天	2._____
	3._____
住院费用_____元	预后　治愈　好转　无变化　恶化　死亡
感染日期_____年_____月_____日	感染部位_____
医院感染与原发病预后的关系　无影响　加重病情	促进死亡　直接原因
危险因素	
泌尿道插管　是　否	手术日期_____年_____月_____日
动静脉插管　是　否	手术名称_____
使用呼吸机　是　否	手术持续时间_____min
免疫抑制剂、激素　是　否	切口类型　Ⅰ　Ⅱ　Ⅲ
放射治疗、化学药物治疗　是　否	手术医生_____
麻醉类型　全麻　非全麻	ICU　是　否
病原学检查　是　否	送检日期_____年_____月_____日
标本名称_____	检查方法　镜检　培养　血清学
药敏实验　是　否	
病原体_____	敏感药物　耐药药物
抗菌药物应用情况	
药物名称　剂量　给药方式	应用时期　联合用药情况　应用目的

（二）医院感染病例登记表的填写说明

医院感染病例登记表中的项目有些是必填的，如性别、年龄、科室、感染部位、感染日期等。这些因素是感染分类和感染患者的基本特征。有些是选择项，是为更好地开展工作而设立的，可根据医院的实际情况而定。

1. 感染患者编号　感染患者按年代及发生的先后排序编号。其记法是先写年代，随后是排序号。例如，2008 年发生的第一位病例为 2008－001，第九位病例为 2008－009，以此类推。应用计算机软件处理资料的，每随机输入一个患者的信息，都有一个对应的号码，调查表上的编号应与计算机上编号一致，便于查询。

2. 入院日期　用以计算入院至感染发生的时间，填写时要注意如果患者在一次住院时间患多种感染，在记录时应填同一入院日期。

3. 诊断　指感染患者出院时的主要诊断，一般最多填写 3 个。

4. 感染日期　指出现临床症状或实验室阳性证据的日期。填写时注意以下两点：①当实验室结果作为诊断依据时，感染日期应为收集实验室标本的日期，而不是出结果的日期；②当感染与 ICU 有关但是在出 ICU 以后 24h 内发病时，出 ICU 的日期即为感染日期。

5. 感染部位　按国家卫生部颁发的《医院感染诊断标准》中的分类填写。

6. 手术　手术是指患者进入手术室并至少接受了一次手术操作。

（1）手术时间：是指从切皮到皮肤缝合完毕的时间，不包括麻醉时间。

（2）手术类型：分 3 类。Ⅰ类为清洁切口，切口未进入呼吸道、生殖道、泌尿道或消化道；Ⅱ类为清洁污染切口，指虽通过呼吸道、生殖道、泌尿道或消化道，但在良好控制条件下，没有发生特殊污染的手术切口；Ⅲ类为污染切口，指包括开放性、新鲜的意外事故伤口，也包括在手术过程中无菌技术遭到严重破坏的手术或陈旧性有坏死组织和存在临床感染的外科伤口。

7. 实验室诊断　①镜检。②培养如培养结果为阳性，须填写病原体名称。③血清学诊断：通过检测病原体抗原或抗体得出的诊断。

8. 病原体　最多可填 3 种病原体，但应将最主要的病原体填在第一栏中，如果为继发性感染，则应指出哪个病原体为原发感染的病原体。

9. 感染与死亡的关系　按感染对患者死亡的作用分为：

（1）直接原因：即患者直接因医院感染而死亡。

（2）间接原因：即患者的死亡与医院感染有关，医院感染起一定的作用，但非主要的作用。

（3）无关原因：即患者的死亡与医院感染无关。

（三）调查方法及注意事项

1. 调查方法　可采用前瞻性调查和回顾性调查两种方式。

（1）前瞻性调查：由感染控制专职人员定期、持续地对正在住院的患者或手术后出院患者的医院感染发生情况进行跟踪观察与记录，及时发现医院感染控制中存在的问题，并定期对监测资料进行总结和反馈。

（2）回顾性调查：由感染控制专职人员或病历档案管理人员定期对出院病历进行查阅来发现医院感染病例的一种方法。

2. 病例调查工作程序　临床医生报告→专职人员确认→查阅相关资料→询问患者→查漏报。

3. 注意事项　调查时查看每个患者或检查每份病历是否发生医院感染，除按前面所讲的方法进行资料的收集和感染病例的判断外，着重注意以下几点：①体温记录，体温是否有所升高，若有发热，了解发热原因。②抗菌药物使用情况，如使用抗菌药物，为何原因使用。③入院诊断以及疾病进展情况。④实验室的各项诊断报告。

（四）资料整理

对原始资料进行检查核对后，须进行整理，以便做进一步分析。资料的整理须按统计学要求和调查研究的来进行，并计算相关统计指标如各种率、比、均数、百分数及构成比等。

资料的分析要运用流行病学原理与方法、统计学原理、基础学科和医院感染专业知识来分析、比较综合和归纳医院感染的规律性。分析的内容一般包括：①医院感染总的发病率。②不同科室、不同系统疾病的医院感染率。③不同感染部位的感染率。④医院感染危险因素的分析。⑤医院感染病原学及其耐药特点分析。⑥不同部门、不同人群及医院间医院感染的比较。⑦医院感染的趋势分析。⑧医院感染聚集性发生或暴发流行分析等。但对具体的医院，应根据监测目的、内容和医院的特点来进行。

四、医院感染漏报率调查

漏报是指在医院感染监测过程中医院感染病例的发现及登记数常低于医院感染的实际发生数。由于漏报现象的存在，监测系统应定期地进行精报率调查，以了解医院感染实际发生情况和评价医院感染的监测质量。漏报率调查是完整监测系统的组成部分，属于回顾性调查，其方法步骤如下：

1. 确定调查时间　在漏报率调查时应以月为单位，但选择哪个月或哪几个月应随机确定。国家卫生部颁发的《医院感染管理规范》要求，漏报调查的样本量应不少于年监测病人数的10%。

2. 实施调查　调查月份确定之后，对该月的监测人群的全部出院病历进行检查。按照医院感染的诊断标准，检查每份病历是否发生医院感染。对发生医院感染的病历进行登记然后将登记表上的病例与该月上报的病例校对。凡在该月上报的资料中没有的病例，作为漏报病例。

3. 资料的整理分析　将得到的医院感染调查资料按统计方法汇总，根据资料中实际发生医院感染病例数与漏报病例数计算医院感染漏报率、估计（实际）发病率、估计（实际）发生数。

五、医院感染病例监测主要计算指标

1. 感染病例发病率　是指在一定的时期内，处在一定危险人群中，新发感染病例的百分率。

计算公式为：医院感染发病率（%）＝一定时间内医院感染发病例数/同期的住院病人数×100%

2. 感染例次发病率　是指在一定时期内，处在一定危险人群中的新发生感染例次的百分率。

计算公式为：医院感染例次发病率（%）＝一定时间内医院感染新发例次数/同期的住院患者数×100%

3. 现患率　是指在一定时间里，处在定危险人群中的实际感染病例（新发生和已治愈）

的百分率。

计算公式为：现患率（%）＝（同时期内）实际感染病例数/（同时期内）接受调查的住院病例数×100%

现患率可以分为点现患率和阶段现患率，在同一人群中现患率大于发病率。现患率必须在实查率大于90%时才有意义。

4. 实查率　是指某科室或部门住院患者中，实际调查患者的百分率。

计算公式为：实查率（%）＝某科室（病房）实际调查病人数/某科室（病房）住院病人数×100%

5. 漏报率　是指在一定时期内，所发生的感染病例中，漏报病例的百分率。

计算公式为：漏报率（%）＝漏报病例数/（已报病例数＋漏报病例数）×100%

6. 构成比　是指部分绝对数与全体绝对数的比率。构成比的合计必须等于100%。

计算公式为：构成比（%）＝某一组成部分的观察单位数/同一事物各组成部分的观察单位总数×100%

7. 罹患率　罹患率是一种特殊的发病率，多用于感染的暴发流行中，以百分率表示。

计算公式为：罹患率（%）观察期间新病例数/观察期间的暴露人数×100%

8. 医院感染死亡率　是指一定时间内住院病例中因医院感染导致死亡的病例的百分率。

计算公式为：医院感染死亡率（%）＝各种医院感染导致的死亡例数/观察期间的住院患者数×100%

9. 医院感染病死率　是指某种医院感染的全部病例中，因该感染死亡例数的百分率。

计算公式为：医院感染病死率（%）＝因该感染而死亡的例数/某种医院感染的病例数×100%

（尚秀娟）

参考文献

[1] 尚秀娟. 60 岁以上老年病人医院感染分析及护理对策. 现代预防医学, 2010, 37 (17): 3266 - 3267.

[2] 尚秀娟, 高立群. 2004—2008 年老年住院病人死亡原因分析. 现代预防医学, 2010, 37 (23): 4463 - 4464.

[3] 尚秀娟, 董爱英, 史素丽. 10 273 例神经内科住院病人医院感染调查分析. 现代预防医学, 2010, 37 (14): 2774 - 2775.

[4] 尚秀娟. 影响手卫生的依从性因素及对策. 中国病案, 2009, 10 (12): 42 - 43.

[5] 程爱斌, 侯小华, 王亦和. 综合医院重症心理护理干预的研究. 现代预防医学, 2007, 34 (23): 4547 - 4548.

[6] 尚秀娟. 医院感染管理在提高医疗质量中的重要性. 中国病案, 2010, 11 (2): 62 - 64.

［7］尚秀娟.2006—2008年住院患者医院感染调查分析.中华医院感染学杂志，2010，20（17）：2572–2573.

［8］尚秀娟，李志强.骨科围手术期抗菌药物临床应用对比研究.现代预防医学，2010，37（19）：3764–3765.

第二章

医院消毒灭菌管理

医院感染的预防与控制是保证医疗质量和医疗安全的重要内容。自从有了医院就存在着医院感染问题。但是，从科学上来认识医院感染以及预防和控制医院感染的发生，乃是近代医学科学在发展过程中逐步认识、逐步探入和解决的。国内外近几年来，在消毒管理机构和人员的配备、技术力量的培训、消毒产品的审批、卫生质量的监督和监测等方面都有了不同程度的发展。各医疗单位均由主要领导人主管医院感染管理机构，负责本医院的消毒技术指导和监督、监测工作，并接受所在地区卫生防疫部门的监督。1991年卫生部下发了经过修订的《消毒技术规范》，使我国的消毒灭菌工作逐步走向科学化、规范化和法制化管理，基本改变了过去消毒工作落后的状况，但仍存在不少问题，据国内外有关文章报道，因清洁或消毒灭菌措施不当而引起的医院感染暴发事件时有发生。环境的污染，医疗护理器具清洁、消毒、灭菌方法的失误，常使灭菌后的器材仍能检出细菌或 HBsAg（乙型肝炎表面抗原）。因此，医院消毒灭菌管理已引起社会有关部门的高度重视。为进一步强化此项工作，卫生部重新修订《消毒管理办法》，并于1992年8月31日以中华人民共和国卫生部令第22号予以发布。同年11月4日，结合贯彻执行《中华人民共和国传染病防治法》，又在广东顺德召开了全国第二次消毒工作会议，为在全国范围内进一步加强消毒灭菌工作奠定了基础。2009年卫生部制订了《医院消毒供应中心》管理规范，对于消毒、灭菌提出了更高要求。

医疗机构在消毒灭菌、医疗废物管理等方面，应当按照《消毒管理办法》、《消毒技术医疗机构规范》、《内镜清洗消毒技术操作规范》、《口腔诊疗器械消毒技术操作规范》、《血液透析器复用操作规范》、《医院消毒供应中心》管理规范等一系列技术性规范，以及《医疗废物管理条例》、《医疗卫生机构医疗废物管理办法》、《医疗废物分类目录》和《医疗废物专用包装物、容器的标准和警示标识规定》等配套规章、文件和有关医务人员职业安全防护方面的规定和要求，规范地开展工作。

第一节　医疗器械消毒灭菌与管理

医疗机构应当按照《消毒管理办法》，严格执行医疗器械、器具的消毒工作技术规范，并达到以下要求：进入人体组织、无菌器官的医疗器械、器具和物品必须达到灭菌水平；接触皮肤、黏膜的医疗器械、器具和物品必须选到消毒水平，各种用于注射、穿刺，采血等有创操作的医疗器具必须一用一灭菌。医疗机构使用的消毒药械、一次性医疗器械和器具应当符合国家有关规定。一次性使用的医疗器械、器具不得重复使用。

一、医疗器械消毒灭菌与管理

《消毒管理办法》规定，医疗卫生机构应当建立消毒管理组织，制订消毒管理制度，执行国家有关规范、标准和规定，定期开展消毒与灭菌效果检测工作。有关工作人员应当接受消毒技术培训、掌握消毒知识，并按规定严格执行消毒隔离制度。对使用的进入人体组织或无菌器官的医疗用品必须达到灭菌要求。各种注射、穿刺、采血器具应当一人一用一灭菌。凡接触皮肤、黏膜的器械和用品必须达到消毒要求。医疗卫生机构使用的一次性使用医疗用品用物后应当及时进行无害化处理。

医疗器械、器具和其他物品根据其危险性分为关键器材、半关键器材和非关键器材。消毒时需要根据其危险性分别采取消毒措施。关键器材是指进入无菌组织的器材如外科手术器材和装置、心血管支架、移植物等。半关键器材是指与黏膜和破损皮肤密切接触的物品如呼吸机、胃肠镜、体温表等，对半关键器材必须达到高水平消毒或中水平消毒。非关键器材是指不与黏膜和破损皮肤密切接触的物品如床单、墙壁、地面和家具等，对非关键器材可以不消毒或者达到低水平消毒。

（一）进入人体组织、无菌器官的医疗器械、器具和物品必须达到灭菌水平

进入人体组织、无菌器官的医疗器械、器具和物品为关键器材。关键器材灭菌前应当彻底清洗干净。此类物品的灭菌方法包括热力灭菌、辐射灭菌、环氧乙烷灭菌、低温甲醛蒸汽灭菌和灭菌过氧化氢等离子体等方法以及用各种灭菌剂如戊二醛、过氧乙酸和过氧化氢等进行灭菌处理的方法。使用的灭菌器械和消毒剂应为卫生部批准的产品，使用时应按厂家说明书进行操作。

（二）接触皮肤、黏膜的医疗器械、器具和物品必须达到消毒水平

消毒水平可分为高水平、中水平和低水平，高水平消毒可以杀灭各种微生物包括大量细菌芽孢，即能杀灭一切细菌繁殖体（包括结核分枝杆菌）、病毒、真菌及其绝大多数细菌芽孢和真菌孢子。中水平消毒可以杀灭细菌芽孢以外的各种病原微生物，即能杀灭一切细菌繁殖体（包括结核分枝杆菌）、病毒和真菌。低水平消毒只能杀灭细菌繁殖体（分枝杆菌除外）和亲脂病毒。凡是接触皮肤、黏膜的医疗器械应当根据其危险性分别采用不同消毒方法进行消毒。

对半关键器械应当采用高水平或中水平消毒法。直接进入人体体腔道接触黏膜的中危器材如胃镜、肠镜、阴道镜等，使用后常常附着大量的、不易清洗干净的黏液，消毒难度大，引起感染的机会较多。间接接触黏膜或皮肤的医疗用品，如呼吸机管道、吸氧管等物品，其结构特殊不易清洗干净，且主要用于免疫功能低下、易发生感染的患者。对这些半关键性器材的清洗消毒处理应特别注意每一个环节。

对非关键性器材由于其直接或间接与患者健康无损的皮肤相接触，一般只需清洁处理。需要消毒时常用消毒剂喷雾、浸泡或擦拭消毒。

（三）选择消毒、灭菌方法时的原则

（1）使用经卫生行政部门批准的消毒药、械，并按照批准使用的范围和方法使用。

（2）根据物品污染后的危害程度选择消毒、灭菌的方法：①对关键器材，必须选用灭

菌方法处理。②对半关键器材，进行中水平或高水平消毒处理。③对非关键器材，一般可用低水平消毒或只作一般的清洁处理。

（3）根据物品上污染微生物的种类、数量和危害性选择消毒、灭菌的方法：

1）对受到细菌芽孢、真菌孢子、分枝杆菌和经血传播病原体（乙型肝炎病毒、丙型肝炎病毒、艾滋病病毒等）污染的物品，选用高水平消毒法或灭菌法。

2）对受到真菌、亲水病毒、螺旋体、支原体、表原体和病原微生物污染的物品，选用中水平以上的消毒方法。

3）对受到一般细菌和亲脂病毒等污染的物品，可选用中水平或低水平消毒法。

4）对存在较多有机物的物品消毒时，应加大消毒药剂的使用剂量和延长消毒作用时间。

5）消毒物品上微生物污染特别严重时，应加大消毒药剂的使用剂量和延长消毒作用时间。

（4）根据消毒物品的性质选择消毒方法：

1）耐高温、耐湿度的物品和器制，应首选压力蒸汽灭菌，耐高温的玻璃器材、油剂类和干粉类等可选用干热灭菌。

2）不耐热、不耐温，以及贵重物品，可选择环氧乙烷或低温蒸汽甲醛气体消毒、灭菌。

3）对器械的浸泡灭菌时，应选择对金属基本无腐蚀性的消毒剂。

二、常规医疗器械消毒灭菌方法

正确的处理程序是：消毒→清洗→干燥→灭菌。

（一）医疗器械的预处理

1. 去污染性消毒

（1）必须选择高中效消毒剂：所选择的消毒剂或消毒方法能快速杀灭细菌及部分芽孢，能灭活 HBV、HCV、TTV、HIV 等血液传播性病毒。我国医院常使用的消毒剂有含氯消毒剂、过氧乙酸、戊二醛等。

（2）先消毒后清洗：病原微生物污染的器械必须进行高效消毒或灭菌处理之后再清洗。遇到被特殊病原菌如厌氧芽孢菌、炭疽菌出血热病毒、HIV、HBV 等污染的器械应该尽快使用高浓度的高效消毒剂处理，必要时采用压力蒸汽灭菌，然后再进行清洗。

（3）消毒时防止蛋白凝固：被传染性血液、脓液、分泌物或排泄物污染的器械，消毒时须加大剂量，务求安全，注意选用不凝固血液的消毒剂。

2. 医疗器械灭菌之前的清洗和干燥

（1）选用合适的洗涤剂：加酶洗涤剂可有效去除血性有机物；含氯烷基磺酸钠清洗消毒剂既可杀灭微生物又有很强的去污能力。

（2）坚持消毒之后清洗：一般的污染使用 500～2 000mL/L 的有效氯溶液或过氧乙酸等消毒剂，浸泡 30min 即可。含脓血便的污染器械应该使用 3 000～10 000mg/L 浓度的有效氯溶液，浸泡 60min 以上。

（3）清洗重点：带有孔隙、管道、窄缝的隐蔽处应该仔细刷洗，因为残留有机物是造成灭菌失败的重要因素。

（4）干燥：清洗后的医疗器械要快速干燥。因为潮湿的状态在室温下长时间容易使细菌生长繁殖，即使灭菌处理也会残留热原物质。

（二）常用灭菌方法

1. 常规灭菌方法

（1）干热灭菌法：适用于金属器械、玻璃器材、陶瓷制品、凡士林油纱条、滑石粉等，特别是口腔科器械。

（2）压力蒸汽灭菌法：适用于各种耐高温、耐高压的器械和医疗用品。

2. 畏热畏湿器材的灭菌方法

畏热畏湿器材主要有各种高分子材料、塑料橡胶制品如心脏起搏器、人工心肺机、人工瓣膜、人工肾、整复手术材料、手术刀片、麻醉器材、各种导管、节育器材和内镜等以及纸制品、电线、电极、电刀等。这类器材只能80℃以下干燥条件下进行灭菌处理。

（1）环氧乙烷灭菌法：适用于各种畏热畏湿器材的灭菌。

（2）低温蒸汽甲醛熏蒸法：低温蒸汽甲醛适用于各种内镜及其零部件的灭菌，也适用于各种怕热器材的灭菌。

（3）戊二醛浸泡法：对于不怕湿但畏热的器材可以用2%戊二醛浸泡灭菌，适用于内镜、各种导管、手术剪刀和刀片、牙钻等灭菌处理。

（4）低温气体等离子体灭菌方法：近年来，国内外许多医院已经在医院消毒灭菌中采用了低温气体等离子体灭菌技术对怕热、怕湿器材进行灭菌处理。

三、消毒灭菌的监测方法

消毒灭菌质量的监测按照2009年卫生部关于《医院消毒供应中心第三部分清洗消毒及灭菌效果监测标准》（WS310.3－2009）执行。具体监测内容如下：

（一）消毒质量的监测

1. 湿热消毒

（1）应监测、记录每次消毒的温度与时间或A值。监测结果应符合WS310.2要求。

（2）应每年监测消毒器的主要性能参数。监测结果应符合生产厂家的使用说明书或指导手册的要求。

2. 化学消毒 应根据消毒剂的种类特点，定期监测消毒剂的浓度、消毒时间和消毒时的温度，并记录，结果应符合该消毒剂的规定。

3. 消毒效果监测 消毒后直接使用物品应每季度进行监测，监测方法及监测结果符合医院消毒卫生标准（GB 15982－1995）的要求。每次检测3~5件有代表性的物品。

（二）灭菌质量的监测

通用要求：①对灭菌质量采用物理监测法、化学监测法和生物监测法进行，监测结果应符合标准的要求。②物理监测不合格的灭菌物品不得发放，并应分析原因进行改进，直至监测结果符合要求。③包外化学监测不合格的灭菌物品不得发放；包内化学监测不合格的灭菌物品不得使用，并分析原因进行改进，直至检测结果符合要求。④生物监测不合格时，应尽快召回上次生物监测合格以来所有尚未使用的灭菌物品，重新处理，并应分析不合格的原因，改进后，生物监测连续3次合格后方可使用。⑤灭菌植入型器械应每批次进行生物监测。生物监测合格后，方可发放。⑥按照灭菌装载物品的种类，可选择具有代表性的 PCD 进行灭菌效果的监测。

1. 压力蒸汽灭菌的监测　物理检测法：每次灭菌应连续检测记录灭菌时的温度、压力和时间等灭菌参数。温度波动范围在 +3℃ 以内，时间满足最低灭菌时间的要求，同时应记录所有临界点的时间、温度与压力值，结果应符合灭菌的要求。

化学监测法：①应进行包外、包内化学指示物监测。具体要求为灭菌包包外应有化学指示物，高度危险性物品包内应放置包内化学指示物，置于最难灭菌的部位。如果透过包装材料可直接观察包内化学指示物的颜色变化，则不必放置包外化学指示物。通过观察化学指示物颜色的变化，判断是否达到灭菌合格要求。②采用快速压力蒸汽灭菌程序时，应直接将一片包内化学指示物置于待灭菌物品旁边进行化学监测。

生物监测法：①应每周监测 1 次。按照《消毒技术规范》的规定，将嗜热脂肪杆菌、芽孢菌片制成标准生物测试包或生物 PCD，或使用一次性标准生物测试包，对灭菌器的灭菌质量进行生物监测。标准生物监测包置于灭菌器排气口的上方或生产厂家建议的灭菌器内最难灭菌的部位，并设阳性对照和阴性对照。如果 1 天内进行多次生物监测，且生物指示剂为同一批号，则只设 1 次阳性对照即可。②紧急情况灭菌植入型器械时，可在生物 PCD 中加入 5 类化学指示物。5 类化学指示物合格可作为提前放行的标志，生物监测的结果应及时通报使用部门。③采用新的包装材料和方法进行灭菌时应进行生物监测。④小型压力蒸汽灭菌器一般无标准生物监测包，应选择灭菌器常用的、有代表性的灭菌包制作生物测试包或生物 PCD，置于灭菌器最难灭菌的部位，且灭菌器处于满载状态。生物测试包或生物 PCD 应侧放，体积大时可平放。⑤采用快速压力蒸汽灭菌程序时，应直接将一支生物指示物，置于空载的灭菌器内，经 1 个灭菌周期后取出，规定条件下培养，观察结果。⑥生物监测不合格时，应尽快召回上次生物监测合格以来所有尚未使用的灭菌物品，重新处理，并应分析不合格的原因，改进后，生物监测连续 3 次合格后方可使用。

2. 干热灭菌的监测

物理监测法：每灭菌批次应进行物理监测。监测方法为将多点温度监测仪的多个探头分别放于灭菌器各层内、中、外各点，关好柜门，引出导线，由记录仪中观察温度上升与持续时间。温度在设定时间内均达到预置温度，则物理监测合格。

化学监测法：每一灭菌包外应使用包外化学指示物，每一灭菌包内应使用包内化学指示物，并置于最难灭菌的部位。对于未打包的物品，应使用 1 个或者多个包内化学指示物，放在待灭菌物品附近进行监测。经过 1 个灭菌周期后取出，据其颜色的改变判断是否达到灭菌要求。

生物监测法：应每周监测 1 次，方法是采用枯草杆菌黑色变种芽孢菌片，制成标准生物测试包，置于灭菌器最难灭菌的部位，对灭菌器的灭菌质量进行生物监测，并设阳性对照和阴性对照。

新安装、移位和大修后，应进行物理监测法、化学监测法和生物监测法（重复 3 次），监测合格后，灭菌器方可使用。

3. 低温灭菌的监测　低温灭菌方法包括环氧乙烷灭菌法、过氧化氢等离子灭菌法和低温甲醛蒸汽灭菌法等。

通用要求：新安装、移位、大修、灭菌失败、包装材料或被灭菌物品改变，应对灭菌效果进行重新评价，包括采用物理监测法、化学监测法和生物监测法进行监测（重复3次），监测合格后，灭菌器方可使用。

（1）环氧乙烷灭菌的监测：

物理监测法：每次灭菌连续监测并记录灭菌时的温度、压力和时间等灭菌参数。灭菌参数符合灭菌器的使用说明或操作手册的要求。

化学监测法：每个灭菌物品包外应使用包外化学指示物，作为灭菌过程的标志；每包内最难灭菌位置放置包内化学指示物，通过观察其颜色变化，判定其是否达到灭菌合格要求。

生物监测法：每灭菌批次应进行生物监测。

（2）过氧化氢等离子灭菌的监测：

物理监测法：每次灭菌应连续监测并记录每个灭菌周期的临界参数如舱内压、温度、过氧化氢的浓度、电源输入和灭菌时间等灭菌参数。灭菌参数符合灭菌器的使用说明或操作手册的要求。

化学监测法：每个灭菌物品包外应使用包外化学指示物，作为灭菌过程的标志；每包内最难灭菌位置放置包内化学指示物，通过观察其颜色变化，判定其是否达到灭菌合格要求。

生物监测法：应每天至少进行1次灭菌循环的生物监测，监测方法应符合国家的有关规定。

（3）低温甲醛蒸汽灭菌的监测：

物理监测法：每灭菌批次应进行物理监测，详细记录灭菌过程的参数，包括灭菌温度、湿度压力与时间。灭菌参数符合灭菌器的使用说明或操作手册的要求。

化学监测法：每个灭菌物品包外应使用包外化学指示物，作为灭菌过程的标志；每包内最难灭菌位置放置包内化学指示物，通过观察其颜色变化判定其是否达到灭菌合格要求。

生物监测法：应每周监测1次，监测方法应符合国家的有关规定。

其他低温灭菌方法的监测要求及方法应符合国家有关标准的规定。

（尚秀娟）

第二节 医院环境清洁消毒的监测

诊疗环境包括患者所处的空间，即空气、物体表面和地面，其清洁与否关系到患者的就诊条件、舒适度，也关系到患者的就医安全。因此保持诊疗环境的清洁、干燥、消毒是对医疗机构的基本要求。

医疗机构应制定医院诊疗环境的清洁、消毒的规章制度，并认真落实。第一，在医院的改建、扩建与新建时，应充分考虑诊疗环境空气的清洁与消毒，尤其是应注意通风条件。第二对诊疗环境的物体表面与地面，应定期进行湿式清洁，保持干净、干燥，遇有污染，及时进行清洁和消毒。第三，对手术室、产房和新生儿病房等特殊重点感染控制部门，应定期进行清洁与消毒。空气的洁净度应符合医院消毒卫生标准（CB 15982–1995）的要求。

一、医院环境清洁消毒

（一）医院室内空气的消毒

空气是许多疾病的传播媒介，由于空气中微生物是以气溶胶形式存在，颗粒小、可随气流运动，因此，空气传播疾病的特点是传播速度快，控制困难。空气中的病原微生物不仅可造成医院内感染，而且可以污染其他物品甚至诊疗器具，引起医院内感染。因此，消除和控制空气中的病原微生物，对预防和控制医院内感染有着十分重要的意义。

1. Ⅰ类环境的空气消毒　包括层流洁净手术室和层流洁净病房，要求空气中的细菌总数≤10cfu/m³，只能采用层流设备，才能使空气中的微生物降低至此标准。

2. Ⅱ类环境的空气消毒　包括普通手术室、产房、婴儿室、早产儿室、普通保护性隔离室、供应室无菌区、烧伤病房、重症监护病房。要求空气中的细菌总数≤200cfu/m³。Ⅱ类环境均为有人房间，必须采用对人无毒无害，且可连续消毒的方法，不推荐使用臭氧消毒器和化学喷雾消毒。可选用下述方法：

（1）循环风紫外线空气消毒器：这种消毒器由高强度紫外线灯和过滤系统组成，可以有效地滤除空气中的尘埃，并可将进入消毒器的空气中的微生物杀死。开机30min后即可达到消毒要求，之后每过15min自动开机1次，消毒15min，一直反复开机、关机至预定消毒时间。

（2）静电吸附式空气消毒器：这类消毒器采用静电吸附原理，加以过滤系统，不仅可过滤和吸附空气中带菌的尘埃，也可吸附微生物。在1个20～30m²的房间内，使用一台大型静电式空气消毒器，消毒30min后，可达到国家卫生标准。

3. Ⅲ类环境的空气消毒　包括儿科病房、妇产科检查室、注射室、换药室治疗室、供应室清洁区、急诊室、化验室、各类普通病室和房间。要求空气中的细菌总数≤500cfu/m³。可采用下述方法

（1）用于Ⅱ类环境空气消毒的方法均可采用。

（2）臭氧消毒：市售的管式、板式和沿面放电式臭氧发生器均可选用。要求臭氧浓度≥20mg/m²，在RH≥70%条件下，消毒时间≥30min。消毒时人必须离开房间。

（3）紫外线消毒：可选用产生臭氧的紫外线灯，以利用紫外线和臭氧的协同作用。照射时间一般应大于30min。

（4）熏蒸消毒：过氧乙酸熏蒸法，将过氧乙酸稀释成3%～5%水溶液，加热蒸发，在60%～80%相对湿度，室温下，过氧乙酸用量按1g/m³计算，熏蒸时间2h。

（二）医院各种物体表面的消毒

医院内环境和物体表面消毒的目的是将医院内环境表面和物体表面上污染的微生物数量控制在国家标准允许的范围内，使其对医院内患者和其他人员不构成传播疾病的危险，从而起到预防医院内感染的作用。医院内环境污染范围广，污染微生物的来源广，种类多，致病菌多，耐药菌株也多，是医院感染管理的重点之一。

1. Ⅰ、Ⅱ类环境物体表面的消毒　Ⅰ、Ⅱ类环境要求物体表面的细菌总数≤5cfu/m²，这两类环境应采取高效消毒方法。

（1）地面消毒：①当地面没有明显污染情况下，通常采用湿式清扫，用清水拖地每日2次。②当地面受到病原菌污染时，通常采用含有效氯500mg/L的消毒液或0.2%过氧乙酸溶液拖地或喷洒地面。被肝炎病毒污染表面可用含有效氯1 000mg/L的消毒剂溶液擦洗。

（2）墙面消毒：①医院墙面通常不需进行常规消毒。当受到病原菌污染时，可采用化学消毒剂喷雾或擦洗，墙面消毒高度一般为2～2.5m高即可。②对细菌繁殖体、肝炎病毒、芽孢污染者，分别用含有效氯250～500mg/L、2 000mg/L与2 000～3 000mg/L的消毒剂溶

液喷雾和擦洗处理。喷雾量一般为 50 ~ 200mL/m²。

（3）病房各类用品表面的消毒：①病房内用品如桌子、椅子、凳子、床头柜等一般情况下只需进行日常的清洁卫生工作，用清洁的湿抹布或季铵盐类消毒液，每日 2 次擦拭各种用品的表面。当室内各种用品的表面受到病原菌的污染时必须严格的消毒处理。可用含有效氯 200 ~ 500mg/L 的消毒液、0.2mg/L 过氧乙酸溶液、含有效碘 250 ~ 500mg/L 的碘伏擦拭。②紫外线灯照射。悬吊式或移动式紫外线灯消毒时，离污染物表面不宜超过 1m，消毒有效区为灯管周围 1.5 ~ 2m。照射时间不得少于 30min。

（4）床单位的消毒：①床单位包括病床、床垫、枕芯、毛毯、棉被、床单等，一般情况下在日光下暴晒 6h 以上即可达到消毒目的。②臭氧消毒，可采用床单位臭氧消毒器进行消毒。

2. Ⅲ类环境物体表面的消毒　Ⅲ类环境要求物体表面的细菌总数≤10cfu/m²。可以采用以下消毒方法：①上述Ⅰ、Ⅱ类环境物体表面的消毒方法均可采用。②配制 1 000mg/L 氯己定溶液，对各种污染的表面进行喷洒或擦洗。③治疗室、注射室、换药室、化验室的各种物体表面及台面等每日用 300 ~ 500mg/L 含氯消毒剂擦拭。

二、空气采样及监测方法

据统计目前世界上有 41 种主要传染病。其中空气传播的就有 14 种，占首位。人类的许多严重传染病，如流感、军团菌病、流脑、肺结核、麻疹、天花、风疹、猩红热、白喉、百日咳、吸入性炭疽、肺鼠疫、肺支原体病和其他各种呼吸道感染，都可能是通过悬浮在空气中的致病微生物传播的。

1. 采样时间　一般应选择消毒处理后与进行医疗活动前采样。

2. 采样高度　采样点应设在距地面（垂直）80 ~ 150cm 高度范围内。

3. 布点方法　空气微生物采样在时间和地点上有一定代表性。在同一个室内应该选择 4 个角及中央共 5 个点。室内面积≤30m² 时，可在一条对角线上量取 3 点，即中心和两端距墙 1m 处各取 1 个点；室内面积 >30m² 时，可设东、西、南、北、中 5 个点，其中东、西、南、北点距墙 1m。采样器一般置于离地面 33cm 高处，上风向，离门窗和人流动处 1m 以上。采样器与采样人要保持一定距离（约 50cm），防止采样人身上的细菌被吸入采样器。采样人应穿隔离衣、戴口罩、帽子，并注意不要污染培养皿。

4. 采样方法及菌落总数检查　国内外为解决空气悬浮的表面附着微生物取样，已研究出许多方法，目前应用最广泛的是平皿暴露法，简单便于推广。

平板暴露法，用 9cm 直径普通营养琼脂平板在采样点暴露 5min（即打开平皿盖，扣放在平板旁，采样后盖好）后送检，在 37℃ 下培养 24h，然后记录每个平板上的菌落数（5min 内在 100cm²，空气中所含的细菌数），并按下列公式计算每立方米的细菌数

空气细菌菌落总数（cfu/m³）＝ N × 100/A × 5/T × 1 000/10 = 50 000N/A · T

式中：A 为平板面积（cm²），T 为平板暴露时间（min），N 为平均菌落数（cfu/平皿）。

三、物体表面的采样及检查方法

物体表面的污染（多为不均匀性污染）与空气污染不同，检查时如采取标本不当，可影响结果的精确性。因此在检查及评价监测结果时应注意如下问题。

（一）采集标本应有代表性

医院里各种物体表面受污染的机会是不同的，因而各种物体表面检出微生物的种类及数量也不相同，为了提高检测的标准性，以利于结果分析，可将物体分为污染区的、半污染区的及清洁区的 3 类。

（二）要有足够的样本数量

由于物体表面污染的不均匀性，所以每件物体往往需要采样数份，才能真实地反应污染情况。虽然说标本份数越多，检测的结果越精确，但还是以适当为好。一般评价环境卫生状况是以污染率为指标的，标本份数少，所得出的污染率就不确切，而过多又会造成浪费。

（三）仔细分析污染来源

物体表面可以是被患者或其污染物的直接污染，也可以是通过空气的间接污染。所以在检测时应做定量分析，同时进行微生物分类，如革兰阴性杆菌，多为患者的直接污染，而革兰阳性杆菌，则难以肯定是来自空气还是患者。因此，应对物体表面采样及检查方法制订统一的标准。

1. 采样时间　通常应在消毒处理后 4h 内进行采样，但若是对污染源的检测，则可根据需要随时进行。

2. 采样面积　若被采样物体表面 <100cm^2，应取全部物体表面；若被采样物体表面 ≥100cm^2，则取 100cm^2。如果是对污染源的定性检查（找病原菌）。采样面积就需要尽可能地大一些，以便于取得阳性结果。

3. 采样方法　将 5cm×5cm 的标准灭菌规格板放在被检物体表面，用浸有无菌生理盐水采样液的棉拭子 1 支，在规格板内横竖往返各涂抹 5 次，并随之转动棉拭子。连续采样 1～4 个规格板面积，然后剪去采样人手接触部分，将棉拭子放入装有 10mL 采样被的试管中送检，门把手等小型物体则采用棉拭子直接涂抹物体的方法采样。

4. 细菌菌落总数检查　将采样液试管震打 80 次，经适当稀释后接种于普通琼脂平板上，置 37℃恒温箱内 24h 培养。每个稀释度作平行样品 2～3 个，进行活菌落计数。其计算公式为：

物体表面细菌菌落总数（cfu/cm^2）= 平皿上菌落的平均数×采样液稀释倍数/采样面积（cm^2）

cfu/cm^2 = 平皿上菌落的平均数/平皿面积

（尚秀娟）

第三节　皮肤黏膜消毒

一、穿刺部位的皮肤消毒

1. 注射部位皮肤消毒　包括肌肉、静脉等注射与穿刺前的皮肤消毒。

（1）用医院氯已定碘棉消毒，按说明书操作。

（2）用无菌棉签润 2% 碘酊，涂擦注射部位皮肤 1 遍，作用 1min 后，再用 75% 乙醇擦拭 2 遍，擦净残余碘，干燥后，即可注射。

（3）用无菌棉签浸润含有效碘 5 000mg/L 的碘伏，直接涂擦注射部位皮肤 2 遍，待半干燥，即可注射。静脉注射时，可用 75% 乙醇棉签脱碘。

2. 特殊穿刺部位的皮肤消毒　包括各种经皮的深部组织和内脏的穿刺或活检，如淋巴结、骨髓、关节腔、胸腹腔及硬膜外麻醉穿刺等。其消毒剂的选择与方法同一般注射部位皮肤的消毒，并应严格执行无菌技术。血管内留置导管及其他部位分流导管和引流处每日按要求处理后用无菌敷料封盖。

3. 消毒范围　肌肉、皮下及静脉注射、针灸部位，各种特殊穿刺等消毒方法主要是涂擦，以注射或穿刺部位为中心，由内向外缓慢旋转，逐步涂擦，共 2 次，消毒皮肤面积不小 5cm×5cm。

二、患者手术切口部位的皮肤消毒

1. 准备

（1）手术部位的皮肤应该用肥皂水洗净，需备皮部位的皮肤以无菌纱布蘸取肥皂水擦拭洗净。

（2）器官移植手术和处于重度免疫抑制状态的患者，术前可用除菌皂液擦拭洗净全身皮肤。

2. 消毒方法　消毒范围应在手术野及其外 10cm 以上部位由内向外擦拭。

三、病原微生物污染皮肤的消毒

1. 肠道传染病病原体污染手和皮肤的消毒　可采用含有效碘 5 000mg/L 的碘伏擦拭作用 3~5min，或用乙醇、异丙醇与醋酸氯己定配制成的消毒液等擦拭消毒，作用 3~5min，也可用氧化电位水冲洗消毒。

2. 血源性传染病病原体污染皮肤黏膜的消毒　对于污染的手，可用流水、除菌皂液洗手后，用 5 000mg/L 碘伏消毒或乙醇、异丙 - 醋酸氯己定消毒液搓洗 5min，然后用流水冲洗。

四、黏膜消毒

1. 会阴部及阴道手术消毒

（1）先用 5 000mg/L 碘伏皂液棉球依次擦洗大、小阴唇、两侧大腿内侧上 1/3，会阴及肛门周围，做备皮处理后用 5 000mmg/L 碘伏皂液棉球涂擦外阴，待碘伏皂液完全干燥后（需 3~5min）同上法再次涂擦消毒。

（2）子宫切除手术前 1 天晚上用含有效碘 250mg/L 的碘伏或 5 000mg/L 醋酸氯己定溶液擦洗阴道 1 次，手术前 2h，重复擦洗 1 次，阴道冲洗消毒用含有效碘 250mg/L 或醋酸氯己定水溶液消毒。

（3）氧化电位水冲洗消毒。

2. 口腔和咽部消毒

（1）取含有效碘 500mg/L 的碘伏皂液或 1% 过氧化氢液含漱消毒。也可用氧化电位水含漱。

（2）过氧化氢溶液、复方硼酸溶液等漱口 1：5 000mg/L 碘伏或 3 000~5 000mg/L 醋酸氧己定溶液的局部涂抹。

五、新生儿脐带消毒

用碘酊和75%乙醇处理，也可用5 000mg/L有效碘的碘伏处理。

（尚秀娟）

第四节　内窥镜的消毒与灭菌管理

内镜的种类随着医疗技术的发展而越来越多，但从消毒角度来分，大致可以分为两类，一类是需要消毒的内镜，如胃镜、肠镜、支气管镜、喉镜、阴道镜等，另一类是需要灭菌的内镜，如腹腔镜、胸腔镜、胆道镜、膀胱镜、脑室镜、神经内镜、宫腔镜、椎间盘镜等这两类内镜在用于诊疗操作前，前者需要达到高水平消毒，后者必须达到灭菌水平。

一、内窥镜消毒、灭菌的基本原则

1. 根据内镜在人体内使用部位的不同，要求对其进行消毒或灭菌处理。

（1）凡进入人体无菌组织、器官或经外科切口进入无菌腔室的内窥镜及其附件，如腹腔镜、关节镜、脑室镜、膀胱镜、宫腔镜等，用前应达到灭菌水平。

（2）凡进入破损黏膜的内镜附件也应达到灭菌水平，如活检钳、高额电刀等。

（3）凡进入人体自然通道与管腔黏膜接触的内镜及其附件，如喉镜、气管镜、支气管镜、胃镜、肠镜、乙状结肠镜、直肠镜等，用前应达到高水平消毒。

2. 选择内镜消毒、灭菌方法的原则　内镜的消毒、灭菌应首选物理方法，对不耐湿热的内镜可选用化学方法消毒、灭菌。

（1）压力蒸汽灭菌：具体方法见医院消毒、灭菌方法，使用快速压力蒸汽灭菌器进行灭菌则按使用说明进行操作。主要适于能耐湿热内镜的灭菌，如金属直肠镜、直接喉镜金属部分的灭菌，以及能耐湿热的腹腔镜、关节镜、脑室镜等的灭菌。

（2）环氧乙烷灭菌：具体方法见医院消毒、灭菌方法。适于各类内镜的消毒、灭菌。

（3）2%戊二醛浸地消毒灭菌：消毒需浸泡20min，灭菌需浸泡10h。

（4）酸性氧化电位水消毒：适用于胃肠内镜的消毒。氧化还原电位大于等于1 100mV，pH值在2.7以下，有效氯含量一般为50mg/L，在清洗干净的条件下，流动浸泡消毒作用15min，或按卫生行政部门批准的方法进行。

（5）煮沸消毒：煮沸20min，可用于内镜金属部分和某些附件的消毒。

（6）其他消毒、灭菌方法：经卫生部门批准的内镜消毒剂和消毒器，具体使用方法按产品使用说明。

二、内窥镜清洗

（1）内窥镜使用完毕应立即清洗，洗涤时先将软管末端浸在含洗涤剂的温水中（35℃），用纱布或海绵擦洗镜体软管部和弯曲部，并反复注入气和水，使气管和水管出水处黏附的污物排出。活检钳的处理，应先清洁污物，孔道需用洗涤剂和清洁剂反复刷拭。

（2）将清洗过的插管、气管、水道、孔道、活检钳等用清水冲洗，擦干，放入消毒液中浸泡消毒。

（3）75%乙醇纱布擦拭消毒纤维镜头部、软管操纵部、各调节旋钮、钳道上端盖板。

（4）消毒完毕，用无菌的生理盐水充分冲洗插管和内管道，以便除去残留消毒剂。

（5）当天不再继续使用的内窥镜，则将内管道彻底吹干或用75%乙醇进行冲洗干燥。

（6）用擦镜纸蘸少许硅蜡涂擦端部镜面，导光束端面和钳瓣，以保持洁净和防锈。

（7）贮存时应将镜体悬挂于干燥的专用柜内，弯角固定钮应置于"自由位"，活检钳瓣应张开。

（8）关节镜、腹腔镜、脑室镜、膀胱镜等，使用完毕后，除应充分清洗外，宜置真空干燥器内抽干后再浸入消毒液中，这样可避免气泡栓塞管道影响药物与管道内部的接触。

三、内窥镜的消毒

1. 软式内镜的消毒

（1）2%戊二醛浸泡：将洁净干燥后的内窥镜置于2%戊二醛消毒液中浸泡20min 结核病患者使用后的内镜需浸泡45min，灭菌需浸泡10h。

（2）自动清洗消毒器：经卫生部批准的内镜消毒器，具体操作按使用说明，注意用该法消毒前，内镜应先用手工彻底清洗。

（3）其他消毒剂：经卫生行政部门批准的消毒剂，具体消毒方法见使用说明。

2. 硬式内窥镜的消毒

（1）能耐受压力蒸汽灭菌的部分或全部内镜：首选压力蒸汽灭菌；不能承受压力蒸汽灭菌的内窥镜或其他部分，首选环氧乙烷灭菌，或用2%的戊二醛浸泡10min，也可用低温蒸汽甲醛灭菌。

（2）其他消毒剂与消毒器：经卫生行政部门批准的消毒剂与消毒器械，具体消毒方法见使用说明。

四、内窥镜附件的消毒

1. 内镜附件　如活检钳，细胞刷、切开刀、导丝、碎石器、网篮、造影导管、异物钳等应做到一用一灭菌，消毒方法首选压力蒸汽灭菌，也可用环氧乙烷灭菌或用2%戊二醛浸泡10h灭菌，或用经卫生行政部门批准的消毒剂与消毒器械进行灭菌，具体方法见使用说明。

2. 其他物件的消毒

（1）口圈、弯盘、敷料缸等：首选压力蒸汽灭菌，或用高水平化学消毒剂（如500mg/L的含氯消毒剂或2 000mg/L的过氧乙酸或2%的戊二醛）浸泡消毒30min，用水彻底冲净残留消毒液，干燥备用。

（2）注水瓶及连接管的消毒：用高水平以上的化学消毒剂（如500mg/L的含氯消毒剂或2 000mg/L的过氧乙酸或2%的戊二醛）浸泡消毒30min，用水彻底冲净残留消毒液，干燥备用，注水瓶内的用水应为灭菌水，每天更换。

（3）吸引瓶、吸引管的消毒：检查结束后，先清洗吸引瓶，之后用500mg/L的含氯消毒剂或2 000mg/L的过氧乙醛浸泡消毒30min，刷洗干净，干燥备用。

（4）软式内镜的槽或容器的消毒：应每天清洁，再用500mg/L的二氧化氯或二溴海因，或 2 000mg/L 的过氧乙酸擦拭，用于浸泡灭菌的容器应清洁后作灭菌处理。

五、内窥镜消毒与灭菌的注意事项

1. 软式内窥镜消毒　软式内窥镜在每天使用前应用 2% 戊二醛浸泡消毒 20min。用水充分冲洗后使用；当天检查结束彻底消毒（2% 戊二醛浸泡消毒 30min），也可根据国家有关规定执行。

2. 工作结束后的消毒　每天工作结束后，应对内窥镜室的环境包括空气、物体表面进行清洁与消毒。

（尚秀娟）

第五节　一次性使用医疗用品和消毒药械的管理

医疗机构使用的消毒药械、一次性医疗器械和器具应当符合国家有关规定，《传染病防治法》第二十九条规定，用于传染病防治的消毒产品应当符合国家卫生标准和卫生规范。根据《消毒管理办法》的规定，消毒产品包括消毒剂、消毒器械（含生物指示物、化学指示物和灭菌物品包装物）、卫生用品和一次性使用医疗用品。卫生部对消毒剂消毒器械实行市场准入制度，只有取得卫生部卫生许可批件的产品才可以上市销售，医疗机构只能使用经过卫生部批准的消毒剂和消毒器械。一次性医疗用品在我国由食品药品监督管理局管理，只有取得了医疗器械许可证后才可上市，医疗机构也只能使用经过食品药品监督管理局批准的产品。卫生用品由卫生部门管理，但目前没有实行许可制度，医疗机构应根据检测结果和以往的使用情况选择合格的供应商和安全有效并符合国家卫生标准和卫生规范的产品。

消毒药械和一次性使用医疗器械、器具的品质及其合法性是否符合《传染病防治法》和《消毒管理办法》的规定由医院感染管理部门进行审核并接受卫生行政部门的监督检查。

一、一次性物品质量控制

（一）一次性物品质量控制

1. 严格采购　供应室向设备器材科申报采购量。采购员须要求供应单位提供四证（卫生许可证、生产许可证、产品合格证、推销人员证件），一次性物品有主要技术性能指标，如生产材料、环节、工艺、条件、灭菌方法、产品说明等。

2. 严格验收　采购的物品应建立账册，或将有关数据输入微机，如每改订货和到货的产品的名称、数量、规格、批号、合格证号、灭菌日期、出厂日期、双方经办人姓名等。由供应室负责每批随机抽样验收。一般由外向里，查验大、中、小包装上的外观质量和标志，合格后登记入册，抽样进行热源检测、无菌试验。合格后方可发放，不合格者立即退货。

3. 严格贮存、发放　一次性物品贮存在清洁区内，专库专用，空气中细菌数量 ≤ 500cfu/m³，温度 20 ± 2℃，相对湿度 40% ~ 60%，通风良好，有专用存放物品架。物品架距地面、天花板、墙壁与无菌间要求相同。一次性物品须拆包后方可存于无菌间。严格发放制度，供应室根据科室需要为科室确定基数，每日按时下送下收。严格以旧换新，尽量做到发出物品与回收的物品数量相等。回收后必须进行初步消毒、毁形等无害化处理。

4. 各使用科室　指定人员负责本部门一次性使用无菌医疗用品和消毒、灭菌药械的管理。使用人员对一次性使用无菌医疗用品前要进行复验。检查小包装的密封性、有效灭菌日期、穿刺针有无锈斑或污渍，输液（血）器、注射器内有无杂质和污渍，衔接部有无漏气。凡有质量问题和过期产品律禁止使用，并上报有关部门。

5. 使用人员　在应用一次性无菌医疗用品时，应密切观察患者情况，如发现异常反应，应立即停止使用，并及时报告上级有关部门。同时要做好现场保护和留取样本，以便进一步调查和处理，并详细记录事件发生时间、种类受害者临床表现、结局、所涉及的一次性使用无菌医疗用品的生产单位、生产日期、产品批号、供货单位、供货日期等。

（二）一次性医疗用品卫生标准

（1）进入人体无菌组织、器官或接触破损皮肤、黏膜的医疗用品必须无菌。

（2）接触黏膜的医疗用品细菌菌落总数应≤20cfu/g 或 20cfu/100cm^2；致病性微生物不得检出。

（3）接触皮肤的医疗用品细菌菌落总数应≤200cfu/g 或 20cfu/100cm^2；致病性微生物不得检出。

二、消毒药械的管理

（1）严格采购：医院使用的消毒药械必须是获得省级以上生行政部门《卫生许可证》的合格产品。

（2）加强管理：根据消毒目的选择消毒药械应严格掌握消毒、灭菌药械的使用范围、方法、注意事项；掌握消毒、灭菌药械的使用浓度、配制方法、消毒对象、更换时间、影响因素等，发现问题及时向医院感染管理办公室报告。

（3）保证消毒药品的有效浓度：配制消毒溶液时，消毒剂和水量都要准确，保证消毒药品的有效浓度。盛放消毒液的容器使用前一定要洗涤干净并高压灭菌，每天使用的消毒液最好是当天配制。

（4）注意影响消毒效果的因素：物品要去除脏物后再进行消毒，防止消毒液的再次污染。不要把消毒溶液在容器内装得太满。

（5）加强消毒效果监测。

三、消毒液质量监测

1. 有效成分测量　有效成分测量的测定主要有两种办法：其一是滴定法，不同的消毒剂有不同的滴定和计算方法；其二是试纸法，即通过观察专用试纸的色泽变化来判定定含量，如常见的军事医学科学院研制成的 G～I 型浓度试纸，可用于多种消毒液有效成分的测定。

2. 消毒液使用中污染菌量的监测　先将需要测定时消毒液混匀，用无菌吸管吸取 1mL，加至装有 9mL 含有相应中和剂的营养肉粥或稀释液内（加中和剂是为了中和消毒液的残存药效，测定不同的消毒液污染量需用各自相应的中和剂）。然后，把采集的样品于 1h 内送实验室检验。

检验时，取 0.5mL 样品（无菌滴管吸取）接种于一块普通营养琼脂平板上，置于 36±1℃下培养 3d，再取 0.5mL 样品，接种于另一块普通营养琼脂平板上，置于 28℃下培养 7d。最后，分别观察并计算两块平板上的菌落生长数。平板上若有细菌生长，说明消毒液内已有残存活菌（即已遭污染），不宜再用于灭菌；对于仅用于消毒的药液，可按下述公式计算1mL的污染菌量。

1mL污染菌量（cfu/mL）＝两块平板上菌落数×稀释倍数/0.5×2

使用中的消毒液细菌菌落总数应≤100cfu/mL，致病性微生物不得检出，无菌器械保存液必须无菌。若未达到上述标准，则该消毒液不能再继续使用。

四、使用中消毒剂与无菌器械保存液卫生标准

使用中消毒剂，细菌菌落总数应≤100cfu/mL；致病性微生物不得检出。无菌器械保存液必须无菌。

（尚秀娟）

第六节 医疗废物分类管理

医院废物是指医疗卫生机构在诊断、治疗、卫生处理过程中产生的废弃物和患者生活过程中产生的排泄物及垃圾，这些废弃物均有病原微生物污染的可能，可能对公众健康造成一定的危害。2003年6月16日，我国颁布了《医疗废物管理条例》，它是依据《中华人民共和国传染病防治法》和《中华人民共和国固体废物污染环境防治法》制定的条例，这标志着我国医疗废物的管理已经进入法制化、规范化阶段。

一、医院废物的分类

医院的大部分废物是没有危害的普通垃圾，不需特别处理；但一旦与具有危害性的或传染性的污物混合在一起，就需特殊的搬运和处理。医院废物的主要来源包括：

1. 生活垃圾　在医疗卫生机构的管理、建筑物的维修中产生，这一部分废物约占80%，危害性较小。

2. 感染性废弃物　指可能含有病原微生物（细菌、病毒、寄生虫或真菌）的废弃物，过部分废物具有潜在引发感染性疾病的可能，其浓度和数量足以对人致病。主要包括以下几类：①实验室剩余的血、尿、粪标本及病原体培养基和保菌液。②传染患者手术或尸解后的废弃物（如组织、污染的材料和仪器等）。③来自传染病房的废弃物（如排泄物、手术或感染伤口的敷料、严重污染的衣服）。④传染患者血液透析中产生的废弃物（如透析设备、试管、过滤器、围裙、手套等）。⑤实验室感染的动物。⑥传染患者或动物接触过的任何其他设备和材料。⑦使用过的一次性注射器、输液器、输血器等废弃物。

3. 病理性废弃物　指诊疗过程中产生的人体废弃物和医学实验动物尸体等。主要包括①手术及其他诊疗过程中产生的废弃的人体组织、器官等。②医学实验动物的组织、尸体。③病理切片后废弃的人体组织、病理蜡块等。感染性与病理性废弃物约占15%。

4. 损伤性废弃物　指能对人刺伤或制伤的物体，包括针头、皮下注射针、解剖刀、手术刀、输液器、手术锯、碎玻璃及钉子，过部分废物约占1%，必须视为感染性。

5. 药物性废弃物　包括过期、被淘汰、压碎或污染的药品：疫苗、血清。

6. 化学性废弃物　在诊断、试验、清洁、管理、消毒过程中产生的，具有毒性、腐蚀性、易燃性、反应性或遗传毒性的固体、液体、气体。如甲醛、造影剂、肿瘤化疗药物等。

药物性废弃物与化学性废弃物约占3%。

7. 放射性废物　包括被放射性核素污染了的固体、液体和气体。如低浓度的固体废弃物（吸收纸、拖把、玻璃器皿、注射器、小药皿）、放置放射性物质容器内的残余物。这部分废物约占1%，其处理须遵守放射防护条例要求。

二、医院废物的处理

（一）处理原则

1. 分类收集　是指将不同类型的医疗废物采取不同处理、收集、转运和处置方法，从而减少有害、有毒垃圾废物和带传染性废物的数量，有利废物的回收和处理，同时减少不必要的浪费。

2. 减量化原则　通过重复利用、破碎、压缩、焚烧等手段减少固体废物的体积和数量。

3. 无公害原则　废物处理必须遵守环保及卫生法规标准要求。

4. 分散与集中处理相结合的原则　分类收集的废物分别进行集中处理。

（二）污物的收集

（1）设置3种以上颜色的污物袋，黑色袋装生活垃圾，黄色袋装医用垃圾（感染性废弃物），直接焚烧的污染、放射性废弃物和其他特殊的废弃物使用有特殊标志的污物袋进行收集。医院应建立严格的污物分类收集制度，所有废弃物都应丢弃或放入标有相应颜色的污物袋（桶）中，在装满3/4时有人负责封装运送。

（2）锐器不应与其他废弃物混放，用后必须稳妥安全地置入锐器容器中。高危区的医院污染物建议使用双层污物袋，并及时密封。放射性废物应存放在适当的容器中防止扩散，

（3）分散的污染袋要定期收集集中。污物袋应每日运出病房或科室，也可根据需要决定搬运时间，并运往指定的收集地点。不能移动未标明废弃物产生地及废弃物种类的污物袋（箱），应立即补充新的同类的污物袋（箱），以供使用。应防止污染袋（箱）的泄漏。

（4）污物袋（箱）在就地处理或异地处理之前，要集中存放在医院中心废物存放地，有害废物和普通垃圾要分开存放，并有明显标识。

（5）存放地应有遮盖设施，防止污染周围环境；没有冲洗及消毒设施，清洗过程中的废水应排入医院污水系统。

（三）感染性废弃物的消毒处理

1. 液体污物　主要指患者吃过的剩饭剩菜，排泄物呕吐物等。

（1）可作动物饲料的剩饭剩菜，须煮沸30min后才能运出。

（2）没有利用价值的剩饭剩菜和排泄物、呕吐物，加1/5量的漂白粉，搅匀后作用2h，倒入专用化粪池或运出。

（3）特殊传染病患者的排泄物、呕吐物按医院重要废物进行相应处理。

2. 固体污物

（1）无利用价值的可燃性污物，在条件允许的情况下一律采用焚烧处理。

（2）非可燃性固体污物应先消毒，消毒方法可选用含有效氯500～1 000mg/L的消毒液、含1 000～2 000mg/L二氧化氯的消毒液或0.5%过氧乙酸消毒液浸泡60min。然后根据物品的再利用价值，送废旧物品收购站或城市垃圾处理站。

（四）重要医院废物的处理

1. 腹泻患者污物的消毒处理

（1）患者的粪便加 2 倍量 10% ~20% 漂白粉乳液；呕吐物加 1/5 量干漂白粉，搅匀后加盖作用 2h，再倒入厕所。

（2）伤寒患者的尿液每 100mL 加漂白粉 3g，搅匀后加盖，作用 2h。

（3）患者使用过的便器用 1% 漂白粉上清液、含有效氯 2 000mg/L 的消毒液、0.5% 过氧乙酸浸泡 30min。

2. 病毒性肝炎患者污染的消毒处理

（1）排泄物、呕吐物作用时间加倍。

（2）衣物可用具有消毒杀菌作用的洗涤剂进行浸泡清洗；也可采用甲醛、环氧乙烷进行熏蒸消毒。

（3）无经济价值的可燃性污物采用焚烧处理。

3. 结核病患者污物的消毒处理

（1）无经济价值的可燃性污染物、痰盒采用焚烧处理。

（2）患者衣物、痰盂、痰杯、肠结核患者的排泄物可加 10% ~20% 漂白粉乳液（或 1/5 量的干粉），作用 2~4h 或加等量 1% 过氧乙酸作用 30~60min。

4. 炭疽患者污物的消毒处理

（1）尽可能都采用焚烧处理。不能焚烧的，用含有效氯或有效溴 2 000mg/L 的消毒液或 2% 戊二醛浸泡、擦拭 30~60min。

（2）肠炭疽患者排泄物处理按有效氯或有效溴消毒液 1：1，但作用时间需延长至 6h，患者所用便器使用药物按 1：3，浓度应加倍。

5. 艾滋病患者污物的消毒处理

（1）无经济价值的可燃性污物采用焚烧处理。

（2）病毒携带者和患者分泌物、排泄物用 20% 漂白粉乳液 1：2 混合后作用 2h。

（3）液体污物可煮沸 30min，也可加入含氯消毒剂（使混合液中有效氯达到 1 000mg/L）或过氧乙酸（使混合液中达到 5 000mg/L）作用 30min。

（4）患者使用过的衣物、床单等可装入防水口袋内，外加一布袋后采用压力蒸汽消毒，也可直接煮沸 30min。对被血液或排泄物明显污染的衣物，采用含有效氯 1 000mg/L 的消毒液浸泡 30min 处理。

（五）一次性注射器、输液器、输血器等使用后的处理

（1）使用过的一次性注射器、输液器和输血器等物品必须就地进行消毒毁形，并由当地卫生行政部门指定的单位定点回收，集中处理，严禁出售给其他非指定单位或随意丢弃。

（2）一次性使用输血器（袋）、采血后的次性使用注射器可放入专用收集袋直接焚烧；不能采用焚烧方法的，必须先用含有效氯 2 000mg/L 的消毒液浸泡 60min（针筒要打开）后，方可毁形处理。

（3）一次性使用输液器使用后先剪下制头部分，用含有效氯 1 000mg/L 的消毒剂浸泡 60min 以上，其余部分只要分离金属的瓶塞穿刺器后，中间剪一刀，放入专用的收集袋即可。

（4）使用后的一次性注射器建议使用毁形器进行毁形，然后用含有效氧 1 000mg/L 的消毒液浸泡 60min 以上，即可回收；没有接触人体的一次性注射器毁形即可回收。明确没有污染的一次性使用医疗用品，如输液袋（瓶）、配制药物的针筒等，使用后不需浸泡消毒，只要毁形后即可回收。

（5）医院必须建立定点回收制度，设专人负责定点回收工作。每个科室使用后回收的数量必须登记，并和医院每月的定点单位回收数量核对一致，严防人为流失。凡参与一次性医疗用品处理的人员必须经培训合格并加强个人防护。

三、医院内医院废物的管理

新提出医疗卫生机构和医疗废物集中处置单位，应当建立、健全医疗废物管理责任制，设置监控部门或者专（兼）职人员以及设立废物管理小组。其法定代表人为第一责任人，切实履行职责，防止因医疗废物导致传染病传播和环境污染事故。无论医院规模大小，废物数量多少，危害程度等，每一个产生废物的自然人或法人都有义务从卫生、环保、经济和安全角度负责自产废物管理。

（尚秀娟）

参考文献

［1］尚秀娟．医院消毒灭菌效果的监测与管理对策．现代预防医学，2010，37（16）：3080－3084．

［2］尚秀娟．老年病房肺感染患者健康教育探讨．现代预防医学，2010，37（22）：4271－4272．

［3］尚秀娟，史素丽，程爱斌，吴玉芳，李冬霞．联合干预后抗菌药物临床应用与医院感染控制效果的调查．中华医院感染学杂志，2015，25（19）：4430－4437．

［4］尚秀娟，程爱斌，林雅彬，穆树敏，邢文贤，李冬霞．目标性干预在控制老年患者医院下呼吸道感染中的效果分析．中华医院感染学杂志，2014，24（8）：1913－1919．

［5］尚秀娟，史素丽，程爱斌，穆树敏，李素新．三级综合医院医院感染现患率调查分析．中华医院感染学杂志，2015，25（14）：3216－3223．

［6］程爱斌，尚秀娟．吸入布地耐德混悬液对全麻术后患者气道的保护作用．实用医学杂志，2013，29（4）：675－676．

［7］程爱斌，陈辉，刁增利，王瑞刚．卡巴胆碱对 MODS 患者胃肠功能障碍治疗的多中心、前瞻性研究．现代预防医学，2012，39（16）：4336－4340．

［8］尚秀娟．60 岁以上老年病人医院感染分析及护理对策．现代预防医学，2010，37（17）：3266－3267．

第三章

重症监护病房的感染管理

本世纪 50 年代中后期和 60 年代初相继有麻醉后、心脏手术后与急性心肌梗塞的监护病室的建立，至 60 年代后期在监护病室通过连续监测，及时发现病人生命体征变化，尽早采用预防和急救措施，使急性心肌梗塞病死率从 30% 降低一半，在临床医学中引起极大反响。自此各类急危重症的抢救和研究为热点，并形成一门新的临床医学专业危重监护医学，重症监护病室（ICU）相继建立，并分化出各专科监护病室，如冠心病监护室（CCU）、外科监护病室（SICU）、呼吸监护室（RICU）、新生儿监护室（NICU）等，尚有监护和急救条件介于 ICU 和普通病房之间的中间监护病室（intermediate care unit）。ICU 的创建和完善对提高重危病人的抢救成功率起到了至关重要，甚至是无可替代的作用，但是许多新问题伴随而来，如社会伦理问题、医疗费用过高、感染性并发症等。ICU 内的感染病人，除一部分是本身因为重症感染而住入外，大部分是医院获得性的，即使属感染性疾病住入的病人，也可以因为处理不当或其他原因在 ICU 内再次获得感染。感染可以是导致抢救最终失败的最重要原因，也是医疗费进一步增加，有限医疗资源大量消耗的泥潭。控制和预防 ICU 内医院获得感染因而显得十分重要。

第一节　ICU 医院感染的类型和危险因素

ICU 内医院感染可从不同角度进行分类，如根据感染来源可分为内（自身）源性感染和外源性（交叉）感染；按感染部位分为下呼吸道感染、泌尿道感染、腹部感染、伤口感染和血源性感染等；此外，还有按其与治疗器械的关系有所谓呼吸机相关性肺炎、血管留置导管相关性菌（败）血症等。不同 ICU 医院感染的发病率可以不同（表 3 - 1），但一般均以下呼吸道和泌尿道感染最常见（表 3 - 2）。

虽然，各家报告受到收治对象病情严重程度、诊治措施和诊断标准等因素的影响，统计数据差异较大，但仍可看出其大体规律，即外科 ICU 感染率高于内科 ICU，其中泌尿道、血液、伤口和腹腔感染居多，而内科 ICU 中肺部感染最常见，至少与泌尿道感染相近。以下就几种主要的 ICU 获得性感染的危险因素分别讨论。

表 3 - 1　ICU 获得性感染的发病率

报告者	ICU 类型	医院感染（/100 病例）	病例数
Graven 等	SICU	62	799
	MICU	35	526
Chandrasekar 等	SICU	35.2	88
	MICU	13.9	101
	BCU	29.8	47
	CCU	6.6	106
Jarvis 等	成人和儿童	9.2	164 和 572
Gatnes 等	NICU	13.5	24 480
Brown 等	MSICU	11.2	5 189
	CCU	1.8	5 017
	PICU	6.2	965
	NICU	5.9	1 848
	CSICU	0.8	1 341
Goldman 等	NICU	4.4	911
Pories 等	创伤	9.2	2 496
Bjerke 等	SICU	4.1	2 122
Klein 等	PICU	78	70
Aavitslan	MSICU	22	67
	MICU	8.7	126
	SICU	17	178

注：MICU = 内科 ICU　SICU = 外科 ICU　NICU = 新生儿 ICU
MSICU = 内外科 ICU　PICU = 儿科 ICU　CCU = 冠心病监护病室
BCU = 烧伤监护病室　CSICU = 心脏外科 ICU。

表 3 - 2　ICU 内各部位感染的发病率

ICU 类型	肺部	泌尿道	血液	伤口	腹部	中枢神经系统
SICU	7.8	15.1	7.5	9.5	1.5	1.3
MICU	9.9	9.9	4.8	2.3	0.2	0
MSICU	8.8	5.8	0.2	1.2	3.2	0.4
CCU	1.4	2.4	0.2	<0.1	0.1	<0.1
PICU	5.5	4.9	0.3	0.5	0.1	5.8
NICU	4.4	0.2	1.2	0	0.1	0.2
SICU	1.3	5.6	0.7	0.6		
全部	7.3	2.2	2.4	1.1		

一、ICU 获得性肺炎

ICU 获得性肺炎主要见于人工气道和接受机械通气的病人，其发病率 7% ~ 54% 不等

（中位数24%），为非机械通气病人的3～21倍。发病危险因素可分为基础疾病或状态本身与医源性两类，如表3－3所示。前者系宿主因素所致，有赖于基础疾病的有效治疗，而后者则属医疗措施的应用特别是应用不当所致，倘能避免或正确使用，可以减少肺炎的发生。这里结合医院内肺炎的发病机理，就几个主要危险因素说明之。

表3－3　ICU获得性肺炎发病危险因素

基础疾病（状态）	区源性因素
老年	纤维支气管镜检查
意识不清	机械通气及其持续时间
胃内容物吸入	插管（气管插管、鼻胃插管）
慢性肺部疾病及其严重程度	H_2－受体阻滞药或抗酸药
胸部或上腹部手术	吸入治疗
颅脑外伤	先前抗生素应用
多器官功能衰竭	免疫抑制药
（季节：秋冬）	颅脑外伤后应用镇静药
	（巴比妥类）

（一）口咽部细菌定植和误吸

口咽部定植菌误吸（aspiration）是医院内肺炎的最主要发病因素。50%～70%健康人睡眠时可有口咽部分泌物吸入下呼吸道。吞咽和咳嗽反射减弱或消失如老年，意识障碍，食管疾患，气管插管或切开，鼻胃管，胃反射抑制、排空延迟以及胃肠张力降低者则更易发生误吸。气管插管病人，口咽部与下呼吸道的屏障直接受到损害，误吸发生率极高。插管病人口咽部分泌物积存于气囊上方形成"粘液湖"，理论上套管气囊具有阻挡口咽部分泌物进入下呼吸道的作用，但研究证实，口咽部分泌物仍常有经气管内壁与套管气囊间隙大量进入下呼吸道。插管病人的医院内肺炎高发病率可能与口咽部定植菌误吸有关。通常情况下支气管粘液－纤毛排泌系统能有效地清除吸入气管内的细菌，但是当吸入菌量大、毒力高则容易逾越局部和全身防御机理，肺炎也随之发生。

正常人口咽部菌群常包括不少可引起肺炎的致病菌如肺炎链球菌、流感嗜血杆菌、金葡菌和厌氧菌，但肠杆菌科细菌和假单胞菌等非发酵革兰氏阴性杆菌分离率少于5%。住院病人口咽部菌群常发生改变，最突出的是革兰氏阴性杆菌定植比例明显增加。口咽部革兰氏阴性杆菌定植与病情严重程度相关，且随着住院时间延长其变化更趋显著。Johanson等报道中度病情者口咽部革兰氏阴性杆菌定植率为16%，重症病例则增至57%，若重复培养其检出率分别提高到35%和73%。年龄亦影响口咽部革兰氏阴性杆菌定植，我们曾对116例老年住院病人入院时进行咽拭子培养，革兰氏阴性杆菌分离率24.2%，住院期间增加到50.8%；金葡菌和酵母菌亦增加，前者从2.4%增至10.4%，后者从1.7%增至8.4%。口咽部革兰氏阴性杆菌定植增加的相关因素还有抗生素应用、胃液返流、大手术、基础疾病和内环境紊乱如慢性支气管肺疾病、糖尿病、乙醇中毒、白细胞减少或增高、低血压、缺氧、酸中毒、氮质血症等。

粘附是定植的第一步，是细菌表面粘附素与上皮细胞表面受体结合的过程。不同种类甚或型别的细菌其粘附素与受体的亲和力不同，如产粘液铜绿假单胞菌菌株的外层粘多糖较非粘液株的菌毛具有更高的亲和力，容易粘附于细胞表面。上皮细胞来源则是决定细菌定位倾向的另一因素，通常气道上皮细胞较颊部上皮细胞更容易粘附绿脓杆菌，可能是由于前者具有较多纤毛的缘故。也有认为颊部上皮细胞表面为纤连蛋白所覆盖，使受体免于暴露而不易与细菌结合。应激时唾液中活性增加的蛋白水解酶可清除细胞表面的纤连蛋白，从而使绿脓杆菌和其他革兰氏阴性杆菌在口咽部粘附、定植概率增加。粘附为电荷依赖性反应，随着气道分泌物 pH 值升高，粘附增加。宿主防御机理的损害，使细菌逃避清除，并保持与上皮细胞的长期作用，为粘附提供了条件。虽然，粘附和定植还不是感染，但无疑是医院内肺炎最重要的危险因素。据报道 ICU 中有口咽部革兰氏阴性杆菌定植者肺炎发病率为 23%，而无定植者仅为 3.3%。

住院期间新出现的定植于口咽部的致病菌或条件致病菌，作为医院内肺炎的主要病原来源，其确切来源、传播过程及形成机理尚不十分清楚。医院内广泛收治各种感染病人，医院环境致病菌种类多、浓度高，若无菌操作技术不严、消毒隔离措施不当，许多因素如医务人员的手、病室空气、医疗器械特别是消毒不严密的呼吸设施如吸氧管、湿化器与雾化器、气管插管、呼吸活瓣与管道以及鼻胃管甚至食物、生活用品等均可成为口咽部定植致病菌的来源与传播途径。也有认为人体口咽部正常菌群原本就包括可引起医院内肺炎的各类常见致病菌，由于细菌间的相互作用和机体防御系统的清除功能，这些致病菌在口咽部的浓度通常较低，常规方法不易检出。住院期间大量应用抗生素，杀灭了敏感的、非致病的口咽部正常细菌，致病菌由于失去非致病菌对它的抑制则随之大量繁殖，而住院病人免疫防御功能下降，不能有效地清除这些过度繁殖的致病菌，导致口咽部致病菌定植浓度和检出率增加。有作者报道用大剂量青霉素抑制口咽部草绿色链球菌生长，革兰氏阴性杆菌分离则大量增加。

（二）胃液酸度降低和细菌定植

胃肠道定植菌作为口咽部致病菌的可能来源早有认识，Johanson 发现 22% 的危重病人住院前已有口咽部革兰阴性杆菌定植，提示口咽部致病菌除了从医院环境获得外，不少源于自身菌群。胃肠道是革兰氏阴性杆菌最主要的定植场所，而且约 50% 的医院内肺炎为肠道杆菌如肺炎克雷白氏菌、产气与阴沟肠杆菌、大肠杆菌和变形杆菌等所致，故推测其为内源性感染菌的主要来源。但对菌群转移过程不很清楚，以往设想为粪－手－口传播途径。近年来，在胃定植菌及其与口咽部菌群的关系方面进行了许多研究。结果显示，胃腔内细菌的逆向定植可能是口咽部致病菌定植的重要形成机制。

正常情况下，胃液 pH 为 1.0，胃腔细菌极少。胃液酸度下降、老年酗酒、各种胃肠道疾病、营养不良和接受鼻饲者，胃内细菌定植增加。影响胃酸产生的疾病、应用止酸药和 H－2 受体阻滞药所导致的胃液酸度下降，是造成胃细菌定植增加的主要原因。Donowitz 等调查 153 例用止酸药和（或）西咪替丁预防或治疗应激性溃疡、消化道出血的 ICU 病人，胃液培养结果显示 pH>4.0 时细菌检出率为 59%，pH≤4.0 时细菌检出率仅 14%。我们调查胸外科手术后病人的胃定植菌发现，胃液 pH≤4.0 时细菌检出率为 25%，主要为革兰氏阳性杆菌和念珠菌，革兰氏阴性杆菌分离率仅 3.6%；而 pH>4.0 时细菌检出率高达 90.5%，其中革兰氏阴性杆菌分离率达 47.6%。胃液 pH 由 2 提高至 8，细菌定植率由 13.3% 升至 100.0%，平均浓度由 103cfu/ml 至 106.3cfu/ml。Molin 等报道胃液 pH 为 6.0 时细菌浓度高达 108cfu/ml。硫糖铝可有效地预防应激性溃疡但不影响胃液分泌也不中和胃酸。Driks 等的对比研究显示硫糖铝组胃液 pH 明显低于止酸药组，胃液平均细菌浓度仅为止酸药组的 1/10 000。胃液酸度下降除了引起胃内革兰氏阴性杆菌定值增加外，革兰氏阳性球菌和真菌亦明显增加。胃液 pH 与医院内肺炎患病率具有一定的相关性，对 ICU 病人的研究显示，胃液 pH≤3.4 组，医院内肺炎患病率为 41%；胃液 pH≥5.0 组，肺炎发病率则达 69%。ICU 病人的营养支持十分重要。肠道营养与静脉营养相比具有经济、方便、并发症少等优点，临床应用甚广。然而研究显示肠道营养可导致胃内细菌定植，增加引发医院内肺炎的危险性。

胃内细菌引起医院内肺炎的机理可能为直接误吸胃液。鼻胃管大小、营养支持的方法、病人的体位和胃肠动力是影响胃液吸入的重要因素。但亦有作者认为发病机理为胃内细菌先逆向定植于口咽部、气管，再经吸入含这些致病菌的口咽部或气道分泌物而引发医院内肺炎。

（三）插管

气管插管增加气道细菌寄殖和感染，其不利影响包括：①破坏上呼吸道屏障；②损伤气道上皮和引起炎症反应，增加细菌粘附和定植；③削弱纤毛清除和咳嗽；④刺激气道分泌，促进细菌繁殖，气囊上方分泌物滞留和下漏；⑤抑制吞咽活动；⑥恶化口腔卫生，鼻气管插管妨碍鼻窦外流，容易并发鼻窦炎，增加下呼吸道吸入机会，鼻胃插管同样易致鼻咽部炎症，削弱吞咽活动和食管括约肌关闭，导管本身还可以成为细菌粘附繁殖的灶龛和自胃向咽部移行的便利通道。

（四）呼吸治疗器械污染

1. 雾化器：早在 60 年代即有大量研究证明雾化器是引起 HAP 的重要来源。美国 Dallas 城的 Parkland 纪念医院从 1952 年至 1963 年坏死性 G－杆菌肺炎增加 10 倍，恰与雾化吸入治疗器械的增加平行。雾化器污染主要来自气源（氧或压缩空气）、医护人员手和水/药液的污染，以及凝聚水倒流、消毒不严。临床常用雾化器分手压式定量雾化器（MID）、喷射式雾化器和超声雾化器 3 种。手压式定量雾化器比较安全，而后者临床应用中存在引起医院内肺炎的危险性，特别是与呼吸机联合应用时。喷射式雾化器常以高流速的氧气为动力，主要用于气道内直接给药如支气管舒张药，有直接连接高压氧气装置的一次性雾化吸入器，也有串联于呼吸机上用于机械通气病人的气道湿化。近年来，这类雾化器在国内应用渐广。雾化器喷雾时可产生微小雾粒，雾化器贮水罐发生污染时，这些雾粒可成为带菌颗粒。较大雾粒（>5～10μm）常沉积于鼻咽部和气管，较小雾粒（<5nm）则越过呼吸道防御机理而直接抵达终末细支气管和肺泡。

2. 呼吸机　①波纹管；连接呼吸机与病人气道的波纹管经常被大量细菌污染，主要来自病人，连接呼吸机后 2 小时污染率为 33%，12 小时增加至 67%。据测定在近气管插管一端有 71% 的波纹管 G－杆菌数 >1 000cfu。②冷凝水：呼吸机气路中积聚的冷凝水是另一重要污染源。冷凝水中平均细菌浓度达 2×10^5 cfu/ml；据在动物模型的研究，冷凝水中细菌 67% 为 G－杆菌（绿脓杆菌、不动杆菌、克雷白氏菌、沙雷氏菌），21% 为 G＋球菌（金葡、表葡和链球菌），3% 为酵母菌，冷凝水的产生量与温差有关，平均 30.2±11.9ml/小时。③湿化器和湿热交换器（人工鼻）加热泡式湿化器平均温度为 51℃，能灭活大多数医院感染病原体，仅 12% 培养有低浓度细菌生长，不构成 HAP 的危险。湿热交换器被用来代替湿化器，目前尚无它与院内感染因果关系的研究，但 ICU 中仍有可能因病人之间交叉使用而引起感染危险。④串联雾化器：串联于呼吸机中的喷雾器同样可以产生严重污染，而且喷射的气溶胶颗粒可以污染环境空气、工作人员和其他病人。

3. 其他 氧气及湿化瓶、输氧管、气管导管、吸引管、呼吸囊、肺量计和氧分析仪等均可污染而成为 HAP 的感染来源。

吸入带菌雾粒后是否发生肺炎与雾粒大小、数量、细菌浓度及病人局部和全身免疫功能有关。受污染雾化器除对使用病人直接构成威胁外，尚可污染病室空气成为病人间交叉感染的来源。据测试雾化器产生的雾粒可经呼气活瓣散发至 10m 以外处。Christopher 在建立人工气道机械通气的狗绿脓杆菌肺炎模型中发现经雾化器喷出的绿脓杆菌雾粒在 5m 外仍可测到。

（五）空气、手、水和食物污染

空气、咳嗽和打喷嚏能形成 5 000 至 10 000 个含菌气溶胶颗粒，正常人讲话亦能喷出气溶胶颗粒 250 个，而 ICU 内呼吸机、雾化吸入治疗器械产生大量气溶胶颗粒，成为悬浮空气中的细菌载体。较大颗粒多为呼吸道屏障和粘液纤毛所拦截和清除，直径 <5nm 的颗粒进入肺泡。所以具有吸入（inhalation）感染危险的则是气溶胶颗粒蒸发脱水后形成的飞沫核。据研究这种脱水过程只需 0.4 秒，而许多病原菌能在脱水条件下长时间生存。虽然 ICU 空气污染和诊疗措施如气管插管破坏屏障功能，增加吸入感染机会。但一般说直接吸入空气中外源性微生物而起 HAP 远不若误吸引起的内源性感染来得重要。

手：医护人员手的细菌污染是造成病人之间交叉感染的主要原因，手的细菌定植大多是 G－杆菌和葡萄球菌，通常是一过性的，但病人皮肤可以出现持续细菌定植。

水和食物：未严格无菌操作或配制后搁置过长的吸入用药液，以及用作浸泡消毒的过期溶液均可被污染。一项应用质粒技术的分子流行病学研究表明，10 年间 40 例病人中有 10 例因鼻饲被大肠杆菌污染的食物引起血源性感染，主要由于应用医院内制备食物和通过开放系统摄入所致。鼻饲饮食很容易引起呼吸道误吸，一组报告高达 38%，其危险因素包括鼻饲管径小、导管扭曲错位、推注式摄入、病人神志障碍、头低位、人工气道、胃肠麻痹等。

二、ICU 获得性尿路感染

尿路感染是美国最常见的医院感染之一，占住院病人所有感染性并发症的 40%，而且尿路感染是 G－杆菌败血症最常来源。我国医院内尿路感染在医院感染构成比中约 10%。正常人泌尿生殖道由于其完善的、机械的、粘膜的和免疫学的机理而抵御病原体的定植和感染。维持正常尿流是避免尿路感染的最有用机理。故神志不清、极度衰弱、前列腺肥大等致排尿困难和膀胱不完全排空是尿路感染的主要危险因素，而插导管和留置导管则是 ICU 内尿路感染的最直接危险因素。在美国约 10% 的住院病人需要导尿，ICU 内病人导尿和发生尿路感染的概率显然是最高的。据统计内科 ICU 和冠心病护理病室尿路感染发病率为 10.7/1 000 例·天，外科和内外科综合性 ICU 为 7.6/1 000 例·日，儿科 ICU 较低，为 5.8/1 000 例·日。就导尿本身而言，留置导尿管每延长 1 日，发生菌尿症的危险性增加 5%，长程（>30 日）导尿几乎不可避免地均会发生菌尿症。其他危险因素尚有：不使用集尿袋或其他容器、集尿袋中细菌定植、不使用抗菌药物、女性病人、不正确的导尿护理操作。有研究表明具有导尿指征而拖延插管时间（尿潴留）也增加菌尿症的危险。经皮耻骨上插管（膀胱造瘘）较经尿道口插管发生感染的危险性明显降低。

三、血管内导管相关性感染

应用血管内导管以保证液体和药物摄入、血流动力学监测、血液透析或其他如腔静脉内氧合等诊疗措施的实现，在危重病人的治疗中具有十分重要的价值和用途。但是随着急救技术进步、早期复苏成功率显著提高，后期的致命性并发症包括血管导管相关性感染便成为影响预后的重要因素。美国每年有4千万住院病人，约50%需要血管插管。医院内获得性菌（败）血症中有35%~45%发生在ICU病人中，而ICU病人仅占全部住院病人的10%。因此有人认为需要血管插管病人的比例及其后与插管相关问题包括感染发生率是反映医院水平和质量的晴雨表。据统计血管内导管相关性感染发病率在儿科ICU最高，达11.4/1 000例·日，冠心病护理病室和内科ICU其次（6.9/1 000例·日），而综合性ICU和外科ICU为5.3/1 000例·日。

血管内相关感染的危险因素包括病人和导管两个方面。

1. 病人方面　①1岁以内婴儿、60岁以上的老年人；②粒细胞减少症；③接受免疫制剂化疗；④有皮肤破损，如烧伤、牛皮癣等；⑤有严重基础病变；⑥存在远距离感染。病人因接受抗菌药物治疗或因医务人员经手传播发生皮肤菌群改变也是血管内相关感染的常见因素之一。

2. 导管方面　导管本身的成分结构和导管安置方法及时机均对血管内导管相关感染有一定影响作用。

（1）导管本身的影响：①材料：塑料导管比钢质材料的危险性大；②硬度：硬度较高的导管因其在穿刺部位更易移动、更易形成血栓，而比可弯曲的导管危险性更大；⑧血栓形成作用：聚氯乙烯导管比硅胶管和聚氨酯类导管有更强的促使血栓形成作用，更易引起感染；④对微生物的粘附性：聚氯乙烯导管比特氟纶导管对某些微生物如葡萄球菌、念珠菌属的粘附作用更强，故导致感染的危险性更大；⑤导管的粗细：较粗的导管因损伤更大，其引起感染的可能性也较大；⑥导管内腔的数量：三腔管比单腔管的危险性更大。

（2）导管安置方法的影响：①方法：静脉切开置管比静脉穿刺置管的危险性较小；②部位：中心静脉置管比外周静脉置管危险性较大；③时机：急诊安置导管时感染的可能性大于选择性置管；④操作技术：由技术熟练人员安置导管时感染可能性较小；⑤置管时间：置管72小时内感染危险性较小，72小时以上则明显增高。

ICU获得性感染尚有伤口感染、中枢神经系统感染、植入物（如心脏起搏器、植入式自动心脏除颤器）感染、以及特殊宿主（免疫抑制）感染等，可参考有关章节，不再赘述。

（尚秀娟）

第二节　ICU获得性感染的病原学及其变迁

一、ICU获得性感染的病原学分布及变迁

近年来医院感染病原体分布及其耐药性发生变化。美国NNIS在1980-1992年期间80家医学中心监测表明泌尿道感染趋于减少，而血源性感染增加，可能与导尿管护理改善和血管内留置导管增加有关。肺炎和原发性菌（败）血症成为最严重的医院感染；菌（败）血

症从 1980 年的 7% 增加至 1992 年的 13%。欧洲的调查亦呈现类似趋势。

同期 NNIS 关于 ICU 获得性感染病原体的监测显示，居前列的病原体是铜绿假单胞菌（12%）、金黄色葡萄球菌（12%）、凝固酶阴性葡萄球菌（10%）、念珠菌（10%）、肠杆菌属（9%）和肠球菌（9%）。欧洲重症监护感染流行病学（European Prevalence of Infection in IntensiveCare9EPIIC）调查表明，其最常见病原体依次为金黄色葡萄球菌、铜绿假单胞菌、凝固酶阴性葡萄球菌、大肠埃希氏菌、肠球菌、不动杆菌属、克雷白氏菌属、链球菌和念珠菌属。两个大系列监测报告均确认，不同感染部位病原体分布存在差异（表 3-4），G^+ 球菌的增加主要见于血源性感染和外科伤口感染，呼吸道感染仍以铜绿假单胞菌最常见。

表 3-4 ICU 内不同部位医院感染病原体分布（1986-1990）

部位（器官）	频度（%）
血液	
凝固酶阴性葡萄球菌	28.2
金黄色葡萄球菌	16.1
肠球菌	12.0
念珠菌属	10.2
肠杆菌属	5.3
外科伤口	
肠球菌	15.8
凝固酶阴性葡萄球菌	13.8
金黄色葡萄球菌	11.7
肠杆菌属	10.3
铜绿假单胞菌	9.5
呼吸道	
铜绿假单胞菌	20.8
金黄色葡萄球菌	17.1
肠杆菌属	11.1
不动杆菌属	6.4
肺炎克雷白氏菌	5.6
泌尿道	
念珠菌属	25.0
大肠埃希氏菌	17.5
肠球菌	13.0
铜绿假单胞菌	11.3
肠杆菌属	6.1

自 1981 年至 1992 年期间 ICU 内血源性感染病原体的变迁主要是 G^+ 菌中凝固酶阴性葡萄球菌和肠球菌增加，念珠菌和混合性感染亦有增加，而 G^- 杆菌趋于减少，（图 3-1）。

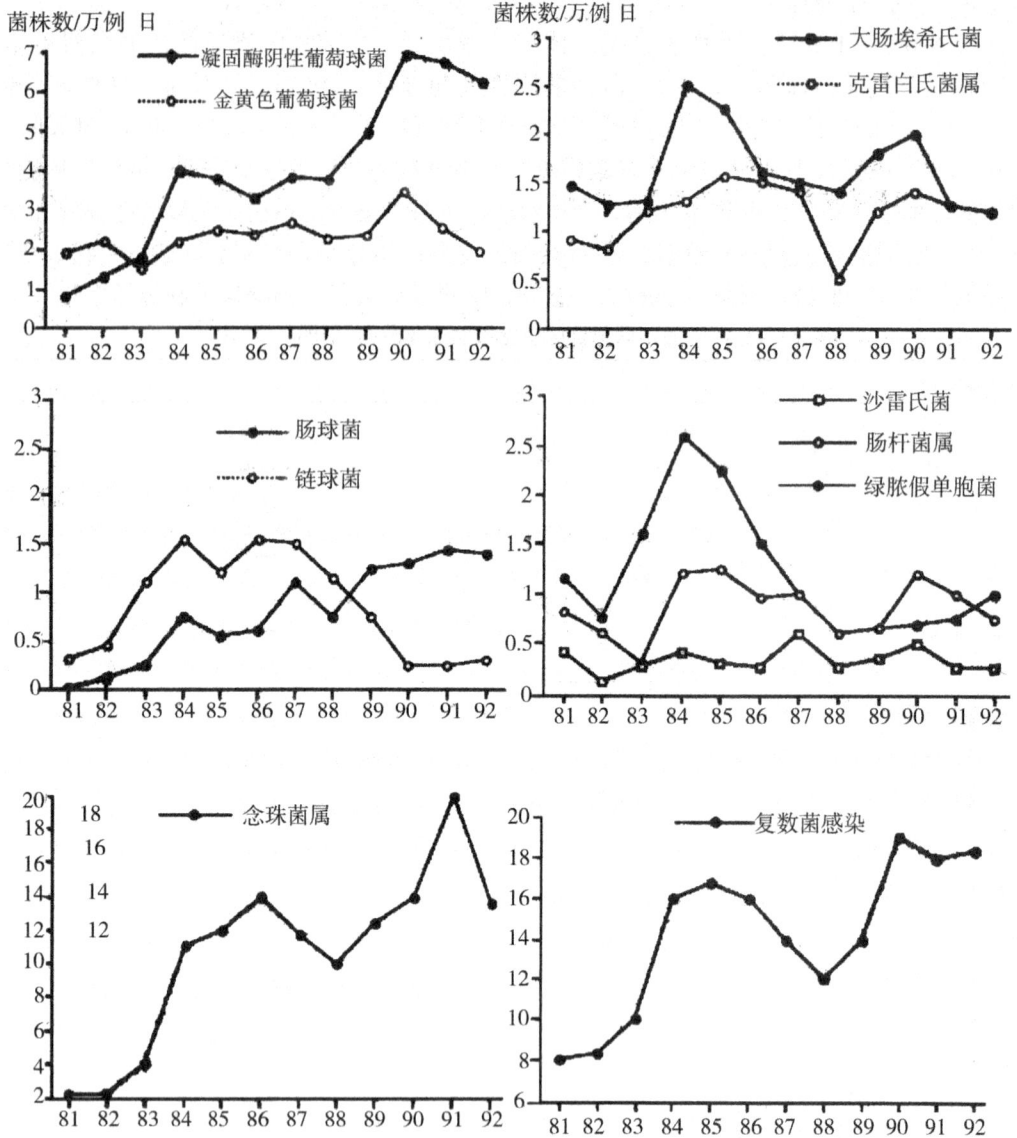

图 3-1　医院获得性血源性感染病原体的变迁

二、耐药性监测

一般说 ICU 获得性感染，其病原菌对抗生素的耐药率高于普通病房和社区获得性感染。美国 1990-1993 年间对 396 家 ICU 内的 33 869 株细菌进行了大规模连续耐药性监测。这里将几种常见病原菌的耐药情况并参考其他文献概括介绍如下。

（一）葡萄球菌

金葡菌产青霉素酶株超过 90%，而 MRSA 株在美国 1986 年为 2.4%，至 1991 年迅速升至 29%。在欧洲和日本医院感染中 MRSA 占 60% 或更高。国内报告均在 40% 以上，个别可以高达 80%。本院需分析 54 例呼吸机相关性肺炎 7 株金葡菌全部为 MRSA。早期 MRSA 对环丙沙星和氨基糖苷类抗生素尚敏感，而近年来绝大数已经耐药。MRSA 已经出现对万古霉素耐药，亦有报告壁霉素的敏感性降低。凝固酶阴性葡萄球菌对甲氧西林耐药率较金葡菌更高，超过 50%，而欧洲超过 70%。同样，凝固酶阴性葡菌球菌对糖肽类抗生素的耐药率亦超过金葡菌。欧洲收集 1 444 株凝固酶阴性葡萄球菌，对壁霉素和万古霉素的耐药率分别为 0.6% 和 0.1%。另有报告其对壁霉素的耐药率为 1.7% ~ 3.2%。

（二）肠球菌

肠球菌由于耐药机理复杂（产 β – 内酰胺酶、染色体介导 PBPs 改变、质粒介导氨基糖苷灭活酶等），呈现高耐药率。近年来尤其令人担忧的是 D – 丙氨酰 – D – 丙氨酸五肽末端改变介导的万古霉素耐药，可能使肠球菌感染成为不治之症，特别是屎肠球菌。耐万古霉素肠球菌有 VanA – D 4 种表型，以 VanA 和 VanB 比较流行，而 VanA 对壁霉素亦耐药。目前肠球菌对万古霉素耐药遍及世界各地。美国 ICU 中耐糖肽类抗生素的肠球菌 1989 年为 0.4%，1993 年上升至 13.6%。据美国 1993 – 1994 年 43 个医学中心的监测，粪肠球菌对万古霉素耐药率为 0.2% 至 22%，平均 5.2%；屎肠球菌为 1% 至 42%，平均 15.6%。

（三）大肠埃希氏菌/克雷白氏菌属

自 80 年代初期在法国首先发现产超广谱 β – 内酰胺酶（extended – spectrum β – lactamases，ESBLs）的大肠埃希氏菌和克雷白氏菌以来，产酶株逐渐增加，成为 G – 杆菌耐药问题的新挑战。其重要性在于 ESBLs 水解所有第 III 代头孢菌素包括一直比较耐酶的头孢他啶和单酰胺类抗生素，仅对碳青霉烯类和头霉素保持较高敏感性。美国 396 家 ICU 的监测显示，1990 年肺炎克雷白氏菌对头孢他啶耐药率为 3.6%，1993 年上升至 14.4%（P < 0.01）。在欧洲国家 ICU 中同样呈现其高耐药率，法国为 36%，比利时 13%，荷兰 12%，而西欧和南欧的另一组报告克雷白氏菌产 ESBLs 的比率葡萄牙为 49%、土耳其 59%。中山医院 1994 年克雷白氏菌对头孢他啶耐药率 8.2%，而 1996 年升至 31.8%。大肠埃希氏菌除产 ESBLs 外，对喹诺酮类耐药率亦较高，法国一家医院报告为 28%，而国内约 50% 或更高。

（四）其他肠杆菌

染色体介导的产生 Bush I 组头孢菌素酶的肠杆菌除碳青霉烯外，对几乎所有 β – 内酰胺类抗生素（包括第 III 代头孢菌素和 β – 内酰胺/β – 内酰胺酶抑制药）耐药，而对第 IV 代头孢菌素（头孢吡酮、头孢吡肟）大多敏感。肠杆菌属细菌对头孢他啶耐药率高达 56%，且继续在上升。耐头孢他啶肠杆菌属细菌常对氨基糖苷类和喹诺酮类耐药。美国 1990 – 1993 年的监测表明肠杆菌科细菌对庆大和妥布霉素的耐药率为 7%，拉丁美洲阴沟肠杆菌对庆大和妥布的耐药璋超过 40%。在欧洲肠杆菌科细菌对喹诺酮的耐药率仅 1.8%，其中超过 5% 的有沙雷氏菌、产气杆菌和普鲁威登斯杆菌。国内 1994/95 年京、沪、杭、渝 5 家医院资料显示，产可诱导酶的肠杆菌属细菌对头孢他啶耐药率达 43%，环丙沙星耐药率 25.7%，对亚胺培南耐药率也有 3.7%。

（五）铜绿假单胞菌

NNIS 资料表明 1987 至 1991 年间铜绿假单胞菌对头孢他啶的耐药率没有变化（10% 和 9%），而亚胺培南达 11%，但 ICU 病人分离株对亚胺培南耐药率变化在 0 ~ 40% 之间。欧洲 ICU 感染流行病学监测资料铜绿假单胞菌对庆大霉素耐药率 46%、头孢他啶 28%、亚胺培南 21%。但是英国 1986 – 1996 年间从 61 家实验室收集的铜绿假单胞菌 170 万株，目前结果统计至 1993 年，对头孢他啶、亚胺培南、庆大霉素、哌拉西林和环丙沙星的敏感性至少在 8 年中大多没有明显改变，均在 90% 以上，仅环丙沙星 1986 年为 100% ，1993 年降为 90% 。关于环丙沙星有资料说明在临床开始使用初期（1986 年）铜绿假单胞菌全部敏感，但其后耐药上升较快，NNIS 监测表明，呼吸道标本分率株 1989 - 1990 年耐药率 2%，1991 - 1992 年上升至 5.3% ，最近进一步上升达 18% ，欧洲 12 个国家的统计为 13% 。我国 1994/95 年资料铜绿假单胞菌对环丙沙星耐药率 23% ，头孢他啶耐药率 10% ，亚胺培南 12.6% 。铜绿假单胞菌对氨基糖苷类的耐药率在拉美国家甚高，庆大霉素耐药率超过 40% ，阿米卡星 13% ~24% 不等。我国 1994/95 年监测资料铜绿假单胞菌对庆大霉素的敏感率仅有 53% 。本院 1994 - 1997 年间 54 例呼吸机相关肺炎分离到 19 株铜绿假单胞菌耐庆大霉素和妥布霉素均高达 44% ，耐阿米卡星亦达 23% 。国内多数资料显示铜绿假单菌对头孢他啶和亚胺培南的耐药率在 10% 左右，前者较后者略低；环丙沙星变化幅度较大，但总的看高于头孢他啶和亚胺培南。

（六）其他非发酵 G - 杆菌

不动杆菌是 ICU 内呼吸道感染的第 4 位常病原体（6.4%），对头孢他啶、亚胺培南、阿米卡星和环丙沙星耐药率一般在 10% ~20% 之间，但本院一组资料显示环丙沙星高度耐药，敏感率仅 50.8% 。嗜麦芽寡养单胞菌对亚胺培南、第Ⅲ代头孢菌素和氨基糖苷类均呈现高度耐药，仅环丙沙星耐药率较低，北京报告为 9.7% ，但本院资料环丙沙星敏感率仅 66.7% ，美国的资料其平均耐药率 45% 。

细菌耐药问题正面临愈演愈烈的不利形势。虽然受地区分布、分离株来源、用药情况等因素的影响，各家报告数据也有测定方法不同的影响，但其发展趋势则是一致的。

（尚秀娟）

第三节 ICU 获得性感染的预防与控制

ICU 的特殊环境、收治的特殊对象（宿主）和经常采用的特殊诊疗操作，构成医院感染的众多危险因素。其中宿主本身的许多因素如年龄、基础疾病及其严重程度等是无法干预的。而特殊诊疗操作系临床抢救和治疗所需要，亦属不可避免。但是环境因素和诊疗操作中易于导致污染和感染的许多环节则是可以改善或避免的。因此 ICU 获得性感染的预防和控制应着眼这些环节，既有医院感染控制与管理的共同性或普遍性问题，又有 ICU 的特殊性问题，这里主要讨论后者，即特殊性问题。

一、ICU 的建筑设计及布局

1. 建筑的基本要求　清洁区、半清洁区和污染区要明确区分，要便于工作程序特别是污染物的处理流程循一个方向行进，避免回复和往返。墙壁以瓷砖或油漆为宜，切勿采用吸附性强的装饰材料如墙布、墙纸。房间和墙壁转角处宜取半圆形设计，以便于清洁。洗手设施要完备，采用感应式自动开关、脚踏式或肘式开关。有人研究认为单人间并且每间设有洗手池，有助于执行感染控制措施特别是洗手，从而减少感染发生率，但也有相反结果，的报告。ICU 室必须安置带有过滤装置通风设施，每小时空气交换 8 ~20 次，最好各房间能够分别调节所需温度和湿度。要有吸尘或吸湿装置，以减少可能污染的水的气溶胶形成，保持室

内粉尘颗粒 <100 000 个/m²。每个病床占据面积以 11m² 为宜，多床大病室可以是 2~4 人一间，每 4 张床设有一单人隔离间，以便有严重特殊感染病人隔离治疗的需要。ICU 床位数视不同类型监护室而异，综合性监护室病床数应达到医院总病床数的 1%~2%，但某些专科监护室可达到该科病床数的 10%，ICU 外尚应设立过渡型的中间监护病室，既增加床位周转、减少医疗费用和资源消耗，又保证病情趋于稳定但尚有突变可能的病人的安全。器械保存维修和消毒应分别有专门房间。

2. 布局　大多采用护理站面对病人的扇行安排。从感染控制角度要求，各种物体安排应是方便使用、遵循一定流程、尽量减少循环往复，特别是污染区操作后不得直接回到清洁区。污物收集或处理室应远离治疗室。每个床位都应有加盖污染收集桶，如伤口换药时更换下来的污染敷料不应放在换药盘内再返回治疗室，而应当场弃入污物桶。

二、器械生产和供应

ICU 各种器械如呼吸机、医用气体及其有关装置如氧气湿化瓶、以及空气过滤净化装置的生产都必须规定技术标准；废止呼吸机中的串联雾化器，停止生产和使用容易产生细菌定植的体内留置导管，如橡胶气管插管、橡胶导尿管等。器械购置应注意质量，严格进货渠道的管理，禁止伪劣产品进入医院和 ICU。

三、培养技术队伍和建立监控制度

对 ICU 全体工作人员进行医院感染控制技术的培训，落实技术操作规程，特别是负责医师、护士长和兼职监控护士必须树立高度责任感，熟悉和掌握有关业务技术，严格规章制度。监测内容包括发病情况和微生物监测、污染源调查与监测、以及抗生素使用的监测等。

目前我国大多数 ICU 内的医护人员培训尚不规范，缺少系统的专业与管理培训教材，医院感染监控内容基本上没有列入培训计划。这种状况亟待改善。

四、防止交叉感染

1. 消毒　呼吸治疗器械特别是呼吸机的消毒是目前普遍存在的薄弱环节。波纹管、湿化器、接头、呼吸活瓣等可拆卸部分应定期（24~48 小时）更换消毒，更换时要防止冷凝水倒流，浸泡消毒后的晾干过程亦需避免污染。主机气舱部分的消毒十分困难，可用甲醛蒸气循环消毒，但对金属有致锈和腐蚀作用，有条件时应建设环氧乙烷消毒装置。

2. 严格无菌操作　接触病人的护理操作特别是吸痰时应洗手或戴手套。导尿和各种穿刺都严格操作规程，预防污染。

3. 加强 ICU 内各种器械和病人呼吸道定植菌的监测　若发生交叉感染流行或耐药万古霉素的球菌感染时，则应追溯感染源和隔离病人。

4. 改善宿主状态　加强营养，重建免疫防御机理等。

五、特定部位（器官）感染的处理

ICU 获得性肺部感染、泌尿道感染、血管内导管相关性感染等均有一些特殊的预防与治疗措施，可参阅有关章节。

六、研究和发展新的控制技术

尽管采取上述措施，ICU 内感染的病死率仍然很高。有些预防措施在实践中贯彻常有困难，如洗手被证明是减少交叉感染的有效措施，可使肺炎发生率降低 20%，但美国即使在教学医院护士与病人接触中仅 43% 的时间能执行洗手规定，医师仅 28%。此外尚有不少未能发现的污染源，以及来自无症状定植病人中细菌的播撒，而且多数病人在进入 ICU 前已有口咽部革兰氏阴性杆菌定植。

鉴于内源性感染是 ICU 内肺部感染的重要来源的新认识，曾提出了一些特殊的预防措施。局部预防性应用抗生素，如吸入多粘菌素 B 消灭口咽部革兰氏阴性杆菌，虽然不少报告说明有效，但目前一致认为它可以诱发耐药，增加耐药菌株的定植，不值得推荐。近年来新发展一种局部应用的抗生素莫匹罗星（mupirocin），以 2% 软膏涂布口腔 1 周，可清除口咽部 95% MRSA 定植，能有效减少手术后的肺部 MRSA 感染。但该药同样可以产生耐药（耐药率 11%），因此用于预防医院内 MRSA 肺炎的价值尚待进一步研究。

Stoutenbeek 等研究抗生素预防，但不是消除口咽部定植菌，而是针对胃肠感染源，称为消化道选择性脱污染（selected decontamination）。选择抗生素主要为多粘菌素，它不为肠道吸收，革兰氏阴性杆菌大多对其敏感，与其他抗生素很少交叉耐药。亦有加用妥布霉素、两性霉素 B 或制霉菌素。近年有人主张加用对厌氧菌很少抑制作用的头孢噻肟，以维护肠道菌群平衡和抗定植能力，因为厌氧菌可以限制需氧革兰氏阴性杆菌的生长。据一些研究表明，脱污染法使 ICU 内肺炎的发生率大多不超过 10%，远低于对照组的 50% 左右。但这些没有采用双盲对照，其对照的肺炎发生率仅是根据病史资料统计而来。因此对脱污染的作用仍有待进一步评价，其使用指征，譬如是作为 ICU 内普遍控制措施还是仅适用于 ICU 获得性肺炎流行时，亦待明确。此外尚需对耗费—效益进行充分评估。

为避免胃内细菌定植，需要维持胃液酸度。目前提倡以硫糖铝代替 H_2 - 受体拮抗药物或碱化药物，初步报告其防止出血的疗效可与后两类药物媲美，而医院内肺炎发生率可降低 1/3，且尚待积累更多经验。

其他措施目前被提出或正在研究的尚有免疫预防如抗内毒素制剂和绿脓杆菌疫苗，抗粘附措施，抗定植器械等。

（尚秀娟）

参考文献

［1］尚秀娟．董爱英，穆淑敏．重症监护病房鲍曼不动杆菌感染及耐药性分析．现代预防医学，2010，37（21）：4200 - 4201．

［2］尚秀娟．重症监护病房老年患者医院感染分析与对策．中华医院感染学杂志，2010，20（10）：1425．

［3］尚秀娟，董善俊，程爱斌，等．ICU 医院感染相关因素目标性监测分析与预防措

施.中华医院感染学杂志，2012，22（17）：3815-3817.

[4] 程爱斌，王亦和，侯小华.危重病人血糖及血小板变化的临床意义.现代预防医学，2008，35（19）：3819-3820.

[5] 程爱斌，侯小华，王亦和.快速补液纠正延迟复苏的创伤性休克100例报告.山东医药，2007，47（36）：62-63.

[6] 程爱斌，邱方，董伟芹，张蕴丽，李志强.卡巴胆碱对多器官功能障碍综合征患者细胞免疫功能的干预作用.中国医院药学杂志，2010，30（23）：2002-2004.

[7] 程爱斌，陈辉，贺瑞新，张树华，邱方.卡巴胆碱对危重病人血浆细胞因子的影响.现代预防医学，2011，38（10）：1959-1961.

[8] 程爱斌，尚秀娟，刁增利，王瑞刚.卡巴胆碱对严重脓毒症患者细胞免疫功能的影响.医药导报，2012，9，31（9）：1154-1156.

[9] 程爱斌，邱方，安利红，张蕴丽.血必净注射液对重症急性胰腺炎患者治疗价值的临床研究.新中医，2010，11，42（11）：24-25.

第四章

血液系统医院感染

第一节　败（菌）血症

医院菌血症是指病人入院后48小时之后收集的血标本培养出细菌或真菌。败血症是由致病菌或机会致病菌侵入血循环中生长繁殖产生内毒素和（或）外毒素所引起的全身性感染。菌血症和败血症仅程度上的区别，故国外常将这两种名称混合使用，并不区分。医院内菌血症被分为原发性和继发性两种。原发性菌血症是指发生在入院后而其原发病灶不明显而仅血中培养出阳性菌株。继发性菌血症是指可找到原发感染灶者。

一、流行病学

（一）感染源

医院内菌血症多为散发，病原多来自病人自己的菌群，少数情况下如在新生儿室或存在血源污染时可发生局限性爆发性流行，感染源可以是其他病人和污染的环境。

（二）感染途径

1. 原发性败血症　无论是散发或流行性菌血症均约有20%找不到原发性感染灶。有与静脉操作有关的败血症和输液相关的败血症，90%由克雷白氏菌引起，其次为肠杆菌、沙雷氏菌和假单胞菌等。其他如动脉导管、血液透析、心肺旁路管的使用也可引起败血症的发生。

2. 继发性菌血症　80年代初，Maki 等回顾了15年的院内继发性菌血症资料，大多数是由术后伤口、腹腔、尿路及肺部感染引起。许多研究认为继发性菌血症病死率明显高于原发性菌血症。故 Roberts 等分析和考虑，治疗方面需要分析感染部位以及感染的病原菌类型，对其原发感染部位应积极治疗。

在感染途径中，不应忽略医疗仪器、设备、血压监测器的污染所致的感染爆发，以及因口服药物污染和给药方式不善引起感染的可能性。

（三）宿主因素

老年病人（超过65岁）及婴幼儿（1月龄~1岁）发生院内菌血症的概率高，Sariteer 等报道老年病人住院超过7日以上者发生感染的危险逐日上升。分析原因可能与宿主的防御功能下降、不适宜的卫生条件、不良的营养状况因素有关。老年病人发生感染的常见部位为尿路，男性与前列腺肥大有关。在对 1987—1990 年 UIHC 在菌血症分析中发现，1 月龄～1 岁患儿院内菌血症发生率最高，其易感染因素包括：出生时体重、住院时间长短，是否住 ICU 病房，是否进行侵袭性操作，基础病严重程度以及营养等基础状况。

（四）流行特征

1. 医院内败血症至少有 3/4 发生在重症，尤以 ICU、NICU 病房明显：故 Wenzel 认为在医院感染监测中，即使在有限的资料下，也必须监测 ICU 病房的医院感染。

2. 流行时间常较短，15% 持续 1 周或更短；50% 持续时间少于或等于 3 个月。然而也有报道流行持续几年常导致难以控制的流行趋势者，多见为 MRSA 感染的流行。

3. 每次流行少的累及 2 名病人，多的可达 10 人，甚至更多。

4. 感染途径中占首位是病人之间及病人与医务人员之间经手的传播。

5. 各种先进的流行病学调查要求在感染爆发中确定从不同个体及来源的菌株，但在实际工作中，不同的医院应根据各自不同情况确立最佳的流行病学监控模式。

6. 虽然全国的流行病学资料和各家医院的资料对病原菌分布有统计，但不同医院间、同一医院不同病房间都有不同的流行株存在，故在流行病学研究中，应注意各个医院的病原特点。

二、病原学

与 70 年代相比，医院感染的微生物病原学资料显示：医院内菌血症的微生物已经从容易治疗的菌株变迁成多重耐药的菌株。

据美国 CDC 1975—1983 年病原学调查，虽然病原菌类别无明显变化，但凝固酶阴性葡萄球菌（CNS）从 6.5% 上升到 14.2%；念珠菌属到 1983 年则跃居前 10 位，大肠埃希氏菌、克雷白氏菌等 70 年代中期居前位的病原菌至 1983 年合计不到 15%，1986—1989 年则不到 10%。多重菌混合感染从 1980 年 8.3/10 000 住院病人上升到 1992 年 19.8/10 000 住院病人（表 4-1）。我国监控中心 1993—1996 年菌血症常见病原菌分布见表 4-2。

表 4-1　1975—1989 年 Schaberg 报道原发性菌血症常见病原菌分布

1975 年　a		1983 年 b		1986-1989 年 c	
金葡菌	14.3	凝固酶阴性葡萄球菌	14.2	凝固酶阴性葡萄球菌	27.7
大肠埃希氏菌	14.1	金葡菌	12.9	金葡菌	16.3
克雷白氏菌	9.1	克雷白氏菌	9.1	肠球菌	8.5
表皮葡萄球菌	6.5	D 链球菌组	7.3	念珠菌属	7.8
拟杆菌属	6.3	肠杆菌属	6.9	大肠埃希氏菌	6.0
D 群链球菌	6.0	铜绿假单胞菌	6.1	肠杆菌属	5.0
肠杆菌属	5.7	念珠菌属	5.6	奇异变形杆菌	5.0
铜绿假单胞菌	4.5	拟杆菌属	3.4	克雷白氏菌	4.5
变形杆菌属	3.9	沙雷氏菌	2.8	铜绿假单胞菌	4.4
沙雷氏菌	3.8	链球菌	2.8	链球菌	3.8

表4-2　我国监控中心1993—1996年菌血症常见病原菌分布（%）

	金葡菌	表葡菌	肠杆菌属	大肠杆菌	绿脓杆菌	克雷白氏菌	肠球菌	白色念珠菌	变形杆菌属	乙型链球菌	肺炎链球菌	沙雷氏菌属	沙门氏菌属	其他假单胞	其他G⁻杆菌	其他G⁺球菌	其他真菌	病毒	未定型菌	厌氧菌	总计
菌株数	289	180	132	122	110	60	42	40	20	16	13	13	8	61	87	85	64	12	21	63	1 438
%	20.1	12.5	9.2	8.5	7.6	4.2	2.9	2.8	1.4	1.1	0.9	0.9	0.6	4.2	6.1	5.9	4.5	0.8	1.5	4.4	100.1

注：＊其他 G^- 杆菌：产气杆菌、产碱杆菌、不动杆菌、枸橼酸杆菌、哈夫尼亚氏菌、聚团肠杆菌

＊＊其他 G^+ 球菌：其他 CNS，粪链球菌。

三、发病机理

（一）病原菌因素

细菌产生多种毒素、酶及炎性介质在败血症发病机理上起重要作用。革兰氏阳性菌的主要产物为肽糖类外毒素，抗原性强，但不耐热，主要选择性作用于人的神经或器官，并阻止各种蛋白质在人体内合成，如金葡菌产生多种毒素和酶，包括血浆凝固酶-α溶血素、杀白细胞素、肠毒素、表皮剥脱素、红疹毒素等，可导致严重败血症、脓毒血症、或中毒性休克综合征（TSS）。革兰氏阴性菌主要产生一种脂多糖的内毒素（LPS），在细菌死后自细胞壁释放，其最为保守也是内毒素最具有生物活性与毒性的成分为脂质A。LPS能损伤血管内皮细胞和心肌，刺激儿茶酚胺的增加，通过对凝血因子的作用，直接激活凝血系统和激肽系统，激活补体，并与各种细胞因子（cytokines）、血管活性肽、花生四烯酸等产物共同作用，导致微循环障碍而发生感染性休克、DIC等。铜绿假单胞杆菌产生内、外毒素及蛋白分解酶（胶原酶和弹性硬蛋白酶）等，可引起坏死性皮肤损害和严重器官损伤。厌氧菌产生可溶性外毒素及类肝素样物质等可导致红细胞破裂引起的溶血、黄疸、血红蛋白尿、肾功能衰竭及出血、脓毒血栓形成。真菌细胞壁的甘露醇是损伤机体加重病情的主要成分。

（二）宿主体内细胞因子

在败血症的病程进展中，各种毒素、酶及炎性介质尤其内毒素等被人体单核细胞、巨噬细胞及内皮细胞等识别，这类细胞可释放出各种细胞因子，如肿瘤坏死因子α（tumor necrosisfactor α，TNFα）、白细胞介素1（interleukin-1，IL-1）、白介素6（IL-6）及γ干扰素（interferin γ，IFNγ）等，是导致系统性炎症反应综合征和器官损伤的重要炎症介质。此外血管内皮细胞释放一氧化氮（NO），Palmer和Ignarro于1987年证实这是一种内源性血管舒张因子，可作为一种传递介质和调节介质在败血症所致心血管系统、神经系统、免疫系统紊乱中有重要作用，并直接参与炎症以及组织细胞的损伤和增殖。

四、临床特征

医院内败血症的潜伏期大多不明确，绝大多数呈急性病程，主要临床表现为发热，并伴有不同程度的头痛、出汗、食欲减退、心悸、谵妄等毒血症状；常有肝肿大和以瘀点为主的皮疹；也可见到大关节的红、肿、热、痛；部分病人可发生中毒性休克和迁徙性病灶等。

（一）革兰氏阳性球菌败血症

具有败血症共同特征，但出现皮疹、迁徙病灶相对较多。

1. **金葡菌败血症** 入侵门户为皮肤感染灶包括血管内操作，肺炎、骨髓炎等。病原菌多为耐甲氧西林金葡菌（MRSA），并可导致医院内败血症爆发流行。急骤起病、热型不一，重者可有显著脉速、气促、腹胀、谵妄昏迷，皮疹呈多形性，可有瘀点，寻麻疹，猩红热样皮疹，脓疱疹等。关节症状明显，有时红肿，其次有肝脓肿、皮下脓肿、心包炎、心内膜炎等。在金葡菌肠毒素作用下，部分病人可出现腹泻，大便呈水样，无臭。重症病人可出现感染性休克及中毒性休克综合征（TSS）。

2. **凝固酶阴性葡萄球菌（CNS）败血症** 通过静脉插管、心瓣膜移植、骨关节移植、脑脊液分流等人工植入物和腹膜透析获得感染。皮肤炎症、术后伤口和女性尿路感染，也是其常见入侵门户。

CNS 分类复杂。常规实验室将葡萄球菌主要分为 3 群：金葡菌、表皮葡萄球菌和腐生葡萄球菌，后二者均属凝固酶阴性，而以表葡菌最常见。Christensen 和 Fidalgo 等对表葡菌败血症的微生物学、流行病学、临床和预防等方面进行研究，总结其特点如下：

（1）具有临床感染体征，包括不能解释的发热（≥38.5℃）、病情恶化有低血压、神态改变、贫血和静脉炎等。

（2）可并发败血性休克、播散性血管内凝血（DIC）、成人呼吸窘迫综合征（ARDS）、急性肾衰及多器官衰竭。

（3）伴有各种体内异物留置装置，尤其是各种外周血管插管或其他插管处有炎症现象。

（4）有一定的基础病。作者并且认为，必须血培养 2 次以上阳性方能确认培养结果。在末次血培养阳性 7 日内死亡，结合症状及化验资料，无其他死因可寻，可定为败血症。如两次血培养阳性，同时临床怀疑或手术发现有心内膜炎改变，或二维心音图和心血管造影符合心内膜炎亦可诊断。应用对表葡菌敏感的抗生素，同时撤去插管，病情应改善。若分离的表葡菌生物型与抗生素型相似，提示有流行。

3. **肠球菌败血症** 由于介入性操作及人工植入物的增加，广谱抗生素滥用，肠球菌败血症近 30 年明显增高，在医院感染中已上升到第 3 位。Maki 等回顾了 1970－1983 年间威斯康星医学院肠球菌菌血症资料发现：

（1）155 例肠球菌病人中，77% 为医院内获得感染，平均发生在入院后 54 日，63% 病人发生菌血症时已进行过抗生素治疗；48% 病人为外科大手术、严重烧伤及多器官功能衰竭；13% 病人为严重免疫缺陷者。

（2）入侵门户中 31% 为腹部或外科手术部位；21% 为烧伤创面；20% 为血管内导管；13.5% 为尿路。

（3）肠球菌常合并其他菌引起混合性感染，其病死率高。65 例多菌种败血症中，50% 发生休克，33% 发生凝血功能障碍，病死率高达 53%；单纯肠球菌菌血症中病死率仅为 28%。

（4）临床上严重的肠球菌败血症易并发心内膜炎。

（5）耐万古霉素的肠球菌有增加趋势。

4. **肺炎球菌败血症** 肺炎球菌败血症占成人败血症病原体的 5.0%；约 1/3 的肺炎球菌败血症不能找到局部感染灶。肺炎球菌的荚膜多糖可保护细菌免受吞噬，其他尚有透明质酸酶，自溶酶和致紫癜物质等与致病力有关。肺炎球菌败血症多发生于脾切除后病人和老年肺炎的病人，具有革兰氏阳性败血症特点。

（二）革兰氏阴性杆菌败血症

革兰氏阴性菌产生内毒素，可使白细胞核、胞体肿胀而陷入肝、脾小血管，使外周白细胞下降。还可激活补体，抑制心肌。原发感染灶和入侵途径可能是肠道、胆道、泌尿生殖道。临床上多数有寒战、高热、多汗，某些大肠杆菌和产碱杆菌败血症的热型酷似伤寒，且伴有相对缓脉，在病程的 1～5 日可伴神智改变和感染性休克，重者可并发多脏器功能障碍或衰竭。

1. 铜绿假单胞菌败血症　常在严重血液病、肿瘤、大面积烧伤等基础上发生，84% 属院内败血症。湖南医科大学 1984 年以噬菌体和血清联合分型研究该菌的感染来源，发现以自身感染为主，但也有发生交叉感染者。铜绿假单胞菌除产生内毒素外，还产生大量外毒素。该菌产生蛋白崩解酶使皮肤出血坏死。肠毒素致腹泻。临床上较一般革兰氏阴性败血症为重，易发生早期休克、DIC、黄疸，病情危险，病死率高。除发热外，特征性﹒的损害是皮肤的中心坏疽性皮疹，开始为小疱，而后为中心发黑的坏死性溃疡，少数可呈大疱型损害，局部可找到细菌。仅 60% 病人的外周血像中白细胞升高。

2. 克雷白氏菌败血症　克雷白菌已成为革兰氏阴性杆菌败血症的第二位病原菌，多系医院感染。其入侵途径有泌尿道、胃肠道、呼吸道、腹腔、静脉注射部位及静脉炎。此菌具荚膜，毒力强，对各种抗生素易产生耐药性。临床起病急骤，多有高热、大汗，发热多呈弛张型，可有休克。也可发生迁徙性薄壁脓肿，结肠可出现特殊性假膜性结肠炎，偶可发生穿孔。

（三）厌氧菌败血症

厌氧菌败血症占败血症总数的 8%～26%，主要属医院感染。厌氧性病原菌以脆弱类杆菌最多见，其他依次为消化球菌、真杆菌和产黑色素类杆菌等。50%～90% 厌氧菌败血症为多种厌氧菌或与需氧菌的混合感染。入侵部位为胃肠道、女性生殖道、褥疮、腹腔和内脏感染。因其内毒素对肝脏作用和产气荚膜杆菌的 α 溶血作用，约有 10%～40% 病例发生黄疸。细菌可致血中肝素样物质增多，部分病例出现脓毒性血栓静脉炎和血栓脱落所形成具有特殊腐臭味脓液的迁徙性化脓灶。

（四）真菌败血症

真菌败血症几乎全部病例都见于机体防御力低下者。真菌败血症突出的诱因是滞留性静脉导管插入；广谱抗生素的长期作用；肠外高营养液输注及血液透析、肿瘤、血液病化疗等高危人群。病原菌以白色念珠菌最多，90 年代与 80 年代相比已上升了 54 倍（NNIS 调查）。长期发热，病情进展缓慢，临床的毒血症状常被原发疾病中合并的细菌感染掩盖。多呈扩散型，可累及脾、肺、心内膜等。除血培养阳性外，咽拭子、痰、尿、大便培养也常有相同真菌生长。体内各脏器、组织均可出现多发性脓肿，少数病人在导管插入处有乳酪样分泌物。偶可见到大结性皮肤红斑。往往在血内真菌消失后 7～50 日出现眼内并发症。外周血白细胞可达 $20.0 \times 10^9/L$，治疗不及时死于真菌败血症者达 20.7%。

（五）复数菌败血症

指同一次血培养分离到一种以上不同种的细菌或真菌的败血症。细菌可同时通过同一途径进入血流，也可在不同时间由多个病灶而来，老年病人及进入 NICU 的婴儿发病率高，尤其在临终前的败血症中突出。病死率为单一菌败血症的 2 倍。

（六）新生儿败血症

新生儿败血症多发生在早产儿，入侵门户常为脐部感染、呼吸道感染和口腔粘膜损伤等。常见病原在国外以大肠杆菌为主，国外以金葡菌为多，凝固酶阴性葡萄球菌，大肠杆菌也占一定比例，近年来厌氧菌、克雷白氏菌、铜绿假单胞菌和利斯特氏杆菌败血症也有所增多。早期症状为食欲减退、精神萎靡、面色苍白或发绀，半数有发热，进而可出现黄疸、呼吸障碍和惊厥等。1/3 患儿中黄疸可为唯一症状。患儿可有呕泻、腹胀症状。周围血像中白细胞升高，中性粒细胞往往增高，但白细胞减少比升高更有意义。多菌种败血症时病死率可达85%。

（七）导管败血症

指由于导管置入心血管系统并发感染引起的败血症。以下情况应考虑导管败血症可能：①无论有无败血症症状，插管部位外观有炎症表现；②静脉内插管而无其他感染灶时出现畏寒、发热；③导管入口处有蜂窝织炎或分泌物。白细胞及中性计数升高，血培养阳性。对于导管败血症常用治疗为首先拔管，同时应用抗生素，局部肢体护理等。

五、实验室检查

1. 血培养　血培养是败血症的确诊依据。在寒战高热时采血，同时送需氧、厌氧和真菌培养。由于菌血症在某些病人是间隙性的，故应反复多次送血培养，且最好在应用抗生素之前采血，以提高阳性率。由于50%以上菌血症病人中每 ml 血中少于或等于 1cfu，故建议抽血量成人每次 10～20ml，儿童为 1～5ml，菌种分离后应作药敏和联合药敏试验。

2. 四唑氮蓝还原试验　阳性细胞超过 20% 者为细菌性感染，但新生儿代谢率高，可出现假阳性反应。

3. 溶解物试验（LLT）　是检测内毒素的敏感试验，或协助革兰氏阴性杆菌败血症的诊断。

六、诊断

（一）诊断标准

1. 有实验室证实的血液感染

标准①：从血液一次或多次分离到病原菌。

标准②：病人有下述症状或体征之一：发热（>38℃）、寒战或低血压。1 岁或 1 岁以下的婴儿有下述症状或体征之一：发热（>38℃）或低体温（<36℃）、呼吸暂停、心动徐缓。同时具备下述条件之一者：

（1）常见皮肤正常菌群（如类白喉杆菌，凝固酶阴性葡萄球菌、微球菌）在不同时期采血有两次或多次培养阳性。

（2）从有静脉插管病人中至少分离到一次常见皮肤正常菌群，且临床医师使用适当抗菌治疗而好转或治愈。

（3）血液中发现病原体（如流感嗜血杆菌、肺炎链球菌、B 群链球菌等）的抗原物质。

必须注意：①上述症状、体征及实验室阳性结果应与其他部位感染无关。②由插管顶端的半定量培养所证实的化脓性静脉炎，但未作血培养或血培养阴性者应列入心血管系统感染。

2. 临床败血症：

标准：病人有下述症状或体征之一又无其他原因可解释：发热（＞38℃），或低体温（＜36℃），呼吸暂停或心动过缓。同时具备下述症状之一者：

（1）无明显其他部位感染。

（2）临床医师进行抗菌治疗有效。

3. 医院内败血症过程中，当血培养又出现新的非污染性细菌时，属两次医院败血症。

七、预防与控制

（一）治疗

首先是原发感染治疗，并严密监测各脏器功能，针对各阶段突出矛盾采取相应措施。

1. 一般治疗　加强口腔、皮肤处理，防止褥疮，保证营养及输液、输血治疗。

2. 对症治疗　包括高热、惊厥、水电解质平衡失调，休克、DIC及各种器官功能失调的处理。

3. 局部病灶引流　不论原发病灶和迁徙灶均应切开或穿刺引流。

4. 抗菌治疗　应根据血或骨髓培养的细菌药敏结果选药，药敏结果未报告之前，应按可能性大的病原菌选药，病原不明者则可选β－内酰胺类药和氨基糖苷类药物联合使用。药物选定后应按剂量宜大，联合用药、血管途径给药的原则进行治疗。

5. 抗内毒素休克治疗。

6. 其他治疗　免疫功能受累者治疗效果欠佳时应加用疫苗、高价免疫球蛋白等。国外用产气荚膜杆菌抗毒素治疗产气荚膜杆菌败血症，5 000单位一次肌注，4~6小时一次，疗程4~6日，可降低病死率；国内报道金葡菌素和抗绿脓杆菌血浆分别治疗金葡菌败血症和绿脓杆菌败血症皆取得好效果；换血治疗新生儿败血症可提高存活率，有仅换50ml也有明显效果，有控制休克、稀释毒素和改善体液及细胞免疫功能等作用；对于严重败血症的病人可行正常人的白细胞输注以降低病死率，减少并发症。

（二）预防

1. 原发性败血症

（1）对病人内源性菌丛进行微生物学监测，以早期获得线索。

（2）肠道局部去污染：对于器官移植术等高度易感病人，可短期口服肠道不吸收的抗生素，去除肠道内易移位的革兰性阴性、阳性需氧菌和真菌。

（3）对免疫功能低下病人进行保护性隔离，以防获得医院中的多重耐药株感染，也防止从食物、水、空气和医务人员的手获得感染菌。

（4）导管败血症的预防：

1）保持静脉输注的液体渗透压＜600mOsm/kg H_2O；pH调整在6.8~7.4；K^+＜40mmol/L。

2）主张每12小时自导管注入肝素2ml（1 000U/ml），预防导管诱发血栓形成。

3）选用质地柔软、口径相宜的硅胶管插入，且应尽量减少导管在血管内的长度及缩短插管的时间并进行良好导管固定。

4）认真皮肤准备和无菌操作：配制液体应在无菌台上操作，配好液体应在 2~4 小时内输入。

2. 继发性败血症：

（1）对原发感染灶的治疗和预防是关键措施，包括脓肿引流和去除梗阻。

（2）抓好各种诊疗措施的无菌操作技术，减少不必要的操作。

（3）对污染性大的操作实行感染控制管理，建立专业组进行导尿、静脉切开、呼吸机使用等。按病情应尽早去除各种侵入性插管。

（4）医院应有自己的抗生素使用条例，合理使用抗生素是预防原发和继发性败血症的重要手段之一，并能指导医院败血症的最初治疗。

（尚秀娟）

第二节　输血相关性感染

输血是现代临床医学中不可缺少的治疗手段。随着输血技术的发展，从全血中分离制备出了各种血液成分制品（如浓缩血细胞、浓缩血小板、浓缩凝血因子、白蛋白和球蛋白等），为临床应用提供了多种选择。随着用血量增加，输血相关性感染的机会也大大增加，目前已知的可以血传播的感染有病毒性肝炎、艾滋病、巨细胞病毒感染、EB 病毒感染、节肢动物传播的病毒病、登革热、成人 T 细胞白细病、Creutzfelt - Jakob 病（罕见的海绵状病毒性脑病）、梅毒、回归热、鼠咬热、钩端螺旋体病、疟疾、弓形体病、巴贝虫病（损伤红细胞膜致溶血的梨浆虫病）和菌血症等。完全有理由推测血液中尚存在未知的病原体。为此，1978 年美国 CDC 在医院隔离技术中增加了血液/体液隔离预防措施，这类疾病除输血传播外，还可通过器官移植、牙科操作、血液透析、意外针刺事故等方式传播。

输血相关感染的原因有：①血源本身带有感染因子。②血液在进入受血者体内前，各个操作环节都可能受到来自环境、器材和工作人员携带的病原体污染。其中包括在采血中被含有感染因子的血液所污染的器材、手带入病原体。③工作人员受感染而传给病人。

一、常见的输血相关性感染

（一）输血后病毒性肝炎（PTH）

在受血者中 PTH 发生率为 2.4%~27.3%，PTH-B 在 70 年代占 PTH 的 20%~50%，经对献血员筛除乙型肝炎后 PTH-C 已达 PTH 的 90~95%。在 PTH-B 病人中约 3.1% 同时有 PTH-D。北京地区近年对献血员进行 HGV（庚型肝炎病毒）血清学检查发现有 .8% 的阳性率。意大利、德国、比利时、芬兰报道 85 例血友病病人由于输注Ⅶ因子浓制剂而发生甲型肝炎，经重新对Ⅷ因子浓制剂灭菌处理后，未再有病例发生。

1992 年国内学者对部分地区职业献血员和血制品进行抗-HCV 和抗-HBC 检测（表4-3），说明我国的受血者具有发生 PTH 的高度危险性。

表4-3 部分地区献血员和血制品的抗-HBC 和抗-HCV 检出率（%）

	抗-HBC	抗-HCV			
	献血员	献血员	冰冻血浆	丙种球蛋白	5%血清白蛋白
山西	3.43（19/554）	18.95（105/554）			
河北		31.97（329/1 029）			
武汉	36.10（104/228）	8.33（24/288）			
广东		4.33（138/3 188）	4.5（18/402）	100（12/12）	100（36/36）
湖南		5.56（68/1 223）			
内蒙		31.86（94/295）			
安徽		3.14（6/191）			

1. 血清免疫标志检查及临床意义（表4-4）

表4-4 肝炎病毒血清学检测及临床意义

病原	检测情况						临床意义
	HBsAg	抗-HBc 总抗	抗-HBc IgM	抗-HBs	HBeAg	抗-Hbe	
HBV	+	+/-	+/-	-	+/-	-	症状发生前的急性感染
	+	+	+	-	+	-	急性感染；慢活肝
	-	+	+	-	+/-	+/-	恢复期；慢性携带
	+	+	-	-	+/-	+/-	慢性携带
	-	+	-	+	-	-	痊愈
	-	-	-	+	-	-	痊愈；疫苗接种
	-	+	-	-	-	-	痊愈
HDV	HBsAg	抗-HBc		抗HBs	抗-HD		
	+	+		-	+		急性或慢性感染
	-	+		+	+		
HCV	抗-HCV （筛查）	重组抗原 c-1003　5-1-1　C22-3　C33c （未测）					可能为急或慢性感染
	+	+	+	+	+		
							可能为慢性感染
	+	+	+	+	-		
	+	+	+	-	-		
							可能为急性感染
	+	-	-	+	+		
	+	-	-	-	-		假阳性

注：国产试剂所测得的抗 HCV 是抗 C22-3。

我国筛除 HBV 感染是检测血中 HBsAg，检测 HBsAg 方法大多数国家规定用放射免疫或酶联免疫吸附法，可使检测 HBsAg 的敏感度达到 ng/ml 水平，但不能完全排除 HBV 传播。

PCR（聚合酶链反应）技术可在体外有选择性地扩增任何一段 DNA 或 RNA 序列，在 HBV 检测中仅有 3～50 个病毒颗粒也能检出，比斑点杂交法敏感 10 000 倍。由于 PCR 操作技术复杂、费时和试剂昂贵，尤其处理大量标本时仍普遍存在交叉污染问题，因此目前尚不能用于献血者的常规普查。

美国筛除 HBV 感染是检测抗－HBc，单项抗－HBc 阳性可示：

（1）急性感染处于空窗期，血有感染性；

（2）血中 HBsAg 滴度过低以致检测不出，血有感染性；

（3）回忆反应，血无感染性；

（4）已愈，血无感染性；

（5）假阳性。

以上情况可通过疫苗接种反应进行区别；当第一针疫苗注射后 2 周产生 ≥20mIU/ml 的抗 HBs，或 4 周后抗－HBs ≥100mIU/ml，则为回忆反应；注射疫苗后，始终不产生抗－HBs，则为低水平感染者，血中测不到 HBsAg；三针疫苗后产生与健康人相同的原发性抗－HBs 反应为假阳性。

1989 年美国 Chiron 公司应用分子克隆技术获得 HCV 基因克隆，重组表达 HCVC100－3 融合蛋白，建立了第一代的 HCV ELISA 试剂，C100－3 抗体是 HCW 恒定标志，在肝炎发病后 4～15 周可以测到，但 2/3 的病人在感染后 4 个月血清才阳转，因此不宜用于 HCV 感染早期诊断，但可作为慢性感染标志。近半数初次试验阳性的献血者保持 C100－3 抗体（＋）的时间较短，在其他疾病中有时也可阳性，尤其那些血清蛋白浓度升高的病例。随着 HCV 基因序列的进一步研究，又研制出含有核心区（C 区）和非结构区（NS 区）基因产物的第二代试剂，使试验的敏感性和特异性都大大提高（图 4－1）。第二代试剂比第一代试剂的检出率可提高 25%～30%，抗体可提前 16～60 日检出。美国 Chiron 公司的第二代 HCV 重组免疫印迹试剂（RIBA－2）含有 C100－3、5－1－1、C33c 和 C22－3，4 种抗原，已获美国 FDA 批准可作为确证试剂，测定结果与 HBV－RNA 的 PCR 测定结果重复性好，也与第二代 HCV ELISA 试剂有较好的重复性。有作者提出用 ELISA 进行第二代抗体检测首先用于献血者的筛选，还可作为其他试验中阳性标本的补充试验。第二代 RIBA 的诊断标准是：4 种抗原中的两项阳性为阳性；仅一种阳性为可疑；对 4 种均不反应为阴性。C 区核心蛋白变异性低，同源系列达 90%。E 区变异性大，同源系列仅 53%，根据其不同可分亚型。

血库中无抗－HCV 的血被认为是安全的，若血清筛选试验抗－HCV（＋），需用相同方法重复测定 2 次均为（－）性，或 PCR 法 HCV－RNA（－），血才可发出。一般可用二代 RIBA 抗体检测作为确证，其确诊率为 35%～52%，否定率为 6%。应注意到第二代试剂所测的各种抗体均可有自然阴转期，最长可达 1 年半，也有漏诊的可能。

感染 HCV 病人 IgM 和 IgG 可同时出现，C22 和 C33 抗体中 IgM 成分较多。IgM 升高代表急性感染，可在受血者体内存在 14 周，且不能被输入。IgG 可被动输入，当病人接受 IgG 后可出现 2 种情况：①病人血中抗－HCV（＋）持续 5 周转阴，而后又出现病人自动的抗－HCV（＋）性。②迟发性：输血后 20～22 周或发病后 9～11 周抗－HCV（＋），1 年后转（－）。所以输血后丙型肝炎必须作 6～9 个月的连续血清学检测。

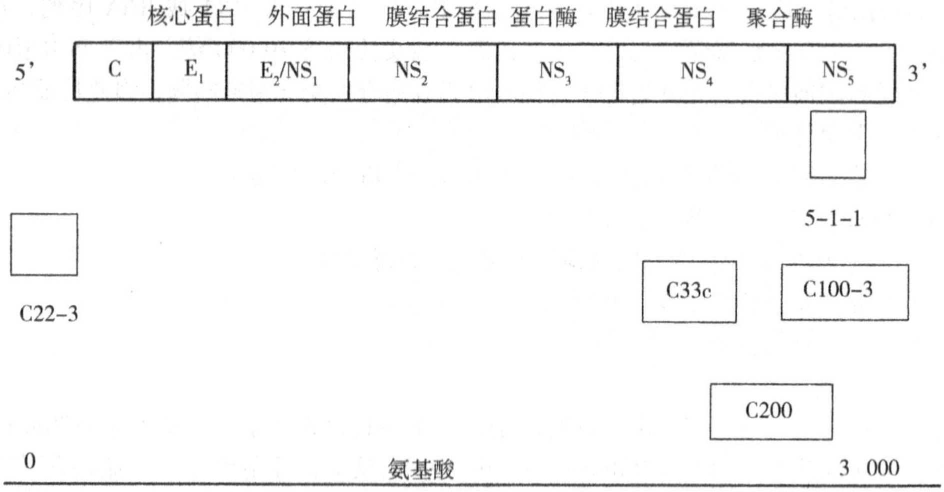
核心蛋白
外面蛋白
膜结合蛋白
蛋白酶
膜结合蛋白
聚合酶
5'
C
E_1
E_2/NS_1
NS_2
NS_3
NS_4
NS_5
3'
5-1-1
C22-3
C33c
C100-3
C200
0
氨基酸
3 000

图 4-1 在测定中拟用的 HCV 基因组和重组蛋白

第一代试剂检查 C100-3 抗体；第二代试剂检查 C200 抗体（包括 C33c 和 C100-3 及 C22-3抗体）。补充试验检查特异性基因产物，包括 C22-3、C33c、C100-3 和 5-1-1。（各区抗体在血中均可持续长至 1 年半的阴性，故需联合多种抗体检测）

HCV-RNA 在病人肝脏持续存在，但在其血中也可间断阴转，PCR 技术检测 HCV-RNA 的优点：①特异性强，除有污染外，不会出现假阳性。②早期病原诊断比血清学方法更直接更早，并代表传染性。③敏感度高，只要有 1 个拷贝的 HCV 序列就可能被检出。此方法一般于第二代抗体检测结果可疑时才用。当 RNA 因反复冻融或者经特异酶作用遭破坏，也可产生假阳性结果。

丙型肝炎病毒感染人体后最早在 1 周，较晚在感染后 7 周，当 ALT 升高后才在血中测到 HCV-RNA。HCV 感染人体后病毒血症有 3 种模式：持续性病毒血症、一过性病毒血症、间歇性病毒血症。HCV 感染后的临床表现有 4 种：①急性自限性肝炎、病毒被清除。②急性自限性肝炎，病毒持续复制。③持续病毒复制而无临床表现，可有肝脏损害。④持续病毒复制，伴有临床表现，包括慢迁肝、慢活肝；可从急性而来，也可隐匿发病。乙型肝炎慢性转化率 5% ~10%，丙型肝炎 1 年内慢性转化率 64.7%，2 年时慢性转化率降至 38.5%。从肝硬化发展至肝癌平均为 3 年。输血相关性丙型肝炎 50% ~60% 可发展为慢性肝炎。

在庚型肝炎病毒（HGV/GBV-C）研究中，应用逆转录聚合酶链反应（RT-PCR）法检测 HGV-RNA 表明 HGV 呈世界性分布，献血员中 HGV 携带率较高，发达地区和国家献血员感染率 1% ~5%，职业献血员可达 12.9%。Javis 等报道一组献血员中 HGV 感染率（3.2%）远远高于 HCV 感染率（0.076%），但接受未灭活病毒浓制剂治疗的血友病人的 HGV 感染率仅 14%，而 HCV 感染率则高达 83%，受血者的 HGV 感染率低可能与 HGV 传染性较低或者 HGV 对人体产生持久感染的能力较弱有关。

庚型肝炎常与丙型肝炎混合感染，HGV 病毒血症亦可呈一过性、间隙性和持续性。单纯的 HGV 感染所致的急性肝炎比急性丙型肝炎症状更轻，ALT 升高或不升高，其慢性化率低于丙型肝炎，在肝癌的发生中更可能是 HBV 或 HCV 的协同作用。

Abbott 公司的 Simmons 建立 ELISA 技术检测抗-GBV-A 和抗-GBV-B，近来已能检

测抗 – GBV – C，为筛选献血员的主要实验诊断方法。

2. 输血后肝炎的诊断

（1）输血至发病或出现病原学依据的时间长于乙型或丙型肝炎的最短潜伏期。

（2）接受输血前，病人的肝炎病毒免疫学标志（－）性。

（3）输血后发病表现为消化道症状、肝大压痛、ALT 升高、有或仅有血清免疫学标志的阳性。

（4）献血员肝炎病毒血清免疫学标志（＋）性，或 HBV – DNA、HCV – RNA、HGV – RNA（＋）性。

（5）对丙型肝炎而言，若无症状和 ALT 升高，则需连续 6～9 个月血清学检测方能诊断。

（6）排除其他原因所致肝损害，如 EB 病毒、CMV 病毒的新近感染、药物、缺氧所致肝损害等。

（二）艾滋病

出现机会性疾病伴有细胞免疫缺陷，而无任何已知免疫缺陷的原因的这类疾病称之为艾滋病，也即为获得性免疫缺陷综合征（AIDS）。1984 年证实人类免疫缺陷病毒（HIV）是艾滋病病原体。艾滋病共同特征是 HIV 感染所产生的全身症状以及提示为艾滋病的一些疾病，如继发性感染、肿瘤和神经系统疾病，感染者中多数有循坏 CD4T 细胞进行性减少。

美国输血性艾滋病占艾滋病的 1.7%，儿童达 17.9%。献血员中抗 – HIV 阳性率 0.012～0.041%，其中以新献血员的抗 – HIV 阳性率为高。输注全血、红细胞、白细胞、血小板、血浆、凝血因子等均可传播 HIV。献血员有 HIV 感染，受血者必然发生感染。

HIV 侵入人体后可整合于宿主细胞（如 CD4T 淋巴细胞、巨噬细胞等）内，潜伏期长达 2～10 年（平均 5 年），发病 1 年内死亡率 50%，3 年内 80%，5 年内几乎全部死亡。带毒者的诊断靠抗 – HIV 或 HIV（＋）。抗 – HIV 无保护性。意大利报道接受输血而患艾滋病者的诊断至死亡时间总的中值生存时间为 9.2 个月。

筛除 HIV 感染，主要依赖抗 – HIV 的检测。HIV 感染后数周或数月内不能检出抗体。95% 受染者在 5 个月内可测到抗体。最常用酶联免疫吸附试验（ELISA）检测 HIV 抗体（抗 – HIV），可筛选大量 HIV 感染者，其缺点是用于低危人群将会有假阳性。测抗 – HIV 主要是测 P24（核心蛋白）抗体和 gP120（外膜蛋白）抗体，一般以酶标法检查两次为阳性后，再以免疫印迹试验或放射免疫沉淀试验（RIPA）进行确证。蛋白印迹法（Western blot test）是检测抗 – HIV 更为特异的试验，可鉴定针对病毒特异性蛋白的抗体。其他验证实验还有免疫荧光试验（IFA）。

病原检查还可以酶标法检测 P24 抗原；Northern 杂交印迹法检查 HIV – RNA；PCR 法检出微量 HIV – RNA 和 HIV 前病毒 DNA 等。

（三）巨细胞病毒（CMV）感染

随着国家经济水平不同，人们血中抗 – CMV 检出率有不同。美国献血员中 70% 阳性，我国献血员中 90% 阳性。抗 – CMV 不能阻止感染，只能减轻症状，因此抗 – CMV 阳性血可具有感染性，尤其是抗 – CMV IgM 阳性血。免疫功能尚正常的受血者初次感染后形成潜伏性感染，经激活后成为感染性病毒颗粒感染 T 细胞、B 细胞和单核细胞，尤以后者为多。输血后感染最多发生在免疫功能低下的宿主中，如早产儿、器官移植受体。接受 CMV 阳性血的婴儿有 24% ~53% 发生 CMV 感染，无症状的输血后 CMV 感染率 3% ~67%，平均为 13% 在一组 299 例受血者中 CMV 肝炎占输血后肝炎中的 15.4%。

感染后的临床类型有：①先天感染：表现有死产、流产、畸形、巨细胞包涵体病等。②新生儿感染：多呈亚临床型，少数有间质性肝炎。③较大儿童与成人感染为亚临床型。当免疫功能低下时，发生 CMV 单核细胞增多症。诊断上依赖：抗 - CMV 呈 4 倍升高；PCR 法对 CMV 抗原检测；组织培养，也从体液中可直接找包涵体。

由于献血员抗 - CMV 检出率高，包括美国在内都不把抗 - CMV 作为筛选献血员指标，但对免疫功能低下者尤以器官移植者应选用抗 - CMV 阴性者的血，至少要抗 - CMV IgM 阴性者的血。

（四）弓形体感染

弓形体系寄生于人体和多种动物的全身各组织细胞内的原虫，可通过输血而传播。我国献血员的弓形体感染率约 4%，输全血或白细胞可获得感染。感染性血在 4℃冰箱 50 日仍有感染性。输血给正常人可无症状，输血予免疫功能低下者呈播散性感染，发生致死性脑炎。诊断上可通过直接镜检、组织切片、抗体检测获得病原学依据。

（五）输血疟疾

感染疟原虫后可导致无症状疟原虫携带状态：血液中可含有处于潜伏期的红细胞内期疟原虫，当输用这种血时可发生输血疟疾。安徽六安地区医院报道该院 1 360 例接受输血治疗病人中，发生输血后疟疾 44 例，发病率为 3.24%。输血疟疾潜伏期为 7 ~10 日，长者可达 1 个月。发作与蚊传疟疾相同，治疗后一般无复发。在高疟区，人群中有一定数量的无疟疾发作史的带虫者，当成为献血员时即可传播疟疾。

（六）菌血症

库存血的常见污染菌为大肠杆菌、副大肠杆菌、绿脓杆菌、变形杆菌等 G$^-$ 杆菌，少数为 G$^+$ 菌及厌氧菌。污染血放置 12 ~24 小时就可以有大量细菌生长，输入 10ml 即可有反应，20ml 即可引起死亡。西安医科大学附二院报道一起批量库存血污染事例，在内、儿、妇产科共发生 15 例输血败血症，2 例死亡，并查库存血同一批号 12 瓶中有副大肠杆菌生长。

（七）附红细胞体病

本病为人畜共患传染病，病原为立克氏体；当人体感染后，感染的红细胞比例达到一定程度可出现进行性贫血。内蒙古中心血站查 100 名农、牧民献血员，本病原体感染率 80%，在儿童中当病原体侵害脑下垂体和甲状腺时可出现呆小症和智力迟滞。

（八）人类 T 细胞白细病

由人类 T 细胞白细胞病毒 I 型（HTLV - 1）引起。在 HTLV - 1 感染中只有 1% 的人经过长潜伏期才发生白血病，贫血相对轻，白细胞增多 2.6 ~8.5 万/mm^3，具有独特核型（花瓣状、佛手状、脑回状）的淋巴细胞（>10%）。治疗效果不佳，生存期 1 个月 ~6 年以上。

二、输血相关性感染的预防

（一）加强行政管理

按卫生部要求，各级卫生行政机构应对采供血机构加强管理，作到统一规划采、供血机构；统一血源管理；统一采供血和合理用血。

（二）筛选献血员

需详细询问病史，旅游史及生活习惯，以排除高危人群供血，更应对献血员作有关血清学检查。

1. 病毒性肝炎　检测 HBsAg 应当使用第三代试剂，其灵敏度达到 1ng/ml 水平。抗 - HCV 应当使用第二代试剂，对个别可疑者有条件时用 PCR 法检测 HCV - RNA，或用第二代重组免疫印迹试剂（RIBA - 2）作确证试验。为防止血液检验不合格者献血，对所采的血液应留标本复查 HBsAg 和抗 - HCV。

ALT 与抗 - HCV 阳性率呈正相关，应去除 ALT 升高的献血员，可减少 31% 的输血相关肝炎，结合抗 - HCV 和 ALT 两种试验可有效减少肝炎传播率达 50% 以上。

对于献血员，尤其是供血浆者应进行乙肝疫苗注射。按 0、1 个月、6 个月的时间间隔于三角肌注射乙型肝炎疫苗各 20μg，第 1 针后抗 - HBs 阳性达 30% ～48%；第二针后达 78% ～91%；第三针后 1 ～3 个月可大于 96% 的阳性率。抗 - HBs 是 HBsAg 多肽刺激机体产生的特异性保护性抗体，应用疫苗后应达到 10MIU/ml 抗体才作为抗 - HBs 阳性指标，其测定的方法是固相放射免疫分析法。

2. 其他感染方面的检测　包括抗 - HCV、抗 - CMV、弓形体抗体、梅毒血清学检查等，高疟区可测献血员的疟原虫抗体水平，或输血同时进行疟疾预防服药。

应注意即使用以上方法筛选献血员，也不能保证血液无感染性，因有筛选的病种有限，检测方法不够敏感和特异，可能出现未知病原，甚至人为的误差等原因存在。

（三）对血液和血制品的灭菌处理

用液体加热法，有机溶剂或去污剂法，pH4/胃酶处理法等能灭活血制品中 HBV、HCV、HIV 等病毒。有学者认为使用冷冻、贮存 48 小时以上的血液或经放射线照射的血能减少血液传播 CMV。在疟疾流行区，使用在 4℃保存 2 周以上的血液，能有效防止输血疟疾的发生。意大利、德国、比利时和爱尔兰 4 个国家的血友病人由于注射Ⅷ因子浓制剂曾发生 85 例甲型肝炎，所以提出生产过程中使用一种终末加热法，再加以去污剂处理，灭菌效果良好。

（四）保护易感者

1. 严格掌握输血和使用血制品指征。
2. 需经常接受输血或血制品治疗者接种乙肝疫苗。
3. 在疟疾流行区，受血者可在受血同时接受全疗程抗疟疾治疗。
4. 误输感染性血者的及时处理：立即抽检肝炎血清学标志，按检测结果随后分别不同情况处理。

（1）乙型肝炎：尽早给予病人乙型肝炎免疫球蛋白（HBIg），不超过 24 小时。进口制剂含抗 - HBs 200IU/ml，用量 0.005 ～0.07ml/kg；国产制剂 10IU/ml，用量 0.075 ～0.2ml/kg；一次给药。同时（不同肌注部位）或 7 日后给予乙型肝炎疫苗第一剂，此后按常规时间间隔给予第二、第三剂。

（2）丙型肝炎：接受 α 干扰素治疗，并追踪检测抗－HCV6～9 个月。

（3）HIV 感染：暴露后尽早（＜72 小时）以齐多夫定（叠氮胸苷）治疗，5 个月后定期检测抗－HIV。

（五）其他

1. 提倡无偿献血、成分输血、自身血输入（如手术前先抽血备用）。

2. 使用一次性注射器和输血输液器材。用后灭菌毁型。

3. 加强采血、储血、贮血区域的消毒、隔离制度，和无菌操作技术。

4. 血站内感染的预防。

（1）医务人员定期体检、检查肝炎病毒的抗原抗体水平。HBsAg 阴性者应进行乙型肝炎疫苗注射。有肝炎者应进行隔离治疗。

（2）发生 HBsAg（＋）血污染的针刺意外事故，应按误输感染血者处理。

（3）废血或污染血应置入耐高温容器内，高压灭菌处理。

（4）污有血迹的棉球、纱布等应置入塑料袋，捆扎袋口后送焚烧处理。用后的针头置入耐刺容器，高压灭菌后废弃。

（5）站内应执行血液体液隔离预防措施，当血液有可能污染医务人员手时应带一次性手套。

（尚秀娟）

参考文献

[1] 尚秀娟，李素新，李广茹，孟强. 护理管理在预防与控制医院感染中的作用. 中华医院感染学杂志，2011，21（17）：3669－3670.

[2] 尚秀娟，程爱斌，安立红，董善俊，吴玉芳. 三级综合医院医院感染现状调查分析. 中华医院感染学杂志，2013，23（10）：2295－2307.

[3] 尚秀娟. 预防老年患者院内下呼吸道感染的干预措施. 中华医院感染学杂志，2010，20（15）：2245.

[4] 程爱斌，陈辉，张树华，等. MODS 患者 CD14＋单核细胞人类白细胞 DR 抗原的表达及意义. 现代预防医学. 2010，38（23）：5042－5043.

[5] 尚秀娟. 医院感染管理在提高医疗质量中的重要性. 中国病案，2010，11（2）：62－64.

[6] 尚秀娟. 2006—2008 年住院患者医院感染调查分析. 中华医院感染学杂志，2010，20（17）：2572－2573.

[7] 尚秀娟，史素丽，程爱斌，穆树敏，李素新. 三级综合医院医院感染现患率调查分析. 中华医院感染学杂志，2015，25（14）：3216－3223.

[8] 尚秀娟. 影响手卫生的依从性因素及对策. 中国病案，2009，10（12）：42－43.

第五章

流行性感冒

一、概述

流行性感冒（influenza）简称流感，是由流感病毒引起的急性呼吸道传染病。病原体为甲、乙、丙三型流感病毒（influenza virus）。通过飞沫传播，临床上有急起高热、乏力、全身肌肉酸痛和轻度呼吸道症状，病程短，有自限性。小儿、老年人和伴有慢性呼吸道疾病或心脏病患者易并发肺炎，少数可并发心肌炎、脑炎等，有导致死亡的可能。

1. 病原体简介　流感病毒属于正黏病毒科，系 RNA 病毒，呈球形或长丝状。球形颗粒直径 80~120nm，丝状结构长度可达 40nm，后者主要在新分离的或传代不多的菌种中。流感病毒的结构由外至内分为 3 层。包膜是位于膜蛋白外的双层脂质，其上有放射状排列的刺状突起。一种是柱状的血凝素（hemagglutinin，HA），另一种是蕈状的神经氨酸酶（neuraminidase，NA），两者均为流感病毒基因编码的糖蛋白。血凝素是由 3 条糖蛋白肽链分子以非共价结合的三聚体，由一条重链（HA1）和一条轻链（HA2）经二硫键连接而成。只有 HA 被切割裂解为 HA1 和 HA2 后流感病毒才具有感染性。HA 能与多种动物红细胞表面的糖蛋白受体相结合而使红细胞发生凝集，与宿主细胞膜结合而使细胞受染。抗血凝素抗体有抑制病毒血凝和中和病毒的作用。神经氨酸酶是由 4 条相同的糖肽组成的四聚体。神经氨酸酶能水解宿主细胞表面糖蛋白末端的 N-乙酰神经氨酸，有利于成熟病毒从感染细胞内释放；神经氨酸酶还可以破坏细胞膜上病毒特异的受体，液化细胞表面的黏液，使病毒从细胞上解离，避免病毒聚集而易于扩散。抗神经氨酸酶抗体不能中和病毒，但有抑制病毒从细胞内释放的作用。血凝素和神经氨酸酶都是决定甲型流感病毒亚型的抗原结构。第 3 种整体膜蛋白称 M2 蛋白（仅甲型流感病毒存在），零星排列于细胞包膜上。包膜内层排列整齐的一层膜样结构为 M1 蛋白，起稳定病毒结构的作用，含量多，抗原性稳定，也具有型特异性。流感病毒的核心是由核蛋白包绕 RNA 形成双螺旋状的核糖核蛋白（ribonucleoprotein，RNP），这种核糖核蛋白是一种可溶性抗原，抗原性稳定，具有型特异性。流感病毒的 RNA 为单股负链，甲、乙型有 8 个节段，丙型有 7 个节段。每一节段分别编码病毒的结构蛋白或非结构蛋白。病毒复制时每一节段单独复制。流感病毒基因组呈节段分布的特点是基因重组频率高、病毒容易发生变异的物质基础。流感病毒核心还含有与病毒复制密切相关的多聚酶（PBIPB2PA）及功能尚不清楚的非结构蛋白（NSINS2）。

根据病毒核蛋白和膜蛋白的抗原性，将流感病毒分为甲、乙、丙 3 型。甲型又根据血凝素（$H_1 \sim H_{16}$）和神经氨酸酶（$N_1 \sim N_9$）抗原的不同分为若干亚型。因为 RNA 聚合酶缺乏校正功能，所以流感病毒基因突变的发生频率高。流感病毒抗原性的变异有两种形式：一种称为抗原漂移（antigendrift），是同一亚型内因编码血凝素的基因突变而产生的新毒株，甲型流感病毒经常发生抗原漂移。由于人群中很少人对新毒株有抗体，故易于在人与人间传播而造成流感的小流行。另一种称为抗原转变（antigen shift），即新毒株的血凝素和（或）神经氨酸酶［H 和（或）N］与原来的流行株完全不同，是一种新亚型，而每次流感病毒新亚型出现都引起流感的大流行。

2. 流行特征　患者和隐性感染者是本病的传染源。主要是急性期患者和隐性感染者。发病 $1 \sim 7d$ 内均有传染性，在潜伏期末至病初 $2 \sim 3d$ 传染性最强，退热后 2d 传染性消失。主要通过空气和飞沫传播，亦可间接传播。病毒存在于患者的鼻涕、口涎和痰液中，随咳嗽、喷嚏排出体外，散播至空气中并可保持活性 30min。易感者吸入后即可受染。人群对流感病毒普遍易感，病后可获得同型和同株免疫力。但 3 型流感病毒之间和甲型流感病毒的不同亚型之间无交叉免疫，同一亚型的不同毒株之间有一定的交叉免疫力。

流感发病率高，流行期短，传播也极快。流行的严重程度与人口密集和交通情况有关，可沿交通线迅速传播。流感流行多发生在冬、春季，四季均可有散发。无性别差异。一般 $5 \sim 20$ 岁年龄段发病最多，但新亚型流感病毒引起的流行则无年龄差异。甲型流感除散发外可以发生爆发、流行、大流行甚至世界大流行。乙型流感一般呈散发或小流行。丙型流感仅呈散发。

在同一亚型内的各种变异株流行 $10 \sim 40$ 年后，人群对该亚型内的各种变异株都具有很高的免疫力，流行规模也越来越小。一旦流感病毒发生抗原转变而出现新的亚型时，人群对新亚型普遍易感又引起新的世界大流行。流感病毒自 20 世纪以来已有 5 次世界性大流行的记载，分别发生于 1900 年、1918 年、1957 年、1968 年和 1977 年，其中以 1918 年的一次流行最为严重，死亡人数达 2 000 万之多。目前，全球活动的流感病毒以甲型为主，且大多数是甲亚型（H_3N_2）。WHO 检测结果表明：1977—1998 年全世界共有 49 个国家出现甲型流感爆发流行；1999—2000 年，欧、美、亚三洲均发生了中度以上爆发流行，均以 H_3N_2 型为主。我国居民已大多具备了对 H_3N_2 毒株的免疫力，人群的抗体阳性率达到 70% $\sim$ 80%。1998 年 1 月，我国北部地区出现乙型流感爆发流行，到 2000 年，分离到的病毒仍多数为乙型流感病毒。由于国际上几次大规模的流行都起源于东南亚地区及我国，因此无论是 WHO 还是欧美等国都密切关注这一地区的流感毒株变异，并依次制备相应的疫苗，以防止可能出现的流感新变异病毒在全球的大流行。

3. 临床特征　流感潜伏期 $1 \sim 3d$，最短 6h，最长 4d。

（1）典型流感：急起畏寒、高热、头痛、肌痛、乏力、纳差等全身中毒症状重，而呼吸道症状相对轻。体温可高达 39 $\sim$ 40℃，多在 $1 \sim 2d$ 达高峰，$3 \sim 4d$ 内热退，少数患者可有鼻塞、流涕、畏光、流泪等症状。咳嗽、咽干、咽痛也较常见。查体急性病容，鼻、咽部及结膜轻度充血。肺部可有干性啰音。一般病程 $3 \sim 7d$。退热后呼吸道症状反而加重，可持续 $3 \sim 4d$，但乏力可持续 $1 \sim 2$ 周。此型最常见。轻型患者发热不超过 39℃，症状较轻，病程 $2 \sim 3d$。

（2）流感病毒性肺炎：此型少见。主要发生于老年人、小儿、有基础病或使用免疫抑制剂的患者。发病初与典型流感相同，$1 \sim 2d$ 后症状迅速加重，高热、衰竭、烦躁、剧烈咳嗽、咯血性痰，继之出现呼吸困难、发绀。两肺满布湿性啰音，但无肺实变体征，X 线胸片检查显示两肺有散在分布的絮状或结节状阴影。痰培养无致病菌生长，但容易分离出流感病毒。抗菌药物治疗无效。本型病死率高，多在发病 5～10d 内死于呼吸循环衰竭。

（3）少见类型：胃肠型流感以吐泻为突出表现；脑型以惊厥、意识障碍及脑膜刺激征为特征；少数病例心电图示心肌炎改变或伴有心律失常。

4. 实验室检查

（1）血常规：白细胞计数减少，淋巴细胞相对增加。合并细菌感染时白细胞计数总数和中性粒细胞可增高。

（2）流感病毒抗原检测：免疫荧光染色（FIA）和酶免疫试验（EIA）检测流感病毒抗原快速、灵敏，有助于早期诊断。以患者鼻冲洗液中黏膜上皮细胞涂片检测。用单克隆抗体还能鉴定甲、乙型流感及甲型流感的 H_1、H_3 及非 H_1、H_3 亚型。

（3）病毒分离：取咽部含漱液或咽拭子作鸡胚接种或组织细胞培养分离病毒。

（4）血清学检查：主要用于回顾性诊断和流行病学调查。血凝抑制试验或补体结合试验测定发病 5d 内和发病 2～4 周血清中抗体。恢复期抗体效价升高 4 倍以上有诊断价值。

（5）分子生物学检测：采用患者呼吸道标本抽提病毒 RNA，再进行实时荧光定量反转录酶聚合酶联反应（RT－PCR）检测流感病毒基因，有助于早期诊断及治疗评价。

5. 诊断要点　流感流行季节，有流感疫区滞留史或过境史，或有与流感确诊病例接触史，并有典型临床症状者首先考虑本病。流感流行季节，短期内一个单位或地区出现较多的呼吸道感染病例，或医院门诊、急诊上呼吸道感染患者明显增加，则应考虑流感流行的可能。根据典型临床表现，诊断一般不难。首发病例、轻型病例及非流行期的散发病例则不易诊断。应进一步作有关的实验室检查，以尽快明确诊断。

本病应注意与普通感冒、其他上呼吸道病毒感染、急性细菌性扁桃体炎、脑膜炎球菌脑膜炎、钩端螺旋体病、支原体肺炎等相鉴别。

二、治疗原则和目标

1. 治疗原则　隔离患者，流行期间对公共场所加强通风和空气消毒。尽早应用抗流感病毒药物（起病 1～2d 内）治疗。加强支持治疗和预防并发症：休息，多饮水、注意营养，食易消化食物，儿童和老年人患者需密切观察，预防并发症，在明确继发细菌感染时应用抗生素。谨慎合理使用对症治疗药物：早期应用抗流感药物大多能有效改善症状，必要时可以联合应用缓解鼻黏膜充血药物、止咳祛痰药物。儿童忌用阿司匹林（或含阿司匹林成分药品）及其他水杨酸制剂。因为此类药物容易与流感的肝脏和神经系统产生并发症即雷耶综合征（Reye's syndrome）相关，偶可致死。

2. 治疗目标　典型和轻型流感一般预后良好，应该达到治愈目的，对于老年体弱，尤其伴有并发症的患者，在治疗原发病的同时应积极防治并发症，最大限度地减少病死率。

三、常规治疗方案

1. 一般治疗　早期发现、早期隔离患者是最重要的措施。呼吸道隔离 1 周至主要症状消失。宜卧床休息，多饮水，给予易消化的流质或半流质饮食，保持鼻咽和口腔卫生，补充维生素 C、维生素 B_1 等，预防并发症。

2. 对症治疗　主要用解热镇痛药及防止继发细菌感染等，但不宜使用含有阿司匹林的退热药物。尤其是年龄 <16 岁的患者。高热、食欲不佳、呕吐者应予静脉补液。

3. 病因治疗　发病初 1～2d 及时进行抗病毒治疗是流感病因治疗的关键措施，一旦错过有效时机，不应再使用抗病毒药物，非但无效，反而会增加病毒对药物的耐药率。目前抗病毒药物有两类，即离子通道 M2 阻滞剂和神经氨酸酶抑制剂。前者只对甲型流感病毒有效，治疗患者中约 30% 可分离到耐药毒株；而后者对甲、乙型流感病毒均有很好作用，且耐药发生率低。

（1）离子通道 M2 阻滞剂：甲型流感可在病程第 1～2d 用金刚烷胺（amantadine），成人 100mg/次，2 次/天，儿童每日 4～5mg/kg，分 3 次口服，疗程 5～7d。金刚烷胺可引起中枢神经系统和胃肠道不良反应。中枢神经系统不良反应有神经质、焦虑、注意力不集中和轻微头痛等，前者较后者发生率高；胃肠道反应主要表现为恶心、呕吐，一般较轻，停药后大多可迅速消失。

（2）神经氨酸酶抑制剂：目前有两个品种，即奥司他韦（oseltamivir，商品名达菲）和扎那米韦（zanarmvir）。我国目前只有奥司他韦被批准临床使用。成人 75mg/次，儿童 30～75mg/次，2 次/天，连服 5d，应在症状出现 2d 内开始用药。1 岁以下儿童不推荐使用。不良反应少，一般为恶心、呕吐等消化道症状，也有腹痛、头痛、头晕、失眠、咳嗽、乏力等不良反应的报道。

4. 继发细菌感染的治疗　根据细菌培养和药敏试验结果，选择敏感的抗菌药物治疗。

5. 中医学治疗流感的方法　中医学上有句话："正气存内，邪不可干"，认为若身体强健，便不受外邪（病毒）干扰。但这个理论不适用于流感。流感病毒感染后发病率高达 95%，是一种基本无视免疫力的病毒性疾病。中医学常使用的感冒药物如板蓝根和小柴胡等，均不具备对抗病毒（而不是细菌）的功能。

四、并发症及其治疗

流感并发症多为并发细菌感染所致，主要包括细菌性咽炎、鼻窦炎、气管炎、支气管炎、肺炎等，另外，还可发生流感雷耶综合征、中毒性休克等。

1. 细菌性咽炎　以化脓性链球菌、葡萄球菌和肺炎链球菌为主。有严重的咽痛、吞咽痛和发热，也可以出现头痛、寒战和腹痛。咽黏膜呈火红色，上面有斑点。扁桃体上有灰黄色分泌物，同时可以看到咽后壁上的淋巴滤泡，常有明显的腭垂水肿。可以触到增大柔软的颈部结节及血白细胞计数增高。化脓性链球菌产生的红细胞毒素导致猩红热样红斑皮疹，随后脱皮。舌头发红（草莓舌）。近期有报道称化脓性链球菌造成的非侵袭性咽炎可能是链球菌中毒性休克综合征的原因。C 族和 G 族链球菌感染的病例常来自于食物（牛奶、鸡蛋沙拉等）的传播（参照细菌性炎治疗方案）。

2. 鼻窦炎　以上颌窦炎最常见，筛窦炎次之，额窦炎、蝶窦炎较少见。从临床表现上不可能将病毒性鼻窦炎（VRS）与急性社区获得性细菌性鼻窦炎（acute ACABS）分开，都有喷嚏、流涕、鼻塞、面部压迫感和头痛，嗅觉可以减退。体温可达 38℃ 或更高。脓性或有色鼻涕一般认为是 ACABS 的特征。蝶窦细菌感染的患者有严重的额、颞部或后眼眶痛，或放散到枕部区域并有第Ⅲ或第Ⅴ对脑神经的上颌骨皮区感觉减退或过敏，出现昏睡，可以出现空洞窦或皮层静脉血栓。参照鼻窦炎治疗方案。

3. 气管炎　流感并发气管炎主要表现为：

（1）咳嗽：支气管黏膜充血、水肿或分泌物积聚于支气管腔内均可引起咳嗽。咳嗽严重程度视病情而定，一般晨间咳嗽较重，白天比较轻，晚间睡前有阵咳或排痰。

（2）咳痰：由于夜间睡眠后管腔内蓄积痰液，加以副交感神经相对兴奋，支气管分泌物增加。因此，起床后或体位变动引起刺激排痰，常以清晨排痰较多，痰液一般为白色黏液或浆液泡沫性，偶可带血，若有严重而反复咯血，提示严重的肺部疾病，如肿瘤。急性发作伴有细菌感染时，则变为黏液脓性，咳嗽和痰量亦随之增加。

（3）喘息或气急：喘息性慢支有支气管痉挛，可引起喘息，常伴有哮鸣音。早期无气急现象。反复发作数年，并发阻塞性肺气肿时，可伴有轻重程度不等的气急，先有劳动或活动后气喘，严重时动则喘甚，生活难以自理，总之，咳、痰、喘为慢支的主要症状，并按其类型、病期及有无并发症，临床可有不同表现。

4. 支气管炎　流感患者出现咳嗽通常说明已患支气管炎。流感发病第 3 天可有70% 的患者出现咳嗽。吸入冷空气、起身或躺下时，咳嗽加剧，有时终日咳嗽，如有支气管痉挛时，可出现哮鸣和气急，甚至演变为成人发作性哮喘（adult - onset asthma）。起初无痰或痰不易咳出，1～2d 之后便有少量黏痰，随后痰量逐渐增多，由黏液样转为黏液脓性，脓性痰提示已混有细菌感染。剧烈咳嗽导致胸骨后疼痛及呕吐。体检可发现干性或湿性啰音及哮鸣音。外周血白细胞计数正常，继发性细菌感染时白细胞总数和中性粒细胞比例均升高。胸部X 线检查也无异常。参照支气管炎治疗方案。

5. 肺炎　流感并发肺炎者，主要表现为：①呼吸系统症状：如咳嗽、咳痰、呼吸困难及胸痛等；②全身症状：如发热、疲劳、多汗、头痛、恶心及肌肉酸痛。在老年人临床表现可不典型。支原体肺炎多见于青年人，老年人患支原体肺炎病情较重，常常需要住院治疗。革兰阴性杆菌肺炎老年人多见。X 线检查可见肺部炎性浸润。参照肺炎治疗方案。

6. 雷－耶综合征　为甲型和乙型流感的肝脏、中枢神经系统并发症。主要发生于2～16岁患者，成人罕见。因与流感有关，故有时可呈暴发流行。雷耶综合征的临床表现为：在流感高热消退数日后，出现恶心、呕吐，继而出现嗜睡昏迷、惊厥等神经系统症状，脑脊液压力升高，细胞数正常，脑脊液中可检出流感病毒 RNA；肝脏肿大，无黄疸，肝功能轻度损害、血氨升高。病例基础为脑水肿和缺氧性神经细胞退行性病变，肝细胞脂肪变性。雷耶综合征病因不明，目前认为可能与服用阿司匹林有关。

7. 其他并发症　少数患者可能发生肌炎，儿童多见，表现为腓肠肌和比目鱼肌的疼痛和压痛，可发生下肢抽搐，严重者影响行走。乙型流感病毒较甲型更易发生这一并发症。血清肌酸激酶可短暂升高，3～4d 后可完全康复。极少数患者可出现肌红蛋白尿和肾衰竭，也有出现心肌损害者，表现为心电图异常、心律失常、心肌酶升高等，还可有心包炎。参照相关治疗。

五、预防

1. 做好疫情监测　各国国内要加强疫情观察和病毒的分离鉴定。各基层卫生单位发现门诊上呼吸道感染病人数连续上升3d 或一户发现多例患者时，应立即报告防疫站及时进行调查和病毒分离。全球流感监测的基本目的是掌握各国流感流行情况及病毒亚型的分布情况；从新暴发流行中分离病毒并提供疫苗生产。世界卫生组织总部每周公布流感的部分疫情，每年2 月提出下一年度流感疫苗毒株选择的建议。

2. 隔离患者　阻断传播途径。流感患者就地隔离，及时治疗，患者用具严格消毒。公共场所应加强通风和空气消毒。必要时停止一切大型集会和文娱活动。

3. 疫苗

（1）灭活疫苗：适用于老年人，婴幼儿，孕妇，慢性心、肺疾病、免疫功能低下及长期服用水杨酸类药物者。基础免疫应接种两次，每次 1ml，儿童每次 0.5ml，于秋冬皮下注射，间隔 6~8 周。每年应加强免疫 1 次。保护率可达 80%。不良反应小。

（2）减毒活疫苗：适用于健康人。青少年及医务人员、保育员、交通运输人员等易传播人群是优先接种的对象。保护率与灭活疫苗相似。鼻腔内喷雾，每侧 0.25ml，可出现轻度发热和轻度上呼吸道感染症状。

目前，各国正尝试应用基因工程技术防治流感。日本制备了与流感病毒 RNA 相对应的人工 RNA，把它包裹在类似细胞膜的脂质膜胶囊中，注射到患者体内。脂质膜胶囊一接触到感染了流感病毒的人体细胞，就将人工 RNA 释放出去，并与病毒 RNA 结合，使它不能很快与人体细胞中的遗传物质结合，从而延缓了病毒的增殖过程。

4. 药物预防

（1）M2 受体阻滞剂：金刚烷胺和金刚乙胺可抑制流感病毒进入呼吸道上皮细胞，每日 0.2g，分 2 次日服，连用 7~10d 可减少流感发病率。不良反应有兴奋、眩晕、共济失调、幻觉等，但发生率低，停药后消失。动脉硬化症患者、有中枢神经系统疾病者慎用。孕妇、哺乳妇女及癫痫患者禁用。流感病毒对此类药物极易产生耐药性。

（2）神经氨酸酶抑制剂：盐酸奥司他韦，75mg，2 次/天，持续服用超过 6 周以避过流感传播期；另外，扎那米韦在发病前鼻内给药，预防感染的有效率达 82%，可在流行期间试用于健康人群。

六、预后

典型和轻型流感一般预后良好，但对于老年体弱的患者，尤其是有并发症者，仍有可能导致严重后果，应予以重视。老年人如发生肺炎型流感或继发细菌感染，容易并发呼吸衰竭和心力衰竭而死亡。中毒型流感症状严重，病死率高。罕见的暴发性出血性流感、急性肺水肿和雷耶综合征是流感死亡的主要原因。

（马建平）

参考文献

［1］蔡柏蔷，李龙芸，协和呼吸病学．第 2 版．北京：中国协和医科大学出版社．2011.

［2］吴艳玲，丛黎明．手足口病新进展．北京：人民军医出版社，2015.

［3］张海陵，急症传染病学．北京：人民军医出版社，2009.

［4］翁心华，潘孝章，王岱明，等．现代感染病学．上海：上海医科大学出版社，2008.

第六章

椎管内神经阻滞

第一节　蛛网膜下腔神经阻滞

蛛网膜下腔神经阻滞系把局麻药注入蛛网膜下腔，使脊神经根、背根神经节及脊髓表面部分产生不同程度的阻滞，常简称为脊麻。脊麻至今有近百年历史，大量的临床实践证明，只要病例选择得当，用药合理，操作准确，脊麻不失为一简单易行、行之有效的麻醉方法，对于下肢及下腹部手术尤为可取。

一、适应证和禁忌证

一种麻醉方法的适应证和禁忌证都存在相对性，蛛网膜下腔神经阻滞也不例外。在选用时，除参考其固有的适应证与禁忌证外，还应根据麻醉医师自己的技术水平、患者的全身情况及手术要求等条件来决定。

（一）适应证

1. 下腹部手术　如阑尾切除术、疝修补术。

2. 肛门及会阴部手术　如痔切除术、肛瘘切除术、直肠息肉摘除术、前庭大腺囊肿摘除术、阴茎及睾丸切除术等。

3. 盆腔手术　包括一些妇产科及泌尿外科手术，如子宫及附件切除术、膀胱手术、下尿道手术及开放性前列腺切除术等。

4. 下肢手术　包括下肢骨、血管、截肢及皮肤移植手术，止痛效果可比硬膜外神经阻滞更完全，且可避免止血带不适。

（二）禁忌证

1. 精神病、严重神经官能症以及小儿等不能合作的患者。

2. 严重低血容量的患者　此类患者在脊麻发生作用后，可能发生血压骤降甚至心搏骤停，故术前访视患者时，应切实重视失血、脱水及营养不良等有关情况，特别应衡量血容量状态，并仔细检查，以防意外。

3. 止血功能异常的患者　止血功能异常者包括血小板数量与质量异常以及凝血功能异常等，穿刺部位易出血，可导致血肿形成及蛛网膜下腔出血，重者可致截瘫。

4. 穿刺部位有感染的患者　穿刺部位有炎症或感染者，脊麻有可能将致病菌带入蛛网膜下腔引起急性脑脊膜炎的危险。

5. 中枢神经系统疾病，特别是脊髓或脊神经根病变者，麻醉后有可能后遗长期麻痹，疑有颅内高压患者也应列为禁忌。

6. 脊椎外伤或有严重腰背痛病史以及不明原因脊神经压迫症状者，禁用脊麻。脊椎畸形者，解剖结构异常，也应慎用脊麻。

7. 全身感染的患者慎用脊麻。

二、蛛网膜下腔神经阻滞穿刺技术

（一）穿刺前准备

1. 急救准备　在穿刺前备好急救设备和物品（麻醉机和氧气、气管插管用品等），以及药物（如麻黄碱和阿托品等）。

2. 麻醉前用药　用量不宜过大，应让患者保持清醒状态，以利于进行阻滞平面的调节。可于麻醉前 1h 肌肉注射苯巴比妥钠 0.1g（成人量），阿托品或东莨菪碱可不用或少用。除非患者术前疼痛难忍，麻醉前不必使用吗啡或哌替啶等镇痛药。氯丙嗪或氟哌利多等药不宜应用，以免导致患者意识模糊和血压剧降。

3. 无菌　蛛网膜下腔穿刺必须执行严格的无菌原则。所有的物品在使用前必须进行检查。

4. 穿刺点选择　为避免损伤脊髓，成人穿刺点应选择不高于 $L_{2\sim3}$，小儿应选择在 $L_{4\sim5}$。

5. 麻醉用具　穿刺针主要有两类：一类是尖端呈斜口状，可切断硬膜进入蛛网膜下腔，如 Quincke 针；另一类尖端呈笔尖式，可推开硬膜进入蛛网膜下腔，如 Sprotte 针和 Whitacre 针。应选择尽可能细的穿刺针，24～25G 较为理想，可减少穿刺后头痛的发生率。笔尖式细穿刺针已在临床上广泛应用，使腰麻后头痛的发生率大大降低。

（二）穿刺体位

蛛网膜下腔穿刺体位，一般可取侧卧位或坐位，以前者最常用（图 6-1）。

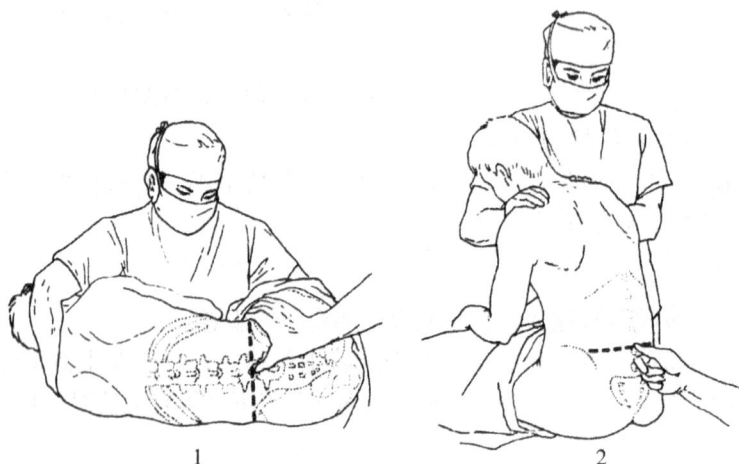

图 6-1　脊麻穿刺体位
1. 侧卧位；2. 坐位

1. 侧卧位　侧卧位时应注意脊柱的轴线是否水平。女性的髋部常比双肩宽，侧卧位时脊柱水平常倾向于头低位。男性相反。因此应该通过调节手术床使脊柱保持水平。取左侧或右侧卧位，两手抱膝，大腿贴近腹壁。头尽量向胸部屈曲，使腰背部向舌弓成弧形，以使棘突间隙张开，便于穿刺。背部与床面垂直，平齐手术台边沿。采用重比重液时，手术侧置于下方；采用轻比重液时，手术侧置于上方。

2. 坐位　臀部与手术台边沿相齐，两足踏于凳上，两手置膝，头下垂，使腰背部向后弓出。这种体位需有助手协助，以扶持患者保持体位不变。如果患者于坐位下出现头晕或血压变化等症状，应立即改为平卧，经处理后改用侧卧位穿刺。鞍区麻醉一般需要取坐位。

（三）穿刺部位和消毒范围

成人蛛网膜下腔常选用腰$_{2~3}$或腰$_{3~4}$棘突间隙，此处的蛛网膜下腔较宽，脊髓于此也已形成终丝，故无伤及脊髓之虞。确定穿刺点的方法是：取两侧髂嵴的最高点作连线，与脊柱相交处，即为第4腰椎或腰$_{3~4}$棘突间隙。如果该间隙较窄，可上移或下移一个间隙作穿刺点。穿刺前须严格消毒皮肤，消毒范围应上至肩胛下角，下至尾椎，两侧至腋后线。消毒后穿刺点处需铺孔巾或无菌单。

（四）穿刺方法

穿刺点可用1%~2%利多卡因作皮内、皮下和棘间韧带逐层浸润。常用的蛛网膜下腔穿刺术有以下两种。

1. 直入法　用左手拇、示两指固定穿刺点皮肤。将穿刺针在棘突间隙中点，与患者背部垂直，针尖稍向头侧作缓慢刺入，并仔细体会针尖处的阻力变化。当针穿过黄韧带时，有阻力突然消失"落空"感觉，继续推进常有第二个"落空"感觉，提示已穿破硬膜与蛛网膜而进入蛛网膜下腔。如果进针较快，常将黄韧带和硬膜一并刺穿，则往往只有一次"落空"感觉。这种"落空感"在老年患者常不明显。

2. 旁入法　于棘突间隙中点旁开1.5cm处作局部浸润。穿刺针与皮肤约成75°对准棘间孔刺入，经黄韧带及硬脊膜而达蛛网膜下腔。本法可避开棘上及棘间韧带，特别适用于韧带钙化的老年患者或脊椎畸形或棘突间隙不清楚的肥胖患者。

针尖进入蛛网膜下腔后，拔出针芯即有脑脊液流出，如未见流出可旋转针干180°或用注射器缓慢抽吸。经上述处理仍无脑脊液流出者，应重新穿刺。穿刺时如遇骨质，应改变进针方向，避免损伤骨质。经3~5次穿刺而仍未能成功者，应改换间隙另行穿刺。

三、常用药物

（一）局麻药

蛛网膜下腔神经阻滞较常用的局麻药有普鲁卡因、丁卡因、丁哌卡因和罗哌卡因。其作用时间取决于脂溶性及蛋白结合力。短时间的手术可选择普鲁卡因，而长时间的手术（膝或髋关节置换术及下肢血管手术）可用丁哌卡因、丁卡因及罗哌卡因。普鲁卡因成人用量为100~150mg，常用浓度为5%，麻醉起效时间为1~5分钟，维持时间仅45~90分钟。丁哌卡因常用剂量为8~12mg，最多不超过20mg，一般用0.5%~0.75%浓度，起效时间需5~10分钟，可维持2~2.5小时。丁卡因常用剂量为10~15mg，常用浓度为0.33%，起效缓慢，需5~20分钟，麻醉平面有时不易控制，维持时间2~3小时，丁卡因容易被弱碱中和沉淀，使麻醉作用减弱，须注意。罗哌卡因常用剂量为5~10mg，常用浓度为0.375%~0.5%，多采用盐酸罗哌卡因，甲磺酸罗哌卡因用于脊麻的安全性尚有待进一步证实，故而不推荐使用。

（二）血管收缩药

血管收缩药可减少局麻药血管吸收，使更多的局麻药物浸润至神经中，从而使麻醉时间延长。常用的血管收缩药有麻黄碱、肾上腺素及去氧肾上腺素（新福林）。常用麻黄碱（1：1 000）200~500μg（0.2~0.5ml）或新福林（1：100）2~5mg（0.2~0.5ml）加入局麻药中。但目前认为，血管收缩药能否延长局麻药的作用时间与局麻药的种类有关。丁卡因可使脊髓及硬膜外血管扩张、血流增加，将血管收缩药加入至丁卡因中，可使已经扩张的血管收缩，因而能延长作用时间；而丁哌卡因和罗哌卡因使脊髓及硬膜外血管收缩，药液中加入血管收缩药并不能延长其作用时间。麻黄碱、新福林作用于脊髓背根神经元α受体，也有一定的镇痛作用，与其延长麻醉作用时间也有关。因为剂量小，不会引起脊髓缺血，故血管收缩药被常规推荐加入局麻药中。

（三）药物的配制

除了血管收缩药外，尚可加入一些溶剂，以配成重比重液、等比重液或轻比重液以利药物的弥散和分布。重比重液其比重大于脑脊液，容易下沉，向尾侧扩散，常通过加5%葡萄糖溶液实现，重比重液是临床上常用的脊麻液。轻比重液其比重小于脑脊液，但由于轻比重液可能导致阻滞平面过高，目前已很少采用。5%普鲁卡因重比重液配制方法为：普鲁卡因150mg溶解于5%葡萄糖液2.7ml，再加0.1%肾上腺素0.3ml。丁卡因重比重液常用1%丁卡因、10%葡萄糖液及3%麻黄碱各1ml配制而成。丁哌卡因重比重液取0.5%丁哌卡因2ml或0.75%丁哌卡因2ml，加10%葡萄糖0.8ml及0.1%肾上腺素0.2ml配制而成。

四、影响阻滞平面的因素

阻滞平面是指皮肤感觉消失的界限。麻醉药注入蛛网膜下腔后，须在短时间内主动调节和控制麻醉平面达到手术所需的范围，且又要避免平面过高。这不仅关系到麻醉成败，且与患者安危有密切关系，是蛛网膜下腔神经阻滞操作技术中最重要的环节。

许多因素影响蛛网膜下腔神经阻滞平面（表6-1），其中最重要的因素是局麻药的剂量及比重、椎管的形状以及注药时患者的体位。患者体位和局麻药的比重是调节麻醉平面的两个主要因素，局麻药注入脑脊液中后，重比重液向低处移动，轻比重液向高处移动，等比重液即停留在注药点附近。所以坐位注药时，轻比重液易向头侧扩散，使阻滞平面过高；而侧卧位手术时（如全髋置换术），选用轻比重液可为非下垂侧提供良好的麻醉。但是体位的影响主要在5~10分钟内起作用，超过此时限，药物已与脊神经充分结合，体位调节的作用就会消失。脊椎的四个生理弯曲在仰卧位时，腰$_3$最高，胸$_6$最低（图6-2），如果经腰$_{2-3}$间隙穿刺注药，患者转为仰卧后，药物将沿着脊柱的坡度向胸段移动，使麻醉平面偏高；如果在腰$_{3-4}$或腰$_{4-5}$间隙穿刺，患者仰卧后，大部药液向骶段方向移动，骶部及下肢麻醉较好，麻醉平面偏低。因此腹部手术时，穿刺点宜选用腰$_{2-3}$间隙；下肢或会阴肛门手术时，穿刺点不宜超过腰$_{3-4}$间隙。一般而言，注药的速度愈快，麻醉范围愈广；相反，注药速度愈慢，药物愈集中，麻醉范围愈小（尤其是低比重液）。一般以每5s注入1ml药物为适宜。穿刺针斜口方向（Whiteacare 针）对麻醉药的扩散和平面的调节有一定影响，斜口方向向头侧，麻醉平面易升高；反之，麻醉平面不宜过多上升。局麻药的剂量对阻滞平面影响不大，Lambert（1989）观察仰卧位时应用不同剂量的局麻药，由于重比重液的下沉作用，均能达到相同的阻滞平面，但低剂量的阻滞强度和作用时间都低于高剂量组。

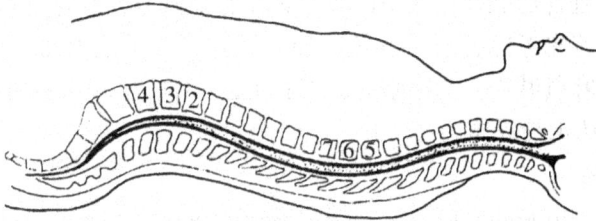

图 6-2　脊柱的生理弯曲与药物移动的关系

表 6-1　影响蛛网膜下腔神经阻滞平面的因素

一、患者情况	抽液加药注射
年龄	三、脑脊液因素
身高	脑脊液组成
体重	循环
性别	容量
腹内压	压力
脊柱的解剖结构	密度
体位	四、局麻药因素
二、穿刺技术	局麻药比重
穿刺点	局麻药体积
针头方向	局麻药浓度
斜面方向	局麻药注入量
注射速度	辅助用的血管收缩药

具体实际操作中，有人建议以腰$_1$阻滞平面为界：阻滞平面在腰$_1$以上，应选择重比重液，因这些患者转为水平仰卧位时，由于重力作用局麻药下沉到较低的胸段（胸$_6$），可达满意的阻滞效果；而需阻滞腰$_1$以下平面，可选用等比重液，因局麻药停留在注药部位，使阻滞平面不致过高。在确定阻滞平面时，除了阻滞支配手术部位的皮区神经外，尚需阻滞支配手术的内脏器官的神经，如全子宫切除术，阻滞手术部位皮区的神经达胸$_{12}$即可，但阻滞支配子宫的神经需达胸$_{11}$、胸$_{10}$，而且术中常发生牵拉反射，要阻滞该反射，阻滞平面需达胸$_6$，所以术中阻滞平面达胸$_6$，方能减轻患者的不适反应。

五、麻醉中的管理

蛛网膜下腔神经阻滞后，可能引起一系列生理扰乱，其程度与阻滞平面有密切关系。平面愈高，扰乱愈明显。因此，需切实注意平面的调节，密切观察病情变化，并及时处理。

（一）血压下降和心率缓慢

蛛网膜下腔神经阻滞平面超过胸$_4$后，常出现血压下降，多数于注药后 15～30 分钟发生，同时伴心率缓慢，严重者可因脑供血不足而出现恶心呕吐、面色苍白、躁动不安等症状。这类血压下降主要是由于交感神经节前神经纤维被阻滞，使小动脉扩张，周围阻力下降，加之血液淤积于周围血管系，静脉回心血量减少，心排血量下降而造成。心率缓慢是由于交感神经部分被阻滞，迷走神经呈相对亢进所致。血压下降的程度，主要取决于阻滞平面的高低，但与患者心血管功能代偿状态以及是否伴有高血压、血容量不足或酸中毒等情况有密切关系。处理上应首先考虑补充血容量，如果无效可给予适量血管活性药物（苯肾上腺素、去甲肾上腺素或麻黄碱等），直到血压回升为止。对心率缓慢者可考虑静脉注射阿托品0.25~0.3mg以降低迷走神经张力。

（二）呼吸抑制

因胸段脊神经阻滞引起肋间肌麻痹，可出现呼吸抑制，表现为胸式呼吸微弱，腹式呼吸增强，严重时患者潮气量减少，咳嗽无力，不能发声，甚至发绀，应迅速有效吸氧。如果发生全脊麻而引起呼吸停止、血压骤降或心搏骤停，应立即施行气管内插管人工呼吸、维持循环等措施进行抢救。

（三）恶心呕吐

主要诱因包括：①血压骤降，脑供血骤减，兴奋呕吐中枢；②迷走神经功能亢进，胃肠蠕动增加；③手术牵引内脏。一旦出现恶心呕吐，应检查是否有麻醉平面过高及血压下降，并采取相应措施；或暂停手术以减少迷走刺激；或施行内脏神经阻滞，一般多能收到良好效果。若仍不能制止呕吐，可考虑使用异丙嗪或氟哌利多等药物镇吐。

六、连续蛛网膜下腔神经阻滞

连续蛛网膜下腔神经阻滞现已少有。美国食品监督管理局（FDA）于1992年停止了连续硬膜外导管在蛛网膜下腔神经阻滞中的临床应用。

（周　旭）

第二节　硬膜外间隙神经阻滞

将局麻药注入硬脊膜外间隙，阻滞脊神经根，使其支配的区域产生暂时性麻痹，称为硬膜外间隙神经阻滞，简称为硬膜外神经阻滞。

硬膜外神经阻滞有单次法和连续法两种。单次法系穿刺后将预定的局麻药全部陆续注入硬膜外间隙以产生麻醉作用。此法缺乏可控性，易发生严重并发症，故已罕用。连续法是在单次法基础上发展而来，通过穿刺针，在硬膜外间隙留置一导管，根据病情、手术范围和时间，分次给药，使麻醉时间得以延长，并发症明显减少。连续硬膜外神经阻滞已成为临床上常用的麻醉方法之一。

根据脊神经阻滞部位不同，可将硬膜外神经阻滞分为高位、中位、低位及骶管阻滞。

一、适应证及禁忌证

（一）适应证

1. 外科手术　因硬膜外穿刺上至颈段、下至腰段，通过给药可阻滞这些脊神经所支配的相应区域，所以理论上讲，硬膜外神经阻滞可用于除头部以外的任何手术。但从安全角度考虑，硬膜外神经阻滞主要用于腹部及其以下部位的手术，包括泌尿、妇产及下肢手术。颈部、上肢及胸部虽可应用，但管理困难。此外，凡适用于蛛网膜下腔神经阻滞的手术，同样可采用硬膜外神经阻滞麻醉。

2. 镇痛　包括产科镇痛、术后镇痛及一些慢性疼痛的镇痛常用硬膜外阻滞。硬膜外神经阻滞是分娩镇痛最有效的方法，通过腰部硬膜外神经阻滞，可阻滞支配子宫的交感神经，从而减轻宫缩疼痛；通过调节局麻药浓度或加入阿片类药物，可调控阻滞强度（尤其是运动神经）；而且不影响产程的进行；即便要行剖宫产或行产钳辅助分娩，也可通过调节局麻药的剂量和容量来达到所需的阻滞平面；对于有妊娠高血压的患者，硬膜外神经阻滞尚可帮助调控血压。硬膜外联合应用局麻药和阿片药，可产生最好的镇痛作用及最少的并发症，是术后镇痛的常用方法。硬膜外给予破坏神经药物，可有效缓解癌症疼痛。硬膜外应用局麻药及激素，可治疗慢性背痛，但其长远的效果尚不确切。

（二）禁忌证

蛛网膜下腔神经阻滞的禁忌证适用于硬膜外腔神经阻滞。

二、穿刺技术

（一）穿刺前准备

硬膜外神经阻滞的局麻药用量较大，为预防中毒反应，麻醉前可给予巴比妥类或苯二氮䓬类药物；对阻滞平面高、范围大或迷走神经兴奋型患者，可同时加用阿托品，以防心率减慢，术前有剧烈疼痛者可适量使用镇痛药。

硬膜外穿刺用具包括：连续硬膜外穿刺针（一般为 Tuohey 针）及硬膜外导管各一根，15G 粗注射针头一枚（供穿刺皮肤用）、内径小的玻璃接管一个以观察硬膜外负压、5ml 和 20ml 注射器各一副、50ml 的药杯两只以盛局麻药和无菌注射用水、无菌单两块、纱布钳一把、纱布及棉球数个，以上物品用包扎布包好，进行高压蒸气灭菌。目前，硬膜外穿刺包多为一次性使用。此外，为了防治全脊麻，须备好气管插管设备，给氧设备及其他急救用品。

（二）穿刺体位及穿刺部位

穿刺体位有侧卧位及坐位两种，临床上主要采用侧卧位，具体要求与蛛网膜阻滞法相同。穿刺点应根据手术部位选定，一般取支配手术范围中央的相应棘突间隙。通常上肢穿刺点在胸$_{3\sim4}$棘突间隙，上腹部手术在胸$_{8\sim10}$棘突间隙，中腹部手术在胸$_{9\sim11}$棘突间隙，下腹部手术在胸$_{12}$至腰$_2$棘突间隙，下肢手术在腰$_{3\sim4}$棘突间隙，会阴部手术在腰$_{4\sim5}$间隙，也可用骶管麻醉。确定棘突间隙，一般参考体表解剖标志。如颈部明显突出的棘突为颈$_7$棘突；两侧肩胛冈连线交于胸$_3$棘突；两侧肩胛下角连线交于胸$_7$棘突；两侧髂嵴最高点连线交于腰$_4$棘突或腰$_{3\sim4}$棘突间隙。

（三）穿刺方法及置管

硬膜外间隙穿刺术有直入法和旁入法两种。颈椎、胸椎上段及腰椎的棘突相互平行，多主张用直入法；胸椎的中下段棘突呈叠瓦状，间隙狭窄，穿刺困难时可用旁入法。老年人棘上韧带钙化、脊柱弯曲受限制者，一般宜用旁入法。直入法、旁入法的穿刺手法同蛛网膜下腔神经阻滞的穿刺手法，针尖所经的组织层次也与脊麻时相同，如穿透黄韧带有阻力骤失感，即提示已进入硬膜外间隙。

穿刺针穿透黄韧带后，根据阻力的突然消失、推注无菌注射用水或盐水无阻力、负压的出现以及无脑脊液流出等现象，即可判断穿刺针已进入硬膜外间隙。临床上一般穿刺到黄韧带时，阻力增大有韧感，此时可将针芯取下，用一内含约 2ml 无菌注射用水或盐水和一个小气泡（约 0.25ml）的 3~5ml 玻璃注射器与穿刺针衔接，当推动注射器芯时即感到有弹回的阻力感（图 6-3）且小气泡受压缩小，此后边进针边推动注射器芯试探阻力，一旦突破黄韧带则阻力消失，犹如 "落空感"，同时注液毫无阻力，表示针尖已进入硬膜外间隙。临床上也可用负压法来判断硬膜外间隙，即抵达黄韧带后，拔出针芯，于针尾置一滴液体（悬滴法）或于针尾置一盛有液体的玻璃接管（玻管法），当针尖穿透黄韧带而进入硬膜外间隙时，悬滴（或管内液体）被吸入，这种负压现象于颈胸段穿刺时比腰段更为明显。除上述两项指标外，临床上还有多种辅助试验方法用以确定硬膜外间隙，包括抽吸试验（硬膜外间隙抽吸无脑脊液）、正压气囊试验（正压气囊进入硬膜外间隙而塌陷）及置管试验（在硬膜外间隙置管无阻力）。试验用药也可初步判断是否在硬膜外间隙。

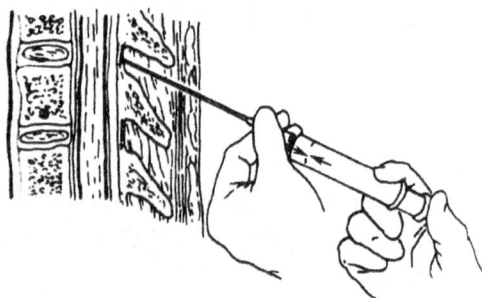

图 6-3　用注射器试探阻力

确定针尖已进入硬膜外间隙后，即可经针蒂插入硬膜外导管。插管前应先测量皮肤至硬膜外间隙的距离，然后即行置管，导管再进入硬膜外腔 4~6cm，然后边拔针边固定导管，直至将针退出皮肤，在拔针过程中不要随意改变针尖的斜口方向，并切忌后退导管以防斜口割断导管。针拔出后，调整导管在硬膜外的长度，使保留在硬膜外的导管长度在 2~3cm；如需要术后镇痛或产科镇痛时，该硬膜外导管长度可为 4~6cm。然后在导管尾端接上注射器，注入少许生理盐水，如无阻力，并回吸无血或脑脊液，即可固定导管。置管过程中如患者出现肢体异感或弹跳，提示导管已偏于一侧而刺激脊神经根，为避免脊神经损害，应将穿刺针与导管一并拔出，重新穿刺置管。如需将导管退出重插时，须将导管与穿刺针一并拔出。如导管内有全血流出，经冲洗无效后，应考虑另换间隙穿刺。

（四）硬膜外腔用药

用于硬膜外神经阻滞的局麻药应该具备弥散性强、穿透性强、毒性小，且起效时间短、维持时间长等特点。目前常用的局麻药有利多卡因、丁卡因、丁哌卡因和罗哌卡因等。利多卡因起效快，5~10 分钟即可发挥作用，在组织内浸透扩散能力强，所以阻滞完善，效果好，常用 1%~2% 浓度，作用持续时间为 1.5 小时，成年人一次最大用量为 400mg。丁卡因常用浓度为 0.25%~0.33%，10~15 分钟起效，维持时间达 3~4 小时，一次最大用量为 60mg。丁哌卡因常用浓度为 0.5%~0.75%，4~10 分钟起效，可维持 4~6 小时，但肌肉松弛效果只有 0.75% 溶液才满意。

罗哌卡因是第一个纯镜像体长效酰胺类局麻药。等浓度的罗哌卡因和丁哌卡因用于硬膜外神经阻滞所产生的感觉神经阻滞近似，而对运动神经的阻滞前者则不仅起效慢、强度差且有效时间也短。所以在外科手术时为了增强对运动神经的阻滞作用，可将其浓度提高到1%，总剂量可用至 150~200mg，10~20 分钟起效，持续时间为 4~6 小时。鉴于罗哌卡因的这种明显的感觉 - 运动阻滞分离特点，临床上常用罗哌卡因硬膜外神经阻滞作术后镇痛及无痛分娩。常用浓度为 0.2%，总剂量可用至 12~28mg/h。

氯普鲁卡因属于酯类局部麻醉药，是一种相对较安全的局部麻醉药，应用于硬膜外腔阻滞常用浓度为 2%~3%。其最大剂量在不加入肾上腺素时为 11mg/kg，总剂量不超过800mg；加入肾上腺素时为 14mg/kg，总剂量不超过 1 000mg。

左旋丁哌卡因属于酰胺类局部麻醉药，作用时间长。应用于硬膜外的浓度为 0.5%~0.75%，最大剂量为 150mg。

局麻药中可加用肾上腺素，以减慢其吸收，延长作用时间。肾上腺素的浓度，应以达到局部轻度血管收缩而无明显全身反应为原则。一般浓度为 1 : 200 000~400 000，如20ml 药液中可加 0.1% 肾上腺素 0.1ml，高血压患者应酌减。

决定硬膜外神经阻滞范围的最主要因素是药物的容量，而决定阻滞强度及作用持续时间的主要因素则是药物的浓度。根据穿刺部位和手术要求的不同，应对局麻药的浓度作不同的选择。以丁哌卡因为例，用于颈胸部手术，以 0.25% 为宜，浓度过高可引起膈肌麻痹；用于腹部手术，为达到腹肌松弛要求，常需用 0.75% 浓度。此外，浓度的选择与患者全身情况有关，健壮患者所需的浓度宜偏高，虚弱或年老患者，浓度要偏低。

为了取长补短，临床上常将长效和短效局麻配成混合液，以达到起效快而维持时间长的目的，常用的配伍是 1% 利多卡因和 0.15% 丁卡因混合液，可加肾上腺素 1 : 200 000。

穿刺置管成功后，即应注入试验剂量如利多卡因 40~60mg，或丁哌卡因或罗哌卡因8~10mg，目的在于排除误入蛛网膜下腔的可能；此外，从试验剂量所出现的阻滞范围及血压波动幅度，可了解患者对药物的耐受性以指导继续用药的剂量。观察 5~10 分钟后，如无蛛网膜下腔神经阻滞征象，可每隔 5 分钟注入 3~5ml 局麻药，直至阻滞范围满足手术要求为止；此时的用药总和即首次总量，也称初量，一般成年患者需 15~20ml。最后一次注药后 10~15 分钟，可追求初量的 20%~25%，以达到感觉阻滞平面不增加而阻滞效果加强的效果。之后每 40~60 分钟给予 5~10ml 或追加首次用量的 1/2~1/3，直至手术结束。

三、硬膜外神经阻滞的管理

（一）影响阻滞平面的因素

1. 药物容量和注射速度　容量愈大，阻滞范围愈广，反之，则阻滞范围窄。临床实践证明，快速注药对扩大阻滞范围的作用有限。

2. 导管的位置和方向　导管向头侧时，药物易向头侧扩散；向尾侧时，则可多向尾侧扩散 1~2 个节段，但仍以向头侧扩散为主。如果导管偏于一侧，可出现单侧麻醉，偶尔导管进入椎间孔，则只能阻滞数个脊神经根。

3. 患者的情况　婴幼儿、老年人硬膜外间隙小，用药量需减少。妊娠后期，由于下腔静脉受压，硬膜外间隙相对变小，药物容易扩散，用药量也需减少。某些病理因素，如脱水、血容量不足等，可加速药物扩散，用药应格外慎重。

（二）术中管理

硬膜外间隙注入局麻药 5~10 分钟内，在穿刺部位的上下各 2、3 节段的皮肤支配区可出现感觉迟钝；20 分钟内阻滞范围可扩大到所预期的范围，麻醉也趋完全。针刺皮肤测痛可得知阻滞的范围和效果。除感觉神经被阻滞外，交感神经、运动神经也被阻滞，由此可引起一系列生理扰乱。同脊麻一样，最常见的是血压下降、呼吸抑制和恶心呕吐。因此术中应注意麻醉平面，密切观察病情变化，及时进行处理。

四、骶管神经阻滞

骶管神经阻滞是经骶裂孔穿刺，注局麻药于骶管腔以阻滞骶脊神经，是硬膜外神经阻滞的一种方法，适用于直肠、肛门会阴部手术，也可用于婴幼儿及学龄前儿童的腹部手术。

骶裂孔和骶角是骶管穿刺点的重要解剖标志，其定位方法是：先摸清尾骨尖，沿中线向头端方向摸至约 4cm 处（成人），可触及一个有弹性的凹陷，即为骶裂孔，在孔的两旁可触到蚕豆大的骨质隆起，是为骶角。两骶角连线的中点，即为穿刺点（图 6-4）。髂后上棘连线在第二骶椎平面，是硬脊膜囊的终止部位，骶管穿刺针如果越过此连线，即有误入蛛网膜下腔而发生全脊麻的危险。

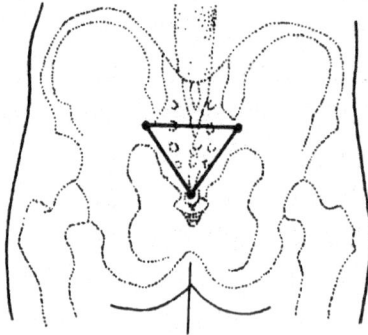

图 6-4 骶裂孔与髂后上棘的关系及硬膜囊终点的部位

骶管穿刺术：可取侧卧位或俯卧位。侧卧位时，腰背应尽量向后弓曲，双膝屈向腹部。俯卧位时，髋部需垫厚枕以抬高骨盆，暴露骶部。于骶裂孔中心作皮内小丘，将穿刺针垂直刺进皮肤，当刺到骶尾韧带时有弹韧感觉，稍作进针有阻力消失感觉。此时将针干向尾侧方向倾倒，与皮肤呈 30°~45°，顺势推进约 2cm，即可到达骶管腔。接上注射器，抽吸无脑脊液，注射带小气泡的生理盐水无阻力，也无皮肤隆起，证实针尖确在骶管腔内，即可注入试验剂量。观察无蛛网膜下腔神经阻滞现象后，可分次注入其余液。

骶管穿刺成功的关键，在于掌握好穿刺针的方向。如果针与皮肤角度过小，即针体过度放平，针尖可在骶管的后壁受阻；若角度过大，针尖常可触及骶管前壁。穿刺如遇骨质，不宜用暴力，应退针少许，调整针体倾斜度后再进针，以免引起剧痛和损伤骶管静脉丛。

骶管有丰富的静脉丛，除容易穿刺损伤出血外，对局麻药的吸收也快，故较易引起轻重不等的毒性反应。此外，当抽吸有较多回血时，应放弃骶管阻滞，改用腰部硬膜外神经阻滞。约有 20% 正常人的骶管呈解剖学异常，骶裂孔畸形或闭锁者占 10%，如发现有异常，不应选用骶管阻滞。鉴于传统的骶管阻滞法，针的方向不好准确把握，难免阻滞失败。近年来对国人的骶骨进行解剖学研究，发现自骶$_4$至骶$_2$均可裂开，故可采用较容易的穿刺方法，与腰部硬膜外神经阻滞法相同，在骶$_2$平面以下先摸清骶裂孔，穿刺针自中线垂直进针，易进入骶裂孔。改进的穿刺方法失败率减少，并发症发生率也降低。

（周　旭）

参考文献

［1］吴新民．麻醉学高级教程．北京：人民军医出版社，2015.

［2］姚尚龙．临床麻醉基本技术．北京：人民卫生出版社，2011.

［3］杭燕南．当代麻醉学．第二版．上海：上海兴界图书出版社，2011.

［4］（美）郎格内克（Longnecker, D. E.），等．范志毅主译．麻醉学（上、下册）．北京：科学出版社，2010.

第七章

重症监测技术

生理指标监测是 ICU 的重要功能之一。通过对病理生理异常的高危患者进行监测，有助于实现滴定式治疗并获得良好的预后。

第一节　心电监测

一、概述

持续心电监测可用于监测心率、判断心律失常及评价起搏器功能，并有助于发现心肌缺血及电解质紊乱。对有发生心律失常风险的患者，尤其是急性心脏梗死、创伤性心肌挫伤、心脏手术后以及既往有心律失常病史者应进行心电监测。对有出血风险、进行液体复苏的患者需监测心率。对有心脏冠脉基础病变，在创伤、其他疾病及手术等情况下具有心肌缺血风险的患者，应行心电图 ST 段监测。同时心电监测也可以用于判断某些电解质紊乱，如糖尿病酮症酸中毒治疗过程中出现的低钾血症等。

皮肤表面能够监测的心脏电位在 0.5～2.0mV。因为信号水平较低，所以心电监测系统必须具有较好的敏感性、增益及显示设备。通常在黏附电极中填充银－氯化银作为导电胶。应注意在放置黏附电极前需保持皮肤清洁与干燥，因为皮肤的颗粒层具有 $50\ 000\Omega/cm^3$ 的电阻，通过简单的清洁皮肤油渍及坏死细胞，可以将其降至 $10\ 000\Omega/cm^3$，而监测信号过低的问题通常可以通过清洁皮肤后重新放置电极得到解决。

合适的电极位置有助于获得干扰最小的心电监测信号。与常规监测相比，"改良的 II 导联"通过将肢导电极移向近心端，并越过肩关节放置于骨性突起处，可以减少因肌肉收缩产生的电位干扰。

心电监测用于诊断与监测时还需要适当的信号放大器及显示设备。与监护模式时采用的信号放大范围（0.5～50Hz）相比，诊断模式的范围更大（0.05～100Hz）。为减少基线漂移，减少不必要的干扰并改善整个扫描的质量，在进行常规心率及心律失常监测时应选用监护模式，而在心肌缺血为原发疾病时，监护模式可能导致对 ST 段增高或压低的判断错误，此时应选择诊断模式。

二、临床应用

（一）心电监测

将Ⅱ导联放置于肩部平行于心房的位置，可以获得所有表面导联中电位最明显的P波，这有助于识别心律失常和下壁缺血。将V_5导联沿腋前线放置，可以监测前壁和侧壁缺血。由于患者体位因素可能导致实际V_5导联放置困难，可以选择将左肢体导联放置于左侧乳头外侧、下肢导联放置在髂嵴上进行监测。若条件许可，应尽可能同时监测Ⅱ导联和V_5导联。食管导联在监测心律失常应用中比Ⅱ导联更好，但其除了可用于麻痹或镇静的患者外，在其他患者中很难应用，因此在ICU中也很少采用。

（二）并发症

心电监测相关的并发症主要因技术错误或设备故障产生。当电极老化、干燥或黏附不牢时，将不能很好地发挥其监测功能。心电监测的干扰通常由于电极松脱、导线损坏、接头接触不良或相关电子设备的问题。患者靠近电线（如电源线等）时会通过电容耦合，即共模电压产生电位差。耦合电容通常只有几毫伏，但亦可产生高达20伏特的电压。共模电压通常产生60赫兹的干扰，可以通过恰当放置屏蔽线、良好的皮肤准备及心电信号放大器产生共模抑制削弱其作用。

为了确保大的T波在心率测定时不被"重复计数"，必须设置合适的信号放大器及记录仪灵敏度。而对装有心脏起搏器的患者，有时需额外的滤波器以避免其起搏波被认作QRS波群。

（刘　丽）

第二节　血压监测

一、概述

因为血压与心脏功能及外周循环有关，所以血压监测可以提供与整个循环状态有关的信息。血压监测在危重患者中广泛采用，应根据患者个体的诊断及病情决定监测的类型及频次。

血压是指血流对血管的侧压力。血压在心室收缩后短时间达最大值（即收缩压，SBP），而舒张压（DBP）指在心脏舒张后循环过程中最低的压力。平均动脉压（MAP）指在动脉循环中的持续的压力，通过以下公式计算：$MAP = (SBP + 2 \times DBP)/3$。

脉压是指收缩压和舒张压的差值。脉压随每搏输出量和血管顺应性的变化而变化。在低血容量状态、心动过速、主动脉狭窄、缩窄性心包炎、胸腔积液及腹水时脉压多低于30mmHg。而动脉反流、甲状腺毒症、动脉导管未闭、动静脉瘘以及主动脉缩窄则可能使脉压增加。脉压和收缩压在呼吸周期的变异率与血管内容量反应性相关。

左心室射血产生动脉波形的上升支及峰值，收缩末期出现短暂的血压下降，直至主动脉瓣关闭血液反流入主动脉。在主动脉或近心端动脉可以监测到"重搏切迹"。当监测远心端动脉血压时，波形更尖更高，初期的上升支延长，产生更高的收缩压和更低的舒张压。

因为大动脉具有可扩张性，扩张可使势能增加动能减少，所以血流在大动脉速度最慢。在大动脉如锁骨下动脉脉搏波的速率为 7～10m/s，而在远端小动脉增至 15～30m/s。

当压力波进入小的不可扩张的动脉时，部分血流可能反流入近心端血管。如果反流波与下一个压力波相遇，其综合效应则是产生更高的血压。这就导致远端外周动脉比主动脉血压高 20～30mmHg 的现象。

动脉血压取决于心输出量（CO）和体循环阻力（SVR）。后者通过以下公式计算：SVR =（VAP – CVP）×80/CO

当平均动脉压（MAP）和中心静脉压（CVP）以 mmHg 单位，心输出量以 L/min 为单位。该公式表明在体循环阻力或心输出量增加时，平均动脉压会增高。

二、血压测量方法

动脉血压既可以用仪器直接在血管内测量，也可以通过间接方法测量。间接的技术通常通过充气囊以阻断动脉，在气囊放气时血流恢复，从而确定动脉血压。

（一）无创动脉压力监测

1. 触诊　将血压计袖套放到容易触诊的动脉上，充气直至脉搏消失。再放气至动脉搏动恢复，此时的压力即为收缩压。这种方法的缺陷在于低估了动脉血压，且不能测得舒张压。

2. 听诊（Riva – Rocci 法）　当充好气的袖套内压力低于收缩压时，血流开始通过受压的动脉，产生的湍流与血管壁产生撞击，产生回音（柯氏音，Korotkoff 音）。在袖套内压力高于收缩压时，在舒张期远端血管没有血流，因此上述回音自然规律地出现。一旦袖套内压力低于舒张压，在整个心搏过程中都有血流，则回音消失。在监测时必须采用比肢体直径宽 20% 的袖带以测得准确的复合血压。如果袖带过窄，收缩压及舒张压将增高，反之则降低。其他引起血压监测误差的原因包括放气速度过快或过慢。不恰当的过慢放气会导致静脉充血，使袖带内压力接近舒张压时的柯氏音强度减弱。

与动脉内测得的压力相比，听诊法得到的血压收缩压相差 1～8mmHg，舒张压相差 8～10mmHg。在血管内监测收缩压低于 120mmHg 时，听诊法可能会高估血压；而高于 120mmHg 时则会低估血压。

3. 振荡测压法　振荡测压仪应用串联的两个袖套，一个用于阻断近心端动脉，而另一个用于监测搏动的出现。在测收缩压时，近心端袖带缓慢放气可以使无液气压针振荡或水银柱变化。振荡测压法是无创技术中唯一可以确定平均动脉压的方法，平均动脉压与测压仪振荡幅度峰值一致。尽管舒张压记作振荡停止时的压力值，但实际测得值是不准确的。因此振荡测压法需要几个心搏周期以获得更准确的血压监测。

自动振荡测压仪多采用单袖套交替充放气。放气时气囊内的压力变化通过仪器内的换能器感知，电子储存对应的振荡信号和袖套内压力，从而测得收缩压和舒张压。自动监测设备在心律不齐及无法减少活动的患者中应用受限。另外在低血容量状态的监测结果亦误差较大。

4. 指容积脉搏波法　动脉搏动使末梢血容量产生细微变化。这种手指血容量变化可以通过指容积脉搏波法以光度测定法测得。该方法比交替压力监测法准确度差，尤其是在低血容量和应激状态时误差更明显。

5. 多普勒 多普勒效应即在声束传播途径上任何物体的运动都会改变传播信号的频率。在晶体上应用电位，使其在无线电波谱范围内发生振荡，产生通过组织的声波。这种声束通过导声凝胶与相应的组织相对应。

当声束碰到运动的红细胞时，反射声束的频率发生与反射面速率成比例的变化。目前有连续波多普勒仪及脉冲式波多普勒仪。连续波换能器将两个晶体装在单个探头上。一个持续发送声波，另一个持续接收。这种检测仪只能检测血流速和方向。因为只有在血流运动与换能器相对时才会发生多普勒频移，所以必须应用角度校正：$\triangle f = 2feV（\cos\theta）/C$。$\triangle f$ 指频移频率，fe 指接收超声波的频率，V 指血流速，θ 指接收超声波的入射角，C 指组织中声束的速度。

声束组织穿透的深度与接收超声波的频率成反比。因为通常关注的动脉都较表浅，所以可以应用 10MHz 的探头。从公式中可以看出，当探头与动脉平行时可以获得最大的频移。在垂直的位置频移减小（$\cos\theta\rightarrow0$）。多普勒通过将超声探头放置在袖带远端动脉从而测得血压。

当袖带内压力低于动脉压时即出现多普勒超声。尽管所有的关联性都较好，但应用多普勒探头测得的动脉血压通常比触诊法测得的血压高，而比直接测得的值低。应用多普勒原理制成的一种自动设备（超声波血压仪）直接应用 2MHz 的超声波频率监测肱动脉，准确性很好，尤其是在低血压状态时，超声波技术及触诊法都比听诊法更加准确。其缺点包括对运动过于敏感、需要准确的定位以及需要应用导声凝胶。

（二）有创动脉压力监测

放置动脉导管是最准确监测血压的方法。动脉导管通过管路与压力换能器连接，换能器将压力转换为电信号。因为动脉压力波本身太弱，不能产生电脉冲信号，所以大部分换能器实际监测的是导管内部膜的移位。这种膜片与一个电阻桥连接，并将膜的运动转换为适当的电流。换能器的灵敏度即单位压力变化时相应电流的变化。

因为换能器毕竟是机械的，所以会消耗监测系统中的能量。如果换能器膜吸收的能量突然释放，就将按其固有的频率（共振频率）开始震动。这种震动依赖于系统的阻尼而逐渐停止。阻尼减小时，震动频率增加。共振频率与固有频率和阻尼系数相关。通常系统的阻尼系数通过压力释放后波形的振幅变化进行判断。

系统顺应性增加时，测压系统的阻尼增加，因而软的（顺应性好的）连接管路使传导的压力衰减更明显。其他增加阻尼的因素包括换能器圆顶或管路中有空气、管路过长或卷曲、连接头有隔膜以及应用活塞。因为空气比水更易压缩，所以即使是小水泡也会增加系统阻尼。过高的阻尼使测得的收缩压偏低、舒张压偏高，而对平均动脉压无明显影响。阻尼过低的系统则产生相反的结果。另外在顺应性差的系统中易产生"环"效应，即在快速压力变化时，在系统内引起振荡。相反的，阻尼过高会降低系统的频率响应，则可能不会发生快速的压力变化。最佳阻尼系数接近 0.7，因为当测量频率不接近系统固有频率时，这种阻尼对血压的振幅基本没有影响。

三、临床应用

通常应用有创动脉血压监测优先选择桡动脉、尺动脉、足背动脉、胫后动脉、股动脉及腋前动脉。优先选择桡动脉是因为其易于置管，且严重并发症发生率相对较低。尺动脉在

90%患者中是手部优势动脉，在95%的患者中与桡动脉通过掌弓相连。因为血管充盈不足可能引起优势血管闭塞，所以所有患者在置管前都应进行 Allen 试验，并将结果记录于病历中。然而一项前瞻性研究表明血管并发症与 Allen 试验结果无直接相关。总之，在成人中置入 20G 导管 1~3d，动脉闭塞的发生率为10%，而应用 22G 导管似乎可以降低其发生率。

动脉血栓在女性中的发生率比男性低，其具体原因尚不明确。女性即使发生血栓，通常也是暂时性的。桡动脉远端闭塞后可能会因为血流反射增加而导致收缩压偏高，而近端闭塞后常会因阻尼过高导致测得压力减小。动脉置管的另一并发症为感染，大部分感染局限于皮肤，有时也会累及血管，但很少出现远端感染性栓子。感染的发生率及严重度可以通过严格执行以下措施降低，包括每日导管检查、更换无菌敷料及避免在 5d 内在同一部位重复置管等。假性动脉瘤是动脉置管的远期并发症，可以通过应用小号导管、缩短导管留置时间及预防导管感染等措施降低其发生率。

将三尖瓣处血管内压力定义为零，生理压力监测均以此为参考点。静脉静力学轴线与体型无关。体位的变化导致参考点的压力改变小于 1mmHg。静脉静力学零点被定义为：①从后至前61%；②完全位于中线；③剑突下以上四分之一的位置。可以通过简便的方法对系统进行定标，通过一个开放的活塞与充有液体的管路及换能器连接，将其放置到患者腋中线水平。监护仪显示的读数可用于确定腋中线在换能器的上方（正压）或下方（负压），然后调节床的高度直至压力读数为零。

监护仪非零压力定标可以通过内部或外部的方法实现。外部定标可以用水银血压计测量全身动脉血压。利用充满液体的连接管路在压力范围较低的肺动脉导管（达 $60cmH_2O$）进行简单定标。在确定零参考点后，将三通连接并高于换能器，高于换能器的单位为厘米（压力为厘米水柱 cmH_2O），而在监护仪上的读数为毫米汞柱（mmHg），毫米汞柱为厘米水柱的 1.36 倍。因此，如果系统精确定标，当三通高于换能器 20cm 时，压力读数为 14.8mmHg。

动脉置管的另一方面应用是留取血液标本。常用于需要频繁留取血液标本进行血气或其他检查的患者。

（程爱斌）

第三节　中心静脉置管

一、概述

中心静脉导管经过锁骨下静脉、颈内静脉或手臂外周静脉置入。股静脉导管长度不足，不能够到达"中心"静脉，但能提供类似的静脉输液通道。监测方面，中心静脉导管可以用于评价中心静脉压（CVP）和评价中心静脉血氧饱和度（$ScvO_2$）。CVP 反映体循环静脉回流与心着出量的关系。正常心脏右心室的顺应性比左心室更好。这种顺应性差异可以解释其不同的 Frank - Starling 曲线斜率。因为 CVP 直接反映了右心舒张末期压力变化，间接反映肺静脉及左室压力的变化，所以不宜用 CVP 直接评价左室前负荷。由于通往胸腔的血管塌陷，所以降低右房压至零以下并不能显著提高 CVP。这种现象表明体循环平均压力的变化，使静脉回流也产生类似的变化。血管阻力的变化（贫血、动静脉瘘、妊娠、甲状腺毒症可导致其降低）也使右房压与静脉回流关系的曲线斜率发生相应的变化。

可以应用水压计测量 CVP。CVP 的正常范围在 $-4 \sim +10mmHg$（$-5.4 \sim +13.6cmH_2O$）。

电子换能器可以显示压力波形。用于监测 CVP 的导管换能器系统的信号放大范围比用于监测动脉压的系统的信号放大范围明显更小。

典型的 CVP 波形有三个正向波（a，c，v）和两个负向波（x，y）。a 波由心房收缩引起房内压增高而产生；c 波是在心室收缩初期三尖瓣向右心房移位产生；x 降波与心脏排空的心室射血期对应，心室排空牵拉心房底部并使 CVP 降低而产生。v 波是因为三尖瓣关闭后静脉持续回流引起心房内压力增高而产生。y 降波出现在心室收缩结束后三尖瓣开放，血流注入心室时。a 波在房颤时消失，而在三尖瓣狭窄时增大（大炮波）。房颤时 x 降波也可能消失。缩窄性心包炎可能导致 x 波和 y 波均增高。心脏压塞使 x 波增高而 y 波消失。当三尖瓣反流时，c 波和 x 降波会被一单个大的反流波取代。肺动脉高压使右心室的顺应性降低，v 波更明显。

二、临床应用

（一）CVP 监测

CVP 监测作为评价静脉回流及心脏充盈的指标，最适用于既往无心脏病史的患者。通过补液试验可协助判断低血容量或心功能衰竭引起的血压下降。CVP 监测受通气影响，因为胸腔内压的变化可以传递到心包及薄壁的腔静脉。自主呼吸时，CVP 在吸气时降低而呼气时增加。而在机械通气时情况相反，吸气时增加胸腔内压而使 CVP 增高。

CVP 增高的程度取决于肺顺应性、血管内容量及患者的个体差异。因此，CVP 应在呼气末进行测量和比较。当应用呼气末正压（PEEP）时，压力可以传导到右心房，导致 CVP 增加和静脉回流减少。有学者认为应该在测量 CVP 时暂时停用 PEEP，但这难以在实际操作中实施且存在潜在风险。在紧急情况下可以置入食管探头测量胸腔内压。CVP 减去胸腔内压即为跨壁压，其更好地评价了存在胸腔压增高时的右房压。

（二）中心静脉氧饱和度

混合静脉氧饱（SvO_2）通过氧消耗间接反映组织氧供应，若其比正常值低，应考虑是否存在组织缺氧。准确的 SvO_2 必须从肺动脉抽血检测。中心静脉氧饱和度（$ScvO_2$）不需要肺动脉漂浮导管，但理论上其值与 SvO_2 不同，因为 $ScvO_2$ 从锁骨下静脉或颈内静脉抽血检测，不能反映下腔静脉及冠状窦的血液回流的影响。一般 $ScvO_2$ 比 SvO_2 高 5% 左右。

而实际上 $ScvO_2$ 在评价末梢器官缺氧方面具有与 SvO_2 相似的价值。最近的研究强调在重症感染患者早期目标导向治疗应通过输血和应用心肌收缩药使 $ScvO_2$ 高于 70%。$ScvO_2$ 可以从中心静脉导管取少量血样检测，也可以应用中心静脉导管尖端氧饱和度监测仪测量。

（三）并发症

误穿入动脉的发生率约 2%，若采用大号硬质"带鞘"导管，这种误穿是十分危险的。其伴穿破上腔静脉的发生率约 67%，而伴右心室撕裂伤的发生率接近 100%。该并发症可能因导丝或导管尤其是带鞘导管穿刺造成。其他在穿刺时可能损伤的结构包括臂丛神经、星状神经节及膈神经。气体栓塞在穿刺时很少发生，但在使用导管过程中及拔管时患者体位不当会经常发生。远期并发症包括导管移位、血栓形成及感染。导管相关性腋前静脉及锁骨下静脉血栓形成发生率在 16.5% ~46%。中心静脉导管感染的发生率约 5%。最常见的病原体包括表皮葡萄球菌 30%，金黄色葡萄球菌 8%，链球菌 3%，阴性杆菌 18%，类白喉菌 2%，念珠菌属 24% 及其他病原体 15%。常规导管护理及定期拔除或重新置管可以减少中心静脉导管细菌定植及全身性感染的发生。

（程爱斌）

第四节　肺动脉漂浮导管

一、概述

肺动脉漂浮导管是 CVP 监测的有效补充，它能够提供左室充盈压的数据，并可以从肺动脉留取标本以监测混合静脉血氧饱和度。通过末端带热敏电阻导管，以热稀释法测量心输出量。

随着球囊漂浮导管通过心脏，特征性的压力波形可以确定导管远端的位置。当导管通过右心室时心电监测可能会检测出室性心律失常。当获得肺毛细血管楔压波形时，必须球囊放气并后退导管，直至充气 1ml 即可获得肺毛细血管楔压波形。可能会出现因心内导管打结引起导管置入过长的情况。如果在导管再次进入 15cm 仍无肺动脉波形时，就应考虑是否有导管在心内绕圈。经锁骨下静脉或颈内静脉置入导管时，一般导管置入长度如下：右心房 10~15cm；右心室 20~30cm；肺动脉 45~50cm；肺动脉嵌顿处 50~55cm。在导管经过右心室时可能会出现类似楔压的波形。"伪楔压"是由于导管尖端进入肺动脉瓣下或心肌小梁内而产生。将导管退出 10cm 可以解决该问题。球囊过度充气可能导致球囊从导管尖端脱出，使测得的压力持续增加至很高的水平。在尝试再次送入导管前，应将球囊放气并将导管退出一小段距离。

导管尖端最终的位置是非常关键的。根据气道及血管内压力的关系，可以将其分为三个肺区。在 I 区和 II 区，平均气道压间断高于肺静脉压，导致导管尖端和左心房之间的血管血流阻断。在该位置测得的压力更多反映的是气道内压，而不是左心房压力。只有在 III 区导管和心房间的血流是持续的。仰卧位时 III 区被假定为心房的尾部。气道压降低改变了通气血流的关系，使 III 区相对增多。低血容量状态使血管内压力减小，进而使 III 区减少。

导管放置后应通过胸部 X 线片确定其位置。尽管多数导管都会发生尾部向右侧移位，但很少发生导管在腔静脉前嵌顿的情况。实际肺毛细血管楔压在这个位置可能比肺泡压低，而导致测量值错误地增高。当认为导管在该位置时，应该行胸部 X 线片检查确定。证实导管尖端位置合适的指标包括：①当导管从肺动脉进入"嵌顿"位置时压力降低；②能够从远端抽出回血（排除过嵌的可能）；③气囊充气后呼气末 CO_2 浓度下降（因肺泡无效腔增加所致）。在患者应用呼气末正压（PEEP）时，另一种证实导管在位的指标是任何 PEEP 的增加使肺毛细血管楔压增加值都小于前者增加值的 50%，这是因为一般情况下肺和胸廓的顺应性在呼气末是近似相等的，所以胸腔内压增加 PEEP 的 50%，肺毛细血管楔压也最多增加 PEEP 的 50%。肺部疾病（整个肺的顺应性降低）可能影响上述关系，但肺毛细血管楔压的增加几乎仍都小于 50% 。如果肺毛细血管楔压增加超过 PEEP 的 50% ，则需考虑重新定位导管。

肺毛细血管楔压（肺毛细血管闭塞压，PCWP）反映了左室舒张末期压，因此可以作为左心前负荷评价指标。因为肺循环是低阻力系统，肺动脉舒张压通常只比平均肺毛细血管楔压高 1~3mmHg，所以在肺毛细血管楔压无法正确获得时可用肺动脉舒张压评价左室压。但这在肺部疾病、肺动脉高压及心动过速等情况下是不准确的。

肺毛细血管静水压（PCAP）是驱动液体从肺循环到血管间隙和肺泡腔的压力之一，流体静水压和渗透压影响液体滤出的差别可以通过 Starling 定律描述。PCAP 与平均肺动脉压、肺毛细血管楔压及肺毛细血管静水压有关，其公式为 PCAP = PCWP + 0.4 (PA – PCWP)。急性呼吸窘迫综合征（ARDS）时肺动脉压与肺毛细血管楔压关系的曲线斜率增加，进而使肺毛细血管静水压增加而引起肺水肿。

二、临床应用

（一）压力监测

一般来说，PCWP 可以准确反映左心舒张末期时的压力。对于存在心肺疾病的重症病患者而言，由于左心和右心功能差异导致 CVP 和 PAWP 的相关性比较差。在这类患者中，因为肺血管床压力的变化可以影响右心后负荷而不能同样影响左心，所以 CVP 的绝对值和动态的变化都是不可靠，这一点在肺栓塞患者的血流动力学改变中特别明显，肺栓塞时右心后负荷明显增加而左心舒张末期压力即前负荷并不增加，所以 CVP、肺动脉收缩压和肺动脉舒张压反映右心前后负荷压力指标均升高，而反映左心室前负荷的 PCWP 降低。

当左心房压力低于 25mmHg 时，PCWP 与左心房压力相关性较好，然而，当患者容量不足并且在吸气流速峰值时，由于肺血管的塌陷会导致 PCWP 低于左房压；当患者发生急性心肌梗死时，左心室顺应性下降，由于左心室功能恶化，左心房代偿性收缩使左心室灌注增加，当左房压增至 25mmHg 以上时，左心舒张末期压力会比 PCWP 明显增高，所以依靠 PCWP 可能会低估左心舒张末期压力。

还有许多因素会影响 PCWP 反映左心舒张末期压力的精确度。诸如：当患者存在二尖瓣狭窄时，左心房压力在心脏舒张期比左心室压力高，这可以通过 PCWP 波形上的大 "V" 波来诊断；当患者左心房存在黏液瘤时，PCWP 会高估左心舒张末期压力；在主动脉瓣反流时，因为左心室压力的增高，二尖瓣过早的关闭，所以 PCWP 会低估左心舒张末期压力；而二尖瓣反流时因为收缩期的反流，会导致左心舒张末期压力增高；当患者存在心包填塞时，因为各心腔舒张均受限，受到的影响几乎相同，所以 CVP 和 PCWP 几乎相等；PEEP 的使用可以影响 PCWP 的监测结果，当 PEEP > 15mmHg 时，部分肺血管塌陷，导致 PCWP 反映气道内压力而不是左心房压力。和 CVP 类似，食管压力传感器监测到的并不是跨胸壁压而是跨食管压，另外由于肺顺应性不均一分布，食管压力传感器监测到的压力并不能准确反映心包周围的压力。

PCWP 常用来近似的估计左心舒张末期压力，但这些数据不能精确的反映左心室舒张末期容积和心肌收缩前受到的压力，即左心室前负荷。患有左心肥大、舒张性心功能衰竭和左心容量不足的患者经常被曲解左心舒张末期压力和左心前负荷的关系。总之，连续 PCWP 的监测辅以容量负荷试验和利尿剂治疗对临床指导作用要强于单次 PCWP 数值的监测。

（二）混合静脉血氧饱和度

混合静脉血氧饱和度是通过抽取肺动脉导管远端的静脉血而获得的血氧饱和度。抽取肺动脉血时应该尽量缓慢以避免不慎将"肺毛细血管"血与肺动脉血混合而影响氧饱和度结果。

混合静脉血氧饱和度是组织氧利用的一个指标。一般情况下，外周氧消耗是不依赖于氧输送的，因此，当心输出量下降导致氧输送下降时，外周氧消耗增加以维持组织细胞供氧，这个结果就导致混合静脉血氧饱和度下降。反之，会引起外周氧消耗的下降，从而导致混合静脉血氧饱和度升高。

混合静脉氧分压一般是40mmHg，血氧饱和度是75%。可以通过下面的公式计算动脉血和静脉血氧含量：

$$CxO_2 = 1.34 \times Hb \times 100\% \times Sat + （0.003\ 1 \times PxO_2）$$

血红蛋白浓度单位mg/dl，氧含量的单位是ml/dl。尽管溶解氧在氧含量中所占的比重不大，但是在重度贫血的患者中其意义却是非常重要的。正常的动静脉氧含量差［C（a－v）O_2］是5ml/dl，低血容量和心源性休克的患者差值会增加（＞7ml/dl），而感染性休克时，差值会减少（＜3ml/dl）。左向右分流的心脏病患者右心室血氧饱和度升高，因此C（a－v）O_2会降低。

通过纤维光学血氧监测技术于肺动脉导管末端持续监测混合静脉血氧饱和度，二元血氧测定法联合静脉血氧饱和度和动脉脉搏血氧测定可以持续监测氧摄取率和肺内分流情况。通过持续血氧测定，通气血流比例可以经过下面的公式计算：

$$\frac{V}{QI} = \frac{1.32 + Hb \times （1 - SpaO_2） + （0.003\ 1 \times PAO_2）}{1.32 + Hb \times （1 - SvO_2） + （0.003\ 1 \times PAO_2）}$$

其中PAO_2是肺泡内氧分压，是通过肺泡气体公式计算出的。通气血流比例在临床上与肺内分流相关性很好。

（三）并发症

肺动脉导管在置入和随后导管留置过程中可能会出现一些并发症。颈内静脉和锁骨下静脉置管气胸的发生率接近2%~3%。导管打结与导管形状及插入深度有关，较细的导管更经常在心室内打结。置入导管导致希氏束的直接损伤而引起的右束支一过性的传导阻滞发生概率在0.1%~0.6%。当患者已经存在左束支传导阻滞时，右束支传导阻滞的发生率可高达23%。尽管导管留置过程中会发生短暂的室性心律失常，一般不需要特殊治疗，但仍需要持续监测心电图的变化。其他的并发症还包括气管撕裂、无名动脉的损伤和出血等。

肺动脉破裂可能发生在放置导管的过程中，发生的原因主要有导管尖端对血管的机械性损伤和导管尖端球囊在肺动脉末梢的过度充气。导管引起的肺动脉破裂发生率不到1%，影响导管引起肺动脉破裂的因素有：导管远端的位置、血管内径、系统抗凝治疗和球囊长时间充气。咯血常常是肺动脉破裂的最初表现。当患者出现肺动脉破裂时，导管应退出至近端位置，并且将患者侧卧位以改善通气血流比值。是否需要移除导管目前尚有争议，需要权衡病情监测的需要和并发症之间的关系。当患者出现难以控制的出血时，应给予紧急开胸手术，但这种情况是比较少见。

空气栓塞经常发生于更换输液管路和换能器校准时。20ml/s空气进入人体，患者即会出现不适症状；75ml/s时可产生血流动力学的障碍，甚至引起患者死亡。其机制主要是由于气栓导致右室流出道机械梗阻。当患者出现空气栓塞症状时，迅速将其左侧卧位或者头低脚高仰卧位，以使右室流出道处于较低位置，使空气滞留在心室内。由肺动脉导管发生的空气栓塞会导致不同的后果，如气栓导致肺血管的阻塞会引起低氧、肺动脉压力增高和右心脏衰竭，如果气栓通过未闭的卵圆孔可以引起脑栓塞和休克的发生。

来源于导管尖端或导管体部的血栓，可能导致肺栓塞；导管留置时间过长可能导致锁骨下和颈内静脉血栓形成；其他并发症包括血栓引起的感染性心内膜炎、感染性休克、无菌性血栓性心内膜炎和腱索断裂等。

避免肺动脉导管感染的措施和深静脉置管的处理措施相同。每日常规护理、更换敷料和常规更换导管穿刺点是减少导管相关性感染的重要措施。

（程爱斌）

第五节 心输出量监测

一、床旁热稀释法监测心输出量

床旁热稀释法监测心输出量为 ICU 监测提供了一项新的监测心功能的手段。使用已知定量的热（或冷）溶液作为指示剂，注入循环内，产生一个时间 - 温度曲线，从而可以计算心脏射血流速。时间 - 温度曲线下面积和心输出量成反比，并且可以通过 Stewart - Hamilton 指示剂公式计算心输出量：

$$CO = \frac{V_1 \times (T_B - T_1) \times S_1 \times C_1 \times 60}{S_B \times C_B}$$

其中 V_1 是指示剂注入的剂量，而 T_B、T_1、S_1、S_B、C_1 和 C_B 分别代表温度（T）、不同的比重（S）、血和指示剂不同的比热（C）。

冰指示剂和室温指示剂均可以使用，但是使用冰指示剂可以轻微改善信噪比。在患者心输出量不是非常低的情况下，室温的指示剂能够准确监测心输出量。在血温和指示剂的温度相差不少于12℃时，监测结果较准确，而室温指示剂是能够达到这样要求的。指示剂注射的速度和指示剂通过导管的加温作用对于结果的影响是非常小的（±3%）。当测量技术熟练时，测量结果的重复性差异在10%以内。严重的心律失常可导致测量结果的重复性差异增加，并且不能准确反映平均心输出量。在固定的呼吸时相（呼气末）注射指示剂能够使测量结果保证一致性，而患者的频繁活动可能导致结果的漂移。

特殊的肺动脉导管可以进行持续的心输出量监测。其中的一种类型是通过处于右心室的导管加热装置将血液加热至稍高于体温的温度，而导管下游的热敏装置记录血液温度的变化；另外一种类型是通过获得维持导管某一部分温度稍高于血温所消耗的电能来评估血流量，在这种类型中血流以一种复杂的方式与计算出的维持高于血温所消耗的电能直接相关。这些方法和常规的热稀释法相关性很好，只是形式不同而已。

二、其他监测心输出量的方法

（一）指示剂稀释法监测心输出量

这种方法依靠染料的稀释度监测心输出量。其操作方法是从中心静脉中注入一定量的染料，通过光密度计持续监测外周动脉血染料浓度，以获得染料浓度变化的曲线下面积进而通过 Stewart – Hamilton 公式进行计算出心输出量，但这种技术很少用于 ICU。

$$CO = \frac{60 \times 指示剂量（mg）}{平均浓度 \times 时间}$$

（二）多普勒超声

多普勒超声通过放置在胸骨颈静脉切迹处，持续监测升主动脉血流量并计算出心输出量。一种 A 型脉冲多普勒探头定位于第三或第四前肋间隙以监测主动脉根部直径，根据主动脉根部的直径和平均血流速可以计算出每搏输出量。是通过心率和每搏输出量的乘积计算出心输出量。这种监测手段的误差原因主要在于：①多普勒束未校准时，在监测血流速时会产生误差；②计算每搏输出量时假设前提是主动脉是圆形的；③假设主动脉血流是层流。以上原因可以导致多普勒监测与其他方法监测相比，其误差率高达 15%。胸骨上多普勒超声监测和标准的热稀释法监测的心输出量的差异波动在 – 4.9 ~ + 5.8L/min。目前可以使用食管探头持续监测降主动脉血流速并计算心输出量。食管探头插入深度为 30cm 以到达"食管监测窗"，通过校准胸骨上多普勒监测得到的心输出量数值，达到持续监测的目的。这种监测手段可以得到较准确的监测结果，并且可以提供持续心输出量监测数据。最近还有气管内放置脉冲式多普勒探头监测心输出量的方法，研究表明该方法也能取得较好的结果，但还需要进一步的临床验证。

（三）Fick 方法

心输出量可以通过将氧消耗和混合静脉血氧饱和度代入 Fick 公式而计算出。

$$CO = \frac{VO_2}{C（a-v）O_2 \times 10}$$

Fick 公式计算心输出量需要参考其他测量方法的结果。其中动静脉氧含量的差异通过肺动脉导管取得混合静脉血计算得出，氧消耗通过监测吸入气和呼出气之间氧含量的差异计算得出。此外一种改良的方法是将混合静脉 CO_2、动脉 CO_2 分压和呼出气 CO_2 容积数值代入 Fick 公式中从而计算心输出量。

（四）脉搏波形分析

尽管在许多报道中脉搏波形分析计算的心输出量精确度不同，但是其作为一种无创监测手段还是具有宽广的前景。波形与每搏输出量有一定关系，但其受血管上游、下游动脉血管床的容量、阻力和其他特性影响较大。其中阻力效应对两者关系影响最大，但在不同患者之间其影响效应也不相同。因此，使用动脉波形和热稀释法矫正一个非有创监测系统（或者患者留置了动脉导管）是必要的。最近有报道，一些商品化脉搏波形分析系统与常规监测手段的结果具有相似的精确度。

三、误差原因

正确校正注射液体的温度和容量是获得热稀释法准确结果的重要因素。如果实际注射指示剂的用量少于预设的指示剂，那么指示剂温度的下降将会低于预期水平，从而导致心输出量会被高估；如果实际注射指示剂的温度高于预设的指示剂，那么心输出量也会被高估。一种新型计算心输出量电脑的引入已经解决了后一个问题，这种机器可以监测指示剂的温度，随后自动将数值代入计算出心输出量。

当患者患有右向左分流的心脏疾病时，由于指示剂在分流过程中的损失，会导致心输出量的高估；相反，左向右的分流使指示剂在肺循环中出现了再循环，会在时间－温度曲线上出现心输出量监测仪不能解释的双峰，从而导致错误报警；当患者存在三尖瓣反流时，指示剂和血会在右心室内反复混合，从而使指示剂的时间曲线延长，表现为缓慢的上升支和下降支，曲线下面积增大，导致了心输出量的低估。

四、其他参数

通过心输出量联合动脉、静脉和肺动脉压力等监测数值，可以进行一系列重要的血流动力学参数、氧输送相关参数的计算，进而评价重症患者的血流动力学和氧代谢状态。

（贺文静）

第六节　脉搏血氧饱和度测定法

一、概述

脉搏血氧饱和度测定法是通过在动脉搏动期间血管床对光吸收的变化，无创监测动脉血氧饱和度的一种方法。在 ICU 中，脉搏血氧饱和度测定法已经作为常规监测手段而广泛应用。但是，目前还有一些问题在监测过程中需要注意，比如，当患者存在严重的低氧、异常的动脉搏动和局部低灌注时会限制这一监测手段的应用。

当一定波长的光束穿过含有某种溶质的溶剂中时，溶质会对光进行吸收，那么光的吸收量与该溶质的浓度、传播路径长度和消光系数（与溶质和波长有关）相关。在血液中，含氧血红蛋白和去氧血红蛋白对某种光波长的消光系数不同，因而可以通过分光光度计测出含氧血红蛋白和去氧血红蛋白在血液中的浓度。

脉搏血氧饱和度测定法的原理是在光通过血管床时血红蛋白对光的吸收，并且通过光在脉搏搏动的波峰和波谷强度的不同以区别其他光波，来监测动脉氧饱和度。这种方法在计算血氧饱和度时需要一些假设和复杂的计算。测定发光二极管产生的红光和红外光在血管床吸收的状况，脉搏血氧饱和度测定法可以估计出含氧血红蛋白占含氧血红蛋白和去氧血红蛋白之和的比例，从而计算出我们所说的功能性血氧饱和度。脉搏饱和度仪通过和正常志愿者血氧饱和度对照后校正，才能进行患者的血氧饱和度监测，它可以将含氧血红蛋白的比值转化为可以直接在界面上读数的血氧饱和度数值。脉搏血氧饱和度测定法易受人为因素影响而出现误差，比如，血氧计探头的移动、外来入射光干扰（特别是搏动性的光），动脉搏动的变化、重力依赖位置、静脉搏动的影响等。脉冲传导血氧仪在临床上应用广泛，其原理主要是探头发出红光及红外光在通过组织（耳、手指）后由另外一边的接收器接收；也有一种反射脉搏血氧仪，它的原理主要在于光通过组织并且反射回原光源，然后得到血氧饱和度监测结果。

二、有效性

当患者存在轻度和中度低氧血症时，脉搏血氧监测法的精确性较高。然而当患者存在较为严重低氧时，比如动脉血氧饱和度低于 75%，脉搏血氧监测法的精确性就明显下降了，在这个范围内，测量的动脉血氧饱和度和脉搏血氧监测法的差异达到 5% ~ 12%。

（一）患者因素

重症患者经常存在低血压、末梢循环灌注障碍和氧输送障碍或者患者已经接受升压药和扩血管药物治疗，这些因素都会影响监测局部的血液灌注、局部轮廓的改变和用以计算氧饱和度的脉搏搏动强度的改变。大部分血氧仪在监测患者存在低灌注和低脉搏信号时不会出现氧饱和度数值。但是一些研究也发现，当患者存在血流动力学不稳定时，脉搏血氧仪也可以显示血氧饱和度监测结果（85% ~ 88%）。然而，还有一些研究表明，尽管一些患者存在末梢循环灌注不足和严重的低血压，但是脉搏血氧仪也能够持续监测并且显示监测结果。这些研究结果可能不可靠，并且一些学者已经关注到在这些情况下，脉搏血氧饱和度监测的结果会有很大的偏差。脉搏血氧监测技术还在进一步的研究中，最近研制出的血氧仪能够改善移动位差和低灌注的干扰。新一代的血氧仪有望能够更加精确和可靠的监测 ICU 中的重症患者。

（二）异常血红蛋白

脉搏血氧计既不能监测碳氧血红蛋白含量，也不能在碳氧血红蛋白存在的情况下精确监测氧合血红蛋白。氧饱和度实际上相当于总血红蛋白和还原血红蛋白的差值（100% 去氧血红蛋白所占总血红蛋白的比例），但是含氧血红蛋白和碳氧血红蛋白浓度之间的关系仍不明了。血液中的其他物质对于脉搏血氧饱和度监测的影响目前也不明确。胆红素对脉搏血氧饱和度监测几乎没有影响；亚硝酸盐和磺胺类药物通过氧化作用可以将血红蛋白生成高铁血红蛋白，而高铁血红蛋白一般会增加功能性血氧饱和度和氧合血红蛋白的差值，但是当患者体内存在足够高浓度的高铁血红蛋白时，会出现一种特殊的效应：不管外部条件如何，脉搏血氧饱和度监测均提示氧饱和度为 85%；另外，一些染料比如吲哚菁绿和亚甲蓝都会影响血氧饱和度的监测结果。

三、临床应用

脉搏血氧饱和度测定法在 ICU 中得到了广泛的应用，特别是在调整吸入氧浓度、脱机过程的评价、PEEP 的选择、反比通气和其他呼吸机参数调整的监测中成为一项重要的监测指标；还应用于支气管镜检查、胃肠镜检查、心脏电复律、血液净化和放射摄影术等操作过程的监测。当患者存在轻中度低氧时（氧饱和度 > 75%）并且没有严重的低灌注和低血压时，脉搏血氧饱和度测定法的精确度很高，但因为缺少 PaO_2 和 pH 测定，并且在血氧饱和度大于 90% ~ 95% 时 PaO_2 和氧饱和度的依赖关系，所以它仍然不能代替动脉血气测定。在患者患有碳氧血红蛋白血症和高铁血红蛋白血症时，应当慎重解读脉搏血氧饱和度测定的结果。

（贺文静）

第七节　气道内 CO_2 监测

一、概述

用于监测气道内 CO_2 的一次性质谱仪能够协助放置气管插管和确认气管插管的位置。

如果质谱仪能够监测到 CO_2，那么可以明确气管插管在气道内。然而，阴性的结果有时也不可信，需要使用其他的方法检查气管插管的位置。

目前一种快速的红外 CO_2 分析仪可以持续监测呼气末 CO_2 分压。其中 CO_2 容积描记图是一种持续显示并记录每次呼吸 CO_2 浓度的监测方法，另外其他的一些设备可以监测呼气末 CO_2 浓度和 CO_2 分压（$PETCO_2$）。

红外 CO_2 分析仪可以产生一定波长的红外光，不同的 CO_2 浓度能够吸收相应量的红外光，通过计算被吸收红外光的量得到 CO_2 的浓度。这种仪器的优点在于价格低廉、实时监测、结果可信、校正操作简单和合适的反应时间。

CO_2 容积描记图能够提供持续呼吸和吸气时 CO_2 浓度和 PCO_2 的监测。呼气末 CO_2 波形能够定性评估通气血流（V/Q）比例失调的程度，比如，如果肺泡平台是一段较陡的斜面，提示存在更为严重的 V/Q 比例失调；而波形为一平坦斜面的患者其 V/Q 比例失调较轻；前者与后者比较则提示通气的肺泡在逐渐减少。在监测过程中，吸入端应当确认吸入气中是否为空气中 CO_2，并且排除由于呼气阀或其他部件的功能异常引起的 CO_2 浓度异常。

二、呼气末和呼出混合气 PCO_2

正常人在处于休息、以正常潮气量和呼吸频率呼吸时，$PETCO_2$ 接近于动脉血中的 PCO_2，而两者的差值（$P_{[a-ET]}CO_2$）在 $0 \sim 4mmHg$ 之间。当患者存在呼吸衰竭时，由于呼出气来自于无效腔和高 V/Q 比例的肺泡，所以呼出气和呼气末 CO_2 浓度降低，此时 $P_{[a-ET]}CO_2$ 增大，并且与无效腔 – 潮气量比值（V_D/V_T）有明显的相关。对于存在肺部疾病的患者，不能将 $PETCO_2$ 代替 $PaCO_2$；此外，在患者存在肺部疾病和机械通气的时候，也不能认为 $P_{[a-ET]}CO_2$ 保持不变。

通过收集数分钟内的呼出气可以监测呼出混合气中 CO_2 比例和 CO_2 分压（$PECO_2$），这需要和 $PETCO_2$ 相鉴别，因为 $PETCO_2$ 是单次呼气末 CO_2 分压。呼出混合气中 CO_2 的比例和 $PaCO_2$ 可以用来计算 VD/VT，公式如下：

$$\frac{V_D}{V_T} = \frac{PaCO_2 - PECO_2}{PaCO_2}$$

如果可以监测分钟通气量，V_{CO_2}（L/min，干燥状态下标准温度和压力）$= 0.826\ V_E$（L/min）$PECO_2$。

三、CO_2 容积描记图

CO_2 容积描记图是记录呼气时 CO_2 浓度随时间变化的曲线。如果描记 CO_2 – 呼出潮气量曲线则可以对 V_D/V_T 进行半定量估计。目前一些呼吸机内已经装备了 CO_2 容积描记仪，并用于协助诊断肺栓塞和一些需要 V_D/V_T 指导的治疗手段，比如，脱机、ARDS 和哮喘的治疗。

四、有效性

正如上面所说，呼气末 PCO_2 不能精确的估计 $PaCO_2$。在换气功能障碍（$PaCO_2$ 升高）或者通气过度（$PaCO_2$ 降低）的患者中，$PETCO_2$ 都是降低的；前者是由于 $P_{[a-ET]}CO_2$ 的升高，而后者表现为 $PaCO_2$ 和 P_ETCO_2 共同下降。

然而，一些 ICU 的相关研究表明，大部分接受机械通气患者的 $PaCO_2$ 和 $PETCO_2$ 相关性很好，两者差值平均小于 5mmHg，并且在脱机和拔管过程中差值无明显变化；在 COPD 患者中，两者差值较大（大约 9mmHg），但是两者仍然有很好的相关性。但是一些研究也提出了相反的结论，首先，$P_{(a-ET)}CO_2$ 具有较大的变化；其次，当 $P_{(a-ET)}CO_2$ 与 V_D/V_T 相关时，$P_{(a-ET)}CO_2$ 仍然缺少一个由 $PETCO_2$ 推导出 $PaCO_2$ 的常数；再次，有一项研究表明，呼吸机的调整可以使 $P_{(a-ET)}CO_2$ 发生变化。

五、临床应用

气道内 CO_2 监测的优势在于无创并且可以减少动脉血气检查次数。然而，对于患有呼吸衰竭的重症患者来说，已经明确 $PaCO_2$ 和 $PETCO_2$ 之间的差值很大，并且其变化不能预知，所以这类患者用 $PETCO_2$ 估计 $PaCO_2$ 是不可靠的。另一方面，$PaCO_2$ 和 $PETCO_2$ 的差值可以用来计算 V_D/V_T，以作为评价换气功能障碍严重程度的指标。

虽然目前的研究尚缺少常规监测气道内 CO_2 的证据，但是 CO_2 容积描记图和 $PETCO_2$ 已经应用于临床各个方面。首先，气道内 CO_2 监测是一种快速确认气管插管位置的无创手段，CO_2 容积描记图和 $PETCO_2$ 均能提供在呼气时 CO_2 浓度变化的趋势；其次，$PETCO_2$ 已经用于评价在心肺复苏过程中，人工循环辅助是否有效的一种指标；非常低的 $PETCO_2$ 提示静脉血并没有充分回流入右心房；再次，动脉血和呼气末的 PCO_2 可以用于对无效通气（V_D/V_T）的评价，一些学者认为，$P_{(a-ET)}CO_2$ 可以用来滴定最佳 PEEP，最小的 $P_{(a-ET)}CO_2$ 提示组织得到了最大氧输送，但是目前尚没有研究支持这一观点；最后，有研究表明 CO_2 容积描记图有助于指导患者脱机，但是气道内 CO_2 监测的临床预测价值仍然不清楚。

（贺文静）

第八节　经皮血气监测

一、概述

经皮血气监测仪通过加热皮肤电极可以监测局部组织的氧分压和二氧化碳分压。这种仪器可以反映局部组织氧代谢状况，具有很高的临床应用价值，但是目前仍然不能替代血气监测。

克拉克电极与血气分析仪上监测电极类似，改良后可以用于皮肤表面监测局部组织的血气变化。电极监测局部皮肤被加热至 43～45℃，使皮肤对氧气通透，但是其不良反应是增加了局部组织的血液灌注。尽管经皮 PO_2（$PtcO_2$）反映了局部组织的氧张力，但动脉氧分压、系统组织和局部组织灌注均可影响其结果。当患者存在正常心功能和局部血液灌注时，$PtcO_2$ 可以反映动脉 PO_2。正常成人 $PtcO_2$ 与动脉 PO_2 的比值为 0.8，而儿童两者的比值会高一些（对于新生儿来说，两者几乎相同）。然而当心功能或局部灌注降低时，$PtcO_2$ 与动脉 PO_2 的比值随着局部灌注的减少相应降低，因此经皮氧监测可以用来监测局部组织氧合和灌注的情况。$PtcO_2$ 降低提示患者可能存在低氧或低灌注状态（至少已经存在局部灌注减少）。

经皮 PCO_2（$PtcCO_2$）监测是通过一种改良的 PCO_2 电极在局部皮肤表面监测局部组织的 PCO_2。与 $PtcO_2$ 不同的是，CO_2 比 O_2 的可溶性好，所以组织中的 CO_2 可以作为缓冲剂，排除了局部组织血流和代谢的影响。理论上和动脉 PO_2、$PtCO_2$ 之间比较，$PtcCO_2$ 更能反映动脉 PCO_2，并且在监测时不需要加热局部皮肤。最新设计带有加热器的传感器已经进入临床研究，但其结果尚未明确。

$PtcO_2$ 和 $PtcCO_2$ 均需要动脉 PO_2 和 PCO_2 校正，并且由于 $PtcO_2$ 监测时需要局部加热，所以每 $4\sim6h$ 需要更换监测电极位置以减少热损伤。

二、临床应用

许多新生儿 ICU 中常规使用 $PtcO_2$ 监测技术，并且已经发现对于新生儿，除非患有严重心脏疾病，$PtcO_2$ 和动脉 PO_2 均有很好的相关性。对于成人，$PtcO_2$ 可以用于评价是否存在局部低灌注，特别是在脉搏血氧计未能提示患者存在低氧的情况下，$PtcO_2$ 的降低可能是局部低灌注的早期预测指标。

（贺文静）

第九节　呼吸力学监测

呼吸力学的监测指标有潮气量、肺活量、气道压力和胸腔内压，通过这些指标，可以间接评价呼吸系统和肺顺应性、气道阻力和呼吸功。目前呼吸机可以监测气道压力、潮气量、吸气流速等数值，并且可以显示实时的流速-容积环和压力-容积环。

一、潮气量

在 ICU 中，气管插管和呼吸机辅助通气的患者需要常规监测潮气量。呼吸诱导容积描记法是一种无创监测潮气量的方法。当患者接受机械通气时应实时监测潮气量。在使用容量控制通气模式时，呼吸潮气量与预设潮气量差异很大提示呼吸机回路中存在漏气、吸气流速过大或气道峰值压力超过报警限值；在使用压力控制通气模式时，一般通过潮气量大小来调整气道压力，并且呼气潮气量的改变提示胸廓、肺顺应性或气道阻力的变化。在自主呼吸时，可以使用无创潮气量监测来诊断患者是否存在阻塞性睡眠呼吸暂停或异常的呼吸形式（潮氏呼吸）。

二、最大吸气和呼气气道压力

最大吸气和呼气气道压力是通过测压计与患者嘴部或气管插管直接连接后，在患者开始处于功能残气量时进行的监测，因为此时肺和胸廓之间弹性回缩力被中和，压力反映的是呼吸肌肉的张力，但在临床操作过程中，这一点经常被忽略。正常成人最大吸气压力大于 $-100\sim-80cmH_2O$；最大呼气压力超过 $120\sim150cmH_2O$。最大吸气负压和最大呼气压多用于评价患有神经肌肉疾病患者的呼吸衰竭。有研究表明，当这类患者最大吸气负压和最大呼气压下降至预测值的 70% 或肺活量下降至预测值的 55% 时，常有高碳酸血症的发生。这种直接监测的方法比依靠监测外周肌力间接推断呼吸肌强度的方法可靠的多。

三、胸内压（食管内压）

胸内压监测需要将一压力传感器置于胸腔内，其方法是将一气囊与压力监测计连接后，再将气囊置于食管下端1/3处，从压力监测计中获得胸腔内压力。气囊内充入少量的气体以便排除气囊自身顺应性的干扰，并能真实反映胸腔内压力的变化。在放置气囊时要注意不能将气囊放入胃内。目前有监测食管压力的商业设备。食管压力常用来计算肺或胸壁顺应性和呼吸功，也能用来监测内源性呼气末正压（PEEP），还有用来校正在呼吸循环时胸腔内压变化导致的 PAWP 的波动的潜在用途。

四、肺和胸壁顺应性

呼吸系统的顺应性包括胸壁顺应性和肺顺应性两部分。肺顺应性（C_L）是肺组织在单位压力作用下容积的变化，通过潮气量与吸气末压力和呼气末压力的差值的比值计算得到。跨肺压是气道压和食管压的差值。正常肺顺应性在呼气末是 $200ml/cmH_2O$。胸壁顺应性（C_{CW}）、肺顺应性和呼吸系统顺应性（C_{RS}）的关系可以通过下面的公式计算：

$$1/C_{RS} = 1/C_{CW} + 1/C_L$$

一些临床研究表明肺顺应性降低是 ARDS 的特征之一，但是在临床诊断时并不需要这一点作为依据。肺或胸壁顺应性降低提示患者呼吸功增加，脱机困难或不适宜脱机。有时在缺少相关监测时，异常的胸壁顺应性导致的呼吸衰竭往往未能诊断，但是如果发现这一异常情况，应及时采取一些针对性的措施改善胸壁顺应性。

五、呼吸功

呼吸做功的计算公式来源于机械功：功 = 力 × 力作用的距离。对于呼吸来说，以压力代替力，以容量的变化代替力作用的距离，呼吸功就是呼吸肌肉产生的力使呼吸达到预设的潮气量所做的功。呼吸功的计算公式是：$\triangle P \times \triangle V$。对于有机械通气的患者，呼吸功可以借助于达到预设潮气量呼吸机所做的功来计算患者呼吸机系统所做的呼吸功；如果患者是自主呼吸，那么以上的结果是患者自己呼吸时所做的功，但是两者的结果往往不同，主要是由于患者自主呼吸时频率、潮气量和吸呼比与机械通气时不同导致的。在监测自主呼吸呼吸功时，潮气量监测不能被干扰，并且需要监测呼气末和吸气末内胸腔内压（食管压）的变化。因此机械呼吸功监测方案包括潮气量的监测（无创或通过气管插管）和食管压的监测。

由潮气量和食管压计算得到的呼吸功在一定程度上低估了实际呼吸功，其原因主要是由于肺和胸壁扩张的不均一性、胸廓内气体的挤压作用和计算时未考虑呼气时所做的呼吸功等。实际上，呼吸功的监测在临床上作用很小。理论上，呼吸功的增加对于患者成功脱机是一个很好的预测指标，并且能够指导增强患者呼吸肌收缩、增大肺和胸壁顺应性和减少气道阻力。在重症患者的研究中，呼吸功可用于评价由于呼吸机循环中的高阻力、呼气阀和吸气阀功能异常、内源性 PEEP 的产生和其他因素导致的呼吸肌负荷过重。

（贺文静）

第十节　呼吸气体分析及临床应用

一、概述

呼吸气体的监测主要包括 CO_2 的排出量（V_{CO_2}）和 O_2 的消耗量（V_{O_2}）。当患者处于基础代谢状态时，CO_2 的生成量和 O_2 的消耗量是相等的。V_{CO_2}/V_{O_2} 的比值是呼吸气体交换比值，在患者基础代谢状态时与呼吸商（RQ）是相等的。

V_{CO_2} 和 V_{O_2} 通过吸入气和呼出气中 O_2 和 CO_2 浓度的差值及分钟通气量计算得出。气体浓度是通过 O_2 和 CO_2 分析仪监测得到的。氧分析仪使用电化学方法产生与 PO_2 等比例的电流进而监测呼吸气体的 PO_2，而红外 CO_2 分析仪则有很高的可信性和精确度。吸入气和呼出气都需要监测气体浓度。

在标准温度、压力和湿度条件下，呼出气 CO_2 的比例与呼出气分钟通气量的乘积是 V_{CO_2}。而对于 V_{O_2} 的计算比较复杂，需要将吸入气 O_2 比例与吸入气与呼出气分钟通气量的差值代入计算，由于气体交换比率导致吸入气和呼出气分钟通气量不同，虽然二者差值不大，但其意义十分重要。

自动监测仪可以持续监测 V_{CO_2} 和 V_{O_2}，并且可以以图表的形式提供监测结果。间接热量计算法是使用 V_{O_2} 和监测呼吸时假设混合底物的方法来估计患者能量的消耗和热量的需求：

$$Kcal / d = VO_2 \ (L/min) \times 1440min/d \times (3.82 + 1.23 \times RQ) \ kcal/L$$

V_{O_2} 和 V_{CO_2} 也可以通过动脉和混合静脉血气中 O_2 含量和 CO_2 含量（ml/dl 或 ml/L）及心输出量（热稀释法或其他方法），代入 Fick 公式计算得到。对于重症患者需要放置肺动脉导管才能计算 V_{O_2} 和 V_{CO_2}，但不能做到实时监测。然而随着持续心输出量监测技术、持续混合静脉血氧测定法和动脉脉搏血氧测定法的发展，持续氧消耗的计算已经成为可能。

二、有效性

在 ICU 中，由于患者大多接受机械通气，所以 CO_2 的排出量（V_{CO_2}）监测较容易。CO_2 分析仪需要在吸入高浓度 O_2 的时候，按照出厂说明进行校正，但是这并不影响机器的精确度。

另一方面，V_{O_2} 需要通过吸入气呼出气与中 O_2 比例的差值和吸入气与呼出气分钟通气量经过校止后的差值计算得到。吸入 O_2 浓度对 V_{O_2} 计算公式结果影响很大，特别是在 $FiO_2 > 0.5$ 时。实际上，一些研究者发现，当 FiO_2 超过 0.21 时，呼出气 VO_2 的测定结果不准确，并且当 FiO_2 超过 0.3~0.4 时，许多监测仪的结果都不可靠。

通过 Fick 公式计算的氧消耗量也不准确，主要是由于间断热稀释法监测心输出量的结果变异很大，并且动脉静脉血氧饱和度和血红蛋白监测结果也有很大的变异。在计算过程中任何的变异都能增加氧消耗量结果的偏差，这就是所说的数学耦合。然而，在临床实践中这种方法学对精确度限制的重要性一直存在争论。

三、临床应用

监测氧输送和氧消耗是给予 ICU 重症患者达到生理目标的滴定式治疗所必需的。然而，给予休克、感染、创伤或出血的重症患者超常的氧输送目前尚不清楚能否改善他们的预后，但是有一点是明确的，给予重症感染及感染性休克早期患者提高氧输送（使用中心静脉血氧饱和度计算）能够改善其生存率。

在 ICU 中使用间接测热法监测氧摄取率，能够监测患者的代谢需要和底物的利用度以利于给予患者足够的热量。虽然没有足够的研究数据支持对于重症患者需要常规使用间接测热法监测氧摄取率，但是大量研究已经指出，在缺少直接监测的前提下，患者经常处于过度喂养和喂养不足的状态。

如前所述，测定准确的无效腔/潮气量比值需要精确监测而不是估计呼出气 CO_2 排出量。呼吸气体的监测在预测脱机或 ARDS 及 COPD 病情恶化方面有很好的应用前景。

（刘　丽）

参考文献

[1] 吴恒义，池丽庄. 实用危重症抢救技术 20 讲. 北京：人民军医出版社，2012：214 – 220.

[2] 刘大为. 实用重症医学. 北京：人民卫生出版社，2010.

[3] 王伟，杨明山. 神经科急症医学. 北京：人民卫生出版社，2014.

[4] 吕坤聚. 现代呼吸系统危重症. 广州：世界图书出版广东有限公司，2012.

[5] 李小鹰，程友琴. 老年心血管急危重症诊治策略. 北京：人民军医出版社，2010.

[6] 楼滨城. 急诊医学. 北京：北京大学医学出版社，2012.

第八章

脑血管疾病

第一节　短暂性脑缺血发作

短暂性脑缺血发作（transient ischemi attack，TIA）指急性发作的短暂性、局灶性的神经功能障碍或缺损，病因是由于供应该处脑组织（或视网膜）的血流暂时中断所致。TIA 预示患者处于发生脑梗死、心肌梗死和其他致死性血管性疾病的高度危险中。TIA 症状持续时间越长，24h 内完全恢复的概率就越低，脑梗死的发生率随之升高。大于 1～2h 的 TIA 比多次为时短暂的发作更为有害。所以 TIA 的早期诊断以及尽早、及时的治疗是很重要的。TIA 是脑血管疾病中最有治疗价值的病种。随着医学的进步，对于 TIA 的认识得到了很大提高。

一、历史背景

1951 年美国神经病学家 Fisher 首次提出命名，1958 年提出"TIA 可能持续几分钟到几小时，最常见是几秒钟到 5 或 10min"；同年美国国立卫生研究所委员会（NIH）定义 TIA 为一种脑缺血发作，局限性神经功能障碍持续时间 <1h；1964 年 Acheson 和 Hutchinson 提出 1h 作为 TIA 和中风的时间界限；1975 年 NIH 委员会将持续时间确定为 <24h。目前随着对 TIA 认识的深入，为强调 TIA 的严重性和紧迫状态，有人建议改用"小中风"、"暂时性中风"、"暂时性脑发作"和"先兆性中风"命名 TIA。最近更提出先兆脑梗死（threatening infarct of the brain，TIB）、迫近中风综合征（impending stroke syndrome）、紧急中风前综合征（emergency prestroke syndrome）等喻意准确和预示病情严重、紧急的名称。2002 年 Albers 提出"TIA 是由局部脑或视网膜缺血所引起的短暂的神经功能缺失发作，典型的临床症状持续不到 1h，且没有急性梗死的证据。相反，持续存在的临床症状或影像上有肯定的异常梗死就是卒中"。

二、定义

TIA 是由颅内血管病变引起的一过性或短暂性、局灶性脑或视网膜功能障碍；临床症状一般持续 10～15min，多在 1h 内，不超过 24h；不遗留神经功能缺损症状和体征；结构性（CT、MRI）检查无责任病灶。需要强调 TIA 指局部脑缺血，与全脑缺血所致的晕厥在病理生理上是完全不同的，症状学上也有一定的区别。

对于 24h 这个时间限定，目前越来越受到质疑。动物实验发现脑组织缺血 3h，局部的缺血损伤不可逆，出现选择性神经元坏死；大脑中动脉阻断缺血 30min，DWI 发现有异常，但病变是可逆的，2.5h 后即不可逆。临床研究证实 70% TIA 在 10min 内消失，绝大多数 TIA <1h，典型的症状持续数秒到 10 ~ 15min。TIA >1 ~ 3h 神经功能缺损恢复的概率非常低。近年研究发现前循环 TIA 平均发作 14min，后循环平均 8min。影像学研究表明超过 1h 的 TIA 发作多发现有新的实质性脑病损，同样说明有脑梗死病理改变的 TIA 患者临床上可表现为暂时性的体征。所以有人提出若遇发作超过 1h 的患者，应按急性脑梗死处理。因此，有人提出急性缺血性脑血管综合征（Acute Ischemic Cerebrovascular Syndrome）的概念来描述基于脑缺血这个病理生理基础上的一组临床症状。

三、病因

1. 动脉粥样硬化　老年人 TIA 的病因主要是动脉粥样硬化。
2. 动脉 – 动脉栓子　常由大动脉的溃疡型粥样硬化释放出的栓子阻塞远端动脉所致。
3. 源性栓子　最多见的原因为：①心房纤颤。②瓣膜疾病。③左心室血栓形成。
4. 病因

（1）血液成分的异常（如真性红细胞增多症、血小板减少症、抗心磷脂抗体综合征等）。

（2）血管炎或者 Moyamoya 病是青少年和儿童 TIA 的常见病因。

（3）夹层动脉瘤。

（4）血流动力学的改变。如任何原因的低血压、心律不齐、锁骨下盗血综合征和药物的不良反应。

四、发病机制

不同年龄组，发病机制有所不同。

（1）源于心脏、颈内动脉系统和颅内某些狭窄动脉的微栓塞和血栓形成学说。以颈内动脉系统颅外段的动脉粥样硬化性病变最常见，也是导致脑血流量减少的主要原因之一。微栓子的产生与颈动脉颅外段管腔狭窄的程度无关，而决定于斑块易脱落的程度。多发斑块为主要的影响因素；微栓子物质常为血凝块和动脉粥样硬化斑块。老年人 TIA 要多考虑动脉硬化。

（2）低灌注学说。必须有动脉硬化的基础或有血管相当程度的狭窄前提下发生；血管无法进行自动调节来保持脑血流恒定；或者低灌注时狭窄的血管更缺血而产生 TIA 的临床表现。

一般而言，颈内动脉系统多见微栓塞，椎基底动脉系统多见低灌注。

五、临床表现

大部分患者就诊往往在发病间歇期，没有任何阳性体征，诊断通常是依靠病史的回顾。TIA 的症状是多种多样的，取决于受累血管的分布。

（一）视网膜 TIA（retinal transient ischemic attack，RTIA）

RTIA 也称为发作性黑矇或短暂性单眼盲。短暂的单眼失明是颈内动脉分支眼动脉缺血的特征性症状，但是少见。患者主诉为短暂性视物模糊、眼前灰暗感或眼前云雾状。RTIA 的发作时间极短暂，一般 <15min，大部分为 1~5min，罕有超过 30min 的。阳性视觉现象如闪光、闪烁发光或城堡样闪光暗点一般为先兆性偏头痛的症状，但颈动脉狭窄超过 75% 的 RTIA 患者也可见此类阳性现象。短暂单眼失明发作时无其他神经功能缺损。患者就医前 RTIA 发作的次数和时间变化很大，从几天到 1 年，从几次到 100 次不等。RTIA 的预后较好，发作后出现偏瘫性中风和网膜性中风的危险性每年为 2%~4%，较偏瘫性 TIA 的危险率低（12%~13%）；当存在有轻度颈动脉狭窄时危险率为 2.3%；而存有严重颈动脉狭窄时前两年的危险率可高达 16.6%。

（二）颈动脉系统 TIA

亦称为短暂偏瘫发作（transient hemispheric attacks，THAs），最常见的症状群为偏侧肢体发作性瘫痪和感觉异常或单肢的发作性瘫痪，以面部和上肢受累严重；其次为对侧纯运动偏瘫、偏身纯感觉障碍，肢体远端受累较重，有时可是唯一表现。主侧颈动脉缺血可表现为失语，伴或不伴对侧偏瘫。偏盲也常发生于颈动脉缺血；认知功能障碍和行为障碍有时也可是其表现。THAs 的罕见形式是肢体摇摆（shaking），表现为反复发作的对侧上肢或腿的不自主和不规律的摇摆、颤抖、战栗、抽搐、拍打、摆动。这型 TIA 和癫痫发作难以鉴别。某些脑症状如"异己手综合征"，岛叶缺血的面部情感表情的丧失，顶叶的假性手足徐动症等，患者难以叙述，一般医生认识不足，多被忽略。

（三）椎-基底动脉系统 TIA（vertebral basel transient ischemic attacks，VBTIAs）

孤立的眩晕、头晕和恶心多不是 TIA 所造成，VBTIAs 可造成发作性眩晕，但同时或其他时间多伴有其他椎基底动脉的症状和体征发作：包括前庭小脑症状，眼运动异常（如复视），单侧或双侧或交叉的运动和感觉症状、共济失调等。大脑后动脉缺血可表现为皮质性盲和视野缺损。另外，还可以出现猝倒症，常在迅速转头时突然出现双下肢无力而倒地，意识清楚，常在极短时间内自行起立，此发作可能是双侧脑干内网状结构缺血导致机体肌张力突然降低而发生。

六、影像学与 TIA

1. 头颅 MRI　TIA 发作后的 DWMRI 可以提示与临床症状相符脑区的高信号；症状持续时间越长，阳性率越高。

2. 经颅多普勒超声（TCD）　可以评价脑血管功能；可以发现颅外脑血管的狭窄或斑块。同时还可以根据血流检测过程中的异常信号血流，检测和监测有否栓子脱落及栓子的数量。对于颅内脑血管，多普勒超声检查仅仅可以间接反映颅内大血管的流速和流量，无法了解血管的狭窄，必须结合 MRA 或脑血管造影检查。

3. SPECT　TIA 发作间期由于神经元处于慢性低灌注状态，部分神经元的功能尚未完全恢复正常，SPECT 检查可以显示相应大脑区域放射性稀疏和/或缺损。

4. 脑血管造影　MRA 和 CTA 可以发现颅内或颅外血管的狭窄。选择性动脉血管造影是评估颅内外血管病最准确的方法，可以鉴别颅内血管炎、颈或椎动脉内膜分层等疾病。

七、诊断和鉴别诊断

TIA 发作的特征为：①好发于 60 岁以上的老年人，男性多于女性。②突然发病，发作

持续时间 <1h。③多有反复发作的病史。④神经功能缺损不呈进展性和扩展性（march of symptoms）。见表 8 - 1。

表 8 - 1　TIAs 的特征

持续时间（数分钟到数小时）
发作性（突然/逐渐进展/顿挫）
局灶性症状（正性症状/负性症状）
全脑症状（意识障碍）
单一症状，多发症状
刻板的，多变的
血管支配区域
伴随症状

若身体不同部分按顺序先后受累时，应考虑为偏头痛和癫痫发作。

鉴别诊断："类 TIA"的病因：①颅内出血：小的脑实质血肿或硬膜下血肿。②蛛网膜下腔出血（SAH）：预兆性发作，可能是由于小的，所谓"前哨"警兆渗漏（sentinel warning leaks）所致，如动脉瘤扩展，压迫附近的神经、脑组织或动脉内栓子脱离至动脉。③代谢异常：特别是高血糖和低血糖，药物效应。④脑微出血。⑤先兆性偏头痛。⑥部分性癫痫发作合并 Todd's 瘫痪。⑦躯体病样精神障碍。⑧其他：前庭病变、晕厥、周围神经病或神经根病变、眼球病变、周围血管病、动脉炎、中枢神经系统肿瘤等。

八、治疗

TIA 是卒中的高危因素，需对其积极进行治疗，整个治疗应尽可能个体化。治疗的目的是推迟或预防梗死（包括脑梗死和心肌梗死）的发生，治疗脑缺血和保护缺血后的细胞功能。

主要治疗措施：①控制危险因素。②药物治疗：抗血小板聚集、抗凝、降纤。③外科治疗，同时改善脑血流和保护脑细胞。

（一）危险因素的处理

寻找病因和相关的危险因子，同时进行积极治疗。其危险因素与脑卒中相同。

AHA 提出的 TIA 后危险因素干预方案：

合并糖尿病，血压 < 130/85mmHg；LDL < 100mg/dl；fBG < 126；戒烟和酒；控制高血压；治疗心脏病；适量体育运动，每周至少 3 ~ 4 次，每次 30 ~ 60min。鉴于流行病和实验研究资料关于绝经后雌激素对于血管性疾病影响的矛盾性，AHA 不建议有 TIA 发作的绝经期妇女终止雌激素替代治疗。

（二）药物治疗

抗血小板聚集药物治疗：已证实对有卒中危险因素的患者行抗血小板治疗能有效预防中风。对 TIA 尤其是反复发生 TIA 的患者应首先考虑选用抗血小板药物。

《中国脑血管病防治指南》建议：

（1）大多数 TIA 患者首选阿司匹林治疗，推荐剂量为 50 ~ 150mg/d。

（2）有条件时，也可选用阿司匹林 25mg 和潘生丁缓释剂 200mg 的复合制剂，每天 2

次，或氯吡格雷 75mg/d。

（3）如使用噻氯匹定，在治疗过程中应注意检测血常规。

（4）频繁发作 TIA 时，可选用静脉滴注抗血小板聚集药物。

AHA Stroke Council's Ad Hoc Committee 推荐：

（1）阿司匹林是一线药物，推荐剂量 50 ~ 325mg/d。

（2）氯吡格雷、阿司匹林 25mg 和潘生丁缓释剂 200mg 的复合制剂以及噻氯匹定也是可接受的一线治疗。

与 Ticlid（噻氯匹定）相比，更推荐 Plavix（氯吡格雷），因为不良反应少，Aggrenox（小剂量阿司匹林 + 潘生丁缓释剂）比 Plavix 效果更好，两者不良反应发生率相似。

（3）重申心房颤动患者 TIA 后抗凝预防心源性栓塞的重要性和有效性，建议 INR 在 2.5。

（4）非心源性栓塞卒中的预防，抗凝和抗血小板之间无法肯定：

最近发表的 WARSS 结果表明，华法林（INR 1.4 ~ 2.8）与 Aspirin（325mg/d）预防卒中再发和降低死亡上效果无统计学差异，但是因为不良反应轻、方便、经济，所以 Aspirin 在以后的治疗指南中似乎有更好的趋势。

（三）抗凝治疗

目前尚无有力的临床试验证据来支持抗凝治疗作为 TIA 的常规治疗。但临床上对心房颤动、频繁发作 TIA 或椎 - 基底动脉 TIA 患者可考虑选用抗凝治疗。

《中国脑血管病防治指南》建议：

（1）抗凝治疗不作为常规治疗。

（2）对于伴发心房颤动和冠心病的 TIA 患者，推荐使用抗凝治疗（感染性心内膜炎除外）。

（3）TIA 患者经抗血小板治疗，症状仍频繁发作，可考虑选用抗凝治疗。

（4）降纤治疗。

《中国脑血管病防治指南》建议 TIA 患者有时存在血液成分的改变，如纤维蛋白原含量明显增高，或频繁发作患者可考虑选用巴曲酶或降纤酶治疗。

（四）TIA（特别是频发 TIA）后立即发生的急性中风的处理

溶栓是首选（NIH 标准）：

（1）适用范围：①发病 <1h。②脑 CT 示无出血或清晰的梗死。③实验室检查示血球容积、血小板、PT/PTT 均正常。

（2）操作：①静脉给予 tPA 0.9mg/kg，10% 于 1min 内给予，其余量于 60min 内给予；同时应用神经保护剂，以减少血管再通 - 再灌注损伤造成近一步的脑损伤。②每小时神经系统检查 1 次，共 6 次，以后每 2h 检查 1 次，共 12 次（24h）。③第二天复查 CT 和血液检查。

（3）注意事项：区别 TIA 发作和早期急性梗死的时间界线是 1 ~ 2h。

（五）外科治疗

1. 颈动脉内膜剥脱术（carotid endarterectomy，CEA）　1951 年美国的 Spence 率先开展了颈动脉内膜切除术。1991 年北美有症状颈动脉内膜切除实验协作组（NASCET）和欧洲颈动脉外科实验协作组（ECST）等多中心大规模地随机试验结果公布以后，使得动脉内膜切除术对颈动脉粥样硬化性狭窄的治疗作用得到了肯定。

（1）适应证：①规范内科治疗无效。②反复发作（在4个月内）TIA。③颈动脉狭窄程度 >70%者。④双侧颈动脉狭窄者。⑤有症状的一侧先手术。⑥症状严重的一侧伴发明显血流动力学改变先手术。

（2）禁忌证：①<50%症状性狭窄。②<60%无症状性狭窄。③不稳定的内科和神经科状态（不稳定的心绞痛、新近的心梗、未控制的充血性心衰、高血压或糖尿病）。④最近大的脑梗死、出血性梗死、进行性中风。⑤意识障碍。⑥外科不能达到的狭窄。

（3）CEA 的危险或合并症：CEA 的合并症降低至≤3%，才能保证 CEA 优于内科治疗。

CEA 的并发症包括围手术期和术后两部分并发症。围手术期并发症有脑卒中、心肌梗死和死亡；术后并发症有颅神经损伤、伤口血肿、高血压、低血压、高灌注综合征（hyperperfusion syndrome）、脑出血、癫痫发作和再狭窄。①颅神经损伤：舌下神经、迷走神经、面神经、副神经。②颈动脉内膜剥脱术后高灌注综合征（postendarterectomy hyperperfusion syndrome）：在高度狭窄和长期低灌注的患者，狭窄远端的低灌注区的脑血管自我调节功能严重受损或麻痹，此处的小血管处于极度扩张状态，以保证适当的血流供应。当正常灌注压或高灌注压再建后，由于血管自我调节的麻痹，自我血管收缩以保护毛血管床的功能丧失，可造成脑水肿和出血。脑血流的突然增加最常见的临床表现是严重的单侧头痛，特征是直立位时头痛改善。这些头痛患者的脑血流从术前的平均 $43 \pm 16ml/100g \cdot min$ 到术后的 $83 \pm 39ml/100g \cdot min$。③脑实质内出血：是继发于高灌注的最坏的情况，术后2周发生率为0.6%。出血量大，后果严重，死亡率高（60%）和预后不良（25%）。④癫痫发作：发生率为3%，高灌注综合征造成的脑水肿是重要的原因，或为高血压脑病造成。

根据 NASCFT 结果，ICA 狭窄≥70% 手术可以长久获益；ICA 狭窄 50%～69% 有症状的患者可从手术获益，但是益处较少。NASCET 和其他研究还发现男性患者、中风过的患者，症状为半球的患者分别与女性患者、TIA 患者和视网膜缺血的患者相比，手术获益大，内科治疗中风的危险大；同时提出糖尿病患者、血压偏高的患者、对侧血管有闭塞或者影像学已有明确病灶的患者手术期间发生中风的危险大。因此 AHA Stroke Council's Ad Hoc Committee 推荐如果考虑给存在 ICA 中度狭窄并发生过 TIA 或卒中的患者手术，需要认真评估患者的所有危险因子，比较一般内科治疗 2～3 年和手术后 2～3 年的中风危险性。

（4）血管介入治疗：相对于外科手术治疗而言，血管介入在缺血性脑血管病的应用历史较短。自 1974 年问世以来，经皮血管成形术（percutaneous transluminal angioplasty，PTA）成为一种比较成熟的血管再通技术被广泛应用于冠状动脉、肾动脉以及髂动脉等全身血管狭窄性病变。PTA 成功运用于颈动脉狭窄的最早报道见于 1980 年。1986 年作为 PTA 技术的进一步发展的经皮血管内支架成形术（percutaneous transluminal angioplasty and stenting，PTAS）正式运用于临床，脑血管病的血管介入治疗开始了迅速的发展。

颅内段颈内动脉以及分支的狭窄，手术困难，药物疗效差，介入治疗可能是较好的选择。但是由于颅内血管细小迂曲，分支较多，且血管壁的弹力层和肌层较薄，周围又缺乏软组织，故而手术操作困难，风险大，相关报道少。

大多数学者认为颅外段颈动脉狭窄患者符合下列条件可考虑实施 PTA 或 PTAS：①狭窄≥70%。②病变表面光滑，无溃疡、血栓或明显钙化。③狭窄较局限并成环行。④无肿瘤、疤痕等血管外狭窄因素。⑤无严重动脉迂曲。⑥手术难以抵达部位（如颈总动脉近端、颈内动脉颅内段）的狭窄。⑦非动脉粥样硬化性狭窄（如动脉肌纤维发育不良、动脉炎或放射性损伤）。⑧复发性颈动脉狭窄。⑨年迈体弱，不能承受或拒绝手术。

禁忌证：①病变严重钙化或有血栓形成。②颈动脉迂曲。③狭窄严重，进入导丝或球囊困难，或进入过程中脑电图监测改变明显。④狭窄<70%。

椎动脉系统 TIA，应慎重选择适应证。

其他还有颈外－颈内动脉搭桥治疗初步研究患者可以获益，但仍需更多的随机临床研究证实，同时评价其远期疗效。

九、预防及预后

TIA 后第一个月内发生脑梗死者 4%～8%；3 月内为 10%～20%；50% 的脑梗死发生于 TIA 后 24～48h。1 年内约 12%～13%，较一般人群高 13～16 倍，5 年内增至 24%～29%。故应予积极处理，以减少发生脑梗死的概率。频发性 TIA 更需要急诊处理。积极寻找病因，控制相关危险因素。使用抗血小板聚集药物治疗，必要时抗凝治疗。见表 8－2。

表 8－2　TIA 预后

高危险因素	低危险因素
CA 狭窄>70%～99%	CA 狭窄<50%
同侧有溃疡样斑块	同侧无溃疡样斑块
高危心源性栓子	无或低心源性栓子来源
半球 TIA	TMB，非半球 TIA
年龄>65 岁	年龄<65 岁
男性	女性
上一次 TIA 发作时间<24h	上一次 TIA 发作时间>6 个月
其他的危险因子	少或无危险因子

CA：颈内动脉；TMB：短暂的单眼失明

（别红军）

第二节　脑梗死

一、脑血栓形成概述

脑血栓形成（CI）又称缺血性卒中（CIS），是指在脑动脉本身病变基础上，继发血液有形成分凝集于血管腔内，造成管腔狭窄或闭塞，在无足够侧支循环供血的情况下，该动脉所供应的脑组织发生缺血变性坏死，出现相应的神经系统受损表现或影像学上显示出软化灶，称为脑血栓形成。90% 的脑血栓形成是在脑动脉粥样硬化的基础上发生的。脑梗死约占全部脑卒中的 80%。

脑梗死包括：

1. 大面积脑梗死　通常是颈内动脉主干、大脑中动脉主干或皮质支的完全性卒中，患者表现为病灶对侧完全性偏瘫、偏身感觉障碍及向病灶对侧的凝视麻痹，可有头痛和意识障碍，并呈进行性加重。

2. 分水岭性脑梗死（CWSI）　是指相邻血管供血区之间分水岭区或边缘带的局部缺血。多由于血流动力学障碍所致。结合 CT 可分为皮质前型，为大脑前与大脑中动脉供血区的分水岭脑梗死；皮质后型，为大脑中动脉与大脑后动脉，或大脑前、中、后动脉皮质支间的分水岭区；皮质下型，为大脑前、中、后动脉皮质支与深穿支间或大脑前动脉回返支与大脑中动脉的豆纹动脉间的分水岭区梗死。

3. 出血性脑梗死　是由于脑梗死供血区内动脉坏死后血液漏出继发出血，常见于大面积脑梗死后。

4. 多发性脑梗死　是指两个或两个以上不同的供血系统脑管闭塞引起的梗死，多为反复发生脑梗死的后果。

（一）临床表现

本病好发于中年以后，60 岁以后动脉硬化性脑梗死发病率增高。男性较女性为多。起病前多有前驱症状，表现为头痛、眩晕、短暂性肢体麻木、无力，约 25% 的患者有短暂性脑缺血发作史。起病较缓慢。患者多在安静和睡眠中起病。

动脉硬化性脑梗死发病后意识常清醒，如果大脑半球较大面积梗死、缺血、水肿可影响间脑和脑干的功能，起病后不久出现意识障碍。如果发病后即有意识不清，要考虑椎 - 基底动脉系统梗死。动脉硬化性脑梗死可发生于脑动脉的任何一分支，不同的分支可有不同的临床特征，常见的有如下几种。

（1）颈内动脉闭塞：临床主要表现病灶侧单眼失明（一过性黑矇，偶可为永久性视力障碍），或病灶侧 Horner 征，对侧肢体运动或感觉障碍及对侧同向偏盲，主侧半球受累可有运动性失语。颈内动脉闭塞也可不出现局灶症状，这取决于前、后交通动脉，眼动脉、脑浅表动脉等侧支循环的代偿功能。

（2）大脑中动脉闭塞：大脑中动脉是颈内动脉的延续，是最容易发生闭塞的血管。①主干闭塞时引起对侧偏瘫、偏身感觉障碍和偏盲，主侧半球主干闭塞可有失语、失写、失读症状；②大脑中动脉深支或豆纹动脉闭塞可引起对侧偏瘫，一般无感觉障碍或同向偏盲；③大脑中动脉各皮质支闭塞可分别引起运动性失语，感觉性失语、失读、失写、失用，偏瘫以面部及上肢为重。

（3）大脑前动脉闭塞：①皮质支闭塞时产生对侧下肢的感觉及运动障碍，伴有尿潴留；②深穿支闭塞可致对侧中枢性面瘫、舌瘫及上肢瘫痪，亦可发生情感淡漠、欣快等精神障碍及强握反射。

（4）大脑后动脉闭塞：大脑后动脉大多由基底动脉的终末支分出，但有 5% ~ 30% 的人，其中一侧起源于颈内动脉。①皮质支闭塞：主要为视觉通路缺血引起的视觉障碍，对侧同向偏盲或上象限盲；②深穿支闭塞，出现典型的丘脑综合征，对侧半身感觉减退伴丘脑性疼痛，对侧肢体舞蹈样徐动症等。

（5）基底动脉闭塞：该动脉发生闭塞的临床症状较复杂，亦较少见。常见症状为眩晕、眼球震颤、复视、交叉性瘫痪或交叉性感觉障碍，肢体共济失调，若主干闭塞则出现四肢瘫痪、眼肌麻痹、瞳孔缩小，常伴有面神经、展神经、三叉神经、迷走神经及舌下神经的麻痹及小脑症状等，严重者可迅速昏迷，发热达 41℃ ~ 42℃，以至死亡。基底动脉因部分阻塞引起脑桥腹侧广泛软化，则临床上可产生闭锁综合征，患者四肢瘫痪，不能讲话，但神志清楚，面无表情，缄默无声，仅能以眼球垂直活动示意。

在椎－基底动脉系统血栓形成中，小脑后下动脉血栓形成是最常见的，称延髓外侧部综合征（Wallen－berg 综合征），表现为眩晕、恶心、呕吐、眼震、同侧面部感觉缺失、同侧霍纳综合征、吞咽困难、声音嘶哑、同侧肢体共济失调及对侧面部以下痛、温觉缺失。

小脑后下动脉的变异性较大，故小脑后下动脉闭塞所引起的临床症状较为复杂和多变，但必须具备两条基本症状即一侧后组脑神经麻痹，对侧痛、温觉消失或减退，才可诊断。

根据缺血性卒中病程分为：①进展型。指缺血发作 6h 后，病情仍在进行性加重。此类患者约占 40% 以上，造成进展的原因很多，如血栓的扩展，其他血管或侧支血管阻塞、脑水肿、高血糖、高温、感染、心肺功能不全，多数是由于前两种原因引起的。据报道，进展型颈内动脉系统占 28%，椎－基底动脉系统占 54%。②稳定型。发病后病情无明显变化者，倾向于稳定型卒中，一般认为颈内动脉系统缺血发作 24h 以上，椎－基底动脉系统缺血发作 72h 以上者，病情稳定，可考虑稳定型卒中。此类型卒中，CT 所见与临床表现相符的梗死灶机会多，提示脑组织已经有了不可逆的病损。③完全性卒中。指发病后神经功能缺失症状较重较完全，常于数小时内（＜6h）达到高峰。④可逆性缺血性神经功能缺损（RIND）。指缺血性局灶性神经障碍在 3 周之内完全恢复者。

（二）辅助检查

1. CT 扫描　发病 24 ~ 48h 后可见相应部位的低密度灶，边界欠清晰，并有一定的占位效应。早期 CT 扫描阴性不能排除本病。

2. MRI　可较早期发现脑梗死，特别是脑干和小脑的病灶。T_1 和 T_2 弛豫时间延长，加权图像上 T_1 在病灶区呈低信号强度，T_2 呈高信号强度，也可发现脑移位受压。与 CT 相比，MRI 显示病灶早，能早期发现大面积脑梗死，清晰显示小病灶及颅后窝的梗死灶，病灶检出率达 95%，功能性 MRI 如弥散加权 MRI 可于缺血早期发现病变，发病半小时即可显示长 T_1、长 T_2 梗死灶。

3. 血管造影　DSA 或 MRA 可发现血管狭窄和闭塞的部位，可显示动脉炎、Moyamoya 病、动脉瘤和血管畸形等。

4. 脑脊液检查　通常脑脊液压力、常规及生化检查正常，大面积脑梗死者脑脊液压力可增高，出血性脑梗死脑脊液中可见红细胞。

5. 其他　彩色多普勒超声检查（TCD）可发现颈动脉及颈内动脉的狭窄、动脉粥样硬化斑或血栓形成。超声心动图检查有助于发现心脏附壁血栓、心房黏液瘤和二尖瓣脱垂。PET 能显示脑梗死灶的局部脑血流、氧代谢及葡萄糖代谢，并监测缺血半暗带及对远隔部位代谢的影响。

（三）诊断与鉴别诊断

1. 脑血栓形成的诊断　主要有以下几点：

（1）多发生于中老年人。

（2）静态下发病多见，不少患者在睡眠中发病。

（3）病后几小时或几天内病情达高峰。

（4）出现面、舌及肢体瘫痪，共济失调，感觉障碍等定位症状和体征。

（5）脑 CT 提示症状相应的部位有低密度影或脑 MRI 显示长 T1 和长 T2 异常信号。

（6）多数患者腰椎穿刺检查提示颅内压、脑脊液常规和生化检查正常。

（7）有高血压、糖尿病、高血脂、心脏病及脑卒中史。

（8）病前有过短暂性脑缺血发作者。

2. 鉴别诊断 脑血栓形成应注意与下列疾病相鉴别：

（1）脑出血：有 10% ~ 20% 脑出血患者由于出血量不多，在发病时意识清楚及脑脊液正常，不易与脑血栓形成区别。必须行脑 CT 扫描才能鉴别。

（2）脑肿瘤：有部分脑血栓形成患者由于发展至高峰的时间较慢，单从临床表现方面不易与脑肿瘤区别。脑肿瘤患者腰椎穿刺发现颅内压高，脑脊液中蛋白增高。脑 CT 或 MRI 提示脑肿瘤周围水肿显著，瘤体有增强效应，严重者有明显的占位效应。但是，有时做了脑 CT 和 MRI 也仍无法鉴别。此时，可做脑活检或按脑血栓进行治疗，定期复查 CT 或 MRI 以便区别。

（3）颅内硬膜下血肿：可以表现为进行性肢体偏瘫、感觉障碍、失语等，而没有明确的外伤史。主要鉴别依靠脑 CT 扫描发现颅骨旁有月牙状的高、低或等密度影，伴占位效应如脑室受压和中线移位，增强扫描后可见硬脑膜强化影。

（4）炎性占位性病变：细菌性脑脓肿、阿米巴性脑脓肿等炎性占位性病变可表现在短时间内逐渐出现肢体瘫痪、感觉障碍、失语、意识障碍等临床表现，尤其在无明显的炎症性表现时，难与脑血栓形成区别。但是，腰椎穿刺检查、脑 CT 和 MRI 检查有助于鉴别。

（5）癔症：对于以单个症状出现的脑血栓形成如突然失语、单肢瘫痪、意识障碍等，需要与癔症相鉴别。癔症可询问出明显的诱因，检查无定位体征及脑影像学检查正常。

（6）脑栓塞：临床表现与脑血栓形成相类似，但脑栓塞在动态下突然发病，有明确的栓子来源。

（7）偏侧性帕金森病：有的帕金森病患者表现为单侧肢体肌张力增高，而无震颤时，往往被误认为脑血栓形成。通过体格检查可发现该侧肢体有明显的强直性肌张力增高，无锥体束征及影像学上的异常，即可区别。

（8）颅脑外伤：临床表现可与脑血栓形成相似，但通过询问出外伤史，则可鉴别。但部分外伤患者可合并或并发脑血栓形成。

（9）高血压脑病：椎 - 基底动脉系统的血栓形成表现为眩晕、恶心、呕吐，甚至意识障碍时，在原有高血压的基础上，血压又急剧升高，此时应注意与高血压脑病鉴别。高血压脑病可以表现为突然头痛、眩晕、恶心、呕吐，严重者意识障碍。后者的舒张压均在 16kPa（120mmHg）以上，脑 CT 或 MRI 检查呈阴性时，则不易区别。有效鉴别方法是先进行降血压治疗，如血压下降后病情迅速好转者为高血压脑病，如无明显改善者，则为椎 - 基动脉血栓形成。复查 CT 或 MRI 有助于两者的鉴别。脑血栓形成的治疗原则是尽量解除血栓及增加侧支循环，改善缺血梗死区的血液循环；积极消除脑水肿，减轻脑组织损伤；尽早进行神经功能锻炼，促进康复，防止复发。

（四）治疗

治疗脑血栓形成的药物和方法有上百种，各家医院的用法大同小异。脑血栓形成的恢复程度取决于梗死的部位及大小、侧支循环代偿能力和神经功能障碍的康复效果。一般来讲，在进行性卒中即脑血栓形成在不断地加重时，应尽早进行抗凝治疗；在脑血栓形成的早期，有条件时，应尽早进行溶栓治疗；如果丧失上述机会或病情不允许，则进行一般性治疗。在药物治疗中，如果病情已经稳定，应尽早进行早期康复治疗。不论是完全恢复正常或留有后遗症者，应长期进行综合性预防，以防止脑血栓的复发。

急性期的治疗原则：①超早期治疗。提高全民的急救意识，为获得最佳疗效力争超早期溶栓治疗。②针对脑梗死后的缺血瀑布及再灌注损伤进行综合保护治疗。③采取个性化治疗原则。④整体化观念：脑部病变是整体的一部分，要考虑脑与心脏及其他器官功能的相互影响，如脑心综合征、多脏器功能衰竭，积极预防并发症，采取对症支持疗法，并进行早期康复治疗。⑤对卒中的危险因素及时给予预防性干预措施。最终达到挽救生命、降低病残及预防复发的目的。

1. 超早期溶栓治疗

（1）溶栓治疗急性脑梗死的目的：在缺血脑组织出现坏死之前，溶解血栓、再通闭塞的脑血管，及时恢复供血，从而挽救缺血脑组织，避免缺血脑组织发生坏死。在缺血脑组织出现坏死之前进行溶栓治疗，这是溶栓治疗的前提。只有在缺血脑组织出现坏死之前进行溶栓治疗，溶栓治疗才有意义。

（2）溶栓治疗时间窗：脑组织对缺血耐受性特别差。脑供血一旦发生障碍，很快就会出现神经功能异常；缺血达一定程度后，脑细胞就不可避免地发生缺血坏死。脑组织对局部缺血较全脑缺血的耐受时间要长。实际上，局部脑缺血中心缺血区很快发生坏死，只是缺血周边半暗带区对缺血的耐受时间较长。溶栓治疗的主要目的是挽救那些尚没有坏死的缺血周边半暗带脑组织。缺血性脑卒中可进行有效治疗的时间称为治疗时间窗。不同个体的溶栓治疗时间窗存在较大的个体差异。根据现有的研究资料，总的来看，急性脑梗死发病 3h 内绝大多数患者采用溶栓治疗是有效的；发病 3 ~ 6h 大部分溶栓治疗可能有效；发病 6 ~ 12h 小部分溶栓治疗可能有效，但急性脑梗死溶栓治疗时间窗的最后确定有待于目前正在进行的大规模、多中心、随机、双盲、安慰剂对照临床试验结果。

（3）影响溶栓治疗时间窗的因素：①种属：不同种属存在较大的差异。如小鼠局部脑梗死的治疗时间窗 <2 ~ 3h，而猴和人一般认为至少为 6h。②临床病情：当脑梗死患者出现昏睡、昏迷等严重意识障碍，眼球凝视麻痹，肢体近端和远端均完全瘫痪，以及脑 CT 已显示低密度改变时，均表明有较短的治疗时间窗，临床上几乎无机会可溶栓。而肢体瘫痪等临床病情较轻时，一般溶栓治疗的治疗时间窗较长。③脑梗死类型：房颤所致的心源性脑栓塞患者，栓子常较大，多堵塞颈内动脉和大脑中动脉主干，迅速造成严重的脑缺血，若此时患者上下肢体瘫痪均较完全，治疗时间窗通常在 3 ~ 4h 之内。而对于血管闭塞不全的脑血栓形成患者，由于局部脑缺血相对较轻，溶栓治疗时间窗常较长。④侧支循环状态：如大脑中动脉深穿支堵塞，因为是终末动脉，故发生缺血时侧支循环很差，其供血区脑组织的治疗时间窗常在 3h 之内；而大脑中动脉 M_2 或 M_3 段堵塞时，由于大脑皮质有较好的侧支循环，因而不少患者的治疗时间窗可以超过 6h。⑤体温和脑组织的代谢率：低温和降低脑组织的代谢可提高脑组织对缺血的耐受性，可延长治疗时间窗，而高温可增加脑组织的代谢，治疗时间窗缩短。⑥神经保护药应用：许多神经保护药可以明显地延长试验动物缺血治疗的时间窗，并可减少短暂性局部缺血造成的脑梗死体积。因而，溶栓治疗联合神经保护药治疗有广阔的应用前景，但目前缺少有效的神经保护药。⑦脑细胞内外环境：脑细胞内外环境状态与脑组织对缺血的耐受性密切相关，当患者有水、电解质及酸碱代谢紊乱等表现时，治疗时间窗明显缩短。

（4）临床上常用的溶栓药物：尿激酶（UK）、链激酶（SK）、重组的组织型纤溶酶原激活药（rt-PA）。尿激酶在我国应用最多，常用量25万~100万U，加入5%葡萄糖溶液或生理盐水中静脉滴注，30min~2h滴完，剂量应根据患者的具体情况来确定，也可采用DSA监测下选择性介入动脉溶栓；rt-PA是选择纤维蛋白溶解药，与血栓中纤维蛋白形成复合体后增强了与纤溶酶原的亲和力，使纤溶作用局限于血栓形成的部位，每次用量为0.9mg/kg体重，总量<90mg；有较高的安全性和有效性，rt-PA溶栓治疗宜在发病后3h进行。

（5）适应证：凡年龄<70岁；无意识障碍；发病在6h内，进展性卒中可延迟到12h；治疗前收缩压<26.7kPa（200mmHg）或舒张压<16kPa（120mmHg）；CT排除颅内出血；排除TIA；无出血性疾病及出血素质；患者或家属同意，都可进行溶栓治疗。

（6）溶栓方法：上述溶栓药的给药途径有2种。①静脉滴注。应用静脉滴注UK和SK治疗诊断非常明确的早期或超早期的缺血性脑血管病，也获得一定的疗效。②选择性动脉注射。属血管介入性治疗，用于治疗缺血性脑血管病，并获得较好的疗效。选择性动脉注射有2种途径：a. 选择性脑动脉注射法，即经股动脉或肘动脉穿刺后，先进行脑血管造影，明确血栓所在的部位，再将导管插至颈动脉或椎-基底动脉的分支，直接将溶栓药注入血栓所在的动脉或直接注入血栓处，达到较准确的选择性溶栓作用。且在注入溶栓药后，还可立即再进行血管造影了解溶栓的效果。b. 颈动脉注射法，适用于治疗颈动脉系统的血栓形成。用常规注射器穿刺后，将溶栓药物注入发生血栓侧的颈动脉，达到溶栓作用。但是，动脉内溶栓有一定的出血并发症，因此，动脉内溶栓的条件是：明确为较大的动脉闭塞；脑CT扫描呈阴性，无出血的证据；允许有小范围的轻度脑沟回改变，但无明显的大片低密度梗死灶；血管造影证实有与症状和体征相一致的动脉闭塞改变；收缩压在24kPa（180mmHg）以下，舒张压在14.6kPa（110mmHg）以下；无意识障碍，提示病情尚未发展至高峰者。值得注意的是，在进行动脉溶栓之前一定要明确是椎-基底动脉系统还是颈动脉系统的血栓形成，否则，误做溶栓，延误治疗。

局部动脉灌注溶栓剂较全身静脉用药剂量小，血栓局部药物浓度高，并可根据DSA观察血栓溶解情况以决定是否继续用药。但DSA及选择性插管，治疗时间将延迟45min~3h。目前文献报道的局部动脉内溶栓治疗脑梗死血管再通率为58%~100%，临床好转率为53%~94%，均高于静脉内用药（36%~89%，26%~85%）。但因患者入选标准、溶栓剂种类、剂量、观察时间不一，比较缺乏可比性，故哪种用药途径疗效较好仍不清楚。故有人建议，先尽早静脉应用溶栓剂，短期无效者再进行局部动脉内溶栓。

应用溶栓药物治疗目前尚无统一标准，由于个体差异，剂量波动范围也大。不同的溶栓药物和不同的给药途径，用药的剂量也不同。①尿激酶：静脉注射的剂量分为2种：a. 大剂量，100万~200万U溶于生理盐水500~1 000ml中，静脉滴注，仅用1次。b. 小剂量，20万~50万U溶于生理盐水500ml中，静脉滴注，1次/d，可连用3~5次。动脉内注射的剂量为10万~30万U。②rt-PA：美国国立卫生院的试验结果认为，rt-PA治疗剂量40.85mg/kg体重、总剂量<90mg是安全的。其中10%可静脉推注，剩余90%的剂量在24h内静脉滴注。

（7）溶栓并发症：脑梗死病灶继发出血，致命的再灌流损伤及脑组织水肿是溶栓治疗的潜在危险；再闭塞率可达10%~20%。

　　所有溶栓药在临床应用中均有可能产生颅内出血的并发症，包括脑内和脑外出血。影响溶栓药物疗效与安全性的主要并发症是脑内出血。脑内出血分脑出血及梗死性出血。前者指CT 检查显示在非梗死区出现高密度的血肿，多数伴有相应的临床症状和体征，少数可以没有任何临床表现；后者指梗死区的脑血管在阻塞后再通，血液外渗所致，CT 扫描显示出梗死灶周围有单独或融合的斑片状出血，一般不形成血肿。出血并发症可导致病情加重，但有的可能没有任何表现。溶栓后的脑内出血在尸检的发现率为 17% ～65%，远低于临床上的表现率。溶栓导致脑内出血的原因可能系：①缺血后血管壁受损，易破裂；②继发性纤溶及凝血障碍；③动脉再通后灌注压增高；④软化脑组织对血管的支持作用减弱。脑外出血主要见于胃肠道及泌尿系。

　　迄今为止，仍无大宗随机双盲对比性的临床应用研究结果，大多为个案病例或开放性临床应用研究，尤其是对选择病例方面，有较多的差别，因此，溶栓治疗的确切效果各家报道不一样，差别较大。但较为肯定的是溶栓后的出血并发症较高。Grond 等、Chiu 等、Trouil-las 等及 Tanne 等分别对 60、30、100 及 75 例动脉血栓形成的患者行 rt – PA 静脉溶栓治疗，症状性脑出血的发生率为 6.6%、7%、7% 和 7%。rt – PA 静脉溶栓会增加脑出血的危险和脑出血死亡的机会。如果其他条件确实完全相同，治疗组的病死率只可能高于对照组。目前，溶栓治疗还只能作为研究课题，不能常规应用。因此，溶栓治疗的有效性和安全性必须依靠临床对照试验来进行回答。

　　2. 抗凝治疗

　　(1) 抗凝治疗的目的：目的在于防止血栓扩展和新血栓形成。高凝状态是缺血性脑血管病发生和发展的重要环节，主要与凝血因子，尤其是第Ⅷ因子和纤维蛋白原增多及其活性增高有关。所以，抗凝治疗主要通过抗凝血，阻止血栓发展和防止血栓形成，达到治疗或预防脑血栓形成的目的。

　　(2) 常用药物有肝素、低分子肝素及华法林等：低分子肝素与内皮细胞和血浆蛋白的亲和力低，其经肾排泄时更多的是不饱和机制起作用，所以，低分子肝素的清除与剂量无关，而其半衰期比普通肝素长 2 ～4 倍。用药时不必行试验室监测，低分子肝素对患者的血小板减少和肝素诱导的抗血小板抗体发生率下降。鱼精蛋白可 100% 中和低分子肝素的抗凝血因子活性，可以中和 60% ～70% 的抗凝血因子活性。急性缺血性脑卒中的治疗，可用低分子肝素钙 4 100U（单位）皮下注射，2 次/d，共 10d。口服抗凝药物：①双香豆素及其衍生物：能阻碍血液中凝血酶原的形成，使其含量降低，其抗凝作用显效较慢（用药后 24 ～48h，甚至 72h），持续时间长，单独应用仅适用于发展较缓慢的患者或用于心房颤动患者脑卒中的预防。口服抗凝剂中，华法林和新抗凝片的开始剂量分别为 4 ～6mg 和 1 ～2mg，开始治疗的 10d 内测定凝血酶原时间和活动度应每日 1 次，以后每周 3 次，待凝血酶原活动度稳定于治疗所需的指标时，则 7 ～10d 测定 1 次，同时应检测国际规格化比值（INF）。②藻酸双酯钠：又称多糖硫酸酯（多糖硫酸盐，PSS）。系从海洋生长的褐藻中提取的一种类肝素药物。但作用强度是肝素的 1/3，而抗凝时间与肝素相同。主要作用是抗凝血、降低血液黏稠度、降低血脂及改善脑微循环。用法：按 2 ～4mg/kg 体重加入 5% 葡萄糖溶液 500ml，静脉滴注，30 滴/min，1 次/d，10d 为 1 个疗程。或口服，每次 0.1g，1 次/d，可长期使用。个别患者可能出现皮疹、头痛、恶心、皮下出血点。

　　(3) 抗凝治疗的适应证：①短暂性脑缺血发作；②进行性缺血性脑卒中；③椎 – 基底

动脉系统血栓形成；④反复发作的脑栓塞；⑤应用于心房颤动患者的卒中预防。

（4）抗凝治疗的禁忌证：①有消化道溃疡病史者；②有出血倾向者、血液病患者；③高血压 [血压 24/13.3kPa（180/100mmHg）以上]；④有严重肝、肾疾病者；⑤临床不能除外颅内出血者。

（5）抗凝治疗的注意事项：①抗凝治疗前应进行脑部 CT 检查，以除外脑出血病变，高龄、较重的脑动脉硬化和高血压患者采用抗凝治疗应慎重；②抗凝治疗对凝血酶原活动度应维持在 15%～25%，部分凝血活酶时间应维持在 1.5 倍之内；③肝素抗凝治疗维持在 7～10d，口服抗凝剂维持 2～6 个月，也可维持在 1 年以上；④口服抗凝药的用量较国外文献所报道的剂量为小，其 1/3～1/2 的剂量就可以达到有效的凝血酶原活动度的指标；⑤抗凝治疗过程中应经常注意皮肤、黏膜是否有出血点，小便检查是否有红细胞，大便潜血试验是否阳性，若发现异常应及时停用抗凝药物；⑥抗凝治疗过程中应避免针灸、外科小手术等，以免引起出血。

3. 降纤治疗　可以降解血栓蛋白质、增加纤溶系统活性、抑制血栓形成或促进血栓溶解。此类药物亦应早期应用（发病 6h 以内），特别适用于合并高纤维蛋白原血症者。降纤酶、东菱克栓酶、安克洛酶和蚓激酶均属这一类药物。但降纤至何种程度，如何减少出血并发症等问题尚待解决。有报道，发病后 3h 给予 Ancrod 可改善患者的预后。

4. 扩容治疗　主要是通过增加血容量，降低血液黏稠度，起到改善脑微循环作用。

（1）右旋糖酐 - 40：主要作用为阻止红细胞和血小板聚集，降低血液黏稠度，以改善循环。用法：10% 右旋糖酐 - 40，500ml，静脉滴注，1 次/d，10d 为 1 个疗程。可在间隔 10～20d 后，再重复使用 1 个疗程。有过敏体质者，应做过敏皮试阴性后方可使用。心功能不全者应使用半量，并慢滴。患有糖尿病者，应同时加用相应胰岛素治疗。高血压患者慎用。有意识障碍或提示脑水肿明显者禁用。无论有无高血压，均需要观察血压情况。

（2）706 代血浆（6% 羟乙基淀粉）：作用和用法与右旋糖酐 - 40 相同，只是不需要做过敏试验。

5. 扩血管治疗　血管扩张药过去曾被广泛应用，此法在脑梗死急性期不宜使用。原因为缺血区的血管因缺血、缺氧及组织中的乳酸聚集已造成病理性的血管扩张，此时应用血管扩张药，则造成脑内正常血管扩张，也波及全身血管，以至于使病变区的血管局部血流下降，加重脑水肿，即所谓"盗血"现象。如有出血性梗死时可能会加重出血，因此，只在病变轻、无水肿的小梗死灶或脑梗死发病 3 周后无脑水肿者可酌情使用，且应注意有无低血压。

（1）罂粟碱：具有非特异性血管平滑肌的松弛作用，直接扩张脑血管，降低脑血管阻力，增加脑局部血流量。用法：60mg 加入 5% 葡萄糖液 500ml 中，静脉滴注，1 次/d，可连用 3～5d；或 20～30mg，肌肉注射，1 次/d，可连用 5～7d；或每次 30～60mg 口服，3 次/d，连用 7～10d。注意本药每日用量不应超过 300mg，不宜长期使用，以免成瘾。在用药时可能因血管明显扩张导致明显头痛。

（2）己酮可可碱：直接抑制血管平滑肌的磷酸二酯酶，达到扩张血管的作用；还能抑制血小板和红细胞的聚集。用法：100～200mg 加入 5% 葡萄糖液 500ml 中，静脉滴注，1 次/d，连用 7～10d。或口服每次 100～300mg，3 次/d，连用 7～10d。本药禁用于刚患心肌梗死、严重冠状动脉硬化、高血压者及孕妇。输液过快者可出现呕吐及腹泻。

（3）环扁桃酯：又名三甲基环己扁桃酸或抗栓丸。能持续性松弛血管平滑肌，增加脑血流量，但作用较罂粟碱弱。用法：每次 0.2 ~ 0.4g 口服，3 次/d，连用 10 ~ 15d。也可长期应用。

（4）氢化麦角碱：又称喜得镇或海得琴，系麦角碱的衍生物。其直接激活多巴胺和 5 - HT 受体，也阻断去甲肾上腺素对血管受体的作用，使脑血管扩张，改善脑微循环，增加脑血流量。用法：每次口服 1 ~ 2mg，3 次/d，1 ~ 3 个月为 1 个疗程，或长期使用。本药易引起直立性低血压，因此，低血压患者禁用。

6. 钙离子拮抗药　其通过阻断钙离子的跨膜内流而起作用，从而缓解平滑肌的收缩、保护脑细胞、抗动脉粥样硬化、维持红细胞变形能力及抑制血小板聚集。

（1）尼莫地平：又称硝苯甲氧乙基异丙啶。为选择性地作用于脑血管平滑肌的钙离子拮抗药，对脑以外的血管作用较小，因此，不起降血压作用。主要缓解血管痉挛，抑制肾上腺素能介导的血管收缩，增加脑组织葡萄糖利用率，重新分布缺血区血流量。用法：每次口服 20 ~ 40mg，3 次/d，可经常使用。

（2）尼莫通：为尼莫地平的同类药物，只是水溶性较高。每次口服 30 ~ 60mg，3 次/d，可经常使用。

（3）尼卡地平：又称硝苯苄胺啶。系作用较强的钙离子通道拮抗药。选择性作用于脑动脉、冠状动脉及外周血管，增加心脑血流量和改善循环，同时有明显的降血压作用。用法：每次口服 20 ~ 40mg，3 次/d，可经常使用。

（4）桂利嗪（脑益嗪、肉桂苯哌嗪、桂益嗪）：为哌嗪类钙离子拮抗药，扩张血管平滑肌，能改善心脑循环。还有防止血管脆化作用。用法：每次口服 25 ~ 50mg，3 次/d，可经常使用。

（5）盐酸氟桂利嗪：与脑益嗪为同一类药物。用法：每次口服 5 ~ 10mg，1 次/d，连用 10 ~ 15d。因本药可增加脑脊液，故颅内压增高者不用。

7. 抗血小板药　主要通过失活脂肪酸环化酶，阻止血小板合成 TXA_2，并抑制血小板释放 ADP、5 - HT、肾上腺素、组胺等活性物质，以抑制血小板聚集，达到改善微循环及抗凝作用。

（1）阿司匹林（阿斯匹林）：阿司匹林也称乙酰水杨酸，有抑制环氧化酶，使血小板膜蛋白乙酰化，并能抑制血小板膜上的胶原糖基转移酶的作用。由于环氧化酶受到抑制，使血小板膜上的花生四烯酸不能被合成内过氧化物 PGG_2 和 TXA_2，因而能阻止血小板的聚集和释放反应。在体外，阿司匹林可抑制肾上腺素、胶原、抗原 - 抗体复合物、低浓度凝血酶所引起的血小板释放反应。具有较强而持久的抗血小板聚集作用。成人口服 0.1 ~ 0.3g 即可抑制 TXA_2 的形成，其作用可持续 7 ~ 10d 之久，这一作用在阻止血栓形成，特别在防治心脑血管血栓性疾病中具有重要意义。

由于血管壁的内皮细胞存在前列环素合成酶，能促进前列环素（PGI_2）的合成，PGI_2 为一种强大的抗血小板聚集物质。试验证明，不同剂量的阿司匹林对血小板 TXA_2 与血管壁内皮细胞 PGI_2 形成有不同的影响。小剂量（2mg/kg 体重）即可完全抑制人的血小板 TXA_2 的合成，但不抑制血管壁内皮细胞 PGI_2 的合成，产生较强的抗血小板聚集作用，但大剂量（100 ~ 200mg/kg 体重）时血小板 TXA_2 和血管壁内皮细胞 PGI_2 的合成均被抑制，故抗血小板聚集作用减弱，有促进血栓形成的可能性。但大剂量长期服用阿司匹林的临床试验表明无血栓形成的增加。小剂量（3~6mg/kg 体重）或大剂量（25~80mg/kg 体重）都能延长出血时间，说明阿司匹林对血小板环氧化酶的作用较对血管壁内皮细胞前列环素合成酶作用占优势。因此，一般认为小剂量（160~325mg/d）对多数人有抗血栓作用，中剂量（500~1 500mg/d）对某些人有效，大剂量（1 500mg/d 以上）才可促进血栓形成。1994 年抗血小板治疗协作组统计了 145 个研究中心 20 000 例症状性动脉硬化病变的高危人群，服用阿司匹林后的预防效果，与安慰剂比较，阿司匹林可降低非致命或致命血管事件发生率 27%，降低心血管病死率 18%。不同剂量的阿司匹林预防作用相同。国际卒中试验（1997 年）在36 个国家 467 所医院的 19 435 例急性缺血性卒中患者中应用或不应用阿司匹林和皮下注射肝素的随机对照研究，患者入组后给予治疗持续 14d 或直到出院，统计 2 周病死率、6 个月病死率及生活自理情况。研究结果表明，急性缺血性卒中采用肝素治疗未显示任何临床疗效，而应用阿司匹林，病死率及非致命性卒中复发率明显降低。认为如无明确的禁忌证，急性缺血性卒中后应立即给予阿司匹林，初始剂量为 300mg/d，小剂量长期应用有助于改善预后，1998 年 5 月在英国爱丁堡举行的第七届欧洲卒中年会认为，阿司匹林在缺血性卒中的急性期使用和二级预防疗效肯定，只要无禁忌证在卒中发生后尽快使用。急性发病者可首次口服 300mg，而后每日 1 次口服 100mg；1 周后，改为每日晚饭后口服 50mg 或每次 25mg，1 次/d，可以达到长期预防脑血栓复发的效果。至今认为本药是较好的预防性药物，且较经济、安全、方便。阿司匹林的应用剂量一直是阿司匹林疗法的争论点之一，山东大学齐鲁医院神经内科通过观察不同剂量（25~100mg/d）对血小板积聚率、TXA_2 和血管内皮细胞 PGI_2 合成的影响，认为 50mg/d 为国人最佳剂量，并在多中心长期随访研究中证实了它的疗效。但长期使用即使小剂量阿司匹林也有一定的不良反应，长期服用对消化道有刺激性，发生食欲缺乏、恶心，严重时可致消化道出血。据统计，大约 17.5% 的患者有恶心等消化道反应，2.6% 的患者有消化道出血，3.4% 的患者有变态反应，因此，对有溃疡病者应注意慎用。

（2）噻氯匹定：噻氯匹定商品名 Ticnd，也称力抗栓，能抑制纤维蛋白原与血小板受体之间的附着，致使纤维蛋白原在血小板相互集中中不能发挥桥联作用；刺激血小板腺苷酸环化酶，使血小板内 cAMP 增高，抑制血小板聚集；减少 TXA_2 的合成；稳定血小板膜，抑制ADP、胶原诱导的血小板聚集。因此，噻氯匹定药理作用是对血小板聚集的各个阶段都有抑制作用，即减少血小板的黏附，抑制血小板的聚集，增强血小板的解聚作用，以上特性表现为出血时间延长，对凝血试验无影响。服药后 24~48h 才开始起抗血小板作用，3~5d 后作用达高峰，停药后其作用仍可维持 3d。口服每次 125~250mg，每日 1 或 2 次，进餐时服用。可随患者具体情况而调整剂量。噻氯匹定对椎-基底动脉系统缺血性卒中的预防作用优于颈内动脉系统，并且效果优于阿司匹林，它同样可以预防卒中的复发。

噻氯匹定的不良反应有粒细胞减少，发生率约为 0.8%，常发生在服药后最初 3 周，其他尚有腹泻、皮疹（约 2%）等，停药后不良反应一般可消失。极个别患者有胆汁淤积性黄疸和（或）转氨酶升高。不宜与阿司匹林、非类固醇抗炎药和口服抗凝药合用。由于可产生粒细胞减少，服药后前 3 个月内每 2 周做白细胞数监测。由于延长出血时间，对有出血倾向的器质性病变如活动性溃疡或急性出血性卒中、白细胞减少症、血小板减少症等患者禁用。

（3）氯吡格雷：氯吡格雷的化学结构与噻氯匹定相近。活性高于噻氯匹定。氯吡格雷通过选择性不可逆地和血小板 ADP 受体结合，抑制血小板聚集防止血栓形成和减轻动脉粥样硬化。氯吡格雷 75mg/d 与噻氯匹定 250mg 2 次/d 抑制效率相同。不良反应有皮疹、腹泻、消化不良，消化道出血等。

（4）双嘧达莫：又名潘生丁、双嘧哌胺醇。通过抑制血小板中磷酸二酯酶的活性，也有可能刺激腺苷酸环化酶，使血小板内环磷酸腺苷（cAMP）增高。从而抑制 ADP 所诱导的初发和次发血小板聚集反应。在高浓度下可抑制血小板对胶原、肾上腺素和凝血酶的释放反应。双嘧达莫可能还有增强动脉壁合成前列环素、抑制血小板生成 TXA_2 的作用。口服每次 50～100mg，3 次/d，可长期服用。合用阿司匹林更有效。不良反应有恶心、头痛、眩晕、面部潮红等。

8. 防治脑水肿　一旦发生脑血栓形成，很快出现缺血性脑水肿，其包括细胞毒性水肿和血管源性水肿。脑水肿进一步加剧神经细胞的坏死，严重大块梗死者，还可引起颅内压增高，发生脑疝致死。所以，缺血性脑水肿不仅加重脑梗死的病理生理过程，影响神经功能障碍的恢复，还可导致死亡。因此，脑血栓形成后，尤其梗死面积大、病情重或进展型卒中、意识障碍的患者应及时积极治疗脑水肿。防治脑水肿的方法包括使用高渗脱水药、利尿药和白蛋白，控制入水量等。

（1）高渗性脱水治疗：通过提高血浆渗透压，造成血液与脑之间的渗透压梯度加大，脑组织内水分向血液移动，达到脑组织脱水作用；高渗性血液通过反射机制抑制脉络丛分泌脑脊液，使脑脊液生成减少；由于高渗性脱水最终通过增加排尿量的同时，也加速排泄梗死区代谢产物。最后减轻梗死区及半暗带水肿，挽救神经细胞，防止脑疝发生危及生命。

缺血性脑水肿的发生和发展尽管是一个严重的并发症，但也是一个自然过程。在脑血栓形成后的 10d 以内脑水肿最重，只要在此期间在药物的协助下，加强脱水，经过一段时间后，缺血性脑水肿会自然消退。

甘露醇：是一种己六醇。至今仍为最好、最强的脱水药。其主要有以下作用：快速注入静脉后，因它不易从毛细血管外渗入组织，而迅速提高血浆渗透压，使组织间液水分向血管内转移，产生脱水作用；同时增加尿量及尿 Na^+、K^+ 的排出；还有清除各种自由基、减轻组织损害的作用。静脉应用后在 10min 开始发生作用，2～3h 达高峰。用法：根据脑梗死的大小和心、肾功能状态决定用量和次数。一般认为最佳有效量是每次 0.5～1g/kg 体重，即每次 20% 甘露醇 125～250ml 静脉快速滴注，每日 2～4 次，直至脑水肿减轻。但是，小灶梗死者，可每日 1 次；或心功能不全者，每次 125ml，每日 2 或 3 次。肾功能不好者尽量减少用量，并配合其他利尿药治疗。

甘油：甘油为丙三醇，其相对分子质量为 92，有人认为甘油优于甘露醇，由于甘油可提供热量，仅 10%～20% 无变化地从尿中排出，可减少导致水、电解质紊乱与反跳现象，可溶于水和乙醇中，为正常人的代谢产物，大部分在肝脏内代谢，转变为葡萄糖、糖原和其他糖类，小部分构成其他酯类。甘油无毒性，是目前最常用的口服脱水药。其治疗脑水肿的机制可能是通过提高血浆渗透压，使组织水分（尤其是含水多的组织）转移到血浆内，因而引起脑组织脱水。最初曾用于静脉注射以降低颅压。现认为口服同样有效。用药后 30～60min 起作用，治疗作用时间较甘露醇稍晚，维持时间短，疗效不如前者。因此，有时插在上述脱水药 2 次用药之间给予，以防止"反跳现象"。口服甘油无毒，在体内能产生比等量葡萄糖稍高的热量，因此，尚有补充热量的作用，且无"反跳现象"。Contoce 认为，甘油比其他高渗药更为理想，其优点有：迅速而显著地降低颅内压；长期重复用药无反跳现象；无毒性。甘油的不良反应轻微，可有头痛、头晕、咽部不适、口渴、恶心、呕吐、上腹部不适及血压轻度下降等。由于甘油可引起高血糖和糖尿，故糖尿病患者不宜使用。甘油过大剂量应用或浓度 >10% 时，可产生注射部位的静脉炎，或引起溶血、血红蛋白尿，甚至急性肾衰竭等不良反应。甘油自胃肠道吸收，临床上多口服，昏迷患者则用鼻饲，配制时将甘油溶于生理盐水内稀释成 50% 溶液，剂量每次 0.5 ~ 2g/kg 体重，每日总量可达 5g/kg 体重以上。一般开始剂量 1.5g/kg 体重，以后每 3h 0.5 ~ 0.7g/kg 体重，一连数天。静脉注射为 10% 甘油溶液 500ml，成人每日 10% 甘油 500ml，共使用 5 ~ 6 次。

（2）利尿药：主要通过增加肾小球滤过，减少肾小管再吸收和抑制。肾小管的分泌，增加尿量，造成机体脱水，最后使脑组织脱水。同时还可控制钠离子进入脑组织减轻水肿，控制钠离子进入脑脊液，以降低脑脊液生成率的 50% 左右。但是，上述作用必须以肾功能正常为前提。

呋塞米：又称利尿磺酸、呋喃苯胺酸、呋塞米灵、利尿灵等。是作用快、时间短和最强的利尿药，主要通过抑制髓襻升支 Cl^- 的主动再吸收而起作用。注射后 5min 起效，1h 达高峰，并维持达 3h。对合并有高血压、心功能不全者疗效更佳。如患者有肾功能障碍或用较大剂量甘露醇治疗后效果仍不佳时，可单独或与甘露醇交替应用本药。用法：每次 20 ~ 80mg，肌内注射或静脉推注，4 次/d。口服者每次 20 ~ 80mg，每日 2 或 3 次。其不良反应为电解质紊乱、过度脱水、血压下降、血小板减少、粒细胞减少、贫血、皮疹等。

依他尼酸：又称利尿酸、Edecrin。作用类似于呋塞米。应用指征同呋塞米。用法：每次 25 ~ 50mg 加入 5% 葡萄糖溶液或生理盐水 100ml 中，缓慢滴注。3 ~ 5d 为 1 个疗程。所配溶液在 24h 内用完。可出现血栓性静脉炎、电解质紊乱、过度脱水、神经性耳聋、高尿酸血症、高血糖、出血倾向、肝肾功能损害等不良反应。

白蛋白：对于严重的大面积脑梗死引起的脑水肿，加用白蛋白，有明显的脱水效果。用法：每次 10 ~ 15g，静脉滴注，每日或隔日 1 次，连用 5 ~ 7d。本药价格较贵，个别患者有变态反应，或造成医源性肝炎。

9. 神经细胞活化药　至今有不少这类药物试验报道有一定的营养神经细胞和促进神经细胞活化的作用，主要对于不完全受损的细胞起作用，个别报道甚至认为有极佳效果。但是，在临床实践中，并没有明显效果，而且价格较贵。

（1）脑活素：主要成分为动物脑（猪脑）水解后精制的必需和非必需氨基酸、单胺类神经介质、肽类激素和酶前体。据认为该药能通过血脑屏障，直接进入神经细胞，影响细胞呼吸链，调节细胞神经递质，激活腺苷酸环化酶，参与细胞内蛋白质合成等。用法：20 ~ 50ml 加入生理盐水 500ml 中，静脉滴注，1 次/d，10 ~ 15d 为 1 个疗程。

（2）胞磷胆碱：在生物学上，胞磷胆碱是合成磷脂胆碱的前体，胆碱在磷脂酰胆碱的生物合成中具有重要作用，而磷脂酰胆碱是神经细胞膜的重要组成部分。胞磷胆碱还参与细胞核酸、蛋白质和糖的代谢，促使葡萄糖合成乙酰胆碱，防止脑水肿。用法：500 ~ 1 000mg 加入 5% 葡萄糖液 500ml 中，静脉滴注，1 次/d，10 ~ 15d 为 1 个疗程。250mg，肌肉注射，1 次/d，每个疗程为 2 ~ 4 周。少数患者用药后出现兴奋性症状，诱发癫痫或精神症状。

（3）丁咯地尔（活脑灵）：主要成分为 Buflomedil hydrochloride。主要作用：①阻断 α - 肾上腺素能受体；②抑制血小板聚集；⑧提高及改善红细胞变形能力；④有较弱的非特异性钙拮抗作用。用法：200mg 加入生理盐水或 5% 葡萄糖液 500ml 中，静脉缓慢滴注，1 次/d，10d 为 1 个疗程。也可肌肉注射，每次 50ml，2 次/d，10d 为 1 个疗程。但是，产妇和正在发生出血性疾病的患者禁用。少数患者可有肠胃不适、头痛、眩晕及肢体烧灼痛感。

10. 其他内科治疗 由于脑血栓形成的主要原因系高血压、高血脂、糖尿病、心脏病等内科疾病，或发生脑血栓形成时，大多合并许多内科疾病。但是，并发严重的内科疾病多见于脑干梗死和较大范围的大脑半球梗死。有时，患者由于严重的内科合并证如心功能衰竭、肺水肿及感染、肾衰竭等致死。因此，除针对性治疗脑血栓形成外，还应治疗合并的内科疾病。

(1) 调整血压：急性脑梗死患者一过性血压增高常见，因此，降血压药应慎用。国外平均血压 [MBP，（收缩压 + 舒张压×2）÷3] >17.3kPa（130mmHg）或收缩压（SBP）>29.3kPa（220mmHg），可谨慎应用降压药。一般不主张使用降压药以免减少脑血流灌注，加重脑梗死。如血压低，应查明原因是否为血容量减少，补液纠正血容量，必要时应用升压药。对分水岭梗死，则应对其病因进行治疗，如纠正低血压、治疗休克、补充血容量、对心脏病进行治疗等。

(2) 控制血糖：临床和实验病理研究证实，高血糖加重急性脑梗死及局灶性缺血再灌注损伤，故急性缺血性脑血管病在发病 24h 内不宜输入高糖，以免加重酸中毒。有高血糖者要纠正，低血糖亦要注意，一旦出现要控制。

(3) 心脏疾病的预防：积极治疗原发心脏疾病。但严重的脑血栓形成可合并心肌缺血或心律失常，严重者出现心力衰竭者，除了积极治疗外，补液应限制速度和量，甘露醇应半量应用，加用利尿药。

(4) 保证营养与防治水、电解质及酸碱平衡紊乱：出现球麻痹或意识障碍的患者主要靠静脉输液和胃管鼻饲或经皮胃管补充营养。应该保证每日的水、电解质和能量的补给。在应用葡萄糖的问题上，尽管国内外的动物试验研究认为高血糖和低血糖对脑梗死有加重作用，但是，也应保证每日的需要量，如有糖尿病或反应性高血糖者，在应用相应剂量的胰岛素下补给葡萄糖。对于不能进食和长期大量使用脱水药者，每天检测血生化，如有异常，及时纠正。

(5) 防治感染：对于严重瘫痪、球麻痹、意识障碍者，容易合并肺部感染，可常规使用青霉素 320 万 U 加入生理盐水 100ml 中，静脉滴注，2 次/d。如果效果不理想，应根据痰培养结果及时改换抗生素。对于严重的球麻痹和意识障碍者，由于自己不能咳嗽排痰，应尽早做气管切开，以利于吸痰，这是防治肺部感染的最好办法。

(6) 加强护理：由于脑血栓形成患者在急性期大多数不能自理生活，应每 2h 翻身 1 次，加拍背部协助排痰，防止褥疮和肺部感染的发生。

11. 外科治疗 颈内动脉和大脑中动脉血栓形成者，可出现大片脑梗死，且在发病后 3~7d 期间，可因缺血性脑水肿，导致脑室受压、中线移位及脑疝发生，危及生命。此时，应积极进行颞下减压和清除梗死组织，以挽救生命。

12. 康复治疗 主张早期进行康复治疗，即使在急性期也应注意到瘫痪肢体的位置。病情稳定者，可以尽早开始肢体功能锻炼和语言训练。这既可明显地降低脑血栓形成患者的致残率，也可减少并发症和后遗症如肩周炎、肢体挛缩、失用性肌萎缩、痴呆等的发生。

二、脑栓塞概述

脑栓塞是指脑动脉被异常的栓子（血液中异常的固体、液体、气体）阻塞，使其远端脑组织发生缺血性坏死，出现相应的神经功能障碍。栓子以血液栓子为主，占所有栓子的90%；其次还有脂肪、空气、癌栓、医源物体等。脑栓塞发生率占急性脑血管病的15% ~ 20%，占全身动脉栓塞的50%。

（一）临床表现

1. 发病年龄 本病起病年龄不一，若因风湿性心脏病所致，患者以中青年为主；若因冠心病、心肌梗死、心律失常所致者，患者以中老年人居多。

2. 起病急骤 大多数患者无任何前驱症状，多在活动中起病，局限性神经缺损症状常于数秒或数分钟发展到高峰，是发展最急的脑卒中，且多表现为完全性卒中，少数患者在数日内呈阶梯样或进行性恶化。50% ~ 60%的患者起病时有意识障碍，但持续时间短暂。

3. 局灶神经症状 栓塞引起的神经功能障碍取决于栓子的数目、栓塞范围和部位。栓塞发生在颈内动脉系统特别是大脑中动脉最常见，临床表现突起的偏瘫、偏身感觉障碍和偏盲，在主侧半球可有失语，也可出现单瘫、运动性或感觉性失语等。9% ~ 18%的患者出现局灶性癫痫发作。本病约10%的栓子达椎 – 基底动脉系统，临床表现为眩晕、呕吐、复视、眼震、共济失调、交叉性瘫痪、构音障碍及吞咽困难等。若累及网状结构则出现昏迷与高热，若阻塞了基底动脉主干可突然出现昏迷和四肢瘫痪，预后极差。

4. 其他症状 本病以心源性脑栓塞最常见，故有风湿性心脏病或冠心病、严重心律失常的症状和体征；部分患者有心脏手术、长骨骨折、血管内治疗史；部分患者有脑外多处栓塞证据，如皮肤、球结膜、肺、肾、脾和肠系膜等栓塞和相应的临床症状和体征。

（二）辅助检查

目的：明确脑栓塞的部位和病因（如心源性、血管源性及其他栓子来源的检查）。

1. 心电图或24h动态心电图观察 可了解有无心律失常、心肌梗死等。

2. 超声心动图检查 有助于显示瓣膜疾患、二尖瓣脱垂、心内膜病变等。

3. 颈动脉超声检查 可显示颈动脉及颈内外动脉分叉处的血管情况，有无管壁粥样硬化斑及管腔狭窄等。

4. 腰椎穿刺脑脊液检查 可以正常，若红细胞增多可考虑出血性梗死，若白细胞增多考虑有感染性栓塞的可能，有大血管阻塞、有广泛性脑水肿者脑脊液压力增高。

5. 脑血管造影 颅外颈动脉造影可显示动脉壁病变，数字减影血管造影（DSA）能提高血管病变诊断的准确性，有否血管腔狭窄、动脉粥样硬化溃疡、血管内膜粗糙等情况。新一代的MRA能显示血管及血流情况，且为无创伤性检查。

6. 头颅CT扫描 发病后24 ~ 48h后可见低密度梗死灶，若为出血性梗死则在低密度灶内可见高密度影。

7. MRI 能更早发现梗死灶，对脑干及小脑扫描明显优于CT。

（三）诊断及鉴别诊断

1. 诊断

（1）起病急骤，起病后常于数秒内病情达高峰。

（2）主要表现为偏瘫、偏身感觉障碍和偏盲，在主侧半球则有运动性失语或感觉性失语。少数患者为眩晕、呕吐、眼震及共济失调。

（3）多数患者为心源性脑栓塞，故有风心病或冠心病、心律失常的症状和体征。

（4）头颅 CT 或 MRI 检查可明确诊断。

2. 鉴别诊断　在无前驱症状下，动态中突然发病并迅速达高峰，有明确的定位症状和体征；如询查出心脏病、动脉粥样硬化、骨折、心脏手术、大血管穿刺术等原因可确诊。头颅 CT 和 MRI 能协助明确脑栓塞的部位和大小。腰椎穿刺检查有助于了解颅内压、炎性栓塞及出血性梗死。脑栓塞应注意与其他类型的急性脑血管病区别。尤其是出血性脑血管病，主要靠头颅 CT 和 MRI 检查加以区别。

（四）治疗

积极改善侧支循环、减轻脑水肿、防治出血和治疗原发病。

1. 脑栓塞治疗　其治疗原则与脑血栓形成相同。但应注意：

（1）由于容易合并出血性梗死或出现大片缺血性水肿，所以，在急性期不主张应用较强的抗凝和溶栓药物如肝素、双香豆素类药、尿激酶；t‑PA、噻氯匹定等。

（2）发生在颈内动脉末端或大脑中动脉主干的大面积脑栓塞，以及小脑梗死可发生严重的脑水肿，继发脑疝，应积极进行脱水、降颅压治疗，必要时需要进行颅骨骨瓣切除减压，以挽救生命。由心源性所致者，有些伴有心功能不全。在用脱水药时应酌情减量，甘露醇与呋塞米交替使用。

（3）其他原因引起的脑栓塞，要有相应的治疗。如空气栓塞者，可应用高压氧治疗。脂肪栓塞者，加用 5% 碳酸氢钠 250ml，静脉滴注，每日 2 次；也可用小剂量肝素 10～50mg，每 6h 1 次；或 10% 乙醇溶液 500ml，静脉滴注，以求溶解脂肪。

（4）部分心源性脑栓塞患者发病后 2～3h 内，用较强的血管扩张药如罂粟碱静脉滴注，可收到意想不到的满意疗效。

2. 原发病治疗　针对性治疗原发病有利于脑栓塞的恢复和防止复发。如先天性心脏病或风湿性心脏病患者，有手术适应证者，应积极手术治疗；有亚急性细菌性心内膜炎者，应彻底治疗；有心律失常者，努力纠正；骨折患者，减少活动，稳定骨折部位。急性期过后，针对血栓栓塞容易复发，可长期使用小剂量的阿司匹林、双香豆素类药物或噻氯匹定；也可经常检查心脏超声，监测血栓块大小，以调整抗血小板药物或抗凝药物。

（五）预后与防治

脑栓塞的病死率为 20%，主要是由于大块梗死和出血性梗死引起大片脑水肿、高颅压而致死；或脑干梗死直接致死；也可因合并严重心功能不全、肺部感染、多部位栓塞等导致死亡。多数患者有不同程度的神经功能障碍。有 20% 的患者可再次复发。近年内国外有报道通过介入的办法在心耳置入保护器（过滤器）可以减少心源性栓塞的发生。

三、分水岭脑梗死

分水岭脑梗死（CWSI）是指脑内相邻血管供血区之间分水岭区或边缘带的局部缺血。一般认为，CWSI 多由于血流动力学障碍所致；典型者发生于颈内动脉严重狭窄或闭塞伴全身血压降低时，亦可由心源性或动脉源性栓塞引起。约占脑梗死的 10%。临床常呈卒中样发病，多无意识障碍，症状较轻，恢复较快。根据梗死部位的不同，重要的分水岭区包括：①大脑前动脉和大脑中动脉皮质支的边缘区，梗死位于大脑凸面旁矢状带，称为前分水岭区梗死；②大脑中动脉和大脑后动脉皮质支的边缘区，梗死位于侧脑室体后端的扇形区，称为后上分水岭梗死；③大脑前、中、后动脉共同供血的顶、颞、枕叶三角区，梗死位于侧脑室三角部外缘，称为后下分水岭梗死；④大脑中动脉皮质支与深穿支交界的弯曲地带，称为皮质下分水岭脑梗死；⑤大脑主要动脉末端的边缘区，称为幕下性分水岭梗死。这种分型准确地表达了 CWSI 在脑部的空间位置。

（一）临床表现

分水岭梗死临床表现较复杂，因其梗死部位不同而各异，最终确诊仍需要影像学证实。

根据临床和 CT 表现，各型临床特征如下。

1. 皮质前型　该病变主要位于大脑前、中动脉交界处，相当于额中回前部，相当于 Brodmann8、9、10、45、46 区，向上向后累及 4 区上部。主要表现为以上肢为主的中枢性肢体瘫痪，舌面瘫少见，半数伴有感觉异常。病变在优势半球者伴皮质运动性失语。可有情感障碍、强握反射和局灶性癫痫；双侧病变出现四肢瘫、智能减退。

2. 皮质后型　病变位于大脑中、后动脉交界处，即顶枕颞交界区。此部位梗死常表现为偏盲，多以下象限盲为主，伴黄斑回避现象，此外，常见皮质性感觉障碍，偏瘫较轻或无，约 1/2 的患者有情感淡漠，可有记忆力减退和 Gerstmann 综合征（角回受损），优势半球受累表现为皮质型感觉性失语，偶见失用症，非主侧偶见体象障碍。

3. 皮质下型　病变位于大脑中动脉皮质支与穿通支的分水岭区。梗死位于侧脑室旁及基底节区的白质，基底节区的纤维走行较集中，此处梗死常出现偏瘫和偏身感觉障碍。

除前型有对侧轻瘫，或有类帕金森综合征外，其余各型之间在临床症状及体征上无明显特征性，诊断需要依靠影像学检查。

分水岭梗死以老年人多见，其特点为呈多灶型者多，常见单侧多灶或双侧梗死。合并其他缺血病变者多，如腔隙梗死、皮质或深部梗死、皮质下动脉硬化性脑病等，合并痴呆多见，复发性脑血管病多见，发病时血压偏低者多见。

（二）辅助检查

1. CT 扫描　脑分水岭梗死的 CT 征象与一般脑梗死相同，位于大脑主要动脉的边缘交界区，呈楔形，宽边向外、尖角向内的低密度灶。

2. MRI 表现　对病灶显示较 CT 清晰，新一代 MRI 可显示血管及血液流动情况，可部分代替脑血管造影。病灶区呈长 T_1 与长 T_2。

（三）诊断与鉴别诊断

诊断主要依靠临床表现及影像学检查。头颅 CT 或 MRI 可发现典型的梗死病灶。

（四）治疗

（1）病因治疗：对可能引起脑血栓形成病因的处理，积极治疗颈动脉疾病和心脏病，注意医源性低血压的纠正，注意水与电解质紊乱的调整等。

（2）CWSI 的治疗与脑血栓形成相同：可应用扩血管、改善脑微循环、抗血小板凝聚的药物和钙拮抗药。对于严重颈动脉狭窄、闭塞的患者可考虑做颈动脉内膜切除术或颈动脉成形术。

（3）注意防止医源性的分水岭脑梗死，如过度的降压治疗、脱水治疗等。尤其是卒中的患者，急性期血压的管理特别重要。现在有很多卒中以后血压管理的指南。尽管这些指南各异，但是基本的观点是相同的，主要的内容有：①卒中后血压的增高常常是一种脑血管供血调节性的，是一种保护性的调节，不可盲目地进行干预；②除非收缩压 > 29.3 ~ 30.1kPa（220 ~ 230mmHg），或舒张压 > 16 ~ 17.3kPa（120 ~ 130mmHg），或者患者的平均动脉压 > 17.3kPa（130mmHg），才考虑降压治疗，降压治疗通常不选用长效的、快速的降压制剂；③降压治疗过程中要密切观测患者神经系统的症状及体征变化。

四、腔隙性脑梗死

腔隙性脑梗死占所有卒中病例的 15% ~ 20%，是指发生在大脑半球深部白质及脑干的缺血性脑梗死，多因动脉的深穿支闭塞致脑组织缺血、坏死、液化并由吞噬细胞移走而形成腔隙，其形状与大小不等，直径多在 0.05 ~ 1.5cm。腔隙主要位于基底节，特别是壳核、丘脑、内囊及脑桥，偶尔也可位于脑回的白质。病灶极少见于脑表面灰质、胼胝体、视辐射、大脑半球的半卵圆中心、延髓、小脑及脊髓。大多数腔隙梗死发生在大脑前、中动脉的豆纹动脉分支、大脑后动脉的丘脑穿通动脉及基底动脉的旁正中分支的支配区。是最常见的一种高血压性脑血管病变。病变血管可见透明变性、玻璃样脂肪变、玻璃样小动脉坏死、血管壁坏死和小动脉硬化。

（一）临床表现

本病起病突然，也可渐进性亚急性起病，出现偏身感觉或运动障碍等局限症状，多数无意识障碍，症状在 12h ~ 3d 发展至高峰，少数临床无局灶体征或仅表现有头痛、头晕、呃逆、不自主运动或心情不稳定。1/5 ~ 1/3 的患者病前有 TIA 表现，说明本病与 TIA 有一定关系，临床表现呈多种多样，但总的来说，相对的单一性和不累及大脑的高级功能例如语言、行为，非优势半球控制的动作、记忆和视觉。症状轻而局限，预后也佳。

1. 腔隙综合征　腔隙性脑梗死的临床表现取决于腔隙的独特位置，Fisher 等将它分为 21 种综合征。①纯运动性轻偏瘫（PMH）；②纯感觉卒中或 TIA；③共济失调性轻偏瘫；④构音障碍手笨拙综合征；⑤伴运动性失语的 PMH；⑥无面瘫型 PMH；⑦中脑丘脑综合征；⑧丘脑性痴呆；⑨伴水平凝视麻痹的 PMH；⑩伴动眼神经瘫的交叉 PMH；⑪伴展神经麻痹的 PMH；⑫伴精神紊乱的 PMH；⑬伴动眼神经麻痹的交叉小脑共济失调；⑭感觉运动性卒中；⑮半身投掷症；⑯基底动脉下部分支综合征；⑰延髓外侧综合征；⑱脑桥外侧综合征；⑲记忆丧失综合征；⑳闭锁综合征（双侧 PMH）；㉑其他包括下肢无力易于跌倒、纯构音障碍、急性丘脑肌张力障碍。临床上以 1 ~（5、10）较多，占腔隙性梗死的 80%。

其中较常见的有以下几种。

（1）纯运动性轻偏瘫（PMH）：病变损伤皮质脊髓束脑中任何一处，即病灶可位于放射冠、内囊、脑桥或延髓。本型最常见，约占 61%。其主要表现为轻偏瘫，对侧面、上下肢同等程度的轻偏瘫，有的则表现为脸、臂无力，有的仅有小腿乏力。可有主观感觉异常，但无客观感觉障碍。

（2）纯感觉卒中或 TIA：病变多位于丘脑腹后外侧核，感觉障碍严格按正中线分开两半。主要表现是仅有偏身感觉障碍，如对侧面部及肢体有麻木、发热、烧灼、针刺与沉重等感觉，检查时多为主观感觉体验，极少客观感觉缺失，无运动、偏盲或失语等症状。一般可数周内恢复，但有些症状可持续存在。

（3）共济失调性轻偏瘫：病变在脑桥基底部上、中 1/3 交界处与内囊。主要表现为对侧肢体共济失调与偏轻瘫，下肢重于上肢。

（4）构音障碍手笨拙综合征：脑桥基底部上、中 1/3 交界处与内囊膝部病灶均可引起本征。表现为严重的构音障碍，可伴吞咽困难、对侧偏身共济失调，上肢重于下肢，无力与笨拙，可伴中枢性面瘫与舌瘫与锥体束征。

（5）运动性失语的 PMH：系豆纹动脉血栓形成而引起。病灶位于内囊膝部和前肢及邻近的放射冠白质。表现对侧偏轻瘫伴运动性失语。

（6）感觉运动性卒中：病变在丘脑腹后外侧核与内囊后肢。主要临床表现对侧肢体感觉障碍及偏轻瘫，无意识障碍、记忆力障碍、失语、失用及失认。除以上所述之外，近年来有学者发现 11% ~ 70% 属于无症状脑梗死，因病灶位于脑部的"静区"或病灶极小，因而症状不明显。CT 或 MRI 发现多是腔隙性梗死。MRI 扫描：MRI 对腔隙梗死检出率优于 CT，特别是早期，脑干、小脑部位的腔隙，早期 CT 显示不清的病灶 MRI 可分辨出长 T_1 与 T_2 的腔隙灶，T_2 加权像尤为敏感。

2. 腔隙状态　多发性腔隙脑梗死可广泛损害中枢神经，累及双侧锥体束，出现严重的精神障碍、痴呆、假性球麻痹、双侧锥体束征、类帕金森综合征和尿、便失禁等，病情呈阶梯状恶化，最终表现如下结果：

（1）多发梗死性痴呆。

（2）假性球麻痹。

（3）不自主舞蹈样动作。

（4）步态异常。

（5）腔隙预警综合征，即多次反复发作的 TIA 是发生腔隙性梗死的警号。

（二）辅助检查

1. CT 扫描　CT 诊断阳性率介于 49% ~ 92%。CT 扫描诊断腔隙的最佳时期是在发病后的 1 ~ 2 周内。CT 扫描腔隙灶多为低密度，边界清晰，形态为圆形、椭圆形或楔形，直径平均 3 ~ 13mm。由于体积小，脑干部位不易检出。卒中后首次 CT 扫描的阳性率为 39%，复查 CT 有助于提高阳性率。绝大多数病灶位于内囊后肢和放射冠区。纯运动、感觉运动综合征病灶大于共济失调轻偏瘫、构音障碍 – 手笨拙综合征及纯感觉性腔隙性梗死。对于纯运动性卒中，病灶在内囊的越低下部分则瘫痪越重，与病灶大小无关。增强 CT 对提高阳性率似乎作用不大。

2. MRI 扫描　对新、旧梗死的鉴别有意义。增强后能提高阳性率。MRI 对腔隙梗死检出率优于 CT，特别是早期，脑干、小脑部位的腔隙，早期 CT 显示不清的病灶 MRI 可分辨出长 T_1 与 T_2 的腔隙灶，T_2 加权像尤为敏感。

3. 血管造影　因为引起腔梗的血管分支口径极小，普通造影意义不大，有可能检出一些血管畸形或动脉瘤。

4. EEG　腔梗对大脑功能的影响小，故 EEG 异常的发生率低，资料表明 CT 阳性的患者 EEG 无明显异常，对诊断或判断预后无价值。

5. 诱发电位　取决于梗死的部位，一般情况下只有 CT 显示梗死灶较大伴有运动障碍时才可能有异常。

6. 血液流变学　多为高凝状态

（三）治疗

20%的腔隙性梗死患者发病前出现短暂性脑缺血发作，30%起病后病情缓慢进展。对于小的深部梗死的坏死组织无特殊治疗。主要还应从病因及危险因素着手。动脉粥样硬化是最主要的病因。目前治疗的方向为纠正脑血管病的危险因素，如高血压、糖尿病和吸烟。抗血小板药如阿司匹林、噻氯匹定可以应用，但尚未证实有效，抗凝治疗也未被证实有效。颅外颈动脉狭窄只能被认为是无症状性的，除非它是唯一病因。

高血压的处理同其他类型的脑梗死，在急性期的头几天，收缩压 > 25.3 ~ 26.6kPa （190 ~ 200mmHg），舒张压 > 14.6 ~ 15.3kPa （110 ~ 115mmHg）才需要处理，急性期过后血压须很好控制。心脏疾病（缺血性心脏病、房颤、瓣膜病）和糖尿病作为危险因素必须得到诊断和治疗。当动脉炎是腔隙性脑梗死病因时，不同的动脉炎分别用青霉素、吡喹酮、抗结核药、糖皮质激素治疗。不同症状的腔梗有其特殊的治疗方法，有运动损害的所有患者，用低分子肝素预防深静脉血栓是其原则。运动康复尽可能愈早愈好。感觉性卒中出现痛觉过敏时，可用阿米替林、卡马西平、氯硝西泮治疗。有偏侧舞蹈征或肌张力不全时予氟哌啶醇 1 ~ 5mg，3 次/d，可以减轻症状，但不是都有效。总之，重在预防。

（四）预后

该病预后良好，病死率及致残率较低，但易复发。

五、无症状脑梗死

无症状脑梗死是脑梗死的一种特殊类型，一般认为高龄患者既往无脑卒中病史，临床上无自觉症状，无神经系统局灶体征，通过 CT、MRI 检查发现了梗死灶，称无症状脑梗死。

（一）发生率

无症状脑梗死的发生率与检测设置种类及敏感度明显相关，确切发生率不详，文献报道在11% ~ 70%，公认的发生率为 10% ~ 21%。

（二）病因及发病机制

无症状脑梗死确有脑血管病发病的危险因素如高血压、糖尿病、高脂血症、房颤、TIA、颈动脉狭窄、吸烟等。可以说大部分无症状脑梗死都可找到卒中的危险因素。无症状脑梗死的发病机制与动脉硬化性脑梗死相同。之所以无症状，是因为梗死灶位于脑的静区或非优势半球，梗死造成的损伤缓慢发展，而产生了侧支循环代偿机制。此外，症状可能在患者睡眠时发生，而在患者清醒后又缓解或梗死灶小，为腔隙性梗死。

（三）辅助检查

CT 发现率为 10% ~ 38%，MRI 发现率可高达 47%。无症状脑梗死首次 CT 或 MRI 检查发现有腔隙性梗死或脑室周围白质病变。主要病变部位在皮质下，而且在基底节附近，一般范围较小，在 0.5 ~ 1.5cm，大多数无症状脑梗死是单个病灶（80%）。

电生理方面揭示了无症状脑梗死患者事件相关电位 P300，潜伏期延长。

（四）鉴别诊断

1. 血管周围腔隙与无症状脑梗死在 MRI 上的脑鉴别

（1）大小：前者一般直径在 1mm 左右，≤3mm。

（2）形态：前者为圆形或者线形，后者多为条状、片状或不规则形。

（3）小灶性脑梗死在 T_1 加权为低信号；T_2 加权为高信号，而血管周围腔隙在 T_1 加权常无变化，T_2 加权为高信号。

（4）部位：血管周围腔隙多分布于大脑凸面及侧脑室后角周围，小灶死以基底节、丘脑、半卵圆为中心等。

2. 多发性硬化　多发生于中壮年，病程中缓解与复发交替进行，CT 扫描在脑的白质、视神经、脑干、小脑及脑室周围可见多处低密度斑，除急性期外，增强时无强化。而无症状梗死多见于老年人，有高血压病史，CT 发现脑血管的深穿支分布区的小梗死，增强时有强化反应。

（五）防治

无症状脑梗死是有症状卒中的先兆，需要引起重视，治疗的重点是预防。

1. 针对危险因素进行干预

（1）高血压患者，积极控制血压，治疗动脉硬化。

（2）常规进行心脏方面的检查并予以纠正。

（3）积极治疗糖尿病。

（4）尽量戒酒、烟。

（5）高黏滞血症者，应定期输入右旋糖酐 - 40。

2. 药物预防　阿司匹林 50mg 每晚服用。如合并溃疡病，则可服用噻氯匹定每日 250mg。

六、出血性脑梗死

在脑梗死特别是脑栓塞引起的缺血区内常伴有自发性出血性改变（HT），表现为出血性梗死（HI）或脑实质内血肿（PH），PH 进一步又可分为梗死区内的 PH 和远离梗死区的 PH。临床上 CT 检出 HI 的频率为 7.5% ~ 43%，MRI 的检出率为 69%。尸检中证实的为 71%，多为脑栓塞，尤其是心源性栓塞。近年来，由于抗凝与溶栓治疗的广泛应用，HI 引起了临床上的重视。

出血性梗死与缺血性梗死相比，在坏死组织中可发现许多红细胞。在一些病例中，红细胞浓度足够高，以至于在 CT 或 MRI 扫描上出现与出血相一致的高密度表现。同时，尸检标本显示出血灶的范围从散布于梗死之中的瘀斑到几乎与血肿有相同表现的一个由许多瘀斑融合而成片的大的病灶。出血性梗死发生的时间变化很大，早至动脉闭塞后几小时，迟至 2 周或更晚。

出血性梗死的解释长期以来被认为是由于闭塞缓解后梗死血管床再灌注所致。例如可能发生于栓子破碎或向远处移行后或在已经形成的大面积梗死的背景下闭塞大血管早期再通所致。这可能是动脉血进入毛细血管重新形成的血压导致红细胞从缺氧的血管壁渗出。再灌注越强烈，毛细血管壁损伤越严重，出血性梗死融合得越多。假设缺血性梗死反映了可恢复的未闭腔隙，那么它可能是栓塞性闭塞后自发性或机化所致的结果，而血栓形成所造成的闭塞很难缓解。在心源性栓塞所致的梗死中有很小的出血发生率支持这个假说。

最近，这个关于出血性梗死的解释受到第三代 CT 和 MRI 扫描所见的挑战。这些研究发现出血性梗死常常在位于动脉床处的持续梗死的远端发展，这些动脉床只暴露于逆行的侧支循环处。出血性病灶的严重程度由于所观察到的大动脉再通所造成的血肿扩展的大小而不同。在那些以前的病例，瘀斑及散在性的出血性梗死的发生可能与动脉血压的急剧上升和梗死的突发程度、严重程度及大小有关。推测血肿最初可能围绕在大的梗死周围并压迫软膜血管，当血肿消退时，逆流的血液通过软膜的侧支循环再灌注并导致瘀斑性出血性梗死。

（一）临床表现

1. 按 HI 的发生时间分为

（1）早发型：即缺血性卒中后 3d 内发生的。缺血性卒中后早期发生 HI 常与栓子迁移有关，早发型 HI 常有临床症状突然加重而持续不缓解，甚至出现意识障碍、瞳孔改变。多为重型。CT 以血肿型多，预后差，病死率高。

（2）晚发型：多在缺血性卒中 8d 后发生，此型发病常与梗死区侧支循环的建立有关，晚发型的 HI 临床症状加重不明显，甚至好转。多为轻、中型。预后好，CT 多为非血肿型。在临床上易被忽视漏诊。

2. 根据临床症状演变将 HI 分 3 型

（1）轻型：HI 发病时间晚，多在卒中多于 1 周后发生，甚至在神经症状好转时发生，发病后原有症状、体征不加重，预后好。

（2）中型：HI 发病时间多在卒中 4～7d，发病后原有的神经症状、体征不缓解或加重，表现为头痛、肢瘫加重，但无瞳孔改变及意识障碍，预后较好。

（3）重型：HI 发病多在卒中少于 3d 内，表现原有神经症状、体征突然加重，有瞳孔改变及意识障碍，预后差。

脑梗死的患者在病情稳定或好转中，突然出现新的症状和体征，要考虑到有 HI 的可能。HI 有诊断价值的临床表现有头痛、呕吐、意识障碍、脑膜刺激征、偏瘫、失语、瞳孔改变、眼底视盘水肿等。有条件者尽快做 CT 扫描以确诊。

（二）辅助检查

1. 腰椎穿刺及脑脊液检查　脑脊液压力常增高，镜检可查到红细胞，蛋白含量也升高。

2. 脑血管造影检查　可发现原闭塞血管重新开通及造影剂外渗现象。

3. 头颅 CT 扫描

（1）平扫：在原有低密度梗死灶内出现点状、斑片状、环状、条索状混杂密度影或团块状的高密度影。出血量大时，在低密度区内有高密度血肿图像，且常有占位效应，病灶周围呈明显水肿。此时若无出血前的 CT 对比，有时很难与原发性脑出血鉴别。HI 的急性期及亚急性期 CT 呈高密度影，慢性期则呈等密度或低密度影，且可被增强 CT 扫描发现。因脑梗死患者临床上多不行强化 CT 扫描，故易被漏诊。

（2）增强扫描：在低密度区内有脑回状或斑片状或团块状强化影。有人统计，86% 的继发性出血有强化反应。

4. MRI 检查

（1）急性期：T_1 加权像为高信号与正常信号相间；T_2 加权像为轻微低信号改变。

（2）亚急性期：T_1 及 T_2 加权像均为高信号改变。

（3）慢性期：T_2 加权像为低信号改变。

（三）诊断

（1）具有典型的临床特点：①有脑梗死，特别是心源性、大面积脑梗死的可靠依据；②神经功能障碍一般较重，或呈进行性加重；或在病情稳定、好转后突然恶化；③在应用抗凝剂、溶栓药或进行扩容、扩血管治疗期间，出现症状严重恶化及神经功能障碍加重。

（2）腰椎穿刺及脑脊液检测，有颅内压升高；脑脊液中有红细胞发现。

（3）影像学检查提示为典型的出血性梗死图像。

（4）排除了原发性脑出血、脑瘤性出血及其他颅内出血性疾病。

诊断主要依靠临床表现和影像学检查。HI 多发生在梗死后 1~2 周，如患者症状明显加重，出现意识障碍、颅高压症状等，尤其是在溶栓、抗凝治疗后加重者，应及时复查 CT，避免延误诊治。

（四）治疗和预后

发生 HI 后应按脑出血的治疗原则进行治疗，停溶栓、抗凝、扩容等治疗，给予脱水、降颅压治疗。对于 HI 则应视具体病情做不同处理。本病不良预后与梗死面积、实质内出血面积有关。不同类型的 HI 有着不同的临床预后，HT 一般对预后无影响，而大面积脑梗死、颅内大血肿、出现脑疝形成征象、高血糖等与预后不良有关。

七、大面积脑梗死

尚无明确定义，有称梗死面积直径 >4.0cm，或梗死面波及两个脑叶以上者，也有称梗死范围大于同侧大脑半球 1/2 或 2/3 的面积。CT 或 MRI 检查显示梗死灶以大脑中动脉供血区为多见，其他还有 MCA（大脑中动脉）+ ACA（大脑前动脉），MCA + PCA（大脑后动脉）等。大面积脑梗死是脑梗死中较严重的一类，由于脑梗死的面积大，往往引起脑水肿、颅内高压，患者出现意识障碍，病情凶险，与脑出血难以区别。此病约占脑梗死的 10%。

（一）诊断及鉴别诊断

依靠临床表现及影像学检查。头颅 CT 或 MRI 检查能早期明确诊断。CT 扫描可提供某些大梗死的早期征象：脑实质密度减低、脑回消失、脑沟模糊、脑室受压，MRI 较 CT 优越，常规 MRI 最早可在发病后 5~6h 显示异常改变，弥散加权 MRI（DWI）在起病后 1~2h 即可显示出缺血病灶。因其病情严重，易误诊为脑出血，必要时应及时复查头颅 CT 或 MRI。

（二）治疗

1. 积极控制脑水肿，降低颅内压　大面积脑梗死后最重要的病理机制是不同程度的脑水肿，早期死亡的原因主要是继发于脑水肿的脑疝形成。发病 12h CT 有 ICA（颈内动脉）远端或 MCA 近端闭塞所致大片脑梗死征象时，24~72h 将发生严重半球水肿，最早在发病后 20h 即可出现脑疝，故大面积脑梗死时应积极控制脑水肿，降低颅内压。除常规应用脱水降颅压药物以外，如果以提高存活率为治疗目的，应早期考虑外科手术减压，尤其对身体健康的年轻患者。关于手术的最佳时机，一直是悬而未决的问题。以往的减压手术多是在那些被认为不进行手术治疗可能近期将会死亡的患者中进行，现在认为对于药物难以控制的颅高压者应立即手术，尤其是对 50 岁以下的患者。早期的减压手术对控制梗死灶的扩大、防止继发性脑疝、争取较好的预后至关重要。老年患者由于存在脑萎缩，增加了对脑梗死后脑水肿的代偿，临床上脑疝症状不明显或中线移位不明显，则也可先给予药物降颅压。

2. 溶栓与抗凝　Bollaert 应用尿激酶早期局部动脉内溶栓治疗严重大脑中动脉卒中显示有积极的治疗效果，如能部分或完全再通或出现侧支循环则梗死体积明显缩小，预后较好，未再通或无侧支循环者均出现大块梗死灶，预后较差。但 CT 扫描呈现大面积脑梗死的早期征象时则不宜进行溶栓治疗。有报道认为，尼莫地平和肝素联合治疗大面积脑梗死具有良好的协同作用，较单用尼莫地平有更加显著的临床效果。

3. 防治并发症　大面积脑梗死急性期并发症多，对神经功能缺损和预后将产生不利影响。因此，早期发现和处理并发症是急性期处理的重要环节。主要有：

（1）癫痫：大面积脑梗死后易发生癫痫，其中，脑栓塞要比脑血栓形成发生率高。发作类型以单纯部分性发作居多，其次为全身性强直－阵挛发作、强直性发作、癫痫持续状态等。对此类患者应尽可能及早控制癫痫发作，对首次发作者应给予抗癫痫治疗 1 个月，频繁抽搐或抽搐时间较长者应按癫痫长期用药。但无论接受抗癫痫治疗与否，仍有可能出现迟发性癫痫发作，故有人提出对首次发作者暂不予抗癫痫治疗，如发作频繁或呈持续状态者才给予抗癫痫治疗。

（2）心脏并发症：可以引起心肌缺血、心律失常、心力衰竭等。心律失常有房颤、心动过速或过缓、Q－T 间期延长等，常为一过性，随着颅内病变的好转和经过抗心律失常治疗后可在短期内消失。

（3）肺部感染：是常见的并发症之一。大面积脑梗死后由于昏迷、卧床、误吸、全身抵抗力低下等综合原因，易并发肺部感染。呼吸道管理是预防肺部感染的关键，如发生感染宜早期、联合、大剂量应用抗生素，根据痰培养调整抗生素种类。

（4）上消化道出血：是卒中严重并发症之一。呕血、黑便是上消化道出血的重要征象，应尽早检查大便隐血或抽取胃液做隐血试验以早期诊断和处理。急性期可给予预防性用药，一旦发生出血应积极予 H_2 受体拮抗药、止血药、输血治疗等。

大面积脑梗死后颅内出血转化多见，尤其是心源性栓塞者，溶栓和抗凝治疗增加继发出血的危险性，出血多发生于脑梗死后 1～2 周内，常使临床症状加重，脑 CT 检查是最常用和可靠的检查手段，病情恶化时应及时复查。治疗上按脑出血处理。

八、复发性脑梗死的危险因素及临床特点

目前，脑梗死的死亡率随着现代医学技术的发展而明显降低，而复发率却呈逐年上升的迅猛趋势。其脑梗死复发所导致的致残率和死亡率则显著增加。随之而产生的巨额医疗费用以及沉重的家庭负担和社会负担也给患者及其家属带来了困扰，并迅速引起了医学界和众多心脑血管患者的高度重视和广泛关注。因此，如何有效分析复发性脑梗死的危险因素和临床特点已成为进一步减少复发性脑梗死的发生的关键。

引起复发性脑梗死的危险素较多，其中不良嗜好和伴发病以及家族史则已成为重中之重。酗酒作为一种不良嗜好和不健康的生活习性是造成高血显著的危险因素，而高血压则是

最重要的脑血管病的危险因素。从而在一定程度上间接地导致了复发性脑梗死的发生。伴发病中的糖尿病已被列为脑血管病的危险因素，糖尿病患者的血液黏稠度增加红细胞积聚速度加快，血小板在血管壁上的粘着功能和相互间的凝集功能增强，血液凝血因子 I、V、Ⅶ、Ⅷ增加，纤维蛋白原增高等，这些都容易引起脑梗死。房颤作为伴发病也是临床上引起脑梗死的致命杀手，房颤可使心房无规则颤动而失去收缩能力，导致左心房内血流不畅而淤滞，在凝血子的活化下红细胞易于聚集，并与血浆中的纤维蛋白相结合易形成血栓。脱落的栓子可进入体循环动脉，随血液到处流窜，如堵塞脑部部血管或外周血管则引起栓塞性疾病。现代医学研究表明，血栓栓塞是房颤的严重并发症，房颤是缺血性脑中风的独立危险因素，尤其是风心病等有心脏瓣膜病者，因房颤导致栓子脱落更易诱发脑梗死。临床上许多人即使具备上述脑血管病危险因素却没有发生脑血管病，而另外一些不具备上述脑血管病危险因素的人却患了脑血管病，说明脑血管病的发生还与其他因素有关尤其是遗传因素有关。脑血管病家族史可能是脑血管病的危险因素。

九、急性脑梗死后并发情感障碍的相关因素

急性脑梗死后并发的情感障碍可明显影响患者的神经功能恢复及生活质量，因此越来越为神经内科医师所重视。

躯体因素：由于不同疾病受累的脏器不同，所涉及的临床表现、症状、体征和预后不同，以及病变的阶段不同，患者的心理状况也不一样。神经内科大部分患者存在有躯体功能方面的异常，表现为肢体活动受限、语言障碍、吞咽困难、饮水呛咳等，因为不同程度的神经功能障碍，给生活和心理带来很大的影响。

日常生活活动能力：大多数研究表明日常生活活动能力低下，脑卒中后情感障碍的发生率高，相反脑卒中后情感障碍发生率降低。多数研究认为肢体功能差会增加脑卒中后情感障碍的发生率，然而亦有少数研究认为肢体功能与脑卒中后情感障碍的发生率无显著关系者。

神经功能缺损：大多数认为神经功能缺损严重与脑卒中后情感障碍的发生率增高明显相关。

通过研究可见神经内科住院患者心理状态的变化与躯体、社会及人格因素有关，在从事临床实践中，除了对患者的躯体障碍进行诊治外，还应对其进行心理测试，使其在疾病的不同时期从不同的角度得到相应的干预，心身互动，促其尽快得到整体康复。

（别红军）

第三节　脑栓塞

一、概述

脑栓塞是指血液中的各种栓子进入脑动脉，阻塞脑血流，当侧支循环不能及时代偿时，该动脉供血区脑组织缺血性坏死，从而出现相应的脑功能障碍，占脑卒中的 15%～20%。栓子多来源于心脏疾病，主要病因是风湿性心瓣膜病、心内膜炎、先天性心脏病、心肌梗死、心律失常等；此外，还有心脏手术、动脉内介入治疗、长骨骨折等。

二、临床表现

1. 起病情况　以青壮年多见，可在安静或体力活动时发生，起病急骤，数秒至数分钟内达最高峰，是各种类型脑卒中起病最快的类型，且多无前驱症状。

2. 主要临床表现　颈内动脉系统栓塞多于椎－基底动脉系统栓塞，神经功能障碍取决于栓子的数目、范围和部位，可引起偏瘫、偏身感觉障碍、视野缺损、失语等症状。少数患者有头痛、呕吐和癫痫发作。可有短时意识障碍，但椎－基底动脉或大血管栓塞时可迅速昏迷，并有广泛性脑水肿及明显颅内高压表现。

3. 可能发现的临床表现　内脏或下肢动脉栓塞的表现，如呼吸困难、腹痛、便血、下肢动脉搏动消失等。

4. 感染性脑栓塞　可伴有发热、头痛、乏力等全身表现。

三、辅助检查

1. 影像学检查　头颅 CT 或 MRI 检查能明确病变部位，有时可发现梗死灶呈多发，绝大多数位于双侧大脑中动脉供血区，易合并出血性梗死等。如早期进行血管造影，10 日左右再复查，能发现一些患者的脑动脉闭塞征已消失，这种闭塞征消失现象，可作为血管造影诊断脑栓塞的指标之一。此外，如血管造影发现脑动脉结构正常、无动脉粥样硬化征象，也有助于诊断脑栓塞。

2. 心脏和颈动脉超声检查　可发现心源性栓子的部位，以及评价颈动脉狭窄和动脉斑块情况。

3. 腰穿　血性脑脊液或脑脊液中白细胞明显增多，有助于出血性脑梗死或感染性栓塞的诊断。

四、诊断及鉴别诊断

（一）诊断

1995 年第四届全国脑血管病会议组制定的脑栓塞诊断标准如下：①多为急骤发病。②多数无前驱症状。③一般意识清楚或有短暂性意识障碍。④有颈动脉系统和/或椎－基底动脉系统的症状和体征。⑤腰穿脑脊液一般不含血，若有红细胞可考虑出血性脑梗死。⑥栓子的来源可为心源性或非心源性，也可同时伴有其他脏器、皮肤、黏膜等栓塞症状。

（二）鉴别诊断

主要应与动脉血栓性脑梗死和脑出血相鉴别，脑栓塞头痛、呕吐、意识障碍等全脑症状较轻，且起病急骤，多可发现有栓子来源的证据可供鉴别。

五、治疗

1. 脑栓塞治疗　治疗原则、计划和方案与动脉血栓性脑梗死的治疗基本相同，但应注意：①对大脑中动脉主干栓塞的患者，应争取在时间窗内实施静脉溶栓治疗，但由于出血性梗死多见，溶栓适应证应更严格掌握。②感染性栓塞禁用溶栓或抗凝治疗，以免感染在颅内扩散，应加强抗感染治疗。③心腔内有附壁血栓或瓣膜赘生物，或脑栓塞有复发可能者，或心房颤动患者应长期抗凝治疗，以防栓塞复发；有抗凝禁忌证者，有时可选用抗血小板聚集治疗。④脂肪栓塞可用5%碳酸氢钠溶液或10%乙醇250ml静脉滴注，每日2次，有利于脂肪颗粒溶解。⑤气栓应取头低、左侧卧位，如为减压病应尽快用高压氧治疗，如有癫痫发作应予抗癫痫治疗。⑥补液、脱水治疗过程中注意保护心功能。

2. 原发疾病治疗　控制心律失常，手术治疗先天性心脏病和风湿性心瓣膜病，积极对感染性心内膜炎行抗感染治疗，可根除栓子来源，预防栓塞复发。

（张　鲲）

第四节　自发性脑出血

自发性脑出血（spontaneous intracerebral haemorrhage，ICH）是指非外伤情况下各种原因引起的脑大、小动脉，静脉和毛细血管自发性破裂引起的脑内出血。

一、流行病学

在欧美国家，脑出血患者占全部卒中患者的10%～20%，病死率和致残率都很高，有资料显示病死率达23%～52%。在我国，根据2005年中国脑血管病防治指南，脑出血发病率为60～80/10万人口/年，占全部卒中病例的30%左右，急性期病死率约为30%～40%。大脑半球出血约占80%，脑干和小脑出血约占20%。至于复发性脑出血的发生率，根据国外资料，亚洲国家为1.8%～11%，欧洲国家为6%～24%，拉丁美洲为6%～30%。

二、病因和发病机制

（一）病因

脑出血是一种多因素疾病，受环境和遗传因素共同作用。自发性脑出血的最常见原因是高血压，另一些多见的病因为淀粉样变性血管病、先天性血管瘤、动静脉畸形、凝血障碍和各种原因的占位。其他还有moyamoya病、结节性多动脉炎、抗凝剂和抗血小板聚集剂的应用和某些药物的使用等。

（二）发病机制

高血压病导致的脑出血多发生在脑内大动脉直接分出的穿通小动脉，如大脑中动脉的豆纹动脉、丘脑穿通动脉等。这些小动脉是管壁薄弱的终末支，承受较多的血流和较大的压力。长期的血压增高和动脉粥样硬化使血管壁血脂沉积，结缔组织透明变性，弹力纤维断裂，纤维蛋白坏死，脆性增加，血管壁变薄，还会使血管壁上形成一些微小动脉瘤，这些因素都易引起出血。高血压性脑出血通常位于基底节区、桥脑和小脑。

先天性血管瘤和动静脉畸形在破裂前许多患者是无症状的，当血管壁的变性达到一定程度破裂时，可引起脑出血或蛛网膜下腔出血。有时动脉瘤一次性完全破裂而血管造影可为阴性。

脑淀粉样血管病（cerebral amyloid angiopathy，CAA）引起的脑出血占5%～10%，随着年龄增大而发生率增加，在80岁时。约40%的人脑血管有淀粉样变性，其引起的脑出血多发生于脑叶，以额叶、顶叶为最多见，为多灶出血，易反复发作，而患者无高血压病。载脂蛋白 E 基因多态性是其重要的危险因素，e4 和 e2 是与脑叶出血密切相关的基因型。淀粉样物质沉积在脑血管内，特别是皮质和脑膜中小动脉。淀粉样变性严重的血管呈动脉瘤样扩张，中、外膜几乎完全被淀粉样蛋白取代，弹力膜和中膜平滑肌变性消失，这是产生微血管瘤出血的原因。CAA 的确诊依靠活检或尸检的病理检查。

结节性多动脉炎和一些细菌性、病毒性和立克次体病导致血管壁的炎性改变和坏死，引起脑出血。

占位性病变引起脑出血的主要是脑瘤或脑转移瘤，主要是因为新生的肿瘤血管的破裂。

药物因素有抗血小板聚集的阿司匹林和抗凝剂华法林，联合应用时出血危险性增大。

（三）危险因素

目前已肯定的与脑出血相关的危险因素有高血压病、年龄、人种、吸烟、酗酒及华法林治疗。

三、临床表现

自发性脑出血通常发生于 50～75 岁，男性略多于女性，多在活动中急性发病，突然出现局灶性神经功能缺损症状，如偏瘫、偏身麻木，常伴头痛、呕吐、意识障碍，绝大多数患者脑出血时血压升高。有的患者有先兆症状，如头痛、失忆、思维混乱、短暂的肢体乏力或麻木，一般持续数小时。按出血部位的不同，脑出血一般分为壳核、丘脑、尾状核、皮质下（脑叶）、小脑和脑干出血等。

（一）大脑半球深部出血

（1）丘脑出血：是一种严重的脑出血，约占 20%。最初表现为对侧偏身深浅感觉障碍，如果累及内囊，出现对侧偏瘫，下肢重于上肢。出血向中线扩散时，可破入脑室系统，血块阻塞中脑导水管时，引起阻塞性脑积水。出血量大时，患者出现昏迷。出血如果向前侵入，可累及下丘脑和中脑背侧，出现瞳孔缩小、光反应迟钝、眼球上视障碍。主侧丘脑出血时，出现丘脑性失语，表现为言语缓慢不清、发音困难、重复语言、复述差而朗读正常。预后与出血量密切相关，直径大于 3cm 的出血通常是致命的。

（2）壳核出血：是最常见的脑出血，约占 50%～60%，同时影响相邻的内囊，临床表现重。头痛、呕吐的同时，出现对侧偏瘫、偏身感觉障碍、偏盲、双眼向病灶侧凝视。优势半球出血常致失语。尚可出现失用、记忆力和计算力障碍等。出血量大时有昏迷。

（3）尾状核出血：尾状核头部出血占自发性脑出血的 5%。出血扩展到周围脑组织时，出现对侧偏瘫、偏身感觉障碍、凝视障碍和认知异常。该部位出血的原因除了高血压外，动脉瘤和动静脉畸形也有可能，应常规做脑血管造影。该型预后良好。

（二）脑干出血

（1）中脑出血：比较少见。表现为病灶侧动眼神经麻痹，对侧偏瘫，即 Weber 综合征。如果出血量大，则出现双侧体征，严重者很快出现昏迷，去大脑强直。

（2）桥脑出血：突然出现头痛、呕吐、眩晕、复视、交叉性瘫痪、偏瘫或四肢瘫等。通常出血从桥脑中段的被盖开始，出血量大的患者很快陷入昏迷，有双侧的锥体束征和去大脑强直，表现为四联征：发热、四肢瘫痪、针尖样瞳孔和呼吸不规则，重症患者可在数小时内死亡。出血量小的患者有脑干的交叉体征，即一侧的面瘫或其他颅神经麻痹，对侧肢体偏瘫和眼球凝视障碍。与大脑半球的出血不同,桥脑出血的凝视障碍常是永久性的。

(3) 延髓出血:非常罕见。轻者表现为头痛、眩晕、口齿不清和吞咽困难,重者突发意识障碍,呼吸不规则,血压下降,继而死亡。

(4) 小脑出血:占自发性脑出血的10%左右,50~80岁的人群易发。大多数小脑出血的原因是高血压,其他还有占位性病变、血管畸形、凝血障碍和淀粉样变性。临床表现为后枕部头痛、眩晕、反复呕吐、行走不稳,体检有眼震,肢体或躯干共济失调,但无偏瘫,可出现同侧凝视障碍和面神经麻痹。小脑出血常破入第四脑室和后颅窝,引起颈项强直。如果水肿严重,可压迫脑干,甚至导致小脑扁桃体疝而死亡。大于10ml的小脑出血是神经外科手术的指征。

(5) 脑叶出血:约占5%~10%。高血压常常不是主要原因。主要的病因为脑淀粉样血管病变,动静脉畸形和凝血障碍。患者有时有癫痫发作,与其他部位的脑出血相比较,预后较好。

a. 额叶出血:表现为前额部疼痛和对侧偏瘫,偏瘫程度不等,与血肿的大小和部位有关。优势半球出血时有运动性失语。常见局灶性癫痫发作。体检时可见额叶释放征,如吸吮和强握发射。

b. 顶叶出血:同侧颞顶部疼痛,对侧肢体感觉障碍和轻偏瘫。优势半球顶叶出血时,出现 Gerstmann 综合征,表现为手指认识不能、计算不能、身体左右辨别不能和书写不能。非优势半球出血时,有偏侧忽视、失用等表现。

c. 颞叶出血:表现为对侧中枢性面舌瘫和以上肢为主的瘫痪,常伴性格和情绪改变,主侧受损时有感觉性失语。因为出血可侵及视放射,可有偏盲或象限盲。

d. 枕叶出血:同侧后枕部疼痛,对侧同向偏盲或象限盲,并有黄斑回避现象,可有视物变形。一般无肢体瘫痪和锥体束征。

(6) 脑室出血:约占脑出血的3%。常见的病因有血管畸形、动脉瘤、占位病变和高血压病。临床表现为急性头痛、呕吐伴昏迷;常出现丘脑下部受损的症状,如上消化道出血、中枢性高热、尿崩症等;体检示双侧瞳孔缩小,四肢肌张力增高,病理反射阳性,脑膜刺激征阳性。轻者仅有头痛和呕吐,而无其他表现,轻症患者预后良好。

四、实验室检查及特殊检查

头颅 CT 是脑出血首选的检查,出血后 CT 能立即显示病灶,怀疑为脑出血的患者应尽早进行 CT 检查。出血灶在 CT 上显示为高密度灶,边界清楚,CT 值为 75~80Hu,数小时后周边出现低密度的水肿带。高血压性脑出血常见于壳核、丘脑、桥脑或小脑。淀粉样变性和血管畸形引起的出血大多位于脑叶。脑出血急性期,头颅 CT 优于 MRI,但 MRI 检查能更准确地显示血肿演变过程,对某些脑出血患者的病因探讨会有帮助,如能较好地发现脑瘤卒中,动脉瘤和动静脉畸形等。在脑出血后的 3~10d,大的出血灶的占位效应明显,幕上病灶引起中线向健侧偏移,水肿带增宽。随着出血的吸收,病灶的密度和信号降低。当出血完全吸收时,CT 上留下低密度的软化灶。对于怀疑为动脉瘤和动静脉畸形的患者,应行脑血管造影检查。

五、诊断和鉴别诊断

脑出血一般在活动中，情绪激动时发病，有局灶性神经功能受损的体征，结合典型的头颅 CT 表现，诊断不难。高血压性脑出血一般发生于 50 岁以上，有高血压病史，发病时血压很高，常见的出血部位是壳核、丘脑、桥脑和小脑。动静脉畸形引起的出血多在 40 岁以下，出血常见于脑叶，影像学检查可有血管异常表现。年龄较大，又无高血压病的多发性脑叶出血的患者常为淀粉样血管病，这种出血可反复发作。脑瘤卒中的患者发病前常常已有神经科局灶症状，头颅 CT 上血肿周围早期出现明显的水肿带。溶栓和抗凝治疗引起的脑出血多见于脑叶或原发病灶附近。

脑出血需与蛛网膜下腔出血、脑梗死、高血压脑病鉴别，有时亦需与脑膜炎等感染性疾病鉴别。头颅 CT 和 MRI 能提供可靠的结果。

六、治疗

（一）急性期治疗

自发性脑出血的治疗还没有国际统一的标准。目前普遍认同的观点是，脑出血急性期治疗的基本原则为控制颅内压增高，减轻脑水肿，调整血压，防止再出血，减少并发症，减轻血肿造成的继发性损害，促进神经功能恢复。

（1）基础护理和支持治疗：很重要。保持患者平静，卧床休息，头部少动，确保呼吸道通畅，昏迷患者应将头偏向一侧，以利于分泌物及呕吐物流出，并可防止舌根后坠阻塞呼吸道。吸氧，必要时气管插管或切开，予以机械通气。严密观察患者的生命体征，重症患者用心电监护仪。不能进食的患者予以胃管鼻饲，防止和治疗感染、褥疮和其他并发症，如上消化道出血，高血糖等。

（2）降低颅内压，减轻脑水肿：渗透性脱水剂是治疗的首选。常用的药物为 20% 甘露醇、甘油果糖和呋塞米，根据出血量、部位和患者的临床表现，决定用药的剂量和频率。甘露醇应用最广泛，其渗透压约为血浆的 4 倍，用药后血浆渗透压明显升高，使脑组织脱水，其降颅压作用确定可靠，可用 20% 甘露醇 125～250ml 快速静脉滴注，6～8h1 次，一般用 5～7d 为宜，但应注意患者肾功能。肾功能不全的患者，可用甘油果糖代替甘露醇，其起作用的时间较慢，脱水作用温和，但持续时间长，可维持 6～12h，用法为 250～500ml 静脉滴注，每日 1～2 次。呋塞米主要辅助高渗性脱水剂的降颅压作用，在心功能或肾功能不全的患者中应用可减轻心脏负荷，促进体液排泄，一般建议与甘露醇交替使用。有条件的患者，可酌情使用白蛋白，白蛋白提高血浆胶体渗透压，使红细胞压积明显降低，产生血液稀释效应，从而减轻脑水肿。对皮质类固醇激素的使用尚有争议。

（3）调控血压：治疗高血压会降低颅内压，并减低再出血的危险性，但应缓慢平稳降压。如血压大于 200/110mmHg 时，在降颅压的同时给予降血压治疗，使血压稳定在略高于病前水平或 180/105mmHg 左右；收缩压在 170～200mmHg 或舒张压在 100～110mmHg，先脱水降颅压，必要时再用降压药；收缩压小于 165mmHg 或舒张压小于 95mmHg，不需降血压治疗。

（4）止血药的应用：对于稳定的脑内出血，周围的脑组织通过提高组织内压，压迫出血区域而止血，止血药无明确疗效。但少数患者出血早期（24h 内）有可能继续出血或患者有凝血功能障碍时，可用止血药，时间不超过1周。

（5）并发症的治疗：脑出血患者也可有深静脉血栓形成和肺栓塞，这时抗凝剂的应用应该权衡利弊，根据具体情况而定。上消化道出血可用质子泵抑制剂和 H_2 受体拮抗剂。出现肺部和泌尿系统感染应选用敏感的抗生素。血糖的一过性升高可能是脑出血的应激反应，可适当应用胰岛素。

（6）外科手术的指征和禁忌症：手术的目的是尽可能迅速和彻底地清除血肿，最大限度地减少脑损伤，挽救患者生命，降低神经功能缺失的程度。应遵循个体化的治疗原则，权衡出血量和出血部位及患者的整体情况来决定是否手术。大脑半球出血大于30ml，小脑出血大于10ml需要考虑手术。手术禁忌症为深昏迷或去大脑强直；生命体征不稳定；脑干出血；基底节或丘脑出血影响到脑干；病情发展急骤，数小时即深昏迷者。

（二）恢复期治疗

在脑出血恢复期，患者除了药物治疗外，还应该接受肢体功能、语言和心理方面的康复治疗和健康教育，康复治疗应尽早进行，最大可能地降低神经功能损伤，减少并发症，改善生活质量，提高患者及家属对脑出血的危险因素、预防和疗效的认识，理解脑出血后的康复治疗是一个长期持续的过程。在有条件的医院，应将患者收入康复卒中单元。也可进行社区康复，提高患者运动功能和日常生活能力。

七、预防

目前没有一种药物对脑出血明确有效，因此预防尤其重要，防治高血压是降低脑出血发病率、致残率和死亡率的最有效措施。

（1）一级预防：相当重要，强化健康教育，使居民提高对高血压病危害性的认识。用药物治疗和控制高血压是预防脑出血最主要的方法，使血压低于140/90mmHg。同时，中老年人应有健康的生活方式，避免过度劳累、过重的体力工作和情绪激动，多食蔬菜、水果和低脂类食品，增加及保持适当的体力活动，适当减肥，戒烟限酒，保持乐观的生活态度。

（2）二级预防：脑出血后遗症患者除了积极控制高血压外，应适当进行体育锻炼，加强肢体的功能训练。

八、预后

脑出血的预后由出血部位和出血量决定。一般来说，脑干、丘脑、内囊出血和脑出血破入脑室的患者预后较差，出血量越大死亡率越高，存活的也有严重的后遗症，首次哥拉斯哥昏迷量表（GCS）评分越低，预后越差。少量的、位于脑功能静区的脑出血预后可以相当好，可完全恢复。脑出血可复发，如高血压性和淀粉样变性的患者，出血灶可在相同或不同部位。根据两次出血部位的关系可分为脑叶－脑叶型、基底节－基底节型、脑叶－基底节型、基底节－脑叶型和幕上－幕下型等，以前两型为多见。脑出血以后发生脑梗死也很常见。

（张　鲲）

第五节　蛛网膜下腔出血

一、临床表现、病因及其临床特点

（一）概述

是指脑表面血管破裂后大量血液直接流入蛛网膜下腔，又称原发性蛛网膜下腔出血。不同于脑实质出血破入蛛网膜下腔引起的继发性蛛网膜下腔出血。蛛网膜下腔出血均有急性起病，剧烈头痛，呕吐、颈强、克氏征阳性等脑膜刺激征，血性脑脊液等共同的较典型的临床特点。部分患者可出现意识障碍、精神症状、偏瘫、失语、感觉障碍等。

（二）病因及临床特点

原发性蛛网膜下腔出血的原因很多，其中除动脉瘤、高血压动脉硬化、动静脉畸形三个主要原因外，还可由血液病、颅内肿瘤、动脉炎、静脉血栓等多种原因引起，此外，尚有15%～20%原因不明者。确定蛛网膜下腔出血的病因对治疗有重大意义。

1. 颅内动脉瘤　占蛛网膜下腔出血的50%～70%。虽可发生于任何年龄，但80%发病年龄在30～60岁最多见。可有动脉瘤的局灶症状，如动眼神经麻痹、眼球突出、视野缺损、三叉神经痛等，出血量一般较其他病因的为多，脑血管痉挛亦较多见，脑血管造影即可明确诊断。但在少数情况下脑血管造影亦可显示不出动脉瘤，这是由于瘤颈部有痉挛或瘤颈过于狭小或血块阻塞瘤腔，使造影剂充盈困难所致。

2. 高血压脑动脉粥样硬化　占SAH的5%～24%。老年人多见，意识障碍多见，而脑膜刺激征轻，多有高血压史，伴发糖尿病、冠心病者较多。

3. 脑血管畸形　占SAH的5%～10%。属先天性畸形，包括动静脉畸形、海绵状血管瘤、毛细血管扩张症和静脉血管瘤，以动静脉畸形（或动静脉瘤）最常见，好发于青年，93%位于幕上、7%位于幕下，以大脑前和大脑中动脉供血区多见。常并发偏瘫等局灶体征和癫痫发作。确诊靠血管造影。

4. 颅底异常血管网症（Moyamoya病、烟雾病）　是由多种原因引起的颅底动脉慢性进行性加重的狭窄闭塞，伴有脑底双侧异常血管网形成特点的脑血管病。SAH是其常见症状之一，可单独发生，亦可与偏瘫（出血或梗死）、癫痫并发。需靠脑血管造影确诊。

5. 其他原因　占SAH的5%～10%。①出血性疾病如血友病（Ⅷ因子缺乏）、Ⅵ因子缺乏、血小板减少症、抗凝治疗不当等。②白血病和再生障碍性贫血。③各种动脉炎。④静脉血栓形成等。均可通过病史、病前原发病表现与相应实验室检查确诊。

6. 原因不明　占SAH的15%～20%。系指通过临床和脑血管造影找不到原因的一组SAH，有人将其称为"非动脉瘤性蛛网膜下腔出血"，并认为其在急性期几乎不发生再出血和脑血管痉挛，呈良性经过，预后较好，CT仅在中脑环池有少量积血，有时亦可波及脚间池或四叠体池，而其他脑池无积血。

（三）老年人蛛网膜下腔出血的特点

（1）老年人蛛网膜下腔出血发病率高。

（2）意识障碍发生率高（40%～80%）：因老年人脑细胞功能脆弱，对缺血缺氧较敏感，易发生障碍。

（3）头痛、呕吐发生率低，程度较轻：因为老年人痛觉阈值高；意识障碍多，易将头痛掩盖；有不同程度脑萎缩，颅腔缓冲余地较大；出血速度常较慢且量较少。

（4）脑膜刺激征出现率低、程度轻，出现时间晚：这是因为老年人生理功能衰退、反应迟钝、脑萎缩，出血慢且量较少。

（5）发病时血压高较明显：因老年人基础血压较高，加上蛛网膜下腔出血后颅压增高，故血压更高。

（6）并发症多、死亡率高：老年人各脏器功能较差，合并肺部感染、心脏病、糖尿病、消化道出血、肾功能不全、水电解质紊乱者多，死亡率亦较高。

（7）发病原因高血压、动脉粥样硬化占多数（90%左右）。

（8）发病无明显诱因者多（55%～60%），症状不典型误诊率高（40%～50%）。并发脑血管痉挛较少。

二、并发症

蛛网膜下腔出血常见的并发症有：再出血、脑血管痉挛、脑积水、脑室积血、颅内血肿、脑梗死、癫痫和丘脑下部损害等。

1. 再出血　再出血可发生于第一次出血后的任何时间，再出血的原因多为动脉瘤、动静脉畸形、大脑基底异常血管网症的患者。精神紧张、情绪波动、用力排便、剧烈咳嗽、坐起活动、血压过高为常见诱发因素。其临床表现特点为：首次出血后病情稳定或好转情况下，突然再次出现剧烈头痛、呕吐、抽搐发作、昏迷，甚至脑脊液再次呈新鲜红色，脑脊液再次出现大量新鲜红细胞伴中性粒细胞。

2. 脑血管痉挛　发生率为16%～66%。按发生时间分为早发与晚发性，早发性发生于出血后数十分钟至数小时内，晚发性发生于病程4～16d，7～10d达高峰，平均持续2周。按累及血管范围分为局限性和弥散性多节段性，常涉及大脑前动脉，大脑中动脉，颈内动脉，也可发生于椎-基底动脉系统，病灶侧多于病灶对侧。早发性CVS多发生于破裂动脉瘤所在动脉，多为单侧局限性CVS，故有载瘤动脉定位意义；而晚发性CVS多为弥散性多节段性，可为单侧或双侧，对破裂动脉瘤载瘤动脉无定位价值。

3. 脑积水　SAH引起的脑积水分近期与远期脑积水，以远期并发的正常颅压脑积水较多见，但近期并发的急性脑积水也是不可忽视的并发症。SAH后急性脑积水是指发病后1周内发生的脑积水，发生率为9%～27%，无特异性临床症状和体征，通常表现为剧烈头痛、呕吐、脑膜刺激征，并可有意识障碍。而正常颅压脑积水则为SAH的远期并发症，系脑池蛛网膜粘连致脑脊液循环受阻及蛛网膜颗粒回收脑脊液减少所致，发生率为35%左右，临床表现为进行性智能衰退，步态不稳，锥体束征或锥体外系症状，尿急甚至尿失禁。

4. 丘脑下部损害　SAH后继发脑水肿、脑血管痉挛、再出血、脑室积血等均可引起丘脑下部不同程度的损害，导致自主神经、内脏功能及代谢紊乱，临床上出现呕吐、呕血、黑便、急性肺水肿、中枢性神经障碍（潮式呼吸）、心电图改变、心律失常、血压变化、高热或大汗、高血糖、尿崩症等，使临床症状更复杂化，病情更加重。

5. 脑梗死　SAH并发脑梗死见于SAH后迟发性CVS时，CVS程度重引起局部血流量小于18～20ml/100g脑组织，且持续时间过长时可导致脑梗死，个别尚可并发出血性梗死。故对 SAH 患者伴有偏瘫等病灶体征或意识障碍者，应及早做 CT 检查。

6. 癫痫　SAH 并发癫痫发生率 10%～20%，大发作多见，少数不局限性或精神运动性发作。其发生原因与 SAH 后弥散性脑血管痉挛、脑血流降低、脑缺氧、脑血肿及病变血管的直接刺激等有关。癫痫发作可作为 SAH 首发症状，应引起注意。

三、辅助检查

蛛网膜下腔出血（SAH）时，电子计算机断层扫描（CT）、数字减影脑血管造影（DSA）、磁共振成像（MRI）、磁共振血管造影（MRA）、经颅多普勒超声（TCD）、局部脑血流测定（Regionalcerebral bloodr－CBF）、正电子发射断层扫描（PET）、单光子核素断层显像（SPECT）及腰穿刺脑脊液检查等，从各自不同角度对 SAH 及其并发症的诊断有帮助。

1. CT　是诊断 SAH 快速、安全和阳性率较高的检测方法，目前已成为诊断 SAH 的首选辅助检查。SAH 时 CT 可显示脑池、脑裂、脑沟局部或广泛性高密度。出血量大则在脑池形成高密度铸型。对 SAH 合并脑内血肿、脑室积血、脑积水、硬膜下血肿等并发症均能清晰显示，此外，CT 增强扫描有可能显示大的动脉瘤和脑血管畸形。

2. MRI　目前已成为诊断 SAH 的重要检测方法。与 CT 相比，其优缺点是：①MRI（MRA）可直接显示动脉瘤影像，尤其对于造影剂难以充盈的血栓性动脉瘤。②对脑血管畸形在显示血管结构方面亦优于 CT。③在显示脑血管造影不能发现的隐匿性脑血管畸形方面，明显优于 CT。但在显示并发的颅内血肿方面，CT 优于 MRI。此外在价格方面 MRI 明显高于 CT。

3. 脑血管造影、DSA 与 MRA　脑血管造影特别是全脑血管造影是显示颅内动脉瘤、脑血管畸形最好的方法。它可将动脉瘤的大小、数量、形态、痉挛及出血等情况都显示出来；对血管畸形亦能清晰显示，但由于脑血管畸形血循环快，常规的脑血管造影方法有时捕捉不到良好的摄片，不如 DSA 图像清楚。但 DSA 对颅内动脉瘤由于受颅骨的干扰及血管口径细小，其分辨力不如通常脑血管造影灵敏，然而对术后的动脉瘤和血管畸形检查血管分布情况、通畅情况及手术是否彻底等有独特的优点。MRA 是直接显示脑血管的一种无创性检测方法，对直径 0.3～1.5cm 动脉瘤的检出率可达 84%～100%。但目前 MRA 尚不能取代脑血管造影，其主要原因是空间分辨率较差。

4. 腰椎穿刺　长期以来腰椎穿刺是诊断 SAH 的主要手段，但此法容易造成误伤的混淆和偶发脑疝的危险。如今已逐渐被 CT 取代，但尚不能完全取代，因为尚有小部分 SAH 患者，CT 及 MRI 在发病后可无阳性所见，对 CT 阴性的可疑病例，腰椎穿刺仍是重要的补充检查手段；50% 的 SAH 在发病 1 周后 CT 亦可无阳性所见，而 MRI 价格昂贵且不普及，对发病 1 周后的 SAH，腰椎穿刺仍是诊断的重要手段。

5. 局部脑血流测定（Re－gionalcerebral bloodr－CBF）　可做手术后预后判定指标；SAH 时 r－CBF 大多下降，如降低明显，则手术宜延期。

6. 正电子发射断层扫描（PET）、单光子核素断层显像（SPECT）及脑血管多普勒超声（TCD）　可用于 SAH 并发血管痉挛的诊断和预后判断。

四、诊断、鉴别诊断要点

1. 诊断要点　不论何种年龄，突然出现剧烈头痛、呕吐和脑膜刺激征，应高度拟诊蛛网膜下腔出血。腰穿脑脊液呈均匀一致血性、CT扫描发现蛛网膜下腔有出血高密度影，则可确诊。对于老年人症状不典型时，应及时进行CT扫描和腰穿检查，及早确诊。

2. 临床上需要鉴别的疾病有

（1）脑出血：往往也可出现头痛、呕吐，但神经系统局灶征更为明显，脑膜刺激征则较轻。

（2）偏头痛：也可出现剧烈头痛、呕吐，甚至可有轻偏瘫，但一般情况较好，病情很快恢复。

（3）颅内感染：各种类型的脑炎和脑膜炎，可出现类似蛛网膜下腔出血的症状、体征，如头痛和脑膜刺激征等，但有引起感染的病史和体征。

五、治疗

急性期的治疗原则是积极防止继续出血，降低颅内压，防止继发性脑血管痉挛，减少并发症，寻找出血原因，治疗原发病，防止复发。

1. 一般处理　绝对卧床休息至少四周，避免搬动和过早离床。避免用力大小便，必要时可给以通便剂或留置导尿，防止剧烈咳嗽。头痛、兴奋或情绪激动时给予镇静止痛剂。维持血压稳定，有癫痫发作者应给予抗癫痫药物。长期卧床者，应预防褥疮和深静脉血栓的发生。

2. 脱水治疗　常用甘露醇、呋塞米等，详见脑出血一节。

3. 止血及防止再出血　常用药物：①氨甲苯酸。能直接抑制纤维蛋白溶酶。每次100～200mg加入5%葡萄糖液或生理盐水中静滴，每日2～3次，依病情决定用药时程。②6-氨基己酸（EACA）。4～6g溶于100ml生理盐水或5%～10%葡萄糖液中静滴，15～30min滴完，维持量为每小时1g，1日量不超过20g，可连续用3～4d。③酚磺乙胺：能增加血小板数量，促使其释放凝血活性物质。每次250～500mg加入5%葡萄糖液或生理盐水中静滴，也可肌肉注射，每日1～3次依病情决定用药时程。④巴曲酶。具有凝血酶及类凝血酶作用。急性出血时，可静脉注射，每次2克氏单位（KU），5～10min生效，持续24h。非急性出血或防止出血时，可肌肉或皮下注射，一次1～2KU，20～30min生效，持续48h。用药次数视情况而定，1日总量不超过8KU。⑤卡巴克洛。能增加毛细血管对损伤的抵抗力，降低毛细血管的通透性。每次5～10mg，肌注或静脉注射，每日2～4次。依病情决定用药时程。

4. 防止脑动脉痉挛　早期应用钙离子拮抗剂尼莫地平20～40mg，每日3次，连用3周以上。

5. 治疗脑积水　发生急性阻塞性脑积水者，应积极进行脑室穿刺引流和冲洗，清除凝血块。同时应用脱水剂。

6. 病因治疗　是防止再出血的有效措施。蛛网膜下腔出血病因明确后，应进行针对性处理。动脉瘤或脑血管畸形者，可视具体情况行介入或手术治疗。

（张　鲲）

第六节　高血压脑病

高血压脑病是一种暂时性急性脑功能障碍综合征。各种原因所致的动脉性高血压，均可引起高血压脑病。目前仍公认高血压脑病是急性脑血管病的一个类型。近年来由于对高血压的诊断越来越重视和抗高血压药物的不断发展，这一综合征已日益少见。

一、概述

高血压脑病常见于原发性恶性高血压、急性或慢性肾小球肾炎、妊娠高血压综合征，也可见于嗜铬细胞瘤、库兴综合征、长期服用降血压药突然停药后、长期服用单胺氧化酶抑制剂（抗抑郁剂）同时服用酪胺（奶油和各种乳酪）等引起的血压增高。发病前有过度劳累、神经紧张或情绪激动的诱发因素。

高血压脑病的发病机制尚未完全清楚。可以肯定的是与动脉血压增高有关，当血压急剧升高时，脑的小动脉发生痉挛、造成血液循环障碍，组织缺血缺氧。而后通过自动调节机制，使脑的血液供应在一定范围内得到纠正。当血压继续恶性升高时，自动调节机制破坏，脑血管完全扩张，血流量增加，造成过度灌注，血管内液体外渗，迅速出现脑水肿和颅内压增高，毛细血管壁变性坏死，点状出血及微梗死，而产生脑功能全面障碍的症状。

二、病理

高血压脑病脑实质最具特征性的变化是表面或切面可见瘀点样或裂隙状出血及微梗死灶。脑血管特征性改变是脑内细小动脉节段性、局限性纤维性样坏死；非特征性的改变有脑内细小动脉透明样变性、中层肥厚，大中动脉粥样硬化等，还可见小动脉及毛细血管内微血栓形成。高血压脑病时，脑组织水分增加，冠状切面上见有水肿表现，白质常为淡黄色。显微镜下可见神经组织水肿明显，并有大片脱髓鞘改变。可见神经胶质瘢痕形成。

三、临床表现

临床多见于既往有血高压病史者，可有如下症状和体征：①发病年龄较宽，小儿到老年均可罹患本病。根据年龄的不同而见于不同的原发病，小儿多有急性肾炎，青年孕妇多有子痫，恶性高血压多见于30~50岁壮年。②急性起病，病情在12~48h达高峰，发病时常有血压急剧升高。以往血压相对正常者，血压突升至180/120mmHg时即可发病。慢性高血压者，可能在230~250/120~150mmHg以上才会发病。③全脑症状以剧烈头痛、抽搐和意识障碍三联征为主要表现，常伴有恶心、呕吐、烦躁不安或意识模糊、定向障碍、反应迟钝等症状。局灶症状可有短暂视力障碍、偏瘫、偏身感觉障碍和失语等。严重者可死亡。④可有原发病症状，肾炎者常有水肿、血尿、少尿和无尿，子痫者常伴有水肿和高血压等。⑤眼底检查可见视盘水肿，视网膜上有焰状出血及渗出，动脉痉挛变细等。

四、辅助检查

1. 腰穿　可见脑脊液压力升高或正常，蛋白轻度增高，偶有白细胞增多或有少量红细胞。

2. TCD检查　可因血管痉挛而检测到血流速度改变。

3. CT检查　可见脑水肿，双侧半球的密度减低，脑室变小，其他结构和位置正常。

4. MRI　可见半球有T_2高信号。CT和MRI的改变于几周内完全恢复正常，可与脑梗死和脱髓鞘鉴别。

五、诊断

中青年患者，有高血压或能引起血压增高的其他疾病病史，血压急剧增高以舒张压增高为主，突发剧烈头痛、抽搐和意识障碍，心率慢及心绞痛、心力衰竭。并能通过 CT 或 MRI 除外其他脑血管病，应考虑本病。

六、鉴别诊断

本病需与脑出血、脑梗死及蛛网膜下腔出血鉴别。高血压脑病患者若及时降低血压，症状和体征很快恢复正常。而脑出血、脑梗死及蛛网膜下腔出血除症状不能很快恢复外，还有其特异的影像学或腰穿的改变。此外，既往有肾性高血压患者应与尿毒症脑病鉴别，有糖尿的患者应与糖尿病昏迷或低血糖（及胰岛素后）昏迷鉴别。

七、治疗

本病发病急、变化快，易发生脑疝、颅内出血或持续抽搐而死亡，需尽快采取以下治疗措施。

（一）迅速控制血压

应使血压尽快降至 160/100mmHg 左右或接近患者平时血压水平。但血压不宜降的太低，以免脑、心供血障碍而发生梗死。

1. 硝普钠　直接松弛周围血管，降低外周阻力。常用 50mg 加入 5% 葡萄糖 500ml 中静滴，初速在 50μg/min，逐步加量致血压降至需要水平，最大量为 400μg/min。此药作用快，维持时间短暂，须在监护下缓慢静脉滴注，根据血压情况调整用量。

2. 利舍平　1～2mg 肌内注射，每日 1～3 次。注射后 1.5～3h 才显示降压效果。重症患者不应作为首选。

3. 硫酸镁　常用 25% 硫酸镁 10ml 深部肌内注射，6～12h 可重复肌内注射 1 次。重症患者不应作为首选。

4. 压宁定　将 12.5～25mg 注射剂加入 10ml 生理盐水或葡萄糖溶液中静脉注射，观察血压变化，15min 后如必要可重复注射 12.5mg。为了维持疗效或缓慢降压的需要，可将本药注射剂溶解在生理盐水或葡萄糖溶液中静点，滴速一般为 100～400μg/min。

当血压下降至需要水平后，可口服降压药物控制血压，以免血压再度升高。

（二）减轻脑水肿、降低颅内压

可用 20% 甘露醇 250ml 快速静滴，每 6～8h 一次，也可用 10% 甘油 500ml 静滴或肌注呋塞米等。

（三）制止抽搐

抽搐严重者首选安定 10ml 静脉缓慢注射。亦可使用苯巴比妥钠、副醛、苯妥英钠等。

（四）治疗原发病

对有心肾病变应者应予相应治疗。妊娠高血压综合征应及早终止妊娠。

（张　鲲）

第七节　脑动脉硬化症

脑动脉硬化症是指在全身动脉硬化的基础上，脑部血管的弥漫性硬化、管腔狭窄及小动脉闭塞，供应脑实质的血流减少，神经细胞变性而引起的一系列神经与精神症状。本病发病年龄大多在 50 岁以上。脑动脉硬化的好发部位多位于颈动脉分叉水平，而颈总动脉的起始部很少发生。

一、病因及发病机制

该病病因尚未完全明了，大多数学者认为与下列因素有关。

（一）脂质代谢障碍和内膜损伤

脂质代谢障碍和内膜损伤是导致动脉粥样硬化最早和最主要的原因。早期病变发生于内膜，大量中性脂肪、胆固醇由浆中移出而沉积于血管壁的内膜上形成粥样硬化斑块。

（二）血流动力学因素的作用

脂质进入和移出内膜的速度经常处于动态的平衡。但在动脉分叉处、弯曲处、动脉成角、转向处或内膜表面不规则时，可影响血液的流层，使血液汹涌而形成旋涡流、湍流，由于高切应力和湍流的机械性损伤，致使内膜进一步损伤。血浆中的脂质向损伤的内膜移动占优势，致使高浓度的乳糜微粒及脂蛋白多聚在这一区域，加速动脉粥样硬化的发生及发展。

（三）血小板聚集作用

近年来应用扫描电子显微镜的研究发现，血小板易在动脉分叉处聚集，血小板与内皮细胞的相互作用而使内膜发生损伤，血小板在内皮细胞损伤处容易黏附，继而聚集，其结果是血小板血栓形成。

（四）高密度脂蛋白与动脉粥样硬化

高密度脂蛋白（HDL）与乳糜微粒（CM）及极低密度脂蛋白（VLDL）的代谢途径有密切关系。现已发现动脉粥样硬化患者血清高密度脂蛋白降低，故认为高密度脂蛋白降低可导致动脉粥样硬化。

（五）高血压与动脉粥样硬化

高血压是动脉粥样硬化的重要因素，患有高血压时，由于血流冲击，使动脉壁承受很强的机械压力，可促进动脉粥样硬化的发生和发展。

二、病理生理

动脉硬化早期，在动脉的内膜上出现数毫米大小的黄色脂点或出现数厘米长的黄色脂肪条。病变进一步发展则形成纤维斑块，斑块表面可破溃形成溃疡出血，亦可形成附壁血栓，可使动脉管腔变细甚至闭塞。

三、临床表现

（一）早期

脑动脉粥样硬化发展缓慢，呈进行性加重，早期表现类似神经衰弱，患者有头痛、头胀、头部压紧感，还可有耳鸣、眼花、心悸、失眠、记忆力减退、烦躁以及易疲倦等症状，头晕、头昏、嗜睡以及精神状态的改变。逐渐出现对各种刺激的感觉过敏，情绪易波动，有时激动、焦虑、紧张、恐惧、多疑，有时又出现对周围事物无兴趣、淡漠及颓丧、伤感，对任何事情感到无能为力、不果断。并常伴有自主神经功能障碍，如手足发冷、局部出汗，皮肤划纹征阳性。脑动脉粥样硬化时可引起脑出血，临床上可发生眩晕、昏厥等症状，并可有短暂性脑缺血发作。

（二）进展期

随着病情的进展，患者可出现许多严重的神经精神症状及体征，其临床表现有以下几类。

（1）动脉硬化性帕金森病：患者面部缺乏表情，发音低而急促，直立时身体向前弯，四肢强直而肘关节略屈曲，手指震颤而呈搓丸样，步伐小而身体向前冲，称为"慌张步态"。其他症状尚有出汗多，皮脂溢出多，言语障碍、流口水多、吞咽费力等。少数患者晚期可出现痴呆。

（2）脑动脉硬化痴呆：患者缓慢起病，呈阶梯性智能减退，早期患者可出现神经衰弱综合征，逐渐出现近记忆力明显减退，而人格、远记忆力、判断、计算力尚能在一段时间内保持完整。患者情绪不稳，易激惹、喜怒无常、夜间可出现谵妄或失眠，有时出现强哭、强笑或情绪淡漠，最后发展为痴呆。

（3）假性延髓性麻痹：其临床特征为构音障碍、吞咽困难，饮水呛咳，面无表情，轻度情绪刺激表现为反应过敏以及不能控制的强哭、强笑或哭笑相似而不易分清，这种情感障碍系病变侵犯皮质丘脑阻塞所致。

（4）脑神经损害：脑动脉硬化后僵硬的动脉可压迫脑底部的脑神经而使其功能发生障碍，如双鼻侧偏盲、三叉神经痛性抽搐、双侧展或面神经瘫痪，或引起一侧面肌痉挛等症状。

（5）脑动脉硬化：神经系统所出现的体征临床上可出现一些原始反射，如强握反射、口舌动作等。同时可伴有皮质高级功能的障碍，如语言障碍、吐词困难，对词的短暂记忆丧失，命名不能、失用，亦出现体像障碍、皮质感觉障碍，锥体束损害以及脑干、脊髓损害的症状。另外，还可出现括约肌功能障碍，如尿潴留或失禁，大便失禁等。脑动脉硬化症还可引起癫痫发作，其发作形式可为杰克森（Jackson）发作、沟回发作或全身性大发作。

四、辅助检查

1. 血生化测定　患者血胆固醇增高，低密度脂蛋白增高，高密度脂蛋白降低，血甘油三酯增高，血 β - 脂蛋白增高，约90%以上的患者表现为 Ⅱ 或 Ⅳ 型高脂血症。

2. 数字减影　动脉造影可显示脑动脉粥样硬化所造成的动脉管腔狭窄或动脉瘤病变。脑动脉造影显示动脉异常弯曲和伸长。动脉内膜存在有动脉粥样硬化斑，使动脉管腔变得不规则，呈锯齿状，最常见于颈内动脉虹吸部，亦可见于大脑中、前、后动脉。

3. 经颅多普勒检查　根据所测颅内血管的血流速度、峰值、频宽、流向，判断出血管有无狭窄和闭塞。

4. CT 扫描及 MRI 检查　CT 及 MRI 可显示脑萎缩及多发性腔隙性梗死。

5. 眼底检查　40%左右的患者有视网膜动脉硬化症，表现为动脉迂曲，动脉直径变细不均，动脉反光增强，呈银丝样改变以及动静脉交叉压迹等。

五、诊断

（1）年龄在45岁以上。

（2）初发高级神经活动不稳定的症状或脑弥漫性损害症状。

（3）有全身动脉硬化，如眼底动脉硬化Ⅱ级以上或主动脉弓增宽及颞动脉或桡动脉较硬以及冠心病等。

（4）神经系统阳性体征如腱反射不对称，掌颌反射阳性及吸吮反射阳性等。

（5）血清胆固醇增高。

（6）排除其他脑病。

上述6项为诊断脑动脉硬化的最低标准。可根据身体任何部位的动脉硬化症状，如头部动脉的硬化，精神、神经症状呈缓慢进展，伴以短暂性脑卒中样发作，或有轻重不等的较广泛的神经系统异常。有脑神经、锥体束和锥体外系损害，并除外颅内占位性病变，结合实验室检查可以做出临床诊断。

六、鉴别诊断

本病应与以下疾病相鉴别。

1. 神经衰弱综合征　脑动脉硬化发病多在50岁以后，没有明显的精神因素，临床表现以情感脆弱、近记忆减退为突出症状。此外，表现为思维活动迟钝，工作能力下降，眼底动脉硬化及血脂明显增高均可与神经衰弱鉴别。

2. 老年性痴呆　脑动脉硬化症晚期可出现痴呆，故应与老年性痴呆相鉴别。

3. 颅内占位性病变　颅内占位性病变如脑瘤、转移瘤、硬脑膜下血肿。颅内占位性病变常缺乏血管硬化的体征，多伴有进行性颅内压增高及脑脊液蛋白高的表现。CT扫描或MRI检查可加以鉴别。

4. 躯体性疾病　躯体性疾病如营养障碍、严重贫血、内分泌疾病、心肺疾病伴缺氧和二氧化碳潴留、肾脏疾病伴尿毒症、慢性充血性心力衰竭、低血糖、脑积水等，均应加以鉴别。以上各种疾病可根据临床特征、辅助检查加以鉴别。

七、治疗

1. 一般防治措施

（1）合理饮食：食用低胆固醇、低动物性脂肪食物，如瘦肉、鱼类、低脂奶类。提倡饮食清淡，多食富含维生素C（新鲜蔬菜、瓜果）和植物蛋白（豆类及其制品）的食物。

（2）适当的体力劳动和体育锻炼：对预防肥胖，改善循环系统的功能和调整血脂的代谢有一定的帮助，是预防本病的一项积极措施。

（3）生活要有规律：合理安排工作和生活，保持乐观，避免情绪激动和过度劳累，要有充分的休息和睡眠，在生活中不吸烟、不饮酒。

（4）积极治疗有关疾病：如高血压、糖尿病、高脂血症、肝肾及内分泌疾病等。

2. 降低血脂　高脂血症经用体育疗法、饮食疗法仍不降低者，可选用降脂药物治疗。

（1）氯贝丁酯（安妥明）：0.25～0.5g，3次/d，口服。病情稳定后应酌情减量维持。

其能降低甘油三酯，升高高密度脂蛋白。少数患者可出现荨麻疹或肝、肾功能变化，需定期检查肝肾功能。

（2）二甲苯氧庚酸（吉非罗齐，诺衡）：300mg，3次/d，口服。其效果优于氯贝丁酯，有降低甘油三酯、胆固醇，升高高密度脂蛋白的作用。不良反应同氯贝丁酯。

（3）普鲁脂芬（非诺贝特）：0.1g，3次/d，口服。它是氯贝丁酯的衍生物，血尿半衰期较长，作用较氯贝丁酯强，能显著降低甘油三酯和血浆胆固醇，显著升高血浆高密度脂蛋白。不良反应较轻，少数病例出现血清谷丙转氨酶及血尿素氮暂时性轻度增高，停药后即恢复正常。原有肝肾功能减退者慎用，孕妇禁用。

（4）普罗布考（丙丁酚）：500mg，3次/d，口服。能阻止肝脏中胆固醇的乙酰乙酸生物合成，降低血胆固醇。

（5）亚油酸：300mg，3次/d，口服，或亚油酸乙酯1.5~2g，3次/d，口服。其为不饱和脂肪酸，能抑制脂质在小肠的吸收与合成，影响血浆胆固醇的分布，使其较多地向血管壁外的组织中沉积，降低血管中胆固醇的含量。

（6）考来烯胺（消胆胺）：4~5g，3次/d，口服。因其是阴离子交换树脂，服后与胆汁酸结合，断绝胆酸与肠－肝循环，促使肝中胆固醇分解成胆酸，与肠内胆酸一同排出体外，使血胆固醇下降。

（7）胰肽酶（弹性酶）：每片150~200U，1~2片，3次/d，口服。服1周后见效，8周达高峰。它能水解弹性蛋白及糖蛋白等，能阻止胆固醇沉积在动脉壁上，并能提高脂蛋白脂酶活性，能分解乳糜微粒，降低血浆胆固醇。无不良反应。

（8）脑心舒（冠心舒）：20mg，3次/d，口服。其是从猪十二指肠提取的糖胺多糖类药物，能显著地降低血浆胆固醇和甘油三酯，促进纤维蛋白溶解，抗血栓形成。对一过性脑缺血发作、脑血栓、椎－基底动脉供血不足等有明显疗效。

（9）血脉宁（安吉宁，吡醇氨酯）：250~500mg，3次/d，口服。6个月为1疗程。能减少血管壁上胆固醇的沉积，减少血管内皮损伤，防止血小板聚集。不良反应较大，有胃肠道反应，少数病例有肝功能损害。

（10）月见草油：1.2~2g，3次/d，口服。是含亚油酸的新药，为前列腺素前体，具有降血脂、降胆固醇、抗血栓作用。不良反应小，偶见胃肠道反应。

（11）多烯康胶丸：每丸0.3g或0.45g，每次1.2~1.5g，3次/d，口服。为我国首创的富含二十碳五烯酸（EPA）和二十二碳六烯酸（DAH）的浓缩鱼油。其含EPA和DAH达70%以上，降低血甘油三酯总有效率为86.5%，降低血胆固醇总有效率为68.6%，并能显著抑制血小板聚集和阻止血栓形成，长期服用无毒副反应，而且疗效显著。

（12）甘露醇烟酸酯片：400mg，3次/d，口服。是我国生产的降血脂、降血压的新药。降血甘油三酯的有效率达75%，降舒张压的有效率达93%，使头痛、头晕、烦躁等症状得到改善。

（13）其他：维生素C、维生素B、维生素E、烟酸等药物。

3. 扩血管药物　扩血管药物可解除血管运动障碍，改善血循环，主要作用于血管平滑肌。

（1）盐酸罂粟碱：可改善脑血流，60~90mg，加入5%葡萄糖液或低分子右旋糖酐500ml中静滴，1次/d，7~10d为1疗程。或30~60mg，1~2次/d，肌注。

（2）己酮可可碱：0.1g，3 次/d，口服。除扩张毛细血管外，还增进纤溶活性，降低红细胞上的脂类及黏度，改善红细胞的变形性。

（3）盐酸培他啶、烟酸、山莨菪碱、舒血管素等均属常用扩血管药物。

4. 钙通道阻滞剂　其作用机制有：①扩张血管，增加脑血流量，阻滞 Ca^{2+} 跨膜内流；②抗动脉粥样硬化，降低胆固醇；③抗血小板聚集，减低血黏度，改善微循环；④保护细胞，避免脑缺血后神经元细胞膜发生去极化；⑤维持红细胞变形能力，是影响微循环中血黏度的重要因素。

（1）尼莫地平：30mg，2～3 次/d，口服。

（2）尼卡地平：20mg，3 次/d，口服，3d 后渐增到每日 60～120mg，不良反应为少数人思睡、头晕、倦怠、恶心、腹胀等，减量后即可消失，一般不影响用药。而肝肾功能差和低血压者慎用，颅内出血急性期、妊娠、哺乳期患者禁用。

（3）地尔硫䓬（硫氮草酮）：30mg，3 次/d，口服。不良反应为面红、头痛、心动过速、恶心、便秘、个别患者有转氨酶暂时升高。孕妇慎用，房颤、心房扑动者禁用。注意不可嚼碎药片。

（4）氟桂利嗪：5～10mg 或 6～12mg，1 次/d，顿服。不良反应为乏力、头晕、嗜睡、脑脊液压力增高，故颅内压增高者禁用。

（5）桂利嗪（脑益嗪）：25mg，3 次/d，口服。

5. 抗血小板聚集药物　因为血小板在动脉粥样硬化者体内活性增高，并释放平滑肌增生因子使血管内膜增生。升高血中半胱氨酸，导致血管内皮损伤，脂质易侵入内膜，吞噬大量的低密度脂蛋白的单核巨噬细胞，在血管壁内转化为泡沫细胞，而形成动脉粥样硬化病变，因此抗血小板治疗是防治脑血管病的重要措施。

（1）肠溶阿司匹林（乙酰水杨酸）：50～300mg，1 次/d，口服，是花生四烯酸代谢中环氧化酶抑制剂，能减少环内过氧化物，降低血栓素 A_2 合成。

（2）二十碳五烯酸：1.4～1.8g，3 次/d，口服。它在海鱼中含量较高，是一种多烯脂肪酸。在代谢中可与花生四烯酸竞争环氧化酶，减少血栓烷 A 的合成。

（3）银杏叶胶囊（或银杏口服液）：能扩张脑膜动脉和冠状动脉，使脑血流量和冠脉流量增加，并能抗血小板聚集，降血脂及降低血浆黏稠度，达到改善心脑血循环的功能。银杏叶胶囊 2 丸，3 次/d，口服。银杏口服液 10ml，3 次/d，口服。

（4）双嘧达莫（潘生丁）：50mg，3 次/d，口服。能使血小板环磷腺苷增高，延长血小板的寿命，抑制血小板聚集，扩张心脑血管等。

（5）藻酸双酯钠：0.1g，3 次/d，口服。也可 0.1～0.2g，静滴。具有显著的抗凝血、降血脂、降低血黏度及改善微循环的作用。

6. 脑细胞活化剂　脑动脉硬化时，可引起脑代谢障碍，导致脑功能低下，为了恢复脑功能和改善临床症状，常用以下药物。

（1）胞磷胆碱：0.2～0.5g，静注或加用 5%～10% 葡萄糖后静滴，5～10d 为 1 疗程。或 0.1～0.3g/d，分 1～2 次肌注。它能增强与意识有关的脑干网状结构功能，兴奋锥体束，促进受伤的运动功能的恢复，还能增强脑血管的张力及增加脑血流量，增强细胞膜的功能，改善脑代谢。

（2）甲磺双氢麦角胺（舒脑宁）：1 支（0.3mg），1 次/d，肌注，或 1 片（2.5mg），

2 次/d，口服。其为最新脑细胞代谢功能改善剂。它能作用于血管运动中枢，抑制血管紧张，促进循环功能，能使脑神经细胞的功能再恢复，促使星状细胞摄取充足的营养素，使氧、葡萄糖等能量输送到脑神经细胞，从而改善脑神经细胞新陈代谢。

（3）素高捷疗：0.2～0.4g，1 次/d，静注，或加入 5% 葡萄糖中静滴，15d 为 1 疗程。可激发及加快修复过程。在供氧不足的状态下，改善氧的利用率，并促进养分穿透入细胞。提高与能量调节有关的代谢率。

（4）艾地苯醌（维伴）：30mg，3 次/d，口服。能改善脑缺血的脑能量代谢（包括激活脑线粒体、呼吸活性、改善脑内葡萄糖利用率），改善脑功能障碍。

（张　鲲）

第八节　颅内动脉瘤

颅内动脉瘤是引起自发性蛛网膜腔出血最常见的原因。

一、临床表现

（一）发病年龄

多在 40～60 岁，女多于男，约为 3：2。

（二）症状

1. 动脉瘤破裂出血　主要表现为蛛网膜下隙出血，但少数出血可发生于脑内或积存于硬脑膜下，分别形成脑内血肿或硬膜下血肿，引起颅内压增高和局灶性脑损害的症状。颅内动脉瘤一旦出血以后将会反复出血，每出一次血，病情也加重一些，死亡率也相应增加。

2. 疼痛　常伴有不同程度的眶周疼痛，成为颅内动脉瘤最常见的首发症状；部分患者表现为三叉神经痛，偏头痛并不多见。

3. 抽搐　比较少见。

4. 下丘脑症状　如尿崩症、体温调节障碍及脂肪代谢紊乱。

（三）体征

1. 动眼神经麻痹　是颅内动脉瘤所引起的最常见的症状。可以是不完全的，以眼睑下垂的表现最为突出。

2. 三叉神经的部分麻痹　较常见于海绵窦后部及颈内动脉管内的动脉瘤。

3. 眼球突出　常见于海绵窦部位的颈内动脉瘤。

4. 视野缺损　是由于动脉瘤压迫视觉通路的结果。

5. 颅内血管杂音　不多见，一般都限于动脉瘤的同侧，声音很微弱，为收缩期吹风样杂音。

二、辅助检查

（一）腰穿

腰穿用于检查有潜在出血的患者，或临床怀疑出血而 CT 蛛网膜下隙未见高密度影患者。

（二）影像学检查

1. 头颅 CT　在急性患者，CT 平扫可诊断 90% 以上的出血，并可发现颅内血肿、水肿、脑积水。

2. 头颅 MRI 和 MRA　可提供动脉瘤更多的资料。可作为脑血管造影前的无创伤筛选方法。

（三）脑血管造影

脑血管造影在诊断动脉瘤上占据绝对优势，可明确动脉瘤的部位和形状，评价对侧循环情况，发现先天性异常以及诊断和治疗血管痉挛有重要价值。

三、诊断

既往无明确高血压病史，突然出现自发性蛛网膜下隙出血症状时，均应首先怀疑有颅内动脉瘤的可能，如患者还有下列情况时，则更应考虑颅内动脉瘤可能。

（1）有一侧动眼神经麻痹症状。

（2）有一侧海绵窦或眶上裂综合征（即有一侧 Ⅲ、Ⅳ、Ⅵ 等颅神经麻痹症状），并有反复大量鼻出血。

（3）有明显视野缺损，但又不属于垂体腺瘤中所见的典型的双颞侧偏盲，且蝶鞍的改变不明显者，应考虑颅内动脉瘤的可能，应积极行血管造影检查，以明确诊断。

四、鉴别诊断

（一）颅内动脉瘤与脑动静脉畸形的鉴别（表 8-3）

表 8-3　颅内动脉瘤与脑动静脉畸形的鉴别

	颅内动脉瘤	脑动静脉畸形
年龄	较大，20 岁以下，70 岁以上少见，发病高峰为 40~60 岁	较小，50 岁以上少见，发病高峰 20~30 岁
性别	女多于男，约 3：2	男多于女 2：1
出血症状	蛛网膜下隙出血为主，出血量多，症状较重，昏迷深、持续久，病死率高	蛛网膜下隙出血及脑内出血均较多，脑脊液含血量相对较少，症状稍轻，昏迷较浅而短，病死率稍低
癫痫发作	少见	多见
动眼神经麻痹	多见	少见或无
神经功能障碍	偏瘫、失语较少	偏瘫、失语较多
再出血	相对较多，间隔时间短	较少，间隔时间长
颅内杂音	少见	相对较多
CT 扫描	增强前后阴性者较多，只有在适当层面可见动脉瘤影	未增强时多数可见不规则低密度区，增强后可见不规则高密度区，伴粗大的引流静脉及供血动脉

（二）有动眼神经麻痹的颅内动脉瘤

应与糖尿病、重症肌无力、鼻咽癌、蝶窦炎或蝶窦囊肿、眼肌麻痹性偏头痛、蝶骨嵴内侧或鞍结节脑膜瘤及 Tolosa-Hunt 综合征鉴别。

（三）有视觉及视野缺损的颅内动脉瘤

应与垂体腺瘤、颅咽管瘤、鞍结节脑膜瘤和视神经胶质瘤鉴别。

（四）后循环上的颅内动脉瘤

应与桥、小脑角的肿瘤，小脑肿瘤及脑干肿瘤作鉴别。

五、治疗

（一）手术治疗

首选手术治疗，由于外科手术技术的不断进步，特别是显微神经外科的发展，及各种动脉瘤夹的不断完善，使其手术效果大为提高，手术的病残率与死亡率都降至比其自然病残率及死亡率远为低的程度。因此，只要手术能达到，都可较安全的采用不同的手术治疗。

（二）非手术治疗

颅内动脉瘤的非手术治疗适用于急性蛛网膜下隙出血早期，病情的趋向尚未能明确时；病情严重不允许作开颅手术，或手术需要延迟进行者；动脉瘤位于手术不能达到的部位；拒绝手术治疗或等待手术治疗的病例。

1. 一般治疗　卧床应持续 4 周。
2. 脱水药物　主要选择甘露醇、呋塞米等。
3. 降压治疗　药物降压须谨慎使用。
4. 抗纤溶治疗　可选择 6 - 氨基己酸（EACA），但对于卧床患者应注意深静脉栓塞的发生。

（张　鲲）

第九节　脑动静脉畸形

脑动静脉畸形系指一种先天性脑血管发育异常。脑内血管呈集团状的迂回走行，动静脉之间直接沟通或吻合短路，两者之间正常的毛细血管联络结构缺如，又称脑动静脉瘘。

一、病因病理及发病机制

病因为胚胎发育异常的先天性畸形。在胚胎期脑血管胚芽演化过程中即在不同阶段发生病变。由于动脉压力大而静脉压力低，短路血流通畅，其通路日益扩大，畸形血管团的体积范围亦日增，有几条灌注动脉和引流静脉可增粗如索。畸形区的静脉压增高，远端静脉因血液回流不畅而怒张，病变区血管壁菲薄，极易破裂出血。瘘口大小不一，大型者血管畸形成团，通常有核桃大小，甚至拳头大小，可涉及 1～2 个脑叶，呈楔形或三角形。小型者肉眼难见，通常不超过 20～30mm，如米粒大小。绝大部分病变区位于幕上半球浅部，而于中线及深部较少。供血动脉以大脑中动脉为多，而颈外动脉的脑膜支及头皮动脉供血较少。

二、临床表现

1. 头痛　约 60% 的患者表现为长期慢性头痛或突发性加重，常呈搏动性，可伴有颅内杂音，低头时更明显。周期性头痛者可能与血管痉挛有关。

2. 癫痫 约 30% 的患者表现为癫痫大发作或颞叶性精神运动性发作形成。

3. 定位征 天幕上病变可进行性出现精神异常、偏瘫、失语、失读、失计算等局灶症状；天幕下病变可见眩晕、复视、眼球震颤、步态不稳及构音障碍等症状。

4. 脑水肿 约 25% 的患者出现视神经盘水肿，多继发于出血后导致的脑水肿。

5. 颅内出血 40% ～60% 的患者为蛛网膜下腔出血，以 10 ～40 岁多发，其中约 65% 的患者发病于 20 岁以前。后颅凹动静脉畸形以蛛网膜下腔出血为首发症状者占 80% 以上。

6. 血管杂音 当病灶伸展于大脑表面时，相应头颅骨或眼眶部、颈部听诊可闻及血管杂音，压迫颈总动脉可使杂音减低或消失。

7. 单侧突眼 单侧突眼常是由于静脉压力增高，眼静脉回流不畅所致。

8. 并发症 常见的并发症有颅内动脉瘤、多囊肾、先天性心脏病、肝脏海绵样血管瘤等。

三、辅助检查

1. 头颅 X 线平片 头颅 X 线平片显示颅骨板障血管影明显，或颅骨内板局限被侵蚀而显示模糊影或骨质菲薄，脑膜中动脉沟迂曲变宽，少数病灶伴有病理性环形钙化影。

2. 脑脊液 血管未破裂前脑脊液正常，出血时脑脊液呈均匀血性。

3. 脑血管造影 依靠脑血管造影可发现畸形血管，扩张迂曲而成簇团，如有血肿则常见血管移位，有时显示来自颈外的供血动脉。

4. 脑电图 脑电图异常率占 61%。

5. CT 脑扫描 CT 脑扫描可显示大脑局限性或半球部位低密度影，必要时增强扫描。凡脑血管造影阴性而被 CT 扫描证实者，则称为隐匿性脑血管畸形。

四、诊断及鉴别诊断

（一）诊断

诊断主要依据：①青年人多发，有蛛网膜下腔出血和（或）脑出血史。②有癫痫发作史，特别是局限性癫痫，或偏头痛发作史。③有局限性神经定位征，头顶部血管杂音，单侧突眼等。④依靠脑血管造影或 CT 证实。

（二）鉴别诊断

本病主要应与偏头痛及其他病因所致的癫痫相鉴别。

五、治疗

（一）控制癫痫

选用镇静剂控制或减轻癫痫发作程度及次数，苯妥英钠 0.1g，3 次/d，或苯巴比妥 0.03g，3 次/d。

（二）出血期

出血期按急性出血性脑血管病内科治疗。

（三）病因治疗

病因治疗主要是手术治疗或血管内栓塞治疗。凡出血形成血肿者，应及时行血肿清除术，并争取同时将畸形血管切除。若仅为蛛网膜下腔出血，经内科治疗待病情稳定后，选择适当时机再施行畸形血管切除术，目的在于防止出血，控制癫痫，改善脑功能。脑动静脉畸形是由动脉与静脉构成，有的包含动脉瘤与静脉瘤，脑动静脉畸形有供血动脉与引流静脉，其大小与形态多种多样。一般部位的脑动静脉畸形，可采用手术切除病灶或微导管血管内栓塞治疗。位于重要功能区、位置特别深的脑内或巨大病灶，可采取在数字减影下动脉内栓塞的方法，以减少畸形血管病灶的血液供应，使病变减小或有利于进一步的手术切除或 γ 刀放射治疗。手术方法是先找到供应动脉，于靠近病变处夹闭切断。切勿远离病变以防阻断供应邻近脑组织的分支，然后分离畸形血管，完全分离后再夹闭引流静脉，将病变切除。对大的高血流病变应分期手术，先行人工栓塞或手术阻断供应动脉，使病变血流减低，改善周围脑血循环，1~2 周后再作病变切除。

（张　鲲）

第十节　颅内静脉窦及静脉血栓形成

一、定义及解剖学基础

颅内静脉系统包括脑静脉和静脉窦。

（1）脑部主要的静脉分深、浅两组：以大脑外侧沟为界，大脑浅静脉分为上、中、下三组。外侧沟以上的静脉属大脑上静脉，外侧沟部位的静脉为大脑中浅静脉，外侧沟以下的静脉属大脑下静脉。浅静脉主要收集大脑半球皮质和皮质下髓质的静脉血，分别注入颅顶部上矢状窦和颅底部海绵窦、横窦、岩上窦和岩下窦等。大脑中浅静脉是最大的浅静脉，它借大交通静脉（Trolard vein）与大脑上静脉吻合，通入上矢状窦；借枕交通静脉（Labbe vein）与横窦衔接。

大脑深静脉包括大脑内静脉、基底静脉等，主要收集大脑半球深部髓质、基底核、内囊、间脑、脑室脉络丛的静脉血，汇合成大脑大静脉（Galen's vein）。大脑大静脉位于胼胝体压部之下，血流注入直窦。

（2）大脑静脉窦为硬脑膜在某些部位两层分开形成的腔隙，是颅内静脉血的血流管道，又称硬脑膜窦。可分为甲、乙两组。甲组包括上矢状窦、下矢状窦、直窦、横窦、乙状窦。乙组包括海绵窦、岩上窦、岩下窦、基底静脉丛等。两组均引流入颈内静脉。颅内大的静脉窦主要如下：

上矢状窦位于大脑镰的上缘，前始自额骨的鸡冠，向后在枕骨内粗隆处与窦汇相沟通，再分流入左、右横窦。上矢状窦接受大脑上静脉分支来源的静脉血流，也与颅骨板障静脉以及属于颈外静脉系统的颅骨静脉相沟通。

下矢状窦位于大脑镰下缘的后半部，走向与上矢状窦相似，但比上矢状窦小而短，在小脑幕处直接与直窦相连。

直窦位于大脑镰与小脑幕连接处，接受来自下矢状窦、大脑大静脉的血液，向后与上矢状窦的后端融合称窦汇。

横窦是最大的静脉窦，位于枕骨内粗隆两侧，至小脑幕附着于颞骨岩部处即弯向下方。围绕颞骨乳突段呈乙字形，称乙状窦。它与颈内静脉沟通，向下通过两侧颈静脉孔出颅。乙状窦与乳突小房仅隔薄层骨板，因而在乳突炎症时可以波及乙状窦而引起血栓形成。

海绵窦位于颅中窝蝶鞍两侧，内部为小梁样结缔组织组成，形似海绵。海绵窦静脉交通广泛，它接受眼静脉、蝶顶窦、大脑中静脉和下静脉的血液，并通过岩上、下窦，与横窦、乙状窦相接，将血液导入颈内静脉。两侧海绵窦围绕垂体以环状海绵间窦相连。海绵窦外侧壁与颞叶相邻，外侧壁自上而下有动眼神经、滑车神经、眼神经和上颌神经通过。海绵窦内有颈内动脉与外展神经通过。海绵窦外下壁与三叉神经节和下颌神经相邻。面部静脉和眼静脉相交通，所以面部感染如疖可蔓延至海绵窦，引起海绵窦炎症和血栓形成，导致上述神经受压。

图 8－1 显示硬脑膜窦内静脉血流的方向：

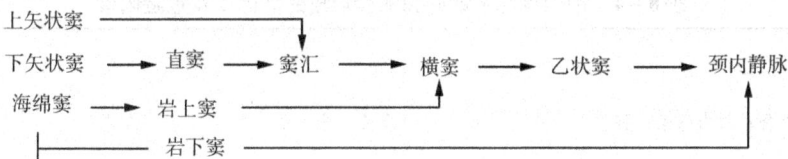

图 8－1　硬脑膜窦内静脉血流的方向

颅内静脉窦及静脉血栓形成是由多种病因所导致的以脑静脉回流受阻、脑脊液吸收障碍为特征的一组特殊类型脑血管病。依病变的性质可分为感染性和非感染性，感染性静脉血栓形成又称为化脓性静脉血栓形成或血栓性静脉炎和静脉窦炎。根据血栓部位可区分为皮质静脉血栓形成、深静脉血栓形成和静脉窦血栓形成。

颅内静脉不与动脉伴行，但深浅静脉间存在广泛的吻合；局限性的或小静脉血栓形成，由于有丰富的侧支循环，临床体征可不明显，或仅有颅内压增高的表现。颅内静脉管壁薄、无弹性，静脉注入硬脑膜窦之间没有防止血液倒流的静脉瓣装置，仅在脑静脉开口于硬脑膜窦处有瓣膜起改变血流方向的作用。故当血栓使静脉窦堵塞，或影响大量侧支静脉，病因不能及时去除，病灶易于扩散，可导致一个至数个大静脉窦完全堵塞，并伴有大量侧支静脉堵塞。由于脑静脉血流回流受阻，导致脑组织瘀血、脑水肿、脑皮质和皮质下出现多发性点片状出血灶，还可出现静脉性脑梗死。

二、流行病学

既往认为颅内静脉窦及静脉血栓形成是极为罕见的重症疾病，死亡率极高。随着神经影像学的发展，尤其是 CT、MRI 和 MRV 的临床应用，为及时正确诊断提供了无创且可靠的检查手段，可早期诊断该病，现在的发病率较以前有所提高。由于颅内静脉窦及静脉血栓形成的临床表现差异很大，容易漏诊、误诊，真正的发病率还没有明确的流行病学资料。有学者估计该病约占所有脑血管病的 1%～2%。颅内静脉窦及静脉血栓形成可影响所有年龄段，婴幼儿、老年人、产妇、慢性病体弱患者易发。由于存在口服避孕药、妊娠等危险因素，20～35 岁的女性患者多见。在静脉窦血栓形成中上矢状窦、乙状窦常见，其次为海绵窦和直窦。岩上窦、岩下窦、皮层静脉以及单独的小脑静脉受累极为少见。需要注意的是：同一患者常有多个静脉窦和静脉的累及。

三、病因和发病机制

颅内静脉窦及静脉血栓形成依病变的性质可分为感染性和非感染性两大类。由于解剖结构的原因，头面部、眶部、鼻窦感染多累及海绵窦，乳突部感染多累及乙状窦。其他各种因素所致凝血机制异常、血液高凝状态或局部静脉血流郁积均可导致非炎性血栓形成。需要注意的是：许多患者具有不止一个的危险因素，即使已发现一个危险因素，还需进一步检查是否存在其他病因，特别是遗传性或获得性的凝血机制障碍。虽然目前已发现许多病因和危险因素，还有高达 20% ~30% 的患者未能明确病因，归为特发性血栓形成。表 8-4 详列可致颅内静脉窦及静脉血栓形成的具体疾病及危险因素。

表 8-4 颅内静脉及静脉窦血栓形成的病因以及危险因素

一、炎性因素

1. 局灶性

直接的化脓性外伤；颅内感染：脑脓肿，硬膜下积脓，脑膜炎；中耳炎，扁桃体炎，鼻窦炎，口腔感染，局部皮肤感染

2. 全身性

细菌性：败血症，心内膜炎，伤寒，结核

病毒性：麻疹，肝炎病毒，脑炎（疱疹，HIV 病毒），巨细胞病毒

寄生虫性：疟疾，旋毛虫

真菌性：曲霉菌

二、非炎性因素

1. 局灶性

颅脑损伤（开放型或闭合型，伴有或不伴骨折）；神经外科手术；脑梗死和脑出血；肿瘤（脑膜瘤，转移瘤）；蛛网膜囊肿；硬膜下

动静脉畸形；颈内静脉置管

2. 全身性

任何原因所致的严重脱水（腹泻、高热、任何癌症所致恶液质等）或休克

外科：任何手术伴有或不伴深静脉血栓形成

妇产科：妊娠和产后，口服避孕药（雌激素，孕激素）

心内科：先天性心脏病，心功能不全，安装起搏器

消化科：肝硬化，Crohn 病，溃疡性结肠炎

血液科：淋巴瘤，白血病，红细胞增多症，失血性贫血，镰状细胞贫血，阵发性晚间血红蛋白尿，缺铁性贫血，凝血机制障碍：抗凝血酶Ⅲ、蛋白 C、蛋白 S 缺乏，活化的蛋白 C 抵抗，弥散性血管内凝血，血浆纤溶酶原缺乏，V 因子 Leiden 突变，凝血酶原 20210G to A 突变，血小板增多症（原发性或继发性）

风湿科：系统性红斑狼疮，颞动脉炎，Wegener 肉芽肿，Behcet 病，Evan 综合征，结节病

肾科：肾病综合征

其他：新生儿窒息，雄激素治疗，L-天冬氨酸治疗

四、临床表现

由于颅内静脉窦及静脉血栓形成起病形式快慢不一，病变部位不一，病变程度不一，因此临床表现复杂多样，病程及转归各不相同，除海绵窦血栓形成，临床表现均缺乏特征性。病程小于 2 天的急性起病者约占 30%，多见于感染、妊娠或产后；病程 1 月以内亚急性起病最常见，约占 40% ~50%；慢性起病，病程大于 1 个月，多为炎性因素、凝血机制障碍

所致。颅内静脉窦及静脉血栓形成起病的快慢与病因以及静脉侧支循环的建立有关，临床表现主要与血栓形成的部位、血栓形成的速度以及年龄、基础疾病有关。主要的、基本的临床表现可以分为以下四类。

1. 局灶性神经功能缺失和/或部分性癫痫　局灶性神经功能缺失包括颅神经麻痹和意识障碍，任何脑部病变的表现如失语、偏瘫、偏盲、记忆障碍均可出现。颈内静脉血栓形成可致第九、第十对颅神经麻痹。约有40%～50%的患者会有癫痫发作，初次发作多为局灶性癫痫，可伴有Todd瘫痪。

2. 颅内压增高症　颅内压增高症表现为头痛、视神经盘水肿、外展神经麻痹，可类似于良性颅内压增高症的表现。其中头痛是最早出现、最常见的症状，多表现为急性发作的严重、类似蛛网膜下腔出血的疼痛，也可类似偏头痛的表现，头痛同时可完全没有局灶性神经系统体征。约有半数患者可出现视神经盘水肿。

3. 亚急性脑病　亚急性脑病指不同程度的意识障碍，不伴有局灶性或特征性的症状。脑深静脉血栓形成，累及基底节、部分胼胝体、枕叶，患者意识障碍迅速加重，出现昏迷伴传导束征，可不伴有视神经盘水肿和癫痫。

4. 痛性眼肌麻痹　尽管海绵窦血栓形成大多为急性起病，一些慢性起病的患者可表现为动眼神经、外展神经的痛性麻痹。

虽然该病有上述主要的、基本的临床表现，但部分患者症状很轻，甚至可以完全没有症状。而且由于血栓形成的部位不同，病因不同，其临床表现错综复杂，对上述症状进行鉴别诊断时要考虑本病的可能性，需仔细鉴别，避免误诊。以下分述各主要静脉窦血栓形成的表现。

（1）海绵窦血栓形成：常有副鼻窦炎或鼻窦旁皮肤严重感染，及眼眶周围、面部"危险三角"区的化脓性感染引起。海绵窦血栓形成的临床表现有其特异性，常有高热、眼部疼痛、剧烈头痛、呕吐和意识障碍。由于眶内静脉回流受阻，眼眶内软组织、眼睑、眼结膜、额部头皮往往水肿，眼球突出。由于海绵窦内有动眼神经、滑车神经、外展神经以及三叉神经眼支通过，在血栓形成时上述神经均可受累，出现海绵窦综合征，表现为眼睑下垂、病侧的眼球向各方向活动均受限制，严重时眼球正中位固定，瞳孔散大，对光反射消失，三叉神经第一支分布区感觉障碍，角膜反射消失。部分患者可出现视神经盘水肿，眼底静脉瘀血，甚至可有出血，引起视力减退，甚至失明。由于两侧海绵窦相连，单侧海绵窦血栓形成常在数日内扩展到对侧海绵窦而表现出双侧眼球突出、充血、活动受限。

（2）上矢状窦血栓形成：以非炎性多见。多见于分娩1～3周的产妇、妊娠期、口服避孕药、严重脱水、全身衰竭、恶液质等情况下。偶可由于头皮或邻近部位感染、颅脑外伤所致。起病多为亚急性，以颅内压增高症状为主。可出现头痛、呕吐等颅内压增高症，严重时出现嗜睡、精神异常或昏迷。婴儿中可表现为喷射性呕吐、颅缝分离、囟门隆起。在成人患者中视神经盘水肿可能是唯一的症状。在老年患者中，症状可能较轻微，无特异性表现，诊断困难。上矢状窦血栓扩展到脑皮层静脉，脑皮层水肿，可出现出血性梗死，出现相应的症状，如局灶性或全身性癫痫、偏瘫、失语等。

（3）横窦、乙状窦血栓形成：横窦和乙状窦解剖上紧密相连，血栓形成时多同时累及。其主要为化脓性乳突炎并发症，一侧血栓形成时可无明显的症状。在化脓性乳突炎或中耳炎患者中发生败血症就需考虑乙状窦血栓形成的可能。其主要症状为颅内压增高症候群，出现头痛、呕吐、视神经盘水肿、不同程度的意识障碍。如上、下岩窦受到影响，出现患侧三叉神经眼支、外展神经麻痹症状；血栓扩展至颈静脉，出现舌咽神经、迷走神经、副神经同时受累；极为罕见可出现血栓经窦汇或颞交通静脉扩张到上矢状窦后出现偏瘫、癫痫发作。

（4）脑静脉血栓形成：单独的皮层静脉受累罕见。多数由静脉窦血栓扩展而来。可发生在高热或严重传染病患者中。常突然起病，出现头痛、呕吐、局灶性癫痫、肢体瘫痪、感觉障碍。由于脑静脉血栓形成常为多发性，分布于脑的不同部位，临床表现错综复杂，主要表现为局灶性功能缺失，可不伴颅内压增高症。深静脉如大脑大静脉血栓形成，可导致双侧丘脑对称性梗死，可表现为淡漠、痴呆的症状，病情严重时出现高热、痫样发作、昏迷、去大脑强直，即使患者存活，多遗留有不同程度的并发症。

五、实验室检查及特殊检查

除进行生化常规检查外，对怀疑颅内静脉窦及静脉血栓形成的患者特别要进行血常规检查，了解有无外周血白细胞增高，以明确有无感染因素；血电解质测定，了解有无高钠血症；凝血功能检查，了解有无凝血机制障碍；必要时可进行蛋白 S、蛋白 C、抗凝血酶Ⅲ，Ⅷ因子，抗心磷脂抗体，以及Ⅴ因子 G1691A 基因突变，凝血酶原 G20210A 基因突变检测。在急性发病疑似静脉血栓形成的患者还可检测血 D_2 聚体浓度，如在急性期浓度 >500ng/ml，有可疑病史，需高度怀疑该病的可能，必须予以影像学检查。

腰穿检查可明确患者是否存在颅内感染，排除脑膜炎。在颅内压增高的患者中进行腰穿可测定颅内压、适量放出脑脊液后将降低颅内压力，起到治疗的作用。但腰穿易诱发脑疝，在严重颅高压时，需充分评估检查的危险性。

脑影像学检查是目前诊断颅内静脉窦及静脉血栓形成最常用的方法，也是明确诊断首选的方法，主要包括头颅 CT、MRI、MRV 和 DSA，分述如下。

头颅 CT 是急诊室最常用的检查，通常为诊断本病最早采用的影像学方法。颅内静脉窦及静脉血栓形成的患者可出现具有诊断意义的"束带征"、"高密度三角征"和"空 delta 征"，但阳性率不高。"束带征"是指在 CT 平扫上，可见致密血栓形成后显示出增粗的血管条索状影，如显示出静脉窦影称"高密度三角征"。"空 delta 征"是指发病 1 个月内的 CT 增强中，由于血栓形成可显示出造影剂的充盈缺损，多见于上矢状窦血栓形成。上述特异性直接征象仅见于约 1/3 的患者，其他一些非特异性的间接征象较为常见，包括不同程度的脑水肿、多灶性常伴出血的静脉性梗死、小脑室、大脑镰和幕强化。由于头颅 CT 特异性征象出现率低，没有经验的医生难以识别，约 30% 的患者 CT 检查可以完全正常，通常不能用以确诊静脉窦血栓形成。

头颅磁共振（MRI）与磁共振静脉成像（MRV）结合是目前公认诊断和随访颅内静脉窦及静脉血栓形成的首选影像学方法，除非进行磁共振检查有禁忌证。它可以显示血栓形成后继发的脑组织病理改变及其程度，MRV 还可直接显示静脉窦和血栓本身，又能反映血栓的病理基础及演变过程，尚可用于观察治疗效果。静脉窦血栓的 MRI 表现演变可分为四期：急性期（1~5d），T_2WI 低信号，T_1WI 等信号；亚急性期（5~20d），T_1WI、T_2WI 均呈高信号；慢性期为患者出现症状 3 周后，血栓信号于所有序列均下降且信号不均；第四期（后期）特征性表现为血管再通或血栓的长期存留。其中亚急性期的高信号是较为典型的表现，而其他时期则不典型。MRV 检查可见血栓形成的直接征象和间接征象。直接征象指病变初期可见有病变的静脉窦高信号影缺失，而静脉窦血流再通时则表现为边缘欠清晰且不规则的稍低的血流信号。间接征象为梗阻远端侧支循环血管建立或其他引流静脉异常扩张、颈内静脉压升高等。

由于脑静脉解剖变异比动脉更大，判读 MRV 时必须注意如下几点，避免出现误读、误判。正常 MRV 上矢状窦、直窦、大脑大静脉、横窦、乙状窦、颈内静脉均可 100% 显示，其他小静脉或静脉窦不能完全显示，在诊断较小静脉窦血栓时要注意；横窦以右侧优势为多见，左右等势的仅占 16%，在诊断横窦血栓形成时要注意；上矢状窦横断面呈三角形，前端逐渐变细、消失，由皮层静脉代替，这需要与血栓形成相鉴别；血流间隙易与血栓形成和肿瘤侵蚀相混淆，优势侧横窦、上矢状窦、直窦和 Galen 静脉很少发现流动间隙。当在这些部位发现流动间隙时，应高度怀疑是由于病理状态引起的。

DSA 可显示静脉窦血栓形成的部位、范围，以及静脉异常回流和代偿循环的情况，具有目前 CT 和 MRI 甚至 MRA 所不能替代的作用。对 MRV 显示较少的下矢状窦、大脑大静脉及大脑内静脉等较小静脉窦及静脉血栓的诊断还是存在一定的优势。但是 DSA 不能显示血栓本身，亦不能显示静脉窦血栓形成继发的脑组织的病理改变及其程度。操作具有创伤性并可能加重患者的颅内高压的危险性影响了其应用。多用于不能进行磁共振检查的患者，或准备进行血管内溶栓时。

六、诊断和鉴别诊断

颅内静脉窦及静脉血栓形成中除海绵窦血栓形成的临床表现比较特殊，可依据临床表现、原发病灶的存在而明确诊断。其他部位的血栓形成如影响多支静脉和静脉窦诊断易，单独的小静脉受累诊断困难，不能仅从临床表现诊断，必须结合神经影像学检查，明确诊断。

急性起病伴局灶神经系统症状的需与动脉系统卒中鉴别，慢性者需与脓肿或肿瘤鉴别。

急性突发头痛为主要表现时需要与特发性颅内压增高症、蛛网膜下腔出血鉴别。

意识改变为主要表现者需与脑炎、代谢性疾病鉴别。

海绵窦血栓形成需与导致一侧眼球突出和眼球运动受限的一些其他情况相鉴别。如眼眶内球后蜂窝组织炎、骨膜下脓肿、球后占位性病变、视神经孔处胶质瘤。双侧眼球突出需与甲状腺功能亢进鉴别。

七、治疗

颅内静脉窦及静脉血栓形成是多种病因引起的，临床表现不同的疾病。因其少见，大宗病例临床治疗研究报道不多，治疗时需坚持个体化的综合治疗原则。

1. 病因治疗

（1）感染性血栓形成：应积极控制感染及处理原发病灶，如面部疖肿、乳突炎、副鼻窦炎，抗生素的应用应遵循尽早、合理、足量、长疗程原则。抗生素的选择可依据细菌培养、血培养、脑脊液检查的结果，如病原菌不清，可选用广谱抗生素或两药联用。在抗生素应用的基础上，应彻底清除原发病灶，如疖肿切开排脓、乳突根治术等。

（2）非感染性血栓形成：也应在针对原发疾患治疗的基础上，尽力纠正脱水，增加血容量，降低血黏度，改善脑循环。

2. 对症治疗

（1）脑水肿颅内高压者应积极行脱水降颅压治疗，使用甘露醇降低颅内压；颅内压较高的患者应在大剂量抗生素使用的同时短期加用激素；使用乙酰唑胺抑制脑脊液分泌；可行腰椎穿刺适当放出脑脊液，颅高压危及生命时可行颞肌下减压术。

（2）癫痫发作者采用抗痫治疗，高热者物理降温，意识障碍者加强基础护理、支持治疗、预防并发症。

3. 抗凝治疗 目前尚没有标准化治疗方案。国内外倾向肝素抗凝治疗是安全、有效的，可列为脑静脉系统血栓形成的一线治疗方法。肝素可限制血栓发展，促进其溶解。及时给予抗凝治疗，可解除静脉闭塞，恢复血流再通，为获取最佳疗效、改善预后的最有效措施。静脉给予普通肝素与皮下注射低分子肝素最为常用，至今尚缺乏两者疗效比较的大规模临床试验研究资料。既往由于担心肝素使用可能导致继发性出血，其使用受到限制，近期的研究显示肝素治疗不良反应较少，相对安全，即使发生出血性梗死，也可谨慎应用。急性期后，如患者存在凝血障碍，尚需口服抗凝药物 3 ~ 6 个月，或更长，保持 INR 在 2 ~ 3 之间。

4. 局部溶栓 目前不主张全身性溶栓，主要采用导管经股静脉、颈静脉到达血栓形成处释放溶栓剂，同时通过机械力破坏血栓。t - PA 溶解纤维蛋白性血栓以及促进血管再通的效果均优于尿激酶，局部药物溶栓一般用于起病即为昏迷的患者，或使用足量抗凝药物病情仍在进展的患者。不良反应包括肺栓塞、再栓塞，目前尚没有大规模的临床试验结果和明确的治疗规范。

八、预防及预后

颅内静脉窦及静脉血栓形成死亡率在 5.5% ~ 30%。大面积出血性梗死、难治性癫痫、败血症、肺动脉栓塞、恶液质是主要致死的原因。感染性血栓形成的死亡率较非感染性高。妊娠和产后患者如能早期诊断治疗，预后较好。颅内静脉窦及静脉血栓形成后遗症如肢体乏力、感觉障碍、精神异常、视觉丧失等约占 15% ~ 25%；约 50% 左右的患者可没有明显的后遗症。由于其预后个体差别很大，有人称其为"全或无"的疾病。年龄（过大或过小）；昏迷；严重颅高压；小脑静脉、深静脉受累；病因为严重感染或恶性疾病；难控制癫痫；肺动脉栓塞；CT 显示出血性梗死的患者预后不良。长期随访显示癫痫为最常见的并发症。颅内静脉窦及静脉血栓形成复发率 12%；出现颅内静脉窦及静脉血栓形成的产妇可以再次妊娠，除自然流产外，少见其他并发症。

（张　鲲）

参考文献

［1］张润宁. 常见脑血管疾病临床诊治. 石家庄：河北科学技术出版社，2013.

［2］吕传真，周良辅. 实用神经病学. 第 4 版. 上海：上海科学技术出版社，2014.

［3］王拥军. 神经内科学. 北京：人民军医出版社，2014.

[4] 董为伟. 神经系统与全身性疾病. 北京：科学出版社，2015.

[5] 史福平，邱卫英，邱鸿雁，等. 神经内科疾病诊断与治疗. 上海：第二军医大学出版社，2010.

第九章

慢性阻塞性肺疾病及肺炎

慢性阻塞性肺疾病（COPD）是一种重要的慢性呼吸系统疾病，近年来 COPD 流行病学调查表明，我国 >40 岁人群中 COPD 的患病率为 8.2%。在我国死因顺位中，COPD 占第 3 位，而在农村中，COPD 则占死因的首位。

第一节　慢性阻塞性肺疾病的定义

COPD 是一种常见的可以预防和治疗的疾病，其特征是持续存在的气流受限。气流受限呈进行性发展，伴有气道和肺对有害颗粒或气体所致慢性炎症反应的增加。急性加重和合并症影响患者整体疾病的严重程度。

COPD 的诊断需要进行肺功能检查，吸入支气管扩张剂之后 $FEV_1/FVC < 70\%$ 即明确存在气流受限，因而可诊断 COPD。

COPD 与慢性支气管炎和肺气肿关系密切，但临床上患者有咳嗽、咯痰等症状时，并不能立即可诊断 COPD。如患者只有慢性支气管炎和（或）肺气肿，而无持续存在的气流受限，则不能诊断为 COPD，患者仅可诊断为单纯的"慢性支气管炎"和（或）"肺气肿"。虽然在各种类型的支气管哮喘中，许多特殊因素均可造成气流受限。但某些患者在患支气管哮喘的同时也可以并发这两种疾病：即慢性支气管炎和肺气肿。如果支气管哮喘患者经常暴露在刺激性物质中，如抽烟，也会发生咳嗽和咳痰，并出现持续存在的气流受限。这类患者可诊断为"COPD 的哮喘类型"或"支气管哮喘合并 COPD"。此外，已知病因或具有特异病理表现并有气流受限的一些疾病，如囊性纤维化、弥漫性泛细支气管炎或闭塞性细支气管炎等不包括在 COPD 内。

（刘兆云）

第二节　慢性阻塞性肺疾病的病因

一、个体因素

1. 遗传因素　遗传因素可增加 COPD 发病的危险性。常见遗传危险因素是 α_1 - 抗胰蛋白酶的缺乏。目前认为 α_1 - 抗胰蛋白酶的重度缺乏与非吸烟者的肺气肿形成有关。

2. 气道高反应性　支气管哮喘和气道高反应性是发展成为 COPD 的重要危险因素，与某些基因因素和环境因素等相关的复杂发病因素有关。气道高反应性可能与吸烟或暴露于其他的环境因素相关。

二、环境因素

1. 吸烟　吸烟为 COPD 重要发病因素，吸烟能使支气管上皮纤毛变短，不规则，纤毛运动发生障碍，降低局部抵抗力，削弱肺泡吞噬细胞的吞噬、灭菌作用，又能引起支气管痉挛，增加气道阻力。吸烟者肺功能的异常率较高，并多有呼吸道症状，FEV_1 的年下降率较快，吸烟者死于 COPD 的人数较非吸烟者为多。但并不是所有的吸烟者都可能发展为COPD，表明遗传因素可能起了一定的作用。被动吸烟也可能导致呼吸道症状以及 COPD 的发生。

2. 生物燃料　生物燃料是指柴草、木头、木炭和动物粪便等，其烟雾的主要有害成分包括碳氧化物、氮氧化物、硫氧化物和多环有机化合物等。我国流行病学研究结果表明，从不吸烟的农村妇女，由于长期接触生物燃料烟雾，其 COPD 的患病率较高。

3. 职业粉尘和化学物质　当职业粉尘及化学物质（如烟雾、过敏源、工业废气及室内空气污染等）的浓度过大或接触职业粉尘以及化学物质中的时间过久，均可导致与吸烟无关的 COPD 的发生。接触某些特殊的物质、刺激性物质、有机粉尘及过敏源能够使气道反应性增加，尤其当气道已接触其他的有害物质、吸烟或合并哮喘时更易并发 COPD。

4. 大气污染　化学气体如氯、氧化氮、二氧化硫等烟雾，对支气管黏膜有刺激和细胞毒性作用。空气中的烟尘或二氧化硫明显增加时，慢性支气管炎的急性发作就显著增多。其他粉尘如二氧化硅、煤尘、棉屑、蔗尘等也刺激支气管黏膜，使气道清除功能遭受损害，为细菌入侵创造条件。燃料燃烧不完全及烹调时油烟而引起的室内空气污染也是 COPD 的危险因素。尤其近来引人关注的 PM 2.5 和 PM10 与 COPD 的发病密切相关。PM 2.5 是指大气中直径 ≤ 2.5μm 的颗粒物，又称可入肺颗粒物。PM10 又称可吸入颗粒物，指直径 2.5～10μm，为可以进入呼吸系统的颗粒物。PM 2.5 和 PM 10 对人体造成危害的关键点是产生氧自由基，消耗内源性抗氧化剂，造成氧化应激和分子水平的氧化产物增多。

5. 感染　呼吸道感染是 COPD 发病和加剧的另一个重要因素，肺炎球菌和流感嗜血杆菌，可能为 COPD 急性加重的最主要病原菌。病毒也对 COPD 的发生和发展起重要作用。儿童期的重度呼吸道感染和成年时的肺功能降低与呼吸系统症状的发生有关。此外，低出生体重也与 COPD 的发生有关。

6. 其他　气候变化，特别是寒冷空气能引起黏液分泌物增加，支气管纤毛运动减弱。在冬季，COPD 患者的病情波动与温度和温差有明显关系。迷走神经功能失调，也可能是本病的一个内因，大多数患者有迷走神经功能失调现象。部分患者的副交感神经功能亢进，气道反应性较正常人增强。

（刘兆云）

第三节　慢性阻塞性肺疾病的发病机制

一、细胞机制

吸烟和其他吸入刺激物能诱发周围气道和肺实质内的炎性反应，并激活巨噬细胞。巨噬细胞在 COPD 的炎性过程中起了重要作用，被激活的巨噬细胞、上皮细胞和 CD8[+] T 淋巴细胞可释放出中性粒细胞趋化因子，巨噬细胞还能生成蛋白分解酶。COPD 患者的支气管肺泡灌洗液中巨噬细胞数目比正常可增加 5~10 倍，巨噬细胞主要集中在肺气肿最为显著的中心腺泡带。此外，肺泡壁上巨噬细胞和 T 淋巴细胞的数目与肺实质破坏的程度呈正相关。通过释放出中性粒细胞蛋白酶和其他蛋白酶，巨噬细胞在肺气肿蛋白持续分解的过程中起了重要作用，并进一步造成肺实质的破坏和刺激气道内黏液的过度分泌。白细胞介素 – 8（IL – 8）对中性粒细胞有选择性的吸附作用，在 COPD 患者的诱生痰液中存在高浓度的 IL – 8。巨噬细胞、中性粒细胞和气道上皮细胞均可分泌 IL – 8。COPD 发病过程中，IL – 8 在中性粒细胞所致的炎症中起了相当重要的作用。IL – 8 的水平与中性粒细胞数量相关，并与气流受限的程度相匹配。COPD 患者的痰液中存在着高浓度的肿瘤坏死因子 α（TNF – α），可起动核因子 – κB（NF – κB）的转录，随之又转向 IL – 8 基因的转录。

气道内的白三烯 B_4（LTB_4）同样是一种重要的中性粒细胞趋化因子。$α_1$ – 抗胰蛋白酶（$α_1$ – AT）缺乏的患者，其肺泡巨噬细胞可分泌大量的 LTB_4。T 淋巴细胞在 COPD 中的作用尚不清楚。优势的 CD8 细胞（抑制 T 细胞），通过释放多种酶，如颗粒酶和穿透因子，诱发肺实质细胞的凋亡。吸烟者仅少数发生肺气肿，其原因与肺内的抗蛋白酶水平有关，而抗蛋白酶水平由抗蛋白酶基因突变所决定（基因多态现象），约 10% 肺气肿患者可发生基因突变。突变位于基因的调节部位，提示 $α_1$ – AT 产生的调节具有防御功能，尤其是在急性感染时期。

二、蛋白酶 – 抗蛋白酶系统失衡

肺气肿是由于蛋白酶 – 抗蛋白酶系统失衡所致。蛋白酶可以消化弹性蛋白和肺泡壁上的其他蛋白结构，其中有中性粒细胞弹性酶（NE）、组织蛋白酶、基质金属蛋白酶（MMPs）、颗粒酶、穿透因子。抗蛋白酶系统能对抗蛋白酶的作用，其中最重要的有 $α_1$ – AT、分泌型白细胞蛋白酶抑制剂（SLPI）、基质金属蛋白酶组织抑制剂（TIMPs）等。NE 为一种中性丝氨酸蛋白酶，是肺内促弹性组织离解活动的主要成分。NE 可消化连接组织和蛋白聚糖，从而造成肺气肿的形成。NE 也有潜在的刺激黏液分泌的功能，并能从上皮细胞内诱发释放 IL – 8，故可促使气道炎症的发生，形成慢性支气管炎。蛋白酶 3 为另一种中性粒细胞中的中性丝氨酸蛋白酶，参与这些细胞的弹性组织离解活动。组织蛋白酶 G 为中性粒细胞的半胱氨酸蛋白酶，也参与弹性组织离解活动，组织蛋白酶 B、L 和 S 由巨噬细胞释放。MMPs 是一组 20 个相似的肽链内切酶，能降解肺实质所有细胞外基质成分，包括弹性蛋白、胶原、蛋白多糖、层黏素和纤维结合素。MMPs 由中性粒细胞、肺泡巨噬细胞和气道上皮细胞所生成。

对抗和平衡这些蛋白酶的物质是一组抗蛋白酶。其中较为重要的有 $α_1$ – AT，又称 $α_1$ – 蛋白酶抑制剂，是一种肺实质内的主要抗蛋白酶，在肝内合成，再从血浆内分泌出去。遗传性的纯合子 $α_1$ – AT 缺乏可能产生严重的肺气肿，尤其是吸烟者，但在 COPD 病例中这种基

因性疾病 < 1% 。$\alpha_1 - AT$ 为对抗 NE 的主要成分，但不是唯一的抗蛋白酶成分。

三、氧化剂的作用

氧化剂以下列几种方式参与 COPD 的病理过程，包括损害血清蛋白酶抑制剂，加强弹性酶的活性和增加黏液的分泌。氧化剂通过直接氧化作用于花生四烯酸，而产生异前列腺素。COPD 患者中异前列腺素是增加的，对气道产生多种效应，包括支气管缩窄，增加血浆漏出和黏液过度分泌。

四、感染

下呼吸道细菌感染和慢性炎症加剧了肺损伤，造成了支气管纤毛清除系统的破坏，寄生于上呼吸道的细菌移生至下呼吸道。细菌首先附着在黏膜内皮细胞上，一方面释放细菌产物，造成气道内皮细胞损伤；另一方面炎症细胞释放各种细胞因子和蛋白酶，破坏了蛋白酶—抗蛋白酶系统平衡，从而促进 COPD 的进展。

五、黏液过度分泌

吸烟和吸入某些刺激性气体可使气道内分泌物增加。其机制涉及气道感觉神经末梢，反射性增加了黏液分泌，并直接刺激某些酶的生成，如 NE。长期刺激可造成黏膜下腺体的过度增生和杯状细胞增殖，也能导致黏蛋白基因（MUC）的上调。

（刘兆云）

第四节　慢性阻塞性肺疾病的病理和病理生理

一、病理

常见病理改变有支气管黏液腺增生、浆液腺管黏液腺化生、腺管扩张、杯状细胞增生、灶状鳞状细胞化生和气道平滑肌肥大。慢性支气管炎黏液腺扩大为非特异性。COPD 合并肺气肿时有 3 种类型：①中心型肺气肿，从呼吸性细支气管开始并向周围扩展，在肺上部明显；②全小叶肺气肿，均匀影响全部肺泡，在肺下部明显，通常在纯合子 α_1 - 抗胰蛋白酶缺乏症见到；③远端腺泡性肺气肿或旁间隔肺气肿，在远端气道、肺泡管与肺泡囊受损，位于邻近纤维隔或胸膜。

小气道病变是持续存在气流受限的主要原因。早期病变是呼吸性细支气管单核细胞炎症。炎症性纤维化、杯状细胞化生黏液栓或黏液脓栓以及终末支气管平滑肌肥大是重要原因。附着于细支气管的肥胖由于肺气肿破坏而使细支气管塌陷也是重要原因。

二、病理生理

COPD 肺部病理学的改变导致相应的疾病特征性的生理学改变，包括黏液高分泌、纤毛功能失调、气流受限、肺过度充气、气体交换异常、肺动脉高压和肺心病。黏液高分泌和纤毛功能失调导致慢性咳嗽及多痰，这些症状可出现在其他症状和病理生理异常发生之前。呼气气流受限，是 COPD 病理生理改变的标志，是疾病诊断的关键，主要是由气道固定性阻塞及随之发生的气道阻力的增加所致。肺泡附着的破坏，使小气道维持开放的能力受损，但在气流受限中所起的作用较小。COPD 进展时，外周气道阻塞、肺实质破坏及肺血管的异常减少了肺气体交换容量，产生低氧血症，以后出现高碳酸血症。在 COPD 晚期出现的肺动脉高压是 COPD 重要的心血管并发症，与肺心病的形成有关，提示预后不良。

（刘兆云）

第五节　慢性阻塞性肺疾病的临床表现和实验室检查

一、临床表现

1. 病史　COPD 患病过程有以下特征：①患者多有长期较大量吸烟史，或生物燃料暴露史；②职业性或环境有害物质接触史，如较长期粉尘、烟雾、有害颗粒或有害气本接触史；③COPD 有家族聚集倾向。④发病年龄多于中年后发病，症状好发于秋冬寒冷季节，常有反复呼吸道感染及急性加重史。⑤COPD 后期可出现低氧血症和（或）高碳酸血症，并发慢性肺源性心脏病（肺心病）和右心衰竭。

2. 症状　每个 COPD 患者的临床病情取决于症状严重程度（特别是呼吸困难和运动能力的降低）、全身效应和患者患有的各种合并症，而并不是仅仅与气流受限程度相关。COPD 特征性的症状是慢性和持续性的呼吸困难、咳嗽和咳痰。慢性咳嗽和咳痰常早于气流受限发生前多年。然而，需注意有些患有严重气流受限的患者，临床上并无慢性咳嗽和咳痰的症状。①呼吸困难：这是 COPD 最重要的症状，为患者体能丧失和焦虑不安的主要原因，早期仅于劳力时出现，以后逐渐加重，以致日常活动甚至休息时也感觉气短。②慢性咳嗽：通常为首发症状。初起咳嗽呈间歇性，早晨较重，以后早晚或整日均有咳嗽，但夜间咳嗽并不显著。少数病例咳嗽不伴咳痰。也有少数病例虽有明显气流受限但无咳嗽症状。③咳痰：咳嗽后通常咳少量黏液性痰，部分患者在清晨较多；合并感染时痰量增多，常有脓性痰。④喘息和胸闷：不是 COPD 的特异性症状。部分患者特别是重症患者有明显的喘息，听诊有广泛的吸气或呼气相的哮鸣音；胸部紧闷感通常于劳力后发生，与呼吸费力和肋间肌收缩有关。临床上如果听诊没有发现哮鸣音，并不能排除 COPD 的诊断；也不能由于存在这些症状而确定支气管哮喘的诊断。⑤全身性症状：在疾病的临床过程中，特别在较重患者，可能会发生全身性症状，如体重下降、食欲减退、外周肌肉萎缩和功能障碍、精神抑郁和（或）焦虑等。COPD 的合并症很常见，合并存在的疾病常使 COPD 的治疗变得复杂。COPD 患者发生心肌梗死、心绞痛、骨质疏松、呼吸道感染、骨折、抑郁、糖尿病、睡眠障碍、贫血、青光眼和肺癌的危险性增加。合并肺癌时可咯血痰或咯血。

3. 体征　COPD 早期体征不明显。随疾病进展，常有以下体征：①胸部过度膨胀、前后径增大、剑突下胸骨下角（腹上角）增宽及腹部膨凸等；常见呼吸变浅，频率增快，辅助呼吸肌如斜角肌及胸锁乳突肌参加呼吸运动，重症可见胸腹矛盾运动；患者不时采用缩唇呼吸以增加呼出气量；呼吸困难加重时常采取前倾坐位；低氧血症者可出现黏膜及皮肤发绀，伴右心衰者可见下肢水肿、肝脏增大。②由于肺过度充气使心浊音界缩小，肺肝界降低，肺叩诊可呈过度清音。③两肺呼吸音可减低，呼气延长，平静呼吸时可闻干性啰音，两肺底或其他肺野可闻湿性啰音；心音遥远，剑突部心音较清晰响亮。

4. COPD 急性发作（AECOPD）的临床表现　AECOPD 是指 COPD 患者急性起病的过程，其特征是患者呼吸系统症状恶化，超出日常的变异，并且导致需要改变药物治疗。AECOPD 最常见原因是气管 - 支气管感染，主要是病毒、细菌感染所致。

AECOPD 的主要症状是气促加重，伴有喘息、胸闷、咳嗽加剧、痰量增加、痰液颜色和（或）黏度的改变及发热等，还可出现全身不适、失眠、嗜睡、疲乏、抑郁和精神紊乱等症状。与急性加重期前的病史、症状、体格检查、肺功能测定、血气等实验指标比较，对判断 COPD 严重程度甚为重要。对 AECOPD 患者，神志变化是病情恶化的最重要指标。AECOPD 的实验室检查如下。①肺功能测定：对于加重期患者，难以满意地进行肺功能检查。通常 FEV_1 <1L 提示严重发作。②动脉血气分析：呼吸室内空气下，PaO_2 < 60mmHg 和（或）SaO_2 <90%，提示呼吸衰竭。如 PaO_2 < 50mmHg，$PaCO_2$ > 70mmHg，pH < 7.30，提示病情危重，需加严密监护或住 ICU 治疗。③胸片和心电图（ECG）：胸片有助于 COPD 加重与其他具有类似症状疾病的鉴别。ECG 对右心室肥厚、心律失常及心肌缺血诊断有帮助。螺旋 CT 扫描和血管造影，或辅以血浆 D - 二聚体检测是诊断 COPD 合并肺栓塞的主要手段。低血压和（或）高流量吸氧后 PaO_2 不能升至 60mmHg 以上也提示肺栓塞。如果高度怀疑合并肺栓塞，临床上需同时处理 COPD 急性加重和肺栓塞。

二、实验室检查及临床评估

1. 肺功能检查　肺功能检查是判断气流受限且重复性好的客观指标，临床常用于 COPD 严重程度和治疗效果的肺功能指标有：时间肺活量（FEV）、深吸气量（IC）、呼气峰流速（PEFR）、呼气中期最大流速（MMFR）、气道阻力和弥散功能等。

时间肺活量：目前气流受限的常用肺功能指标是时间肺活量（图 9 - 1），即以第 1 秒用力呼气容积（FEV_1）和 FEV_1 与用力肺活量（FVC）之比（FEV/FVC）降低来确定的。时间肺活量对 COPD 的诊断、严重度评价、疾病进展、治疗反应及预后等均有重要意义。FEV_1/FVC 是 COPD 的一项敏感指标，可检出轻度气流受限。FEV_1 占预计值的百分比是中、重度气流受限的良好指标，变异性小，易于操作，应作为 COPD 肺功能检查的基本项目。吸入支气管扩张剂后 FEV_1/FVC% <70% 者，可确定为持续存在的气流受限。目前可以说 FEV_1/FVC% <70% 是 COPD 临床诊断的肺功能重要指标，也是所谓的"金标准"。

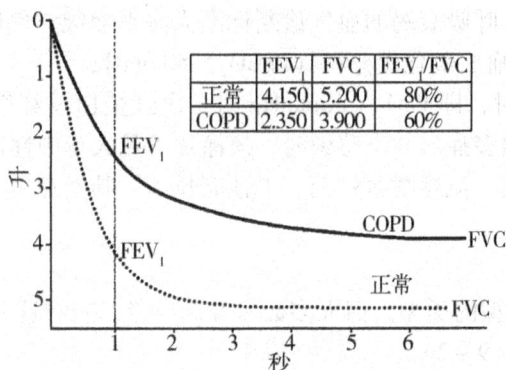

	FEV_1	FVC	FEV_1/FVC
正常	4.150	5.200	80%
COPD	2.350	3.900	60%

图 9 - 1　正常人和 COPD 患者的第 1 秒用力呼气容积（FEV_1）

深吸气量（inspiratory capacity，IC）：为了更为准确的评测 COPD 患者使用支气管扩张剂疗效，应常规检测 FEV_1 及深吸气量（图 9 - 2）。

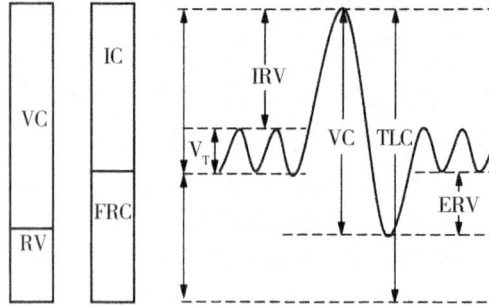

图 9 - 2　肺容量组成和 IC（深吸气量）

VC：肺活量；RV：残气量；IC：深吸气量；IRV：补吸气容积；VT：潮气
容积；TLC：肺总量；ERV：补呼气容积；IC = 潮气容积 + 补吸气容积

IC 同样是反映呼吸肌力特别是膈肌肌力的良好指标。COPD 是一个全身性疾病，重症 COPD 患者常有肌肉受累。如果全身肌肉重量下降达 30%，则膈肌的重量也同样可明显下降。肺功能指标与呼吸肌群张力有关，肺过度充气越严重，膈肌越低平，IC 越小。

2. 胸片检查　胸片对确定肺部并发症及与其他疾病（如肺间质纤维化、肺结核等）鉴别有重要意义。COPD 早期胸片可无明显变化，以后出现肺纹理增多、紊乱等非特征性改变；主要 X 线特征为肺过度充气，即肺容积增大，胸腔前后径增长，肋骨走向变平，肺野透亮度增高，横膈位置低平，心脏悬垂狭长，肺门血管纹理呈残根状，肺野外周血管纹理纤细稀少等，有时可见肺大疱形成。并发肺动脉高压和肺源性心脏病时，除右心增大的 X 线特征外，还可有肺动脉圆锥膨隆、肺门血管影扩大及右下肺动脉增宽等。

3. 胸部 CT 检查　HRCT 对辨别小叶中心型或全小叶型肺气肿及确定肺大疱的大小和数量，有很高的敏感性和特异性，对预计肺大疱切除或外科减容手术等的效果有一定价值。HRCT 能定量显示早期的肺气肿并准确分级。随着 CT 技术的发展，则可检测气道的直（内）径、气道壁的厚度。

4. 血气检查　血气异常首先表现为轻、中度低氧血症。随疾病进展，低氧血症逐渐加重，并出现高碳酸血症。呼吸衰竭的血气诊断标准为海平面吸空气时动脉血氧分压（PaO_2）<60mmHg伴或不伴动脉血二氧化碳分压（$PaCO_2$）50mmHg。

5. 其他　低氧血症时，即 PaO_2 <55mmHg 时，血红蛋白及红细胞可增高，血细胞比容 >55% 可诊断为红细胞增多症。并发感染时，痰涂片可见大量中性白细胞，痰培养可检出各种病原菌，如肺炎链球菌、流感嗜血杆菌、卡他摩拉菌、肺炎克雷白杆菌等。

三、临床类型

COPD 可分为两种典型的类型，但大多数 COPD 患者，兼有这两种类型的基本临床特点和肺功能特点（表 9 - 1、9 - 2）。

1. 支气管炎型（BB 型）　支气管病变较重，而肺气肿病变较轻。患者常常有多年的吸烟史及慢性咳嗽、咳痰史。查体发现患者较为肥胖、发绀、颈静脉怒张、下肢水肿，双肺底可闻及啰音。胸片示肺充血，肺纹理增粗，无明显的肺气肿症。肺功能检查示通气功能明显损害，气体分布不均匀，功能残气及肺总量增加，弥散功能正常，PaO_2降低，$PaCO_2$增加，血细胞比容增高，易发展为呼吸衰竭和（或）右心衰竭。

表9-1　COPD慢性支气管炎型与肺气肿型的临床特点比较

临床表现	BB型	PP型
一般表现	肥胖、体重超重、肢体温低	消瘦、憔悴、缩唇呼吸、主要应用辅助呼吸肌呼吸、肢体冷
年龄（岁）	40-55	50-75
发绀	明显	轻度或无
气短	轻	重
咳痰	多	少
呼吸音	中度减弱	显著减弱
支气管感染	频繁	少
呼吸衰竭	反复出现	少
肺心病和右心衰竭	常见	仅在呼吸系统感染期间发生或在临终时发生
胸部X线片	肺纹理增重、心脏大	肺透光度增加、肺大疱、心界小、横膈扁平
PaO_2（mmHg）	<60	>60
$PaCO_2$（mmHg）	50	<45
血细胞比容	增高	正常
肺心病	常见	少见或终末期表现
气道阻力	高	正常至轻度
弥散能力	正常	降低

表9-2　COPD慢性支气管炎型与肺气肿型的肺功能特点比较

肺功能指标	BB型	PP型
FEV_1/VC	降低	降低
FRC	轻度增加	显著增加
TLC	正常或轻度增加	明显增加
RV	中度增加	显著增加
肺顺应性	正常或降低	正常或降低
肺泡弹性回缩力	正常或增加	降低
MVV	中度降低	显著降低
气道阻力	增加	正常或稍有增加
弥散功能	正常或降低	降低
动脉血氧分压	中度至重度降低	轻度至中度降低
动脉血高碳酸血症	慢性	仅在急性感染时发生
肺动脉压力	一般增加	正常或轻度增加

注：TLC，肺总量；RV，残气量；MW，最大通气量。

2. 肺气肿型（PP型）　肺气肿较为严重，多见于老年患者，体格消瘦，呼吸困难明显，通常无发绀。患者常采取特殊体位，如两肩高耸、双臂扶床、呼气时二颊鼓起和缩唇。胸片示双肺透明度增加。通气功能虽有损害，但不如 BB 型严重，残气占肺总量的比值增大，肺泡通气量正常甚至过度通气，故 PaO_2 降低不明显，$PaCO_2$ 正常或降低。

（刘兆云）

第六节　慢性阻塞性肺疾病的并发症

一、肺动脉高压和肺心病

肺动脉高压（pulmonary hypertension，PH）是 COPD 的一个重要并发症。COPD 患者出现严重气流受限时可发生 PH，常伴有慢性低氧血症，其主要病理生理为慢性肺泡性低氧。由于肺泡低通气造成的肺泡性低氧一般是 PH 产生的主要原因，因此，临床上合并其他缺氧性肺部疾病时可以导致 COPD 患者发生严重的 PH 和右心衰竭。平均肺动脉压力（mean pulmonary artery pressure，mPAP）与 COPD 的严重程度密切相关，而且 mPAP 在 COPD 患者中为影响疾病进程的独立危险因素，也是重要的预后因素。COPD 合并 PH 时，PH 定义为 mPAP > 20mmHg。COPD 合并重度 PH 的定义为 mPAP > 35mmHg。慢性肺源性心脏病（肺心病）的定义为右心室肥厚和扩张，或者两者同时存在，并且继发于由呼吸系统疾病所致的 PH。进展期 COPD 患者如合并肺心病，在静息状态下的肺动脉压可上升到 30 ~ 40mmHg（正常值 10 ~ 18mmHg）。活动后肺动脉压可上升到 50 ~ 60mmHg 或更高。COPD 患者产生肺动脉高压的原因很多（图9 - 3）。

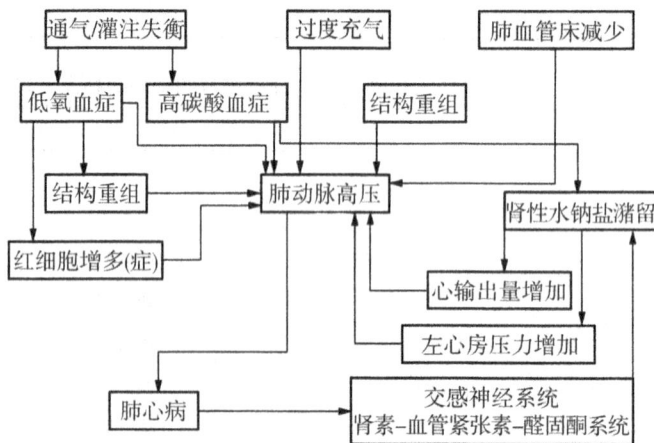

图 9 - 3　肺动脉高压和肺心病的发病机制

临床上大部分 COPD 患者并发 PH 时，PH 大多为轻到中等程度升高。但也有某些 COPD 患者 PH 呈严重升高，而且这部分 COPD 患者并没有显著的气流受限，这种情况现已称为"不成比例"的 PH（outof proportion PH）。所谓"不成比例"的 PH 是指某些 COPD 患者临床上无明显的气流受限，而合并有显著的低氧血症、低二氧化碳血症和肺一氧化碳弥散量（DLco）降低。由于气流受限并不严重，故这些病例发生重症 PH 似乎不是 COPD 进展所致。COPD 合并"不成比例"的 PH，其定义为 mPAP > 35 ~ 40mmHg 伴有轻中度气流受限。此种情况下严重低氧血症的产生原因是由于通气 – 灌注失衡，或是因为存在右向左的分流所致，而不是严重气流受限所致的肺泡低通气。COPD 合并"不成比例"的 PH 时，通常患者易发生右心衰竭和死亡。

1. 病理　COPD 患者发生 PH 后病理改变包括 3 个方面：结构重构、肺血管床的破坏和肺血栓栓塞。

肺血管的重构：肺血管的结构改变，又称重构，可由低氧或其他介质，如 NO、ET – 1 引起。重构涉及中等大小的肌型动脉和小动脉，表现为内膜增生、中层肥厚、外膜增厚，正常情况下不含肌层的肺小动脉出现肌化。内膜增厚是 COPD 患者肺动脉重构的一个重要表现，由平滑肌细胞增生、胶原沉积和弹性蛋白增加所致。肌化主要发生在肺小动脉，这部分小动脉属于毛细血管床前动脉，其直径 <80μm，正常情况下无肌层存在。与特发性肺动脉高压（IPAH）不同，COPD 患者合并 PH 时无复合性病变，如丛状病变（不规则内皮细胞团）或血管瘤样病变。

肺血管床破坏：肺气肿可导致肺毛细血管床破坏，从而增加肺血管阻力，引起 PH。

肺血栓栓塞：COPD 患者有发生慢性肺血栓栓塞性疾病的倾向，如果患者肺动脉压力上升的程度与其疾病本身和低氧血症不成比例时，应考虑到肺血栓栓塞的可能性。

2. 病理生理　内皮细胞产生血管收缩因子和血管扩张因子之间的失衡可促进血管平滑肌的收缩和增生。酸血症加剧低氧性血管收缩，在 AECOPD 期所致的短暂肺动脉压力升高，起了重要作用。红细胞增多常继发于低氧血症，往往导致血液黏稠度的增加，也在肺动脉高压的发生中起了一定的作用。COPD 患者合并肺心病时，由于水钠的排泄障碍，其血容量是增加的。低氧血症发生后，心输出量常常增加，但因肺血管的收缩，也可使肺动脉压力上升。COPD 患者中，与睡眠相关的低氧血症也可能参与肺动脉高压的发生。

mPAP 为肺动脉嵌顿压（PAOP）和肺循环驱动压的总和，后者为心输出量和肺血管阻力（PVR）的综合结果。因而 mPAP 可用以下公式表示：mPAP = PAOP + （CO × PVR）。

CO 为心输出量，因此 Ppw、CO 和 PVR 3 项变量参与 mPAP 的增加。

COPD 患者在静息时可伴有 PAOP 的增加，PAOP 可 >12mmHg。运动时肺气肿患者几乎都有 PAOP 的持续增加，右心房压力、肺动脉压力和食管内压如同 PAOP 一样成比例增加。

COPD 时参与 PVR 增加的因素见表 9 – 3。这些因素中肺泡低氧是主要因素。此外，炎症也参与了肺血管的重构。严重肺气肿患者 mPAP 和 PVR 与肺 DLco 呈弱相关，提示重度肺气肿患者中肺毛细血管的丧失在 PH 的发生中起一定作用。

表 9 – 3　COPD 合并 PH 时肺血管阻力增加的机制

COPD 合并肺动脉高压的因素	对肺血管的影响
气流受限	肺动脉压力上升
肺气肿	肺血管床减少
肺泡低氧	血管收缩，肺血管重构
呼吸性酸中毒	血管收缩
红细胞增多症	血液黏稠度增加
肺和系统性炎症	肺血管重构，包括肺纤维化

3. 临床表现　诊断 COPD 合并 PH 时常为原发疾病所困惑。晚期 COPD 患者无论是否合并 PH 都表现为类似的症状，例如运动后呼吸困难和疲劳，其根本原因是气流受限和过度充

气而不是 PH。

COPD 合并 PH 时的症状：呼吸系统症状有咳嗽、咳痰和气短的加重，严重时被迫取坐位，不能平卧。肺心病患者如突然发生气急，应考虑是否合并有肺栓塞。有时活动后出现胸骨后疼痛，与左室缺血疼痛常难以区别，可能是由于右心室肥厚增加氧的需要超过氧的供给，造成右心室缺血所致。合并呼吸衰竭时，呼吸节律、频率与强度可表现异常，临床上有缺氧表现。CO_2 潴留及呼吸性酸中毒，中枢神经系统可发生功能与器质性损害。CO_2 潴留早期可无症状，当 $PaCO_2 > 60mmHg$ 或急剧上升时，症状较明显。可出现头痛、头胀、多汗、失眠等。继之出现神经系统症状、失眠、白天嗜睡不醒，并有幻觉、神志恍惚，严重者可昏迷、躁动、谵语甚至抽搐。并有球结膜充血水肿、瞳孔缩小、视盘水肿等，易引起 CO_2 麻醉。

发生急性呼吸道感染加重时，缺氧和 CO_2 潴留进一步加重，肺动脉压明显增高，右心室负荷加重，加上心肌缺氧和代谢障碍等因素，可导致心力衰竭，主要为右心衰竭，但有时可出现左心衰竭。右心衰竭症状早期就可能明显，表现为咳嗽、气急、心悸和下肢水肿等；右心衰竭加重时，可出现气急加重、尿少、上腹胀痛、食欲不振、腹水等。

COPD 合并 PH 时的体征：COPD 患者合并肺心病时常有口唇、舌和指甲的发绀，严重贫血时，血红蛋白量明显减少，还原血红蛋白绝对量也随着减低，因此即使缺氧，发绀可不明显，另一方面，并发红细胞增多症时，因还原血红蛋白绝对量增多时，即使动脉血氧饱和度在正常范围亦可能出现发绀。支气管炎型患者的发绀可很显著。①肺部体征：急性发作期可有哮鸣和广泛的湿性啰音。肺心病患者在急性发作期间病情加剧时，有时两肺啰音可突然消失，并不表示病情好转，而可能是因泛细支气管炎而引起呼吸浅表，远端细小支气管分泌阻塞，或支气管高度痉挛，这些均提示病情恶化。②心脏体征：COPD 患者合并肺心病时可因肺动脉高压和右心室肥大，出现肺动脉第二音亢进和三尖瓣区收缩期杂音。右心衰竭时，出现颈静脉怒张、心率增快、胸骨左下缘和剑突下可听到舒张期奔马律和收缩期吹风样杂音。心力衰竭时常有肝大压痛、肝颈静脉回流征象、下肢水肿，少数病例腹部有移动性浊音。常有一过性心律失常，其原因有低氧血症、高碳酸血症、感染和酸中毒。此外，某些支气管扩张剂和洋地黄制剂等也可为诱发因素。

4. COPD 合并 PH 时的诊断　应用无创伤性方法发现肺动脉高压和右心室扩大，目前较为困难。

心电图（ECG）：可帮助发现肺动脉高压。诊断条件有：额面平均电轴 $\geq +90°$；V1R/S$\geq$1；重度顺时针转位（V_5R/S$\leq$1）；$RV_1 + SV_5 > 1.05mV$；aVR R/S 或 R/Q$\geq$1；$V_1 \sim V_3$ 呈 QS、Qr、qr（需除外心肌梗死）；肺型 P 波：P 电压$\geq$0.22mV，或电压$\geq$0.2mV 呈尖峰型。次要条件包括：肢导联低电压；右束支传导阻滞（不完全性或完全性）。具有一条主要的即可诊断，二条次要的为可疑肺心病的心电图的表现。ECG 能够预测右心室肥厚的存在，大部分 ECG 的改变有很好的特异性（$>85\%$），但其敏感性较差，尤对轻度 PH 患者而言。食管心电图能更为正确和灵敏地发现 PH。

胸片：胸片如发现右肺下动脉扩张，右肺下动脉干 $>20mm$，右肺下动脉干横径与气管横径比值 $>1.00 \sim 1.07$，则是肺动脉高压的重要指征。此外，后前位肺动脉段凸出 $3 \sim 5mm$，中心肺动脉干扩张而外围分支纤细，两者之间形成鲜明对比也是肺动脉高压的重要征象。通过不同体位检查，可发现轻度的右心室增大：①心尖上翘或圆凸；②右心室流出道（漏斗部）表现为后前位心脏左上部膨隆，如其后前斜位圆锥部凸出 $>7mm$ 就有诊断意义；

③心前缘向前凸隆等。

多普勒超声心动图：多普勒超声心动图为无创性诊断 PH 的最佳方法。应用多普勒超声心动图，能测定肺动脉收缩压，与右心导管获得的资料具有一定的相关性。但 COPD 患者中高质量三尖瓣反流信号的检出率较低（24%～77%）。多普勒超声心动图测得的肺动脉收缩压与右心导管所测数值相差 2.8mmHg，对这种情况的患者仅有 44%（过度充气妨碍了对心脏的最佳检测）可应用多普勒超声心动图测得肺动脉收缩压。目前虽然多普勒超声心动图在 COPD 患者中的应用存在着一定的技术问题，但多普勒超声心动图仍然是一种重要的检查技术。

B 型脑钠肽：由于心房和心室壁牵张力的增加，B 型脑钠肽释放增多，对诊断 COPD 合并 PH 有相对较高的敏感性和特异性。

同位素心室图和磁共振：同位素心室图是一项评估右心室功能的技术。应用同位素心室图测得的右心室射血分数和肺动脉压之间有很好的相关性。应用锝^{99m}（^{99m}Tc）放射性核素显像技术可以评估右心室的形态和功能，及右心室射血分数。

磁共振（MRI）：可能是最好的测量右室射血分数和右室重量的方法。MRI 还可测定胸腔内的容积和血流。新一代设备已经不受心脏运动的影响。但是 MRI 在诊断 COPD 合并 PH 中的作用仍然需要进行研究。

其他：重度 PH 患者可进行通气/灌注扫描和螺旋 CT 检查，以排除慢性肺血栓栓塞。同样，COPD 伴有睡眠呼吸暂停综合征时可能导致严重 PH。如果 PH 相当严重则应该进行夜间睡眠呼吸检查。

右心导管检查：右心导管（RHC）检查是诊断 PH、评价右心功能和测量肺动脉压的金标准。RHC 能够直接测定右心房、右心室、肺动脉和肺动脉楔压以评估左心充盈压。RHC 通常使用 Swan - Ganz 导管。肺动脉收缩压明显升高和左心室射血分数正常、无其他相关疾病时，应该进行右心导管检查。由于 RHC 是一种创伤性检查，并需要相关的设备，临床上有一定危险性，因此不能作为 COPD 患者的常规检查。

综上所述，COPD 合并 PH 的诊断比较困难，现在尚无简单易行的方法确定或排除 PH。COPD 合并 PH 的诊断策略见图 9 - 4。

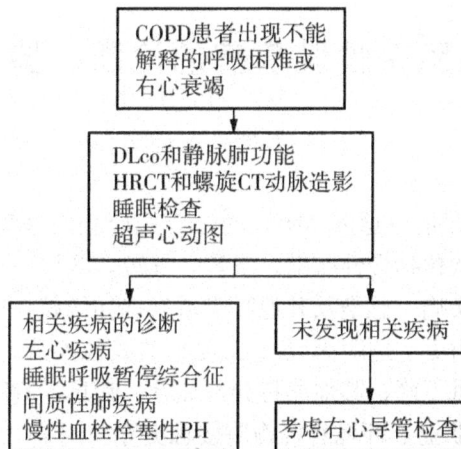

图 9 - 4　COPD 患者合并 PH 的诊断策略

二、气胸

COPD 患者如果突然发生呼吸困难，应该考虑气胸的可能性。发生气胸后，呼吸音减弱为重要的临床症状，但是 COPD 患者由于已经有严重的肺气肿存在，此时很难发现呼吸音的减弱。明确诊断气胸需要摄胸片，在呼气时摄胸片往往有较大的诊断意义。偶尔较大的肺大疱与气胸相似，临床上需要参考既往的胸片，以明确诊断。

三、肺炎

COPD 患者易合并肺炎，肺炎在 COPD 患者中的发病率高于正常人群。COPD 患者由于存在下呼吸道气流受限和细菌寄殖，成为合并肺炎的重要危险因素。此外，长期吸入糖皮质激素治疗，可使肺炎的发生率增加。肺炎链球菌、需氧革兰阴性杆菌、流感嗜血杆菌、卡他摩拉菌和军团菌等均为常见病原体。在近期住院的 COPD 患者中，铜绿假单胞菌偶可成为肺炎的致病菌。金黄色葡萄球菌较为罕见。并发肺炎是 COPD 患者的一个重要死亡原因。

四、睡眠疾患

COPD 是一种常见疾病，而睡眠呼吸暂停低通气综合征（SAHS）也是一种多发病，故两者合并存在的概率相当高。某些重症 COPD 患者常死于夜间，尤其有明显低氧血症和高碳酸血症的 COPD 患者易发生夜间睡眠期间忽然死亡。COPD 患者的夜间血氧饱和度的最低值和夜间平均血氧饱和度，与患者的生存时间显著相关。夜间血氧饱和度越低，则患者的预后越差，且生存时间越短。

重叠综合征（overlap syndrome）可用来概括 COPD 与 SAHS 合并存在的患者，重叠综合征患者比单一的 COPD 或 SAHS 患者有更为严重的夜间睡眠相关的低氧血症，且这类患者的白天心肺功能异常也十分显著，表现出更为严重的肺功能损害，动脉血气异常和肺动脉高压，临床上往往需要作较为积极的处理。

（刘兆云）

第七节　慢性阻塞性肺疾病的诊断、鉴别诊断和评估

一、诊断

1. 全面采集病史进行评估　诊断 COPD 时，首先应全面采集病史，包括症状、既往史和系统回顾、接触史。症状包括慢性咳嗽、咯痰、气短。既往史和系统回顾应注意：童年时期有无哮喘、变态反应性疾病、感染及其他呼吸道疾病如结核；COPD 和呼吸系统疾病家族史；AECOPD 和住院治疗病史；危险因素（吸烟）的其他疾病，如心脏、外周血管和神经系统疾病；不能解释的体重下降；其他非特异性症状，喘息、胸闷、胸痛和晨起头痛；要注意吸烟史（以年计算）及职业、环境有害物质接触史等。

COPD 诊断的主要线索如下：年龄 >40 岁，出现以下任何症状，应考虑 COPD 诊断的可能，进行肺功能检查。临床症状本身不能诊断 COPD，但提示 COPD 的可能性。①呼吸困难：进行性（随时间恶化）、活动后加剧、持续性（每日都发生）。患者主诉：喘气费劲、

呼吸用力、气不够用。②慢性咳嗽：可为间断、伴有多痰。③慢性咳痰：任何类型的痰量增多可能表明 COPD。④危险因素的接触史：吸烟、职业粉尘和化学物品、厨房烟尘和燃料等。

2. 诊断方法　COPD 诊断应根据临床表现、危险因素接触史及实验室检查等资料，综合分析确定。考虑 COPD 诊断的关键症状为慢性咳嗽、咳痰、呼吸困难及危险因素接触史，存在持续性气流受限是诊断 COPD 的必备条件。肺功能检查是诊断 COPD 的金标准。用支气管扩张剂后 $FEV_1/FVC < 70\%$ 可确定存在气流受限。凡具有吸烟史，及（或）环境职业污染接触史，及（或）咳嗽、咯痰或呼吸困难史者，均应进行肺功能检查。但要注意在 COPD 早期轻度气流受限时可有或无临床症状。胸部 X 线检查有助于确定肺过度充气的程度及与其他肺部疾病鉴别。

诊断 COPD 时应该注意：①COPD 的诊断基础是患者有明显的危险因素接触史，以及有持续存在的气流受限的肺功能证据，可伴有或不伴有临床症状。②如果咳嗽和多痰，并有危险因素接触史，无论有无呼吸困难均应进行气流限制的测定，即肺功能检查。③诊断和评估 COPD 病情时，测定肺功能可作为一项诊断的"金标准"，其重复性强、标准化、能客观测定气流阻塞的程度。④在诊断和治疗 COPD 患者时应该使用肺活量仪。⑤所有 FEV_1 占预计值% < 40% 或临床症状提示有呼吸衰竭或右心室衰竭时，均应作动脉血气分析。

二、鉴别诊断

COPD 应与支气管哮喘、支气管扩张症、充血性心力衰竭、肺结核等鉴别，见表 9 - 4。

表 9 - 4　COPD 的鉴别诊断

疾病	鉴别诊断要点
COPD	中年发病；症状缓慢进展；长期吸烟史或其他烟雾接触史
支气管哮喘	早年发病（通常在儿童期）；每日症状变化快；夜间和清晨症状明显；也可有过敏史、鼻炎和（或）湿疹；哮喘家族史
充血性心力衰竭	胸部 X 线片示心脏扩大、肺水肿；肺功能测定示限制性通气障碍（而非气流受限）
支气管扩张	大量脓痰；常伴有细菌感染；粗湿性啰音、杵状指；胸片或 CT 示支气管扩张、管壁增厚
结核病	所有年龄均可发病；胸片示肺浸润性病灶或结节状阴影；微生物检查可确诊；流行地区高发
闭塞性细支气管炎	发病年龄较轻且不吸烟；可能有类风湿关节炎病史或烟雾接触史、CT 在呼气相显示低密度影
弥漫性泛细支气管炎	主要发生在亚洲人群中，大多数为男性非吸烟者；几乎所有患者均有慢性鼻窦炎；胸部 X 线片和 HRCT 显示弥漫性小叶中央结节影和过度充气征

1. 支气管哮喘　COPD 主要与支气管哮喘进行鉴别诊断。一般认为 COPD 患者有重度的吸烟史，影像学上有肺气肿的证据，弥散功能降低，慢性低氧血症等支持 COPD 的诊断。而支气管哮喘则与上述 4 项特征相反，且应用支气管扩张剂或皮质激素后肺功能显著改善则支持哮喘的诊断。

发病机制的差异：COPD 的炎症过程与支气管哮喘有本质的差别，如同时患有这两种疾病，具有这两种疾病的临床和病理生理特征，鉴别 COPD 和支气管哮喘就相当困难。但 COPD 与哮喘的病因、病程中所涉及的炎症细胞、所产生的炎症介质均不同，且对皮质激素治疗的效果也不一样（表9-5）。

表9-5　COPD 和支气管哮喘在炎症过程中的差别

炎症过程	COPD	支气管哮喘
炎症细胞		肥大细胞
	中性粒细胞	嗜酸性粒细胞
	CD8 细胞	CD4 细胞
	巨噬细胞 + +	巨噬细胞 +
炎症调节介质	白三烯（LTB4）	白三烯（LTD4），组胺白细胞介素（IL-4，IL-5，IL-13）
	TNF-α	
	IL-8，GRO-α	Eotaxin，RANTES
	氧化剂作用 + + +	氧化剂作用 +
	周围气道	所有气道
炎症效应	气道高反应性±	气道高反应性 + + +
	上皮细胞化生	上皮细胞脱落
	纤维化 + +	纤维化 +
	肺实质破坏	不累及肺实质
	黏液分泌 + + +	黏液分泌 +
对激素治疗的反应	±	+ + +

注：RANTES，对正常 T 细胞表达和分化的调节。

临床鉴别诊断：临床上依据以下几项鉴别诊断 COPD 与支气管哮喘（表9-6）。然而，部分病程较长的哮喘患者已发生气道重塑，出现持续性气流受限，部分患者中，两种疾病可重叠存在。

表9-6　COPD 和支气管哮喘的区别

区别	COPD	支气管哮喘
发病时间	多于中年后起病	多在儿童或青少年期起病
病史特点	多有长期吸烟史和（或）有害气体、颗粒接触史	常伴有过敏体质、过敏性鼻炎和（或）湿疹等，部分有哮喘家族史
症状	逐渐进展	间断发作
体征	严重时合并肺心病	极少有肺心病
对糖皮质激素的效应	<12%	>12%
炎性细胞	中性粒细胞	嗜酸性粒细胞

COPD 炎症过程与支气管哮喘有着本质上的差别，当然少数患者可同时患有这两种疾病，具有这两种疾病的临床和病理生理特征，此时鉴别 COPD 和哮喘就相当困难。典型的支气管哮喘容易诊断，典型的 COPD 也容易诊断。但两者之间，常有一些患者出现临床表现的重叠，即 COPD 合并支气管哮喘，或者支气管哮喘合并 COPD，其气道受限最终发展为持续性气流受限。

2. 充血性心力衰竭　COPD 的重要临床表现是呼吸困难，而呼吸困难是心功能不全

（充血性心力衰竭）的重要症状之一，有时临床上 COPD 需要与充血性心力衰竭相鉴别。充血性心力衰竭的主要症状为呼吸困难、端坐呼吸、发绀、咳嗽、咯血性痰、衰弱、乏力等。痰中有大量的心力衰竭细胞。体格检查发现左心增大、心前区器质性杂音、肺动脉瓣第二音亢进、奔马律、双肺底湿性啰音等。臂 – 舌循环时间延长。

充血性心力衰竭所致呼吸困难的临床特点可概括如下：①患者有重症心脏病存在，如高血压心脏病、二尖瓣膜病、主动脉瓣膜病、冠状动脉粥样硬化性心脏病等；②呼吸困难在坐位或立位减轻，卧位时加重；③肺底部出现中、小湿性啰音；④X 线检查心影有异常改变，肺门及其附近充血，或兼有肺水肿征；⑤静脉压正常或升高，臂 – 舌循环时间延长。

急性右心衰竭见于肺栓塞所致的急性肺源性心脏病，主要表现为突然出现的呼吸困难、发绀、心动过速、静脉压升高、肝大与压痛、肝颈回流征等。严重病例（如巨大肺栓塞）迅速出现休克。

COPD 合并肺心病时，临床上需与反复发生肺血栓栓塞所致的慢性肺源性心脏病相鉴别。但两者一般较容易区别，COPD 患者往往有长期咳喘病史，而肺血栓栓塞所致的肺心病则有深静脉血栓病史；COPD 患者有肺气肿体征，听诊可闻哮鸣音或干性啰音，胸部 X 线检查显示肺部过度充气等，肺功能检查可发现气流受限。而肺血栓栓塞所致肺心病则缺乏这些特点。

3. 支气管扩张　支气管扩张患者有时可合并气流受限，支气管扩张多数有肺炎病史，特别是麻疹、百日咳、流感等所继发的支气管性肺炎。咯血是支气管扩张的常见症状，90% 患者有不同程度的咯血，并可作为诊断的线索。

支气管扩张的好发部位是下肺，以左下叶较右下叶为多见，最多累及下叶基底支。病变部位出现呼吸音减弱和湿性啰音，位置相当固定，体征所在的范围常能提示病变范围的大小。常有杵状指（趾）。

胸部 HRCT 可用于支气管扩张的诊断，HRCT 诊断支气管扩张的敏感性为 63.9% ~ 97%，特异性为 93% ~ 100%。HRCT 可显示 2mm 支气管，增强影像清晰度。支气管扩张的 CT 表现如下。①柱状支气管扩张：如伴发黏液栓时，呈柱状或结节状高密度阴影。当支气管管腔内无内容物时，表现为支气管管腔较伴随的肺动脉内径明显增大，管壁增厚，呈现环状或管状阴影，肺野外带见到较多的支气管影像。②囊状支气管扩张：常表现为分布集中，壁内、外面光滑的空腔，有时可见液平。③支气管扭曲及并拢：因肺部病变牵拉导致支气管扩张时，常合并支气管扭曲及并拢。

4. 肺结核　与 COPD 不同，肺结核患者以青壮年占大多数，常常以咯血为初发症状而就诊。咯血后常有发热，是由于病灶播散及病情发展所致。患者常同时出现疲乏、纳差、体重减轻、午后潮热、盗汗、脉快、心悸等全身中毒症状。

临床上细菌学检查是肺结核诊断的确切依据，但并非所有的肺结核都可得到细菌学证实。痰结核菌检查阳性可确诊为肺结核，且可肯定病灶为活动性。但痰菌阴性并不能否定肺结核的存在，对可疑病例须反复多次痰液涂片检查，如有需要，可采取浓集法、培养法、PCR 法、BACTEC 法。在咯血前后，因常有干酪性坏死物脱落，其中痰菌阳性率较高。

5. 闭塞性细支气管炎　是一种小气道疾病，患者可能有类风湿关节炎病史或烟雾接触史，发病年龄通常较轻且不吸烟。临床表现为快速进行性呼吸困难，肺部可闻及高调的吸气中期干鸣音；胸片提示肺过度充气，但无浸润阴影，CT 在呼气相显示低密度影。肺功能显示阻塞性通气功能障碍，而一氧化碳弥散功能正常。肺活检显示直径为 1~6mm 的小支气管和细支气管的瘢痕狭窄和闭塞，管腔内无肉芽组织息肉，而且肺泡管和肺泡正常。闭塞性细支气管炎对皮质激素治疗反应差，患者常常预后不良。

6. **弥漫性泛细支气管炎（DPB）** 是一种副鼻窦－支气管综合征，其特征为慢性鼻窦炎和支气管炎症。主要表现为慢性咳嗽、咳痰，伴有气流受限和活动后呼吸困难，并可导致呼吸功能障碍。常有反复发作的肺部感染，并可诱发呼吸衰竭。DPB 与 COPD 在临床症状有相似之处，DPB 可被误诊为 COPD、支气管扩张和肺间质纤维化等。DPB 和 COPD 虽均表现为阻塞性通气功能障碍，但 COPD 患者的胸片缺乏结节状阴影。病理学检查有助于对本病的确诊。

三、COPD 的综合评估

COPD 综合评估的目的在于决定疾病的严重程度，包括气流受限的严重程度，患者的健康状况和未来的风险程度（如急性加重），最终目的是指导治疗。

COPD 的综合评估包括 4 个方面，即症状评估、肺功能评价气流受限的程度、急性加重风险评估和合并症的评估。症状评估采用 COPD 评估测试（CAT）或 mMRC 呼吸困难指数；气流受限程度仍采用肺功能严重度分级，即占预计值80%、50%、30%为分级标准；采用急性加重病史和肺功能评估急性加重的风险，上一年发生 2 次或以上的急性加重或 FEV_1 < 50% 预计值提示风险增加；需要正确评估合并症并给予恰当的治疗。

1. **COPD 严重程度的肺功能分级** COPD 严重程度分级是基于气流受限（GOLD）的程度。气流受限是诊断 COPD 的主要指标，反映病理改变的严重度。由于 FEV_1 下降与气流受限有很好的相关性，故 FEV_1 的变化是严重度分级的主要依据。COPD 严重程度的肺功能分级为 4 级（表9-7）。

表9-7 **COPD 患者气流受限分级（吸入支气管舒张剂后的 FEV_1）**

分级	FEV_1
GOLD1：轻度	$FEV_1 \geq 80\%$ 预计值
GOLD2：中度	$50\% \leq FEV_1\% < 80\%$ 预计值
GOLD3：重度	$30\% \leq FEV1\% < 50\%$ 预计值
GOLD4：非常重度	$FEV1\% < 30\%$ 预计值

2. **功能性呼吸困难分级** 可用 mMRC 呼吸困难评分表来评价（表9-8）。

表9-8 **改良英国 MRC 呼吸困难指数（mMRC）**

分级	mMRC 评估呼吸困难严重程度
mMRC 分级 0	患者仅在费力运动时出现呼吸困难
mMRC 分级 1	患者平地快步行走或步行爬小坡时出现气短
mMRC 分级 2	患者由于气短，平地行走时比同龄人慢或者需要停下来休息
mMRC 分级 3	患者在平地行走 100m 左右或数分钟后需要停下来喘气
mMRC 分级 4	患者因严重呼吸困难以至于不能离开家，或在穿衣服、脱衣服时出现呼吸困难

3. **COPD 评估测试（CAT）** CAT 问卷（表9-9）涵盖了 COPD 患者广泛的健康问题，

可量化 COPD 对患者健康的影响程度，对现有 COPD 评估（肺功能等）进行补充，为 COPD 患者健康状况的可靠评估方法。CAT 的分值范围是 0～40。病情越重的患者，CAT 评分越高。

表 9－9　COPD 评估测试问卷（CAT）

举例：我很高兴	0 1 2X 3 4 5	我很伤心
我从不咳嗽	0 1 2 3 4 5	我一直在咳嗽
我一点痰也没有	0 1 2 3 4 5	我有很多很多痰
我没有任何胸闷的感觉	0 1 2 3 4 5	我有很严重的胸闷感觉
当我爬坡或上一层楼梯时，我没有气喘的感觉	0 1 2 3 4 5	当我爬坡或上一层楼梯时，我感觉喘不过气来
我在家里能够做任何事情	0 1 2 3 4 5	我在家里做任何事情都很受影响
尽管我有肺部疾病，但我对离家外出很有信心	0 1 2 3 4 5	由于我有肺部疾病，我对离家外出一点信心都没有
我的睡眠质量非常好	0 1 2 3 4 5	由于我有肺部疾病，我的睡眠质量相当差
我精力旺盛	0 1 2 3 4 5	我一点精力都没有
总分		

请标记最能反映你当前情况的选项，在方格中打"×"。每个问题只能标记一个。

4. COPD 的评估方法　应该综合评估以上指标从而达到改善 COPD 的疾病管理的目的，综合评估示意图（图 9－5）及表格（表 9－10）如下。

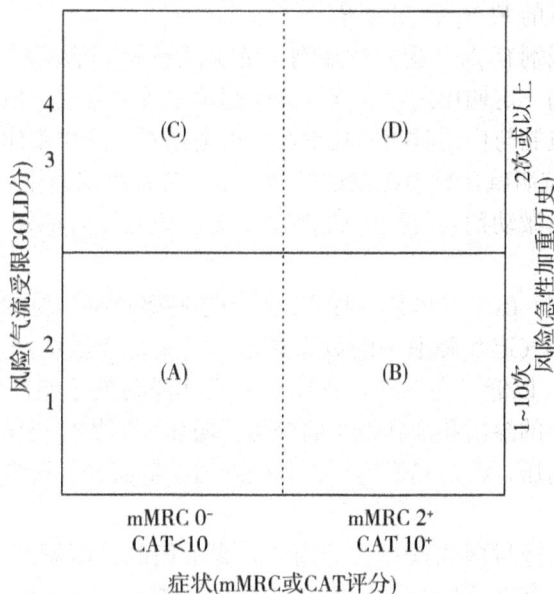

图 9－5　慢性阻塞性肺疾病的综合评估

表 9 – 10　慢性阻塞性肺疾病的综合评估

患者	特征	肺功能分级	每年急性加重次数	mMRC	CAT
A	低风险，症状少	GOLD 1 ~ 2	≤1	0 ~ 1	<10
B	低风险，症状多	GOLD 1 ~ 2	≤1	2 +	≥10
C	高风险，症状少	GOLD 3 ~ 4	2 +	0 ~ 1	<10
D	高风险，症状多	GOLD 3 ~ 4	2 +	2 +	≥10

（刘兆云）

第八节　慢性阻塞性肺疾病的治疗

COPD 的治疗目标包括两个方面：其一是迅速缓解患者的症状和减轻患者的临床表现；其二是降低患者未来健康恶化的风险，如反复发作的 AECOPD。

一、药物治疗

药物治疗用于预防和控制症状，减少急性加重的频率和严重程度，提高运动耐力和生活质量。

（一）支气管舒张剂

支气管舒张剂可松弛支气管平滑肌、扩张支气管、缓解气流受限，是控制 COPD 症状的主要治疗措施。短期按需应用可缓解症状，长期规则应用可预防和减轻症状，增加运动耐力。但不能使所有患者的 FEV_1 得到改善。

主要的支气管舒张剂有 β_2 – 受体激动剂、抗胆碱药及甲基黄嘌呤类，根据药物的作用及患者的治疗反映选用。定期用短效支气管舒张剂价格较为便宜，但使用不如长效支气管舒张剂方便。不同作用机制与作用时间的药物联合可增强支气管扩张作用、减少不良反应。短效 β_2 – 受体激动剂与抗胆碱药异丙托溴铵联合应用与各自单用相比可使 FEV_1 获得较大与较持久的改善；β_2 – 受体激动剂、抗胆碱药物和（或）茶碱联合应用，肺功能与健康状况亦可获进一步改善。

1. β_2 – 受体激动剂　β_2 – 受体是一种广泛分布于呼吸道平滑肌和上皮细胞、内皮细胞膜上的跨膜受体，尤以小气道和肺泡中的数量居多。β_2 – 受体激动剂主要作用于呼吸道平滑肌细胞中的 β_2 – 受体，以舒张支气管。同时 β_2 – 受体激动剂还能抑制气道的胆碱能神经递质传递，减少血浆蛋白的渗出和细胞因子的分泌，增加气道的排痰作用，改善心血管的血流动力学，降低肺动脉高压，改善膈肌的耐力和收缩力，对减轻气道炎症和预防 COPD 病情恶化有重要意义。

β_2 – 受体激动剂可通过吸入或口服应用，临床常用的口服制剂有丙卡特罗和特布他林等。丙卡特罗为第 3 代高度选择性支气管 β_2 – 受体兴奋剂，对心脏的作用明显弱于特布他林，该药在舒张支气管平滑肌的同时，还具有较强抗过敏和促进呼吸道纤毛运动的作用，因此还具有祛痰和镇咳作用。上述口服制剂均可有心悸、手颤等不良反应，临床应用受到一定限制。

临床上在患者稳定期以吸入制剂为主，常用短效制剂主要有沙丁胺醇、间羟舒喘宁等，为短效定量雾化吸入剂，由支气管迅速吸收，数分钟内开始起效，15~30min 达到峰值，持续疗效 4~5h，每次剂量 100~200μg（每喷 100μg），24h 不超过 8~12 喷。主要用于缓解症状，按需使用。沙美特罗（salmeterol）与福莫特罗（formoterol）为长效支气管舒张剂，通过定量吸入装置吸入，起效快，且不良反应少。福莫特罗可于 3~5min 起效，沙美特罗在 30min 起效，作用持续 >12h。沙美特罗 50μg，每日 2 次，可改善 COPD 健康状况。

2. 抗胆碱能药 COPD 患者的迷走神经张力较高，而支气管基础口径是由迷走神经张力决定的，迷走神经张力愈高，则支气管基础口径愈窄，此外各种刺激，均能刺激迷走神经末梢，反射性地引起支气管痉挛，抗胆碱能药物可与迷走神经末梢释放的乙酰胆碱竞争性地与平滑肌细胞表面的胆碱能受体相结合，因而可阻断乙酰胆碱所致的支气管平滑肌收缩。随着药物研究的发展，尤其是异丙托溴铵季胺结构类药物的发现，使抗胆碱类药物已成为安全有效的支气管扩张剂，选择性、长效胆碱能受体阻断剂的临床应用，使其扩张支气管作用明显增加，在气流阻塞性疾病尤其是 COPD 治疗中占有重要地位。抗胆碱能药物在 COPD 的很多阶段都被提倡使用，能提高患者肺功能和健康相关的生活质量及运动耐力，降低急性发作和死亡率。目前临床上用于 COPD 治疗的抗胆碱能药物主要有以下几种。①短效抗胆碱能药物：异丙托溴铵、氧托溴铵；②长效抗胆碱能药物：噻托溴铵；③短效 β_2 – 受体激动剂和抗胆碱能药物联合制剂：沙丁胺醇/异丙托溴铵。

异丙托溴铵（ipratropinum bromide）：属于水溶性的阿托品季胺类衍生物，经胃肠道黏膜吸收很少，不易被全身吸收，不能透过血 – 脑屏障，从而可避免吸入后出现类似阿托品的一些不良反应，在 COPD 治疗中发挥着重要作用。异丙托溴铵为非亚型选择性的抗胆碱能药物，同时阻断 M1、M2、M3 受体，而拮抗 M2 受体会导致更多的乙酰胆碱释放，降低其扩张支气管的作用。目前临床常用短效抗胆碱能药物主要为异丙托溴铵，起效 30~90min，作用持续时间 3~6h，较 β_2 – 受体起效慢但激动剂长，尤其适用于需立即缓解症状，而不能耐受 β_2 – 受体激动剂的患者。

异丙托溴铵用定量吸入器（MDI）每日喷 3~4 次，每次 2 喷，每喷 20μg，必要时每次可喷 4~8 次，剂量越大则作用时间越长；水溶液用雾化吸入（用雾化器）每次剂量可用至 0.5mg。定量吸入时，开始作用时间比沙丁胺醇等短效 β_2 – 受体激动剂慢，但持续时间长，30~90min 达最大效果，维持 6~8h。由于此药不良反应少，可长期吸入。据最近资料，早期 COPD 患者吸入异丙托品每日 3 次，每次 40μg，经 5 年观察，未发现耐药性与明显的不良反应。而抗胆碱能制剂（溴化异丙托品）具有有效持久的支气管扩张效应，长期使用抗胆碱能药物能改善基础肺功能，并可增加气道气流和改善 COPD 患者健康状况。

噻托溴胺（tiotropine）：是一种长效季胺类抗胆碱能药物，选择性结合 M 受体，又较快从 M2 受体解离，而与 M1、M3 受体结合时间较长，尤其与 M3 受体结合时间长达 34.7h，每日给药 1 次，支气管扩张作用在 1~3h 达峰，疗效持久时间可延长 24h 以上，支气管扩张效果明显。该药作为一种选择性和长效的抗胆碱能药物，与 M 受体的结合力大约是异丙托溴铵的 10 倍，支气管扩张作用更强，且使用方便，提高了患者的治疗依从性，在 COPD 的治疗中具有特异、强大的抗胆碱能作用。噻托溴铵 18μg，每日 1 次吸入治疗，支气管扩张作用优于异丙托溴铵。噻托溴铵能显著缓解呼吸困难临床症状，提高 COPD 患者活动耐力，降低 COPD 急性发作的频率和严重程度，持续显著改善肺功能。噻托溴胺像异丙托溴铵一样，不易被胃肠道吸收，安全性较好，全身不良反应小，主要的不良反应为口干，发生率

10% ~16%，但较易耐受。研究表明，噻托溴铵可以有效改善 COPD 患者的肺功能，改善健康相关的生活质量，降低急性加重和相关住院风险，降低死亡率。目前还没有发现其对支气管扩张作用有耐受性。

抗胆碱能药物和 β_2 - 受体激动剂的联合应用：抗胆碱能药物和 β_2 - 受体激动剂具有不同的作用机制，为联合应用提供了理论依据。当单独使用这两种药物吸入治疗不能很好控制 COPD 患者临床症状时，可以推荐联合用药，尤其吸入性抗胆碱能药物和 β_2 - 受体激动剂联合，能更好缓解症状，提高肺功能。噻托溴铵的支气管扩张作用 >24h，联合长效 β_2 - 受体激动剂（LABA），达到更快的支气管平滑肌的松弛。噻托溴铵联合福莫特罗较噻托溴铵单用，显著提高 FEV_1，更好缓解呼吸困难症状，减轻 AECOPD。严重气流受限、反复急性加重、持续呼吸困难的 COPD 患者，推荐抗胆碱能药物和 β_2 - 受体激动剂以及糖皮质激素联合吸入治疗，可以使支气管达到最大程度的扩张。

茶碱类药物：可解除气道平滑肌痉挛，在 COPD 应用广泛。另外，还有改善心搏血量、扩张全身和肺血管、增加水盐排出、兴奋中枢神经系统、改善呼吸肌功能，以及某些抗炎作用等。但总的来看，在一般治疗茶碱血浓度下，茶碱的其他多方面作用不很突出。缓释型或控释型茶碱每日 1 次或 2 次口服可达稳定的血浆浓度，对 COPD 有一定效果。茶碱血浓度监测对估计疗效和不良反应有一定意义。血茶碱浓度 $>5\mu g/ml$，即有治疗作用；血清茶碱水平较高时，有一种剂量 - 反应的相应关系。但是当茶碱水平上升到一定水平后，药物的治疗作用就不再增加。在血清茶碱的水平达到 $15\mu g/ml$ 之后，FEV_1 就变得平坦，症状也不再改善，然而茶碱的毒副作用却会显著增加，甚至于在治疗水平范围内也会发生。故 $>15\mu g/ml$ 时不良反应明显增加。吸烟、饮酒、服用抗惊厥药、利福平等可引起肝酶受损并缩短茶碱半衰期；老人、持续发热、心力衰竭和肝功能明显障碍者尤为明显；同时应用西咪替丁、大环内酯类药物（红霉素等）、氟喹诺酮类药物（环丙氟哌酸等）和口服避孕药等都可使茶碱血浓度增加。

（二）糖皮质激素

吸入糖皮质激素（ICS）的长期规律治疗适用于具有适应证的 COPD 患者。对稳定期 COPD 患者，不推荐长期口服糖皮质激素治疗。

1. ICS 在 COPD 稳定期的应用　COPD 稳定期治疗原则是根据病情采用个性化治疗方案，目标为提高生活质量，减少症状和并发症。ICS 作为 COPD 稳定期吸入用药，属于局部给药，与全身用药相比具有以下优点：局部靶区域可达到较高的药物浓度，充分利用了药物剂量 - 反应曲线的顶部；较少的剂量进入全身，极大地减少不良反应的发生，增加药物的安全性。研究发现 ICS（布地奈德 $800\mu g/d$ 或丙酸氟替卡松 $1mg/d$）能使稳定期 COPD 患者急性发作频率、就诊率降低，改善健康生活质量，降低气道高反应。目前长期联合吸入糖皮质激素和长效支气管扩张剂的治疗，推荐应用于具有急性加重风险的 COPD 患者。COPD 患者不推荐长期单一使用吸入糖皮质激素的治疗。

2. 联合用药　ICS 联合 LABA 吸入治疗在 COPD 稳定期的疗效已明确。ICS 和 LABA 有相互促进作用，糖皮质激素可提高 β_2 - 肾上腺受体的表达，而 LABA 可加速激素受体核转位，促进诱导基因的转录和表达，增强糖皮质激素的抗炎效应。吸入氟替卡松，每次 $500\mu g$，每日 2 次，联合吸入沙美特罗，每次 $50\mu g$，每日 2 次，可大幅减少气道炎症细胞。两者在气道细胞内相互补充的这种生物效应在临床上产生协同效应，因此在气道平滑肌细胞和上皮细胞代谢，炎症介质释放及对呼吸道黏膜的保护作用等方面，两药联用的疗效比单用一种要好。中重度 COPD 患者应用氟替卡松/沙莫特罗 8 周，可减少急性发作，改善健康状态，其效果明显优于单一用药，肺功能也有一定程度的改善。研究证明联合吸入治疗后可改善 COPD 患者的呼吸困难评分、6min 步行距离、生活质量评分等指标，并减少急性加重次数和住院次数，表明联合用药对 COPD 的治疗有相当优越性。目前临床上可用长效 β_2 - 受体激动剂和糖皮质激素联合制剂有：福莫特罗/布地奈德、沙美特罗/氟替卡松。倍氯米松/福莫特罗、环索奈德/福莫特罗、莫米松/茚达特罗（indacaterol）、卡莫特罗/布地奈德，均是以每日 1 次应用剂型为主的。

临床上对于严重气流受限、反复急性加重、持续症状的 COPD 患者，抗胆碱能药物和 β_2 - 受体激动剂以及糖皮质激素联合使用，使其支气管达到最大程度的扩张。噻托溴铵、沙美特罗、氟替卡松 3 种药物联合应用吸入治疗 COPD，在住院次数、健康相关生活质量等方面显示相当明显的疗效。

（三）其他药物

1. 磷酸二酯酶抑制剂　抑制磷酸二酯酶（PDE）可增加中性粒细胞中的环磷腺苷酸（cAMP）的含量，降低其化学趋化性、活性、脱颗粒和黏附作用。磷酸二酯酶 -4 抑制剂罗氟司特（roflumilast）是一种选择性 PDE4 抑制剂，每日 1 次口服罗氟斯特无直接的支气管扩张作用，但在已经应用沙美特罗或噻托溴铵治疗的患者中，显示能够改善 FEV_1。在已经应用糖皮质激素治疗的慢性支气管炎，严重、非常严重和伴有急性加重史的 COPD 患者中，口服罗氟司特 4 周以上可明显减少痰内中性粒细胞数量和 CXCL8（即 IL - 8）浓度。罗氟斯特能够减少 15% ~20% 的中等和严重的 COPD 急性加重。长效支气管扩张剂治疗时加用罗氟斯特也显示有改善肺功能的效应，而对于患者的预后尤其是对急性加重的影响仍然有争议。现在还没有罗氟斯特和吸入糖皮质激素的比较研究报道。

2. 祛痰药　对于有些痰液黏稠的患者，祛痰药（黏液溶解剂，如氨溴索、厄多司坦、羧甲司坦、碘甘油等）可能会有一定作用，但仍存有争议。因此，目前对 COPD 患者不推荐常规应用祛痰药。抗氧化剂药物，如 N - 乙酰半胱氨酸可能具有抗氧化效应，因此推测该药可用于反复发生急性加重的患者。已有证据表明，未经吸入糖皮质激素治疗的患者应用祛痰药，例如羧甲司坦和 N - 乙酰半胱氨酸治疗，可减少急性加重。

3. 免疫调节剂　对降低 AECOPD 严重程度可能具有一定的作用。但尚未确证，不推荐作常规使用。

4. 疫苗　流感疫苗可减少 COPD 患者的严重程度和死亡，可每年给予 1 次（秋季）或 2 次（秋、冬）。它含有杀死的或活的、无活性病毒，应每年根据预测的病毒种类制备。肺炎球菌疫苗含有 23 种肺炎球菌荚膜多糖，已在 COPD 患者应用，但尚缺乏有力的临床观察资料。

（四）戒烟药物

大部分 COPD 患者发病与吸烟有关，目前戒烟在这些患者中是减缓 COPD 进展最有效的措施。现在常用的有尼古丁替代疗法及抗抑郁药物，两者效果差，患者复吸率高。随着对尼古丁成瘾的神经机制逐渐明确，多种新型戒烟药物将应用于临床。伐尼克兰（varenicline）为 α_4 ~ β_2 尼古丁受体部分拮抗剂，通过减轻或阻断尼古丁对人体的作用，帮助吸烟者戒烟。

恶心是最常见的不良反应，其他还包括头痛、呕吐、肠胃胀气、失眠、多梦和味觉障碍。利莫那班是首个大麻脂（CB1）受体拮抗剂，通过作用于大脑与脂肪组织中的 CB1 受体来减少食物和烟草的摄取，达到戒烟及减肥的效果。

（五）氧疗

COPD 稳定期进行长期家庭氧疗（LTOT）对具有慢性呼吸衰竭的患者可提高生存率。对血流动力学、血液学特征、运动能力、肺生理和精神状态产生有益的影响。LTOT 具体指征是：①$PaO_2 < 55mmHg$ 或 $SaO_2 < 88\%$，有或没有高碳酸血症；②$PaO_2\ 55 \sim 70mmHg$，或 $SaO_2 < 89\%$，并有肺动脉高压、心力衰竭、水肿或红细胞增多症（红细胞比积 $> 55\%$）。LTOT 一般是经鼻导管吸入氧气，流量 $1.0 \sim 2.0\ L/min$，吸氧持续时间 $> 15h/d$。长期氧疗的目的是使患者在海平面水平，静息状态下，$PaO_2 > 60mmHg$ 和（或）使 SaO_2 升至 90%，这样才可维持重要器官的功能，保证周围组织的氧供。

（六）康复治疗

康复治疗可以使进行性气流阻塞、严重呼吸困难而很少活动的患者改善活动能力，提高生活质量，是 COPD 稳定期患者一项重要的治疗措施。它包括呼吸生理治疗、肌肉训练、营养支持、精神治疗与教育等多方面措施。

二、夜间无创机械通气

无创通气在稳定期 COPD 中的应用存在争议，缺乏足够证据。临床上对明显 CO_2 潴留（$PaCO_2 \geqslant 52mmHg$）的患者，尤其是夜间存在缺氧和睡眠障碍的患者，无创通气获益最大。而对 CO_2 潴留不明显者，尽管其气流受限很明显，但由于患者呼吸肌疲劳问题不突出，因而无创通气的效果并不明显。

三、外科治疗

（一）肺容量减容术

肺容量减容术（lung volume reducton surgery，LVRS），为近年来新发展的手术治疗 COPD 合并重症肺气肿的方法。LVRS 的指征：COPD 患者有明显的呼吸困难、活动受限，影像学检查提示肺脏过度充气，通气/血流扫描出现肺气肿组织分布不均，有明显的肺气肿区。肺功能检查：$FEV_1 < 35\%$ 预计值、$RV > 250\%$ 预计值，肺总量 $> 125\%$ 预计值等。心功能正常，年龄 < 75 岁。总之，LVRS 为 COPD 合并重症肺气肿的患者提供了一个有效的治疗方式，但是其适应证、疗效、手术方法都有待于进一步评估。

（二）微创肺减容术

由于 LVRS 手术创伤较大，对手术条件有一定要求，且存在一定的围术期死亡率，目前正在探索一些不需开胸的微创 LVRS 技术。主要包括：内镜下单向活瓣（one - way valve）的放置、内镜下肺气肿局部注射聚合体使其不张、支气管肺开窗增加呼气流量、胸腔镜下压缩肺气肿部位等方法。其中，通过支气管镜在肺气肿最严重的部位气管内放置单向活瓣，导致局部肺不张，可以达到类似 LVRS 的效果，此项研究较多。

（三）肺大疱切除术

在有指征的患者，术后可减轻患者呼吸困难的程度并使肺功能得到改善。术前胸部 CT

检查、动脉血气分析及全面评价呼吸功能对于决定是否手术是非常重要的。肺减容术与常规的治疗方法相比，其效果及费用仍待进一步调查研究，目前不建议广泛应用。

（四）肺移植术

对于选择合适的 COPD 晚期患者，肺移植术可改善生活质量，改善肺功能，但技术要求高，花费大，很难推广应用。

四、稳定期 COPD 的处理原则

根据 COPD 病情评估的严重程度不同，选择的治疗方法也有所不同。一般来说，COPD 的稳定期治疗分为两大部分：非药物治疗和药物治疗。

（1）COPD 稳定期的非药物治疗：见表 9-11。

表 9-11　COPD 稳定期的非药物治疗

患者	必要	推荐	根据当地指南决定
A	戒烟（可以包括药物治疗）	体力活动	流感疫苗 肺炎疫苗
B，C，D	戒烟（可以包括药物治疗） 肺康复	体力活动	流感疫苗 肺炎疫苗

（2）COPD 稳定期的药物治疗：在开始药物治疗之前，应该对患者进行症状和急性加重风险的评估。详见（表 9-12）COPD 的综合评估。根据评估结果选择适当的药物治疗（表 9-12）。

表 9-12　COPD 稳定期的药物治疗

患者	首选	第二选择	备选
A 组	SAMA 必要时或 SABA 必要时	LAMA 或 LABA SAMA 和 SABA	茶碱
B 组	LAMA 或 LABA	LAMA 和 LABA	SABA 和（或）SAMA PDE-4 抑制剂
C 组	ICS/LABA 或 LAMA	LAMA 和 LABA	SABA 和（或）SAMA 茶碱
D 组	ICS/LABA 或 LAMA	ICS 和 LAMA 或 ICS/LABA 和 LAMA 或 ICS/LABA 和 PDE-4 抑制剂或 LAMA 和 LABA 或 LAMA 和 PDE-4 抑制剂	羧甲斯坦 SABA 和（或）SAMA 茶碱

注：①SABA，短效 β₂-受体激动剂；SAMA，短效抗胆碱能药物；LABA，长效 β₂-受体激动剂；LAMA，长效抗胆碱能药物；ICS，吸入糖皮质激素；PDE-4 抑制剂，磷酸二酯酶抑制剂。

A 组患者：症状少和低风险。特别的证据提示，患者 $FEV_1 > 80\%$ 预计值（GOLD 1）时药物治疗的效果不明显。然而，所有的 A 组患者可以按照短效支气管扩张剂对肺功能和呼吸困难的疗效，首先推荐使用短效支气管扩张剂。第二选择是联合使用短效支气管扩张剂或者使用一种长效支气管扩张剂。

B 组患者：症状多，但急性加重的风险较低。长效支气管扩张剂优于短效支气管扩张剂。在治疗初期，目前没有证据表明某一种长效支气管扩张剂优于另外一种长效支气管扩张剂。在患者个体化治疗中，应该根据症状的缓解情况选择药物。对于症状较重的患者，第二选择是联合应用长效支气管扩张剂，但需要密切随诊。其他备选包括短效支气管扩张剂和茶碱，如果没有吸入型的支气管扩张剂，则可以选用茶碱。

备选药物可单用，或与首选和第二选择药物联合应用。

表格中的药物按英文字母顺序排列。

C 组患者：症状少但有较高的急性加重风险。首选推荐吸入糖皮质激素和长效 β_2 - 受体激动剂联合治疗，或者吸入长效抗胆碱能药物。第二选择为两种长效支气管扩张剂的联合应用，或者联合吸入糖皮质激素和长效抗胆碱能药物。长效抗胆碱能药物和长效 β_2 - 受体激动剂均能减少 COPD 急性加重的风险，联合应用这两种药物也是可以的。如果没有吸入的长效支气管扩张剂，备选药物包括短效支气管扩张剂和茶碱。如果合并有慢性支气管炎，可考虑使用磷酸二酯酶抑制剂。

D 组患者：症状多且伴有急性加重的高风险。首选治疗与 C 组相同，这是合理的。因为减少急性加重是最为重要的。第二选择推荐联合应用 3 种药物（吸入糖皮质激素 - 长效 β_2 - 受体激动剂 - 长效抗胆碱能药物）。假如患者有慢性支气管炎，也可以加用磷酸二酯酶抑制剂作为首选药物。在长效支气管扩张剂应用的基础上，加用磷酸二酯酶抑制剂是有效的。备选药物包括短效支气管扩张剂，如果没有长效支气管扩张剂，可应用茶碱或者羧甲斯坦。

（刘兆云）

第九节　肺孢子菌肺炎

肺孢子菌肺炎（pneumocystis pneumonia，PCP），又称间质性浆细胞性肺炎（interstitial plasma cell pneumonia），是由伊氏（有译为耶氏）肺孢子菌（pneumocystis jirovecii，PJ）引起的呼吸系统真菌感染性疾病，主要发生于免疫功能低下或免疫缺陷的人群，特别是外周血 CD_4^+T 淋巴细胞 $<200/mm^3$ 的患者，是 AIDS 患者最常见的机会性感染之一。近年来随着糖皮质激素和细胞毒性药物的广泛应用、肿瘤放化疗以及各种器官移植的迅速开展，非 AIDS 免疫抑制患者 PCP 的发生率明显升高。

一、病原体

肺孢子菌（pneumocystis）于 1909 年和 1910 年分别由 Chagas 和 Carini 在感染了锥虫的豚鼠和大鼠肺组织中发现并认为是锥虫的一种类型。1912 年 Delanoe 夫妇确定其是一种新的病原体，并命名为卡氏肺孢子（囊）虫（pneumocystiscarinii，PC）。在形态学上卡氏肺孢子虫类似原虫，且对杀原虫药物喷他脒有效，长期以来被划归为原虫，并一直认为卡氏肺孢子虫是引起人类卡氏肺孢子虫肺炎（PCP）的病原体，直至 1988 年 Edman 等发现卡氏肺孢子虫的 16S RNA 编码基因核苷酸序列与酿酒酵母菌具有高度同源性，所以现在一致同意将卡氏肺孢子虫归属真菌。寄生于人体内并引起感染的肺孢子菌不同于以大鼠作为中间宿主的卡氏肺孢子菌，二者的 18S RNA 序列差异达 5%。1976 年 Frenkel 提议将感染人的肺孢子虫命名为伊氏肺孢子菌（PJ）以纪念首次发现人体感染肺孢子菌肺炎的捷克寄生虫病学家伊诺维奇（Otto jinoveci），但未得到认可。随着越来越多的研究结果证实肺孢子菌的宿主特异性，在1997年肺孢子菌国际研讨会上决定给予其新的命名，但鉴于各肺孢子菌之间是否存在遗传性差异尚未最终证实，故将其差异暂定为型间差异，而非种间差异，将伊氏肺孢子菌仍归属于卡氏肺孢子菌，即人型卡氏肺孢子菌其后的研究结果进一步证明不同肺孢子菌之间的差异具有遗传性，因此肺孢子菌应是一个属，存在多个不同的种。1999年Freukel再次提议应用伊氏肺孢子菌代替卡氏肺孢子菌，得到广泛赞同。2001年在机会性原生生物国际研讨会上一致通过重新修改命名，以肺孢子菌代替卡氏肺孢子菌成为属，伊氏肺孢子菌和卡氏肺孢子菌为不同的种。由于长期习惯，肺孢子菌肺炎的缩写仍然为PCP（pneumocystis pneumonia）。

肺孢子菌的生活史尚未完全明了，据推测其生活史是在同一宿主肺泡内完成的，生活史大致经历滋养体、囊前期和包囊期三个阶段。小滋养体从包囊逸出，为单核虫体，外面有薄的细胞膜。小滋养体逐渐增大，形成大滋养体，大滋养体增大到一定体积后通过二分裂、出芽或接合生殖进行繁殖。以后细胞膜逐渐增厚，形成囊壁，进入囊前期。随后核进行分裂，进而形成囊内小体或称子孢子。此时囊壁继续增厚形成包囊。包囊是肺孢子菌感染的诊断依据，在光镜下，包囊表现为球形、杯状、半圆形物体，直径$4 \sim 8 \mu m$。电子显微镜观察提示包囊内含有8个以上子孢子，包囊形态变化与包囊内是否含有子孢子有关。一般认为大滋养体是主要的致病阶段，严重感染者肺内常有大量滋养体，而包囊较少。在肺泡内肺孢子菌附着在Ⅰ型肺泡上皮细胞表面，以低分子量物质为营养。

二、流行病学

肺孢子菌在自然界广泛存在，也存在于人和一些哺乳动物如鼠、兔、犬、猫、猪和马等肺组织内。伊氏肺孢子菌感染最初通常在儿童早期，2/3的健康儿童在$2 \sim 4$岁时就有伊氏肺孢子菌抗体产生。PCP是潜伏感染的再次活动或对病原微生物新感染。PCP的传染源是肺孢子菌带菌者和PCP患者，成人呼吸道的带菌状态可持续多年。受感染的动物是否具有传染源的作用尚未确定，原因是寄生于人和动物体内的肺孢子菌可能存在种或株的差异。一般认为本病是通过空气飞沫传播。

90%的PCP病例发生在$CD_4^+ T$淋巴细胞计数$<200/\mu l$的AIDS患者中，PCP发生的危险因素有$CD_4^+ T$淋巴细胞比例低于15%、有PCP病史、鹅口疮、复发性细菌性肺炎、消瘦以及血浆高HIV-RNA载量等。在使用高效抗反转录病毒治疗（HAART）及对PCP预防性用药后，PCP的发生率明显下降，西欧及美国PCP发生率为2%~3%。但在器官移植、血液系统恶性肿瘤、激素治疗及某些慢性疾病如COPD等致机体免疫受损或抑制宿主，PCP发病率呈上升趋势。在没有预防性抗肺孢子菌治疗情况下，器官移植患者发病率5%~25%，胶原血管疾病组为2%~6%，肿瘤患者组为1%~25%。2010年刘又宁教授牵头的我国第一项大规模的回顾性多中心研究结果显示，依据目前国内外公认的侵袭性真菌感染确诊和临床诊断标准，在肺真菌病中肺孢子菌病有23例（5%），占第四位。

三、发病机制

肺孢子菌大多引起隐性感染，不出现临床症状，当机体免疫力下降时，肺孢子菌大量繁殖而导致PCP。一般认为，机体通过吸入空气中肺孢子菌包囊而感染，滋养体寄生于肺泡上皮细胞和肺泡间隔内，纤维连接素在这个过程中起着重要作用，促进菌体附着于肺泡表面。随着肺泡中肺孢子菌的大量繁殖，肺泡毛细血管通透性增加，Ⅰ型肺泡上皮细胞脱落，肺泡内充满肺孢子菌和泡沫样渗出物，表面活性物质减少，肺顺应性下降，肺弥散功能下降，导致肺通气和换气功能障碍，机体出现进行性呼吸困难，最终发生呼吸衰竭。为清除肺泡内渗出物，Ⅱ型肺泡上皮细胞代偿性肥大，最后导致肺间质纤维化。本病的主要病理学变化为肺内弥漫性、间质性和肺泡性水肿，肺泡内充满泡沫样水肿液及大量肺孢子菌。肺泡壁变性坏死，肺间质内大量淋巴细胞和浆细胞浸润。

病理生理变化有低氧血症、肺泡 - 动脉血氧分压差（P（A-a）O_2）增加、呼吸性碱中毒；弥散力减损，提示肺 - 毛细血管阻滞；肺顺应性改变，肺活量降低。以上变化可能与肺表面活性物质系统的异常改变有关。

四、临床表现

起病隐袭，常持续数周到数月。患者主要表现为发热、干咳、进行性呼吸困难、乏力、盗汗、消瘦。部分患者可有发绀、胸痛，偶有咳痰，但很少咯血。部分成人患者肺部有弥漫性干性啰音。自觉症状较重而体征较少是本病的重要特征，也是临床上发现本病的重要线索。儿童患者可有鼻翼扇动，吸气时肋间隙凹陷。少数患者有肺外表现或者全身弥漫性感染，但这些临床表现发生的概率很低。实验室检查主要表现为低氧血症，多数患者动脉血氧分压降低，往往在60mmHg以下。P（A-a）O_2增大，肺总量和肺活量均减少。

根据P（A-a）O_2可对PCP患者病情的严重程度进行分类：轻度（<35mmHg）、中度（35~45mmHg）和重度（>45mmHg）。PCP患者典型的胸部X线片表现为双肺弥漫性点状或毛玻璃样模糊影。高分辨率CT典型改变是肺部毛玻璃样阴影。

AIDS和非AIDS免疫功能抑制宿主PCP的表现有许多不同的特点（表9-13），所以对这两种情况应注意识别。

表9-13　AIDS和非AIDS免疫功能抑制的宿主PCP的差异

特点	AIDS	非AIDS
PCP发病	缓起低热，干咳，气急逐渐加重，一旦呼吸衰竭则病情迅速进展	突然起病，迅速进入呼吸衰竭
潜伏期	4周	2周
影像学表现	双侧间质性浸润，逐渐进展至肺泡实变。约10%或更多病倒X线胸片可以正常，但胸部CT显示毛玻璃样改变	表现更显著，进展更迅速。X线胸片正常者很少
低氧血症	相对较轻	严重
肺内菌负荷量	低	高
肺中性粒细胞数和炎症反应	少，相对较轻	多而重
导痰诊断率	高	低
TMP - SMZ治疗	有效，治疗反应慢（5~9天），不良反应多	疗效佳，反应快（3~5天），不良反应少
病死率	10%~20%，随着机械通气需要的增加，病死率上升	30%~60%

五、诊断

(一) 病原学检查

目前尚无肺孢子菌的体外培养技术，病原学诊断的标准方法是咳（导）痰、支气管肺泡灌洗液（BALF）和各种肺活检标本经特殊染色（吉姆萨、哥氏银染、甲苯胺蓝等）镜检寻找病原体。血清学和分子生物学技术正在发展中，近年来的研究结果显示，PCR 技术可能是最有前途的诊断技术，且可用于治疗效果的监测和流行病学研究。

1. 病原体检测方法　从呼吸道或肺组织标本中检出含有 8 个子孢子的包囊（成熟菌体）是确诊依据，未成熟菌体内可见 2、4 或 6 个染色呈红色点状小体。

（1）痰液检查：痰液检查具有简便、低廉的优势，是可疑 PCP 患者的首选检查手段，普通自然排痰检查敏感性不高，很少使用。但盐水雾化诱导排痰可大大提高检出率，敏感率可以达到 75% ~ 95%。

（2）支气管肺泡灌洗术支气管肺泡灌洗大大提高了检出率，阳性率达 30% ~ 70%。如果正确使用支气管肺泡灌洗术（将纤维支气管镜伸入到支气管末端，缓慢注射 10 ~ 20ml 生理盐水，最终收集 30 ~ 40ml 标本）几乎不会漏诊 PCP，敏感率达到 95% ~ 99%。但如果患者使用了喷他脒气雾剂，则敏感率下降。

（3）其他：通常不将纤维支气管镜肺组织活检术作为诊断 PCP 的常规方法，而是用来明确是否合并有其他病原体感染。纤维支气管镜肺组织活检术的诊断价值受到取材的限制，PCP 感染越重，取材越大，则诊断价值就越大。开胸肺活检能够得到更多的肺组织，确诊率也能提高，但几乎不需要使用，因为支气管肺泡灌洗术和纤维支气管镜活检术几乎可以明确所有病原体的诊断。对于 AIDS 合并肺部广泛卡波西肉瘤的患者，开胸活检具有一定的价值。如果支气管肺泡灌洗不能明确诊断，而病变又非常局限，偶尔也可采用经皮肺穿活检来进行诊断。但是通常情况下 PCP 很少引起局限性病变。

2. 病原体染色方法　甲苯胺蓝染色、六胺银染色只能检出包囊，吉姆萨染色、Diff - Quick 染色、免疫荧光技术可以同时检出包囊和子孢子。

（1）六胺银染色（GMS）：CMS 是检查包囊的最好方法。包囊多呈塌陷形空壳或乒乓球样外观，直径为 2 ~ 5μm，囊内容物不着色，囊壁呈深褐色点状或者括弧状。同时做吉姆萨染色，可以提高特异率。

（2）吉姆萨染色：包囊呈圆形或椭圆形外观，直径为 1.5 ~ 4μm，囊壁不着色，胞质呈淡蓝色，核为蓝紫色，包内有 4 ~ 8 个深红色子孢子，形态多样，胞质为淡蓝色，核为深紫色。该方法操作简便，但敏感率较低。

（3）其他染色：甲苯胺蓝染色和 Diff - Quick 染色只能缩短染色时间，并不能提高敏感率。免疫荧光技术快速简便，现也逐渐被采用，敏感率高，但存在假阳性。

3. PCR 技术　用于扩增肺孢子菌的 PCR 引物有很多，扩增序列主要集中在编码线粒体 23S rRNA（mt LSU rRNA）区域、胞质 5S rDNA 和脱氧叶酸还原酶（DHFR）、编码核 rRNA 基因操纵子区域的内转录间隔区（ITS）、18S rRNA、mt rRNA、SS rRNA 及胸腺嘧啶合成酶（TS）等。扩增方法分为单 - PCR 和巢式 PCR。由于菌体内线粒体 rRNA 基因的拷贝数较多而核 rRNA 基因操纵子拷贝数只有一个，因此通常用 PCR 扩增 mt LSU rRNA 片段来诊断 PCP。巢式 PCR 扩增 ITS 区域的结果与 PCP 的感染状态有关。可用于 PCR 检测的标本有肺组织活检标本、BALF、痰液、口腔含漱液等。口咽部标本的 PCR 检测在常规诊断、预防性用药的监测和 PCP 流行病学调查中有重要意义。PCR 检测阳性的患者应该结合临床情况进行判断，如临床特点符合 PCP 可以确定诊断，如无临床表现则认为是亚临床感染状态或病原携带者。定量 PCR 可对这些感染状态进行区分。

（二）影像学检查

1. 胸部 X 线摄片　PCP 患者胸部 X 线片可表现为双肺弥漫性实质和（或）间质浸润，由肺门向外扩展，有明显的融合趋势，病变主要分布在肺门周围，而肺尖和肺底很少累及。这种改变可能是因为病原体沿支气管离心性扩散所致。典型的胸部 X 线片表现为双肺弥漫性点状或毛玻璃样模糊影。X 线改变可归纳为四种类型：①肺间质浸润。②轻度弥漫性肺渗出性病变。③中度融合性肺实变。④重度弥漫性肺实变。值得注意的是 PCP 早期 X 线胸片约 10% ~ 20% 患者无异常改变，不能排除 PCP 的存在，此时可进一步行 HRCT 检查。

2. 高分辨率 CT　有助于发现胸部 X 线片正常或不典型者的肺部实变。其典型改变是肺部毛玻璃样阴影。

3. 放射性核素　PCP 患者的肺组织对核素标记的单克隆抗体摄取增加。常用的标志物有 ^{67}Ga、^{111}In 和 ^{99m}Tc。如果扫描阴性，诊断 PCP 的可能性较小。

（三）其他

以下检查方法都是非特异性的，但可用于评价 PCP 患者病情的严重程度及进展情况。①动脉血气分析：患者可有血氧饱和度降低、呼吸性碱中毒。②血清 LDH 升高。③肺泡 - 动脉血氧分压差增加。④肺功能测定：不能确诊 PCP，但肺功能正常者或可排除 PCP 的可能。

（四）诊断

1. 诊断依据　对免疫缺陷患者，出现不明原因的发热、干咳、进行性呼吸困难、肺部影像学检查符合间质性肺炎时，应考虑本病。AIDS 患者如果 CD_4^+ T 淋巴细胞计数 < 200/μl，则应警惕并发 PCP 的可能性。

确诊有赖于病原体的检出。在痰液或 BALF 或肺活检组织中检出肺孢子菌是 PCP 诊断的金标准。雾化诱导排痰是首选的实验取材方法。对于涂片检查阴性者可以行纤维支气管镜检查。PCR 的特异性和敏感性都高于病原学检查，但存在假阳性。影像学检查缺乏特异性，只能作为参考。血气分析、血清酶谱、肺泡 - 动脉血氧分压差、肺功能检查、镓扫描等辅助检查，可以作为判断疾病严重程度及进展的手段，其中血氧饱和度测定简便易行，辅助诊断意义较大。对于难以明确诊断的病例，必要时可进行试验性治疗。

2. 鉴别诊断　PCP 患者的临床表现和影像学表现均缺乏特异性，因此应注意与其他肺部炎症，尤其是非典型肺炎如支原体肺炎、衣原体肺炎、肺结核以及其他真菌性肺炎等相鉴别。临床鉴别有赖于衣原体的分离鉴定。

六、治疗

（一）对症及支持治疗

患者应卧床休息、吸氧、改善通气功能，注意水和电解质平衡；如患者进行性呼吸困难，可用呼吸机辅助呼吸；有缺氧症状严重者需在 ICU 监护和治疗，近几年报道 AIDS 患者合并 PCP，经机械通气辅助呼吸治疗后，生存率上升到 40%，因为辅助通气维持和延长了生命，在抗病毒治疗取得效果后，患者就有机会存活。对合并其他病原体感染者应给予相应治疗。

（二）治疗时机和药物

病原治疗时机：在 AIDS 患者，抗 PCP 治疗和抗 HIV 病毒治疗有潜在累加和协同药物毒性可能，故建议在抗 PCP 治疗结束后再进行抗病毒治疗。已有报道 PCP 也是一种免疫重建综合征，抗 PCP 治疗和抗病毒同时治疗可能会使疾病复杂化。肺孢子菌肺炎预防和治疗用药的推荐剂量见表 9 – 14。

表 9 – 14　肺孢子菌肺炎预防和治疗用药

药物	预防性用药		治疗性用药	
	途径	剂量	途径	剂量
首选				
TMP – SMZ	口服	1DS 或 1SS，1 次/日	口服，静脉	2DS，1 次/8 小时，或 5/25mg/kg[a]，1 次/8 小时
备选				
TMP – SMZ	口服	1DS，3 次/周		
氨苯砜	口服	50mg，2 次/日，或 100mg，1 次/日		
氨苯砜	口服	50mg，1 次/日，或 100mg，1 次/周		
+				
伯氨喹	口服	50mg，1 次/日，或 150mg，1 次/周		
+				
亚叶酸	口服	25mg，1 次/周		
喷他脒	气雾吸入	300mg，1 次/月	静脉	4mg/（kg·d）
阿托伐醌	口服	1 500mg，1 次/日	口服	750mg，2 次/日
TMP			口服	320mg，1 次/8 小时
+				
氨苯砜			口服	100mg，1 次/日
+				
克林霉素			口服，静脉	300～450mg，1 次/6 小时
+				
伯氨喹			口服	15～30mg，1 次/日
辅助治疗				
泼尼松			口服，静脉	40mg，1 次/12 小时×5 日
				40mg，1 次/日×5 日
				20mg，1 次/日×11 日

注：DS：双剂量片（强化片），含 TMP 160mg，SMZ 800mg；SS：单剂量片，剂量减半[a]TMP/SMZ 剂量。

1. 复方磺胺甲噁唑（TMP - SMZ） 主要通过抑制叶酸合成阻止病原体生长。剂量为每日 TMP 20mg/kg、SMZ 100mg/kg，分 3 次口服或静脉注射，肾功能异常患者剂量需调整，疗程通常为 3 周。已证实对磺胺药物相关的耐药，但对临床治疗结果的影响不稳定，那些平时应用 TMP - SMZ 预防 PCP 的患者，一旦发病，正规剂量 TMP - SMZ 治疗通常仍有效。TMP - SMZ 在 AIDS 患者中不良反应率较高，发生率为 20% ~ 85%。其中，出现皮疹（30% ~ 55%），包括 Stevens - Johnson 综合征；发热（30% ~ 40%），白细胞减少（30% ~ 40%），氮质血症（1% ~ 5%），肝损害（20%），高钾血症。出现上述症状者，可停药，同时给予对症治疗。在不良反应消除后，可重新使用，也可更换方案再次用药时耐受性可能较好，应逐渐增加剂量，再次用药时减少剂量和给药次数，70% 以上的患者可获得良好的依从性。治疗过程中，建议每周查 2 ~ 3 次血常规、电解质、肝肾功能以监测药物的不良反应。轻度到中度感染患者，可以使用 SMZ - TMP 进行门诊治疗。

2. 喷他脒 静脉注射喷他脒是病情危重患者对 TMP/SMZ 不能耐受或 TMP/SMZ 治疗 5 ~ 7 日后，疗效不明显患者的第二选择方案。剂量为每日 4mg/kg，静脉滴注 60 ~ 90 分钟以上。本品与 TMP/SMZ 联合用药不仅不能增加疗效，反而增加不良反应。若使用 7 ~ 10 日症状有明显改善，可考虑予口服方案，如阿托伐醌等治疗，疗程 3 周。不良反应有氮质血症、胰腺炎、低血糖（或高血糖）、粒细胞缺乏、发热、电解质紊乱、心律失常等。喷他脒气雾剂不宜用来治疗 PCP，疗效不佳，且容易发作。

3. 氨苯砜和 TMP 治疗轻度、中度患者，该方案的有效性与 TMP - SMZ 相似，不良反应更少，但因片剂数量多而服药不方便。氨苯砜 100mg 口服，每日 1 次，TMP 15mg/kg，分 3 次口服，疗程 3 周。氨苯砜有皮疹、发热、高铁血红蛋白症、溶血症等不良反应。

4. 伯氨喹和克林霉素 该方案治疗轻度至中度患者有效，较严重患者克林霉素还可以静脉内给药，但伯氨喹只有口服片剂。体重小于 60kg 的患者，克林霉素静脉内注射，600mg，每 6 小时 1 次，治疗 10 日后，口服 300 ~ 450mg 每 6 小时 1 次，疗程共 3 周。伯氨喹（基质）30mg/d。伯氨喹（基质 G - 6 - PD 缺乏患者）和克林霉素会引起高铁血红蛋白血症、溶血症、皮疹、发热、腹泻等。

5. 阿托伐醌混悬液 治疗轻度至中度患者，有效性较 TMP - SMZ 差，但不良反应少。剂量为每日 30 ~ 40mg/kg，分 2 次与脂肪类食物同时口服，可提高生物利用度 1.4 倍。不良反应有头疼、恶心、腹泻、皮疹、氨基转移酶升高。

6. 三甲曲沙和亚叶酸（甲酰四氢叶酸） 该方案有效性较 TMP - SMZ 差，但对 TMP - SMZ 不能耐受和需要选择静脉给药者适用，在三甲曲沙治疗后必须持续 3 天给予亚叶酸。三甲曲沙剂量每日 45mg/m²，疗程 3 周；亚叶酸 20mg/m²，每 6 小时 1 次，疗程 24 天。不良反应有骨髓抑制、发热、皮疹、药物肝损害。

7. 卡泊芬净 主要通过抑制许多丝状真菌和酵母菌细胞壁的一种基本成分——1 - 3 - β - D 葡聚糖的合成，影响孢子菌囊壁形成杀灭肺孢子菌。哺乳类动物的细胞中部存在 1 - 3 - β - D 葡聚糖。当静脉用药后，其用药，半衰期长达 10 ~ 12 小时，故可每日 1 次用药。首次剂量 70mg，维持量每日 50mg，1 周后根据 PC 镜检和 PCR 结果，开始考虑减至隔日 50mg，根据病情严重程度，疗程 21 ~ 42 天。老年人及肾功能减退者剂量不需调整，中度肝功能损害者首剂 70mg，维持量则应减半。该药不良反应少，较常见有寒战、发热、静脉炎、恶心、呕吐等胃肠道症状及肝功能异常，血细胞减低等。

抗肺孢子菌治疗的疗程应标准化和个体化：在 AIDS 并发 PCP 时疗程为 3 周，非 AIDS 患者可缩短至 14 天，临床需要视治疗反应进行个体化处理。评估 TMP – SMZ 无效或治疗失败需要观察 4~8 天才能判断，如果失败再改用其他方案。AIDS 患者在结束治疗性疗程后仍需继续预防性用药。

（三）糖皮质激素治疗

激素可抑制 PCP 的炎症反应和由此造成的肺损伤，可降低中重度 PCP 病死率近 50%。因此，目前推荐在中度 PCP 患者 PaO_2 < 70mmHg 或 $P_{(A-a)}O_2$ >35mmHg，或 BALF 中性粒细胞 >10% 均应使用激素作为辅助治疗。应在给予特异性抗 PCP 治疗同时或 72 小时内使用糖皮质激素以减轻大量肺孢子菌被破坏引起的炎症反应。一般给予泼尼松进行治疗，第 1~5 日每次 40mg 口服，每日 2 次；第 6~10 日每次 40mg 口服，每日 1 次；第 11~21 日每次 20mg 口服，每日 1 次。疗程一般为 3 周。

七、预防

在 HIV 感染的患者已经证实，应用 TMP – SMZ 预防可以明显降低 PCP 的发生率，保护效率达89%~100%。近年来研究证实，即使在免疫抑制的非 HIV 感染患者应用 TMP – SMZ 预防也达到很好的疗效，PCP 的发生率降低91%，PCP 相关的死亡率降低83%，而需要停药的不良反应儿童未见，成人只有3.1%；给药方法（每日 1 次和每周 3 次）之间的疗效没有差别。预防包括两个方面：避免暴露和预防感染。其中预防感染又分为一级预防（预防初次感染）和二级预防（预防再次感染）。

（一）避免暴露

因为肺孢子菌可以在空气中存在，一些专家建议 HIV 感染者在住院期间不要同 PCP 患者同处一室，但支持此建议的资料尚不充分。

（二）预防感染

1. 一级预防　HIV 感染的成人和青少年，包括孕妇及接受 HAART 治疗者，如果 CD_4^+ T 淋巴细胞计数 <200/μl 或过去有过口咽部念珠菌感染病史，均应接受抗 PCP 的预防性化疗。

2. 二级预防　PCP 患者需终身接受预防性化疗（亦称维持疗法），经高效抗反转录病毒治疗（HAART）后免疫功能重建者除外。成年或未成年患者，经 HAART 治疗 CD_4^+ T 淋巴细胞计数达到 >200/μl 持续 3 个月以上时应停止二级预防。

（三）预防药物预防药物的种类与治疗药物相同，但剂量有所不同

1. 首选　TMP – SMZ 2 片，每日 1 次。

2. 次选　氨苯砜 100mg，每日 1 次；或者两种药物联用：氨苯砜 200mg，每周 1 次；乙胺嘧啶 75mg，每周 1 次；或者三种药物联用：氨苯砜 50mg，每日 1 次；乙胺嘧啶 50mg，每周 1 次；叶酸 25mg，每周 1 次。

3. 其他　喷他脒气雾剂 300mg，每月 1 次，或者阿托伐醌 1500mg，每日 1 次。

（刘格戈）

参考文献

［1］ 康健. 呼吸内科疾病临床诊疗思维. 北京：人民卫生出版社，2009.

［2］ 李義，张劲夫. 实用呼吸病学. 北京：化学工业出版社，2010.

［3］ 倪子俞. 呼吸基础与临床. 北京：中国医药科技出版社，2011.

［4］ 吕坤聚. 现代呼吸系统危重症. 广州：世界图书出版广东有限公司，2012.

［5］ 王吉耀主编. 内科学. 第二版. 北京：人民卫生出版社，2012.

第十章

肾脏血管疾病

第一节　肾静脉血栓形成

肾静脉血栓是指肾静脉主干和（或）分支内血栓形成，导致肾静脉部分或全部阻塞而引起的一系列病理生理改变和临床表现。该疾病临床表现缺乏特异性，部分表现为急性发作，常出现腰痛、血尿、蛋白尿、急性肾衰竭等症。而部分患者由于起病隐匿，缺乏症状而被忽视，往往由于并发肺栓塞或肾功能损害而被发现。多种因素如肿瘤、感染、创伤等可引起肾静脉栓塞，而肾病综合征则是最常见病因。早期诊断和及时治疗对于长期预后至关重要。

一、流行病学

早在1840年，法国肾病学家 Rayer 首次提出肾静脉血栓以及其和蛋白尿的关联。肾静脉血栓是新生儿时期最为普遍的非导管相关性血栓形成事件，占新生儿所有血栓栓塞性事件的16%～20%。在普通人群中，肾静脉血栓每年发病率为 <1/100 万。由于其他原因引起肾静脉血栓的发病率目前尚不确切，但是肾病综合征患者肾静脉血栓的发生率为5%～62%，这可能和肾病综合征的程度、有无症状以及检查技术敏感性不同有关。一项大型前瞻性研究入组151例肾病综合征患者，其肾静脉血栓患病率为22%。另一项研究连续入组非膜性肾病患者，对其行静脉造影，结果发现肾静脉血栓的发生率为10%～50%，主要集中在微小病变性肾病、膜增生性肾小球肾炎和局灶节段性肾小球硬化患者。膜性肾病患者肾静脉血栓发生率更高，为20%～60%，男性比女性更易累及，种族之间无差异。

二、病因及发病机制

1956年 Rudolf Virchow 首先提出静脉血栓形成的病因由3个相互关联的因素所组成，它们分别是静脉壁损伤（内皮损伤）、血流缓慢（淤滞）、血液高凝血状态，称为 Virchow's 三因素。不同基础病变导致的肾静脉血栓，致病机制有所不同。

（一）肾静脉血栓形成的病因（表 10 - 1）

表 10 - 1　肾静脉血栓形成病因

内皮损伤

　钝伤

　静脉造影引起的创伤

　肾移植

　肿瘤浸润

　急性排斥反应

　血管炎

　对内皮的自发性微创伤如同型胱氨酸尿症

血流淤滞

　容量丢失如胃肠道液体丢失，出血，脱水

　移植后肾静脉变形/扭曲

　原发性后腹膜病变导致肾静脉压迫

高凝状态

　肾病综合征（膜性肾病、膜增生性肾炎、局灶节段性肾

　小球硬化、微小病变）

　败血症：全身/局部（肾内和肾周）

　产褥期

　播散性恶性肿瘤

　口服避孕药

　内在的高凝血状态

　V 因子 Leiden 突变（对活性蛋白 C 抵抗）

　凝血酶原基因突变（G20210A）

　蛋白 S 缺乏

　蛋白 C 缺乏

　抗凝血酶缺乏

　未知/知之甚少的因素

　抗磷脂抗体综合征

　原发性或继发性 SLE

　白塞病

　AIDS 相关性肾病

（二）肾病综合征患者肾静脉血栓形成机制

　　肾病综合征患者存在多种止血机制异常，主要表现为促血栓形成因子增加，抗血栓形成因子下降，溶栓活性受损，其他伴随因素。这些因素常常共同存在，彼此影响，互为因果，处于极其复杂的动态变化之中（图 10 - 1）。

（三）肾脏病理

　　大体表现：肾脏苍白肿胀，肾静脉或其分支可见血栓形成。光镜检查：急性期，肾小球毛细血管扩张淤血，并可见节段性粒细胞浸润乃至微血栓形成。肾小管上皮细胞空泡变性，刷状缘脱落。肾间质高度水肿。小动脉无明显病变。慢性期，肾间质纤维化，肾小管萎缩，肾小球缺血。免疫荧光检查：主要表现为原有的肾脏疾病的特点，如为膜性肾病，则见 IgG

和补体 C3 沿肾小球毛细血管壁颗粒状沉积。电镜检查：主要表现为原有的肾疾病的特点，肾间质弥漫水肿。

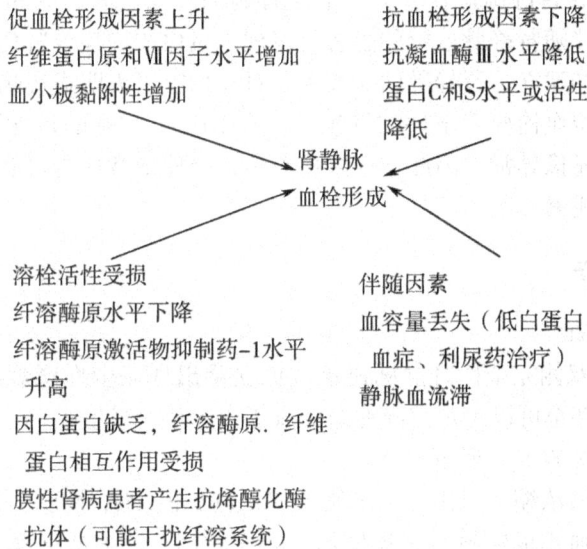

促血栓形成因素上升　　　　　　　抗血栓形成因素下降
纤维蛋白原和Ⅶ因子水平增加　　　抗凝血酶Ⅲ水平降低
血小板黏附性增加　　　　　　　　蛋白C和S水平或活性
　　　　　　　　　　　　　　　　　降低

肾静脉
血栓形成

溶栓活性受损　　　　　　　　　伴随因素
纤溶酶原水平下降　　　　　　　血容量丢失（低白蛋白
纤溶酶原激活物抑制药-1水平　　　血症、利尿药治疗）
　升高　　　　　　　　　　　　静脉血流滞
因白蛋白缺乏，纤溶酶原．纤维
　蛋白相互作用受损
膜性肾病患者产生抗烯醇化酶
　抗体（可能干扰纤溶系统）

图 10-1　肾病综合征患者肾静脉血栓形成机制

三、临床表现

肾静脉血栓形成可表现为单侧或双侧病变，并且可能延伸到下腔静脉。临床表现取决于血栓形成快慢、被阻塞静脉大小、血流阻断程度以及侧支循环是否建立。肾静脉血栓形成常表现为慢性症状，但是部分患者可表现为急性起病且症状明显（表 10-2）。

表 10-2　急、慢性肾静脉血栓的临床表现

	临床表现
急性	腰痛
	镜下或肉眼血尿
	蛋白尿加重
	发热
	少尿
	肾功能急剧恶化
	睾丸疼痛
慢性	无症状
	蛋白尿加重
	肾功能进行性恶化

1. **急性表现**　急性肾静脉血栓最常见于病程较短的年轻肾病综合征患者，也可由创伤、严重脱水（尤其是婴儿）或全身性高凝血状态引起。典型的急性肾静脉血栓形成表现为肾梗死的症状，包括腰痛、显微镜下或肉眼血尿、血清乳酸脱氢酶显著升高（转氨酶无改变）、影像学提示肾脏体积增大。部分患者可出现非特异性改变，如厌食、恶心和发热等。双侧急性肾静脉血栓形成可表现为急性肾衰竭。左肾静脉血栓发生率高于右肾静脉，女性左

肾静脉血栓可引起性腺静脉血栓从而导致盆腔淤血综合征，男性则可导致左侧睾丸红肿热痛和精索静脉曲张。

2. 慢性表现　慢性肾静脉血栓常见于老年肾病综合征患者，其起病隐匿，临床常无明显症状。肾病综合征伴随肾静脉血栓的患者可表现为蛋白尿增加或肾功能逐渐下降以及外周水肿。如侧支循环已经建立，肾静脉回流改善，对肾功能可无明显影响。这些患者也具有较高的肺栓塞或其他部位血栓栓塞事件的发生率，有 10% ~ 30% 的慢性肾静脉血栓形成患者可发生肺通气 - 灌注显像异常，因此在这些患者中，肺栓塞常成为可能发生肾静脉或其他深静脉血栓的唯一临床线索。

四、辅助检查

1. 一般实验室检查

（1）尿液检查：双侧完全性肾静脉血栓或孤立肾出现完全性肾静脉血栓，可以出现无尿。镜下血尿增加，甚至可以出现肉眼血尿。尿蛋白定量明显增加。

（2）肾功能：血尿素氮与肌酐升高。

（3）血常规：血液浓缩，可出现红细胞增加，血小板计数升高。

（4）凝血功能：血小板黏附与聚集增加，凝血时间、凝血酶时间、凝血酶原时间和活化部分凝血酶原时间均可以缩短。

（5）凝血因子：Ⅰ、Ⅱ、Ⅴ、Ⅶ、Ⅷ凝血因子活性升高，以Ⅷ活性升高最为明显，可以超过正常值 2 倍以上。纤维蛋白原持续升高，常超过 4g/L。

（6）抗磷脂抗体：抗磷脂综合征导致的肾静脉血栓，可以检测出 APL 和（或）狼疮抗凝物质。

（7）血浆 D - 二聚体：D - 二聚体反映机体纤溶系统活性，对急性血栓的敏感性达 90% 以上，但特异性仅 50% 左右。其也可作为肾静脉血栓溶栓治疗的检测指标。

2. B 超及彩色多普勒超声　对于快速起病并完全阻塞的患者，受累肾脏体积增大，并在 1 周内达到最大直径，肾脏大小在随后几周内逐渐减少，最后出现萎缩。在急性肾静脉血栓形成的早期阶段，将近 90% 患者 B 超显示肾脏增大，回声增强。多普勒超声还可以检测到静脉实际血流，肾静脉血栓形成的患者往往出现血流速度增加，狭窄静脉内出现湍流或完全闭塞的管腔内无血流。彩色血流多普勒超声往往被视为初始的非创伤性诊断检查。但是超声检查的准确性常依赖于操作者的技巧，此项检查虽然敏感性较高（85%），但特异性较低（56%）。

3. 放射学

（1）静脉肾盂造影：表现无特异性，出现下列征象时应高度怀疑本病，如肾脏体积增大，肾脏无功能或功能减退，集合系统显影延迟、浅淡，肾盏漏斗部拉长呈"蜘蛛足"样改变，肾盂、输尿管周围可见压迹（静脉侧支循环）等。

（2）逆行肾盂造影：偶可显示输尿管边缘呈锯齿状改变，南扩张的侧支静脉所引起。

（3）CT：可见肾脏体积增大，密度减低。增强扫描，显示皮髓质分界不清，肾实质期强化程度减低，集合系统内对比剂分泌延迟、减少。静脉侧支循环建立后，于肾周间隙内可见"蜘蛛网"样改变。螺旋 CT 血管成像（CTA）的直接征象是扩张的肾静脉内可见血栓形成的充盈缺损。

（4）MRI：可见肾脏体积增大，皮髓质分界不清。MRI 增强扫描及 MRA 可显示肾静脉或下腔静脉内血栓形成的充盈缺损。

4. 放射性核素　肾静脉血栓时，肾脏放射性核素扫描可表现为同侧肾影增大；但灌注和吸收功能减低，DTPA 在肾皮质滞留时间延长。肾静脉主干血栓形成时几乎无灌注。有文献报道核素静脉造影诊断深部静脉血栓的敏感性和特异性分别为 88.2% 和 70%，与 X 线造影的符合率为 90%。其优点：无创伤、不良反应少、可重复、敏感性高；缺点：仅能描述栓塞累及区域范围，直观效果较差，不能反映栓子大小。

5. 选择性肾静脉造影　是诊断肾静脉血栓形成的"金标准"，但是，它是一项有创检查，并可能引起血栓脱落、穿刺部位血栓形成或造影剂肾病等并发症。肾静脉血栓时，可见肾静脉管腔内充盈缺损或管腔截断。肾静脉主干内血栓未造成管腔完全阻塞时，不规则的充盈缺损常位于管腔一侧。完全阻塞时，充盈缺损呈典型的杯口状，凸面指向下腔静脉，远端小分支常不显影。急性肾静脉血栓时，除病变支外，其余各支因淤血增粗，肾外形增大，无侧支循环形成。慢性肾静脉血栓形成时，除病变支特点外，肾外形增大不明显，却常见侧支循环形成，尤以左肾静脉血栓更易见到此种变化。

五、诊断及鉴别诊断

高危患者突然出现腰痛、镜下或肉眼血尿、蛋白尿增加、肾功能下降、发热或腹痛等症状均提示肾静脉血栓的可能性。此外，如患者出现肾外栓塞的症状和体征（如肺栓塞等）时也应怀疑是否同时存在肾静脉血栓。但是，大部分肾静脉血栓患者无明显临床症状，应引起警惕。无创性检查如超声显像、CT、MRI、肾脏放射性核素扫描、静脉肾盂造影等对肾静脉血栓诊断均有帮助，如发现增粗的肾静脉内显示低密度血栓形成，肾周围静脉呈现蜘蛛网状侧支循环等均有诊断意义。选择性肾静脉造影是诊断肾静脉血栓形成最准确的方法，其对肾静脉主干及其分支血栓形成均有诊断价值，但是属于有创检查。

该疾病急性发作时需与肾绞痛（腰痛、血尿）及急腹症（发热、腹痛）相鉴别。另外，在影像学上需与肾静脉瘤栓区分，后者常有肿瘤病史，且 CT 或 MRI 增强扫描有强化表现。

六、治疗

肾静脉血栓与其他部位的深静脉血栓治疗相同。其治疗方案与疗程根据血栓形成时间、既往有无血栓栓塞事件、肾功能损伤程度、部分还是完全栓塞、单侧还是双侧等具体情况，选择抗凝、溶栓以及介入、手术等治疗措施。同时应对肾静脉血栓形成的具体病因进行治疗（如原发性肾小球疾病、肿瘤、全身性疾病等），并防止并发症。目前肾静脉血栓的主要治疗已由手术转向药物。

1. 抗凝血治疗　是肾静脉血栓形成的主要治疗方案，其目的在于阻止血栓和栓塞并发症的进一步发展并使闭塞血管再通。选择全身或局部给药取决于风险效益因素评估，如无明显禁忌证存在，全身给药相对安全，且无须侵入性操作。

（1）普通肝素：抗凝机制是通过 ATⅢ起作用。ATⅢ是一种肝素依赖性抗凝物质，可抑制凝血酶，同时对某些激活的凝血因子如Ⅸa、Ⅹa、Ⅺa 和Ⅻa 因子也有抑制作用。肝素还可以影响血小板聚集能力，从而阻止血栓形成。极少数肾病患者 ATⅢ缺乏可引起肝素抵抗，如果 ATⅢ水平极其低下，可予以输注新鲜血浆或 ATⅢ浓缩液。普通肝素用药后数分钟生效，2h 达高峰，6h 后作用消失。用法：剂量 3 000～10 000U/d，连续小剂量注射效果更好。监测指标：①试管法监测凝血时间：维持在正常凝血时间的 1～2 倍，若用药后 2h 未达此值，应考虑增加剂量；若 4h 后试管法凝血时间仍 >30min，应减少肝素剂量。②APTT：每日检测 2 次直到稳定，维持在正常对照的 1.5～2.5 倍或 60～80s。疗程：2～4 周，伴血栓并发症者改华法林抗凝血半年或更长。禁忌证：对肝素过敏、伴严重出血性疾病（如术后 24h 之内、颅内出血、咯血和消化道溃疡病出血等）。

（2）低分子肝素：是新型肝素制剂，分低分子肝素钠和低分子肝素钙 2 种。主要抑制凝血因子 Xa，对凝血时间、血小板功能的影响较普通肝素小，因此相对比普通肝素安全。半衰期为普通肝素的 2～4 倍，因皮下注射半衰期较静脉注射长，故肾静脉血栓治疗时常选择皮下注射。用法：例如依诺肝素钠 1.5mg/（kg·d）[150U/（kg·d）]。

（3）华法林：是香豆素抗凝药的一种，在体内有对抗维生素 K 的作用，干扰肝脏维生素 K 依赖性凝血因子 Ⅱ、Ⅶ、Ⅸ、Ⅹ 的合成，对血液中已有的凝血因子并无抵抗作用，因此只可作为体内抗凝药。起效较慢，一般需 12～24h，2～3d 达高峰，半衰期为 24～60h，治疗初期常需与肝素合用，以尽早发挥抗凝血作用，过量时可用维生素 K 拮抗。用法：通常在第 1 天给予较大剂量，第 2 天减半，第 3 天开始用维持量。如肾静脉血栓时第 1 天口服 10mg，第 2 天 5mg，第 3 天 2.5mg 维持，根据凝血酶原时间和 INR 调整剂量。监测指标：凝血酶原时间延长 2 倍，INR：2～3。疗程：一般认为华法林最少使用 6～12 个月，但是大部分专家认为，如果患者存在肾病改变，则应持续应用华法林治疗。

2. 溶栓治疗　在肾静脉血栓早期，给予纤溶酶原激活药等溶栓药物可使血栓溶解吸收并可预防复发。溶栓可能比抗凝斑治疗效果更快、更好，但是出血风险增加。溶栓适应证见表 10-3。

表 10-3　肾静脉血栓的溶栓适应证

适应证
充分抗凝血治疗失败
出现并发症如肺栓塞
双侧肾静脉血栓
急性肾衰竭（双侧肾静脉血栓/孤立肾肾静脉血栓）
延伸至下腔静脉
对全身抗凝血治疗禁忌
肾移植
严重、持续性腰痛

若无溶栓禁忌证，早期特别是在血栓形成后 1～2d 内应用，效果尤为明显。溶栓药物可通过静脉全身使用或肾血管置管局部注入。

（1）链激酶：从 β 溶血性链球菌培养液中制得的一种不具有酶活性的蛋白质，分子量 47kD。其通过和纤溶酶原形成复合物，间接激活纤溶酶原，将其转化为活性纤溶酶，从而溶解血栓。优点：廉价；缺点：对血栓内纤溶酶和血浆中纤溶酶无选择性，存在出血、过敏等不良反应。用法：2 000～3 000U/（kg·h），连续静脉滴注 2～3d 或直至血栓溶解。

（2）尿激酶：从尿中提取，可直接激活纤溶酶原。优点：血栓内浓度大于血浆，无过敏反应；缺点：价格远高于链激酶。用法：每次用量 2 000 ~ 3 000U/kg，每日 2 次静脉注射，疗程 10 ~ 15d；急性肾静脉血栓时，可采用 4 000U/（kg·h），连续静脉滴注 12h 以上，但不宜超过 24 ~ 48h。

（3）组织型纤溶酶原激活药：由血管内皮和组织产生的一种丝氨酸蛋白酶，为血栓选择性纤溶酶原激活药，使血栓溶解。优点：几乎不影响血液循环中的纤溶系统；缺点：价格最为昂贵。用法：一次总剂量成年人 100mg，先将总量的 1/10 快速静脉推注，然后将余量在 2 ~ 3h 内静脉滴注。如果血栓一次不能溶解，可连续、恒速输注，直到血栓溶解。

监测指标：纤维蛋白原、凝血酶时间、纤维蛋白降解产物以及 D - 二聚体。目前，多数学者认为，维持 Fib 在 1.2 ~ 1.5g/L，TT 在正常对照值的 1.5 ~ 2.5 倍，FDP 在 300 ~ 400μg/L，时最为合适。当给予溶栓药物后 1h 血浆中 D - 二聚体急剧升高至峰值，维持约 6h，24h 后基本恢复至溶栓前水平，48h 后明显下降，基本恢复正常。如持续较高的水平不降，提示血栓未完全溶解或有继发性血栓形成。若 D - 二聚体水平降低后再次升高，则预示血栓再发。

3. 抗血小板药物　抗血小板药物有可能防止血栓形成和进展，可与其他方法合用。

（1）阿司匹林：小剂量阿司匹林可使血栓素 A2 生成减少以及血小板聚集功能下降。

（2）双嘧达莫：抑制各种组织中的磷酸二酯酶、抑制血小板聚集。

（3）噻氯匹定或氯吡格雷：对二磷腺苷（ADP）诱导的血小板聚集有较强的抑制作用。

4. 介入治疗　介入治疗的目的：①局部溶栓治疗；②导管取栓术；③置入永久性下腔静脉滤网，防止因血栓脱落而出现肺栓塞。

5. 手术　主要适用于急性肾静脉大血栓形成，尤其是双侧肾静脉血栓或右侧肾静脉大血栓伴肾功能损害，行非手术治疗无效者。但手术治疗的效果尚不肯定。

6. 无症状肾静脉血栓患者的治疗　无症状肾静脉血栓患者的检测常通过以下两种途径：筛查（常不推荐）和因为某些原因而行影像学检查确诊。目前尚无随机试验或明确的观察性研究来评估给予无症状性肾静脉血栓形成患者抗凝血治疗的作用，给予此类患者抗凝血治疗可能的获益包括预防深静脉血栓形成或肺栓塞，而主要风险则在于出血。目前多数专家同意对于确诊的无症状肾静脉血栓患者进行抗凝血，因此对于偶然发现的无症状肾静脉血栓患者如无禁忌证，均应给予抗凝血治疗。

7. 预防性抗凝血　目前没有随机对照研究来评估肾病综合征患者预防性抗凝血的风险/获益比值。基于 Markov 的决策分析模型提示在特发性膜性肾病的患者中，预防性抗凝血阻止发生致死性栓子事件的数量超过引起致命性出血事件的数量。严重肾病综合征的患者如无禁忌证，无论其病因以及既往有无血栓栓塞病史（深静脉血栓形成或肺栓塞），均应该给予预防性抗凝血治疗。严重肾病综合征的患者（人血白蛋白水平 <2.0 ~ 2.5g/dl）如果存在其他血栓形成的风险因子（如充血性心衰、长期卧床、病态肥胖、腹部、骨科或妇产科手术）更应视为预防性抗凝血治疗的候选者。存在血栓形成倾向家族史的患者可能也应考虑预防性治疗。基于肾病患者血小板功能增加，另一种治疗方法是使用低剂量阿司匹林，在一项回顾性研究中，研究者评估了接受尸体或活体肾并正在使用环孢素为基础的免疫抑制药的患者使用小剂量阿司匹林对预防肾静脉血栓形成的风险，结果发现加用阿司匹林后风险显著降低。潜在的禁忌证包括高龄、血压控制不良、胃肠道出血史、慢性肝病、颅内疾病以及患者依从性较差。若患者肾病综合征缓解，如无其他抗凝血指征，则在缓解后 3 ~ 6 个月停止抗凝血

治疗。

七、预后

肾静脉血栓形成的预后和多因素相关，见表10-4。早期文献回顾发现肾静脉血栓具有惊人的高死亡率（64%），由于大部分数据均来源于尸检报告，可能高估了死亡率。死亡率高的常见原因包括肾衰竭、血栓栓塞复发和败血症。近几十年内，由于透析技术的普及，诊断方法的改进以及合理的抗凝治疗，使得肾静脉血栓形成的预后明显改善。

表10-4　影响肾静脉血栓预后的因素

起病时的基础肾功能
对侧肾脏和血管情况
肾静脉血栓形成的速度/侧支循环建立情况
是否发生肺栓塞等并发症
充分的管理和治疗
原发疾病的严重程度和进展

（徐爱刚）

第二节　肾动脉血栓形成和栓塞

肾动脉血栓形成和栓塞是指肾动脉主干及其分支的血栓形成或栓塞，致肾动脉管腔狭窄或闭塞，引起缺血性肾病，甚至诱发肾梗死。肾动脉血栓可由血管壁病变或高凝血状态等因素引起，而心脏因素则为肾动脉栓塞的主要病因。肾动脉血栓形成和栓塞临床上可表现为急性肾梗死、高血压以及肾功能减退等。及时确诊以及合理治疗对于肾功能恢复具有重要意义。

一、病因及发病机制

（一）血栓形成

1. 创伤性肾动脉血栓形成　腹部钝伤是引起肾动脉血栓形成的原因之一，其中机动车事故是造成这种损伤的主要因素。在此情况下，肾血管可能会受到牵拉、挫伤或撕裂，这些均可导致血栓形成。左肾动脉更易累及，有时也可表现为双侧肾动脉损伤。另外，医源性损伤（经皮血管内介入、动脉造影、肾移植术后等）也可导致肾动脉血栓形成。

2. 血管内皮损害或撕裂　包括动脉粥样硬化、肾动脉瘤（常导致远端栓塞）、自发性或医源性肾动脉或主动脉夹层、纤维肌性发育不良、使用血管活性药物（如可卡因）引起继发性血管张力增强等。血管内皮损伤或撕裂促使血小板黏附和聚集、血管收缩与痉挛、血管壁抗凝血及促凝作用失衡，最终导致血栓形成。

3. 血管炎　包括结节性多动脉炎、多发性大动脉炎、白塞病等。大动脉炎常可侵犯肾动脉，导致动脉内膜纤维组织增生、动脉管腔狭窄、动脉瘤以及内皮损伤引起血栓形成。

4. 感染和炎症状态　梅毒、结核等。

5. 高凝血状态　①遗传性高凝状态（V因子Leiden突变、抗凝血酶缺乏、蛋白C缺乏等）；②获得性高凝状态（肝素诱导的血小板减少症、抗磷脂抗体综合征、高同型半胱氨酸血症、肾病综合征）。

6. 代谢性疾病　家族性高胆固醇血症、高胱氨酸尿症。

（二）栓塞性疾病

1. 心脏因素　是形成肾动脉栓塞的主要原因。房颤患者发生血栓栓塞的概率是非房颤患者的 4～7 倍，但是仅有 2% 的继发于房颤的外周性栓塞影响肾脏。心肌梗死、心力衰竭、瓣膜性心脏病、细菌性心内膜炎、心脏肿瘤以及扩张性心肌病均是易感因素。另外，主动脉因素，尤其是主动脉瘤腔内修复也是引起肾动脉血栓栓塞的原因。

2. 非心脏因素　脂肪栓子、肿瘤栓子以及气体等均可导致栓塞，也可通过未闭的卵圆孔造成反常栓塞。

二、临床表现

肾动脉血栓形成和栓塞的临床表现多样，取决于肾动脉堵塞的范围和速度以及肾损伤的程度。肾动脉较大分支或主干急性闭塞，可出现明显的临床表现，但较细小的肾动脉分支闭塞多不具有确诊价值的特异性症状或体征，易漏诊和误诊，应引起警惕。患者可存在血栓栓塞事件累及其他终末器官的征象，或者可能发生过近期心血管事件，如房颤、心内膜炎或心肌梗死。

1. 急性肾梗死　患者可表现为急性腰痛发作或腹痛，频繁伴随恶心、呕吐和发热。查体可见患侧肾有叩击痛和压痛。血白细胞计数升高，肉眼或镜下血尿，血清乳酸脱氢酶显著升高，但谷丙转氨酶轻度上升或不升。

2. 血压升高　约半数以上患者在肾动脉堵塞后可因肾缺血而引起肾素释放从而发生高血压。部分患者由于血栓处动脉再通或侧支循环形成，血压可恢复正常，但仍有一些患者遗留持续性高血压。肾动脉主干急性闭塞可表现为高血压危象。

3. 肾功能受损　双肾动脉或孤立肾肾动脉栓塞可出现急性快速恶化的肾衰竭，无尿是双侧肾动脉累及或孤立肾肾动脉累及的主要特征；肾功能受损也可见于单侧肾动脉血栓栓塞的患者，可能是由于反射性对侧肾血管痉挛导致。另外，若栓塞时建立侧支循环代偿，患者肾功能可无改变。

三、病理表现

大体表现：肾动脉主干狭窄或阻塞，肾脏全部处于缺血状态，肾脏体积缩小，皮质变薄。肾动脉分支阻塞，导致肾局部缺血，形成瘢痕肾。光镜：肾动脉主干或其分支阻塞，各部位呈均匀一致的缺血和萎缩变化。主干狭窄导致肾实质弥漫性缺血，肾小球缺血性皱缩，严重者缺血性硬化，肾小管弥漫性萎缩，肾间质纤维化。肾动脉分支阻塞，小动脉管壁增厚，特别是动脉内膜的增厚，而肌层萎缩，有时可见血栓，缺血病变呈大片状分布，肾小球基底膜缺血性皱缩，肾小囊腔扩张，严重者则缺血性硬化，肾小管萎缩，肾间质纤维化。免疫荧光：阴性。电镜：病变肾小球基底膜屈曲皱缩，肾小管萎缩，肾间质纤维化。

四、辅助检查

1. 一般实验室检查　外周血白细胞计数升高，血肌酐水平升高（较大的栓塞或双侧栓塞），肉眼或镜下血尿、蛋白尿，血清乳酸脱氢酶显著升高。

2. B超和彩色多普勒超声　肾梗死的患者急性期肾脏大小、回声可正常，或轻微肿胀增大，实质呈低回声改变；梗死后期，瘢痕形成呈高回声，梗死区肾组织萎缩，集合系统无扩张。彩色多普勒超声显示动脉管腔不完全阻塞时，肾内探测稀疏分布的动脉血流信号，动脉血流频谱呈狭窄下游改变，肾动脉主干血流束明显变细，流速减低。血栓致管腔完全闭塞时，肾动脉管腔内既无明显血流信号，也不能引出动脉血流频谱。

3. 放射学

（1）静脉尿路造影：肾动脉完全栓塞时，肾盂不能显影，提示受累肾脏完全无功能。如为肾动脉的分支栓塞，被阻塞的相应部位不显影。

（2）CT：肾动脉主干栓塞或血栓形成均可见肾动脉充盈缺损，增强扫描表现为整个肾实质完全不显影或呈楔形、扇形的低密度区，直达肾包膜下。肾蒂增粗常为腹部钝性外伤后或肾动脉造影以及介入术后造成肾动脉损伤，血管内液体外渗所致。

（3）MRI：MRA和增强MRI可分别清楚显示肾动脉和肾灌注异常。

4. 放射性核素检查　在腹主动脉显影后，如肾脏不显影或部分显影，或延迟显影均提示肾动脉阻塞。

5. 肾动脉造影　可表现为血管腔内充盈缺损，血管连续性中断和狭窄，梗死区对比剂灌注缺乏或延迟，肾实质内出现楔形无血管区，是直接诊断肾动脉栓塞的可靠方法，其中动脉数字减影血管造影（将动脉导管尖端放到主动脉内肾动脉开口上方再注射造影剂）图像清晰、对比度及分辨率高，造影剂用量少，尤其适用于已有肾功能损害者。另外，肾动脉造影可同时进行肾血管扩张术，或直接注入溶栓剂进行治疗。但是其是有创操作，可能造成肾血管损伤或造影剂肾病。

五、诊断和鉴别诊断

如患者存在心脏疾病、创伤、血管炎等肾动脉血栓和栓塞的致病因素，出现不能解释的腹痛、肉眼血尿、腹部或腰部压痛、发热和高血压，实验室检查发现乳酸脱氢酶升高、白细胞增多、镜下血尿、急性少尿、肾功能减退等表现应怀疑是否存在肾动脉血栓和栓塞。确诊有赖于影像学检查，表现为肾动脉内充盈缺损，肾脏灌注异常等征象。肾动脉造影是诊断该疾病的金标准。

鉴别诊断：该疾病应与肾绞痛（腰痛、血尿）、急性肾盂肾炎（腰痛、发热）相鉴别，但两者均不引起血清乳酸脱氢酶升高，而急性肾盂肾炎常存在脓尿。另外该疾病也应与肠系膜缺血以及急腹症（急性胆囊炎、胆石症、胰腺炎、胃炎、脾梗死等）鉴别。恶性高血压患者应与嗜铬细胞瘤、原发性醛固酮增多症、肾动脉狭窄等继发性高血压的病因相鉴别。

六、治疗

一般原则：对于血压升高的患者需给予降压治疗，鉴于患者血压升高主要源于肾素释放增加，故血管紧张素转化酶抑制药或血管紧张素受体拮抗药可能有效。目前已报道的方法包括外科手术取栓、血管内治疗（溶栓/取栓合并或不合并血管成形术）以及抗凝血。再灌注治疗仅针对闭塞时间不长，受累肾脏尚未萎缩的患者。

1. 外科手术　在接受外科手术的患者中，约64%的患者肾功能恢复，但是死亡率在15%~20%。基于这些数据，目前认为对于非创伤性患者，尤其是双侧肾功能较好或单侧病变的患者，首选手术治疗的指征相对较小；对于创伤性肾动脉阻塞的患者可考虑行外科手术治疗。以下患者行外科手术效果较好：①年轻患者，无动脉粥样硬化；②肾大小正常；③肾动脉血栓逐渐产生，形成侧支循环而改善肾缺血；④仅部分肾组织梗死。对于快速、完全肾动脉堵塞，已造成肾脏不可逆梗死的患者手术治疗效果相对较差。

2. 经皮血管内治疗　包括溶栓/取栓、血管成形术。

（1）溶栓/取栓：是否采用溶栓治疗取决于风险疗效评估，局部动脉内灌注溶栓药可以减少全身出血的风险。早期进行溶栓治疗效果较好，但是也有部分研究报道缺血时间较长的患者（20~72h）进行溶栓治疗也具有较好的预后。对于不完全阻塞患者延迟治疗可能有效。另外，也有研究报道全身性溶栓取得成功的案例。治疗监测指标：维持 Fib 在 1.2~1.5g/L，TT 在正常对照值的 1.5~2.5 倍，FDP 在 300~400μg/L 时最为合适。

（2）血管成形术：目前认为在疾病起始数小时或数天内，尤其是双侧肾功能较好伴随单侧肾动脉血栓栓塞的患者行经皮血管内治疗有效；对于缺血严重或持续时间较长的患者效果不肯定。因肾血管内在异常如夹层引起肾梗死的患者，行血管成形和支架置入术后可明显改善其血压。

3. 抗凝血治疗　主要目的在于预防血栓形成。标准抗凝血治疗为静脉使用肝素随后口服华法林治疗，根据肾梗死的原因不同，INR 目标值可有变化。一般常规靶目标是 INR 维持在 2.0~3.0。某些基础疾病如房颤、左心室血栓或高凝血状态的患者存在抗凝血治疗的明确指征，但是肿瘤、脂肪栓塞以及主动脉夹层的患者则不宜使用抗凝血治疗。

七、预后

肾动脉血栓和栓塞的预后与致病因素、阻塞范围及有效治疗开始时间有关。外伤性肾动脉血栓形成时，多数病例有严重多脏器损害，病死率达44%，不少患者（约25%）死于肾外并发症（如心肌梗死、心力衰竭、脑梗死等）。

动脉粥样硬化基础上发生血栓形成者，因肾动脉闭塞前已出现长期狭窄而形成侧支循环，减轻了急性期病理改变，近期预后可能较好，但如同时合并冠状动脉或脑动脉事件则预后也较差。

先天性和获得性高凝血状态导致血栓形成的预后与原发病的治疗有效性有关，如先天性蛋白 C 缺乏症患者及时给予蛋白 C 制剂可收到显著疗效；骨髓纤维化等疾病因临床尚无确切有效的治疗方法，其预后视患者对整个综合治疗的反应而异。

（徐爱刚）

第三节　胆固醇结晶栓塞性肾脏病

胆固醇结晶栓塞性肾脏病又称动脉粥样硬化栓塞性肾脏病。胆固醇结晶栓塞指当动脉粥样斑块破裂，斑块内胆固醇结晶释放进入血液循环，导致全身多发性小动脉栓塞，引起组织或器官缺血。如累及肾小动脉、细动脉或肾小球毛细血管则称为胆固醇结晶栓塞性肾脏病。该疾病常发生于老年并伴有弥漫性动脉粥样硬化的患者中。临床表现取决于胆固醇结晶散落的部位、严重程度和持续时间，除肾脏受累表现外，常伴随其他肾外表现。治疗方式主要在于预防和支持治疗。

一、流行病学

胆固醇结晶栓塞性肾脏病较多见于超过 50 岁以上的男性患者。其患病率随着样本不同变异较大。一项研究入组 2126 例 >60 岁以上老人尸检结果发现患病率为 0.8%，而在因动脉粥样硬化性肾血管狭窄行手术血管重建的患者中其患病率为 36%。肤色较浅的人群可能更易累及。

二、发病机制和诱因

由于胆固醇结晶形态不规则且不易变形，因此常导致不完全堵塞伴随继发性缺血萎缩，随后产生异物反应，引起内膜增生、巨细胞形成以及管腔狭窄导致脏器缺血。动脉粥样硬化栓塞性肾病是严重动脉粥样硬化的并发症，因此高龄、男性、糖尿病、高血压、高胆固醇血症、吸烟等均是其危险因素。引起斑块破裂从而产生胆固醇结晶栓塞的诱因包括医源性事件（超过 70% 以上患者）如血管造影、血管成形术、心血管外科手术以及自发性事件如血流动力学因素影响，其中动脉造影术是引起胆固醇结晶栓塞的最常见诱因。另外，使用华法林、肝素以及溶栓剂也可引起此病，可能是由于抗凝剂干扰动脉粥样斑块溃疡的愈合引起。估计约 15% 的胆固醇结晶栓塞的患者无明确的风险因素。

三、临床表现

斑块破裂后，进入血液循环中的胆固醇结晶常完全或部分堵塞直径 <200μm 的远端小血管，从而影响多个脏器，而肾脏病变仅是胆固醇结晶栓塞累及多系统的一部分表现。

1. 肾脏表现　在诱发事件后，胆固醇结晶栓塞性肾脏病发生时间和临床表现各不相同，这取决于栓塞发生的部位及数量。临床上多表现为以下几种情况：①急性肾损伤，常在明确的诱发事件后 1~2 周内发生，多因较大动脉或多处栓塞引起；②亚急性肾损伤（最为常见），在诱发事件后数周或更长时间发生，可能由复发性栓塞和异物反应导致，临床上出现阶梯性肾功能逐渐减退（期间相隔一段时间肾功能相对稳定）；③慢性肾功能损害（最少见），临床表现与缺血性肾病和肾硬化相似，这两种疾病也常伴随胆固醇结晶栓塞，由于缺乏临床症状，故常漏诊。一些研究显示需要透析的患者比例在 30%~40%，有些甚至高达 61%。胆固醇结晶栓子也可影响移植肾，其可来源于受体或供体。

尿检可发现少量细胞和管型，红细胞管型较少见，这和缺血性萎缩相一致。蛋白尿并非特征性表现。部分患者可出现血尿。急性期行尿沉渣 Han-sel's 染色可见嗜酸性粒细胞。

高血压：大部分患者常伴随高血压，有 10%~20% 患者可表现为恶性或顽固性高血压，可能和肾素-血管紧张素系统过度激活有关。

2. 肾外表现　源于主动脉弓的胆固醇栓子常栓塞脑、眼、上肢，而胸降主动脉或腹主动脉斑块破裂导致的栓塞常引起胃肠道或下肢的症状和体征。另外，源于胸主动脉的反常栓塞也可发生。

（1）皮肤病变：为胆固醇结晶栓塞的最常见征象。一项系统性回顾性研究发现约 34% 患者累及皮肤，其主要表现为网状青斑（16%）、坏疽（12%）、黄萎病（10%）、皮肤溃疡（6%）、紫癜或溃疡（5%）、疼痛性红斑结节（3%）。甲床出血、足趾坏疽溃疡、蓝趾综合征也是累及皮肤的症状之一。胆固醇结晶栓塞累及生殖器皮肤罕见，当它发生时可引起严重的阴囊或阴茎皮肤缺损。

（2）胃肠道：胆固醇结晶栓塞肠系膜循环最常累及结肠、小肠和胃，也可影响胰腺、肝脏和胆囊。主要症状为腹痛、腹泻和出血。其他表现为坏死性胰腺炎、局灶性肝细胞坏死、非结石性坏死性胆囊炎。小肠梗死预后较差，死亡率为38%~81%。

（3）中枢神经系统：可表现为一过性黑矇、短暂性脑缺血发作、意识模糊、头痛、头晕或器质性脑综合征。脊髓栓塞罕见，但可导致下肢瘫痪。

（4）眼部体征：包括眼痛、视物模糊等症，眼底镜检查可见 Hollenhorst 斑块（视网膜动脉堵塞）。

（5）肌肉骨骼系统：包括肌痛、关节痛，甚至横纹肌溶解。

（6）其他微血管床如前列腺、甲状腺、肾上腺受影响较小，诊断常依赖尸检证实。

（7）非特异性表现包括发热、肌痛、头痛和体重下降。另外，嗜酸性粒细胞增多和低补体血症为急性期常见的异常指标。

四、病理

胆固醇结晶栓塞性肾病的组织学特点是可见细长的、双凸的、透明的、针形的裂隙，这是由于组织处理过程中胆固醇结晶溶解所致。胆固醇结晶在偏振光下表现为双折光。这些晶体较小，不能完全堵塞血管腔，但是它们能诱导内皮炎症反应，引起血管在数周到数月内完全栓塞。血管内炎症反应的早期表现为多形核中性粒细胞和嗜酸性粒细胞浸润，在随后的24~48h内受累血管内出现巨噬细胞和多核巨细胞。慢性期由于内皮细胞显著增殖、内膜增厚、血管壁同心性纤维化、受累血管腔内持续存在胆固醇结晶和巨细胞从而导致组织缺血。镜下可见肾小球玻璃样变、肾小管萎缩以及多处楔形梗死灶。

五、实验室检查

约25%患者存在血清肌酐水平超过5mg/dl（采用统一单位），约80%患者超过2mg/dl。常见非特异性尿沉渣改变，约40%患者存在透明和颗粒管型，不到30%的患者存在显微镜下血尿和脓尿，约33%患者可出现嗜酸性粒细胞尿。超过50%的患者存在蛋白尿，偶尔可出现肾病范围蛋白尿。超过60%~80%的患者出现暂时的血嗜酸性粒细胞计数升高。常见血沉增快、血白细胞计数升高、贫血以及暂时性的低补体血症。较少患者可见抗中性粒细胞胞质抗体，但两者之间的相关性尚不明确。

六、影像学

通过影像学检查可见主动脉内斑块，如存在复合斑块或发生多次缺血性卒中可考虑做出初步诊断。二维经食管超声心动图是诊断胸主动脉来源的动脉粥样硬化性栓塞的首选方式，而三维经食管超声心动图可为主动脉斑块的位置和形态提供详尽的信息。经胸超声心动图、腹部超声、上消化道超声内镜偶尔可确定胸或腹主动脉的动脉粥样硬化斑块。CT 及 MRI 可完整评价主动脉的动脉粥样硬化程度，这些放射影像学技术对主动脉分支的显像优于经食管超声心动图，另外，它们能显影整个腹主动脉。传统造影技术因有创且可能引起潜在的斑块破裂风险，故不推荐作为常规检查。

七、诊断和鉴别诊断

既往存在动脉粥样硬化性疾病的患者，如出现肾衰竭、短暂性脑缺血、脑梗死、小肠缺血的体征、手指缺血、典型皮肤特征、视网膜动脉造影发现 Hollenhorst 斑块，尤其在行心导管检查、血管手术及近期腹部创伤后出现上述症状和体征，应高度怀疑是否存在胆固醇结晶栓塞性肾病。实验室检查常为非特异性，但可提示终末器官缺血表现。明确诊断有赖于病理学检查，典型病理特征为靶器官的小动脉内发现胆固醇结晶。

胆固醇结晶栓塞首先需与血栓栓塞性疾病相鉴别，因两者治疗方案完全不同，见表 10-5。行血管造影或血管手术后发生急性肾损伤的患者应与造影剂相关性肾病或缺血后急性肾小管坏死相鉴别，根据有无肾外栓塞的表现以及临床发病过程可予以区分（胆固醇结晶栓塞性肾病常在手术后 3~8 周发生，而造影剂肾病发生较早，且经适当干预后可于 2~3 周内好转）。另外，胆固醇结晶栓塞可累及全身多个脏器，需与多系统疾病相鉴别，如血管炎（结节性多动脉炎、系统性红斑狼疮、皮肌炎、白细胞破碎性血管炎、类风湿血管炎、血栓闭塞性脉管炎）、感染（梅毒或结核）、冷球蛋白血症、抗磷脂抗体综合征、真性红细胞增多症、亚急性细菌性心内膜炎等。

八、治疗

目前尚无治疗胆固醇结晶栓塞性肾病的有效手段，治疗目的主要在于预防和支持。降胆固醇药物治疗可能有一定效果，合理的解释是他汀类药物由于可降低胆固醇以及抗炎和免疫调节特性从而具有稳定斑块的作用。类固醇药物具有争议，部分研究显示无效，但是也有研究提示其可改善预后。由于抗凝血治疗可引起更多的胆固醇结晶栓塞，应避免使用。如存在一个明确的栓塞源，可考虑外科或血管内介入治疗，但有时临床操作存在一定困难，且常伴较高的术后死亡率、肾功能恶化、复发性栓塞以及下肢病变增加。

表 10-5　胆固醇结晶栓塞性肾病和肾动脉血栓栓塞的鉴别诊断

鉴别要点	胆固醇结晶栓塞性肾病	肾动脉血栓栓塞
累及动脉	直径 <200μm 小动脉	中或大动脉
发病机制	斑块破裂后胆固醇结晶释放引起远端小血管不完全阻塞，随后诱导炎症反应，导致小血管在数周到数月内完全阻塞	血栓叠加在动脉粥样斑块上导致动脉腔狭窄或闭塞斑块不稳定或破裂引起动脉栓塞
诱因	新近血管介入手术、抗凝血或溶栓治疗	创伤、血管内皮损害或撕裂、血管炎等
栓塞部位	多处栓塞	常为单个栓塞
病理	小动脉内发现胆固醇结晶	肾动脉主干或其分支阻塞，肾脏缺血萎缩
肾脏表现	亚急性肾损伤最为常见嗜酸性粒细胞尿	急性肾梗死（腰痛、肉眼或镜下血尿、恶心呕吐、发热）
其他系统症状	常见	相对少见
治疗	尚无有效治疗，他汀类药物可能有效	抗凝血、溶栓、血管内介入及外科手术

总之，改善预后关键在于优化支持治疗，包括停止使用抗凝血药、推迟主动脉手术时间，将血压降低至140/80mmHg以下，治疗心力衰竭，透析及充分的营养支持。经肱动脉施

行主动脉或冠状动脉造影发生胆固醇结晶栓塞的风险低于经股动脉途径。在介入过程中，可使用远端保护装置来预防栓塞，目前已广泛运用于冠状动脉和颈动脉血管床，研究证实它们可截获栓子从而减少并发症。远端保护装置联合使用抑制血小板药物可能获益更多。

九、预后

胆固醇结晶栓塞性肾病总体预后较差。一项研究人组 354 例患者，其中 33% 患者发展至终末期肾病，平均随访 2 年，有 28% 的患者死亡。另有一项研究显示，急性期住院死亡率为 16%，如纳入死亡后诊断明确的患者，则病死率高达 80%。

（徐爱刚）

第四节　高血压肾硬化和肾动脉硬化

美国肾脏病数据系统（USRDS）的资料显示，高血压肾脏病是终末期肾衰竭（ESRD）进行透析患者最常见的原发病之一。本节主要讨论高血压小动脉肾硬化。

无论高血压是原发的或者是继发的，肾循环持续暴露于血管腔内高压使得肾动脉出现损伤（玻璃样动脉硬化），从而导致肾功能的丧失（肾硬化）。高血压小动脉肾硬化可以分为 2 种：良性和恶性（或称为加速性）肾动脉硬化。

一、病因和流行病学

Richard 首次描写了高血压和肾脏病可能相关。各种类型的肾脏病，特别是肾功能不全都可能出现高血压。人群中有 3% ~ 4% 高血压患者是由于原发性肾脏病引起的，而肾血管性高血压大约占 1%。

大部分恶性高血压是由于原发性高血压控制不佳所引起的。肾脏病是导致恶性高血压的另一个常见因素，其他一些少见的因素包括结节性多动脉炎、肾动脉狭窄、子痫、Cushing 综合征以及原发性醛固酮增多症等。一些药物例如雌激素以及口服避孕药也有可能诱发恶性高血压。

二、病理

良性高血压小动脉肾硬化的肾脏大小基本是正常或减小，同时肾皮质减少。虽然比较大的动脉可能存在动脉粥样硬化改变，入球小动脉的病理学改变主要是血管壁沉积了匀质的嗜酸性物质（玻璃样动脉硬化）。这些沉积物的主要成分是血清蛋白质和脂质，是由于血管腔内静水压升高导致的内皮损伤而渗漏到血管壁中。增厚的管壁导致管腔狭窄，最终引起肾小球和肾小管的缺血损伤。

在已诊断为高血压导致的慢性肾脏病患者中进行肾活检，资料显示除了肾小血管出现动脉硬化外，还存在间质纤维化、肾小球基底膜增厚、肾小球球性硬化。

长期良性高血压的患者或者以往不知道存在高血压的患者都可能发展成恶性高血压。表现为血压突然升高（舒张压往往 > 130mmHg）合并有视乳头水肿、中枢神经系统症状、心源性呼吸困难和快速的肾功能减退。如果患者血压显著升高和肾功能快速降低，即使没有视乳头水肿，也不排除恶性高血压的诊断。因为肾脏毛细血管出血，肾脏表现为蚤咬肾。组织

· 217 ·

学中可以发现 2 种特征性的血管损伤。首先受累动脉表现为纤维素样坏死，动脉壁中存在含纤维的嗜伊红样物质。血管壁增厚偶然合并炎性渗出（坏死性动脉炎的表现）。第二种病变主要累及叶间动脉，表现为血管壁中细胞组分的同心圆样的增生增殖，同时有胶原沉积，形成增生性动脉炎（洋葱皮样损伤）。纤维素样坏死偶然可以延伸入肾小球，导致肾小球增殖性改变和肾小球坏死。大多数肾小球和肾小管改变继发于缺血和梗死。导致恶性高血压发生、发展的机制不详。两种病理生理改变是恶性高血压发生和发展的关键：①血管壁渗透性增加导致血浆成分特别是纤维素渗入血管壁，出现持续的血管病变。②疾病过程中肾素－血管紧张素－醛固酮系统激活加速并维持血压升高，导致血管损伤。

三、发病机制

高血压对血管的损伤与血管床在高血压中的暴露程度相关。所以，高血压的肾损害主要取决于 3 种因素：①全身血压升高导致的血管负荷增高。②升高的全身血压传导到肾血管床使其负荷增加的程度。③局部组织对于压力负荷增高的敏感性。由于大多数人每日自发的血压波动大而且快速，传统的单独测量血压来确定血压和肾损害之间的定量关系存在不足，因此连续血压监测技术在高血压靶器官损害的研究中有非常大的优势。

一般来说，肾脏微血管通过适当的自身调节防止全身短暂或持续地增加血压将压力传导至肾小球，从而维持稳定的肾脏血流和肾小球内压。这些自身调节反应是肾脏对全身性高血压的主要的防护。只要全身血压仍然维持在这种自身调节的范围内，那么良性的肾硬化可能会出现；而如果全身血压超过了自身的调节范围，急性严重的损伤（恶性肾硬化）将会发生。然而，一旦血管损伤出现，肾血管的自身调节机制继发性地受到损害，从而导致这种肾保护机制的损害，也就进一步放大了全身血压增高导致的肾损害。一般来说，长期慢性高血压使自身调节的上限和下限都向右移，从而呈现一种保护性调节。那么，如果是同样严重的高血压，血压快速地升高且没有肾脏自身调节曲线的保护性地右移，更容易超过自身调节的范围而导致严重肾损伤。

即使没有严重的高血压，如果升高的全身血压传导到肾脏小血管使其压力增加，也可以导致肾硬化。例如单侧肾切除或早期 1 型糖尿病肾病（发生明显的肾病前），入球血管舒张使外周血压更多地传导到肾小血管。如果这些患者的肾脏自身调节机制良好或没有严重的高血压，那么高血压仅引起轻度的损伤，所以大多数单侧肾切除患者预后良好，一些糖尿病肾病患者病情进展缓慢。但如果患者已经存在糖尿病或非糖尿病性的慢性肾脏疾病（CKD），肾脏自身调节机制已经受到了损伤，高血压导致损害的阈值显著降低，高血压引起的肾脏损伤也将明显增加。此时，即使患者没有显著的高血压，由于传导到肾小球内的压力也可以增高至足以导致快速的肾小球硬化。

大量的 CKD 动物模型如 5/6 肾切除的研究提供了最清楚的证据证明上述现象。使用血压生物遥测技术的研究显示，在这些疾病状态中，残存正常肾小球的进行性硬化和血压之间存在定量关系。因为肾血管收缩和舒张（即自身调节）依赖于电压依赖的 Ca^{2+} 通道介导的 Ca^{2+} 流，5/6 肾切除的动物模型使用双氢吡啶类钙拮抗剂（CCB）使肾脏自身调节能力完全丧失（图 10-2），因此高血压导致肾小球损伤的阈值显著降低，使用 CCB 的动物存在更多的肾小球硬化。如果给予 5/6 肾切除动物低蛋白质饮食以减轻肾小球入球血管的扩张以及肾脏自身调节的不全，即使存在相似的高血压，但肾小球硬化减轻了。而如果低蛋白质饮食同时使用 CCB，肾脏的自身调节能力将减退，从而阻断了低蛋白质饮食延缓肾小球硬化的作用。

上述这些发现仅限于主要通过扩张血管进行调节的血管床，对于那些以血管收缩为主的血管床，如果肾血管自身调节能力受到损害，在全身血压降低时肾脏不能维持适当的灌注压和肾小球滤过压，从而使肾脏出现缺血性的改变，组织学中就会发现肾小管间质缺血性损伤的现象。

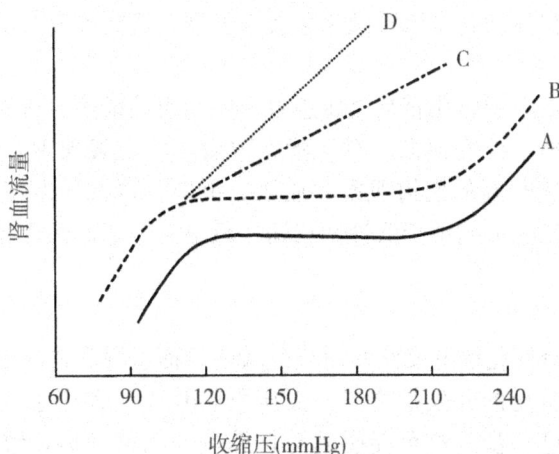

图 10 - 2 肾脏自身调节曲线

A. 正常肾脏的自身调节曲线　　B. 单侧肾切除后肾脏自身调节减退　　C. 5/6 肾切除后，残肾的自身调节严重受损　　D. 5/6 肾切除同时使用双氢吡啶类 CCB 后，残肾丧失自身调节能力。

(Hypertension，2004，44：595 - 601)

非血压依赖的基因或其他一些因素和高血压引起肾脏损伤的严重程度也可能相关。近来体外研究发现的血管紧张素Ⅱ和醛固酮等非高血压依赖的促肾小球损伤的作用受到了极大的关注。这些非血压依赖的因素引起了下游的氧化应激、生长因子被激活。很多体内研究证明，和其他降血压药物相比，肾素 - 血管紧张素系统（RAS）阻断剂和（或）醛固酮拮抗剂有超越降压作用外的肾保护作用。使用 RAS 阻断剂后并没有发现高血压损伤肾脏的阈值增高了或者血压和肾小球硬化之间的关系曲线有改变，这些都反映了非血压依赖的肾保护。而前述的一些介导进一步组织损伤的氧化应激、生长因子活化等事件可能也只是组织应激或损伤的表现之一。因此，需要更多的研究去证明这些非血压依赖的因素。

恶性高血压的发病机制更为复杂，但短时间内血压显著升高是发病的关键。RAS 的激活；血管加压素、内皮素分泌增加；前列环素、激肽释放酶 - 激肽系统抑制等扩血管物质的合成和分泌减少；血管内凝血机制的激活以及一些免疫机制，都被认为和疾病的发生、发展相关。

四、临床特征

良性高血压小动脉肾硬化往往在长期高血压患者中发现，这些患者的高血压还没有达到恶性的程度。这些患者通常是老年人，经常是常规体检时发现高血压或者因为一些非特异的症状如视力模糊、疲劳、心悸、鼻出血和颈项不适时诊断高血压。

肾硬化伴有持续的全身性高血压可以影响心血管系统，如心肌肥厚，可能合并充血性心力衰竭和脑血管并发症的相关症状外，体检时也容易发现视网膜血管改变（动脉狭窄以及火焰状出血）。肾脏首发症状往往是夜尿增多；尿检发现镜下血尿和轻度蛋白尿、微量白蛋白尿、β_2 微球蛋白和 NAG 排出增加；轻度或中度血清肌酐的升高。总的来说，临床上很少出现明显的肾脏异常。更多特异性检查可以发现输液后尿钠排泄增加，肾动脉造影时肾内血管直径变细甚至闭塞。除非肾血流降低，良性肾硬化患者可以维持接近正常的肾小球滤过率。高尿酸血症也容易在良性高血压肾硬化患者中发现。疾病晚期肾功能不全时出现尿毒症相关症状。

恶性高血压大部分发生于以往有高血压患者，中年男性最多。首先出现往往是神经系统症状，表现为头晕、头痛、视物模糊、意识状态改变。此后表现为心源性呼吸困难和肾衰竭。肾脏受损表现为快速升高的血清肌酐、血尿、蛋白尿以及尿沉渣中红细胞、白细胞管型。肾病综合征可能存在。早期由于低钾性代谢性碱中毒引起血浆醛固酮水平升高。

五、并发症

良性高血压小动脉肾硬化的并发症相对出现较晚，而恶性高血压的并发症出现常比较迅速。神经系统损伤是最常见的并发症之一。血压急骤升高可致高血压危象，表现为剧烈头痛、视力模糊；若血压进一步升高可能引起急性脑循环功能障碍，致使脑血管痉挛、脑水肿、颅内压增高，称高血压脑病，出现恶心、呕吐、抽搐、昏迷、一过性偏瘫、失语等。眼底检查可发现小动脉痉挛、视乳头水肿、出血及渗出物等。通常经过降压治疗后，头痛与意识障碍可明显好转。如降低血压治疗不能改善高血压脑病症状，应考虑患者出现缺血性或出血性卒中。在我国高血压是诱发卒中的最直接原因之一，在积极或适当控制血压的同时应给予患者相应的治疗。

高血压病患者常见室间隔和心室壁增厚，主要是由于血浆儿茶酚胺和局部肾素－血管紧张素水平升高以及左心室收缩负荷过度导致。心肌肥厚和合并心脏扩张则形成高血压心脏病。恶性高血压由于舒张压持续的升高，可能在短期内迅速诱导心力衰竭的发生，短期应积极降低血压缓解症状，长期控制血压宜选择 ACEI 或 ARB 药物以及 α、β 受体阻滞剂进行治疗。动脉粥样硬化也是长期高血压的一个常见并发症，可进一步形成主动脉瘤。冠状动脉粥样硬化则导致冠心病，如果同时存在心脏肥厚或扩大，那么极容易诱导发生心力衰竭。下肢动脉粥样硬化可引起间歇性跛行，并存糖尿病病变严重者可造成肢体坏疽。但目前没有十分有效的抗动脉粥样硬化的治疗方法，降低血脂可能对于延缓动脉粥样硬化的发展有一定的帮助。

通常良性肾动脉硬化发展到 ESRD 非常缓慢，但尿毒症却是恶性高血压最常见的并发症，大多数患者需要透析治疗。透析时适当地超滤、减轻容量负荷也非常有助于控制患者的血压。

六、诊断

临床诊断良性小动脉肾硬化必需条件是存在原发性高血压且远早于肾脏损伤（以蛋白尿为标志）出现；持续的蛋白尿，尿检中出现少量有形成分；视网膜动脉硬化或动脉硬化性视网膜改变；排除各种原发性肾脏病和其他继发性肾脏病。老年患者存在高血压性心肌损伤、心力衰竭、脑血管意外、血尿酸升高以及肾小管功能损害先于肾小球功能损害，都提示可能存在高血压性肾脏病的可能。但即使上述条件都符合，也有诊断错误的可能。如临床诊断困难，肾活检可以明确诊断。

恶性高血压肾损害的诊断包括存在恶性高血压（血压持续升高，舒张压 > 120mmHg；眼底检查出现条纹状或火焰状出血和棉絮状渗出；有广泛的急性小动脉病变累及心、脑、肾等器官）；蛋白尿和血尿；肾功能进行性恶化。

七、治疗

针对高血压肾损害的病理生理机制，干预治疗应从以下 3 个方面着手：①降低血压。②降低传导到肾小血管的压力。③阻断或降低局部致组织损伤和纤维化的细胞/分子途径。

无论良性或恶性病变，控制高血压是首要的治疗目标，开始治疗的时间、治疗的有效性以及患者的并发症是影响良性肾硬化病程的关键因素，大多数未治疗的患者出现高血压的肾外并发症。不同的是，恶性高血压是一种急症，自然病史 1 年的病死率为 80% ~ 90%，几乎所有死亡原因都是尿毒症。应该进行更多的监测以控制急性肾衰竭导致的神经系统、心脏和其他器官的并发症。但是最根本的治疗是积极、努力、迅速地控制血压，这样可以逆转大多数患者的各种并发症。

美国高血压预防、检测、评估和治疗全国联合委员会第 7 次报告（JNC7）中针对普通人群的血压控制目标为血压 < 140/90mmHg，以降低心血管并发症。而对于合并糖尿病、肾病患者的血压目标值应该 < 130/80mmHg。2007 欧洲高血压治疗指南则在此基础上提出如果尿蛋白 > 1g，可以将血压降得更低。K/DOQI 针对 CKD 患者高血压的控制提出的治疗目标除了降低血压、延缓肾脏病进展外，保护心血管也是很重要的一个方面。通常的治疗方法包括生活方式的改变、药物治疗等。

健康的生活方式包括低盐饮食（每日钠摄入 ≤2.4g）、有氧锻炼（每日至少 30min）、减肥和控制饮酒，除了直接降低血压外，也可以增加降血压药物的敏感性，是控制高血压、减少并发症最基本的方法。改变生活方式后血压不能控制，应考虑加用药物。保护靶器官最主要依赖于血压的控制。对于普通人群来说，各类降血压药物（包括 ACEI、ARB、CCB、β 受体阻滞剂和利尿剂）的降压作用相似。但从效益－费用比来看，虽然氢氯噻嗪（双氢克尿噻）可激活肾脏肾素－血管紧张素－醛固酮系统，仍被一些指南推荐其作为药物治疗的首选，也是多种药物联合治疗高血压的基础药物。对于肾病，特别是糖尿病肾病患者来说，肾素－血管紧张素－醛固酮系统阻断剂（包括 ACEI 和 ARB）应该作为首选药物使用。对于非糖尿病肾病的患者，如果尿蛋白/肌酐 > 200mg/g，ACEI 和 ARB 也是首选的药物。ACEI 为基础的降压治疗可以减少进展到 ESRD 和病死率约 22%。而另一项研究也证明 ACEI 的治疗可以显著减少肌酐清除率降低 50% 患者的数量。使用 ACEI 或 ARB 治疗的另一个优点在于可以更好地控制蛋白尿，ACEI 或 ARB 降低蛋白尿的效果一般是剂量依赖性的，因此当血压和蛋白尿控制不佳时，可以增加 ACEI 或 ARB 至最大剂量。但当 ACEI 或 ARB 剂量改变时，应密切监测其在肾功能和血钾方面的副作用。一旦血清肌酐水平较基础值增加 >30%，应该减量甚至停药。

对于合并肾脏病的高血压患者来说，降血压药物的剂量通常较普通人群大。中到大剂量的高血压药物或者联合使用降血压药物非常常见。同样，由于 CKD 患者肾脏清除药物的能力可能减退，药物的副作用可能也比较明显。肾小动脉硬化的患者如果使用最大剂量的 ACEI 或 ARB 仍未能控制血压，则应该考虑加用其他降血压药物。通常首先考虑加用利尿剂，普通人群可以选择噻嗪类或襻利尿剂，而 CKD 3~5 期患者则首选襻利尿剂。如联合使用 ACEI 或 ARB 和利尿剂仍不能控制血压，下一步可以根据情况加用 β 受体阻滞剂或 CCB，必要时也可以使用 α 受体阻滞剂或中枢性降压药物。特别对于已存在心血管疾病的患者，卡维地洛（α、β 双通道阻滞剂）有比较好地保护心血管的作用，可以更早期地使用。无论选择何种降血压治疗方案，将血压控制于目标范围是最终的目标之一。

对于恶性高血压患者来说，应积极控制血压，但过快地降低血压可能超过肾脏或脑的自身调节范围而产生严重的并发症。因此，在疾病的急性期必须使用静脉降血压药物，应在 12~36h 内逐步降低舒张压至 90mmHg，病情稳定后加用口服降压药。由于此类患者水钠负荷并没有显著增加，血压升高主要由于血管收缩导致，因此选用扩血管药物为主。可同时使用 β 受体阻滞剂防止扩血管后的心率增快。如果一些药物引起水钠潴留，可以加用利尿剂。

八、预后

良性高血压小动脉肾硬化预后相对良好，单纯由于高血压导致肾硬化肾功能不全的进展通常非常缓慢。血压控制后肾功能可以在很长一段时间内保持稳定。一项研究显示，42% 高血压患者合并肾脏病变，但 60% 以上的死亡原因为心力衰竭和脑血管意外，10% 患者死于尿毒症。因此，高血压肾硬化患者更应该关注他们心脑血管的并发症。高血压导致肾动脉硬化的危险因素包括老年人、男性、有高血压肾硬化家族史、出生时肾小球数量少、收缩性高血压、血脂异常、蛋白尿、开始治疗时肾小球滤过率降低和吸烟。

恶性高血压预后较差，一般认为不经治疗则 1~2 年内死亡，大多数死于尿毒症。其预后和血压是否得到及时控制、控制程度以及开始治疗时肾功能水平有关。

（徐爱刚）

第五节　肾动脉狭窄和缺血性肾病

肾动脉狭窄的定义是肾动脉主干或其分支的狭窄。成人肾动脉狭窄主要由于动脉粥样硬化引起，少部分患者的病因是肾动脉肌纤维发育不良。儿童肾动脉狭窄多是由于肌纤维发育不良导致。显著的肾动脉狭窄解剖学定义为肾动脉腔狭窄 >50%，如果狭窄 >75%，血流动力学受到明显的影响。血流动力学受影响时会导致肾血管性高血压或缺血性肾病。

肾血管性高血压是指由于肾动脉狭窄引起的血流动力学改变导致的高血压。ACEI 或 ARB 往往能控制肾血管性高血压，但可能造成急性肾小球滤过率（GFR）降低。缺血性肾病的定义是由于肾动脉狭窄导致的 GFR 下降。部分缺血性肾病可以通过血管成形术治疗。

一、流行病学

目前还没有针对普通人群的肾动脉狭窄的研究，因此准确的肾动脉狭窄流行病学资料很难估计。大多数研究选择的是有肾动脉狭窄危险因素的患者，例如冠状动脉疾病、外周血管病、糖尿病、血脂代谢异常或高血压的患者。缺乏准确的流行病学资料的另一个原因是肾动脉狭窄和缺血性肾病没有明确的定义并且诊断方法不统一。

尸检的研究显示，肾动脉狭窄（RAS）的发生率为4%～50%，60岁以上的患者发生率（16.4%）明显高于60岁以下的患者（5.5%）。在进行动脉造影检查的患者中，肾动脉狭窄的发生率更高。调查显示38%的动脉瘤患者、33%动脉闭塞性疾病的患者以及39%下肢动脉闭塞性疾病的患者存在肾动脉狭窄。近期的资料显示冠状动脉狭窄的患者肾动脉狭窄的发生率为14%～29%。在最近一项较大规模的肾动脉狭窄流行病学的调查中，1 305位进行冠状动脉造影的患者存在单侧和双侧明显的肾动脉狭窄（狭窄面积＞50%）的发生率分别是11%和4%，15%的患者存在不显著的肾动脉狭窄（狭窄面积＜50%）。

肾动脉狭窄是终末期肾衰竭（ESRD）的病因之一，占5%～8%。有资料显示11%～15%的新的血液透析患者存在肾动脉粥样硬化性疾病，他们年龄的中位数是70岁。美国USRDS的数据表明肾血管病在ESRD中的比例由1991年的2.9/100万人口上升到1997年的6.1/100万人口。

肌纤维发育异常约占肾动脉狭窄病例的10%。虽然肌纤维发育异常可以影响血管的内膜、中层和外膜，但96%病例累及动脉中层纤维。该病主要发生在15～50岁的女性，经常累及肾动脉远端2/3以及肾动脉的分支，影像学中主要为串珠样动脉瘤的表现。累及内膜和外膜的肌纤维发育异常临床上主要表现为缺血和栓塞，而动脉中层肌纤维发育异常极少引起远端缺血和动脉栓塞。因此，与动脉粥样硬化肾动脉狭窄不同，肌纤维发育异常几乎不会导致肾动脉闭塞。

90%肾动脉狭窄患者由于动脉粥样硬化所致，通常累及肾动脉开口和肾动脉主干近端1/3。非常严重的患者，特别是有缺血性肾脏病的患者可以发现肾内动脉存在节段和弥漫的动脉粥样硬化。肾动脉粥样硬化性狭窄的发病率随着年龄增加而增高。在肾动脉粥样硬化的患者中，诊断后5年有51%的患者出现肾动脉进行性狭窄，3%～16%肾动脉完全闭塞，21%的肾动脉狭窄面积＞60%的患者出现肾萎缩。所以肾动脉粥样硬化是一种常见的进展性疾病。

二、病理生理和发病机制

肾血管性高血压是指由于肾灌注的降低导致的动脉血压升高。很多疾病可以引起肾血管性高血压，具体见表10－6。严格地说，只有在肾血管成形术成功地控制了高血压后才能做出肾血管性高血压的诊断。

肾素－血管紧张素－醛固酮系统在肾血管性高血压的发病中起重要作用。单侧肾动脉狭窄使血压升高，并直接作用在对侧无狭窄的肾脏。升高的灌注压使无狭窄侧的肾脏代偿性地增加排钠，抑制肾素的释放，使全身升高的血压降低，那么狭窄侧的肾脏持续地出现低灌注，并持续地释放肾素。因此，这种类型的高血压通常是血管紧张素依赖性的，并且和血浆肾素活性升高有关。而当对侧的肾动脉同样存在狭窄或对侧是无功能肾，肾血管性高血压的机制则完全不同了。尽管发病初期出现肾素释放，血压升高的同时伴随着水钠潴留（因为没有对侧正常肾脏代偿性增加排钠），但持续存在的水钠潴留和血压升高最终使肾素水平降低到正常范围。因此这种高血压并不依赖于血管紧张素Ⅱ，检测肾素活性在诊断双侧肾动脉狭窄导致的高血压时价值不大。

表 10 −6　肾血管损伤造成肾脏低灌注以及肾血管高血压的病因

单侧性疾病（类似双肾单侧钳夹高血压模型）
单侧动脉粥样硬化性肾动脉狭窄
单侧肌纤维发育不良
中层纤维增生和肥厚96%
外周纤维增生1% ~2%
内膜纤维增生1% ~2%
肾动脉瘤
动脉栓塞
动静脉瘘形成（先天性/外伤性）
节段性动脉闭塞（外伤后）
外源新生物压迫肾动脉（嗜铬细胞瘤）
双侧性疾病或孤立的功能肾（类似单肾单侧钳夹高血压模型）
单侧功能肾肾动脉狭窄
双侧肾动脉狭窄
大动脉收缩
系统性血管炎（多动脉炎等）
动脉栓塞性疾病

　　高血压和外周血管收缩反映了血管紧张素和其他血管活性物质的复杂相互作用。肾血管病变导致交感神经兴奋性增加。同时全身血管系统氧化应激增加，导致自由氧离子产生增多。血管损伤也使内皮细胞功能紊乱，产生的内皮素和血管舒张系统如前列环素的平衡受到干扰。氧化应激和内皮细胞功能紊乱在肾血管性高血压的发病机制中的作用也被近期的临床实验进一步证实。

　　许多存在肾动脉狭窄的患者没有"肾缺血"的表现，引起缺血性肾病的原因比肾动脉狭窄更复杂。与动脉粥样硬化相比，肌纤维发育不良引起的肾动脉狭窄很少导致缺血性肾病，所以动脉粥样硬化的因素可能在缺血性肾病中发挥作用。肾动脉狭窄的患者肾血管狭窄部位远端的灌注压低于肾脏自身调节范围后，肾脏血流和 GFR 下降引起肾功能减退。灌注压恢复或血管损伤因素被去除，这个过程就能够逆转。如果肾脏低灌注的情况持续存在，反复的肾血流降低可以导致肾脏不可逆的纤维化。

　　缺血性肾病具体的发病机制并不十分明确。一般认为缺血性肾病是由于肾血流下降导致肾脏缺血和肾排泌功能不全。然而，10% 的肾脏血供即可满足肾脏的代谢需要，因此很难使用因解剖原因存在肾血供不足解释肾功能减退。并且当肾脏灌注压下降到正常的 40% 时，仍能维持肾血浆灌注和 GFR，进一步降低肾灌注压可以引起 GFR 的急剧下降。所以只有极为严重的肾动脉狭窄（70% ~80% 的狭窄）才可能导致肾灌注压降低至正常的 40%。当收缩压低于 70 ~80mmHg 时，肾脏血流的自身调节机制失效，一些降低剪切力的因子和一氧化氮产生减少，内皮素生成增加和肾素 − 血管紧张素系统激活以及 TGF − β 和 PDGF − β 的产生增加可能导致肾局部缺血，肾小管损伤、上皮细胞塌陷以及肾间质纤维化。

三、临床特征

年龄 >55 岁或 <30 岁，以前没有高血压史的患者出现高血压，或者原先控制良好的高血压患者出现高血压加重，均应该考虑肾动脉狭窄的可能；其他提示存在肾动脉狭窄的表现包括在没有使用利尿剂治疗时出现低钾血症和代谢性碱中毒；外周血管病的症状和体征；无法解释的进行性肾功能不全；反复发生肺水肿；双侧肾脏大小不等；体检时发现腹部杂音。

缺血性肾病临床的特点是显著的肾功能减退。当肾动脉狭窄导致缺血性肾病时，最常见的临床表现包括：①年龄 >60 岁的高血压或非高血压的患者，有无法解释的肾功能不全。②高血压患者出现进行性氮质血症。③心血管或外周血管病患者出现氮质血症。④使用 ACEI 或 ARB 后导致急性肾衰竭。⑤急性肺水肿。

有显著的双侧肾动脉狭窄并影响肾脏血流动力学的患者，使用 ACEI 或 ARB 治疗发生急性肾衰竭比较常见。肾脏血流灌注降低时，通过自身调节入球小动脉的舒张以及出球小动脉的收缩维持稳定的 GFR。由于肾脏低灌注导致肾内肾素 - 血管紧张素生成增多，血管紧张素 Ⅱ（Ang Ⅱ）作用使出球小动脉收缩维持了肾小球的毛细血管压以及 GFR。使用 ACEI 抑制 Ang Ⅱ 生成或 ARB 抑制 Ang Ⅱ 的作用均导致肾内的自身调节机制障碍、GFR 降低，一般在用药后 1~14d 发生急性肾衰竭。美国 K/DOQI 关于高血压和抗高血压药物指南指出，使用 ACEI 或 ARB 后，GFR 降低超过 30% 应该考虑存在肾血管病；当没有发现其他导致急性肌酐升高的原因时，应中止 ACEI 或 ARB 的治疗。值得注意的是，部分患者开始使用 ACEI 或 ARB 时没有发生肌酐升高，加用利尿剂后往往会导致 GFR 明显降低。因为 ACEI 或 ARB 改变了肾小球血流动力学而非肾血流量，因此终止 ACEI 或 ARB 一般均能改善 GFR。

虽然大部分缺血性肾病患者仅仅存在轻度蛋白尿，也有报道可能肾病范围的蛋白尿发生。此时蛋白尿被认为是动脉粥样硬化缺血性肾病肾实质病变的标记。肾内高水平的 Ang Ⅱ 可能是蛋白尿的发生原因，研究发现纠正肾动脉狭窄、降低肾内 Ang Ⅱ 水平可以改善蛋白尿。

单侧肾动脉狭窄的患者使用 ACEI 或 ARB 治疗时因为对侧肾脏的 GFR 相应增高，很少发生肾功能减退。如果在已知单侧肾动脉狭窄的患者使用 ACEI 或 ARB 后肌酐 >176μmol/L，提示发生了双侧肾动脉狭窄或肾实质病变。

四、诊断

评估怀疑有缺血性肾病的患者需要进行一系列的检查以确定一侧或双侧肾脏功能、双肾的大小以及准确地描绘血管的情况。血管损伤并不能证明功能损伤。需要更多的检测以确定肾动脉粥样硬化损伤是否是 GFR 下降的原因。诊断缺血性肾病和肾血管性高血压有很多相似之处，但值得重视的是两者有根本的差异。肾血管性高血压患者往往至少有一个正常功能的肾脏，而缺血性肾病患者双肾功能都有显著的异常（表 10 - 7）。

检测肾动脉结构异常的方法包括传统的血管造影、螺旋 CT 血管成像、磁共振血管成像。检测继发于 RAS 的肾脏功能异常有肾静脉肾素测定、卡托普利肾图和彩色多普勒超声检查。

表 10 - 7　针对肾血管性高血压和缺血性肾病的诊断试验和干预治疗的目标

诊断试验的目标

　　确定存在肾动脉狭窄：定位和损伤类型

　　确定是否存在单侧或双侧（或孤立肾）肾动脉狭窄

　　确定狭窄侧和非狭窄侧肾脏的功能

　　确定肾动脉疾病对血流动力学影响的严重性

　　设计干预治疗的方案：动脉粥样硬化性疾病的程度和定位

治疗的目标

　Ⅰ　改善血压的控制

　　　降低高血压的患病率和死亡率

　　　改善血压的控制并减少药物用量

　Ⅱ　肾功能的保护

　　　降低因为使用降压药导致的肾脏低灌注的危险性

　　　减少急性肺水肿的发生

　　　减缓进行性血管堵塞引起肾功能的丢失：肾功能的保护

　　　挽救肾功能：恢复 GFR

1. 卡托普利（开博通）肾图　原理是存在显著肾动脉狭窄的患者，其 GFR 依赖于 Ang Ⅱ。Ang Ⅱ维持这类患者肾动脉的灌注压、肾小球内的压力和 GFR。使用卡托普利降低了肾脏灌注压，从而使肾小球内压力和 GFR 降低。在单侧肾动脉狭窄的患者中，一侧的 GFR 降低同时对侧肾脏继发性 GFR 升高，最终两侧肾脏 GFR 的差异被放大。肾功能不全的患者基础肾图中即存在 GFR 降低，使用卡托普利后 GFR 降低不明显，进行卡托普利肾图的意义存在争论。因此，卡托普利肾图可能适用于有正常肾功能或 GFR >50ml/min 的患者。其缺点在于检查前需要认真地进行术前准备（包括 ACEI 或 ARB 停药）。

2. 多普勒超声波检测　超声波检测常用于测量肾脏大小。没有其他肾脏病的情况下，如果双侧肾脏大小相差 1cm 提示可能存在肾血管疾病。B 超和多普勒超声可以检测肾动脉和肾内血管的血流。肾内阻力指数（RI）可用于检测肾血管病患者的肾纤维化和（或）肾萎缩。有研究显示 RI 值 >0.8 的肾动脉狭窄的患者，即使进行了肾血管成形术，也不能改善其肾功能、血压。多普勒超声也可以用于肾动脉狭窄的定位，但超声检查在肥胖患者或局部肠道气体较多的患者中应用比较困难，即使是有经验的超声诊断室医生也需要比较长的时间，并且副肾动脉和其他变异的动脉往往无法检测到。这些问题影响了超声检查在肾动脉狭窄患者中的敏感性、特异性和预测价值。

3. 螺旋 CT 血管显像和磁共振血管显像（MRA）　螺旋 CT 和 MRA 都可以提供准确可靠的图像。螺旋 CT 的敏感性为 64% ~99% 而特异性为 92% ~98%。与传统的血管造影比较，螺旋 CT 最重要的优点在于不仅可以观察血管腔内，而且可以观察动脉管壁（特别是那些存在钙化的患者）。对比剂的肾毒性和血管造影相似。肾功能已经受损或对对比剂过敏的患者，MRA 可能是极好的、无创的检测方法。使用钆增强的 MRA 在检测肾动脉主干或副肾动脉狭窄中有相当高的敏感性。MRA 检查不受患者肾功能影响，而且不需要使用碘。其缺点在于 MRA 仅提供了解剖而非生理学的信息，并且对于肾内动脉的检测作用有限。

4. 肾动脉造影　尽管有对比剂肾病和动脉栓塞肾病的风险，动脉造影还是被认为是诊断肾动脉狭窄的金标准。动脉造影可以确诊和了解肾动脉狭窄的原因，并能评估肾内动脉病的范围，确定肾脏大小。低渗透压对比剂可以将对比剂引起的不适降至最低，但仍需谨慎使用。动脉内数字减影血管造影术（DSA）可以减少对比剂的使用剂量。在有严重的少尿型肾衰竭患者中，使用非碘的对比剂如二氧化碳或钆可能减少对比剂肾病的可能性。在进行冠状动脉造影时同时进行肾动脉造影"监测"肾血管病目前仍有很大的争论，部分学者认为这种方法不值得提倡。

非侵袭性方法评估肾动脉狭窄见表 10 - 8。

表 10 - 8　非侵袭性方法评估肾动脉狭窄

试验	作用	特点	缺点
关于肾素 - 血管紧张素系统的研究			
外周血血浆肾素活性的测定	反映钠分泌的充分性	检测肾素 - 血管紧张素系统的活性水平	对于肾血管性高血压有很低的预测准确性，结果受药物和很多其他因素影响
使用卡托普利后肾素活性的测定	导致狭窄远端压力降低	增加狭窄侧肾脏肾素分泌	对于肾血管性高血压有很低的预测准确性，结果受药物和很多其他因素影响
肾静脉肾素活性的测定	比较两侧肾脏肾素的释放	部分预测血管成形术后血压改善情况	无法预测血管成形术后血压的改善，结果受药物和很多其他因素影响
功能研究评价总体肾功能			
血清肌酐的测定	检测总体肾功能	容易进行，价格低	对于肾实质或单肾功能的早期改变不敏感
尿液分析	评价尿沉渣和蛋白	容易进行，价格低	
核素（^{125}I 或 ^{51}Cr 标记的 DTPA）影像检测 GFR	尿检测总体的 GFR	对于有正常或异常肾功能的患者能有效地评价 GFR	特异性不高，容易受到其他疾病影响　昂贵，未能广泛使用
研究血液灌注以评估肾脏不同的血流			
使用 ^{99m}Tc 核素进行卡托普利肾图检测	卡托普利导致的 GFR 下降放大了肾灌注中的差异	排除肾血管性高血压的普通的研究	在有严重的动脉粥样硬化或血肌酐 > $177\mu mol/L$ 的患者中有很多限制
使用 ^{99m}Tc 或 ^{99m}Tc 标记的 DTPA 进行核素显像以评估单侧肾脏的血流	评价单侧肾脏的血流	可以计算单侧肾脏的 GFR	存在梗阻性肾病可能会影响结果
血管研究以评估肾动脉			
超声检查	显示肾动脉，测定肾血流速度来评估狭窄的严重性	容易进行，价格低	准确性依赖超声诊断室医生的经验，在诊断肌纤维发育不良和副肾动脉中不如侵袭性血管显像有价值
磁共振肾血管显像	显示肾动脉和肾周大动脉	没有肾毒性，在肾衰竭患者中有用，可以提供很好的影像	昂贵，在诊断肌纤维发育不良中不如侵袭性血管显像有价值，支架导致成像伪影
CT 血管显像	显示肾动脉和肾周大动脉	可以提供很好的影像，支架不会导致成像伪影	未能广泛使用，需要使用大剂量对比剂，有潜在的肾毒性

总的来说，对于怀疑肾动脉狭窄的患者进行相关的诊断试验可能遵循下列原则：①诊断试验的选择依赖于各个中心不同的经验和设备，"最好"的诊断试验往往是最常做的方法。②GFR > 50ml/min 的患者，首先应进行功能性研究如卡托普利肾图。③GFR < 50ml/min 的患者，首先应进行解剖学研究如 MRA。

五、治疗和预防

肾动脉狭窄的治疗目标是通过恢复肾脏血流灌注以控制血压和稳定肾功能。对于肾动脉狭窄的患者怎样才是最好的治疗存在极大的争论，治疗方案往往需要肾脏科医生、血管外科医生以及介入治疗医生共同讨论制定。治疗方案包括经皮腔内肾血管成形术（percutaneous transluminal renal angioplasty，PTRA）、经皮腔内肾动脉支架安置术（percutaneous transluminal renal artery stent placement，PTRAS）、外科血管成形术和保守药物治疗。

（一）药物治疗

肌纤维发育不全的患者极少出现肾脏排泄功能的减退，使用 ACEI 治疗这些患者的高血压一般有效。球囊血管成形术适用于难治性高血压的患者。对于肾动脉粥样硬化的高血压患者，阿司匹林、降胆固醇药物以及戒烟是阻止粥样斑块发展最基本的手段。

一般认为，ACEI 或 ARB 比其他降压药更能有效地控制肾血管性高血压，并且改善了这些患者（包括存在严重的动脉粥样硬化的患者）的生存率。但是 ACEI 或 ARB 治疗肾血管高血压患者往往引起肾小球滤过压降低，导致急性肾功能不全。原先存在肾功能不全、充血性心力衰竭以及长期使用利尿剂、血管扩张药和 NSAIDs 治疗是 ACEI 导致肾功能不全的危险因素。使用 ACEI 或 ARB 治疗高危患者（双侧肾动脉狭窄或单侧功能肾动脉狭窄的患者）约 1/3 出现血清肌酐升高，一般于停药后 7d 肌酐恢复到基础水平。只有很少的报道提示 ACEI 导致的肾功能不全是不可逆的，大多数医生认为这种治疗导致的肾功能不全可能不是因为 ACEI 所致，任何降压治疗都可能引起肾脏低灌注导致肾衰竭。

对于缺血性肾病几乎没有有效的药物可以治疗。即使成功地进行了血管成形术，但进行性肾衰竭仍会发生，提示缺血性肾病可能是多因素的结果。改善动脉粥样硬化可能是最根本的治疗方法，但保守治疗的长期效果仍存在争论。

（二）外科血管成形术

在 ACEI 治疗和球囊血管成形术开展前，单侧主动脉肾动脉搭桥术是最常用的手术方法。然而在很多中心，主动脉肾动脉搭桥术逐渐减少。在一些中心 80% 的患者使用腹腔动脉或肠系膜动脉分支和肾动脉进行搭桥的手术方案。这些手术的围手术期死亡率在 2.1% ~ 6.1%，而肾动脉内膜剥脱术的围手术期死亡率为 1% ~ 4.7%。增加围手术期死亡率的因素包括是否需要进行大动脉重建、手术前已有氮质血症和使用大动脉人工血管作为主动脉肾动脉搭桥的血管来源。独立的增加围手术期患者死亡的预测因子包括早期移植物失功；存在冠状动脉疾病；存在难以控制的高血压；是否需要进行腹主动脉动脉瘤修补。外科手术其他并发症包括心肌梗死（发生率 20% ~ 90%）、需要外科探查的出血（2.0% ~ 3.0%）、卒中（0 ~ 3.3%）和胆固醇栓塞（10% ~ 4.3%）。早期移植物失功的发生率为 1.4% ~ 10%，是最强的独立的围手术期预测因子，通常是由于和技术问题有关的移植物栓塞所导致。与此相反，晚期移植物失功通常由于逐渐发生的血栓、内膜增生和进行性动脉粥样硬化所致。

很少有研究比较动脉球囊扩张术和外科血管成形术。一个研究单侧肾动脉狭窄的临床观察中患者被随机分为外科手术和肾动脉球囊扩张术组，结果提示两组患者高血压治愈率分别是 86% 和 90% ，而 2 年的肾动脉通畅率分别是 97% 和 90% 。作者推荐肾动脉扩张术可以作为肾动脉狭窄患者治疗的首选方案，但需要密切随访。

一些非随机的研究指出恢复肾脏血流可以保护一部分患者的肾功能。然而没有随机前瞻性研究证明外科血管成形术延缓肾动脉狭窄患者的肾脏病进展。

（三）肾动脉球囊血管成形术和（或）合并支架安置术

经皮肾动脉球囊血管成形术包括传统的球囊血管成形术和球囊血管成形合并支架安置术。使用冠状动脉或外周动脉的导引钢丝和球囊导管。推荐在治疗前使用阿司匹林，术中使用低渗透压的对比剂和肝素。传统的球囊血管成形术只建议在因肌纤维发育不良引起的难治性高血压患者中使用。其成功率为 82% ~ 100% ，狭窄的复发率为 10% ~ 11% 。

传统的球囊血管成形术对于动脉粥样硬化性肾动脉狭窄的患者几乎无效，其再狭窄率为 10% ~ 47% 。一项综合了 1 118 例患者的资料显示院内死亡率为 0.5% ，肾切除率为 0.3% ，2.0% 的患者需要行肾脏外科手术，肾动脉侧支闭塞率为 2.2% ，胆固醇栓塞率为 1.1% 。传统的球囊血管成形术对于非开口处肾动脉狭窄的成功率比开口处狭窄高，分别为 60% ~ 62% 和 72% ~ 82% 。动脉粥样硬化患者进行肾动脉球囊成形术的生存率和血管通畅率远低于肌纤维发育不良的患者。

使用支架可以有效地防止单纯球囊术后的血管弹性回缩、残余狭窄。FDA 没有批准专用于肾动脉狭窄治疗的支架，因此可以使用胆道支架、冠状动脉支架和髂动脉支架。大多数研究报道成功率为 94% ~ 100% ，术后 1 年的再狭窄率为 11% ~ 23% 。

一个前瞻性随机的研究比较了球囊血管成形术和单独药物治疗降低 RVS 患者血压和肾动脉通畅率的作用。106 例患者随机分为球囊血管成形术组（n = 56）和单独药物治疗组（n = 50），随机化后 3 个月两组患者的血压相同，但血管成形术组的患者服药更少并且 Ccr 更高。药物治疗组中 22 例患者不得不接受球囊血管成形术，术后 22 例患者的血压得到明显改善，但 Ccr 没有任何好转。随机化 12 个月两组患者的血压水平和 Ccr 没有差异。有人认为除非患者的血压无法用药物控制或患者存在进行性氮质血症，球囊血管成形术在治疗肾动脉狭窄中仅略好于单独药物治疗。

虽然直接研究血管成形术对高血压的影响有很多困难之处，但普遍认为血管成形术治疗肌纤维发育不良患者高血压（60%）的效果好于动脉粥样硬化患者（< 30%）。最初高血压改善后复发的患者并不常见，如果再次出现高血压，则提示再狭窄和动脉粥样硬化。最近的研究提示血清 B 型心房利钠肽（BNP）水平可以预测肾动脉狭窄患者血管成形术后高血压是否能控制。

对于缺血性肾病患者来说，哪些患者应该进行血管成形术，应该使用何种血管成形术，还没有达成共识。血管成形术治疗缺血性肾病是考虑狭窄引起的血流动力学改变导致肾功能不全这一假设。很多临床医生不鼓励进行血管成形术，除非患者双侧肾动脉狭窄并且肌酐水平升高，然而一些证据提示患者血清肌酐升高前进行血管成形术是比较好的方法，基础肾功能和患者死亡率相关。基础血清肌酐每升高 88 μmol/L，围手术期、晚期死亡和肾衰竭的危险升高 2 ~ 3 倍。基础肌酐 > 133 μmol/L 是最强烈的独立的预测晚期死亡的因子（RR = 5.0）。已经存在严重肾衰竭的患者下列因素提示肾血管成形术可能改善或恢复肾功能：

①侧支循环对远端肾动脉床的充盈。②血管造影术中可以看见肾盂分泌显影。③肾活检中肾小球和肾间质没有纤维化。④肾长度 >9cm。⑤近期升高的血清肌酐，血清肌酐 <354μmol/L。⑥肾内血管阻力指数 <0.8。⑦使用 ACEI 或 ARB 治疗时 GFR 下降，但这些条件并非绝对。

血管成形术治疗缺血性肾病的可能的原因包括：①胆固醇栓塞。②对比剂肾病。③损伤复发。④血管开放后高动脉压使肾小球受损。目前有研究发现使用保护装置防止胆固醇栓塞的发生后球囊成形术能改善轻中度肾功能不全患者（Ccr >15ml/min）的肾功能。而针对损伤复发的研究集中于使用药物支架之后。一项非随机对照研究（GREAT study）观察了 105 位肾动脉狭窄患者分别进行药物支架和裸支架治疗，术后 6 个月发现药物支架组和裸支架组相比再狭窄的发生率轻度降低（分别是 6.7% 和 14.3%），目前该研究正在进一步观察中。

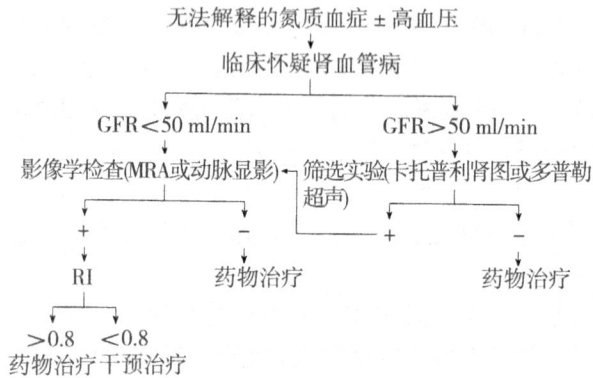

图 10 - 3　治疗肾动脉狭窄和缺血性肾病的策略图

（徐爱刚）

参考文献

[1] 王海燕. 肾脏病学临床概览. 北京：北京大学医学出版社，2010.

[2] 王尊松，崔美玉，王建宁. 肾脏病临床诊治. 北京：军事医学科学出版社，2010.

[3] 孙世澜，关天俊，袁海. 肾脏病新理论新技术. 北京：人民军医出版社，2014.

[4] 张元芳，孙颖洁，王忠. 实用泌尿外科与男科学. 北京：科学出版社，2013.

[5] 许勇芝，刘华锋. 肾脏疾病患者1627例肾活检的临川与病理分析. 广东医学院学报，2009.

第十一章

自身免疫性疾病肾损害

第一节　狼疮肾炎

系统性红斑狼疮（Systemic Lupus Erythematosus，SLE）是自身免疫介导的，以免疫性炎症为突出表现的弥漫性结缔组织病。血清中出现以抗核抗体为代表的多种自身抗体和通过免疫复合物等途径造成多系统受累是 SLE 的两个主要临床特征。该病的发病率和比率世界各国报道结果不一，在美国多地区的流行病学调查报告，SLE 的患病率为 14.6～122/10 万人，美国黑种人特别是女性患病率高于白种人 3～4 倍。美国夏威夷的调查发现亚洲血统发生该病的患病率远较白种人为高。我国大样本的一次调查（＞3 万人）显示 SLE 的患病率为70/10 万人，在妇女中则高达 113/10 万人。本病好发于育龄女性，多见于 15～45 岁年龄段，北京统计的男性女性之比，在 14～39 岁组为 1：13，在 40～59 岁组为 1：4。

狼疮肾炎（Lupus Nephritis，LN）是 SLE 最为常见和严重的并发症，约 50% 以上的 SLE 患者临床上有肾脏受累。狼疮肾炎可以是 SLE 诸多的临床表现之一，在 3%～6% 的患者中肾脏是起病时唯一有受累表现的脏器。在一些患者中偶可见到狼疮肾炎出现在抗核抗体阳性之前，甚至有些患者在临床上尚达不到美国风湿病学院（American College of Rheumatology，ACR）关于 SLE 的诊断标准。大多数 SLE 患者，肾脏受累多出现于病程早期，Cameron J. S. 等分析了 230 例狼疮肾炎患者，其中仅有 5 人肾脏受累出现在起病 10 年以后。狼疮肾炎的年龄和性别分布与 SLE 基本一致，肾受累在儿童尤为多见。男性 SLE 患者狼疮肾炎的发生率高，病情重。

一、病因

SLE 的发生与遗传、环境、性激素及自身免疫等多种因素有关。一般认为具有遗传素质的个体在环境、性激素及感染等因素的作用下引起免疫功能异常、自身抗体产生、免疫复合物形成及其组织的沉积，导致 SLE 的发生和发展。

1. 遗传因素　已经证明同卵双生者同患 SLE 的发生率在 24%～58%，而在异卵双生者为 6%；5%～13% 的 SLE 患者可在一、二级亲属中找到另一 SLE 患者；SLE 患者的子女中，SLE 的患病率约为 5%；提示 SLE 存在遗传易感性。近年来对人类 SLE 和狼疮鼠动物模型的全基因组扫描和易感基因定位工作提示，SLE 的发病是多基因相互作用的结果。易感基因存在于凋亡细胞及免疫复合物清除、抗原提呈、炎症因子调控、淋巴细胞激活等整个免疫应答过程中。其免疫表型可能为3个不同层次的病理途径的综合效应：①对核抗原免疫耐受的丧失，参与基因（位点）如 sle1（鼠）、Sap、Clq、IRF5；②免疫调节紊乱，包括调控淋巴细胞免疫应答的多种基因（位点），如 sle2、sle3（鼠）、Fas、Lyn、SHP-1、PTPN22、STAT4等；③免疫效应阶段的终末器官损伤，主要涉及免疫复合物的形成和在特定组织的沉积，相关基因（位点）如 sle6（鼠）、FCGR2A、ITGAM 等。

2. 环境因素 紫外线、某些药品（如肼屈嗪、普鲁卡因胺等）及食物（如苜蓿类、鱼油）等均可诱导本病的发生。

3. 感染因素 人类免疫缺陷病毒（HIV）-1、致癌 RNA 病毒及某些脂多糖可能与本病的发生相关。

4. 性激素 生育年龄女性的 SLE 发病率绝对高于同年龄段的男性，也高于青春期以前的儿童和老年女性。已有研究显示，SLE 患者体内雌性激素水平增高，雄激素降低。泌乳素水平增高亦可对 SLE 的病情有影响，妊娠后期和产后哺乳期常出现病情加重可能与体内雌激素和泌乳素水平变化有关。

二、发病机制

目前 SLE 具体的发病机制尚未明确，各种致病机制研究较多，未能达成统一认识。近年来关于细胞凋亡、狼疮肾炎的肾脏损伤机制研究的进展较多。

（一）细胞凋亡

目前大量研究认为凋亡细胞可能是 SLE 患者体内自身抗原的来源。作为程序性死亡的一种方式，体内每天有大量的细胞发生凋亡以完成新旧更替并维持机体内环境的稳定。在细胞凋亡过程中，位于细胞内的核物质如 DNA、组蛋白等移至细胞表面，如果凋亡细胞未被及时清除，这些核抗原将暴露于机体的免疫系统中，诱发自身免疫反应进而产生以抗核抗体为主的一系列自身抗体。

（二）免疫复合物沉积

免疫复合物在肾脏沉积是多数狼疮肾炎患者的特征性表现及肾脏损伤的启动因素。

目前认为狼疮肾炎患者肾脏沉积的免疫复合物主要有以下两个来源①循环免疫复合物：SLE 患者因凋亡细胞代谢及自身免疫耐受异常生成大量以抗核抗体为主的自身抗体，SLE 患者尤其是狼疮肾炎患者血清免疫复合物水平亦明显升高。正常情况下循环中一旦有免疫复合物形成，C1q 即与免疫复合物中 Fc 段结合并激活补体经典途径，生成 C3b 共价结合于免疫复合物上。经过 C3b 调理的免疫复合物与红细胞表面补体受体 1 结合并随红细胞运送到肝脾单核-巨噬系统，是循环免疫复合物清除的主要手段。免疫复合物与红细胞表面受体亲和力的大小主要与免疫复合物表面结合的 C3b 的数量有关。免疫复合物分子越大，结合的 C3b 越多，越容易黏附在红细胞上被清除。而抗原抗体的性质及两者之间的比例是决定免疫复合物分子大小的重要因素。在 SLE 患者中，免疫复合物的大小主要与 dsDNA 片段有关，因此小片段 ds-DNA 形成的免疫复合物可能不易被红细胞携带清除而沉积于组织致病。Mjelle J. E. 等发现核小体中的染色质成分与肾小球基底膜或系膜基质中的层粘连蛋白及IV型胶原有很高的亲和力，SLE 患者循环中富含染色质的免疫复合物如果未被及时清除即很可能沉积在肾脏引发狼疮肾炎。②原位免疫复合物：既往研究报道狼疮肾炎患者体内的自身抗体可直接识别肾小球内的固有抗原形成原位免疫复合物。Chan T. M. 等发现狼疮肾炎患者抗dsDNA 抗体可直接结合肾小球系膜细胞，另外一些研究者亦发现狼疮肾炎患者非抗 dsDNA的 IgG 也可以与肾小球系膜细胞膜蛋白直接结合；亦有研究表明抗 dsDNA 抗体可交叉识别肾小球其他固有抗原（如 α - 肌动蛋白或层粘连蛋白），且抗 dsDNA 抗体是否具有致肾病作用与其是否交叉识别这些抗原有关。

另外，肾脏本身对免疫复合物的清除能力很可能也是决定免疫复合物是否能在肾脏沉积的重要因素。凋亡细胞来源的染色质成分与肾小球基底膜或系膜基质中的层粘连蛋白及Ⅳ型胶原结合是免疫复合物沉积于肾脏的重要机制，肾脏本身则可以合成核酸酶降解这些染色质成分抑制其在肾脏沉积，其中 Dnasel 是肾脏主要的核酸酶成分，占总体核酸酶活性的 80%。动物实验及 SLE 患者中均证实肾脏 Dnasel 先天性或获得性缺乏均与狼疮肾炎的发生相关。另外肾脏沉积的免疫复合物可通过结合 Fcγ 受体或补体受体被肾脏固有细胞及浸润的单核 - 巨噬细胞吞噬清除。而部分 SLE 患者存在补体受体或 Fcγ 受体原发性或继发性功能缺陷而可能致肾脏局部清除免疫复合物的能力亦有所下降，使沉积的免疫复合物不易被快速有效清除。以上研究提示部分 SLE 患者可能存在肾脏对免疫复合物清除能力的缺陷导致免疫复合物易在肾脏沉积而诱发狼疮肾炎。

（三）补体激活与肾脏损伤

狼疮肾炎患者肾脏存在大量补体成分的沉积，如 C1q、C3 等，故一直以来广大学者们认为免疫复合物介导的补体过度激活生成的大量膜攻击复合物以及 C3a、C5a 等趋化因子在肾组织损伤及炎症反应中起重要作用。但补体经典途径早期成分 C1q、C2、C4 的缺乏却可致 SLE 及狼疮肾炎的发生，提示对于 SLE 患者，补体早期成分的激活以安全清除凋亡细胞和免疫复合物的重要性可能远远超过其激活带来的损伤作用，或者说补体经典途径的激活造成的组织损伤并不是狼疮肾炎不可或缺的损伤机制。近年来，补体旁路途经的过度活化或调控异常在狼疮肾炎组织损伤中的地位受到越来越多的重视。在狼疮鼠模型中，抑制补体旁路途径的激活可以明显减轻肾脏损伤程度，敲除旁路途径主要的抑制因子 - H 因子可以显著加重狼疮肾脏损伤的程度等。补体旁路途径的过度激活除了生成大量膜攻击复合体造成周围组织损伤外，还可以生成 C3a、C5a 等趋化因子介导炎症。狼疮鼠模型中敲除 C3a 及 C5a 受体均能明显减轻肾脏损伤的程度，进一步提示其在肾脏炎症反应中的重要性。

（四）系膜细胞及系膜基质

系膜基质及系膜细胞是狼疮肾炎免疫复合物沉积的主要部位。Yung S. 等研究发现抗dsDNA 抗体结合于肾小球系膜细胞上的 Annexin V 等膜蛋白后诱导其合成 IL - 6 等促炎因子；Pawar R. D. 等发现抗 DNA 抗体可以诱导系膜细胞合成中性粒细胞明胶酶相关载脂蛋白（neutrophil gelatinase - associated lipocalin，NGAL），而 NGAL 可以激活 caspase - 3 诱导肾内细胞凋亡及上调炎症基因的表达，NGAL 基因敲除的小鼠蛋白尿水平、肾脏病理损伤程度均减轻，提示系膜细胞分泌的 NGAL 可能是狼疮肾炎中诱发肾脏炎症的重要介质。抗 DNA 抗体还能促肾小球系膜细胞分泌细胞基质透明质烷，可能是狼疮肾炎系膜增生的重要机制之一。另外，肾小球系膜细胞表达 Fcγ 受体，可通过识别沉积于肾脏的自身抗体的 Fc 段而吞噬系膜区沉积的免疫复合物，并诱导炎症反应的发生。因此推测免疫复合物沉积导致系膜细胞合成细胞因子、趋化因子等炎性介质及系膜基质可能是狼疮肾炎肾脏受累的早期事件。

（五）T 细胞

已有许多研究提示，无论是狼疮鼠动物模型还是狼疮肾炎患者的 T 细胞都是介导肾脏损伤的重要介质。如：去除免疫球蛋白的 MRL/lpr 狼疮鼠仍可出现肾炎表现；在 NZB/W F1 狼疮鼠中，用细胞毒 T 淋巴细胞相关抗原 4 Ig 阻断 T 细胞活化并给予小剂量的环磷酰胺后，肾小球免疫复合物的沉积无明显减少，但肾脏炎症减轻，小鼠的生存时间明显延长；给予 NZB/W F1 狼疮鼠抗 T 细胞抗体治疗可以减轻肾小球炎症，减少尿蛋白量及降低早期死亡率；SLE 患者 T 细胞表面肾脏归巢分子表达增加；狼疮肾炎患者肾脏可见活化的 CD_4^+、CD_8^+、分泌 IL - 17 的 CD_4^-/CD_8^- T 细胞的浸润，这些 T 细胞可分泌大量的炎性因子进而活化抗体特异性 B 细胞，募集巨噬细胞和树突状细胞参与肾脏损伤过程。

（六）趋化因子及细胞因子

狼疮肾炎的发生是肾脏多种细胞相互作用的结果，涉及错综复杂的细胞因子网络。MRL/lpr 狼疮鼠模型中肾脏趋化因子表达早于肾脏炎症细胞的浸润和蛋白尿的出现，在蛋白尿及明显的肾脏损伤出现之前，单核细胞趋化因子（MCP - 1/CCL2）、巨噬细胞炎症蛋白 1 - B（CCL4）、RANTES（CCL5）、巨噬细胞集落刺激因子（M - CSF）及 IFN - γ 诱导蛋白 - 10（CXCL10）等即在肾脏表达增高，继而出现单核细胞浸润及其细胞膜表面相应受体上调（CCR1、CCR2、CCR5）等。其中单核细胞趋化因子又与肾脏损伤密切相关，MRL/lpr 狼疮鼠敲除 MCP - 1 后可见肾脏巨噬细胞、T 细胞浸润减少，蛋白尿水平下降、肾脏损伤减轻、生存率升高等表现。另外，在肾脏损伤发生后，阻断 MCP - 1 可改善肾脏损伤情况，延长动物的生存时间；CXCL10/CX - CL12 及其对应的受体 CXCR3/CXCR4 在募集浆细胞样树突细胞至肾组织中发挥重要作用。

狼疮肾炎患者肾脏以 Th1 相关细胞因子表达为主，包括 IL - 12、IL - 18 及 IFN - γ 等。SLE 尤其是狼疮肾炎患者血清中这三种细胞因子的水平明显升高，且尿中 IL - 12 的水平与狼疮肾炎的发生及严重程度密切相关。MRL/lpr 狼疮鼠模型中过表达 IL - 18 可致尚未出现肾脏受累的小鼠肾脏白细胞聚集、蛋白尿增多，同样过表达 IL - 12 的 MRL/lpr 狼疮鼠肾脏 T 细胞尤其是分泌 IFN - γ 的 T 细胞浸润增多，肾脏损伤进程加快；而敲除 IL - 12 的 MRL/lpr 狼疮鼠血清中 IFN - γ 的水平下降，狼疮肾炎的发生延迟。

三、病理表现及其分型

（一）基本病理改变

狼疮肾炎的病理改变复杂多样，基本病变包括：

1. 肾小球病变　为狼疮肾炎最为常见而重要的病变。

（1）免疫复合物沉积：可广泛沉积于系膜区、内皮下、基底膜内和上皮下。以 IgG 沉积为主，常伴 IgM、IgA、C3、C4 和 C1q 沉积，以上均阳性称"满堂亮"现象。大量免疫复合物如沉积在内皮下使毛细血管壁增厚称"白金耳"现象；如沉积在毛细血管腔，则形成透明血栓。

（2）细胞增殖：主要为系膜细胞、内皮细胞增殖，可有新月体形成。

（3）毛细血管襻纤维素样坏死：可见苏木素小体，为坏死的细胞核。

（4）炎性细胞浸润：主要为单核 - 巨噬细胞和 T 淋巴细胞。

2. 肾小管 - 间质病变　可见于 50% 以上的 LN，尤其是 Ⅵ 型 LN。可为免疫复合物于肾小管基底膜下沉积引起的直接损伤所致，也可为肾小球病变引起的继发性肾小管 - 间质损伤。主要表现为：

（1）免疫复合物在肾小管基底膜下呈颗粒样沉积。

（2）肾小管上皮细胞呈现轻重不等的变性乃至坏死，灶状、多灶状、大片状乃至弥漫性萎缩。

（3）肾间质水肿、炎细胞浸润和纤维化。浸润的细胞以 CD_4 和 CD_8 淋巴细胞为主。

3. 肾血管病变　狼疮肾炎的小叶间动脉和入球小动脉可出现纤维素样坏死、血栓形成，慢性期可见血管壁增厚和硬化。

（二）活动性病变及慢性病变

狼疮活动时常规的免疫抑制治疗有助于抑制免疫介导的炎症过程，但不能逆转已存在的纤维化、肾小管萎缩或肾小球硬化，因此明确狼疮肾炎的活动度和慢性化程度对评估狼疮肾炎的严重程度、病变的可逆性及对治疗的反应十分重要。狼疮肾炎的活动性病变主要有：毛细血管内皮细胞增生（伴或不伴白细胞浸润）伴管腔严重狭窄、核碎裂、纤维素样坏死、肾小球基底膜破裂、细胞或细胞纤维性新月体形成、内皮下嗜复红蛋白沉积（白金耳）、腔内透明血栓、间质炎症细胞浸润；慢性病变主要有：肾小球硬化（节段、全球）、球囊粘连、纤维性新月体、肾小管萎缩，间质纤维化。

有人因此提出了活动度和慢性化评分方法（表 11 - 1），尽管评分人在判断结果和标本取材时存在的偏差可能影响评分的准确性，但目前该评分系统仍然是临床医疗和科学研究的基本工具。

表 11 - 1　狼疮性肾炎肾活检标本活动性和慢性化评分

活动指标	慢性指标
细胞增生	肾小球硬化
核碎裂和坏死	肾小管萎缩
细胞（细胞纤维）性新月体	纤维性新月体
白金耳/透明血栓	间质纤维化
白细胞浸润	
间质炎症细胞浸润	

注：每项的评分从 0 ～ 3。"核碎裂和坏死" 和 "细胞性新月体" 每项乘以 2。活动度的最高分是 24，慢性化的最高分是 12。

（三）病理分型

1982 年 WHO 根据狼疮肾炎的光镜、免疫荧光和电镜表现，对狼疮性肾炎进行了病理学分型（表 11 - 2），这是一个比较成熟和公认的方案，对狼疮肾炎的肾活检影响很大，持续了约 20 年。但这一分类方法是根据肾小球病变的严重程度进行分型的，有研究显示与肾小球病变相比，肾小管间质的损伤与肾脏长期预后相关性更强，提示狼疮肾炎中肾小管间质和肾小球的病变对免疫抑制治疗的反应可能不同；另外狼疮肾炎中肾血管的病变也很常见，可表现为急性病变如血栓形成和血管炎，或表现为慢性病变如小动脉硬化，目前认为肾小球毛细血管内血栓形成与预后不良相关，以纤维素样坏死和小血管的炎症细胞浸润为特点的坏死性血管炎的出现也提示预后不良。2002 年国际肾脏病学会（ISN）和肾脏病理学会（RPS）结合多年的临床和病理经验重新修订了狼疮肾炎的病理组织分类，发表了新的标准（表 11 - 3）。

表 11 - 2　狼疮肾炎（肾小球肾炎）的病理分型（WHO，1982）

分型	病理学改变
Ⅰ型	正常肾小球 A. 免疫病理、光镜、电镜检查均正常 B. 光镜下正常，但免疫病理和电镜检查可见免疫复合物和电子致密物沉积
Ⅱ型	系膜增生型（轻度和中度系膜增生）
Ⅲ型	局灶型（伴有轻度和中度系膜增生） A. 活动性坏死病变 B. 活动性坏死病变和增生、硬化性病变 C. 硬化性病变
Ⅳ型	弥漫性增生型（重度系膜增生型、毛细血管内增生型、膜增生型、新月体型、肾小球内皮下大量电子致密物沉积） A. 无特殊性节段性病变 B. 伴有坏死性和活动性病变 C 伴有坏死性、活动性病变和增生、硬化性病变 D. 伴有硬化性病变
V型	膜型 A. 单一的膜性肾病 B. 伴有Ⅱ型病变 C. 伴有Ⅲ型（A-C）病变 D. 伴有Ⅳ型（A-D）病变
Ⅵ型	进行性硬化型

表 11 - 3　狼疮肾炎（LN）的病理学分型（ISN/RPS，2003）

分型	病理学改变
Ⅰ型	轻微系膜性 LN 光镜下肾小球正常，但荧光和（或）电镜显示免疫复合物存在
Ⅱ型	系膜增生性 LN 光镜下可见单纯系膜细胞不同程度的增生或伴有系膜基质增宽及系膜区免疫复合物沉积，无上皮侧及内皮下免疫复合物 荧光和电镜下可有少量孤立性上皮下或内皮下免疫复合物伴同沉积
Ⅲ型	局灶性 LN 活动性或非活动性病变，受累肾小球少于 50%。病变呈局灶、节段或球性分布，毛细血管内或毛细血管外增生性病变均可出现，伴节段内皮下沉积物，伴或不伴系膜增生性病变 Ⅲ（A）活动性病变；局灶增生性 LN Ⅲ（A/C）活动性病变和慢性病变：局灶增生和硬化性 LN Ⅲ（C）慢性非活动性病变：局灶硬化性 LN ·应注明活动性和硬化性病变的肾小球比例 ·应注明肾小管萎缩、肾间质细胞浸润和纤维化、肾血管硬化和其他血管病变的严重程度（轻度、中度和重度）及比例

分型	病理学改变
	弥漫性 LN
	活动性病变或非活动性病变，呈弥漫性（受累肾小球≥50%）。病变呈节段性或球性分布。毛细血管内或毛细血管外增生性病变均可出现，伴弥漫性内皮下免疫复合物沉积，伴或不伴系膜增生性病变。出现弥漫性白金耳样病变时，即使轻度或无细胞增生，也归入Ⅳ型 LN。分两种亚型：
	Ⅳ-S：受累肾小球≥50%，并呈节段性病变
	Ⅳ-G：受累肾小球≥50%，并呈球性病变
	Ⅳ-S（A）：活动性病变：弥漫性节段性增生性 LN
Ⅳ型	Ⅳ-G（A）：活动性病变：弥漫性球性增生性 LN
	Ⅳ-S（A/C）：活动性和慢性病变：弥漫性节段性增生和硬化性 LN
	Ⅳ-G（A/C）：活动性和慢性病变：弥漫性球性增生和硬化性 LN
	Ⅳ-S（C）：慢性非活动性病变伴有硬化：弥漫性节段性硬化性 LN
	Ⅳ-G（C）：慢性非活动性病变伴有硬化：弥漫性球性硬化性 LN
	·应注明活动性和硬化性病变的肾小球比例
	·应注明肾小管萎缩、肾间质细胞浸润和纤维化、肾血管硬化和其他血管病变的严重程度（轻度、中度和重度）及比例
	膜性 LN
Ⅴ型	肾小球基底膜弥漫增厚，可见球性或节段性上皮下免疫复合物沉积，伴或无系膜病变
	Ⅴ型 LN 合并Ⅲ型或Ⅳ型病变，则应做出复合性诊断，如 m+v，Ⅳ+Ⅴ 等
Ⅵ型	严重硬化型 LN
	超过90%的肾小球呈现球性硬化，不再有活动性病变

新分类方法主要变更如下：①Ⅰ型删除了光镜、免疫荧光和电镜检查均为正常的病例。②Ⅱ型仅限于轻度系膜病变，当内皮下多处或大量免疫复合物沉积，或出现球性及节段性中重度病变时，应列入Ⅲ型或Ⅳ型。③Ⅲ型和Ⅳ型都是以肾小球毛细血管襻内、外增生、免疫复合物沉积为特点，特别强调了活动性病变（A）、非活动性和硬化性病变（C）及混合型病变（A/C）；在Ⅳ型狼疮肾炎中，除了弥漫球性病变，尚有弥漫节段性病变（S）；特别指出，在Ⅳ型狼疮肾炎中，有一种特殊病变即大量弥漫性白金耳形成，而增生性病变并不严重。④Ⅲ型和Ⅳ型狼疮肾炎均出现肾小管和肾间质病变，要明确指出损伤比例。⑤Ⅴ型狼疮肾炎中，可明确列出混合的类型，如Ⅱ+Ⅴ，Ⅲ+Ⅴ，Ⅳ+Ⅴ等。⑥Ⅵ型狼疮肾炎中，球性硬化的肾小球比例必须超过全部的90%，显示炎症导致的组织破坏已不能逆转。

狼疮肾炎不但不同的病理类型可以互相重叠，狼疮肾炎的组织病理类型也可随着疾病活动性和治疗效果的变化互相转变。例如，病变相对较轻的类型（Ⅱ型），如果不治疗，可转化为严重的Ⅳ型；而严重增生型病变，经过治疗或随着病程的延长可转化为系膜型病变或膜型病变。病理类型的转化伴随相应的血清学和临床表现的变化。

四、临床表现

（一）肾脏表现

狼疮肾炎临床表现多种多样，可为无症状的单纯血尿和（或）蛋白尿，也可为急进性肾炎或明显的肾病综合征。

狼疮肾炎患者多表现为肾炎综合征，最常见的表现是蛋白尿，多伴一定程度的水肿及镜下血尿，其中45%～65%的患者表现为肾病综合征。肾病变活动期还可有白细胞尿。

Cameron等报道超过50%的患者在诊断狼疮肾炎时存在肾小球滤过率下降或血肌酐升高，多数研究认为起病时肾功能损伤是预后差的危险因素。少数患者表现为急性肾衰竭，主要原因有①肾小球广泛新月体形成；②肾小球广泛毛细血管内血栓形成；③与肾小球病变不平行的急性间质性肾炎；④肾静脉血栓。

有20%～50%的系统性红斑狼疮（SLE）患者起病时存在高血压，肾脏受累的患者中高血压的发生率并无明显增高，但在严重的狼疮肾炎患者中高血压的发生率较高，有人报道在Ⅳ型LN中的发生率为55%。狼疮肾炎患者恶性高血压并不常见。

多数狼疮肾炎患者可有肾小管功能受损，偶尔出现在肾小球损害之前或比肾小球病变的表现更为明显，如肾小管酸中毒、多尿、低钾血症或高钾血症等。

（二）肾外表现

1. 全身表现　SLE患者常常出现发热，可能是SLE活动的表现，但应除外感染因素，尤其是在免疫抑制药治疗中出现的发热，更需警惕。疲乏是SLE常见但容易被忽视的症状，常是狼疮活动的先兆。

2. 皮肤与黏膜　在鼻梁和双颧颊部呈蝶形分布的红斑是SLE特征性的改变。SLE的皮肤损害包括光敏感、脱发、手足掌面和甲周红斑、盘状红斑、结节性红斑、脂膜炎、网状青斑和雷诺现象等。SLE皮疹无明显瘙痒，明显瘙痒则提示过敏，免疫抑制治疗后的瘙痒性皮疹应注意真菌感染。接受激素和免疫抑制药治疗的SLE患者，若出现不明原因局部皮肤灼痛，可能是带状疱疹的前兆。SLE口腔溃疡或黏膜糜烂常见。在免疫抑制和（或）抗生素治疗后的口腔糜烂，应注意口腔真菌感染。

3. 关节和肌肉　常出现对称性多关节疼痛、肿胀，通常不引起骨质破坏。激素治疗中的SLE患者出现髋关节区域隐痛不适，需注意无菌性股骨头坏死。SLE可出现肌痛和肌无力，少数可有肌酶谱的增高。对于长期服用激素的患者，要除外激素所致的肌病。

4. 神经系统损害　又称神经精神狼疮。轻者仅有偏头痛、性格改变、记忆力减退或轻度认知障碍；重者可表现为脑血管意外、昏迷、癫痫持续状态等。中枢神经系统表现包括无菌性脑膜炎，脑血管病，脱髓鞘综合征，头痛，运动障碍，脊髓病，癫痫发作，急性精神错乱，焦虑，认知障碍，情绪失调，精神障碍；周围神经系统表现包括吉兰-巴雷综合征，自主神经系统功能紊乱，单神经病变，重症肌无力，脑神经病变，神经丛病变，多发性神经病变，共计19种。存在一种或一种以上上述表现，并除外感染、药物等继发因素的情况下，结合影像学、脑脊液、脑电图等检查可诊断神经精神狼疮。以弥漫性的高级皮层功能障碍为表现的神经精神狼疮，多与抗神经元抗体、抗核糖体P蛋白抗体相关；有局灶性神经定位体征的精神神经狼疮，又可进一步分为两种情况，一种伴有抗磷脂抗体阳性，另一种常有全身血管炎表现和明显病情活动，在治疗上应有所侧重。横贯性脊髓炎在SLE不多见，一旦发生横贯性脊髓炎，应尽早积极治疗。否则造成不可逆的损伤。表现为下肢瘫痪或无力伴有病理征阳性。脊髓的磁共振检查可明确诊断。

5. 血液系统表　SLE常出现贫血和（或）白细胞减少和（或）血小板减少。贫血可能为慢性病贫血或肾性贫血。短期内出现重度贫血常是自身免疫性溶血所致，多有网织红细胞升高，Coomb's试验阳性。SLE本身可出现白细胞减少，治疗SLE的细胞毒药物也常引起白细胞减少，需要鉴别。SLE 的白细胞减少，一般发生在治疗前或疾病复发时，多数对激素治疗敏感；细胞毒药物所致的白细胞减少，其发生与用药相关，恢复也有一定规律。血小板减少与血小板抗体、抗磷脂抗体以及骨髓巨核细胞成熟障碍有关。部分患者在起病初期或疾病活动期伴有淋巴结肿大和（或）脾大。

6. 肺部表现　SLE 常出现胸膜炎，如合并胸腔积液，其性质为渗出液。年轻患者（尤其是女性）的渗出性浆膜腔积液，除结核外应注意 SLE 的可能性。SLE 肺实质浸润的放射学特征是阴影分布较广、易变，与同等程度 X 线表现的感染性肺炎相比，SLE 肺损害的咳嗽症状相对较轻，痰量较少，一般不咳黄色黏稠痰，如果 SLE 患者出现明显的咳嗽、黏稠痰或黄痰，提示呼吸道细菌性感染。结核感染在 SLE 表现常呈不典型性。在持续性发热的患者，应警惕血行播散性粟粒性肺结核的可能，应每周摄胸片，必要时应行肺高分辨率 CT 检查，结合痰、支气管 - 肺泡灌洗液的涂片和培养，以明确诊断，及时治疗。SLE 所引起的肺间质性病变主要是处于急性和亚急性期的肺间质磨玻璃样改变和慢性肺间质纤维化，表现为活动后气促、干咳、低氧血症，肺功能检查常显示弥散功能下降。少数病情危重者、伴有肺动脉高压者或血管炎累及支气管黏膜者可出现咯血。SLE 合并弥漫性出血性肺泡炎死亡率极高。SLE 还可出现肺动脉高压、肺梗死、肺萎缩综合征。后者表现为肺容积的缩小，横膈上抬，盘状肺不张，呼吸肌功能障碍，而无肺实质、肺血管的受累，也无全身性肌无力、肌炎、血管炎的表现。

7. 心脏表现　SLE 患者常出现心包炎，表现为心包积液，但心脏压塞少见。SLE 可有心肌炎、心律失常，多数情况下 SLE 的心肌损害不太严重，但是在重症的 SLE，可伴有心功能不全，为预后不良指征。SLE 可出现疣状心内膜炎（Libman - Sack 心内膜炎），病理表现为瓣膜赘生物，其与感染性心内膜炎的区别为：疣状心内膜炎瓣膜赘生物最常见于二尖瓣后叶的心室侧，且并不引起心脏杂音性质的改变。通常疣状心内膜炎不引起临床症状，但赘生物可以脱落引起栓塞，或并发感染性心内膜炎。SLE 可以有冠状动脉受累，表现为心绞痛和心电图 ST - T 改变，甚至出现急性心肌梗死。除冠状动脉炎参加了发病外，长期使用糖皮质激素加速动脉粥样硬化和抗磷脂抗体导致动脉血栓形成，可能是冠状动脉病变的另两个主要原因。

8. 消化系统表现　SLE 可出现恶心、呕吐、腹痛、腹泻或便秘，其中以腹泻较常见，可伴有蛋白丢失性肠炎，并引起低蛋白血症。活动期 SLE 可出现肠系膜血管炎，其表现类似急腹症，甚至被误诊为胃穿孔、肠梗阻而手术探查。当 SLE 有明显的全身病情活动，有胃肠道症状和腹部阳性体征（反跳痛、压痛），除外感染、电解质紊乱、药物、合并其他急腹症等因素，应考虑本病。SLE 肠系膜血管炎尚缺乏有力的辅助检查手段，腹部 CT 可表现为小肠壁增厚伴水肿，肠襻扩张伴肠系膜血管强化等间接征象。SLE 还可并发急性胰腺炎。SLE 常见肝酶增高，仅少数出现严重肝损害和黄疸。

9. 其他　SLE 的眼部受累包括结膜炎、葡萄膜炎、眼底改变、视神经病变等。眼底改变包括出血、视盘水肿、视网膜渗出等，视神经病变可以导致突然失明。SLE 常伴有继发性干燥综合征，有外分泌腺受累，表现为口干、眼干，常有血清抗 SSB、抗 SSA 抗体阳性。

五、狼疮肾炎的肾活检

狼疮肾炎患者病理表现为严重活动性病变者，其临床表现也趋于严重，但根据不同的临床表现往往很难准确预测肾的病理类型（表 11 - 4）。抗 dsD - NA 抗体的滴度等血清学指标在各种不同病理类型之间亦无显著性差异。因此肾活检可为治疗提供有用的信息。只要患者有狼疮肾炎活动的证据，就应该是肾活检的适应证，如尿红细胞增多或出现红细胞管型、蛋白尿增加或肾功能下降等。

表 11 - 4　狼疮性肾炎患者不同临床表现时的病理类型

临床表现	WHO 病理类型			
	Ⅱ	Ⅲ	Ⅳ	Ⅴ
蛋白尿	24%	33%	25%	18%
肾病综合征	18%	30%	46%	6%
肾功能正常	28%	42%	17%	13%
肾衰竭	18%	34%	32%	16%

六、实验室检查和辅助检查

（一）自身抗体

1. 抗核抗体（ANA）　免疫荧光抗核抗体是 SLE 的筛选检查，对 SLE 的诊断敏感性为 95%，特异性相对较低为 65%。除 SLE 外，其他结缔组织病的血清中也常存在 ANA，一些慢性感染或老年人中也可出现低滴度的 ANA。

2. 抗双链 DNA（dsDNA）抗体　SLE 的敏感性为 70%，特异性为 95%，有研究报道与 SLEDAI 评分、狼疮肾炎的发生、肾脏疾病活动度及预后有关。

3. 抗 Sm 抗体　在 SLE 中的特异性高达 99%，但敏感性仅 25%，该抗体的存在与疾病活动性无明显关系。有研究报道抗 Sm 抗体与狼疮肾炎的发生相关。

4. 抗核小体抗体　为 SLE 的特异性抗体，阳性率达 82% ~ 86%。

5. 抗 U_1RNP 抗体　对 SLE 的诊断有一定意义，阳性率 45% ~ 60%，也可见于其他系统性结缔组织病。

6. 抗 SSA 抗体和抗 SSB 抗体　可见于系统性红斑狼疮，阳性率分别为 35% 和 20% 左右，亦见于其他结缔组织病。

7. 抗 C1q 抗体　在狼疮肾炎中的阳性率在 50% 左右，有研究报道抗 C1q 抗体与增生性肾炎有关，与 AI 评分有较明显的相关性，其相关性甚至优于抗 dsDNA 抗体。另外抗 C1q 抗体可以作为预测狼疮肾炎复发的较好指标。

8. 其他自身抗体　抗磷脂抗体（包括抗心磷脂抗体、抗 β_2GPI 抗体和狼疮抗凝物）与血栓形成、习惯性流产和血小板减少有关；抗红细胞抗体与溶血性贫血有关；抗神经元抗体与神经精神性狼疮有关。

（二）常规检查

活动期 SLE 的血细胞三系中可有一系或多系减少（需除外药物所致的骨髓抑制）；尿蛋白、红细胞、白细胞、管型尿等为提示临床肾损害的指标；血沉在活动期常增高；C 反应蛋白通常不高，有研究认为可能系 SLE 血清中存在干扰素抑制肝脏合成 C 反应蛋白所致，合并感染或关节炎较突出者可增高；血清补体 C3、C4 水平与活动度呈负相关，常可作为病情活动性和治疗反应的监测指标之一。SLE 还常出现高 γ 球蛋白血症。

（三）肾脏超声

肾脏超声检查有助于排除部分患者伴发的解剖结构上的改变，同时可测量肾脏大小和实质厚度以判断可否进行肾活检。肾静脉血栓可能出现于本病患者，并可使蛋白尿加重，特别是膜型狼疮或存在狼疮抗凝物时易发生肾静脉血栓。肾静脉血栓的典型临床表现包括腰痛、血尿和肾功能损伤。但即使缺乏典型的临床表现，也不能除外肾静脉血栓。多普勒超声是诊断肾静脉血栓方便敏感的方法。可疑病例应用磁共振血管造影或肾静脉造影可确诊。

七、诊断与鉴别诊断

（一）诊断标准

SLE 属于临床诊断，目前普遍采用美国风湿病学会 1997 年修订的 SLE 分类标准（表 11-5）。作为诊断标准 SLE 分类标准的 11 项中，符合 4 项或 4 项以上者，在除外感染、肿瘤和其他结缔组织病后，可诊断 SLE。其敏感性和特异性均 >90%。

表 11-5 美国风湿病学会 1997 年修订的 SLE 分类标准

标准	定义
1. 颊部红斑	固定红斑，扁平或隆起，在两颧突出部位
2. 盘状红斑	片状隆起于皮肤的红斑，黏附有角质脱屑和毛囊栓；陈旧病变可发生萎缩性瘢痕
3. 光过敏	对日光有明显的反应，引起皮疹，从病史中得知或医生观察到
4. 口腔溃疡	经医生观察到的口腔或鼻咽部溃疡，一般为无痛性
5. 关节炎	非侵蚀性关节炎，累及 2 个或更多的外周关节，有压痛，肿胀或积液
6. 浆膜炎	胸膜炎或心包炎
7. 肾脏病变	尿蛋白 >0.5g/24h 或 +++，或管型（红细胞、血红蛋白、颗粒或混合管型）
8. 神经病变	癫痫发作或精神病，除外药物或已知的代谢紊乱
9. 血液学疾病	溶血性贫血，或白细胞减少，或淋巴细胞减少，或血小板减少
10. 免疫学异常	抗 ds-DNA 抗体阳性，或抗 Sm 抗体阳性，或抗磷脂抗体阳性（后者包括抗心磷脂抗体或狼疮抗凝物阳性或至少持续 6 个月的梅毒血清试验假阳性三者之一）
11. 抗核抗体	在任何时候和未用药物诱发"药物性狼疮"的情况下，抗核抗体滴度异常

需强调指出的是患者病情的初始或许不具备分类标准中的 4 条，随着病情的进展而有 4 条以上或更多的项目。11 条分类标准中，免疫学异常和高滴度抗核抗体更具有诊断意义。一旦患者免疫学异常，即便临床诊断不够条件，也应密切随访，以便尽早做出诊断和及早治疗。

表型典型、确诊的 SLE 患者伴有肾脏病变时，狼疮肾炎的诊断不困难。但须排除同时合并其他病因引起的尿检异常或肾损害，包括药物、肾盂肾炎等。对于表现不典型、未能确诊的 SLE 患者出现肾炎或肾病综合征表现时，应与其他结缔组织病引起的肾脏病及原发性肾小球疾病进行鉴别，肾穿刺病理检查发现狼疮肾炎特征性改变如"白金耳"和"满堂亮"现象等可以协助诊断。

（二）病情活动性评估

确诊狼疮肾炎后，应根据临床肾脏及肾外表现、免疫学指标和肾脏病理表现评估病情活动性。

1. 肾脏活动表现

（1）临床表现：明显血尿和红细胞管型、尿蛋白显著增多甚至为大量蛋白尿（尚需排除病理转型，如转型为Ⅴ型狼疮肾炎）、肾功能急剧恶化（除外肾前性因素、药物因素等）。

（2）病理活动性表现：毛细血管内皮细胞增生（伴或不伴白细胞浸润）伴管腔严重狭窄、核碎裂、纤维素样坏死、肾小球基底膜破裂、细胞或细胞纤维性新月体形成、内皮下嗜复红蛋白沉积（白金耳）、腔内透明血栓、间质炎症细胞浸润。

（3）免疫学指标：补体下降、抗dsDNA抗体升高等。

2. 肾外活动表现　发热、皮疹、关节痛、狼疮脑病等各种SLE的临床症状，尤其是新近出现的症状，均可提示疾病的活动。

3. 全身疾病活动度评价　国际上通用的几个SLE活动性判断标准包括：英国狼疮评估小组（BI-LAG）、SLE疾病活动指数（SLEDAI）、系统性红斑狼疮活动程度检测（SLAM）等。其中以SLEDAI最为常用（表11-6），其理论总积分为105分，但实际绝大多数患者积分小于45。

表11-6　临床SLEDAI积分表

积分	临床表现
8	癫痫发作：最近开始发作的，除外代谢、感染、药物所致
8	精神症状：严重紊乱干扰正常活动。除外尿毒症、药物影响
8	器质性脑病：智力的改变伴定向力、记忆力或其他智力功能的损害并出现反复不定的临床症状，至少同时有以下两项：感觉紊乱、不连贯的松散语言、失眠或白天瞌睡、精神运动性活动升高或下降。除外代谢、感染、药物所致
8	视觉障碍：SLE视网膜病变，除外高血压、感染、药物所致
8	脑神经病变：累及脑神经的新出现的感觉、运动神经病变
8	狼疮性头痛：严重持续性头痛，麻醉性镇痛药无效
8	脑血管意外：新出现的脑血管意外，应除外动脉硬化
8	脉管炎：溃疡、坏疽、有触痛的手指小结节、甲周碎片状梗死、出血或经活检、血管造影证实
4	关节炎：2个以上关节痛和炎性体征（压痛、肿胀、渗出）
4	肌炎：近端肌痛或无力伴CPK升高，或肌电图改变或活检证实
4	管型尿：HB、颗粒管型或RBC管型
4	血尿：>5RBC/HP，除外结石、感染和其他原因
4	蛋白尿：>0.5g/24h，新出现或近期升高
4	脓尿：>5WBC/HP，除外感染
2	脱发：新出现或复发的异常斑片状或弥散性脱发
2	新出现皮疹：新出现或复发的炎症性皮疹
2	黏膜溃疡：新出现或复发的口腔或鼻黏膜溃疡
2	胸膜炎：胸膜炎性胸痛伴胸膜摩擦音、渗出或胸膜肥厚
1	发热：体温≥38℃，排除感染原因
1	血小板减少：$<100 \times 10^9/L$
1	白细胞减少：$<3.0 \times 10^9/L$，排除药物原因

注：SLEDAI积分对SLE病情的判断：0~4分为基本无活动，5~9分为轻度活动，10~14分为中度活动，≥15分为重度活动。

轻型 SLE 为：SLE 诊断明确或高度怀疑，临床病情稳定且无明显内脏损害。SLEDAI 积分 <10 分。

中度活动型 SLE：有明显重要脏器累及且需要治疗的患者，SLEDAI 评分在 10~14 分。

重型 SLE：狼疮累及重要脏器并影响其功能，SLEDAI 评分≥15 分，具体包括：①心脏：冠状动脉血管受累、Libman - Sacks 心内膜炎、心肌炎、心脏压塞、恶性高血压；②肺：肺动脉高压、肺出血、肺炎、肺梗死、肺萎缩、肺间质纤维化；③消化系统：肠系膜血管炎、急性胰腺炎；④血液系统：溶血性贫血、粒细胞减少（白细胞 <1×10^9/L）、血小板减少（<50×10^9/L）、血栓性血小板减少性紫癜、动静脉血栓形成；⑤肾脏：肾小球肾炎持续不缓解、急进性肾小球肾炎、肾病综合征；⑥神经系统：抽搐、急性意识障碍、昏迷、脑卒中、横贯性脊髓炎、单神经炎/多神经炎、精神性发作、脱髓鞘综合征；⑦其他：包括皮肤血管炎，弥漫性严重的皮损、溃疡、大疱，肌炎，非感染性高热有衰竭表现等。

狼疮危象是指急性的危及生命的重症 SLE。包括急进性狼疮肾炎、严重的中枢神经系统损害、严重的溶血性贫血、血小板减少性紫癜、粒细胞缺乏症、严重心脏损害、严重的狼疮性肺炎、严重的狼疮性肝炎、严重的血管炎等。

八、治疗

狼疮肾炎治疗方案的决定主要根据肾脏病理表现和分型、病情的活动性、合并累及的其他脏器、并发症及其他引起肾损伤的因素，对起始治疗的反应及治疗的副作用，其中以肾脏病理改变最为重要。应包括免疫抑制治疗和针对相关表现和并发症的支持治疗。

（一）一般治疗

1. 患者宣教　正确认识疾病，消除恐惧心理，明白规律用药的意义，强调长期随访的必要性。避免过多的紫外光暴露，使用防紫外线用品，避免过度疲劳，避免应用肾毒性药物，自我认识疾病活动的征象，配合治疗、遵从医嘱，定期随诊。

2. 对症治疗和去除各种影响疾病预后的因素　如注意控制高血压，防治各种感染，通过限制饮食中盐和蛋白摄入、控制血脂、减轻体重、纠正代谢异常（如酸中毒）等方法进行肾脏保护治疗。

（二）药物治疗

1. 羟氯喹　有研究表明羟氯喹可以预防 LN 的发生、复发、血栓形成及延缓终末期肾脏病的发生，因此在无特殊禁忌证情况下，建议所有 LN 患者均接受羟氯喹治疗。最大剂量可用至 6~6.5mg/（kg·d）。

2. 免疫抑制药　狼疮常用的免疫抑制治疗方案包括糖皮质激素联合各种细胞毒药物或其他免疫抑制药，如环磷酰胺、硫唑嘌呤、霉酚酸酯、来氟米特或钙调磷酸酶抑制药等。

（1）糖皮质激素：具有强大的抗炎作用和免疫抑制作用，是治疗狼疮的基础药。糖皮质激素对免疫细胞的许多功能及对免疫反应的多个环节均有抑制作用，尤以对细胞免疫的抑制作用突出，在大剂量时还能够明显抑制体液免疫，使抗体生成减少，超大剂量则可有直接的淋巴细胞溶解作用。激素的生理剂量约为泼尼松 7.5mg/d，主要能够抑制前列腺素的产生。由于不同的激素剂量的药理作用有所侧重，病情不同、患者之间对激素的敏感性有差异，临床用药要个体化。

狼疮患者使用的激素疗程较漫长，故应注意保护下丘脑－垂体－肾上腺轴，避免使用对该轴影响较大的地塞米松等长效和超长效激素。激素的副作用除感染外，还包括高血压、高血糖、高血脂、低钾血症、骨质疏松、无菌性骨坏死、白内障、体重增加、水钠潴留等。应记录血压、血糖、血钾、血脂、骨密度、胸片等作为评估基线，并定期随访。应注意在发生重症 SLE、尤其是危及生命的情况下，激素的副作用如股骨头无菌性坏死并非是使用大剂量激素的绝对禁忌。大剂量甲泼尼松龙冲击疗法常见不良反应包括：脸红、失眠、头痛、乏力、血压升高、短暂的血糖升高；严重不良反应包括：感染、上消化道大出血、水钠潴留、诱发高血压危象、诱发癫痫大发作、精神症状、心律失常，有因注射速度过快导致突然死亡的报道，所以甲泼龙冲击治疗应强调缓慢静脉滴注 60min 以上；用药前需注意水－电解质和酸碱平衡。

（2）环磷酰胺：是主要作用于 S 期的细胞周期特异性烷化剂，通过影响 DNA 合成发挥细胞毒作用。其对体液免疫的抑制作用较强，能抑制 B 细胞增殖和抗体生成，且抑制作用较持久。除白细胞减少和诱发感染外，环磷酰胺的不良反应主要包括：性腺抑制（尤其是女性的卵巢功能衰竭）、胃肠道反应、脱发、肝功能损害，少见远期致癌作用（主要是淋巴瘤等血液系统肿瘤），出血性膀胱炎、膀胱纤维化和膀胱癌在长期口服环磷酰胺治疗者常见，而间歇环磷酰胺冲击治疗者罕见。

（3）硫唑嘌呤：为嘌呤类似物，可通过抑制 DNA 合成发挥淋巴细胞的细胞毒作用，对浆膜炎、血液系统损害、皮疹等疗效较好。不良反应包括：骨髓抑制、胃肠道反应、肝功能损害等。少数对硫唑嘌呤极敏感者用药短期即可出现造血危象，引起严重粒细胞和血小板缺乏症，轻者停药后血象多在 2～3 周恢复正常，重者则需按粒细胞缺乏或急性再障处理，以后不宜再用。

（4）甲氨蝶呤：为二氢叶酸还原酶拮抗药，通过抑制核酸的合成发挥细胞毒作用。主要用于关节炎、浆膜炎和皮肤损害为主的 SLE，长期用药耐受性较佳。主要不良反应有胃肠道反应、口腔黏膜糜烂、肝功能损害、骨髓抑制，偶见甲氨蝶呤肺炎。

（5）霉酚酸酯：为次黄嘌呤单核苷酸脱氢酶的抑制药，该酶是单核细胞和淋巴细胞内嘌呤核苷酸从头合成的限速酶，可特异性的抑制淋巴细胞的增生，因此它的耐受性很好。近年来霉酚酸酯所致严重感染的不良反应已引起广泛关注。

（6）钙调神经磷酸酶抑制药：钙调磷酸酶是 T 细胞信号通路中的关键分子，钙调神经磷酸酶抑制药主要通过抑制钙调磷酸酶而抑制 T 淋巴细胞促炎因子基因表达，发挥选择性的细胞免疫抑制作用，是一种非细胞毒免疫抑制药。主要药物有环孢素、他克莫司，用药期间注意肝、肾功能及高血压、高尿酸血症、高血钾等情况的发生，有条件者应监测血药浓度，调整剂量。

（7）来氟米特：为二氢乳清酸脱氢酶的抑制药，该酶为嘧啶从头合成中的第四个限速酶，进而抑制淋巴细胞的增殖。另外来氟米特还可抑制 TNF 依赖的 NF－KB 活化和基因表达。常见的不良反应为腹泻、腹痛、恶心、口腔溃疡、脱发、皮疹、感染及肝酶上升。来氟米特引起的肝酶上升为剂量依赖性并可恢复。应用来氟米特不应使用活疫苗。

3. 狼疮肾炎不同病理类型的差异治疗方案

（1）Ⅰ型 LN：Ⅰ型 LN 病理改变轻微，无肾脏受累的临床表现，激素和免疫抑制药的使用取决于肾外狼疮的临床表现。

（2）Ⅱ型LN：Ⅱ型LN可出现蛋白尿和血尿，但多无大量蛋白尿及肾功能损伤。对Ⅱ型LN患者当尿蛋白<1g/d时以治疗肾外表现为主。

Ⅱ型LN可伴随足细胞病变，病理表现为广泛足细胞融合，无肾小球毛细血管壁免疫复合物沉积及内皮细胞增生。此时患者可出现肾病综合征范围的蛋白尿。Ⅱ型LN足细胞病变的出现与系膜区免疫复合物的沉积程度无明显相关性。对Ⅱ型LN当尿蛋白>3g/d时，如应用ACEI/ARB类药物疗效欠佳，可参照微小病变肾病的治疗给予糖皮质激素或钙调神经磷酸酶抑制药。

（3）Ⅲ型和Ⅳ型LN（增生性LN）：2003年国际肾脏病学会/肾脏病理学会在狼疮肾炎分型中定义了Ⅲ型、Ⅳ型狼疮肾炎的活动性病变和慢性病变。免疫抑制治疗主要针对活动性病变或慢性病变基础上合并活动性病变，因此在开始治疗之前必须确定疾病的准确分型。

糖皮质激素为基本治疗药物，需联合免疫抑制药。可分为初始治疗和维持治疗，前者主要处理狼疮活动引起的严重情况，应用较大剂量的糖皮质激素和免疫抑制药；后者为一种长期治疗，主要是维持缓解、预防复发、保护肾功能，小剂量激素加免疫抑制药，避免治疗的不良反应很重要。

目前尚无对何为治疗有效的明确定义，大多数学者认为血肌酐下降至治疗前水平，尿蛋白肌酐比值降至50mg/mmol以下可以定义为完全缓解；血肌酐水平稳定在治疗前水平（±25%），或有所下降但未降至正常水平，且尿蛋白肌酐比值下降超过50%，如果为肾病综合征水平蛋白尿，尿蛋白肌酐比值需下降超过50%，且降至300mg/mmol以下者可定义为部分缓解；血肌酐水平持续上升25%以上者为病情恶化。

1）初始治疗方案：

A. 激素+环磷酰胺：激素初始剂量多为口服泼尼松1mg/（kg·d），根据患者临床情况使用6~12周或以后逐渐减量，4~6个月或以后减量到7.5~10mg/d。重度增生性肾炎患者可酌情给予甲泼尼龙冲击治疗，即0.5~1.0g/d静脉滴注，连续3d为1个疗程，必要时可重复。环磷酰胺0.5~1g/m²静脉滴注，每月1次，共6个月。亦有研究表明低剂量环磷酰胺方案疗效无明显差别，即环磷酰胺500mg静脉滴注，每2周1次，共3个月，但研究未包括此方案在重度增生性狼疮肾炎患者（快速进展为肾衰竭者，典型病理表现为>50%节段性肾小球坏死或新月体形成）中的疗效评价。另外有研究显示口服环磷酰胺1.0~1.5mg/（kg·d）（最大剂量150mg/d）使用2~4个月，与静脉注射环磷酰胺效果相同，但有人认为口服环磷酰胺可能比静脉注射副作用更大。

一些小样本的前瞻性随机对照试验表明糖皮质激素联合环磷酰胺与单用激素相比可降低终末期肾脏病的发生、减少狼疮肾炎复发，提高缓解率，降低慢性肾脏病的发生。对加入NIH试验患者重复肾活检结果进行回顾性分析发现，单用激素患者慢性化指数随时间呈线性升高（中位随访时间为治疗后44个月），激素联合环磷酰胺（或其他免疫抑制药）患者慢性化指数无明显变化。结果提示免疫抑制药可以阻止肾脏瘢痕进展。但这些结果仍需要大样本长期随访的随机对照试验进行验证。

B. 激素+霉酚酸酯：中国人群的一项随机对照研究表明激素联合霉酚酸酯（最大剂量3g/d）使用6个月与静脉注射环磷酰胺治疗反应率相同，两组之间严重感染和死亡副作用的发生率相近。但目前尚缺乏霉酚酸酯在重度增生性狼疮肾炎中疗效的研究，因此，目前认为此方案可应用于非重度增生性狼疮肾炎中，而对于重度增生性狼疮肾炎患者仍推荐激素联合环磷酰胺方案。

C. 激素 + 硫唑嘌呤：欧洲的一项随机对照研究比较了硫唑嘌呤联合静脉注射甲泼尼龙随后口服激素与静脉注射环磷酰胺加口服激素的疗效。临床随访 2 年后，两组患者对药物治疗反应无明显差别，但应用硫唑嘌呤组副作用的发生率更低。但使用硫唑嘌呤肾脏远期复发率以及肌酐翻倍风险升高。复查肾活检使用硫唑嘌呤组患者慢性化程度更重。

D. 激素 + 环孢素：一项小样本（n = 40）开放性随机对照试验比较了环孢素和环磷酰胺作为起始阶段药物联合激素治疗增殖性狼疮肾炎的疗效。环孢素使用方法为 4 ~ 5mg/（kg·d）连用 9 个月，在随后的 9 个月内逐渐减量。环磷酰胺的使用不同于大部分临床试验的方案，在最初 9 个月静脉注射环磷酰胺（10mg/kg）8 次，随后的 9 个月口服环磷酰胺（10mg/kg）4 ~ 5 次。在治疗 9 个月和 18 个月时，两组患者在对治疗的反应或疾病缓解方面无差别，在随访至 40 个月时两组复发率无差别。两组患者感染和白细胞减少的发生率亦无差别。

E. 激素 + 他克莫司 + 霉酚酸酯：中国人群一项小规模的随机对照研究比较了Ⅳ型合并Ⅴ型狼疮肾炎患者他克莫司（4mg/d）、霉酚酸酯（1g/d）合用联合口服激素治疗，与静脉注射环磷酰胺（0.75g/m^2，每月 1 次，持续 6 个月）联合口服激素治疗的疗效。在 6 个月时，接受他克莫司 + 霉酚酸酯治疗的患者 90% 达到完全或部分缓解，而使用环磷酰胺组的患者仅有 45% 达完全或部分缓解（P = 0.002）。但在其他多数临床试验中中国人群狼疮肾炎患者对治疗的反应一般较好，而此项试验中接受环磷酰胺的患者对治疗的反应却非常差，因此，此方案的疗效仍需要更多的临床试验进行验证，且在其他种族人群中尚无关于此方案的评价。

F. 如果经初始治疗 3 个月后，狼疮肾炎病情持续恶化，表现为血肌酐升高、蛋白尿加重，即需更换初始治疗方案，或重复肾穿刺活检明确病理类型是否有改变。

2）维持治疗方案：初始治疗结束后，需要用小剂量的激素（≤10mg/d 泼尼松或其他等量糖皮质激素）联合免疫抑制药进行维持治疗。常用于维持治疗的免疫抑制药有：①霉酚酸酯 0.5 ~ 1g，2/d；②硫唑嘌呤 1.5 ~ 2.5mg/（kg·d）；③环磷酰胺 0.5 ~ 1g/m^2 静脉滴注，每 3 个月用 1 次；④对于不能耐受霉酚酸酯或硫唑嘌呤的患者可以选用钙调神经磷酸酶抑制药。

多数患者在初始治疗 6 个月后不能达到完全缓解，但进入维持治疗阶段病情会持续改善直至达到完全缓解，因此对初始治疗有反应的患者初始治疗结束后即可进入维持治疗阶段。但维持治疗 1 年后仍达不到完全缓解的患者需进行重复肾活检，在明确病理改变的基础上更换治疗方案。在获得完全缓解后，建议维持治疗至少持续 1 年以上，尔后可以考虑缓慢减少免疫抑制药剂量，如果既往有狼疮肾炎复发史者应适当延长维持治疗时间。若在维持治疗减量时出现肾功能恶化和（或）蛋白尿增多，建议将免疫抑制治疗药量增加至之前狼疮肾炎得以控制的剂量。目前对于狼疮肾炎药物治疗的持续时间尚无定论，在几项随机对照试验中，平均治疗时间为 3.5 年。

近期有关非洲裔和西班牙裔的狼疮肾炎患者的研究显示在维持治疗阶段泼尼松联合霉酚酸酯或硫唑嘌呤治疗优于泼尼松联合每 3 个月静脉用环磷酰胺。在随访 6 年以后，霉酚酸酯或硫唑嘌呤组比环磷酰胺组死亡率少，肾衰竭发生率低，肾脏复发率低。

3）在Ⅲ/Ⅳ型 LN 治疗过程中应定期监测尿蛋白、血肌酐、尿沉渣、补体、抗 dsDNA

抗体滴度。有效的治疗应使尿蛋白逐渐减少及血肌酐水平逐渐下降，尿沉渣细胞管型减少，但血尿通常会持续数月。抗 dsDNA 及补体水平亦会随着病情好转而恢复正常，但 C3、C4、抗 dsDNA 抗体滴度与狼疮肾炎肾脏活动度相关性较差。

4）Ⅲ/Ⅳ型 LN 治疗效果：多个人群的研究显示Ⅲ/Ⅳ型 LN 在治疗 6 ~ 12 个月时缓解率为 20% ~85%，其中完全缓解率在 8% ~30%。但在中国人群中治疗效果较好，缓解率可达 90%，其中完全缓解率可达 60% ~80%。研究表明治疗初始时的血肌酐水平、复发时血肌酐的增长程度、尿蛋白水平、治疗开始时间是能否获得治疗缓解的最重要的预测指标。但即使患者仅能获得部分缓解，仍能明显改善患者的肾脏预后及生存时间，因此仍应积极治疗。

（4）V型 LN：单纯 V 型 LN 以蛋白尿为主要表现，伴或不伴血尿，狼疮活动的血清学指标不明显，其中 50% ~70% 的患者可出现大量蛋白尿、水肿、低蛋白血症、高脂血症以及高凝血状态。单纯 V 型 LN 的自然病程相对良性，10 年的肾脏生存率为 75% ~90%，但仍有进展为慢性肾脏病以及终末期肾脏病的可能性，特别是在大量蛋白尿的患者当中。V 型 LN 患者肾病综合征水平的蛋白尿一般难以自然缓解，有研究表明基线大量蛋白尿是 V 型 LN 发生终末期肾脏病的独立危险因素。持续的肾病综合征者其血管并发症发生率高，血管并发症与狼疮患者的高死亡率和高病死率相关。在 V 型 LN 中，应用 ACEI、ARB 以及控制血压等非免疫抑制治疗可使尿蛋白降低 30% ~50%。目前对于单纯 V 型 LN 的免疫抑制治疗方案争议较大，尚无最佳治疗方案，不同研究者都发现单独使用激素效果欠佳。因此，对于蛋白尿属非肾病综合征范围且肾功能稳定的单纯 V 型 LN 患者，推荐使用羟氯喹、ACEI、ARB 及控制肾外狼疮活动的治疗措施；对于持续存在肾病综合征范围蛋白尿的单纯 V 型 LN 患者，建议除上述措施之外，加用适量糖皮质激素及以下任意一种免疫抑制药治疗，即霉酚酸酯、硫唑嘌呤、环磷酰胺或钙调神经磷酸酶抑制药；对于经肾活检确定为 V + Ⅲ 及 V + Ⅳ型的 LN 患者，推荐治疗方案分别同Ⅲ型和Ⅳ型 LN 患者。

（5）LN 复发：狼疮肾炎是一种易复发的疾病，一些随机对照研究表明经治疗后获得完全缓解的狼疮肾炎患者 40% 在缓解后 41 个月内出现肾脏复发，而治疗后仅仅得到部分缓解的患者中 63% 于缓解后 11.5 个月内复发，是否获得完全缓解是复发的最强危险因素，相对危险度达 6.2。

目前对于狼疮肾炎的复发尚无明确的界定，很多学者应用以下标准（表 11 -7）。

表 11 -7　狼疮肾炎复发的分类诊断标准

轻度复发	中度复发	重试复发
尿红细胞（肾小球源性）由 <5/HP 增加至 >15/HP，同时尿棘红细胞 ≥2/HP 和（或）尿红细胞管型 ≥1/HP 和（或）出现白细胞管型（除外感染）	基线血肌酐水平： <177μmol/L 时，增长 17.7 ~88.4μmol/L； ≥177μmol/L，增长 35.4 ~ 132.6μmol/L；和（或）基线尿蛋白肌酐比值： <50mg/mmol，增长 ≥100mg/mmol 50 ~100mg/mmol，增长 ≥200mg/mmol，但绝对值 <500mg/mmol >100mg/mmol，增长 2 倍以上，但绝对值 <500mg/mmol	基线血肌酐水平： <177μmol/L 时，升高 >88.4μmol/L ≥177μmol/L，升高 > 132.6μmol/L 和（或）尿蛋白肌酐幽会增长至 >500mg/mmol

肾脏慢性化的过程由多次的急性病变累积而成，慢性化的程度和健存的肾单位的比例，决定肾衰竭发生的危险。狼疮肾炎治疗的最终目标是防止狼疮肾炎的复发，保护肾功能，尽可能减少并发症。对于 LN 复发患者，建议使用原初始治疗方案进行治疗。若重复使用原治疗方案将导致环磷酰胺使用量接近或超过 36g 者，宜使用不含环磷酰胺的初始治疗方案。若怀疑患者的肾脏病理分型发生了变化或不能确定肾脏病变的程度，可考虑重复肾活检。

（6）难治性 LN：约 50% 的狼疮肾炎患者在治疗 12 个月后可达完全缓解或部分缓解，5% ～25% 的患者 24 个月时达完全缓解或部分缓解。对于经一个疗程的初始方案治疗后血肌酐和（或）尿蛋白水平仍继续升高者，可考虑重复肾活检，以明确病因为活动性病变还是瘢痕等慢性病变，若为活动性 LN，更换其他初始治疗方案重新治疗。对于常规环磷酰胺方案及其他方案均无效的患者，可考虑利妥昔单抗、钙调神经磷酸酶抑制药或静脉注射丙种球蛋白。

（三）肾外狼疮活动的治疗

1. 轻型　患者有狼疮活动，但无明显其他内脏损害，仅表现光过敏、皮疹、关节炎或轻度浆膜炎者。治疗药物包括

（1）非甾体类抗炎药：可用于控制关节肿痛。服用时应注意消化性溃疡、出血，肾、肝功能等方面的不良反应。

（2）抗疟药：可控制皮疹和减轻光敏感，常用氯喹 0.25g，1/d，或羟氯喹 0.2 ～0.4g/d。主要不良反应是眼底病变，用药超过 6 个月者，可停药一个月，有视力明显下降者，应检查眼底，明确原因。另外有心脏病史者，特别是心动过缓或有传导阻滞者禁用抗疟药。

（3）沙利度胺：对抗疟药不敏感的顽固性皮损可选择，常用量 50 ～100mg/d，1 年内有生育意向的患者忌用。

（4）短期局部应用激素治疗皮疹，但脸部应尽量避免使用强效激素类外用药，一旦使用，不应超过 1 周。

（5）小剂量激素（如泼尼松≤10mg/d）可减轻症状。

（6）权衡利弊必要时可用硫唑嘌呤、甲氨蝶呤或环磷酰胺等免疫抑制药。

应注意轻型 SLE 可因过敏、感染、妊娠生育、环境变化等因素而加重，甚至进入狼疮危象。

2. 中度活动型　有明显其他脏器损害者，个体化糖皮质激素治疗是必要的，通常泼尼松剂量 0.5 ～1mg/（kg·d）。需要联用其他免疫抑制药，如①以关节炎、肌炎、浆膜炎和皮肤损害为主时可给予甲氨蝶呤 7.5 ～15mg/周。②表现为浆膜炎、血液系统损害或皮疹时可给予硫唑嘌呤 1 ～2.5mg/（kg·d），常用剂量 50 ～100mg/d。

3. 重型　累及重要脏器并影响其功能时，治疗主要分两个阶段，即诱导缓解和维持巩固治疗。诱导缓解目的在于迅速控制病情，阻止或逆转内脏损害，力求疾病完全缓解（包括血清学、症状和受损器官的功能恢复），治疗方案与增生性狼疮肾炎类似，泼尼松 1mg/（kg·d）联合免疫抑制药（如环磷酰胺、硫唑嘌呤、霉酚酸酯、甲氨蝶呤等）。达到诱导缓解后，应继续维持巩固治疗。目的在于用最少的药物防止疾病复发。

4. 狼疮危象的治疗　治疗目的在于挽救生命、保护受累脏器、防止后遗症。通常需要大剂量甲泼尼龙冲击治疗，针对受累脏器的对症治疗和支持治疗，以帮助患者度过危象。后继的治疗可按照重型 SLE 的原则，继续诱导缓解和维持巩固治疗。

5. 常见肾外脏器受累的治疗实例

（1）神经精神狼疮：必须除外化脓性脑膜炎、结核性脑膜炎、隐球菌性脑膜炎、病毒性脑膜脑炎等中枢神经系统感染。弥漫性神经精神狼疮在控制 SLE 的基础药物上强调对症治疗，包括抗精神病药物（与精神科医生配合），癫痫大发作或癫痫持续状态时需积极抗癫痫治疗，注意加强护理。ACL 相关神经精神狼疮，应加用抗凝血、抗血小板聚集药物。有全身血管炎表现的明显活动证据，应用大剂量甲泼尼龙冲击治疗。中枢狼疮包括横贯性脊髓炎在内，可试用地塞米松 10mg 加甲氨蝶呤鞘内注射治疗，每周 1 次，共 2 ~ 3 次。

（2）重症血小板减少性紫癜：血小板 $< 20 \times 10^9/L$，有自发出血倾向，需要积极治疗。常用激素剂量：1 ~ 2mg/（kg·d）。静脉输注大剂量入静脉用免疫球蛋白（IVIG）对重症血小板减少性紫癜有效，可按 0.4g/（kg·d），静脉滴注，连续 3 ~ 5d 为 1 个疗程。IVIG 一方面对 SLE 本身具有免疫治疗作用，另一方面具有非特异性的抗感染作用，可以对大剂量免疫抑制药所致的免疫力挫伤起到一定的保护作用，能够明显提高各种狼疮危象治疗的成功率。还可静脉滴注长春新碱（VCR）1 ~ 2mg/周，总量一般不超过 6mg。环孢素由于无明显骨髓抑制作用，是常用的联合治疗药物。无骨髓增生低下者，还可试用环磷酰胺、硫唑嘌呤等其他免疫抑制药。内科保守治疗无效，可考虑脾切除。

（3）弥漫性出血性肺泡炎和急性重症肺间质病变：部分弥漫性出血性肺泡炎的患者起病可无咯血，支气管镜有助于明确诊断。本病极易合并感染，常同时有大量蛋白尿，预后很差。治疗迄今无良策。对 SLE 肺脏累及应提高警惕，结合 SLE 病情系统评估、影像学、血气分析、纤支镜等手段，以早期发现、及时诊断。治疗方面包括氧疗、必要时机械通气、控制感染和支持治疗。可试用大剂量甲泼尼龙冲击治疗、静脉输注免疫球蛋白、血浆置换等。

（4）肺动脉高压：发生率为 5% ~ 14%，是 SLE 严重的并发症。应根据心脏彩色多普勒超声和（或）右心导管肺动脉测压，并结合心功能分级（参照纽约心脏协会的心功能评定标准）和 6min 步行距离进行评估。肺动脉高压的定义为平均肺动脉压静息状态 >25mmHg 或运动状态 >30mmHg。重度肺动脉高压压力 >70mmHg。如合并有明确的其他引起肺动脉高压疾病，应给予相应处理（改善左心功能、瓣膜手术、氧疗、抗凝血、抗感染）。对 SLE 引起的肺动脉高压，除了前述的激素、环磷酰胺等基础治疗外，还可选择使用钙通道阻滞药、前列环素类似物、内皮素受体阻滞药、5 - 磷酸二酯酶抑制药治疗。

（5）严重的肠系膜血管炎：常需 2mg/（kg·d）以上的激素剂量方能控制病情。应注意水、电解质酸碱平衡，加强肠外营养支持，防止合并感染，避免不必要的手术、探查。一旦并发肠坏死、穿孔、中毒性肠麻痹，应及时手术治疗。

（四）其他治疗方法

既往的研究显示，血浆置换对于接受激素和口服环磷酰胺治疗弥漫增生性狼疮肾炎的患者没有额外的益处。然而对于其他严重的并发症，如狼疮脑或血栓性微血管病，可考虑应用。有一些报道认为使用特殊的免疫吸附（如蛋白 A 柱）有一定疗效。

（五）妊娠生育

狼疮肾炎活动或未达到完全缓解的患者妊娠后发生流产（或死胎）风险明显增加，有研究报道狼疮肾炎完全缓解的患者流产（或死胎）的发生率为 8% ~ 13%，而活动性狼疮肾炎患者流产（或死胎）的发生率可达 35%。亦有研究报道狼疮肾炎未达到完全缓解者，或

尿蛋白 >1g/d，或存在肾功能损伤时，妊娠期间狼疮肾炎复发的风险增加，因此狼疮肾炎未达到完全缓解者要避免妊娠。妊娠期不能使用环磷酰胺、霉酚酸酯、ACEI 和 ARB，使用霉酚酸酯治疗者妊娠前要改用硫唑嘌呤治疗，可继续使用羟氯喹，另外有研究表明低剂量阿司匹林（50~100mg/d）可以减少狼疮患者流产（或死胎）风险。如果妊娠时正在使用激素或硫唑嘌呤，妊娠期间或至少妊娠前 3 个月药物不要减量。国内学者一般认为 SLE 患者在无重要脏器损害、病情稳定 1 年或 1 年以上，细胞毒免疫抑制药（环磷酰胺、甲氨蝶呤等）停药半年，激素仅需小剂量时方可怀孕，多数能安全地妊娠和生育。妊娠期出现狼疮肾炎复发时，可用糖皮质激素治疗，每日泼尼松 ≤30mg 对胎儿影响不大，并根据病情严重程度决定是否加用硫唑嘌呤。泼尼松龙经过胎盘时被灭活，但是地塞米松和倍他米松可以通过胎盘屏障，影响胎儿，故不宜选用，但在妊娠后期促胎肺成熟时可选用地塞米松。

九、预后

过去几十年来重型狼疮肾炎患者的预后已显著改善。20 世纪 60 年代报道的 5 年生存率只有 70%，而近年报道的 10 年生存率超过 90%。虽然狼疮脑或狼疮肺死亡率仍然很高，但是很少有患者死于狼疮活动。20 世纪 80 年代以来，免疫抑制药有了长足的发展，早期诊断和适宜的治疗对获得良好的长期预后十分重要。

（薛　渊）

第二节　原发性小血管炎肾损害

原发性血管炎是一组病因不清，以血管壁的炎症和纤维素样坏死为共同病理变化，以多器官系统受累为主要临床表现的一组疾病。按受累血管大小，原发性血管炎分为大血管炎、中血管炎和小血管炎。大血管炎主要包括 Takayasu 动脉炎和巨细胞动脉炎，中血管炎主要包括结节性多动脉炎，小血管炎主要包括肉芽肿性多血管炎（GPA，原韦格纳肉芽肿）、显微镜下多血管炎（Microscopic Polyangiitis，MPA）和嗜酸性肉芽肿性多血管炎（EGPA，原 Churg-Strauss 综合征），三种小血管炎均与抗中性粒细胞胞质抗体（ANCA）紧密相关，因此又称 ANCA 相关性血管炎（ANCA-Associated Vasculitides，AAV）。大、中动脉炎肾损害主要表现为肾脏缺血，本节主要介绍原发性小血管炎肾损害。

一、流行病学

一项基于英格兰 Norfolk 人群的流行病学调查显示 GPA 的患病率为 8.5/百万人口，MPA 的患病率为 3.6/百万人口，EGPA 的发病率为 2.5/百万人口。美国两项关于 GPA 的队列研究显示白种人在 GPA 中的比例超过 90%，而非裔美国人、西班牙裔和亚洲人占 1%~4%。目前我国尚缺乏原发性小血管炎的流行病学资料。

二、病因及发病机制

目前，原发性小血管炎的确切病因及发病机制还不明确。感染、免疫机制、环境因素、遗传因素等在 AAV 发病过程中可能发挥作用。

1. 感染　GPA 患者虽任何器官均可受累，但起病初是呼吸道受累，最多见的是鼻窦炎和鼻炎，继而出现中性粒细胞性肺泡炎、肾小球肾炎，提示了可能的疾病发展过程。鼻炎和鼻窦炎继发感染多为金黄色葡萄球菌，金黄色葡萄球菌不仅造成局部感染，还可能通过细胞免疫机制诱导 GPA 的发生与发展。应用复方新诺明治疗早期 GPA 有效，并可使 GPA 复发率降低 60%，间接证明感染可能参与 AAV 的发病过程。

近年研究表明具有 FimH 的革兰阴性菌感染可能与 AAV 发病相关。FimH 相关细菌感染后，通过分子模拟机制，宿主体内产生针对溶酶体膜蛋白 2（Lysosomal Membraneprotein-2, LAMP2）的自身抗体，LAMP2-ANCA 导致 AAV 的发生。

2. 免疫机制　1982 年 Davies 在 8 例免疫病理改变不明显的节段性坏死性肾小球肾炎患者血清中检测到 ANCA，从此开始了此类疾病自身免疫发病机制的研究高潮。ANCA 是一种以中性粒细胞胞质颗粒和单核细胞溶酶体成分为特异抗原的自身抗体，应用间接免疫荧光技术观察酒精固定的中性粒细胞可发现 ANCA 有两种分布形式：抗体在胞质呈均匀分布，即胞质型（c-ANCA），其靶抗原为蛋白酶-3（PR3）；另一种呈环核分布，即核周型（p-ANCA），靶抗原为髓过氧化物酶（MPO）。除 PR3 和 MPO 外，ANCA 还对应其他类型的抗原。90% 以上活动期 GPA 患者 c-ANCA 阳性，病情静止时约 40% 患者阳性。80% 的 MPA 患者 ANCA 阳性，主要以 p-ANCA 为主。70% 的 EGPA 患者可有 ANCA 阳性，主要为 p-ANCA。

ANCA 在小血管炎发病中的作用目前尚不明确，可能的机制为①ANCA 激活中性粒细胞而引起血管壁炎症损害；②ANCA 抑制 PR3 和（或）MPO 与其生理性抑制药结合，从而使 PR3、MPO 持续活化，导致组织损伤；③ANCA 的一些靶抗原是单核细胞的组成成分，因此单核细胞也是 ANCA 的靶细胞。ANCA 可刺激单核细胞分泌单核细胞趋化蛋白-1、IL-8，促进局部中性粒细胞和单核细胞募集，参与肉芽肿形成。但也有人认为 ANCA 在血管炎中并不起致病作用，它可能只是对受损血管处被激活的中性粒细胞所释放的隐匿抗原的继发性反应，而原发性致病可能为病毒感染或免疫复合物病，其免疫复合物很快被从血管壁清除，所以在肾活检时不被发现。

除 ANCA 外，补体系统的旁路激活、效应 T 细胞功能异常以及调节性 B 细胞功能缺陷在 AAV 发病过程中亦起着重要作用。GPA 患者 CD_4^+ T 细胞产生 IFN-γ 的能力比正常人高 $10 \sim 20$ 倍，TNF-α 也明显增高，呈现 Th1 优势。有研究表明，感染和（或）自体抗原引起巨噬细胞 IL-12 的过度反应，导致 Th1 细胞因子（IFN-γ、TNF-α）过度产生，引起肉芽肿性血管炎病变。调节性 B 细胞能够抑制 Th1 细胞亚群的分化，GPA 患者体内 Th1 优势分化可能与调节性 B 细胞功能异常有关。MPA 患者体内主要表现为 Th2 优势，产生的 IL-4 远高于 IFN-γ，这种免疫异常与非肉芽肿性炎症有关。

3. 环境因素　目前认为硅颗粒可能参与 MPA 的发病。一项欧洲的多中心流行病学调查发现，部分 MPO-ANCA 阳性的 MPA 患者，与接触硅颗粒（石英、花岗岩、砂岩、谷类粉尘等）有关。另一项调查发现接触上述硅颗粒者 MPO-ANCA 的阳性率显著高于健康对照组。日本本州大地震后 MPO-ANCA 阳性血管炎发生率增加也提示硅尘可能与 MPA 的发生相关。

4. 遗传因素　遗传因素与原发性小血管炎易感性的关系亦是近年的研究热点，但是目前尚缺乏具有说服力的一致性的结论。

三、病理

原发性小血管炎肾损害的特征性病理改变为坏死性肾小球肾炎。肾组织学改变主要为受累小动脉、微动脉、微静脉以及肾小球毛细血管炎症，肾小球毛细血管襻的纤维素样坏死以及毛细血管外增生。坏死及增生的程度从局灶、节段性至弥漫性不等，从而产生以坏死性肾小球肾炎伴新月体形成为主要特征的病理损害，肾小球周围炎症细胞浸润，甚至肉芽肿形成。近年，肾小管病变及间质单核细胞浸润及纤维化也受到重视。晚期则表现为肾小球硬化、间质纤维化及肾小管萎缩。免疫荧光通常无或仅有很少量的免疫复合物沉积，电镜下也观察不到电子致密物的沉积。

四、临床表现

原发性小血管炎的临床表现复杂多样，表现为多器官多系统受累。起病形式多样，可呈快速进展型起病，也可隐匿起病。该病男性发病略多于女性，各年龄段均可发病，40~60岁是本病的高发年龄，见表11-8。

表11-8 ANCA 相关性血管炎的临床特征

临床特征	GPA	MPA	EGPA
ANCA 阳性率	80%~90%	70%	50%
ANCA 靶抗原特异性	PR3 > MPO	MPO > PR3	MPO > PR3
组织学病变	白细胞破碎性血管炎；坏死性肉芽肿性炎症（肾活检标本少见）	白细胞破碎性血管炎；无肉芽肿炎症	嗜酸性粒细胞组织浸润；坏死性芽肿性血管炎，可伴嗜酸性坏死
耳、鼻、喉	鼻中隔穿孔；鞍鼻；传导性或感觉神经性耳聋；声门下狭窄	无或轻微	鼻息肉；过敏性鼻炎；传导性耳聋
眼	眼眶炎性假瘤；巩膜炎（穿通性巩膜软化）；表层巩膜炎；葡萄膜炎	偶有眼部受累：巩膜炎；表层巩膜炎；葡萄膜炎	偶有眼部受累：巩膜炎；表层巩膜炎；葡萄膜炎
肺	结节；固定浸润病灶；空洞；肺泡出血	肺泡出血	哮喘；迁移性浸润病灶；肺泡出血
肾	节段性坏死肾小球肾炎，偶有肉芽肿形成	节段性坏死性肾小球肾炎	节段性坏死性肾小球肾炎
心脏	偶有心脏瓣膜损害	少见	心功能衰竭
外周神经	血管炎性神经病变（10%）	血管炎性神经病变（58%）	血管炎性神经病变（78%）
嗜酸性粒细胞增多	偶有轻度嗜酸性粒细胞增多	无	全部伴有嗜酸性粒细胞增多

1. 肾外表现 全身症状包括发热、疲乏、食欲减退、抑郁、体重下降、关节痛等，其中发热最常见。不同 AAV 亚型临床表现各具特色。

（1）肉芽肿性多血管炎（GPA）：典型的 GPA 表现为三联征：上呼吸道、肺和肾病变。临床上分为2型：①局限型或初发型，有呼吸道病变但无肾脏受累，80%以后累及肾脏；②暴发型，活动性或广泛性 GPA。大部分患者以上呼吸道病变为首发症状，表现为鼻炎、鼻窦炎或口腔炎症。通常表现是持续性流脓涕或血性鼻涕，而且不断加重，可导致上呼吸道的阻塞和疼痛。伴有鼻黏膜肿胀、溃疡和结痂，鼻出血，严重者鼻中隔穿孔，鼻骨破坏，出现鞍鼻。口腔炎症表现为口腔溃疡、增殖性牙龈炎、颌下腺炎、腮腺的疼痛性肿大、咽扁桃体肿大和溃疡、咽后壁肿胀和溃疡等。咽鼓管阻塞可引发中耳炎，导致听力丧失，而后者常是患者的第一主诉。部分患者可因声门下狭窄出现声音嘶哑及呼吸喘鸣。

肺部受累是 GPA 的基本特征之一，约 50% 的患者在起病时即有肺部表现，80% 以上的患者将在整个病程中出现肺部病变。胸闷、气短、咳嗽、咯血以及胸膜炎是最常见的症状。大量肺泡性出血较少见，但一旦出现，则可发生呼吸困难和呼吸衰竭。有约 1/3 的患者肺部影像学检查有肺内阴影，可缺乏临床症状。查体可有叩浊、呼吸音减低以及湿啰音等体征。因为支气管内膜受累以及瘢痕形成，55% 以上的患者在肺功能检测时可出现阻塞性通气功能障碍，另有 30%～40% 的患者可出现限制性通气功能障碍以及弥散功能障碍。

除上、下呼吸道受累外，眼也是 GPA 的常见受累器官。GPA 可累及眼的任何结构，表现为眼球突出、视神经及眼肌损伤、结膜炎、角膜溃疡、表层巩膜炎、虹膜炎、视网膜血管炎、视力障碍等。最常见的皮肤表现为紫癜，此外还可出现多形红斑、斑疹、瘀点（斑）、丘疹、皮下结节、坏死性溃疡、浅表皮肤糜烂等。约 1/3 的患者在病程中出现神经系统病变。以外周神经病变最常见，多发性单神经炎是主要的病变类型，临床表现为对称性的末梢神经病变。肌电图以及神经传导检查有助于外周神经病变的诊断。

（2）显微镜下多血管炎（MPA）：典型病例多具有皮肤 - 肺 - 肾的临床表现。

皮肤表现：可出现各种皮疹，以紫癜及可触及的充血性斑丘疹多见。还可有网状青斑、皮肤溃疡、皮肤坏死、坏疽以及肢端缺血、坏死性结节、荨麻疹，血管炎相关的荨麻疹常持续 24h 以上。

肺部损害：有 50% 的患者有肺部损害，发生肺泡壁毛细血管炎，12%～29% 的患者有弥漫性肺泡出血。由于弥漫性的肺间质改变和炎症细胞的肺部浸润，约 1/3 的患者出现咳嗽、咯血、贫血，大量的肺出血导致呼吸困难，甚至死亡。部分患者可在弥漫性肺泡出血的基础上出现肺间质纤维化。查体可见呼吸窘迫，肺部可闻及啰音。

20%～30% 的 MPA 患者出现神经系统损害，主要为多发性单神经炎，表现为四肢麻木、刺痛感，长期失用后可出现肌萎缩。10% 左右的患者可出现中枢神经系统受累，表现为癫痫发作。

（3）嗜酸性肉芽肿性多血管炎（EGPA）呼吸道过敏性症状是 EGPA 的特征性表现，可表现为哮喘、支气管炎、过敏性鼻炎、鼻息肉。除此之外，可出现多系统损害，如皮肤血管炎、神经系统损害、心脏损害、消化系统损害等，组织及血管壁可见大量嗜酸性粒细胞浸润，血管周围肉芽肿形成。

2. 肾脏表现

（1）血尿：几乎每例都有，轻重不等，80% 患者有镜下血尿，20% 有肉眼血尿，表现为无痛性、全程性。

（2）蛋白尿：几乎所有患者都有不同程度的蛋白尿，蛋白尿一般未达到肾病综合征范围，但亦有患者可达 20g/d。

（3）管型尿：可类似急性肾小球肾炎改变，出现红细胞管型、其他细胞管型、透明管型及颗粒管型。

（4）肾功能不全：常表现为不同程度的肾功能不全（重者需透析治疗），部分患者进展迅速，表现为急进性肾小球肾炎，迅速进展至终末期肾衰竭。

（5）高血压：程度不一，一般为轻度或中度，少数较严重，可发展为高血压危象。患者肾小球滤过率下降，导致水钠潴留，血容量增加或血管痉挛，引起高血压的发生；或因缺血引起肾素－血管紧张素系统激活，导致血压升高。

（6）水肿：常在清晨起床时眼睑水肿，下肢及阴囊部水肿也常较显著，严重时可有浆膜腔积液，少数患者可出现充血性心力衰竭。

（7）少尿或无尿：肾小球毛细血管病变以及血管外的压迫，使肾血流量减少，发生滤过障碍，加之肾小管功能相对正常，以致液体重吸收相对增多，导致少尿或无尿。

五、辅助检查

1. 实验室常规检查　①血常规示白细胞、血小板升高，正细胞正色素性贫血；GPA 患者可有轻度嗜酸性粒细胞增多，EGPA 患者嗜酸性粒细胞明显增多。②血沉增快，C 反应蛋白升高，常被视为疾病活动性指标。③血清免疫球蛋白（IgG、IgM、IgA）升高，补体正常或降低，类风湿因子、抗核抗体可有阳性。④尿常规检查示镜下血尿（RBC > 5/HP）或出现红细胞管型，不同程度的蛋白尿。⑤肾功能检查示多数患者血肌酐、尿素氮升高。

2. ANCA 测定　ANCA 在荧光显微镜检查时分为胞质型（c - ANCA）和核周型（p - ANCA），c - ANCA 靶抗原为 PR3，p - ANCA 靶抗原为 MPO。80% ~ 90% 的 GPA 患者 c - ANCA 阳性，70% 的 MPA 患者 ANCA 阳性，其中 60% 为 p - ANCA，另有 40% 为 c - ANCA。50% 的 EGPA 患者 ANCA 阳性，主要为 p - ANCA。采用 ANCA 诊断原发性小血管炎时须注意以下几点：①只有与 AAV 的临床征象相结合，ANCA 才具有诊断价值。②需要 ELISA 法进一步验证 ANCA 免疫荧光检测的可靠性。③组织病理学检查仍然是诊断原发性小血管炎的金标准。④ANCA 阴性并不能排除原发性小血管炎的存在，因为 10% ~ 50% 的原发性小血管炎患者 ANCA 阴性。⑤ANCA 的检测结果与原发性小血管炎的病情活动、缓解或复发无必然联系。活动期 ANCA 阳性的患者，当 ANCA 持续阴性时，提示疾病处于缓解期，但并不能排除复发的可能；当处于疾病缓解期且 ANCA 阴性患者，再次出现 ANCA 阳性时，提示患者复发的危险增高，但并不能确诊为疾病复发。⑥ANCA 的检测结果不能决定治疗方案的选择，合理的治疗方案必须结合临床病程、体检及其他血清学指标考虑。

3. 影像学检查　GPA 患者胸部 X 线检查可发现肺部浸润性病灶和结节状阴影，伴有局部肺不张。结节状阴影通常为多发和双侧的，可有空洞形成，结节可在几毫米至几厘米大小。MPA 患者胸部 X 线及 CT 检查早期可发现无特征性肺部浸润影或小泡状浸润影，双侧不规则的结节状片状阴影，肺空洞少见，可见继发于肺泡毛细血管炎和肺出血的弥漫性肺实质浸润影；中晚期可出现肺间质纤维化。当出现弥漫的毛玻璃样改变，肺透亮度下降，提示肺泡出血的可能 EGPA 胸片无特征性，多变性肺部阴影是其特点；多数患者呈现肺内浸润性病变，可呈结节状或斑片状阴影，边缘不整齐，弥漫性分布，很少形成空洞，阴影可迅速消失；部分患者伴有胸腔积液。

4. 组织病理学检查　GPA 的病理改变特征是显示三种病变：坏死、肉芽肿和血管炎。病变中呈现坏死的特征性改变是：坏死带在病变组织中分布不均，光镜低倍镜下呈地图样，边缘呈波状或锯齿状，坏死常呈嗜碱性，并有细碎的颗粒。嗜碱性坏死周围环绕栅栏状细胞，呈现肉芽肿性炎性改变；血管炎主要累及小动静脉，毛细血管，表现为纤维素样坏死，有巨细胞性肉芽肿样改变。肾组织呈现节段性坏死性肾小球肾炎，可有新月体形成，没有或少见免疫球蛋白、补体的沉积。

MPA 的血管病变表现为节段性血管坏死，中性粒细胞及单核细胞浸润，可伴有白细胞破碎和纤维素样坏死，无肉芽肿形成。肾脏、肺可出现前述典型的病理改变；皮肤紫癜，病理改变为白细胞破碎性血管炎，中性粒细胞浸润明显，伴有不同程度的嗜酸性粒细胞、单核细胞、巨噬细胞浸润；动脉受累呈动脉炎样改变，有纤维素样坏死，中性粒细胞、单核细胞浸润等。

EGPA 主要累及小动静脉，表现为肉芽肿性坏死性血管炎，同时伴有大量嗜酸性粒细胞组织浸润，后者是 EGPA 的特征性病理改变。

六、诊断及鉴别诊断

（一）原发性小血管炎肾损害的诊断

临床表现呈全身多系统受累，同时合并血尿、蛋白尿、高血压、肾功能异常等肾损害表现，如 ANCA 阳性，应高度怀疑原发性小血管炎肾损害的可能。肾组织活检见到节段性坏死性肾小球肾炎伴或不伴新月体形成，免疫病理检查未见或仅见微量免疫复合物沉积者有助于诊断。原发性小血管炎主要包括 GPA、MPA、EGPA 三种亚型，以下为各亚型的分类标准或诊断依据。

（1）目前，GPA 的诊断采用 1990 年美国风湿病学会（ACR）分类标准（表 11-9），诊断的敏感性和特异性分别为 88.2% 和 92.0%。除此之外，也有采用 ELK 分类系统下典型的脏器受累表现，加之典型的组织病理学特征改变或 c-ANCA 阳性来诊断 GPA。

（2）MPA 尚无统一分类标准，诊断应综合分析临床表现、实验室检查及组织病理学检查。主要依据如下。

1）中老年男性多见，多数起病急，进展快。

2）有上呼吸道感染或药物过敏样前驱症状，如发热、乏力、皮疹、关节痛、体重下降等非特异性表现。

3）多系统损害：肾损害类似急进性肾小球肾炎，表现为血尿、蛋白尿、管型尿、高血压等，肾功能进行性下降；肺部受累：主要表现为肺泡毛细血管炎和肺泡出血，常见症状为咳嗽、气短、咯血、贫血，大量肺出血可致呼吸困难，甚至死亡，病程长者可出现肺间质纤维化。皮肤损害多表现为紫癜；也可出现网状青斑、溃疡、坏死等，病理特点为白细胞破碎性血管炎。其他系统损害还包括神经系统、消化系统、心血管系统、眼、关节、肌肉等。

4）ANCA 阳性（70% 左右），其中绝大多数（60%）为 MPO-ANCA（p-ANCA），少数为 PR3-ANCA（c-ANCA）；HBsAg 阴性。

5）组织病理学检查：皮肤、肺、肾组织活检有助于诊断：肺泡毛细血管炎、寡免疫沉积型坏死性新月体型肾小球肾炎和皮肤白细胞破碎性血管炎对诊断的确立有重要价值。

（3）EGPA 的诊断目前多采用 1990 年美国风湿病学会（ACR）制定的分类标准（表11-10），诊断的敏感性为 85%，特异性为 99.7%。

表 11 - 9　1990 年美国风湿病学会（ACR）GPA 分类标准

标准	定义
（1）鼻或口腔炎症	痛性或无痛性口腔溃疡，脓性或血性鼻腔分泌物
（2）X 线胸片异常	X 线胸片示结节，固定浸润灶或空洞
（3）尿沉渣异常	镜下血尿（RBC > 5/HP）或出现红细胞管型
（4）病理性肉芽肿性炎性改变	动脉壁或动脉周围或血管（动脉或微动脉）外区域有肉芽肿性炎症

注：符合 2 条或 2 条以上可诊断 GPA。

表 11 - 10　1990 年美国风湿病学会（ACR）EGPA 分类标准

标准	定义
（1）哮喘	哮喘史或呼气时有弥漫高调啰音
（2）嗜酸性粒细胞增多	白细胞分类计数中嗜酸性粒细胞 > 10%
（3）单发或多发神经病变	由于系统性血管炎所致单神经病变、多发单神经病变或多神经病变（即手套/袜套样分布）
（4）非固定性肺浸润	由于系统性血管炎所致，X 线胸片上为迁移性或暂时性肺浸润（不包括固定浸润影）
（5）鼻窦炎	急性或慢性鼻窦疼痛或压痛史，或影像学检查示鼻窦不透光
（6）血管外嗜酸性粒细胞浸润	病理示动脉、微动脉、静脉外周有嗜酸性粒细胞浸润

注：符合 4 条或 4 条以上可诊断 EGPA。

（二）原发性小血管炎肾损害的鉴别诊断

1. 原发性小血管炎肾损害不同亚型之间的鉴别　GPA、MPA、EGPA 均为累及小血管（小动脉、静脉及毛细血管）的系统性血管炎，多器官受累，与 ANCA 紧密相关。GPA 以 cANCA 为主，MPA、EGPA 以 p - ANCA 为主。组织病理学检查示坏死性血管炎，GPA、EGPA 有肉芽肿形成，可以与 MPA 相鉴别，EGPA 可见明显的嗜酸性粒细胞组织浸润，并伴有高嗜酸粒细胞血症，可以与 GPA 鉴别。但是即使是 GPA、EGPA 患者，也不一定在组织标本中发现肉芽肿，此时 AAV 亚型之间较难鉴别，但上呼吸道受累及 c - ANCA 阳性有助于 GPA 的诊断，而呼吸道过敏性疾病如哮喘、过敏性鼻炎、鼻息肉有助于 EGPA 的诊断。

肾局限型血管炎：除肾脏外无其他脏器受累的证据，通常与 p - ANCA 相关，病理特征为寡免疫肾小球肾炎。缺乏肾外表现、p - ANCA 阳性、寡免疫沉积型肾小球肾炎有助于本病诊断。

2. 与其他类型血管炎肾损害的鉴别

（1）结节性多动脉炎肾损害：结节性多动脉炎（Polyarteritis Nodosa，PAN）是一种以中、小动脉坏死性炎症为特征的全身性疾病，ANCA 常为阴性；而原发性小血管炎主要累及小动脉、微静脉、毛细血管，与 ANCA 密切相关。与原发性小血管炎肾损害不同的是，PAN 的肾损害是由于肾血管炎引发的血管性肾病（肾微动脉瘤、肾梗死、肾血管性高血压），无肾小球受累，原发性小血管炎肾损害主要表现为寡免疫坏死性肾小球肾炎；PAN 不累及肺，这也是与原发性小血管炎鉴别的要点，出现肺损伤（肺结节、空洞、浸润或肺泡出血）并伴有全身血管炎表现时，有助于原发性小血管炎的诊断。

（2）药物诱导 ANCA 相关性血管炎肾损害：部分药物可诱导 ANCA 阳性，并出现类似

AAV 肾损害的临床表现，此时详细的病史询问是与原发性小血管炎肾损害相鉴别的关键。目前已知的可诱导 ANCA 阳性的药物为丙硫氧嘧啶、肼屈嗪、普鲁卡因胺、青霉胺等。药物诱导的 ANCA 与原发性小血管炎中的 ANCA 具有不同的产生机制，后者一般仅识别一种靶抗原，PR3 或 MPO，而前者可识别多种靶抗原，如 MPO、PR3、人白细胞弹力蛋白酶、乳铁蛋白、抗杀菌通透性/增高蛋白等。停用药物后临床症状缓解，抗体滴度下降有助于药物诱导 ANCA 相关性血管炎与原发性 AAV 的鉴别。

（3）肺出血 - 肾炎综合征：此病与原发性小血管炎均可出现肺出血及肾脏病变，但本病无其他血管炎及多系统受累表现，ANCA 阴性，抗肾小球基底膜抗体阳性，肾组织病理学检查可见有明显的免疫复合物沿基底膜沉积，而原发性小血管炎肾脏病变为寡免疫坏死性肾小球肾炎。

（4）冷球蛋白血症肾损害：是与冷球蛋白相关的、以皮肤血管炎损害为主的免疫复合物病。患者可出现紫癜、皮肤黏膜溃疡、雷诺现象、血尿、蛋白尿、关节痛等，与丙型肝炎病毒感染有关。因此有丙型肝炎病毒感染的证据、血清中检测到冷球蛋白、肾组织病理学检查见大量免疫复合物沉积（以 IgG、IgM 为主）有助于与原发性小血管炎肾损害相鉴别。

（5）紫癜性肾炎：以皮肤紫癜及含 IgA 的免疫复合物在组织沉积为特征，可出现皮肤、肾、关节及胃肠道症状，肾组织病理学特征为免疫荧光镜下 IgA 呈颗粒样在系膜区沉积，而原发性小血管炎肾损害的病理学特征为节段性坏死性肾小球肾炎，只有微量或无免疫复合物沉积。

3. 与原发性急进性肾小球肾炎的鉴别　　原发性急进性肾小球肾炎起病急骤，肾功能可在数日、数周或数月内急剧恶化，以少尿（无尿）型急性肾衰竭多见。肾组织病理为弥漫性新月体型肾小球肾炎，分为三型，Ⅰ型：IgG 线性沉积（抗肾小球基底膜抗体介导）；Ⅱ型：IgG 颗粒样沉积（免疫复合物介导）；Ⅲ型：少或无 Ig 沉积。原发性小血管炎肾损害的病理特征为局灶性节段性坏死性肾小球肾炎，伴或不伴新月体形成，无或仅有少量免疫复合物沉积，因此，肾组织病理学检查有助于原发性急进性肾小球肾炎Ⅰ型和Ⅱ型与原发性小血管炎鉴别，Ⅲ型急进性肾小球肾炎在病理上与原发性小血管炎肾损害较难鉴别，但伴有明显的肾外表现（皮肤、肺、关节等）、ANCA 阳性有助于原发性小血管炎肾损害的鉴别。

4. 继发于结缔组织病的肾损害

（1）狼疮肾炎：系统性红斑狼疮（Systemic Lupus Erythematosus，SLE）是由自身免疫介导的多系统受累的弥漫性结缔组织病，可并发血管炎性病变。SLE 以育龄期女性多见；SLE 患者血清中存在多种自身抗体（抗核抗体、抗双链 DNA 抗体、抗 Sm 抗体等），ANCA 多为阴性；SLE 肾损害的组织病理学检查可见免疫复合物沉积于上皮下、内皮下、基底膜及系膜区，免疫病理可见多种免疫球蛋白（IgG、IgM、IgA 等）和补体（C3、C1q 等）阳性，常称为"满堂亮"现象，而原发性小血管炎肾损害表现为节段性局灶性坏死性肾小球肾炎，只有微量或无免疫复合物沉积。

（2）类风湿关节炎肾损害：类风湿关节炎患者可见多种不同的肾损害，既可以是疾病本身所引起，也可以是由治疗疾病的药物所引起。最常见的病变为膜性肾病、继发性淀粉样变、局灶性系膜增生性肾小球肾炎、类风湿血管炎及镇痛药所引起的肾病。详细的病史询问、仔细的尿检分析以及肾组织活检是明确肾损害类型的重要手段。类风湿血管炎引起的肾损害病理表现为坏死性肾小球肾炎不伴免疫复合物沉积，可以出现 ANCA 阳性，应注意与原发性小血管炎肾损害相鉴别。对称性小关节炎、侵蚀性关节炎、关节畸形、类风湿结节、特异性自身抗体（抗核周因子、抗角蛋白抗体、抗环状瓜氨酸抗体）阳性有助于类风湿关节炎肾损害与原发性小血管炎肾损害的鉴别。

（3）复发性多软骨炎肾损害：复发性多软骨炎是一种较少见的炎性破坏性自身免疫性疾病，8%的患者出现肾损害，表现为血尿、蛋白尿、管型尿，最终可致肾功能不全。肾组织病理学检查示轻度系膜增生型或局灶性节段性新月体型肾小球肾炎，应注意与原发性小血管炎肾损害相鉴别。复发性多软骨炎以软骨受累为主要表现，可致鼻梁塌陷、听力障碍、气管狭窄，耳郭受累最多见，而无鼻窦受累，此点可与GPA相鉴别；实验室检查ANCA阴性，活动期抗Ⅱ型胶原抗体阳性有助于本病诊断。

5. 继发于感染性疾病的肾损害　部分感染性疾病，如亚急性感染性心内膜炎、脓毒症、深部真菌感染、分枝杆菌感染、放线菌病、梅毒，均可以出现包括肾损害在内的全身多系统损害，并可出现ANCA阳性，此时应注意与原发性小血管炎肾损害相鉴别。感染伴发的AN-CA与药物诱导的ANCA具有相似之处，即可识别多种靶抗原，如MPO、PR3、人白细胞弹力蛋白酶、乳铁蛋白、抗杀菌通透性/增高蛋白等，而原发性小血管炎中的ANCA仅识别一种靶抗原，PR3或MPO。另外伴发ANCA的感染性疾病患者血清内还可出现多种自身抗体，如抗核抗体、抗β_2糖蛋白Ⅰ抗体，并出现冷球蛋白血症、低补体血症，此点也可与原发性小血管炎肾损害相鉴别。应用有效的抗生素治疗，能够缓解临床表现，ANCA滴度逐渐下降甚至转阴，有助于感染性疾病的诊断。

七、治疗

治疗方案的选择应根据病情轻重、是否有重要脏器受累以及是否合并威胁生命的并发症而定，应做到因人而异。治疗可分为3期，即诱导缓解、维持缓解以及控制复发。2009年欧洲抗风湿病联盟（European League Against Rheumatism, EULAR）推荐糖皮质激素联合环磷酰胺作为全身型原发性小血管炎的诱导缓解治疗；对于无重要脏器受累、无威胁生命并发症的患者，可应用糖皮质激素联合甲氨蝶呤作为诱导缓解的治疗方案。对于维持缓解阶段，可采用小剂量激素联合硫唑嘌呤，或联合甲氨蝶呤，或联合来氟米特治疗，一般维持治疗至少1.5~2年。

（一）药物治疗

1. 糖皮质激素　泼尼松1mg/（kg·d），晨顿服或分次服用，一般服用4~8周或以后逐渐减量，病情缓解后以维持量治疗，维持量有个体差异，建议小剂量泼尼松（≤10mg/d）维持2年或更长。对于重症患者和肾功能进行性恶化的患者，可采用甲泼尼龙冲击治疗，每次0.5~1.0g静脉滴注，每日或隔日1次，3次为1个疗程，1周后视病情需要可重复。激素治疗期间注意防治不良反应。不宜单用泼尼松治疗，因缓解率下降，复发率升高。

2. 环磷酰胺　可采用口服，剂量2mg/（kg·d）（最大量≤200mg/d），持续12周。亦可采用环磷酰胺静脉冲击疗法，剂量0.5~1g/m² 体表面积，每月1次，连续6个月，严重者用药间隔可缩短为2~3周，以后每3个月1次，至病情稳定1~2年（或更长时间）可停药观察。口服不良反应高于冲击治疗。用药期间需监测血常规和肝功能、肾功能。

3. 硫唑嘌呤　由于环磷酰胺长期使用不良反应多，诱导治疗一旦达到缓解（通常4~6个月）后可以改用硫唑嘌呤，2mg/（kg·d）口服，维持至少1年。应注意不良反应，尤其是骨髓抑制。

4. 甲氨蝶呤 甲氨蝶呤（20～25mg/周，口服或静脉）可替代环磷酰胺用于无重要脏器受累及威胁生命的并发症且肾功能正常的患者。开始15mg/周，1～2个月或以后增加至20～25mg/周，4周后可逐渐减量，但是在最初3个月内不应低于15mg/周，应检测骨髓抑制、肝功异常等不良反应的发生。

5. 来氟米特 有报道来氟米特（20～30mg/d）口服用于原发性小血管炎的维持缓解治疗疗效优于甲氨蝶呤，但副作用多于甲氨蝶呤，用药过程中应监测肝功异常等不良反应的发生。

6. 霉酚酸酯 初始用量1.5g/d，分2次口服，维持3个月，维持剂量1.0g/d，分2次口服，维持6～9个月。

7. 丙种球蛋白 静脉注射丙种球蛋白（Intra - Venous Immunoglobulin，IVIG）可用于对标准治疗疗效差或复发的患者，丙种球蛋白与补体和细胞因子网络相互作用，提供抗独特型抗体作用于T、B细胞。大剂量丙种球蛋白还具有广谱抗病毒、细菌及中和循环性抗体的作用。一般与激素及其他免疫抑制药合用，剂量为300～400mg/（kg·d），连用5～7d。

8. 环孢素 作用机制为抑制白细胞介素-2的合成，抑制T细胞的激活。优点为无骨髓抑制作用，但免疫抑制作用也较弱。常用剂量为3～5mg/（kg·d）。

9. 生物制剂 利妥昔单抗（Rituximab）是一种能特异性降低B细胞数量的单克隆抗体，多个临床试验及病例报道中显示能够诱导难治性或复发性AAV的缓解或部分缓解。也有研究报道抗胸腺细胞球蛋白或肿瘤坏死因子（TNF）-α抑制药应用于难治性患者或经常规治疗多次复发患者，部分患者取得较好疗效，但最终疗效还需要更多的临床资料证实。

（二）血浆置换

对于重症原发性小血管炎患者，如伴发快速进展型肾损害，血肌酐进行性升高，或合并肺泡出血，可应用血浆置换治疗与激素、免疫抑制药合用，对于保护肾功能、提高整体存活率可能有效，但缺乏大规模临床研究的证据，现有一项评估血浆置换对AAV患者病死率及终末期肾衰竭的影响的多中心临床实验正在进行中。

（三）透析或肾移植

少数进入终末期肾功能衰竭者需要依赖维持性透析或进行肾移植，肾移植后仍有很少数患者会复发，复发后仍可用糖皮质激素和免疫抑制药治疗。

八、预后

近年，由于激素和免疫抑制药应用，原发性小血管炎的预后已大为改观。影响预后的因素包括：糖皮质激素的副作用、恶性肿瘤风险增加及进行性器官功能衰竭。血肌酐水平、肺部病变的出现、肾脏病变的严重程度及白细胞计数均对预后有重要的预测作用。肺出血的出现是决定患者生存的最重要因素。肾穿刺发现肾毛细血管襻严重坏死、新月体多且体积大、广泛肾小球及间质纤维化和小管萎缩均为不良预后的征兆。血肌酐水平升高（>350μmol/L）和外周血白细胞水平升高（>16×10⁹/L）也与预后不良相关。影响预后的关键是及早治疗，尤其是对呈大咯血及急进性肾炎表现者，早期诊断、早期治疗十分重要。

（邹　迪）

第三节 过敏性紫癜肾炎

一、流行病学

过敏性紫癜好发于儿童，80%~90%发病年龄7~13岁，2岁以下罕见。随年龄增长，发病率逐渐降低。男女发病比例为（1.2~1.8）：1。

过敏性紫癜的发病率存在地区差异，且与IgA肾病相似。在欧洲尤其法国、意大利、西班牙和英国、芬兰以及亚洲如中国、日本、新加坡等国患病率高，而北美洲和非洲国家患病率较低。黑种人和印第安人罕见本病。

过敏性紫癜肾炎是儿童最常见的继发性肾脏病，在成年人，过敏性紫癜肾炎的比例仅次于狼疮肾炎，在西方，过敏性紫癜肾炎占继发性肾脏疾病的10%~50%。

二、病因和致病机制

（一）病因

过敏性紫癜病因尚未明确，许多患者常有近期感染史，但未能证明与链球菌感染的肯定关系，但2/3患者发病前有明确的诱因，如感染或变态反应。各种感染如细菌、病毒、衣原体及寄生虫等均可诱发过敏性紫癜。另外，寒冷、药物和食物过敏，昆虫叮咬等，也可诱发本病。

（二）发病机制

过敏性紫癜的确切发病机制尚不明确，主要与体液免疫异常有关，也涉及细胞免疫异常，同时有多种细胞因子与炎性介质和遗传因素的参与。但已明确它是一种系统性免疫复合物疾病，为IgA循环免疫复合物相关的小血管炎及毛细血管损害。免疫复合物沉积于血管壁，导致血管通透性增高，血液成分渗出，引起皮肤、黏膜、内脏器官等多部位病变。在过敏性紫癜肾炎，肾小球系膜区和毛细血管襻均存在IgA为主的免疫复合物沉积。

三、病理改变

肾活检光镜检查与IgA肾病类似，表现为系膜增生性肾小球肾炎，并可伴不同程度的新月体形成。既有肾小球系膜细胞增生，又有系膜基质扩张；病变既可为局灶性，也可为弥漫性。严重的病例可见多形核白细胞和单个核细胞在肾小球毛细血管襻浸润，甚至可见襻坏死，多伴节段新月体，病变处毛细血管襻常与包曼囊壁粘连。经单克隆抗体检测证实，浸润的细胞为单核细胞/巨噬细胞，以及CD_4和CD_8阳性T细胞。少数病例也可表现为膜增生性肾炎，出现肾小球基底膜双轨形成。肾小管间质病变程度一般与肾小球病变平行。肾小球毛细血管襻内严重增生，若伴有新月体形成时，间质可出现水肿、多灶性单个核细胞浸润、近曲小管上皮细胞出现扁平、空泡变性、刷状缘脱落或灶性坏死，管腔内可见红细胞管型。过敏性紫癜肾炎的肾小管间质病变较原发性IgA肾病更为常见。

免疫荧光特征与IgA肾病基本相同，以肾小球弥漫颗粒状IgA伴C3沉积为特征。IgA主要沉积于系膜区，也可沿毛细血管襻沉积。绝大多数同时伴有C3沉积，但Clq和C4沉积少见，且强度较弱，说明没有激活补体的经典途径。可伴有 IgG、IgM 沉积，伴 IgG 或 IgM 沉积者，临床表现与病理改变较重。

电镜检查可见系膜细胞和系膜基质增生，免疫复合物样电子致密物沉积，有广泛的系膜区和内皮细胞下不规则电子致密物沉积，偶见上皮细胞下电子致密物沉积。伴新月体形成者，可见基底膜断裂、管腔内中性粒细胞浸润。

国际儿童肾脏病学会（ISKDC）制定的分级标准是目前最常用的方法之一，其分级的主要依据是肾小球新月体数量和肾小球内毛细血管襻内增生程度（表 11－11）。

表 11－11　过敏性紫癜肾炎病理分级（ISKDC）

分级		病理改变
Ⅰ	轻微肾小球异常	
Ⅱ	单纯系膜增生	a. 局灶分布 . b. 弥漫分布
Ⅲ	新月体/节段性病变 <50%	a. 伴节段系膜增生
Ⅳ	新月体/节段性病变 50% ~75%	b. 伴弥漫系膜增生
Ⅴ	新月体/节段性病变 >75%	
Ⅵ	假性系膜毛细血管性肾小球肾炎	

四、临床表现

（一）肾外表现

1. **皮疹**　过敏性紫癜的特征性皮疹发生在四肢远端、臀部及下腹部，多成对称性分布，为出血性斑点，稍高于皮肤表面，可有痒感，1~2 周或以后逐渐减退，常可分批出现，几乎所有患者均有此损害。

2. **关节症状**　多发性非游走性关节肿痛，见于约 2/3 的患者，多发生在距小腿关节，少数发生在腕和手指关节。

3. **胃肠道症状**　最常见为腹痛，以脐周和下腹部为主，为阵发性绞痛。腹痛可相当严重，有时被误诊为急腹症而予剖腹探查。腹痛可伴恶心、呕吐及血便，儿童有时可并发肠梗阻、肠套叠和肠出血。

4. **其他系统表现**　如神经系统、肺部、生殖系统等，主要见于儿童患者。中枢神经系统受累时，可表现为头痛、烦躁不安、意识障碍、癫痫、共济失调等，多数为一过性发作，除脑出血或梗死外，一般不留后遗症。亦可导致肺间质病变，肺气体弥散功能下降，但多数无临床症状，极少数并发肺泡出血。

（二）肾脏表现

过敏性紫癜肾损害发生率，各家报道不一，与研究对象、肾损害判断标准、观察时间长短不同有关。国外报道儿童过敏性紫癜肾损害发生率 20%~58%，成年人肾损害发生率高于儿童，为 49%~78%。国内报道过敏性紫癜儿童 35.8%~55.5% 有肾损害的临床表现。如果行肾穿刺病理检查，肾脏受累比例可能更高。因为在尿检正常的过敏性紫癜患者，肾活检可发现Ⅱ级、甚至Ⅲ级的病理改变。皮疹持续发生一个月以上或反复发作、年长儿童、伴有胃肠道出血或关节炎及血浆Ⅶ因子活性降低者，均易累及肾脏，对这部分患者应加强肾脏损害的监测。

绝大多数肾损害在皮疹出现后 4 周内发生，3.4% ~20% 可在皮疹 3 个月至 3 年后才出现肾损害。极少数以肾脏损害为首发，数月甚至数年后才表现出典型的皮肤紫癜，而常被误诊为 IgA 肾病。

过敏性紫癜肾炎可表现为多种临床综合征，包括孤立性血尿或蛋白尿、血尿伴蛋白尿、肾病综合征、孤立或反复肉眼血尿、急性肾炎综合征和急进性肾炎综合征等。几乎所有儿童患者病初均有镜下血尿，绝大部分伴蛋白尿，少部分表现为孤立性蛋白尿。30% ~50% 儿童和成年人过敏性紫癜肾炎，以急性肾炎综合征起病，临床表现为水肿、血尿，可伴高血压和血清肌酐升高。肉眼血尿发生率约 20%，肾病性蛋白尿占 20% ~45%，多数伴有急性肾炎综合征。肾功能不全及高血压发生率低。少部分患者可表现为一过性蛋白尿或血尿，如果不及早检测尿液，容易漏诊。

成年人过敏性紫癜肾炎临床表现较儿童患者重，高血压、肉眼血尿和肾功能不全的比例高于儿童。与 IgA 肾病类似，极少数过敏性紫癜肾炎可因肉眼血尿，形成红细胞管型，堵塞肾小管，而导致急性肾衰竭。

为了便于临床判断病情选择治疗方案，南京军区南京总医院解放军肾脏病研究所综合肾损害临床和病理改变的严重程度，将过敏性紫癜肾炎分为轻型、中型和重型 3 种类型（表 11 - 12）。

表 11 - 12 过敏性紫癜肾炎临床分型

类型	尿蛋白（g/24h）	血尿	高血压	肾功能损害	肾活检病理改变
轻型	<2.0	镜下	无	无	肾小球系膜增生，或轻度间质病变
中型	≥2.0	大量镜下血尿或肉眼血尿	可有	轻度	弥漫肾小球系膜增生或局灶节段硬化，新月体 <30%，伴毛细血管襻坏死
重型	>3.0	大量镜下血尿或肉眼血尿	有	有	重度肾小球系膜增生，新月体 >30%，伴毛细血管襻坏死

（三）临床 - 病理联系

肾损害的临床表现与肾脏病理分级有关。临床仅有少量蛋白尿者一般为Ⅰ、Ⅱ级，无新月体形成。蛋白尿越多，病变相对越重，尤其是儿童患者，非肾病性大量蛋白尿常常有新月体形成，肉眼血尿患者约 22% 有新月体形成。有肾功能不全者，组织学病变更严重。但肾损害表现并不总与肾活检病理改变相平行，尿检正常的过敏性紫癜患者，肾活检病理仍可见Ⅱ级或Ⅲ级病变。因此，对紫癜性肾炎患者应强调临床与病理相结合，以判断病情和指导治疗。

五、辅助检查

过敏性紫癜肾炎有 50% ~70% 的患者血清 IgA 水平升高，1/3 患者在过敏性紫癜肾炎活动期或缓解期，血液中可检测到含 IgA 的循环免疫复合物或 IgA 类风湿因子。有 50% 患者血清中可检出 IgA 型抗磷脂抗体、IgA 型抗内皮细胞抗体（IgA - AECA）和 ANCA 等。ANCA 的免疫球蛋白类型绝大多数为 IgA 型，但 ANCA 的靶抗原不同于原发性血管炎，仅极少数针对髓过氧化物酶或蛋白酶 3。

血清补体一般正常，约 1/2 患者血浆 C3d 增加，此与临床疾病活动性无关，但与组织学病变的严重性相一致。部分患者血清冷球蛋白可升高。

六、诊断及鉴别诊断

（一）诊断

过敏性紫癜肾炎的确切诊断须依据临床表现和病理特征。临床表现有典型皮肤紫癜且无血小板减少，伴或不伴关节痛、腹痛、皮肤划痕症阳性者，诊断并不困难，但确诊须依据受累皮肤活检结果显示白细胞破碎性血管炎伴 IgA 沉积。或肾活检显示肾小球以 IgA 为主的免疫复合物沉积。对临床症状不典型者，组织活检对确定诊断更为重要。

1990 年，美国风湿病协会制订的过敏性紫癜诊断包括：①可触及的皮肤紫癜；②发病年龄＜20 岁；③急腹痛；④活检显示小动脉或小静脉中性粒细胞浸润。符合以上 2 项或 2 项以上者，可诊断为过敏性紫癜，其敏感性和特异性约 90%。在此基础上，欧洲最近提出了新的诊断标准，即皮肤紫癜不伴血小板减少或凝血功能障碍，同时伴有以下一项或一项以上表现者：①弥漫性腹痛；②关节炎/关节痛；③组织活检显示以 IgA 为主的免疫复合物沉积。

对过敏性紫癜患者应及早检查尿液，以明确有无肾脏受累，即使病初尿液检查无异常，也应定期复查。对有明显肾损害（如蛋白尿、血尿）或肾功能损害者，应行肾活检病理检查，以明确病理改变特征，并以此作为治疗选择和预后判断的重要依据。

（二）鉴别诊断

过敏性紫癜肾炎须与其他表现为皮肤紫癜伴肾脏损害的疾病，如 ANCA 相关性血管炎、狼疮性肾炎、冷球蛋白血症性肾炎及以 IgA 沉积为主的感染后肾小球肾炎等相鉴别。如果肾脏损害发生在皮疹前，还须与 IgA 肾病鉴别。

1. ANCA 相关性血管炎　本类疾病包括微型多血管炎、Wegener 肉芽肿等，均可表现有皮肤紫癜、关节痛和肾炎。成年患者表现为皮肤紫癜伴肾炎，尤其血清 ANCA 阳性时，须首先除外 ANCA 相关性血管炎。但 ANCA 相关性血管炎发病年龄较大，肺出血发生率高，大多数血清 ANCA 阳性（免疫荧光法和 ELISA），肾组织病理检查见肾小管毛细血管襻坏死，新月体更加突出，且无明显免疫复合物沉积，可与过敏性紫癜肾炎相鉴别。ANCA 相关性血管炎，在无坏死或新月体形成的肾小球系膜病变较轻，而过敏性紫癜肾炎常有广泛系膜病变。

2. 狼疮肾炎　少部分狼疮肾炎可伴免疫性血小板减少性紫癜或血栓性血小板减少性紫癜；Ⅲ型及Ⅳ型狼疮肾炎伴狼疮性血管病变及血清 ANCA 阳性者，皮肤紫癜发生率相对较高，过敏性紫癜肾炎须与之鉴别。但狼疮肾炎患者女性多见，发病年龄较大，多伴有其他脏器损害，同时血清多种自身抗体阳性，低补体血症，肾活检显示肾组织中大量以 IgG 为主的免疫复合物且伴 Clq 沉积，可与过敏性紫癜肾炎相鉴别。

3. 混合性冷球蛋白血症　可导致肾小球肾炎，皮肤紫癜及关节痛，少数混合性冷球蛋白包含 IgA（单克隆 IgA，或 IgA - 类风湿因子），可造成伴 IgA 沉积的皮肤白细胞破脆性血管炎和肾小球肾炎，因而与过敏性紫癜肾炎类似。IgA 冷球蛋白血症的肾损害，可表现为局灶系膜增生、新月体肾小球肾炎或膜增生性肾小球肾炎，毛细血管襻内可见冷球蛋白栓子，但无类似于 IgG－IgM 冷球蛋白血症性肾炎在电镜下所见的圆柱状或环状结构。此外，冷球蛋白血症大多存在其他疾病，如丙型肝炎病毒或乙型肝炎病毒感染，淋巴系统疾病等血清冷球蛋白水平异常升高。

4. 感染后肾小球肾炎　本病少部分因沉积的免疫球蛋白以 IgA 为主，患者的皮肤感染也表现为紫癜样皮疹，可有一过性关节痛和胃肠道症状，而常误诊为过敏性紫癜肾炎。但感染后肾小球肾炎急性期，存在低补体血症，肾小球弥漫性内皮增生更加明显，电镜检查见上皮侧有驼峰状电子致密物沉积，无内皮下及系膜区沉积。即使在感染后肾小球肾炎恢复期，仍可见免疫复合物吸收区。而过敏性紫癜肾炎多表现为节段内皮细胞增生，免疫复合物以系膜沉积为主，可伴内皮下沉积，上皮侧沉积物少见。

5. IgA 肾病　除无肾外症状外，IgA 肾病与过敏性紫癜肾炎的肾脏病理及免疫病理特征非常相似。过敏性紫癜肾炎如果肾损害在前，皮肤紫癜发生在后，常被误诊为 IgA 肾病。因此，在 IgA 肾病中可能存在部分"无皮肤紫癜的过敏性紫癜肾炎"。对具有下列临床表现和病理改变特征的 IgA 肾病，应仔细询问皮肤、关节及腹痛病史，并在随访中注意观察有无肾外表现，以排除过敏性紫癜肾炎：①临床有肉眼血尿发作。②肾活检显示有较多毛细血管襻坏死、节段新月体，即血管炎型 IgA 肾病。③免疫荧光示大量 IgA 沿肾小球毛细血管襻沉积，并伴有纤维素沉积。④电镜检查示肾小球除系膜区和系膜旁区电子致密物沉积外，还有较多的内皮下伴上皮侧，或基底膜内电子致密物沉积。

七、治疗

过敏性紫癜肾炎应根据患者的年龄、临床表现和肾损害程度不同选择治疗方案。目前，虽缺乏大样本的前瞻性临床对照研究，但对重型过敏性紫癜肾炎均主张采用大剂量糖皮质激素（简称激素）联合细胞毒药物，以积极控制肾脏急性炎症性病变，同时应抑制肾小球系膜细胞增生和细胞外基质成分的产生，预防和延缓慢性肾脏病变进展。由于成年人患者肾损害较重，预后较儿童患者差，因而治疗应更加积极。

（一）一般治疗

在疾病活动期，应注意休息和维持水、电解质平衡。水肿、大量蛋白尿者可给予低盐、限水和避免摄入高蛋白食物。有消化道症状者应给予易消化食物、腹痛者可给予阿托品和山莨菪碱对症治疗。消化道出血时应禁食，可用质子泵抑制药如法莫替丁、奥美拉唑等和激素。

为预防紫癜复发而加重肾脏损害，应注意预防上呼吸道感染、清除慢性感染病灶（如慢性扁桃体炎、咽炎）、积极寻找可能的致敏原，并避免再次接触。

（二）常用的治疗药物

1. 糖皮质激素　激素并不能预防过敏性紫癜累及肾脏，因此，单纯皮肤紫癜患者可不用激素，但对已经出现肾脏损害者应给予激素治疗。大量研究表明，激素能减轻过敏性紫癜肾炎的蛋白尿、血尿，改善肾功能，伴有急性关节炎、消化道出血或肺出血者，需激素治疗，可选择泼尼松口服，剂量为：儿童 1～2mg/（kg·d），一般服用 4 周后减量。对临床表现为急进性肾炎、肾病综合征或肾活检显示大量新月体形成者，可先行甲泼尼龙静脉注射，剂量为 0.5g/d，一般连续使用 3d，以后改为激素口服。激素疗程不统一，少数研究中激素总疗程 3~6 个月，对病情较重尤其反复复发者，临床缓解后，泼尼松可隔天服用，并长时间维持治疗。

2. 雷公藤 雷公藤内酯醇具有抗炎和免疫抑制作用，能抑制 IL-2 产生和 T 细胞活化，抑制 NF-κB 活化，抑制抗体产生，还能改善足细胞表面蛋白分子的结构和分布，从而减少蛋白尿。雷公藤内酯醇能抑制过敏性紫癜肾炎患儿外周血 T 细胞活化、增加淋巴细胞凋亡；增加糖皮质激素受体表达，从而增强激素的疗效。雷公藤总苷可与激素联用或单独应用治疗过敏性紫癜肾炎，适用于单纯蛋白尿、单纯血尿或血尿和蛋白尿并存，肾活检病理示没有新月体和毛细血管襻坏死的轻-中型病例。

3. 环磷酰胺 与激素联合用于治疗重型紫癜性肾炎，临床研究显示有明显疗效，但大多数为非对照研究。国内研究也证明，环磷酰胺对儿童和成年人重型过敏性紫癜肾炎均有确切疗效，环磷酰胺多采用间断静脉注射的方法。对儿童患者应用大剂量环磷酰胺带来的性腺毒性作用、感染的并发症，常常限制了环磷酰胺的临床应用，环磷酰胺的累积总量一般不超过 8~9g。

4. 霉酚酸酯 是一种新型免疫抑制药，它选择性抑制 T、B 细胞的增生及白细胞、内皮细胞黏附分子的表达，有阻止白细胞向炎症部位聚集、抑制内皮细胞增殖和血管生成作用。

5. 其他药物 硫唑嘌呤、环孢素等也用于重型过敏性紫癜肾炎的治疗。除免疫抑制药外，尿激酶、抗血小板制剂如双嘧达莫、抗凝血药物（如华法林）等也与激素及细胞毒药物联用，用于治疗重型过敏性紫癜肾炎，但因缺乏对照，其疗效难以确定。

（三）血浆置换

临床表现为急进性肾小球肾炎、肾活检显示有大量新月体形成（>50%）的过敏性紫癜肾炎，进展至终末期肾衰竭风险极大，对这类重型病例应采取更加积极的治疗措施，如血浆置换、或单独应用血浆置换，可减轻肾损害，延缓肾衰竭进展的速度。

（四）分型治疗

根据病情轻重选择治疗方法，是过敏性紫癜肾炎治疗的基本原则。

1. 轻型过敏性紫癜肾炎 急性期口服泼尼松 0.6mg/（kg·d），同时服用雷公藤总苷 1mg/（kg·d）和中药大黄制剂。泼尼松服用 4 周后逐渐减量，每 2 周减 5mg/隔天至隔天顿服，维持量为隔天 10mg。经上述治疗尿蛋白持续转阴者，可停用激素，继续服用雷公藤总苷和大黄制剂。总疗程 1 年以上。

2. 中型过敏性紫癜肾炎 先使用甲泼尼龙 0.5g 静脉滴注，每天 1 次，连用 3d 后改为口服泼尼松 0.5mg/（kg·d），同时服用雷公藤总苷 1mg/（kg·d）和中药大黄。泼尼松减量方法同轻型。经上述治疗尿蛋白持续转阴者，可停用激素，继续用雷公藤总苷和大黄制剂维持。维持期应注意控制慢性纤维化病变的发展，可加用血管紧张素转化酶抑制药或血管紧张素 II 受体拮抗药，治疗总疗程为 2 年以上。

3. 重型过敏性紫癜肾炎 急性期可采用大剂量激素联合霉酚酸酯或环磷酰胺。激素使用方法同中型，病情严重者甲泼尼龙可追加一个疗程。甲泼尼龙静脉冲击治疗结束后，开始使用霉酚酸酯或环磷酰胺，同时服用中药大黄制剂和 ACEI 或 ARB。血压升高者，应积极控制血压。

八、预后

过敏性紫癜肾炎总体预后良好、但肾脏存活率各家报道不一。大多数研究表明，儿童患者的预后好于成年人。起病初，表现为单纯血尿和（或）蛋白尿者，较急性肾炎综合征、肾病综合征及肾炎伴肾病综合征预后好。过敏性紫癜肾炎的预后与肾脏病理改变级别呈负相关，进展至终末期肾衰竭者，肾活检病理改变几乎均为Ⅲ级以上。起病年龄大、大量蛋白尿和新月体比例超过50%者，预后差。

大多数患者仅为局灶性肾小球累及和一过性血尿、蛋白尿，肾脏预后良好，多在几个月内消失。某些严重病变如急性肾衰竭、肾病综合征范围的蛋白尿及肾穿刺发现新月体形成，不能自行缓解。重症患者的长期预后仍不佳，最终发展成肾衰竭。疾病初期肾穿刺有硬化和纤维化的，通常预后不良。不论儿童或成年人过敏性紫癜肾炎，临床表现为肾病综合征或急性肾炎伴肾病综合征，起病初血清肌酐升高并伴高血压，肾活检显示有大量新月体、间质纤维化和肾小管萎缩严重者，远期预后差。

（薛　渊）

参考文献

[1] 孙世澜，关天俊，袁海．肾脏病新理论新技术．北京：人民军医出版社，2014.

[2] 杨登科，陈书奎．实用泌尿生殖外科疾病诊疗学．北京：人民军医出版社，2015.

[3] 王海燕．肾脏病学临床概览．北京：北京大学医学出版社，2010.

[4] 陈顺乐．风湿内科学．北京：人民卫生出版社，2014.

[5] 路再英，钟南山．内科学．北京：人民卫生出版社，2008.

第十二章

肝功能衰竭及消化疾病

肝功能衰竭（liver failure）是临床常见的严重肝病状态，病死率极高。多年来，各国学者对肝功能衰竭的定义、分类、诊断和治疗进行不断的探索，但迄今尚无一致意见。目前国内较为广泛接受的定义是：肝功能衰竭是多种因素引起的严重肝脏损害，导致其合成、解毒、排泄和生物转化等功能发生严重障碍或失代偿，出现以凝血机制障碍和黄疸、肝性脑病、腹水等为主要表现的一组临床综合征，常可发生多器官功能衰竭、脑水肿、继发感染、出血、肾衰竭、血流动力学以及各种代谢紊乱等并发症。其预后不良，病死率甚高（可达50%～90%），严重威胁人类健康，也是临床医师最具挑战的疾病之一。本章主要讨论重症医学中常见的急性肝功能衰竭（acute liver failure，ALF）。

第一节　急性肝功能衰竭（ALF）定义

ALF一般是指原来肝病者肝脏受损后短时间内发生的严重临床综合征。1946年Lucke和Mallory首次将重型肝炎列入急性肝炎的2类，将其分为暴发型（fulminant form）和亚急性型（subacute form）。早在1970年，Trey等提出暴发性肝功能衰竭（fulminant hepatic failure，FHF）这一名称，是指严重肝损害后发生一种有潜在可逆性的综合征。患者在首发症状8周内发生肝性脑病，既往无肝脏病史。其后有人提出迟发性或亚暴发性肝功能衰竭（late onset or subfulminant hepatic failure）的概念，是指症状开始后8～12周内发生肝性脑病。1986年英国Gimson等提出，以急性肝功能衰竭取代FHF命名，并填补了起病8～24周内发生肝性脑病者，称之为迟发性肝功能衰竭（LO－HF）。同年法国学者Bernuau和Benhamou建议把黄疸出现后2周发生肝性脑病的急性肝功能衰竭称为暴发性肝功能衰竭，而把黄疸出现后2～12周内出现肝性脑病者称为亚暴发性肝功能衰竭。1993年，O Gradv等主张ALF分为三个亚型：①超急性肝功能衰竭型：是指出现黄疸7日内发生急性肝功能衰竭。尽管脑水肿发生率高（69%），但存活率高（36%），多数（78.3%）是对乙酰氨基酚过量所致；②急性肝功能衰竭型：是指出现黄疸8～28d内发生肝性脑病，脑水肿发生率也高（56%），但存活率低（7%），病因不尽相同，但以病毒感染为主；③亚急性肝功能衰竭型：是指出现黄疸29～72d内发生肝性脑病。尽管脑水肿发生率低（14%），但存活率低（14%），83%由非A非B型肝炎所致。2005年美国肝病学会发布的急性肝功能衰竭处理建议中采用了被最大范围所采纳的AHF定义：指原来没有肝硬化的患者，在发病26周内出现凝血障碍（INR≥1.5）和不同程度神志障碍（肝性脑病）。肝豆状核变性、垂直获得性 HBV 或自身免疫性肝炎患者可能已存在肝硬化，如发病<26 周，仍可纳入 ALF 的范畴。2006 年 9 月《肝衰竭诊疗指南》正式采纳了分类二，即将肝功能衰竭分为 4 类：急性、亚急性、慢加急性（亚急性）和慢性肝功能衰竭，其中将在慢性肝病基础上出现的急性肝功能失代偿归为慢加急性（亚急性）肝功能衰竭（ACLF）。因此，急性肝功能衰竭的定义和分类尚在不断完善之中。

（马建平）

第二节　病因、病理及发病机制

一、病因

所有亲肝病毒都能引起 ALF。急性病毒性肝炎是 ALF 最常见的病因，占所有病例的 72%。但急性病毒性肝炎发生 ALF 者少于 1%。在我国引起肝功能衰竭的主要病因是肝炎病毒（主要是乙型肝炎病毒），其次是药物及肝毒性物质（如乙醇、化学制剂等）。在欧美国家，药物是引起急性、亚急性肝功能衰竭的主要原因；乙醇性肝损害常导致慢性肝功能衰竭。儿童肝功能衰竭还可见于遗传代谢性疾病（表 12-1）。

表 12-1　肝功能衰竭原因

常见或较常见原因	少见或罕见原因
肝炎病毒	代谢异常
甲型、乙型、丙型、丁型（同时或重叠乙型）、戊型	肝豆状核变性、遗传性糖代谢障碍等
其他病毒	缺血缺氧
巨细胞病毒（CMV）、EB 病毒（EBV）、肠道病毒、疱疹病毒	休克、心力衰竭
药物及肝毒性物质	肝移植、部分肝切除、肝脏肿瘤
异烟肼、利福平、对乙酰氨基酚	先天性胆道闭锁
抗代谢药物、化疗药物	其他
急性中毒	创伤、辐射等
乙醇、毒蕈、黄曲霉素、磷	
细菌及寄生虫等病原体感染	
妊娠急性脂肪肝	
自身免疫性肝病	

二、病理

由肝炎病毒、药物中毒、毒蕈中毒所致 ALF，其肝病理特点为广泛肝细胞变性坏死，肝细胞大块或弥漫性坏死，肝细胞消失，肝脏体积缩小。一般无肝细胞再生，多有网状支架塌陷，残留肝细胞肿胀、气球样变性、胞质嗜酸性小体形成，汇管区炎性细胞浸润。极少数可表现为多发局灶性肝细胞坏死。

妊娠急性脂肪肝、Reye 综合征等肝病理特点为肝细胞内微泡状脂肪浸润，线粒体严重损害，而致代谢功能失常，肝小叶至中带细胞增大，胞质中充满脂肪空泡，呈蜂窝状，无大块肝细胞坏死。肝缩小不如急性重型肝炎显著。

三、发病机制

不同病因引起的 ALF 的机制不同。缺血缺氧可以引起肝细胞的广泛坏死。在病毒引起的 ALF 中，病毒固然可以引起肝细胞的损伤，但免疫机制的参与可能更加重要。既往认为 ALF 的发病主要是原发性免疫损伤，并继发肝微循环功能障碍，随着细胞因子（cytokine）对血管内皮细胞作用研究的深入和对肝微循环功能障碍在发病中作用的研究，认为 Schwartz 反应与 FHF 发病有关。细胞因子是一组具有生物活性的蛋白质介质，是继淋巴因子研究而衍生出来的，如肿瘤坏死因子（TNF）、白细胞介素 1（IL-1）及淋巴毒素（LT）等。其中 TNF 是内毒素刺激单核巨噬细胞的产物，并能作用于血管内皮细胞及肝细胞，可导致 Schwartz 反应，因而认为 TNF 是 ALF 的主要发病机制之一。此外，内毒素血症可加重肝细胞坏死和导致内脏损伤（如肾衰竭），也是一个重要致病因素。脂质过氧化在肝细胞的损伤中亦起着重要的作用。

药物对肝细胞的损害机制很复杂。主要分为三种类型：代谢产物导致肝细胞损害、胆汁淤积导致肝细胞损害和免疫介导的肝细胞损害。①代谢产物导致肝细胞损害：肝脏对某些药物具有代谢作用，形成的代谢物。药物在肝内经细胞色素 P450 氧化或还原后，产生一些毒性代谢产物，如亲电子基、自由基和氧基，与大分子物质共价结合或造成脂质过氧化，破坏细胞膜的完整性和膜的 Ca^{2+}-ATP 酶系，使细胞内外环境 Ca^{2+} 的稳态破坏，最终造成肝细胞死亡。此外，其代谢产物也可与肝细胞的蛋白质结合，形成新抗原，可诱导免疫反应，如对乙酰氨基酚、氟烷、呋喃妥因。②胆汁淤积导致肝细胞损害：肝细胞对胆汁的排泄包括胆盐依赖和钠离子依赖，某些药物或某些代谢产物可导致这两个机制的一系列步骤发生障碍，包括胞膜转运胆盐的受体，细胞内转运过程，Na^+-K^+-ATP 酶，离子交换，细胞骨架和细胞膜脂膜结构完整性的改变，如氯丙嗪、环类抗抑郁药、甲基同化激素等。③免疫介导的肝细胞损害：某些药物或其代谢产物与肝特异蛋白质结合成为抗原，经巨噬细胞加工后，被免疫活性细胞识别，导致变态反应，肝细胞的损害可能由于 T 杀伤细胞或抗体依赖 K 细胞（ADCC 反应）攻击所致，如有多量免疫复合物沉着可能造成重型肝炎。如氟烷类麻醉剂和排尿酸利尿剂替尼酸。

（马建平）

第三节　临床表现

在急性肝功能衰竭发展过程中，机体有多系统受累，临床表现复杂，但以神经精神症状最为突出。

（一）肝性脑病

这是 ALF 最突出并具有诊断意义的早期临床表现，通常于起病 10d 内迅速出现精神神经症状。特点为进行性精神神经变化。最早出现为多性格的改变，如情绪激动、精神错乱、嗜睡等，以后可有扑翼样震颤、阵发性抽搐、逐渐进入昏迷，最后各种反射消失。癫痫发作，肌痉挛在急性肝功能衰竭脑病中多于慢性肝性脑病。肝性脑病的发病机制很复杂，多年来提出了若干学说，且各有据，但均不能全面解释临床和实验研究中的问题。但其中蛋白质代谢障碍可能是核心因素。已知氨中毒是氨性或外源性肝性脑病的重要原因，对血氨不增高的肝性脑病患者，经研究证实多数有红细胞内氨量增高，所以氨在导致脑病中作用值得重视。近年对血中氨基酸检测研究，发现色氨酸增高可致脑病，同时有蛋氨酸、苯丙氨酸和酪氨酸增高。检测色氨酸不仅有助于肝性脑病的诊断，还可作为急性肝炎向重症转化及判断预后的指标。支链氨基酸（BCAA）却表现正常或减低。FHF 时支/芳比值可由正常的 3～3.5 下降至 1.0 以下。近年有人认为氨基酸的变化可能与血氨增高有关，提出血氨与氨基酸的统一学说。假性神经递质（酰胺）致肝性脑病，经重复试验未能证实，只有同时合并有氨基酸代谢失平衡时，芳香族氨基酸通过血脑屏障，使 5－羟色胺等抑制性神经递质增加并致去甲肾上腺素和多巴胺减少，而抑制大脑，出现意识障碍。经实验表明在脑内递质浓度无变化时，通过神经递质受体的变化也可致脑病，因而又提出神经递质受体功能紊乱学说。总之，肝性脑病的发生，是由多种毒性物质联合协同作用，多种致病因素致神经传导结构及功能失常，是多因素连锁反应综合作用的结果，引起临床上的综合征。

（二）黄疸

绝大多数患者有黄疸，并呈进行性加重，极少数患者黄疸较轻甚至完全缺失，后者往往见于 II 型暴发性肝功能衰竭。其黄疸具有 3 个特点：①黄疸出现后在短期内迅速加深，如总胆红素 >171μmol/L，同时具有肝功能严重损害的其他表现，如出血倾向、凝血酶原时间延长、ALT 升高等。若只有较深黄疸，无其他严重肝功能异常，示为肝内瘀胆。②黄疸持续时间长，一般黄疸消长规律为加深、持续、消退 3 个阶段，若经 2～3 周黄疸仍不退，提示病情严重。③黄疸出现后病情无好转，一般急性黄疸型肝炎，当黄疸出现后，食欲逐渐好转，恶心呕吐减轻。如黄疸出现后 1 周症状无好转，需警惕为重型肝炎。

（三）凝血功能障碍和出血

50%～80% 暴发性肝功能衰竭会发生出血，出血部位以皮肤、齿龈、鼻黏膜、球结膜及胃黏膜等常见，颅内出血也可以发生，往往后果严重。引起出血的原因是多方面的，主要有：

1. 凝血因子合成障碍　血浆内所有凝血因子均降低，而Ⅶ因子在肝外合成，反而增高，凝血酶原时间明显延长。

2. 血小板质与量异常　ALF 时血小板较正常小，电镜可见空泡、伪足、浆膜模糊。无肝性脑病时血小板正常。因骨髓抑制、脾功能亢进、被血管内凝血所消耗，可致血小板减少。

3. DIC 伴局部继发性纤溶　血浆内血浆素和其激活物质均降低，而纤维蛋白/纤维蛋白原降解产物增加。

4. 弥散性血管内凝血等　胃肠道黏膜糜烂可加重出血。

（四）肾功能不全

暴发性肝功能衰竭时，肾功能异常者达 50%～80%，其中肾功能不全占 40%，半数为功能性肾衰竭，半数为急性肾小管坏死。有高尿钠、等渗尿及肾小管坏死。急性肾小管坏死与肝细胞坏死、内毒素血症、利尿剂应用不当、胃肠出血致低血容量及低血压等因素有关。

功能性肾衰竭多与血管紧张素水平升高及前列腺素减少，引起肾血管收缩，肾小球滤过率降低有关。有报告肾衰竭在 ALF 死因中占首位，值得注意。暴发性肝功能衰竭因尿素氮合成降低，血尿素氮常不高，因此唯有血清肌酐水平高低才能反映肾衰竭的严重程度。

（五）感染

暴发性肝功能衰竭患者常伴有各种感染，常见感染部位为呼吸道、泌尿道、胆管及腹腔。这主要是由于患者细胞免疫及体液免疫功能下降，也与患者昏迷及肠管屏障功能下降有关。

（六）其他

急性肝功能衰竭的患者易发生电解质及酸碱平衡紊乱，以呼吸性酸中毒和低钾血症最常见。另外，低血压、低血糖、心肺并发症等也较为常见。

（马建平）

第四节　实验室检查

1. 血清胆红素测定　常呈进行性增高。
2. 血清转氨酶　谷丙转氨酶和谷草转氨酶常明显升高，尤以后者升高明显。谷草转氨酶/谷丙转氨酶比值对估计预后有意义，存活者比值位于 0.31～2.26 之间，平均为 1.73。当血清胆红素明显上升而转氨酶下降，这就是所谓的胆酶分离现象，对暴发性肝功能衰竭的诊断及预后有重要意义。
3. 血清胆固醇与胆固醇酯　胆固醇与胆固醇酯主要在肝细胞内合成，合成过程需多次酶促反应。正常血清胆固醇浓度为 2.83～6.00mmol/L，如低于 2.6mmol/L 则提示预后不良，暴发性肝功能衰竭时胆固醇酯也常明显下降。
4. 血清胆碱酯酶活力　胆碱酯酶有两种：乙酰胆碱酯酶和丁酰胆碱酯酶。后者在肝细胞内合成，暴发性肝功能衰竭时此酶活力常明显下降。
5. 人血白蛋白　最初可在正常范围内，如白蛋白逐渐下降则预后不良。
6. 凝血酶原时间及凝血酶原活动度　暴发性肝功能衰竭时，发病数天内即可凝血酶原时间延长及凝血酶原活动度降低。凝血酶原时间测定是目前最常见的估价肝细胞功能指标之一，但需排除因维生素 K 缺乏所致的凝血酶原时间延长。
7. 凝血因子测定　Ⅱ、Ⅴ、Ⅶ、Ⅸ、Ⅹ等因子明显减少。
8. 其他检查　肝炎病毒标志物包括甲、乙、丙、戊及其他病毒抗体的检查有助于病因的诊断。血氨、血浆氨基酸测定有助于肝性脑诊断及处理。细菌学检查及鲎试验有利于确定感染的存在。电解质检查对监测患者病情极为重要。

（马建平）

第五节　分类及诊断

一、分类

根据中华医学会感染病学分会和中华医学会肝病学分会组织国内有关专家，2006 年制订的我国第一部《肝衰竭诊疗指南》，按照肝功能衰竭病理组织学特征和病情发展速度，肝功能衰竭可被分为四类：急性肝功能衰竭（acute liver failure，ALF）、亚急性肝功能衰竭（subacuteliver failure，SALF）、慢性肝功能衰竭急性发作（acute－on－chronic liver failure，ACLF）和慢性肝功能衰竭（chronicliver failure，CLF）。

急性肝功能衰竭的特征是起病急，发病 2 周内出现以Ⅱ度以上肝性脑病为特征的肝功能衰竭综合征；

亚急性肝功能衰竭起病较急，发病 15d 至 26 周内出现肝功能衰竭综合征；

慢性肝功能衰竭急性发作是在慢性肝病基础上出现的急性肝功能失代偿；慢性肝功能衰竭是在肝硬化基础上，肝功能进行性减退导致的以腹水或门静脉高压、凝血功能障碍和肝性脑病等为主要表现的慢性肝功能失代偿。

二、分期

根据临床表现的严重程度，肝功能衰竭可分为早期、中期和晚期。

1. 早期

（1）极度乏力，并有明显畏食、呕吐和腹胀等严重消化道症状。

（2）黄疸进行性加深（血清总胆红素≥171μmol/L 或每日上升≥17.1μmol/L）。

（3）有出血倾向，凝血酶原活动度（prothrombin activity，PTA）为 30%～40%。

（4）未出现肝性脑病或明显腹水。

2. 中期　在肝功能衰竭早期表现基础上，病情进一步发展，出现以下两条之一者：

（1）出现Ⅱ度以下肝性脑病和（或）明显腹水。

（2）出血倾向明显（瘀点或瘀斑），且 PTA 为 20%～30%。

3. 晚期　在肝功能衰竭中期表现基础上，病情进一步加重，出现以下三条之一者：

（1）有难治性并发症，例如肝肾综合征、上消化道大出血、严重感染和难以纠正的电解质紊乱等。

（2）出现Ⅲ度以上肝性脑病。

（3）有严重出血倾向（注射部位瘀斑等），PTA≤20%。

三、诊断

1. 临床诊断　肝功能衰竭的临床诊断需要依据病史、临床表现和辅助检查等综合分析而确定。

（1）急性肝功能衰竭：急性起病，2 周内出现Ⅱ度及以上肝性脑病并有以下表现者：①极度乏力，并有明显畏食、腹胀、恶心、呕吐等严重消化道症状；②短期内黄疸进行性加深；③出血倾向明显，PTA≤40%，且排除其他原因；④肝脏进行性缩小。

（2）亚急性肝功能衰竭：起病较急，15d 至 26 周出现以下表现者：①极度乏力，有明显的消化道症状；②黄疸迅速加深，血清总胆红素大于正常值上限 10 倍或每日上升≥17.1μmol/L；③凝血酶原时间明显延长，PTA≤40% 并排除其他原因者。

（3）慢性肝功能衰竭急性发作：在慢性肝病基础上，短期内发生急性肝功能失代偿的主要临床表现。

（4）慢性肝功能衰竭：在肝硬化基础上，肝功能进行性减退和失代偿。诊断要点为：

①有腹水或其他门静脉高压表现；②可有肝性脑病；③血清总胆红素升高，白蛋白明显降低；④有凝血功能障碍，PTA≤40%。

2. 组织病理学表现　组织病理学检查在肝功能衰竭的诊断、分类及预后判定上具有重要价值，但由于肝功能衰竭患者的凝血功能严重降低，实施肝穿刺具有一定的风险，在临床工作中应特别注意。肝功能衰竭时（慢性肝功能衰竭除外），肝脏组织学可观察到广泛的肝细胞坏死，坏死的部位和范围因病因和病程不同而不同。按照坏死的范围及程度，可分为大块坏死（坏死范围超过肝实质的2/3），亚大块坏死（约占肝实质的1/2~2/3），融合性坏死（相邻成片的肝细胞坏死）及桥接坏死（较广泛的融合性坏死并破坏肝实质结构）。在不同病程肝功能衰竭肝组织中，可观察到一次性或多次性的新旧不一肝细胞坏死的病变情况。目前，肝功能衰竭的病因、分类和分期与肝组织学改变的关联性尚未取得共识。鉴于在我国以乙型肝炎病毒（HBV）感染所致的肝功能衰竭最为多见，因此该《指南》是以HBV感染所致的肝功能衰竭为例，介绍各类肝功能衰竭的典型病理表现。

（1）急性肝功能衰竭：肝细胞呈一次性坏死，坏死面积≥肝实质的2/3；或亚大块坏死，或桥接坏死，伴存活肝细胞严重变性，肝窦网状支架不塌陷或非完全性塌陷。

（2）亚急性肝功能衰竭：肝组织呈新旧不等的亚大块坏死或桥接坏死；较陈旧的坏死区网状纤维塌陷，或有胶原纤维沉积；残留肝细胞有程度不等的再生，并可见细、小胆管增生和胆汁淤积。

（3）慢加急性（亚急性）肝功能衰竭：在慢性肝病病理损害的基础上，发生新的程度不等的肝细胞坏死性病变。

（4）慢性肝功能衰竭：主要为弥漫性肝脏纤维化以及异常结节形成，可伴有分布不均的肝细胞坏死。

3. 肝功能衰竭诊断格式　肝功能衰竭不是一个独立的临床诊断，而是一种功能判断。在临床实际应用中，完整的诊断应包括病因、临床类型及分期，建议按照以下格式书写，例如：

（1）药物性肝炎
急性肝功能衰竭
（2）病毒性肝炎，急性，戊型
亚急性肝功能衰竭（中期）
（3）病毒性肝炎，慢性，乙型
病毒性肝炎，急性，戊型
慢加急性（亚急性）肝功能衰竭（早期）
（4）肝硬化，血吸虫性
慢性肝功能衰竭
（5）亚急性肝功能衰竭（早期）
原因待查（入院诊断）
原因未明（出院诊断）（对可疑原因写出并打问号）

（马建平）

第六节 肝功能衰竭的治疗

一、综合治疗

目前肝功能衰竭的内科治疗尚缺乏特效药物和手段。原则上强调早期诊断、早期治疗，针对不同病因采取相应的综合治疗措施，并积极防治各种并发症。

1. 一般支持治疗 安静休息，减少体力消耗，减轻肝脏负担，避免外界刺激，积极寻找病因。测定血糖、血对乙酰氨基酚浓度、血浆铜蓝蛋白（50 岁以下）、PT。行血清肝炎病毒标志物检查和毒物筛选实验。加强病情监护，密切观察患者精神状态、血压、尿量。常规给予 H_2 受体拮抗剂预防应激性溃疡。通常需要停留尿管以测定每小时尿量，静脉导管插管监测中心静脉压，动脉插管连续检测血压和采集血标本。病情进一步恶化需要通气者常需要更进一步的血流动力学监测，并进行颅内压检测和颈静脉插管。高碳水化合物、低脂、适量蛋白质饮食；进食不足者，每日静脉补给足够的液体和维生素，保证每日 1 500kcal 以上总热量。积极纠正低蛋白血症，补充白蛋白或新鲜血浆，并酌情补充凝血因子。注意纠正水电解质及酸碱平衡紊乱，特别要注意纠正低钠、低氯、低钾血症和碱中毒。糖皮质激素、肝素、胰岛素、胰高血糖素治疗无效。注意消毒隔离，加强口腔护理，预防医院内感染发生。抗病毒药未被用于治疗 ALF。

2. 针对病因和发病机制的治疗

（1）针对病因治疗或特异性治疗：针对不同病因采取不同措施。在对病毒性肝炎相关肝功能衰竭患者是否应用抗病毒药物治疗争议颇多。对于甲型、丙型、丁型和戊型肝炎所致肝功能衰竭，目前多不推荐抗病毒治疗。对于 HBV 复制活跃的病毒性肝炎肝功能衰竭患者，目前多主张在早期采用有效的抗病毒治疗，以阻止 HBV 复制，继而阻止免疫病理损伤。干扰素在肝功能衰竭时一般不宜使用；拉米夫定、阿德福韦、恩替卡韦等核苷类似物的应用近年有增多趋势。但此类药物是否能真正改善乙型病毒性肝炎肝功能衰竭患者的预后，有待多中心、前瞻性、大样本的临床研究。中华医学会感染病学分会和中华医学会肝病学分会《肝衰竭诊疗指南》（2006 年版）推荐：①对 HBV DNA 阳性的肝功能衰竭患者，在知情同意的基础上可尽早酌情使用核苷类似物如拉米夫定、阿德福韦酯、恩替卡韦等，但应注意后续治疗中病毒变异和停药后病情加重的可能。②对于药物性肝功能衰竭，应首先停用可能导致肝损害的药物；对乙酰氨基酚中毒所致者，给予 N－乙酰半胱氨酸（NAC）治疗，最好在肝功能衰竭出现前即用口服活性炭加 NAC 静脉滴注。③毒蕈中毒根据欧美的临床经验可应用水飞蓟素或青霉素。

（2）免疫调节治疗：目前对于肾上腺皮质激素在肝功能衰竭治疗中的应用尚存在不同意见。非病毒感染性肝功能衰竭，如自身免疫性肝病及急性乙醇中毒（严重乙醇性肝炎）等是其适应证。其他原因所致的肝功能衰竭早期，若病情发展迅速且无严重感染、出血等并发症者，可酌情使用。为调节肝功能衰竭患者机体的免疫功能、减少感染等并发症，可酌情使用胸腺素 α_1 等免疫调节剂，它对 T 淋巴细胞功能可能有双向调整作用，同时可增强抑制肝炎病毒的复制。静脉用免疫球蛋白，具有免疫替代和免疫调节的双重治疗作用，对于预防和控制肝功能衰竭患者发生各类感染及减少炎症反应具有重要作用，目前多推荐使用。近来有人采用环孢素和 FK 506 治疗急性肝功能衰竭，通过强烈抑制机体免疫反应减轻肝细胞坏死，但剂量、疗效均有待进一步确定。

（3）促肝细胞生长治疗：为减少肝细胞坏死，促进肝细胞再生，可酌情使用促肝细胞生长素和前列腺素 E_1 脂质体等药物，但疗效尚需进一步确认。

（4）其他治疗：可应用肠管微生态调节剂、乳果糖或拉克替醇，以减少肠道细菌易位或内毒素血症；酌情选用改善微循环药物及抗氧化剂，如 NAC 和还原型谷胱甘肽等治疗。抗内毒素治疗，目前尚缺乏疗效满意的药物。可间歇应用广谱抗生素、口服乳果糖或拉克替醇、抗内毒素单克隆抗体和抗 TNF-α 单克隆抗体等。

3. 防治并发症

（1）肝性脑病：ALF 肝性脑病常急骤起病，偶有发生在黄疸之前。常有激动、妄想、运动过度，迅速转为昏迷。有报道苯二氮䓬、受体拮抗剂氟马西尼（flumazenil）至少暂时减轻昏迷程度。治疗上应：①去除诱因，如严重感染、出血及电解质紊乱等；②限制蛋白质饮食；③应用乳果糖或拉克替醇，口服或高位灌肠，可酸化肠道，促进氨的排出，减少肠源性毒素吸收；④视患者的电解质和酸碱平衡情况酌情选择精氨酸、鸟氨酸-门冬氨酸等降氨药物；⑤酌情使用支链氨基酸或支链氨基酸、精氨酸混合制剂以纠正氨基酸失衡；⑥人工肝支持治疗。

（2）脑水肿：75%~80% 4 型肝性脑病的 ALF 患者发生脑水肿，是 ALF 的主要死因。提示颅内压增高的临床征兆有：①收缩期高血压（持续性或阵发性）；②心动过缓；③肌张力增高，角弓反张；④去脑样姿势瞳孔异常（对光反射迟钝或消失）；⑤脑干型呼吸，呼吸暂停。治疗上：①应用甘露醇是治疗脑水肿的主要方法，但肝肾综合征患者慎用；②袢利尿剂，一般选用呋塞米，可与渗透性脱水剂交替使用；③全身适度降温疗法（32~34℃）；④N-乙酰半胱氨酸（NAC）：最近英国对 12 例有 4 级肝性脑病暴发性肝功能衰竭用 NAC 治疗，发现治疗组颅内压明显降低，脑血流增加，并且脑细胞缺氧缓解；⑤益生物制剂包括益生元和益生物，其在肝性脑病中的作用目前颇受重视，但有待进一步的实验和临床研究；⑥人工肝支持治疗。

（3）肝肾综合征：①肝肾综合征重在预防。②药物治疗：药物主要包括内脏血管收缩药和扩张肾动脉的药物，但扩张肾动脉的药物如多巴胺及前列腺素类似物等效果不佳，已不再推荐使用。内脏血管收缩药主要包括 3 类：垂体后叶素类似物（鸟氨酸加压素、特利加压素）；生长抑素类似物（奥曲肽）；α 肾上腺素受体激动药物（米多君，去甲肾上腺素）。目前应用最多的是特利加压素，与白蛋白联合应用可明显改善 I 型肝肾综合征患者的肾小球滤过率，增加肌酐清除率。但急性肝功能衰竭患者应慎用特利加压素，以免因脑血流量增加而加重脑水肿。③人工肝支持治疗，如血液透析和 MARS 治疗。目前认为血浆滤过疗效优于传统的透析疗法。④经颈静脉肝内门体分流术（TIPS），有研究显示，TIPS 可以改善肾功能和肾小球滤过率，但与内脏血管收缩药比较，疗效较差。2005 年美国肝病学会的诊疗指南不推荐使用。⑤肝移植。⑥人工肝支持治疗。

（4）感染：肝功能衰竭患者容易合并感染，常见原因是机体免疫功能低下、肠道微生态失衡、肠黏膜屏障作用降低及侵袭性操作较多等。肝功能衰竭患者常见感染包括自发性腹膜炎、肺部感染和败血症等。感染常见病原体为大肠埃希菌等革兰阴性杆菌、葡萄球菌、肺炎链球菌、厌氧菌、肠球菌等细菌以及假丝酵母菌等真菌。一旦出现感染，应首先根据经验用药，选用强效抗生素或联合应用抗生素，同时可加服微生态调节剂。尽可能在应用抗生素前进行病原体分离及药敏试验，并根据药敏实验结果调整用药。同时注意防治二重感染。

（5）出血：对门静脉高压性出血患者，为降低门静脉压力，首选生长抑素类似物，也可使用垂体后叶素（或联合应用硝酸酯类药物）；可用三腔管压迫止血；或行内镜下硬化剂注射或套扎治疗止血。内科保守治疗无效时，可急诊手术治疗。

对弥散性血管内凝血患者，可给予新鲜血浆、凝血因子复合物和纤维蛋白原等补充凝血因子，血小板显著减少者可输注血小板，应维持血小板 $50 \times 10^9/L$ 以上，并可酌情给予小剂量低分子量肝素或普通肝素，对有纤溶亢进证据者可应用氨甲环酸或氨甲苯酸（止血芳酸）等抗纤溶药物。

二、人工肝支持治疗

人工肝是指通过体外的机械、物理、化学或生物装置，清除各种有害物质，补充必需物质，改善内环境，暂时替代衰竭肝脏部分功能的治疗方法，能为肝细胞再生及肝功能恢复创造条件或等待机会进行肝移植。人工肝支持系统分为非生物型、生物型和组合型三种。非生物型人工肝已在临床广泛应用并被证明确有一定疗效。目前应用的非生物型人工肝方法包括血浆置换（plasma exchange，PE）、血液灌流（hemoperfusion，HP）、血浆胆红素吸附（plasma bilirubin absorption，PBA）、血液滤过（hemofiltration，HF）、血液透析（hemodialysis，HD）、白蛋白透析（albumin dialysis，AD）、血浆滤过透析（plasma diafiltration，PDF）和持续性血液净化疗法（continuous blood purification，CBP）等。由于各种人工肝的原理不同，因此应根据患者的具体情况选择不同方法单独或联合使用：伴有脑水肿或肾衰竭时，可选用 PE 联合 CBP、HF 或 PDF；伴有高胆红素血症时，可选用 PBA 或 PE；伴有水电解质紊乱时，可选用 HD 或 AD。应注意人工肝治疗操作的规范化。

生物型及组合生物型人工肝不仅具有解毒功能，而且还具备部分合成和代谢功能，是人工肝发展的方向，现正处于临床研究阶段。

三、肝移植

肝移植是目前已成为治疗肝功能衰竭切实有效的手段。主要适用于各种原因所致的中晚期肝功能衰竭，经积极内科和人工肝治疗疗效欠佳者及各种类型的终末期肝硬化。

（刘兆云）

第七节　消化道出血

消化道出血（Gastrointestinal bleeding）是临床常见的症状。根据出血部位分为上消化道出血和下消化道出血。上消化道出血是指屈氏韧带以上的食管、胃、十二指肠和胰胆等病变引起的出血；胃空肠吻合术后的空肠上段病变所致出血亦属此范围。屈氏韧带以下的肠道出血称为下消化道出血。临床根据失血量与速度将消化道出血分为慢性隐性出血、慢性显性出血和急性出血。80% 的上消化道出血具有自限性，急性大量出血死亡率约占 10%；主要是持续性出血和反复出血者；60 岁以上患者出血死亡率占 30% ~ 50%；而下消化道出血死亡率一般不超过 5%。

一、病因和分类

消化道出血可因消化道本身的炎症、机械性损伤、血管病变、肿瘤等因素引起，也可因邻近器官的病变和全身性疾病累及消化道所致。现按消化道解剖位置分述如下。

（一）上消化道出血的病因

临床上最常见的出血病因是消化性溃疡、食管胃底静脉曲张破裂、急性糜烂出血性胃炎、胃癌，这些病因占上消化道出血的 80% ~ 90%。

（1）食管疾病：食管炎（反流性食管炎、食管憩室炎）、食管溃疡、食管肿瘤、食管贲门黏膜撕裂综合征、食道裂孔疝；器械检查或异物引起的损伤、放射性损伤、强酸和强碱引起的化学性损伤。

（2）胃、十二指肠疾病：消化性溃疡、急慢性胃炎（包括药物性胃炎）、胃黏膜脱垂、胃癌、急性胃扩张、十二指肠炎、残胃炎、残胃溃疡或癌、淋巴瘤、胃肠道间质瘤、息肉、血管瘤、神经纤维瘤、膈疝、胃扭转、憩室炎、钩虫病、杜氏病（Dieulafoy lesion）以及内镜诊断、治疗操作后引起的损伤。

（3）胃肠吻合术后的空肠溃疡和吻合口溃疡。

（4）门静脉高压、食管胃底静脉曲张破裂出血、门脉高压性胃病、门静脉阻塞、肝静脉阻塞（Budd – Chiari 综合征）。

（5）上消化道邻近器官或组织的疾病：

1）胆道出血：胆管或胆囊结石、胆道蛔虫症、胆囊或胆管癌、肝癌、肝脓肿或肝血管病变破裂出血，由十二指肠乳头部流入肠道。

2）胰腺疾病累及十二指肠：胰腺脓肿、胰腺囊肿出血破裂、重症胰腺炎、胰腺癌等。

3）胸或腹主动脉瘤破入消化道。

4）纵隔肿瘤或脓肿破入食管。

（6）全身性疾病所致消化道出血：

1）血液病：白血病、再生障碍性贫血、血友病、血小板减少性紫癜等。

2）尿毒症。

3）结缔组织病：血管炎、系统性红斑狼疮、结节性多动脉炎等。

4）应激：严重感染、手术、创伤、休克、肾上腺糖皮质激素治疗及某些疾病如脑血管意外、肺源性心脏病、重症心力衰竭等引起的应激性溃疡和急性糜烂出血性胃炎等。

5）急性感染性疾病：流行性出血热、钩端螺旋体病、败血症。

（二）下消化道出血病因

据国内资料分析，引起下消化道出血的最常见病因主要为大肠癌和大肠息肉，其次是肠道炎症性疾病和血管病变，憩室引起的出血少见。近年来，血管病变作为下消化道出血病因的比例在上升。在西方国家，消化道憩室和血管病变是下消化道出血最常见病因，其次是结肠肿瘤和炎症性肠病。

1. 肛管疾病　痔、肛裂、肛瘘。

2. 直肠疾病　直肠的损伤、非特异性直肠炎、直肠肿瘤、邻近恶性肿瘤或脓肿侵入直肠。

3. 结肠疾病 细菌性痢疾、阿米巴痢疾、溃疡性结肠炎、憩室、血管畸形、结肠息肉、结肠肿瘤等。

4. 小肠疾病 40 岁以下的患者以小肠肿瘤，Meckel 憩室，杜氏病、克罗恩病多发。40 岁以上者多见于血管畸形，非甾体类抗炎药物（Non - steroidal anti - inflammatorydrugs, NSAIDs）相关的小肠疾病。急性出血坏死性肠炎、肠套叠、肠扭转也可引起消化道出血。

二、临床表现

消化道出血的临床表现取决于出血病变的性质、部位、失血量与速度，与患者的年龄、心肾功能等全身情况也有关。

（一）呕血、黑便和便血

呕血、黑便和便血是消化道出血特征性临床表现。上消化道急性大量出血多数表现为呕血，如出血后血液在胃内潴留，因经胃酸作用变成酸性血红蛋白而呈咖啡色；如出血速度快而出血量多，呕血的颜色呈鲜红色。小量出血则表现为大便隐血试验阳性。黑便或柏油样便是血红蛋白的铁经肠内硫化物作用形成硫化铁所致，常提示上消化道出血。但如十二指肠部位病变的出血速度过快时，在肠道停留时间短，大便颜色会变成紫红色。右半结肠出血时，大便颜色为暗红色；左半结肠及直肠出血，大便颜色为鲜红色。在空回肠及右半结肠病变引起小量渗血时，也可有黑便。

（二）失血性周围循环衰竭

消化道出血因失血量过大，出血速度过快，出血不止可致急性周围循环衰竭，临床上可出现头昏、乏力、心悸、冷汗、黑矇或晕厥；皮肤灰白、湿冷；体表静脉瘪陷；脉搏细弱、心率加快、血压下降，甚至休克，同时进一步可出现精神萎靡、烦躁不安，甚至反应迟钝、意识模糊。老年人器官储备功能低下，即使出血量不大，也可引起多器官功能衰竭。

（三）贫血

慢性消化道出血可能仅在常规体检中发现有原因不明的缺铁性贫血。较严重的慢性消化道出血患者可能出现贫血相关临床表现，如：疲乏困倦、活动后心悸头昏、皮肤黏膜、甲床苍白等。急性大出血后早期因有周围血管收缩与红细胞重新分布等生理调节，血红蛋白、红细胞和血细胞比容的数值可无变化。此后，大量组织液渗入血管内以补充失去的血浆容量，血红蛋白和红细胞因稀释而数值降低。这种补偿作用一般在出血后数小时至数日内完成，平均出血后 32h，血红蛋白可稀释到最大限度。失血会刺激造血系统，血细胞增殖活跃，外周血网织细胞增多。

（四）氮质血症

可分为肠源性、肾性和肾前性氮质血症三种。肠源性氮质血症指在大量上消化道出血后，血液蛋白的分解产物在肠道被吸收，以致血中氮质升高。肾前性氮质血症是由于失血性周围循环衰竭造成肾血流暂时性减少，肾小球滤过率和肾排泄功能降低，以致氮质潴留。在纠正低血压、休克后，血中尿素氮可迅速降至正常。肾性氮质血症是由于严重而持久的休克造成肾小管坏死（急性肾衰竭），或失血更加重了原有肾病的肾损害，临床上可出现尿少或无尿。

（五）发热

大量出血后，多数患者在 24h 内常出现低热，可持续数日。可能由于血容量减少、贫血、周围循环衰竭、血分解蛋白的吸收等因素导致体温调节中枢的功能障碍。同时要注意寻找其他因素，如合并其他部位感染。

三、诊断

（一）临床表现

1. 消化道出血的识别　一般情况下呕血和黑便常提示有消化道出血，但在某些特定情况下应注意鉴别。首先应与鼻出血、拔牙或扁桃体切除而咽下血液所致者加以区别。也需与肺结核、支气管扩张、支气管肺癌、二尖瓣狭窄所致的咯血相区别。此外，口服动物血液、骨炭、铋剂和某些中药也可引起大便发黑，应注意鉴别。

少数消化道大出血患者在临床上尚未出现呕血、黑便而首先表现为周围循环衰竭，因此凡患者有急性周围循环衰竭，除排除中毒性休克、过敏性休克、心源性休克或急性出血坏死性胰腺炎，以及子宫异位妊娠破裂、自发性或创伤性肝、脾破裂、动脉瘤破裂、胸腔出血等疾病外，还要考虑急性消化道大出血的可能。直肠指检有助于较早发现尚未排出的血便。有时尚需进行上消化道内镜的检查。

2. 出血严重程度的估计和周围循环状态的判断　临床上对出血量的精确估计比较困难，每日出血量 >5～10ml 时，大便隐血试验可呈现阳性反应；每日出血量达 50～100ml 以上，可出现黑便。胃内积血量 250～300ml 时，可引起呕血。一次出血量不超过 400ml 时，一般无全身症状；出血量超过 500ml，失血又较快时，患者可有头昏、乏力、心动过速和血压过低等表现，严重性出血指 3 小时内需输血 1 500ml 才能纠正其休克。持续性的出血指在 24h 之内的 2 次胃镜所见均为活动性出血。对于上消化道出血的估计，主要根据血容量减少所致周围循环衰竭的临床表现，特别是对血压、脉搏的动态观察。根据患者的血红细胞计数、血红蛋白及血细胞比容测定，也可估计失血程度。

3. 出血是否停止的判断　有下列临床表现，应认为有继续出血或再出血，须及时处理：①反复呕血，甚至呕血转为鲜红色，黑便次数增多，大便稀薄，色呈暗红色，伴有肠鸣亢进。②周围循环衰竭的表现经积极补液输血后未见明显改善，或虽有好转而又恶化；中心静脉压仍有波动。③红细胞计数、血红蛋白测定、血细胞比容持续下降，网织红细胞计数持续增高。④补液与尿量足够的情况下，血尿素氮持续或再次增高。

4. 出血病因和部位诊断　消化性溃疡患者 80%～90% 都有慢性、周期性、节律性上腹疼痛或不适史，并在饮食不当、精神疲劳等诱因下并发出血，出血后疼痛可减轻，急诊或早期胃镜检查可发现溃疡出血灶。有服用非甾体类消炎药（NSAID）/肾上腺皮质激素类药物史或处于应激状态（如严重创伤、烧伤、手术、败血症等）者，其出血以急性胃黏膜病变为可能。呕出大量鲜血而有慢性肝炎、血吸虫等病史，伴有肝掌、蜘蛛痣、腹壁静脉曲张、脾大、腹水等体征时，以门脉高压伴食管胃底静脉曲张破裂出血为最大可能。应当指出的是，肝硬化患者有上消化道出血，不一定都是食管胃底静脉曲张破裂出血所致，有一部分患者出血可来自于消化性溃疡、急性糜烂出血性胃炎、门脉高压性胃病、异位静脉曲张破裂出血等。45 岁以上慢性持续性大便隐血试验阳性，伴有缺铁性贫血、持续性上腹痛、厌食、消瘦，应警惕胃癌的可能性。50 岁以上原因不明的肠梗阻及便血，应考虑结肠肿瘤。60 岁以上有冠心病、心房颤动病史的腹痛及便血者，缺血性肠病可能大。突然腹痛、休克、便血者要立即想到动脉瘤破裂。黄疸、发热、腹痛伴消化道出血时，胆源性出血不能除外。

（二）特殊诊断方法

1. 内镜检查　内镜检查是消化道出血定位、定性诊断的首选方法，其诊断正确率达 80% ~94%，可解决 90% 以上消化道出血的病因诊断。内镜下诊断活动性出血是指病灶有喷血或渗血（Forrest Ⅰ 型），近期出血是指病灶呈黑褐色基底、粘连血块、血痂或见隆起的小血管（Forrest Ⅱ 型）。仅见到病灶，但无上述表现，如能排除其他出血原因，也考虑为原出血灶（Forrest Ⅲ 型）。内镜检查发现病灶后，应取活组织检查或细胞刷检，以提高病灶性质诊断的正确性。重复内镜检查，注意观察盲区可能有助于发现最初内镜检查遗漏的出血病变。胃镜检查可在直视下观察食管、胃、十二指肠球部直至降部，从而判断出血的部位、病因及出血情况。一般主张在出血 24 ~48h 内进行检查，称急诊胃镜。急诊胃镜最好在生命体征平稳后进行，尽可能先纠正休克、补足血容量，改善贫血。侧视镜则利于观察十二指肠乳头的病变；检查时注射纳洛酮有助于发现胃肠道血管扩张症。结肠镜是诊断大肠及回肠末端病变的首选检查方法。超声内镜、色素内镜、放大内镜均有助于提高对病变的检出率和诊断准确性。探条式小肠镜因操作费时，患者痛苦现已很少应用，推进式小肠镜可检测至屈氏韧带以下 50 ~150cm，但对不明原因消化道出血诊断率波动较大。双气囊小肠镜，具有操作相对简便、患者痛苦减少等特点，可经口或结肠插入，如操作人员技术熟练，理论上能检查整个肠道，最大优点在于通过活检进行诊断，并可以在内镜下进行治疗。主要应用于怀疑小肠出血的患者，诊断率 43% ~80%（平均 64%），诊断和治疗的成功率 55% ~75%；与胶囊内镜诊断的一致率为 61% ~74%。胶囊内镜是一种全新的消化道图像诊断系统。当常规胃、肠镜检查阴性而疑有小肠疾病时，可作为患者检查方法的第三选择。因其良好的安全性、无创性，已被广泛应用于消化道检查。对小肠腔内溃疡、不明原因消化道出血病因诊断均有较高的敏感性和特异性。胶囊内镜对病灶的探测能力是推进式小肠镜的 2 倍以上。缺点包括：①肠道检查的不完全性，该比例现已大大降低。②约 1% 的胶囊发生滞留。

小肠检查中应用胶囊内镜还是双气囊小肠镜检查，目前尚有争议。专家一致认为能够满足患者需要的才是最佳选择。但多数人认为，"只要有可能，还是应该首选胶囊内镜"。

2. X 线钡剂检查　仅适用于出血已停止和病情稳定的患者。食管吞钡检查可发现静脉曲张。钡灌肠检查可发现 40% 的息肉及结肠癌。小肠分段钡灌造影对不明原因消化道出血的诊断价值远不如胶囊内镜（阳性率分别为 6% 和 42%），除非临床提示有小肠梗阻。

3. 放射性核素显像　静脉注射 ^{99m}Tc 标记的自体红细胞后，作腹部放射性核素显像扫描，以探测标记物是否从血管外溢，对不明原因消化道出血的诊断作用有限。但对 Mechel 憩室合并出血有一定诊断价值。

4. 血管造影　选择性血管造影对急性、慢性或复发性消化道出血的诊断及治疗具有重要作用。在活动性出血的情况下，即出血速率 >0.5ml/min 时，发现出血病灶的阳性率较高。也是发现血管畸形、血管扩张、血管瘤等病变的可靠方法。

5. 剖腹探查　各种检查均不能明确原因时应剖腹探查。术中内镜是诊断不明原因消化道出血的重要方法。可在手术中对小肠逐段进行观察和透照检查，肠壁血管网清晰显露，对确定血管畸形、小息肉、肿瘤等具有很大价值，但并发症较明显。

四、治疗

(一) 一般治疗

卧床休息，严密监测患者生命体征，如心率、血压、呼吸、尿量及神志变化，必要时行中心静脉压测定。观察呕血及黑便情况。定期复查血红蛋白浓度、红细胞计数、血细胞比容与血尿素氮。对老年患者视情况实施心电监护。保持患者呼吸道通畅，必要时吸氧。大量出血者宜禁食，少量出血者可适当进流食。插胃管可帮助确定出血部位，了解出血状况并可通过胃管给药止血；及时吸出胃内容物，预防吸入性肺炎。

(二) 补充血容量

及时补充和维持血容量，改善周围循环，防止微循环障碍引起脏器功能障碍。防治代谢性酸中毒是抢救失血性休克的关键。但要避免输血输液量过多而引起急性肺水肿，以及对肝硬化门静脉高压的患者门静脉压力增加诱发再出血，肝硬化患者尽量少用库存血。

(三) 消化道大出血的止血处理

1. 口服止血剂　消化性溃疡的出血是黏膜病变出血，采用血管收缩剂如 8% 去甲肾上腺素 8mg 冰盐水分次口服，可使出血的小动脉收缩而止血。此法不主张在老年人使用。

2. 抑制胃酸分泌　胃酸可降低血小板功能，因此需要强烈抑制胃酸分泌，使胃内 pH 维持大于 6，才能使血小板发挥止血功能。静脉给予质子泵抑制剂对急性胃黏膜病变及消化性溃疡出血具有良好的防治作用。如奥美拉唑 40mg，潘妥拉唑 40mg，埃索美拉唑 40mg，每日 1~2 次静脉注射。

3. 生长抑素及其类似物（奥曲肽）　这类药物通过收缩内脏血管和减少内脏血流量，来控制急性出血。可用于质子泵抑制剂治疗无效的溃疡病或由于肝硬化食管胃底静脉曲张破裂大出血。对弥漫性肠道血管扩张等病变所致的出血，内镜下治疗或手术治疗有困难，或治疗后仍反复出血，也有一定疗效。

4. 其他药物　雌激素/孕激素联合治疗弥漫性肠道血管扩张疗效不肯定。

5. 内镜直视下止血　可在出血病灶旁注射药物如 1% 乙氧硬化醇、高渗盐水、1：10 000肾上腺素。内镜下局部喷洒药物，如 5% 孟氏液、8mg/dl 去甲肾上腺素、凝血酶等，对各种病因引起的出血，均有一定的疗效。内镜下金属钛夹止血治疗，主要适用于血管直径 <2~3mm 的病灶出血，止血疗效确切可靠。内镜直视下可以对病灶进行高频电灼血管止血，适用于持续性出血者。此外还可在内镜直视下进行激光、热探针、氩气刀及微波、射频等治疗。

6. 介入治疗　选择性动脉造影，在动脉内输注血管加压素可以控制90%的憩室和血管发育不良的出血，但可能有心血管方面的毒副作用。应用高选择性的微球或吸收性明胶海绵微体栓塞能够有效止血，并可减少插管引起的风险和血管加压素的全身反应。

7. 三腔二囊管压迫止血　随着医疗技术的发展，药物和内镜治疗都能够有效地控制静脉曲张破裂出血，因而三腔二囊管压迫（balloon tamponade，BT）止血在临床的应用越来越少。然而，在出血迅猛，药物和内镜治疗失败的情况下，BT 却可以迅速控制出血，为进一步的处理赢得宝贵的时间。

不同生产厂家的三腔二囊管略有不同，但都包含食管囊和胃囊两个囊，充气后可以分别针对胃底和食管加压，另有三个腔，其中两个分别通向胃囊和食管囊，用以充气和放气，另外一个腔直接通向胃内，可以用来灌洗或引流。

放置 BT 管的绝对禁忌证包括出血停止和近期胃食管连接部手术史，相对禁忌证有：充血性心力衰竭、心律失常、呼吸衰竭、不能肯定曲张静脉出血的部位（肝硬化患者上消化道大出血例外）。

BT 管应由有经验的医师放置，可以经口或经鼻插入，插管方法类似鼻胃管插管法。插入深度约为距门齿 45cm，判断头端位于胃内后，给胃囊缓慢充气 250～300ml，轻轻牵拉感觉有阻力并且患者没有胸痛或呼吸困难，说明胃囊位置正确，也可以用 X 线帮助确定位置。胃囊充气后用约 1 000g 的物体牵拉压迫止血，同时患者床头抬高 15～20cm，定期观察引流腔引流出的液体量及其性状，必要时抽吸胃内容物以判断止血效果。胃囊压迫一段时间后如果出血仍然持续，则开始充气食管囊，充气过程中用压力计监测，保持囊内压力在 25～45mmHg，继续观察出血情况。应每隔 6～8h 给食管囊放气 1 次，观察 20min，如有持续出血则再次充气加压，总放置时间不超过 24h，胃囊一般每 12h 放气 1 次，保持时间不超过 48～72h。一旦临床判断出血停止，先将食管囊放气，观察无出血后再松弛胃囊，之后保留三腔二囊管 24h，无活动性出血可以拔管。

BT 的止血率在 30%～94% 之间，止血成功率的差别与患者病情、插管时机选择和操作者的经验有关。常见并发症为食管和胃黏膜坏死乃至溃疡，严重并发症包括胃囊移位导致呼吸窒迫、食管破裂。患者床头应常备剪刀，一旦出现呼吸窒迫考虑到胃囊移位可能，立即剪断并拔除三腔二囊管。食管破裂为致死性并发症，发生率约为 3%，食管裂孔疝患者相当容易发生，需要格外警惕，近期接受硬化剂治疗的患者食管穿孔破裂的危险性很高，不宜采用 BT 压迫止血。

8. 内镜治疗　目前常用于曲张静脉出血的内镜止血方法包括硬化剂注射、曲张静脉结扎和组织胶注射闭塞血管。

（1）硬化剂治疗：Crafoord 和 Freckner 在 1939 年首次将硬化剂注射治疗（Endoscopic inj ection sclerotherapy，EIS）用于控制曲张静脉出血，20 世纪 70 年代以后内镜下 EIS 逐渐受到重视，并被证实为曲张静脉破裂急性出血有效止血手段。EIS 止血的机制为黏膜下注射硬化剂以后引起局部组织炎症和纤维化，最终形成静脉血栓堵塞血管腔，反复多次 EIS 能够闭塞曲张静脉并造成食管壁内层的纤维化，预防再次出血。EIS 价格便宜，使用方便，急诊止血的有效率可达 90% 以上，但在曲张静脉消失前再出血的发生率约为 30%～50%，多次硬化治疗会增加并发症的发生率。另外，现有资料表明 EIS 治疗并不能降低肝硬化患者的死亡率。

常用的硬化剂有十四烷酸钠、5% 鱼肝油酸钠、5% 油酸氨基乙醇、无水乙醇和 1% 乙氧硬化醇等。注射方法包括静脉内注射、静脉旁注射和联合注射，不同内镜中心采用的硬化剂、注射方法和随诊流程可能会有所差异。然而，由于所有的食管静脉曲张都发生于胃食管连接部上方 4～5cm 之内，硬化剂注射也都集中针对这个部位进行。

一般首次内镜检查发现曲张静脉就开始 EIS，没有活动性出血情况下从胃食管连接部上方左侧壁开始，环周依次对每根曲张静脉注射硬化剂，如发现活动性出血，则应先在出血部位远端和近端相邻部位分别注射，待出血控制后再注射其他静脉。每个注射点硬化剂用量一般为 1～2ml，每次治疗的注射总量随硬化剂种类及曲张静脉数量大小而不同。两次 EIS 间隔时间由 4 天至 3 周不等，间隔时间越长，静脉硬化所需时间越长，但食管溃疡发生率随之降低，目前一般认为间隔 7 ~ 10d 疗效较好。

不同研究报道 EIS 的并发症发生率大不相同，分布在 10% ~ 33% 之间，这种差异可能与不同的患者入选标准和操作者经验有关。术后即时并发症为胸骨后疼痛、吞咽困难和低热等症状，多在 2 ~ 3d 内消失，其余并发症包括出血（注射后针孔渗血和后期溃疡出血）、溃疡（发生率 22% ~ 78%）、穿孔（发生率 1% ~ 2%）和继发食管狭窄（发生率 3%）。EIS 术后应定期监测生命体征和出血症状，禁食 8h 后可以予以流食，同时给予抑酸药和黏膜保护剂口服，适量使用抗生素 2 ~ 3d。近来也有报道在 EIS 前后应用非选择性 β - 受体阻滞剂可以增加其疗效及安全性。

（2）曲张静脉结扎治疗：1986 年由美国的 Stiegmann 医师首先开始应用内镜下曲张静脉结扎（endosopic variceal ligation，EVL）治疗，它能够使曲张静脉内形成血栓，继发无菌性炎症、坏死，最终导致血管固缩或消失、局部食管壁内层纤维化，但对固有肌层没有影响。与 EIS 相比，EVL 消除曲张静脉速度更快，急诊控制出血成功率达到 90% 以上，并发症和死亡率较低，尤其产生食管深溃疡乃至穿孔的风险很低。但费用较高，术后曲张静脉复发率仍然高达 35% ~ 47%，而且对食管壁深层静脉曲张及有交通支形成的患者，单纯 EVL 疗效欠佳，需要联合 EIS。

EVL 需要特殊的设备——结扎器，可以分为单环结扎器和多环连发结扎器两类，临床应用以后者更为方便。多环连发结扎器由透明帽（外套多个橡胶圈）、牵拉线和旋转手柄组成，每个结扎器上备有橡胶圈 4 ~ 8 个不等，常用为 5 环或 6 环结扎器。

操作时将安装好结扎器的内镜送入曲张静脉附近，确定结扎部位以后，持续负压吸引将曲张静脉吸引至透明帽内，然后通过旋转手柄牵拉橡胶圈使其释放，脱落的橡胶圈将套扎在成球状的曲张静脉根部，然后选择下一个部位重复上述操作。

一般每条静脉需要套扎 1 ~ 2 个部位，从齿状线附近曲张静脉远端开始，环周逐条静脉结扎，结扎区域为齿状线上方 4 ~ 7cm 以内，一般每位患者需要 5 ~ 8 个橡胶圈。活动性出血静脉则应直接套扎出血部位或与之紧邻的远端。

EVL 的应用也有其局限性：①由于透明帽的存在，影响内镜视野。②轻度曲张静脉或细小静脉很难充分吸入透明帽内，不易结扎。③食管壁深层曲张静脉和有交通支形成患者疗效不佳。④伴有重度胃底静脉曲张破裂出血者，EVL 之后会诱发胃底静脉破裂出血，不宜进行单纯 EVL。

与 EVL 相关的并发症包括出血、食管溃疡、术后菌血症等，但发生率较 EIS 为低。应用单环结扎器时需要在食管内插入外套管，而外套管放置不当，可以引起食管损伤，严重者可能出现食管穿孔、大出血乃至食管撕裂等，操作时应格外小心。

（3）组织胶注射闭塞血管：N - 丁基 - 2 - 氰丙烯酸酯（N - butyl - 2 - cyanoacrylate），又称为组织胶，是一种液体黏合剂，它在遇到血液等生物介质后能够在 20s 内迅速凝固，因而将之注射入曲张静脉以后可以机械性阻塞血管。1984 年 Gotlib 首先将组织胶注射用于食管静脉曲张的治疗，至今已达 20 余年，临床证实其控制出血的有效率可以达到 93% ~ 100%，尤其对胃底静脉曲张出血疗效更为显著，另外还可以用于治疗十二指肠和结肠的易位曲张静脉出血。

组织胶也是通过硬化剂注射针直接进行曲张静脉内注射，注射到血管外会引起组织坏死，有继发穿孔的危险。为避免组织胶在注射导管内过早凝固，须用碘化油稀释，比例为0.5：0.8，加入碘化油还可以保证在 X 线下监测组织胶注射情况。推荐每点注射量为0.5～1ml，每次治疗总注射量取决于曲张静脉的大小和分布情况。

组织胶注射引起的并发症相对较少，包括疼痛、一过性发热、菌血症和栓塞等。其中静脉内注射继发的血管栓塞是最严重的并发症，目前陆续有一些相关病例的个案报道，栓塞部位包括肺、脾、脑和盆腔脏器。还有个别医师报道由于血管旁注射引起食管瘘发生，但是非常罕见。严格控制组织胶每点的注射量可以减少栓塞的发生，目前建议对于食管曲张静脉每点最大注射量为0.5ml，而胃底较大的曲张静脉注射量不超过1ml。

组织胶与内镜外层接触或被吸引入工作孔道会损伤内镜，因而需要有经验的内镜医师和护士配合操作，在注射后20s内医师不能按压吸引按钮。

9. 经颈静脉肝内门腔分流术 经颈静脉肝内门腔分流术（Transjugular intrahepatic porto-systemic shunt，TIPS）由 Richter 首先用于门脉高压患者治疗，主要操作包括局部麻醉下经右颈静脉穿刺，通过上腔静脉和下腔静脉置管于肝静脉，用穿刺针经肝静脉通过肝实质穿刺入门静脉，球囊导管扩张肝静脉和门静脉之间的肝实质，并置入一个膨胀性金属支架，最终沟通肝静脉和门静脉，达到降低门静脉压力的目的，并且还可以经过这个通道插管到门静脉，对曲张的胃冠状静脉进行栓塞治疗。

TIPS 并不是曲张静脉出血的首选治疗手段，然而，对于药物和内镜治疗失败的患者，TIPS 可以有效止血并挽救患者生命，为进一步治疗争取时间。有经验的放射科医师操作止血成功率为95%～100%，然而，TIPS 术后6～12个月之内有15%～60%患者会出现支架狭窄或堵塞，再出血的发生率将近20%。另外，TIPS 还可以用于改善门脉高压的其他症状，包括难治性腹水、门脉高压性胃病、肝硬化导致的胸腔积液等。

TIPS 的并发症包括肝功能恶化、肝性脑病（25%）、支架堵塞、充血性心衰或肺水肿、肾衰竭、弥散性血管内凝血、溶血性贫血（10%）、感染、胆道出血、腹腔积血和心脏刺伤等，其中危及生命的严重并发症为急性肝缺血、肺水肿、败血症、胆道出血、腹腔积血和心脏刺伤，总发生率为1%～2%。TIPS 急性期死亡率为1%～2%，急诊手术的死亡率远远高于择期手术者（升高10倍）。术后患者的预后与其肝功能水平显著相关，一年存活率大约在50%～85%之间。

（四）手术处理

（1）食管胃底静脉曲张出血经非手术治疗仍不能控制出血者，应考虑做经颈静脉肝内门体分流术（TIPS）。如作急诊门体静脉分流手术或断流术死亡率较高。择期门腔分流术的手术死亡率低，有预防性意义。由严重肝硬化引起者亦可考虑作肝移植术。

（2）溃疡病出血，当上消化道持续出血超过48h仍不能停止；24h内输血1 500ml仍不能纠正血容量、血压不稳定；保守治疗期间发生再次出血者；内镜下发现有动脉活动出血而止血无效者，中老年患者原有高血压、动脉硬化，出血不易控制者应尽早行外科手术。

（马建平）

第八节　肝硬化

肝硬化不是一个独立的疾病，而是各种慢性肝炎疾病的最后发展阶段。病理学上以肝组织弥漫性纤维化、假小叶和再生结节形成为特征，临床上主要表现为肝细胞功能障碍和门脉高压症。

一、流行病学

肝硬化的发病高峰年龄在 35 ~ 48 岁，男女比例为 3.6 ∶ 1 ~ 8 ∶ 1。在美国肝硬化的流行率约为 0.15%，因多数患者没有症状，预计人群中肝硬化的发生率可达 1%。目前尚无我国人群中肝硬化的发生率的准确流行病学资料。以往资料表明，肝硬化一旦进展到肝功能失代偿期，如不进行肝移植则 5 年存活率仅 15%。

二、病因

1. 病毒性肝炎　乙型、丙型肝炎，乙型和丁型病毒肝炎重叠感染经慢性病程所致。
2. 酒精性肝病　长期大量饮酒者可历经轻症酒精性肝病、酒精性脂肪肝、酒精性肝炎、酒精性肝纤维化，最终进展为酒精性肝硬化。
3. 自身免疫性肝病　自身免疫性肝炎或其他自身免疫性疾病累及肝脏。
4. 遗传代谢性　Wilson 病、遗传性血色病、α_1 抗胰蛋白酶缺乏、糖代谢障碍、脂代谢异常、尿素循环缺陷、卟啉症、氨基酸代谢障碍、胆酸代谢障碍均可引起肝硬化。
5. 药物和毒物性　服用甲氨蝶呤、异烟肼、维生素 A、胺碘酮、马来酸哌克昔林、甲基多巴、酚丁、野百合碱，或长期接触四氯化碳、磷、砷等。
6. 胆汁淤积性　原发性或继发性胆汁性肝硬化、原发性硬化性胆管炎、囊性纤维化、胆道闭锁或新生儿肝炎、先天性胆管囊肿等。
7. 营养不良性　慢性炎症性肠病、长期食物中缺乏蛋白质、维生素等可引起吸收不良和营养失调，使肝细胞发生脂肪变性和坏死，并降低肝脏对其他致病因素的抵抗能力。
8. 循环障碍　慢性充血性心功能衰竭、缩窄性心包炎、布加综合征、肝小静脉闭塞病、遗传性出血性毛细血管扩张症等。
9. 血吸虫性肝纤维化　长期反复感染血吸虫者，其虫卵沉积于汇管区，虫卵及其毒性代谢产物可引起大量结缔组织增生，但再生结节不明显，故称为血吸虫性肝纤维化。
10. 隐源性　有部分肝硬化患者的病因不明，通称隐源性。随着病因的逐步阐明，此类肝硬化的比例会越来越少。

三、病理与分型

在大体形态上，肝脏早期肿大，晚期明显缩小、质地变硬、重量减轻、包膜增厚，肝表面有弥漫性大小不等的结节和塌陷区。

肝硬化的形态学分类：①小结节性肝硬化：结节大小均匀，直径一般在 3 ~ 5mm，最大不超过 1cm。长期过量饮酒导致的酒精性肝硬化是典型的小结节性肝硬化；营养不良和贫血患者中也可见。②大结节性肝硬化：结节粗大，大小不均，直径一般在 1 ~ 3cm。慢性病毒性肝炎导致的肝硬化常为大结节性肝硬化。③大小结节性混合性肝硬化：即肝内同时存在大小结节两种病理形态。

四、临床表现

往往起病隐匿，病程进展缓慢，可潜伏 3~5 年或 10 年以上。临床上常分为肝硬化代偿期及失代偿期。

代偿期可有门静脉高压症或脾功能亢进表现，如食管静脉曲张、白细胞或血小板减少等，但无腹水、肝性脑病或上消化道出血，肝功能储备一般属 Child - Pugh A 级。一般人血白蛋白 ≥35g/L，胆红素 <35μmol/L，凝血酶原活动度多 ≥60%。

失代偿期一旦出现腹水、肝性脑病及食管胃底静脉曲张破裂出血，即进入失代偿期，肝功能储备一般属 Child - Pugh B、C 级。多有明显肝功能失代偿征象，如人血白蛋白 <35g/L，A/G <1.0，胆红素 >35μmol/L，凝血酶原活动度 <60%。

（一）症状

可有乏力、食欲缺乏、腹胀、腹泻、消瘦、皮肤瘙痒、发热等症状。有些代偿期肝硬化患者可无明显症状。

（二）体征

可有肝病面容、黄疸、肝掌、蜘蛛痣、腹壁静脉曲张；肝脏早期多可触及肝大，质硬、边钝，晚期因肝脏萎缩而触不到。可有不同程度脾脏增大；在肝硬化伴有腹水时，可出现脐疝及股疝。在酒精性肝硬化患者中可见腮腺肿大及 Dupuytren 掌挛缩，原发性胆汁性肝硬化患者可见黄色瘤。

（三）其他各系统的表现

内分泌系统紊乱的表现：因雌激素增多、雄激素减少，男性患者有性欲减退、睾丸萎缩、乳房发育和女式阴毛分布等；在女性可表现为月经失调、闭经、不孕等。易发生肝源性糖尿病，与原发性糖尿病不易区别。甲状腺激素异常可表现为总 T_4 升高、游离 T_4 正常或升高，而总 T_3 和游离 T_3 降低，TSH 正常或升高。可有肾上腺皮质激素增多，患者常有闭经、痤疮、多毛症、皮肤紫纹、满月脸等。

血液系统可出现贫血、白细胞和血小板减少及凝血机制障碍。

呼吸系统可出现肝肺综合征和门脉性肺动脉高压。

五、辅助检查

（一）生化学

血清谷丙转氨酶、谷草转氨酶和胆红素水平可反映肝细胞受损情况，但与肝脏受损严重程度并不完全一致。碱性磷酸酶和 γ - 谷氨酰转肽酶可反映肝内胆汁淤积的情况，在原发性胆汁性肝硬化中此两种酶有中度以上升高；酒精性肝硬化时，γ - 谷氨酰转肽酶升高明显。人血白蛋白可反映肝脏合成能力，肝硬化时人血白蛋白降低。在自身免疫性肝炎肝硬化时，可见 γ - 球蛋白升高，在原发性胆汁性肝硬化时 IgM 升高。胆碱酯酶可反映肝脏储备功能，在肝硬化时可有明显下降。

（二）血液学

血常规检查可显示轻度贫血、白细胞、血小板降低提示脾功能亢进。凝血酶原时间与肝细胞受损害程度有一定的关系。如明显延长，而且经注射维生素 K 仍不能纠正（凝血酶原活动度低于 40%），常表示肝功能严重衰竭。

（三）影像学

1. 肝脏超声显像　肝硬化早期可有肝脏增大，而晚期则左叶增大，右叶缩小，尾叶增大也较常见；肝脏边缘弯钝，肝脏表面凸凹不平，呈锯齿状、波浪状或结节状；肝实质回声增强、不均匀或呈结节状。脾脏常增厚（>40mm）。门脉高压时，门静脉直径常 >14mm，脾门脾静脉直径常 >10mm。

2. 计算机断层扫描（CT）　肝硬化时各叶比例失调，左叶外侧段和尾状叶增大常见。肝表面明显凹凸不整、边缘变钝，肝实质密度不均匀，可呈结节样。脾静脉及门静脉曲张，可见侧支循环形成，胃短静脉、胃冠状静脉及食管静脉曲张。对于发现肝占位病变 CT 优于超声显像。

3. 磁共振成像（MRI）　肝边缘波浪状或结节状改变，左肝外叶、肝尾叶增大，右肝及左肝内叶缩小，肝裂增宽，脾大。MRI 对于鉴别肝脏占位病变能提供比 CT 更多的信息。

4. 上消化道内镜或钡剂 X 线造影　胃镜可直接观察到食管胃底静脉曲张的部位和程度，并可进行内镜下治疗如曲张静脉套扎术或硬化注射术。食管及胃钡剂造影亦可发现食管静脉及胃底静脉曲张征象；典型食管静脉曲张呈串珠样、蚯蚓样或虫蚀样充盈缺损，纵行黏膜皱襞增亮；胃底静脉曲张可见菊花样充盈缺损。

（四）肝活检组织病理学检查

是确诊代偿期肝硬化的金标准。除对肝脏组织切片进行光学显微镜下检查外，还可做各种特殊化学染色、免疫组化染色甚至原位杂交，有助于病因诊断。

六、并发症

（一）上消化道出血

为最常见的并发症。常引起出血性休克或诱发肝性脑病，每年静脉曲张引起的消化道出血发生率为 5%～15%，首次出血死亡率为 25%～30%。

（二）肝性脑病

是终末期肝病的常见并发症，初期为可逆性而反复发生，但重度肝性脑病是失代偿期肝硬化的重要死亡原因。

（三）自发性腹膜炎和其他感染

自发性腹膜炎是因肠道细菌易位进入腹水所致的腹腔感染，多为单一革兰阴性需氧菌感染。可有发热、腹痛，有或无压痛反跳痛。有的患者起病缓慢，并无明显腹膜炎的症状及体征。腹水常规显示白细胞数 $>0.5 \times 10^9/L$，中性粒细胞 $>50\%$，即 $>250/mm^3$（$0.25 \times 10^9/L$）。另外，失代偿期肝硬化患者也常并发呼吸道、泌尿系、肠道及胆道的细菌感染。

（四）肝肾综合征

是继发于严重肝功能障碍基础上的功能性肾衰竭，多发生在大量腹水的患者，其中主要发生机制为由于全身内脏动脉扩张所致的肾动脉收缩。其临床表现为血肌酐升高，可有尿量减少但无明显蛋白尿，超声显像亦无肾实质萎缩或尿路梗阻的表现。

（五）原发性肝癌

乙型肝炎或丙型肝炎肝硬化患者中每年有 3% ～5% 发生肝癌。

七、诊断及鉴别诊断

（一）诊断依据

1. 病史　有助于了解肝硬化的病因，包括肝炎史、饮酒史、药物史、输血史、社交史及家族遗传性疾病史。

2. 症状体征　确定是否存在门脉高压和肝功能障碍表现。

3. 肝功能试验　人血白蛋白降低、胆碱酯酶下降、凝血酶原时间延长提示肝功能储备降低。

4. 影像学检查　B 超、CT 或 MRI 可见肝硬化的征象。

完整的诊断需包括：①是否有肝硬化。②肝硬化病因。③是否有肝硬化并发症。④肝功能分级情况：Child – Pugh 评分或 MELD 评分。

（二）鉴别诊断

（1）肝大时需与慢性肝炎、原发性肝癌、肝包虫病、华支睾吸虫病、慢性白血病、肝豆状核变性等相鉴别。

（2）腹水时需与心功能不全、慢性肾小球肾炎、结核性腹膜炎、缩窄性心包炎、腹腔内肿瘤和巨大卵巢囊肿等相鉴别。

（3）脾大应与疟疾、慢性白血病、血吸虫病相鉴别。

（4）出现并发症时的鉴别包括：急性上消化道出血应和消化性溃疡、糜烂性出血性胃炎、胃癌并发出血相鉴别；肝性脑病与低血糖、尿毒症、糖尿病酮症酸中毒等鉴别；肝肾综合征和慢性肾小球肾炎、急性肾小管坏死等鉴别。

八、治疗

（一）病因治疗

在肝硬化早期，去除致病因素可减轻或逆转肝硬化。在乙肝肝硬化患者，可根据患者病情和意愿选择干扰素、拉米夫定、阿德福韦酯、恩替卡韦、替比夫定等进行有效的个体化抗病毒治疗，但需注意在失代偿期肝硬化患者应禁用干扰素。对于酒精性肝硬化患者，戒酒是治疗的关键所在。对于肝豆状核变性患者应进行规范的驱铜治疗（主要药物为青霉胺、锌制剂）。对于血色病患者需采用放血疗法以减少体内铁负荷。有血吸虫病感染者应予抗血吸虫治疗。

（二）一般支持疗法

肝硬化患者往往全身营养状况差，需要加强休息和调节饮食习惯。

1. 休息　代偿期肝硬化可适当工作或劳动，但应注意劳逸结合，以不感疲劳为度。失代偿期应以休息为主。

2. 饮食　肝硬化患者的饮食原则应是高热量、足够蛋白质、充足维生素和低盐饮食。蛋白质以每日每千克体重 1～1.5g 为宜，可进食瘦肉、鱼肉、鸡肉等优质蛋白。对有肝性脑病前驱症状者，应暂时限制蛋白摄入量。有食管静脉曲张者应避免坚硬粗糙的食物。严禁饮酒。肝硬化患者宜实行低盐饮食，尤其腹水患者更应限制钠的摄入。

（三）并发症的治疗

本节仅介绍腹水、自发性腹膜炎、肝肾综合征、肝性脑病的治疗，上消化道出血的治疗见门脉高压的治疗。

1. 肝硬化腹水的治疗

（1）针对病因的治疗：根据腹水形成的病因不同，其治疗原则各有差异。如因心力衰竭所致的腹水，应强心利尿治疗；结核性腹膜炎的腹水应采取有效的抗结核治疗；因肾功能障碍所致的腹水，应改善肾功能，配合利尿治疗；癌性腹水，应积极治疗原发肿瘤，同时配合利尿治疗。

（2）限制钠盐摄入：腹水的患者要限制每日的钠盐摄入量，一般控制在每天 88mmol（2 000mg）。门脉高压性腹水患者的体重改变与机体的钠平衡直接相关，要使患者体重下降和腹水减少，重要的是限钠而不是限水。

（3）限制水分摄入：对大多数肝硬化腹水的患者来说，不必限制水的摄入。在肝硬化患者中，慢性低钠血症很常见，但患者很少因此而死亡。应用高张钠来快速纠正低钠血症可能会造成比低钠血症本身更为严重的并发症。因此，只有当血钠低于 120～125mmol/L 时，才需要限制水的入量。

（4）口服利尿药：常规的口服利尿药治疗从每天早晨服一次螺内酯和呋塞米开始。起始剂量为螺内酯 100mg 和呋塞米 40mg。因为螺内酯的半衰期较长，并可能导致高钾血症，故一般不单独应用。

根据病情可以逐渐调整两种药物的剂量，如果利尿效果或体重下降不明显，可每隔 3～5d 同时增加两药的剂量，注意一定要保持两药 100mg∶40mg 的比例，这样可以维持正常的血钾水平。两药的最大剂量为：螺内酯 400mg/d，呋塞米 160mg/d。合并肾实质疾病的患者对螺内酯的耐受量较小，因为容易引起高钾血症。对有轻微男性乳房发育的患者，可以用氨苯蝶啶（10～40mg/d）来替代螺内酯。

对有严重水肿的患者，每天的体重下降没有限制。当水肿缓解后，体重的下降要控制在每天 0.5kg 之内。

（5）张力性腹水的治疗：一次大量放腹水可以迅速缓解张力性腹水。对限制钠盐和利尿药治疗效果不佳的有腹水患者，大量放腹水（>5L）的同时给予静脉补充白蛋白（每多放 1L 腹水补充 8g 白蛋白）治疗是安全的。放腹水治疗虽然能快速缓解症状，但是它对引起腹水的根本原因没有治疗作用。所以，对张力性腹水，单次大量放腹水后仍应继续给予限钠和利尿药治疗。

（6）难治性腹水的治疗：利尿治疗无效表现为：应用利尿药出现体重降低很少或无降低，同时尿钠的排出量 <78mmol/d；或者利尿药导致有临床意义的并发症，如肝性脑病、血清肌酐 >176.8μmol/L、血钠 <120mmol/L 或血清钾 >6.0mmol/L。

顽固性腹水的定义是：对限制钠的摄入和大剂量的利尿药（螺内酯 400mg/d，呋塞米 160mg/d）治疗无效的腹水，或者治疗性腹腔穿刺术放腹水后很快复发者。

系列放腹水治疗可以有效地控制腹水。即使对无尿钠排出的患者，每 2 周进行一次放腹水治疗仍然有效。对无尿钠排泄的患者，一次放液 6L 就相当于抽出 10d 的潴留钠。穿刺

10L腹水可抽出约17d的潴留钠。有尿钠排出的患者，放腹水间隔应相应延长。

对大量放腹水是否要补充胶体液尚有不同意见。目前推荐如果一次抽腹水 < 4 ~ 5L，在腹腔穿刺术后可不必输白蛋白；如果更大量放腹水，每增加1L腹水可输白蛋白8 ~ 10g。

对于上述治疗仍难以控制的腹水，可试用腹水超滤浓缩腹腔回输治疗、腹腔静脉分流术或经颈静脉肝内门体静脉分流术（TIPS）。

2. 自发性腹膜炎的治疗　除一般支持治疗外，强调早期、足量应用抗菌药物。细菌培养阳性者参考药敏试验给药，如细菌培养阴性，则应按最常见的致病菌（即大肠杆菌或肺炎克雷白杆菌）选用静脉滴注头孢类抗生素，如头孢噻肟、头孢哌酮或头孢他啶等，用药时间不少于2周。预防自发性腹膜炎则常用诺氟沙星，400mg/d，消化道大出血者用7d。长期用药只限于曾患自发性腹膜炎而预防再发者。

3. 肝肾综合征的治疗　1型肝肾综合征发展迅速，在没有有效治疗的情况下，病死率几乎为100%，平均生存时间不到2周。2型肝肾综合征发展相对缓慢，病情比较平稳，平均生存时间在6个月左右。肝肾综合征一经诊断，应给予扩充血浆容量，同时采用血管收缩剂以收缩内脏血管、增加肾脏灌注。

（1）药物治疗：主要通过静脉输注白蛋白来扩充血容量，国际腹水研究小组推荐剂量为1g/kg（第1天），以后为20 ~ 50g/d。血管收缩药物主要包括三类：垂体后叶素类似物（特利加压素）、生长抑素类似物（奥曲肽）及α肾上腺素受体激动剂（米多君，去甲肾上腺素）。目前文献报道应用最多的是特利加压素，用法为0.5mg/4h，2 ~ 3d后逐渐增至1mg/4h，最大剂量2mg/4h。奥曲肽为100μg/d，皮下注射，必要时增至200μg。米多君为2.5 ~ 7.5mg，口服1日3次，必要时增至12.5mg。去甲肾上腺素用量为0.5 ~ 3mg/h，持续静脉注射，从0.5mg/h开始，至少平均动脉压升高10mmHg或4h的尿量大于200ml，如果其中一项未达标，则增加0.5mg/h，每4h评价1次，最大剂量为3mg/h。当病情恢复（血清肌酐 < 133μmol/L或肌酐清除率 > 40ml/min）或用药达到15d时，可停药。

（2）透析治疗：包括持续血液过滤、间歇血液透析和分子吸附再循环系统等，由于不良反应较多（低血压、凝血异常、消化道出血等）通常不作为独立的治疗手段。但对于有肝移植适应症，而对药物治疗效果不佳的患者，透析可作为过渡治疗。

（3）肝移植：是治疗肝肾综合征最有效的手段，但在肝移植前应尽量恢复肾功能。

（四）肝性脑病的治疗

氨中毒学说仍被认为是肝性脑病的主要发病机制之一，因此治疗的主要目的是清除体内的氨。

1. 治疗或去除可能的诱发因素　如上消化道出血、高蛋白饮食、饮酒、应用镇静剂、安眠药、过度利尿、低血容量、低血钾、感染、手术（包括TIPS）等。

2. 减少氨的产生　低蛋白饮食可减少氨的产生，肝功失代偿时应控制蛋白摄入量不超过70 ~ 80g/d；发生脑病时，不超过每日40g，患者苏醒后可逐渐增加。

3. 减少氨的吸收　乳果糖在结肠内可被细菌降解，产生乳酸及乙酸，使NH_3变成NH_4^+，同时它还能改善肠道微生态，减少内毒素的产生与吸收。乳果糖剂量为20g（30ml），每日3次口服，以维持大便每日2 ~ 3次为宜。如不能口服，用60 ~ 100ml灌肠亦可。山梨醇与乳果糖类似，剂量为500 ~ 750g，每日分3次服用。

4. 促进氨的清除 近年多个有对照的研究报道 L－鸟氨酸－L 天门冬氨酸每日 20g 静脉滴注，或 6~9g，每日 3 次口服，对治疗肝性脑病有效。

5. 其他 支链氨基酸可调节体内氨基酸平衡，静脉输注对不能耐受口服蛋白摄入者有维持营养的作用。苯二氮䓬受体拮抗剂氟马西尼对由苯二氮䓬类药物（如地西泮）诱发的肝性脑病有促苏醒的作用。对于有锥体外系症状者可应用多巴胺激动药如溴隐亭。对于血液 pH 偏碱者可静脉输注精氨酸。

九、预后

肝硬化的预后取决于病因、肝功能代偿程度及有无并发症。对于酒精性肝硬化、自身免疫性肝炎肝硬化或乙型肝炎肝硬化等，如能及时确诊并给予积极的病因治疗，病变可趋静止甚至部分逆转。Child－Pugh 分级和 MELD 评分有助于判断预后。失代偿期肝硬化患者的常见死亡原因包括：肝性脑病、上消化道大出血、继发感染和肝肾综合征等。

（马建平）

参考文献

［1］ 林三仁. 消化内科高级教程. 北京：人民军医出版社，2009.

［2］ 张军. 消化疾病症状鉴别诊断学. 北京：科学出版社，2009.

［3］ 刘新光. 消化内科. 北京：人民卫生出版社，2009.

［4］ 唐承薇，程南生. 消化系统疾病. 北京：人民卫生出版社，2011.

第十三章

糖尿病

糖尿病（diabetes mellitus）是一组以高血糖为特征的内分泌代谢性疾病，其发生与胰岛素绝对（完全性）或相对（部分性）缺乏，胰岛素分泌不同程度减少，胰高血糖素分泌增加或（和）胰岛素作用强度减弱（胰岛素敏感性降低或通称胰岛素抵抗所致），使葡萄糖利用减少，肝脏葡萄糖产生过多，从而导致高血糖、尿糖增多。糖尿病患者中胰岛素分泌减少与胰岛素作用减弱又受遗传和环境因素尤其生活方式改变所影响。

糖尿病是一种胰岛 β 细胞功能慢性进行性减退，由此而导致长期高血糖及其波动，而发生血管内皮损害（微血管和大血病变）和神经病变，致使生命重要器官心脏、肾、眼、周围血管和自主神经病变，患者可因而残废和死亡，若不予治疗，结局是严重和残酷的，死亡率很高。糖尿病是威胁人类健康的全球性非传染性疾病。

一、流行病学

空腹血糖受损（impaired fasting ghlcose，IFG）和糖耐量减退（impaired glucose tolerance，IGT）合称为糖调节异常（impaired glucose regulation，IGR）。IGR 及 2 型糖尿病的发生率增加，与生活方式改变、肥胖超重发生率增加而体力活动强度日益减少密切相关；糖尿病发生随年龄增长而增加，>65 岁人群中糖尿病发生率达 20%，但是近来 2 型糖尿病在青少年中发生率也有增高趋势。国内糖尿病患病率在 1978 年前为 0.67%，而 1994 年后为 2.5%。最近患病率达 3.63%，其增长显然与环境因素、生活方式改变有密切关系。不仅如此，包括 IFG 和 IGT 的糖调节异常（糖尿病前期）也在增加中，其发生率为 4.19%。IGR 是导致心血管疾病发生增加的重要因素，冠心病患者进行口服葡萄糖耐量试验（OGTT）可发现 2/3 有糖尿病和 IGR，因此不能不引起关注。

1A 型糖尿病是一种 T 细胞介导的胰岛 β 细胞特异性自身免疫病，患者需终身依赖外源性胰岛素替代治疗。我国约有 4 000 万糖尿病患者，其中 1 型糖尿病约占 5.6%，国际上 1 型糖尿病约占糖尿病的 10%，全世界有 1 000 万~2 000 万的 1 型糖尿病患者。

二、临床表现

（一）1 型糖尿病

1 型糖尿病主要发生于儿童及青少年，起病较急，多数患者常因感染、情绪激惹或饮食不当而起病，通常有典型的多尿、多饮、多食和体重减轻，简称"三多一少"症状。婴儿多尿、多饮不易被发现，可很快发生脱水和酮症酸中毒。幼年期患儿因夜尿增多，可发生遗尿。部分儿童食欲正常或降低，而体重减轻或很快消瘦，出现疲乏无力、精神萎靡。如果有多尿、多饮，又出现恶心、呕吐、厌食或腹痛、腹泻等症状，则可能并发糖尿病酮症酸中毒，如延迟诊断将危及生命。发热、咳嗽等呼吸道感染或皮肤感染、阴道瘙痒和结核病可与糖尿病并存。患儿一旦出现临床症状时，尿糖往往阳性，血糖明显升高，一般不需做糖耐量试验就可确诊。初诊1型糖尿病经治疗1～3个月后，往往有一临床缓解期，也有称为蜜月期，此时胰岛素的需要量减少，但随着病程进展，患者最终都需要常规剂量的胰岛素治疗。

病程较久，糖尿病控制不良者，可发生生长落后、身材矮小、智能发育迟缓、肝大，称为糖尿病侏儒。晚期可出现白内障、视力障碍、视网膜病变甚至双目失明。还可以有蛋白尿、高血压等糖尿病肾病的表现，以后导致肾衰竭。

（二）2型糖尿病

2型糖尿病是一种慢性进行性疾病，病程漫长，很难估计其起病时日。可发生在任何年龄，但更见于中老年人，肥胖者较多。早期轻症患者无明显症状，到症状出现时往往发病已有较长时间，可达数年甚至10余年。部分患者可始终无症状，在常规体格检查时发现，也可因糖尿病慢性并发症就诊。

如果空腹及餐后血糖明显升高，可有下列典型"三多一少"症状，即多饮、多食、多尿和体重减少：①多饮、多尿。症状都较轻，其中喝水增多较为常见，但增多程度不大。多尿在老年人常被误认为是前列腺病、尿路感染、尿失禁或服利尿药所引起而被忽视。②多食。进食明显增加的患者，血糖较难控制，已控制者又会明显升高。老年患者多食症状往往不明显，甚至可出现食欲明显下降，导致严重的营养不良。③体重减少。虽然2型糖尿病以肥胖多见，但长期和重症患者血糖控制不佳，大量尿糖排出，进食又无相应增加，可出现明显消瘦。患者感到疲乏、虚弱无力。但部分患者经治疗后，在血糖控制、尿糖消失、进食增加的情况下，体重反而可增加。④皮肤瘙痒。尤其外阴瘙痒，是由于尿糖刺激局部所引起，常见于女性阴部。脱水以后皮肤干燥，也可以出现皮肤瘙痒，但比较少见。⑤反应性低血糖。2型糖尿病可在较长时间内以反复的低血糖为主要表现，常导致误诊。患者空腹和餐后2h血糖升高，但在餐后4～5h因为胰岛素不适当地分泌过多而出现低血糖症状。此时患者有饥饿感、出冷汗、面色苍白、全身无力、心跳加快，并可有行为改变，严重时出现昏迷。

三、诊断

糖尿病以高血糖为特征，诊断无疑以血糖浓度升高作为其依据，典型高血糖症状以三多（多尿、多饮、多食）一少（体重减轻）为其表现，但高血糖患者也可无任何症状，而只在体检筛查时才发现有血糖升高。若有典型症状伴有随机血糖浓度≥11.1mmol/L即可诊断为糖尿病。经8h以上饥饿后空腹血浆葡萄糖浓度≥7.0mmol/L，并经重复测定后仍然如此，也可诊断。若OGTT2小时血糖浓度≥11.1mmol/L，只要操作步骤符合要求，也可作为诊断依据。

血糖浓度标准是依据糖尿病视网膜病变的发生率逐渐增加而制订的，空腹血糖浓度≥7.0mmol/L和糖负荷后2h血糖≥11.1mmol/L作为合理的切割点。虽然是人为的，但有一定的科学依据。空腹血糖浓度≥6.1mmol/L而＜7.0mmol/L归属为IFG，而糖负荷后2h血糖≥7.8mmol/L 而 <11.0mmol/L 称为 IGT，此两种均为糖尿病确诊的前期状态，但 IFG 和 IGT 并不等同，它们可独立存在或兼而有之，两者均预示有发展成为糖尿病可能，在往后 5 年内发生糖尿病风险率为 40%，且有较多可发生心血管病。作为大规模人群筛查，测定空腹血糖是值得推崇的，因为大多数糖尿病患者并无症状，而且几乎半数患者明确诊断糖尿病时已有并发症存在，因而不宜失去早期筛查和防治的机会，>45 岁者每 3 年应予筛查空腹血糖，以期早诊断、早防治。如果空腹血糖浓度≥5.6mmol/L，建议做 OGTT，以便确定有无 IGT 及糖尿病的存在。尤其对于有较大糖尿病风险的可疑对象如：①明确糖尿病家族史的一级亲属。②肥胖者。③高血压。④血脂异常、高甘油三酯血症、低高密度脂蛋白血症。⑤脂肪肝肝炎。⑥明确心血管病病史。⑦多囊卵巢综合征。⑧妊娠期糖尿病妇女。⑨分娩巨大儿（≥4kg）。

近年较为重视的糖尿病前期即糖代谢处于边缘状态，有 IGR，它可发展成为糖尿病和心血管疾病，大约 37% IFG 可有 IGT，而约 24% IGT 可有 IFG，说明 IFG 和 IGT 可单独存在，而且每年有 5%~8% 可发展为糖尿病；若兼有 IFG 和 IGT，较多转变为糖尿病，故防治 IFG 和（或）IGT 是早期防治 2 型糖尿病的重要阶段和措施。

四、治疗

糖尿病是一种由遗传和环境因素共同作用，包含糖、脂肪、蛋白质全面代谢紊乱，具有慢性进展性、病残和死亡率高等特点的复合病。糖尿病治疗目标：①消除高血糖相应的症状。实际上不少糖尿病患者并无症状，早期自我感觉良好。②延缓或减少糖尿病慢性微血管、大血管与神经并发症，而并发症危害生命重要脏器，是致残致死的主要原因。③尽可能提高患者的生命和生活质量，延年益寿而不至于缩短寿限。根据治疗指南，糖尿病患者的血糖（空腹、餐后、2h 血糖）、HbAlc 血压、血脂谱均应达到一定标准，而且多种因素全面长时期得到控制才能更好地控制和减少血管并发症，缓解危害人类健康的公共卫生问题。为此必须唤醒社会的防治意识，改善社会健康生活方式，加强医务卫生人员和患者及其家属的糖尿病教育并提高防治技能。所有糖尿病患者均首先应接受合理的、科学的饮食和运动疗法，改善其生活方式，在不增加胰岛 β 细胞负担的基础上，尽可能保证各种代谢正常运行。要进行多学科协调配合，早防早治，治必达标；要教育患者自我血糖监测，记录饮食、运动、血糖变动情况以及有关抗糖尿病药物、胰岛素等应用情况，经治医生与患者一起分析有关资料，若有低血糖或高血糖酮症更应详加分析，制订防治措施。

糖尿病的特征是高血糖、空腹高血糖与胰岛素显著缺乏而不能抑制肝糖产生和输出，而在白天大多数时间内机体是处于摄食状态和吸收后阶段，餐后高血糖与胰岛素缺乏使高血糖不能及时由肌细胞、脂肪细胞乃至肝细胞所处理，餐后高脂血症、FFA 增高，又可削弱胰岛素作用的发挥，因此高血糖的波峰波动（spikes and excursions）可以损害血管内皮细胞而导致功能异常。超重肥胖者严格控制体重、减少热量摄入、增加运动量，使体重减低 5%~10%，即可使血糖水平明显降低，故对 2 型糖尿病患者应限制热量摄入，减少脂肪摄入量，增加蔬菜、粗粮量，增加纤维素含量，减轻体重，从而降低血糖、调整血脂和血压。运动对每个正常人和 2 型糖尿病患者都必要的，其益处是多方面的，包括减轻体重、减少脂肪量、保持肌肉质量、降低血糖、降低血压、消除各种心血管危险因素、提高胰岛素敏感性，这些对解除高胰岛素血症都是有益的。但对老年久病患者应注意其心、脑、视网膜、肾脏功能以及骨关节、肌肉等功能状态。对 1 型糖尿病患者由于其有严重胰岛素缺乏和胰高血糖素增加，若血糖控制不满意，而又在应用胰岛素治疗中，则运动容易导致血糖波动，因此在运动前不应使血糖处于低水平。而运动前如血糖偏高，因运动而刺激肾上腺素分泌增加，有可能导致血糖进一步增高，甚至出现酮症；若用过量胰岛素则可促发低血糖，不仅运动时，而且运动后可有迟发性低血糖发作，应予重视。运动前血糖 > 14mmol/L 或 < 5.5mmol/L 或有尿酮体阳性者，应暂缓运动，以避免带来不良后果；医疗运动应慎用于糖尿病病程 > 15 年、有微血管和大血管病变或自主神经病变及老年患者；有增殖性视网膜病变者应避免剧烈运动，以防止玻璃体积血和视网膜脱离。

1. 饮食控制和运动 2 型糖尿病患者首先必须接受非药物治疗，包括饮食和运动疗法，主要是改变生活方式使肥胖者体重降低，以提高胰岛素敏感性、降低胰岛素抵抗、提高 β 细胞分泌功能、改善葡萄糖刺激胰岛素分泌、减少肝糖产生、降低血糖浓度。应用奥利司他可使体重降低，可降低血压、改善血脂谱。一般采用低热量、低脂肪、低胆固醇饮食，每日 83.68 ~ 104.6kJ/kg（20 ~ 25kcal/kg）可使体重每周降低 0.5kg，减低心血管事件发生；经常运动也可起到良好作用，把多步行、少坐车列为增加运动的好习惯。

2. 口服降糖药 糖尿病防治指南强调血糖控制必须达标，并强调早期并长期达标以便防止并发症的发生。从 DCCT 及 UKPDS 终止试验后的长时间随访也证明，长期强化血糖控制、减少并发症的效果并不因血糖控制欠佳而丧失，提出了代谢记忆效应假说。因此，血糖控制应尽可能达标，例如空腹血糖 < 6.0mmol/L，餐后血糖 < 8.0mmol/L，HbAlc < 6.5%；治疗应当个体化，应考虑到患者的年龄、认知和体力活动状态，学习、工作强度和范围，有无严重并发症和伴发病，日常生活方式能否得到家属或他人的照顾与关怀。老年患者血糖控制可相应放宽，餐前血糖 5.0 ~ 7.2mmol/L（90 ~ 130mg/dl），餐后血糖 < 10mmol/L（180mg/dl），HbAlc < 7%，以避免发生低血糖及血糖过高，防止糖尿病并发症的快速发展。迄今尚未能制订防止并发症发生的血糖和 HbAlc 的确切阈值，对于糖尿病诊断明确前高血糖存在的时间也尚未得知。

（1）胰岛素促泌剂：

1）磺胺类（SU）和非 SU 促胰岛素分泌剂的作用机制都是通过受体及 ATP 敏感的 K^+ 通道使其关闭，使 β 细胞膜去极化，从而打开电压门控的 Ca^{2+} 通道，使细胞外 Ca^{2+} 进入细胞内，以提高细胞内离子钙浓度，进而使胰岛素分泌颗粒融合于细胞膜并胞吐，促进胰岛素分泌。根据其是否选择性作用于 SUR1 或 SUR1 和 SUR2A、2B，作用发挥快慢和强弱，持续作用时间和代谢排泄途径不同而各有其特色，目前尚难断定谁优谁劣，但一般在缺血性心脏病患者，尽可能不用甲苯磺丁脲（D860）和格列本脲、格列吡嗪，以免阻碍缺血性预适应对缺血性心肌的保护作用。磺脲类胰岛素促泌剂主要不良反应为低血糖（与进食延迟、体力活动增加、饮酒过量或肾功能减退有关）和体重增加。

2）格列奈类：非磺脲类胰岛素促泌剂为格列奈类包括瑞格列奈和那格列奈，能快速刺激胰岛素分泌而降低餐后高血糖，且因胰岛素分泌依赖于血糖水平，所以不因高胰岛素血症而导致下一顿餐前低血糖，也少有引起体重增加。那格列奈具有促进 1 相胰岛素分泌，使餐后高血糖与胰岛素分泌相一致，且因不存在持久的高胰岛素血症而不会发生低血糖，故称为"胰岛素分泌调节剂"。

（2）α糖苷酶抑制剂：α糖苷酶抑制剂作用在小肠上皮细胞刷状缘，抑制寡糖和双糖的分解，减少葡萄糖的吸收，降低餐后高血糖，使血糖升高缓慢而平坦，从而适应胰岛素延缓分泌曲线，减少低血糖反应。阿卡波糖的作用部位特殊，尤适用于以糖类为主的饮食摄入者，因此可与其他抗糖尿病药甚至胰岛素制剂合用，达到较好的控制餐后高血糖的效果，其主要不良反应在消化道。有严重肝、肾和肠道疾病者也禁用。阿卡波糖可防止 IGT、转为糖尿病，且可减少心血管并发症，值得重视。

（3）胰岛素增敏剂：噻唑烷二酮（罗格列酮、吡格列酮）为 PPARr 受体激动剂，可促进脂肪细胞分化，促进脂肪酸摄取和贮存，提高胰岛素敏感性，消除胰岛素抵抗。它们具有降糖、降 HbAlc、调脂、降压作用，尚有抗氧化应激、抗炎症、抗凝促纤溶作用，对于防治动脉粥样硬化有益。噻唑烷二酮具有潴钠潴水、促进水肿、增加血容量、增加心血管负荷、促进心力衰竭发展的不良反应，还可导致贫血。

（4）双胍类：双胍类降糖药（二甲双胍）主要通过 AMP 激酶而抑制肝糖产生和输出，并改善周围组织对葡萄糖利用，降低空腹血糖和胰岛素水平，改善血脂谱，具有一定程度的胰岛素增敏作用，可有降低体重作用。主要不良反应发生在消化道，而在肾功能减退如男性血清肌酐浓度 >133μmol/L（1.5mg/dl）而女性 >124μmol/L（1.4mg/dl）时忌用，以免发生乳酸性酸中毒。忌用于慢性肝肾疾病、慢性阻塞性肺疾病和心力衰竭等有严重缺氧状态的患者。

3. 胰岛素治疗　1型糖尿病时胰岛 β 细胞被选择性破坏，胰岛素分泌大部分或完全缺乏，无论基础和餐后状态均有胰岛素分泌不足，需要外源性胰岛素调节糖原分解、糖异生、糖原合成、脂肪分解、酮体生成、脂肪和蛋白质合成。因此需要有多种发挥不同作用时间的胰岛素制剂联合使用（多种胰岛素成分，一日多次注射或胰岛素输注泵），以达到快速稳定血糖水平的效果。胰岛素治疗的适应证为：1型糖尿病；不稳定型糖尿病；2型糖尿病 β 细胞衰竭；DM 已接受肾移植者；防治微血管和大血管并发症；糖尿病孕妇并减少胎儿畸形和巨大儿。

胰岛素是糖尿病控制血糖的主要激素，不同激素的相互搭配是为了控制血糖下降，但激素的作用高峰各不相同，饮食、运动和胰岛素作用峰值协调不一致，即有可能导致低血糖的发生，而胰岛素治疗的主要风险即为低血糖，尤其严重低血糖会挫伤患者及其亲人对胰岛素治疗的主动性和积极性，胰岛素还可导致体重增加、水钠潴留。

关于胰岛素治疗方案在1型糖尿病个体之间应用有一定差异，主要变动在峰值时间和作用持续时间，外源性皮下注射胰岛素为非生理途径，肝内胰岛素含量相对较低，一般胰岛素需要量为 0.5~1.0U/（kg·d），而其中40%~50%为基础用量，根据自测血糖水平，提供合适的胰岛素剂型与用量来控制血糖。

胰岛素制剂供皮下注射。胰岛素和快速胰岛素类似物可供静滴或静注，胰岛素泵治疗（皮下、腹腔）、胰岛素吸入治疗均已成功。新药层出不穷，如 GLP-1、GLP-1 类似物、DPP-Ⅳ抑制剂、amylin 类似物、PKC 抑制剂。临床业已开展胰腺移植和（或）肾移植、胰岛移植。CGMS、glucowatch 进行持续血糖监测已应用于临床，微型闭环胰岛素泵仍在研究之中。

4. 联合用药　联合用药种类不少，可用多种口服药或口服药与胰岛素联合应用，也有多种不同类型胰岛素制剂联合使用，如 SU+二甲双胍（Met）、胰岛素+Met 或噻唑烷二酮

（TZD）、胰岛素 + α 葡萄糖苷酶抑制剂（αGI）、TZD + αGI、预混短效 + 中效胰岛素（如诺和灵 30R、50R、优泌林 30/70）、SU + αGI、天冬胰岛素 + 赖脯胰岛素 + 甘精胰岛素（一日多次注射）、诺和锐 30 特充、TZD + Met，那格列奈 + Met 或 TZD 等。

5. 糖尿病并发症的治疗

（1）糖尿病酮症酸中毒：确诊后应首先给予胰岛素，初次剂量为胰岛素 0.15U/kg 静注或 0.4U/kg 肌注，而后每小时 0.1U/kg 静滴，直至血糖降低到 13.9mmol/L 则可减少胰岛素滴注剂量并适当补充葡萄糖以防止低血糖的发生。若清醒并能进食，则可在普通或速效胰岛素基础上加用中效或长效基础胰岛素，以便空腹及餐后血糖浓度接近正常。整个抢救过程中纠正水和电解质平衡极为重要，尤其是钾盐及时补充。至于酸中毒，一般在糖、脂代谢改善后肝脏酮体产生减少，酮体利用和排泄增加并促进 HCO_3^- 形成，故轻度酸中度可望缓解；当有严重酸中毒，pH < 7.0，应予小量补充碳酸氢钠，逐渐逆转酸中毒，改善心血管功能和钾代谢，防止脑水肿或静脉血栓形成。

糖尿病酮症酸中毒处理步骤：

1）明确诊断：血浆葡萄糖升高，血清酮体阳性，代谢性酸中毒。

2）收入住院：进行重症监护（如 pH < 7.00 或神志不清）。

3）评估：血清电解质（K^+、Na^+、Mg^{2+}、Cl^+、HCO_3^-、磷酸盐）、酸碱状态（pH、HCO_3^-、PCO_2）、β 羟丁酸、肾功能（血肌酐、尿量）。

4）补液：初始 1 ~ 3h，补充生理盐水 2 ~ 3L［5 ~ 10ml/（kg·h）］；随后用 0.45% 氯化钠液以 150 ~ 300ml/h 速度输液；当血浆葡萄糖降至 14mmol/L 时，改为 5% 葡萄糖液和 0.45% 氯化钠液以 100 ~ 200ml/h 速度输液。

5）注射胰岛素：静注 0.1U/kg 或肌注 0.4U/kg，然后以 0.10U/（kg·h）持续静滴；如 2 ~ 4h 内无反应，增量 2 ~ 10 倍；如起初血清钾 < 3.5mmol/L，需先纠正至血清钾 > 3.5mmol/L，再行胰岛素治疗。

6）评估患者是否有加重因素：顺应性差、感染、创伤、梗死、可卡因药用史等，并着手寻找相关证据，如进行有关病原培养、胸部 X 线检查、心电图检查等。

7）监测毛细血管血糖（每 1 ~ 2h 1 次）、电解质（特别是 K^+、HCO_3^-、磷酸盐），最初 24h 每 4h 检查 1 次阴离子间隙。

8）监测血压、脉搏、呼吸、意识状态，每 1 ~ 4h 计量液体进入与排出。

9）补充 K^+，如血清 K^+ > 3.5mmol/L，心电图正常，尿量及血清肌酐正常，补充 K^+ 10mmol/h。如 K^+ < 3.5mmol/L 或在碳酸钠补充时，补充 K^+ 40 ~ 80mmol/h。

10）上述监护和治疗至患者稳定，血糖降至 8.4 ~ 13.9mmol/L，酸中毒减轻，胰岛素剂量减至 0.05 ~ 0.1U/（kg·h）。

11）患者恢复进食后，胰岛素改为短效和中效或长效结合皮下注射，注意与静注时间的过渡。

（2）HHS：治疗应积极控制高血糖，补充体液和电解质，解除各种触发因素和诱发疾患。根据患者心血管功能在头 2 ~ 3h 内补充生理盐水 1 ~ 3L，快速大量补液反而导致神经病变，其发生机制不明；对于高血糖可给予小剂量胰岛素静滴，使高血糖平稳下降，减少细胞膜内外压差的急剧变动而损害细胞；当血钠 > 150mmol/L 也可滴注 0.45% 氯化钠液，为防止低血糖可静滴 5% 葡萄糖液。如患者恢复进食，可换用皮下胰岛素注射，但要注意静脉与皮下胰岛素给药的时间衔接，部分患者以后可改换成口服降糖药进行治疗。

（3）DN：DN 的治疗理所当然应以预防为首选，严格控制高血糖可以防治微血管病变。DCCT 证明 1 型糖尿病患者每天多次胰岛素注射治疗，严格控制血糖，可使无 MAU 者不出现肾病，已有 MAU 者不使其进一步发展可达 54%，但是实际上仍有 16% 患者可以进展，显然与其他风险因素如高血压、食物中蛋白质含量、食盐、脂肪摄入、吸烟等有关。积极应用 ACEI（和）或 ARB 阻断 RAS 系统，可以防止 MAU 的进展。所有糖尿病患者应将血压控制到 130/80mmHg 以内，而 24h 蛋白尿 >1g 者应降压到 125/75mmHg 以下，延缓肾病使 GFR 的降低，一般需要 3 种或以上抗高血压药才能达标，宜采用襻利尿剂，加强降压作用；卡托普利、氯沙坦、厄贝沙坦、缬沙坦均可对肾起保护作用，减少白蛋白尿，延缓其进入 ESRF；亦有将 ACEI 和 ARB 联合应用，可在降压和减少蛋白尿、ACR 方面取得较上述两者单独使用更好的效果，但应防止发生高血钾，应勤查血钾和肌酐水平。控制血脂异常应用他汀类药，对 DN 也有益处。

ND 患者应给予优质蛋白质每日 0.6 ~ 0.8g/kg，限制钠盐 <2g/d，摄钾 <2g/d，忌烟限酒，限制摄入高钾食品如香蕉、橙子、干果、花生、土豆、巧克力。忌用二甲双胍防止乳酸性酸中毒，慎用噻唑烷二酮类药物防止水钠潴留而引发心力衰竭。DM 肾衰竭的治疗可采用血液透析，但应关注患者心血管病如高血压、心力衰竭、动脉粥样硬化所致心肌梗死和脑卒中等的巨大风险。肾移植的存活率高于透析，5 年生存率分别为 <70% 和 35%。1 型糖尿病患者亦有采用源于同一供体的胰腺和肾脏同时移植者，近有采用胰岛移植获得成功，问题也在于排斥和 β 细胞供量不足。

（4）糖尿病神经病变：糖尿病神经病变的防治首先在于严格控制高血糖，这已为 DCCT、UKPDS 研究结果所证实。严格控制高血糖可以预防、延缓神经病变的发生和发展，是治疗的基础。调节代谢的药物主要有：①醛糖还原酶（AR）抑制剂，可改善多元醇通路代谢异常。托瑞司他因引起视觉损害和肾衰竭已被淘汰；依帕司他对胃轻瘫有改善作用；非达司他对 AR 专属性高、治疗活性强、不良反应小、对患者的麻木感觉异常有改善作用。AR 抑制剂还能促进机体合成和分泌神经生长因子（NG.F），刺激 Schwann 细胞的 NG.F 合成和释放。②AGE 抑制剂。③纠正脂肪代谢紊乱采用 γ 亚麻酸。④血管扩张剂。尼莫地平 40mg，每日 3 次。ACEI 和 ARB 可增加神经血流，改善神经传导速度。改善神经营养的药物有 rhNGF。小牛血去蛋白提取物肠溶片（爱维治）含有肌醇磷酸寡糖，有拟胰岛素样作用，可改善神经组织代谢、改善微循环血管病变，使受损神经功能再生。⑤甲钴胺（甲基维生素 B_{12}）、维生素 B_6、叶酸参与体内多种代谢过程，可营养神经，改善神经系统的损害。⑥抗氧化应激药物。补充外源性谷胱甘肽可使机体神经组织得到保护；α 硫辛酸是丙酮酸脱氢酶系的辅助因子，是一种抗氧化剂，可提高热休克蛋白水平；维生素 E 亦是抗氧化剂，能改善周围神经病变症状。对症治疗包括躯体感觉神经痛和各系统自主神经病变的相应对症治疗，如直立性低血压可用氟氢可的松、可乐定、奥曲肽治疗。

躯体疼痛对症处理：非甾体消炎药以抑制前列素合成；抗惊厥（加巴喷丁等）/抗心律失常剂达到膜稳定作用；抗抑郁剂可以抑制 5 - 羟色胺（5 - HT）、去甲肾上腺素（NE）摄取；中枢镇痛剂鸦片受体抑制神经递质；NMDA 拮抗剂如右美沙氛、memantine、金刚烷胺等降低中枢敏感化；肾上腺能突触前阻滞剂（可乐定）以阻滞递质释放；抗精神剂以减轻感觉异常性；香草酸受体激动剂如辣椒素灭活感觉末梢。临床可采用三环类抗抑郁药（阿米替林、地昔帕明、去甲替林），其他如 NSAIDs、美西律、苯妥英、卡马西平等均在一定程度上可缓解疼痛。

目前糖尿病外周神经病因确切机制仍在探讨中。治疗上严格血糖控制仍为最有效而安全的措施，胰岛素替代治疗即可降低血糖以达到基本性预防的目的，也是对神经营养最为有效而且安全经济的手段。有关其他的对因措施如氨基胍等，还停留在实验阶段。糖尿病外周神经病变的最佳防治策略乃为严格控制血糖基础上的综合应对。

（5）糖尿病大血管病变：糖尿病大血管病变的防治最重要的是尽早控制各种心血管危险因子，尤其是血脂异常，如降低 LDL－C、VLDL－C、LDL、TG，升高 HDL－C。许多循证医学证明他汀类药可以明显减少心血管事件和病残与死亡率；贝特类（纤维酸衍生物）主要降低 TG、VLDL，升高 HDL－C 水平而增加漂浮的 IDL 大颗粒，也可减少心血管事件。因为高血压可加速心血管病（CVD）和 DN 的发展，积极降压较之积极降糖在减少并发症和死亡率方面可取得更好的效果。RJAS 中血管紧张素 II 无论在血液循环和组织中可以起有害作用，所以应用 ACEI 及 ARB 在糖尿病患者应属首选，它们具有提高胰岛素敏感性（IS）、降低 IR 的作用。长效二氢吡啶类钙拮抗剂、非二氢吡啶类钙拮抗剂、血管扩张剂对血糖及血脂也无影响，甚至小剂量噻嗪类利尿剂对糖尿病合并高血压、血脂异常者也无害处，可加强其他抗高血压药物的降压效果；若有难治性高血压，血压控制不满意，应考虑是否有肾动脉粥样斑块形成，构成所谓的肾血管性高血压。糖尿病患者的动脉硬化往往为多发性，远端病变多见，冠状动脉导管成形术及支架安置可有较多再狭窄，故宜开展冠状动脉搭桥手术并采用 GP IIb－IIIa 受体抑制剂，抑制血小板活化及聚集，减少血栓形成。阿司匹林在糖尿病合并动脉粥样硬化者可以长期应用，防止血小板聚集和血栓形成，以防心脑血管事件的发生。

（6）糖尿病足：糖尿病患者的足应像脸一样加以保护，要早期识别各种危险因素，加强对患者的教育与具体指导，消除各种有害因素，防止足部溃疡发生。既要控制血糖，又要纠正血脂谱和血压并戒烟，且需要有关的多学科通力协作。神经病变按前面所述的治疗方法进行，而血管狭窄或闭塞可采用动脉搭桥手术以增加血液供应，促进创口愈合，并减少因严重缺血、干性坏疽而截肢。对于糖尿病下肢和脚的处理，ADA 提出 6 条干预措施：①解除负荷。②清创引流。③创口敷料选用。④合理应用抗生素。⑤血管重建沟通血流。⑥有限的截肢。近有采用存活的皮肤代用品或生长因子如碱性成纤维细胞生长因子、重组血小板源生长因子等，可与上述干预措施合用。

糖尿病下肢并发症的基本病因为神经和血管病变，外伤为诱因，感染为加重因素，老年人为易患人群，且易出现危及生命的严重并发症如栓塞和感染等，需及时处理。治疗上仍以基本病因治疗为主，综合治疗。随着我国糖尿病患者群基数大而且逐渐进入老年社会，其防治的重要性从卫生经济学和人口质量上不言而喻。

（刘兆云）

参考文献

［1］陈灏珠，林果为，王吉耀．实用内科学．北京：人民卫生出版社，2014.

［2］向红丁，李广智．糖尿病（第三版）．北京：中国医药科技出版社，2013.

［3］王吉耀主编．内科学．第二版．北京：人民卫生出版社，2012.

［4］纪立农．糖尿病（第二版）．北京：化学工业出版社，2010.

内科综合诊疗与急症救治

（下）

尚秀娟等◎主编

吉林科学技术出版社

第十四章

妇科肿瘤

第一节　输卵管癌

输卵管癌是非常少见的恶性肿瘤，占所有妇科恶性肿瘤的 0.1% ~ 1.8%。超过 60% 的输卵管癌发生于绝经后妇女，平均发病年龄为 50 多岁。患者的年龄、少生育以及不孕等因素提示它的病因学和卵巢癌、子宫内膜癌的病因相似。有关研究已经证实有相似的基因异常，比如 c - crb、B - 2、p^{53}、K - ras 突变。这些基因异常也常常见于卵巢及子宫内膜的恶性肿瘤。

一、诊断步骤

（一）病史采集要点

（1）询问阴道排液情况，排液增多已有多长时间。阴道排液的颜色、性质、有无臭味，有无阴道流血。

（2）有无腹痛、腹痛的部位、性质及持续时间。阴道排出水样液体后腹痛是否缓解。

（3）患者是否自己在腹部扪及包块。有无腹胀。

（二）体格检查要点

1. 一般检查　患者一般年龄较大，故应特别注意血压、脉搏、心脏情况。

2. 腹部检查

（1）有无腹部肿块，肿块的部位、大小、性质、活动度、表面是否光滑等。

（2）腹部压痛的部位、范围、程度有无压痛及质地，有无肌紧张及反跳痛。

（3）腹部是否隆起，有无移动性浊音，若怀疑有腹水，应测量腹围。

3. 妇科检查

（1）阴道内分泌物或液体的量、性质、颜色，有无特殊臭味。

（2）子宫的位置、大小、活动度、有无压痛及质地。有无盆腔肿块，注意肿块与子宫的关系，肿块的大小，是否规则、表面是否光滑、软硬度、活动度、有无压痛。

（三）辅助检查要点

1. B 型超声检查　常用的辅助诊断方法，可确定肿块的部位、大小、性质及有无腹水等。

2. 阴道细胞学检查　涂片中找到癌细胞，特别是腺癌细胞，而宫腔及宫颈管检查均为阴性，则输卵管癌诊断可以成立。

3. 分段诊刮　若宫腔探查未发现异常，刮出内膜检查阴性，排除宫颈癌和子宫内膜癌后，应高度怀疑输卵管癌。若内膜检查发现癌灶，虽然首先考虑子宫内膜癌，但亦不能排除输卵管癌向宫腔转移的可能。

4. 宫腔镜检查　可观察子宫内膜情况，有否肿瘤存在，同时还可通过宫腔镜见到左、右输卵管开口处，以便吸取液体作脱落细胞学检查。

5. 血清 CA125 测定　80 年代发现原发性输卵管癌患者 CA125 升高，并已用于输卵管癌的诊断和检测，以及治疗疗效的评价。

（四）进一步检查项目

1. 腹腔镜检查　在早期输卵管癌可见到输卵管增粗，外观如输卵管积水呈茄子状。如癌灶已穿破输卵管壁或已转移至周围脏器，可直接见到赘生物。

2. 腹、盆腔 CT　可确定肿块的性质、部位、大小、形状，以及种植和转移在腹膜上的肿瘤，并可了解腹膜后淋巴结有无转移。

3. 膀胱镜、直肠镜检查　由于输卵管癌不易早期诊断，因此发现输卵管癌转移至膀胱、直肠的亦不少见。如患者尿血、便血应怀疑膀胱直肠转移，应作相应检查。

二、诊断对策

（一）诊断要点

1. 病史　如慢性输卵管炎史、不育史。

2. 典型的临床表现　阴道大量排液、腹痛、盆腔肿块称为输卵管癌"三联征"。

3. 辅助检查　阴道后穹窿或宫腔内吸液涂片找到癌细胞，而又可排除子宫内膜癌及宫颈癌。CA125 升高。影像学检查及腹腔镜检查支持输卵管癌的诊断。

4. 病理学诊断标准

（1）肿瘤来源于输卵管内膜；

（2）组织学类型可以产生输卵管黏膜上皮；

（3）可见由良性上皮向恶性上皮转变的移行区；

（4）卵巢和子宫内膜可以正常，也可以有肿瘤，但肿瘤体积必须小于输卵管肿瘤。

（二）临床分期

输卵管癌的分期是手术 - 病理分期系统。组织病理学的结果可以修正临床或影象学的估计和肿瘤减灭术前的手术所见。常用 FIGO 分期（2000 年），见表 14 - 1。

（三）鉴别诊断要点

1. 附件炎性肿物　原发性输卵管癌与附件炎性肿块在盆腔检查时很难区分，均为活动受限的包块。两者均有不孕史，如患者年龄偏大，且有阴道排液，量多，要考虑输卵管癌，但必须进一步作各项辅助检查，以协助诊断。

2. 卵巢恶性肿瘤　输卵管癌与卵巢癌不易区分，在症状方面输卵管癌多偏于阴道排液，而卵巢癌常为不规则阴道流血，如伴腹水者多考虑卵巢癌，也可辅以 B 超及 CT 等检查。

表 14 - 1 输卵管癌手术 - 病理分期

期别	肿瘤范围
0	原位癌（浸润前癌）
I	肿瘤局限于输卵管
I A	肿瘤局限于一侧输卵管，浆膜表面无穿破；无腹水
I B	肿瘤局限于双侧输卵管，浆膜表面无穿破；无腹水
I C	IA 或 IB 伴癌达到或穿破浆膜表面，或腹水中或腹腔冲洗液有癌细胞
II	肿瘤累及一侧或双侧输卵管并有盆腔内扩散
II A	扩散和（或）转移到子宫和（或）卵巢
II B	扩散到其他盆腔脏器
II C	II A 或 II B，腹水或腹腔冲洗液中有癌细胞
III	肿瘤累及一侧或双侧输卵管并有盆腔以外腹膜种植和（或）区域淋巴结阳性
III A	显微镜下见盆腔外腹膜转移
III B	肉眼见盆腔外腹膜转移，转移灶最大径线 ≤2cm
III C	腹膜转移最大直径 >2cm 和（或）区域淋巴结阳性
IV	腹腔外远处转移（腹膜转移除外）

三、治疗对策

（一）治疗原则

（1）以手术为主，辅以化疗、放疗的综合治疗，应强调首次治疗的彻底性和计划性。

（2）手术切除范围包括全子宫、双侧附件及大网膜，若癌肿已向腹腔、盆腔转移，应进一步扩大手术范围，可行肿瘤减灭术及盆腔淋巴结清扫术。

（3）放疗常用于术后作为辅助治疗。

（4）化疗可选用顺铂、环磷酰胺、塞替哌、阿霉素等。

（5）剖腹探查是有必要的，可切除原发肿瘤，确定分期以及切除转移病灶。

（二）输卵管腺癌的处理

（1）早期输卵管癌的处理：

1）原位癌的处理：手术治疗如前所述范围切除肿瘤，术后不提倡辅助治疗。

2）FIGO I 期及 FIGO II 期：早期输卵管癌患者应该进行手术分期。术后组织学诊断为腺癌原位癌或 I 期，分化 I 级，手术后不必辅助化疗。其他患者，应该考虑以铂类为基础的化疗。偶然发现的输卵管癌（如患者术前诊断为良性疾病，术后组织学诊断含有恶性成分）应该再次手术分期，若有残留病灶，要尽可能行细胞减灭术，术后接受以铂类为基础的化疗。

（2）晚期输卵管癌的处理：

1）FIGO III 期：进行减灭术后应行以铂类为基础的化疗。若患者初次诊断时未行理想的减灭术，应该接受以铂类为基础的化疗，然后再重新评估。化疗 3 个周期以后，再次评估时可以考虑二次探查，如有残留病灶，应该行二次细胞减灭术。

2）FIGOⅣ期：诊断远处转移必须有原发病灶的组织学证据。手术时应尽可能切除肿瘤病灶，如果有胸膜渗出的症状，术前要抽胸水，送胸水找癌细胞。若一般情况好，应该接受以铂类为基础的化疗。若患者情况不能耐受化疗，应该对症治疗。

（三）其他少见输卵管恶性肿瘤的处理

1. 输卵管绒癌的处理 本病十分罕见，据报道可见于输卵管妊娠患者，和体外受精胚胎移植有关。治疗与可以治愈的子宫绒癌一样，先采用手术治疗，然后根据预后因素采用化疗。如果疾病较局限，希望保留生育功能者可以考虑保守性手术。

2. 输卵管生殖细胞肿瘤的处理 输卵管生殖细胞肿瘤相当罕见。可是本病却可以发生在有生育潜能的年轻女性，虽然治愈率高，但是本病进展较快。因此本病的早期诊断早期治疗十分重要。治疗采用手术治疗，然后根据相关预后因素采用化疗。如果要保留生育功能，任何期别的患者均可以行保守性手术。化疗方案采用卵巢生殖细胞肿瘤的化疗方案。

3. 输卵管肉瘤的处理 输卵管肉瘤非常罕见。多数肉瘤的组织学类型是混合苗勒管瘤。治疗先手术，再化疗。

4. 输卵管淋巴瘤 本病治疗方案是先手术，再化疗。化疗方案根据具体的组织学类型而定。

四、出院后随访

目前还没有证据表明密切监护对于改善输卵管癌无症状患者的预后、提高生活质量有积极意义。然而，对于治疗后长期无瘤生存患者复发时早期诊断被认为可以提供最好的预后。

（一）随访的目的

（1）观察患者对治疗后的近期反应。

（2）及早认识，妥善处理治疗相关的并发症，包括心理紊乱。

（3）早期发现持续存在的病灶或者疾病的复发。

（4）收集有关治疗效果的资料。

（5）早期患者，提供乳腺癌筛查的机会；保守性手术的患者，提供筛查宫颈癌的机会。

（二）随访的时间

随访的第一年，每 3 个月复查一次；随访间隔逐渐延长，到 5 年后每 4～6 个月复查一次。

（三）随访的内容

详细复习病史，仔细体格检查（包括乳房、盆腔和直肠检查）排除任何复发的征象。虽然文献报道 CA125 对预后的影响仍不清楚，但仍应定期检查血 CA125，特别是初次诊断发现 CA125 升高的患者。影像学检查例如盆腔超声检查、CT、MRI 应当只在有临床发现或者肿瘤标记物升高提示肿瘤复发时才进行检查（D 级证据）。所有宫颈完整的患者要定期行宫颈脱落细胞检查。所有 40 岁以上或有乳腺癌家族史的年轻患者，每年都要行乳房检查。

五、预后

经积极治疗，5 年生存率 20%～30%。影响预后的因素主要是临床分期及术后肿瘤残余量。临床期别愈高，预后愈差；肉眼肿瘤残余量愈多，5 年生存率愈低。据报道，肿瘤残余量≥2cm，5 年生存率仅 7%。

（张　鹏）

第二节　卵巢癌

卵巢恶性肿瘤是女性生殖器常见的恶性肿瘤之一。由于卵巢位于盆腔深部，早期病变不易发现，一旦出现症状多属晚期。近 20 年来，由于有效化疗方案的应用，使卵巢恶性生殖细胞肿瘤的治疗效果有了明显的提高，死亡率从 90% 降至 10%。但卵巢上皮性癌的治疗却一直未能根本改善，5 年生存率徘徊于 30%～40%。死亡率居妇科恶性肿瘤首位，其主要原因是 70% 的卵巢上皮癌患者在就诊时已为晚期，治疗后 70% 的患者将会复发，难以治愈。卵巢上皮癌已成为严重威胁妇女生命和健康的主要肿瘤，对其早期诊治、手术、化疗和放疗等方面也存在颇多等问题和争论，这是当今妇科肿瘤界面临的严重挑战。

一、诊断

（一）病史

（1）危险因素：卵巢癌的病因未明。年龄的增长、未产或排卵年增加、促排卵药物的应用等，以及乳腺癌、结肠癌或子宫内膜癌等个人史及卵巢癌家族史，被视为危险因素。

（2）遗传卵巢癌综合征（HOCS）：尤其是 BRCA1 或 BRCA2 基因表达阳性者，其患病的危险率高达 50%，并随年龄增长，危险增加。

（3）"卵巢癌三联征"：即年龄 40～60 岁、卵巢功能障碍、胃肠道症状，可提高对卵巢癌的警戒。

（二）症状

卵巢恶性肿瘤早期常无症状，可在妇科检查时发现。晚期主要临床表现为腹胀、腹部肿块及腹水，症状的轻重决定于：①肿瘤的大小、位置、侵犯邻近器官的程度。②肿瘤的组织学类型。③有无并发症。

（1）压迫症状：由于肿瘤生长较大或浸润邻近组织所致。

（2）播散及转移症状：由于腹膜种植引起的腹水、肠道转移引起的消化道症状等。

（3）内分泌症状：由于某些卵巢肿瘤所分泌的雌激素、睾酮的刺激，可发生性早熟、男性化、闭经、月经紊乱及绝经后出血等。

（4）急腹症症状：由于肿瘤破裂、扭转等所致。

（三）体征

（1）全身检查：特别注意乳腺、区域淋巴结、腹部膨隆、肿块、腹水及肝、脾、直肠检查。

（2）盆腔检查：双合诊和三合诊检查子宫及附件，注意附件肿块的位置、侧别、大小、形状、边界、质地、表面状况、活动度、触痛及子宫窝结节等。

应强调盆腔肿块的鉴别，以下情况应注意为恶性：①实性。②双侧。③肿瘤不规则，表面有结节。④粘连、固定、不活动。⑤腹水，特别是血性腹水。⑥子宫直肠窝结节。⑦生长迅速。恶病质，晚期可有大网膜肿块、肝脾肿大及消化道梗阻表现。

（四）辅助检查

（1）腹水或腹腔冲洗液细胞学：腹水明显者，可直接从腹部穿刺，若腹水少或不明显，可从后穹隆穿刺。所得腹水经离心浓缩，固定涂片。

（2）肿瘤标记物：

1）CA125：80%的卵巢上皮性癌患者CA125水平高于35kIU/L，90%以上患者CA125水平的消长与病情缓解或恶化相一致，尤其对浆液性腺癌更有特异性。

2）AFP：对卵巢内胚窦瘤有特异性价值，或者未成熟畸胎瘤、混合性无性细胞瘤中含卵黄囊成分者均有诊断意义。其正常值为<25μg/L。

3）HCG：对于原发性卵巢绒癌有特异性。

4）性激素：颗粒细胞瘤、卵泡膜细胞瘤产生较高水平的雌激素。黄素化时，亦可有睾酮分泌。浆液性、黏液性或纤维上皮瘤有时也可分泌一定的雌激素。

（3）影像学检查：

1）超声扫描：对于盆腔肿块的检测有重要意义，可描述肿物大小、部位、质地等。良恶性的判定依经验而定，可达80%~90%，也可显示腹水。通过彩色多普勒超声扫描，能测定卵巢及其新生组织血流变化，有助诊断。

2）盆腔或（和）腹部CT及MRI：对判断卵巢周围脏器的浸润、有无淋巴转移、有无肝脾转移和确定手术方式有参考价值。

3）胸部、腹部X线摄片：对判断有无胸腔积液、肺转移和肠梗阻有意义。

（4）必要时选择以下检查：

1）系统胃肠摄片（GI）或乙状结肠镜观察，必要时行胃镜检查，提供是否有卵巢癌转移或胃肠道原发性癌瘤的证据。

2）肾图、静脉肾盂造影：观察肾脏的分泌及排泄功能，了解泌尿系统压迫梗阻情况。

3）肝脏扫描或γ照像：了解肝转移或肝脏肿物。

4）放射免疫显像或PET检查：有助于对卵巢肿瘤进行定性和定位诊断。

5）腹腔镜检查：对盆腔肿块、腹水、腹胀等可疑卵巢恶性肿瘤患者行腹腔镜检查可明确诊断。若肿块过大或达脐耻中点以上、腹膜炎及肿块粘连于腹壁，则不宜进行此检查。腹腔镜检查的作用：①明确诊断，作初步临床分期。②取得腹水或腹腔冲洗液进行细胞学检查。③取得活体组织，进行组织学诊断。④术前放腹水或腹腔化疗，进行术前准备：

（五）确诊卵巢癌的依据

明确卵巢癌诊断的依据是肿瘤的组织病理学，而腹水细胞学、影像学和肿瘤标记物检查结果不能作为卵巢癌的诊断依据。

卵巢恶性肿瘤的诊断需与如下疾病鉴别：①子宫内膜异位症。②结核性腹膜炎。③生殖道以外的肿瘤。④转移性卵巢肿瘤。⑤慢性盆腔炎。

二、病理组织学分类与临床分期

(一) 卵巢肿瘤组织学分类，见图14-1。

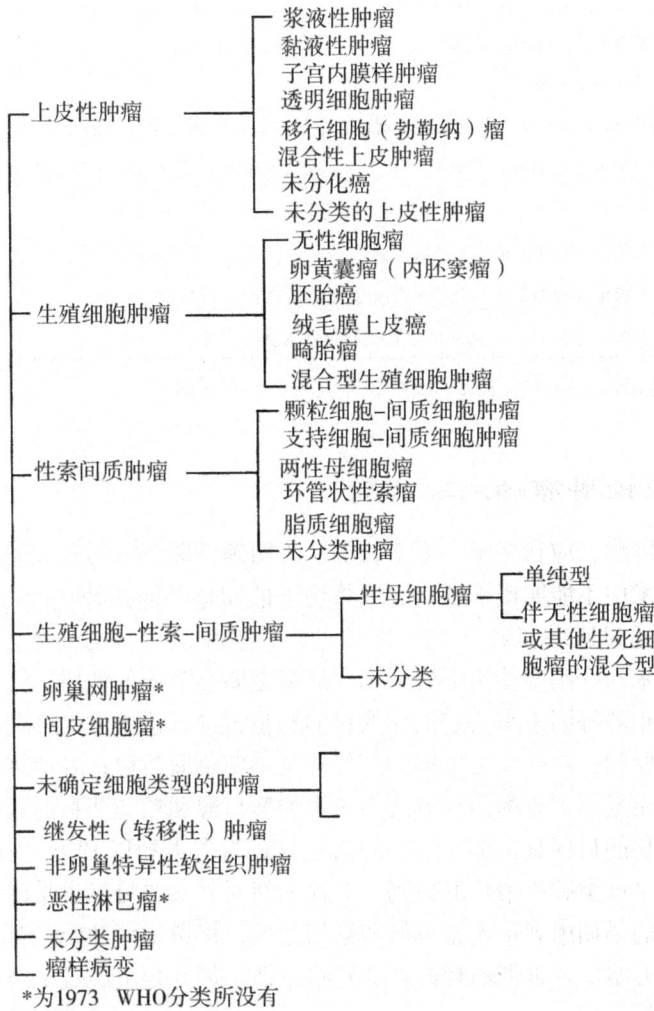

上皮性肿瘤
- 浆液性肿瘤
- 黏液性肿瘤
- 子宫内膜样肿瘤
- 透明细胞肿瘤
- 移行细胞（勃勒纳）瘤
- 混合性上皮肿瘤
- 未分化癌
- 未分类的上皮性肿瘤

生殖细胞肿瘤
- 无性细胞瘤
- 卵黄囊瘤（内胚窦瘤）
- 胚胎癌
- 绒毛膜上皮癌
- 畸胎瘤
- 混合型生殖细胞肿瘤

性索间质肿瘤
- 颗粒细胞-间质细胞肿瘤
- 支持细胞-间质细胞肿瘤
- 两性母细胞瘤
- 环管状性索瘤
- 脂质细胞瘤
- 未分类肿瘤

生殖细胞-性索-间质肿瘤
- 性母细胞瘤
  - 单纯型
  - 伴无性细胞瘤或其他生死细胞瘤的混合型
- 未分类

卵巢网肿瘤*
间皮细胞瘤*
未确定细胞类型的肿瘤
继发性（转移性）肿瘤
非卵巢特异性软组织肿瘤
恶性淋巴瘤*
未分类肿瘤
瘤样病变

*为1973 WHO分类所没有

图14-1 卵巢肿瘤组织学分类（Scully, 1988 年）

* 为 1973 WHO 分类所没有

(二) 卵巢恶性肿瘤分期 (2000, FIGO)

卵巢恶性肿瘤 FIGO 分期，见表 14-2。

表 14-2 卵巢恶性肿瘤 FIGO 分期（引自 Cancer Committee, 1986 年）

FIGO 分期	肿瘤范围
I 期	病变局限于卵巢
I a	病变局限于一侧卵巢，包膜完整，表面无肿瘤，无腹水
I b	病变局限于双侧卵巢，包膜完整，表面无肿瘤，无腹水

FIGO 分期	肿瘤范围
Ⅰc*	Ⅰa 或 Ⅰb 期病变已穿出卵巢表面；或包膜破裂；或在腹水或腹腔冲洗液中找到恶性细胞
Ⅱ期	病变累及一侧或双侧卵巢，伴盆腔转移
Ⅱa	病变扩展或转移至子宫或输卵管
Ⅱb	病变扩展至其他盆腔组织
Ⅱc*	Ⅱa 或 Ⅱb 期病变，肿瘤已穿出卵巢表面；或包膜破裂；或在腹水或腹腔冲洗液中找到恶性细胞
Ⅲ期	病变累及一侧或双侧卵巢，伴盆腔以外种植或腹膜后淋巴结或腹股沟淋巴结转移，肝浅表转移
Ⅲa	病变大体所见局限于盆腔，淋巴结阴性，但镜下腹腔腹膜面有种植瘤
Ⅲb	腹腔腹膜种植瘤直径 <2cm，淋巴结阴性
Ⅲc	腹腔腹膜种植瘤直径 ≥2cm，或伴有腹膜后或腹股沟淋巴结转移
Ⅳ期	远处转移，腹水存在时需找到恶性细胞；肝转移累及肝实质

注：如细胞学检查阳性，应注明是腹水或腹腔冲洗液；如包膜破裂，应注明是自然破裂或手术操作时破裂。

三、卵巢恶性肿瘤的处理原则

一经发现卵巢肿瘤，应行手术。手术目的：①明确诊断。②切除肿瘤。③恶性肿瘤进行手术－病理分期。术中不能明确诊断者，应将切下的卵巢肿瘤送快速冷冻组织病理学检查，进行确诊。手术可通过腹腔镜和（或）剖腹进行，腹腔镜大多用来进行卵巢肿瘤的诊断，而卵巢恶性肿瘤手术治疗则多使用剖腹手术。应根据卵巢肿瘤的性质、组织学类型、手术－病理分期和患者的年龄等因素来决定治疗的目的和是否进行手术后的辅助治疗。

治疗的目的和原则：对卵巢上皮癌治疗目标是早期争取治愈；晚期控制复发，延长生存期及提高患者生活质量。主要的治疗方式为手术加紫杉醇和铂类药物的联合化疗。对卵巢生殖细胞恶性肿瘤治疗的目标是治愈，主要的治疗方式为手术和以 PEB/PVB 为主要方案的化疗，保留生育功能是该类肿瘤治疗的原则。对性索间质肿瘤的目标也是治愈，手术是主要的治疗手段，对年轻的早期患者可实施单侧卵巢切除术，保留生育功能。对发生转移的患者还没确定最佳的治疗方案。要强调治疗医生的资格论证，最好是由经过正规训练的妇科肿瘤专科医生实施卵巢癌的治疗。

（一）卵巢上皮癌

1. Ⅰ期　经过仔细的手术分期之后，Ⅰ期患者最好的治疗无疑是经腹全子宫切除术和双侧附件切除术，Ⅰc 期患者还应行大网膜切除术。由于在外观上判断为 Ⅰ期的患者中，大网膜是一个非常容易存在显微镜下转移的器官，而且它还对放射性胶体物质如 ^{32}P 有良好的反应性，所以切除大网膜在理论上可用于允许放射性物质均匀分布于腹腔，与腹腔脏层和壁腹膜表面有更大程度的接触，因此对计划术后给予腹腔内灌注放射性胶体磷治疗的病例。但大网膜切除术本身作为 Ⅰ期病例的一种治疗方式的价值还有待进一步论证。

作为一种诊断和治疗方法，淋巴结切除术在外观上判断为 Ⅰ期卵巢癌患者中的应用价值正在进一步研究之中。有研究表明，外观局限于卵巢的患者中盆腔和（或）主动脉旁淋巴结的转移率为 10%~20%。在 Ⅰ期盆腔淋巴结阴性的患者中，也可能出现腹主动脉旁淋巴结的转移。卵巢癌能够转移至盆腔和腹主动脉旁淋巴结，因此必须对这些部位进行评价，尽可能地明确病灶的范围，从而准确诊断和治疗 I 期患者。

2. II期　目前，对 II 期患者的手术治疗包括全子宫加双附件切除术，网膜切除术及盆腔扩散病灶切除，即尽量切除肉眼可见病灶。关于 II 期卵巢上皮性癌的术后辅助治疗，目前有 4 种方案尚在进一步研究中：第 1 种是放射性胶体物质 ^{32}P 的腹腔内灌注；第 2 种是腹、盆腔放疗；第 3 种是盆腔放疗联合系统化疗；第 4 种是以铂类为基础的联合化疗。每一种方案都有相关的成功经验的报道，但是哪一种方案更优，尚缺乏大样本的前瞻性随机化研究。我国大多数学者采用第 4 种方案。

3. III期　尽管几十年的努力旨在提高早期的监测和诊断方法，但是大部分卵巢癌患者直到病灶超过卵巢范围才被诊断。根据国内外统计资料，卵巢癌初次就诊时，III、IV 期患者所占的比例高达 70% ~ 80%，在目前的治疗条件下，这些病例的生存率仍然很低。对于 III 期卵巢癌的治疗方法基本统一，即理想的肿瘤细胞减灭术加上有效的化疗，可达较满意的效果。关于理想的肿瘤细胞减灭术的含义有不同的说法，大多数以残余癌中每一个单个病灶直径都小于 2cm 为界限。目前已有大量的临床经验的报道，说明晚期卵巢癌初次手术是否彻底以及残存癌的大小是影响预后的重要因素。只有减灭术达到理想手术标准才能提高疗效，若达不到标准则不能改善生存率，因此尽最大努力做到成功地肿瘤细胞减灭术是很重要的。但是，也有一些临床实践的总结，对创伤性太大的肿瘤细胞减灭术的长期效果持怀疑态度，他们认为对晚期卵巢癌行创伤性极大的手术，并不能带来肿瘤的治愈，只是可能延长生存期。因此，在尚无肯定的结论之前，应根据患者的具体情况，包括年龄、病理分级、肿瘤大小、转移部位等这些影响预后的重要因素，综合现有的条件，具体患者具体对待。

有资料表明腹膜后淋巴结清扫术可以起到改善生存率的效果。但由于缺乏大样本的前瞻性对照研究，不能充分说明淋巴结清扫术的积极效果，还待进一步研究后做出更有科学性的结论。

近年来发现腹、盆腔放疗作为辅助治疗的效果越来越不佳，除非腹内任一残留病灶的直径均不大于 2cm，否则放疗不可能有效，所以对于晚期卵巢癌术后的辅助治疗，几乎为术后化疗所代替。辅助化疗不仅能在术后巩固或提高手术的效果，而且在术前化疗可使肿瘤局限、缩小、松动、腹水减少，利于手术的完成，并能有助于减少术中出血，增加手术切除肿瘤的机会。但是，术前化疗的时间不宜太长，疗程不宜太多，以免副反应不能缓解，贻误了手术时机。术后化疗应该建立在肿瘤细胞减缩或基本满意切除的基础上，才能发挥作用。目前绝大多数卵巢癌患者采用的是以铂类为基础的联合化疗方案。由于卵巢上皮性癌的转移主要以暴露在腹腔各脏器表面的弥散性种植为主，很少远处转移，结合这一特点，腹腔化疗继全身化疗之后受到广泛的重视，并已有关于此方案在晚期卵巢癌治疗中取得良好效果的报道。此外，目前还有与免疫治疗联合的化疗方案，在自身骨髓移植或用周围血干细胞支持下行超大剂量化疗方案，但是，由于仍处于初期阶段，有待于进一步的探索与提高。

4. IV期　IV 期卵巢癌患者是否有必要施行肿瘤细胞减灭术仍有很大争议。目前 IV 期卵巢上皮性癌肿瘤细胞减灭术的范围尚无统一模式，应根据患者情况和医疗技术水平来决定手术范围，大致为全子宫、双附件及盆腔肿块切除，大网膜切除，阑尾切除，肝、脾、肠道等转移灶切除，腹主动脉旁及盆腔淋巴结清扫。有不少学者认为 IV 期卵巢癌的肿瘤细胞减灭术对患者已经是创伤较大的手术，最好避免腹膜后淋巴结清扫这种难度大、创伤也较大的操作，故对Ⅳ期卵巢上皮性癌患者是否行腹膜后淋巴结清扫术要结合患者情况具体对待。

Ⅳ期卵巢上皮性癌的辅助治疗推荐的是化疗，除了常规的全身系统化疗还可以采用系统化疗与腹腔化疗联合的方法，以及目前正在探索的其他方法。有资料表明对Ⅳ期卵巢癌患者在术前进行以铂类为基础的化疗 2 ~ 4 个疗程可能会成功地进行肿瘤细胞减灭术。在术后化疗中，有不少资料报道紫杉醇和顺铂联合的方案有较为满意的效果。

（二）卵巢恶性生殖细胞肿瘤

恶性生殖细胞肿瘤仍以手术为主，化疗、放疗为辅。保留生育功能是治疗的原则。至今手术治疗的地位不能为其他治疗所代替，仍然是治疗的关键，可根据病变范围、年龄及生育要求采用单侧附件切除术，单侧附件加全子宫切除术以及肿瘤细胞减灭术等。

化疗是极其重要的辅助治疗。对于那些恶性程度高的生殖细胞肿瘤，近年来肿瘤化疗进展在改善患者预后方面取得令人瞩目的成绩，为保守治疗和保留生育功能创造了条件。

放疗是无性细胞瘤的主要辅助治疗，对晚期和复发癌有明显的疗效。

四、外科手术治疗

卵巢癌以手术治疗为主，对晚期卵巢癌施行最大限度手术是近代晚期卵巢癌治疗的总趋势。

（一）早期上皮性卵巢癌（Ⅰ、Ⅱ期）手术治疗

1. 手术探查及手术 – 病理分期

（1）手术分期的意义：对早期卵巢癌利用手术探查来确定疾病的扩散范围已成为强制性的手术，是早期卵巢癌手术的重要组成部分。通过手术探查，进行仔细的临床分期，对于手术方案的选择，指导术后辅助治疗，提高疗效，以及估计预后是很重要的，必须十分重视。

（2）手术探查的指征：

1）临床检查诊断的卵巢肿瘤，特别是恶性肿瘤或可疑患者。

2）青春前期及绝经后有附件肿块。

3）绝经后可触及卵巢综合征。

4）任何年龄的妇女实性附件肿块。

5）生育年龄妇女大于 6cm 直径的附件囊性肿块或 4 ~ 6cm 持续 3 个月以上或观察中增大者。

6）其他附件包块不能排除卵巢恶性肿瘤者。

需要手术探查者，术前可作血清标志物测定，如 CA125、HCG、AFP 等，这些标志物对卵巢肿瘤诊断有一定意义；B 超、X 线、CT 及 MRI 等对于术前判断有重要作用，而腹腔镜检具有决定性的作用。

（3）手术探查的方法及技巧：

1）术前必须进行彻底的肠道准备，口服甲硝唑、清洁灌肠、口服泻药，同时预防性使用抗生素。给予对症、支持治疗。

2）探查切口：为了确定病灶的范围，可采用下腹正中切口。开腹后经初步检查如为恶性或可疑恶性，为了暴露上腹部，切口须绕脐延长至脐上 5cm，甚至延至全腹。

3）取腹水或腹腔冲洗液做细胞学检查：打开腹腔后，一经发现有腹水，须吸出送细胞学检查。如无腹水，需取4个部位腹膜表面冲洗液标本。膈表面为第一标本。升结肠和降结肠为第二和第三标本，盆腔腹膜表面为第四标本。其方法是用50~70ml生理盐水分别冲洗盆腔和左右结肠旁沟等处，并加以回收做细胞学检查。注意不要用高渗液冲洗，如为明显的血性腹水，可加用肝素抗凝。

4）探查原发瘤：先检查内生殖器，确定是否有卵巢肿瘤，原发还是继发，单侧还是双侧，实性、囊性还是半囊性。包膜是否完整，表面有无肿瘤，有无破裂，与周围组织器官，如输卵管、子宫、膀胱、直肠等有无粘连，是否受侵犯。

5）探查转移情况：即使是早期，也有亚临床转移的可能。这些病灶在探查时不易直接识别，多在活检时才发现。应该仔细地探查高危区，特别是右半膈、大网膜、腹膜、腹主动脉旁淋巴结，盆腔淋巴结。腹腔检查尤应注意子宫直肠窝、子宫膀胱陷窝、结肠侧沟、两侧盆腔等处的腹膜。可疑处分别取两块活体组织送病理检查。

6）确定分期：根据探查结果，按FIGO标准严格分期，并选择合适的手术方案。

2. 手术方式及适应证

（1）保守性手术：保守性手术是指对儿童或有生育要求的卵巢癌患者行单侧附件切除。

1）适应证：①Ⅰ期。②分化良好（高中分化）。③年轻渴望保留生育功能。④肿瘤包膜完整、无粘连。⑤包膜、淋巴结、卵巢系膜无浸润。⑥腹腔冲洗液阴性。⑦充分评估对侧卵巢，必要时做楔形切除活检，结果阴性。⑧横结肠下大网膜切除活检阴性，横膈组织学或细胞学阴性。⑨能严密随访。生育后切除余下的卵巢。

单侧卵巢、输卵管切除对年轻希望保留生育功能的患者，其疗效是肯定的。对渴望生育的Ⅰa期上皮性卵巢癌患者行保守性手术是安全的、有效的。生育后需切除保留的附件（卵巢），但对浆液性癌（Ⅰa期）患者的保守性治疗需慎重对待。对Ⅰb、Ⅰc及Ⅱ期患者行保守性手术的安全性需进一步观察、证实。

2）手术范围：传统的保守性手术为单纯切除患侧附件。这样可能会造成某些手术分期的错误，所以当代的观点主张按完整手术分期的要求探查和确定分期。手术范围应该包括：①盆、腹腔腹膜多处活检。②患侧卵巢或附件切除，对侧卵巢剖视或不剖视，或行一侧或双侧囊肿切除（Ⅰb期）。③大网膜切除。④阑尾切除。⑤腹膜后淋巴结取样。

3）手术程序：步骤如下。①取腹水或盆腔冲洗液行细胞学检查。②切除患侧附件或完整摘除肿瘤。③触摸和直视下检查对侧卵巢，如大小、外观、形状正常不必剖视，如可疑存在病变，须剖视，必要时行楔形切除活检。④盆、腹腔可疑病灶活检，包括粘连部位。⑤左右结肠旁沟、子宫直肠窝、子宫膀胱窝、盆腔两侧壁腹膜随机活检。⑥右横膈活检。⑦盆腔淋巴结活检。⑧横结肠下大网膜切除。⑨腹主动脉旁淋巴结取样。⑩阑尾切除。

（2）全子宫加双附件切除术：毫无疑问，经腹全子宫加双侧卵巢、输卵管切除术是早期卵巢上皮性癌最基本的术式，是最有效的治疗方法。

1）手术范围：①双侧卵巢、输卵管切除。②子宫切除。③大网膜切除。④腹膜后淋巴结切除（取样）。⑤阑尾切除。

2）手术程序：①开腹。②取腹水或盆、腹腔冲洗液细胞学检查。③连同卵巢原发肿瘤切除一侧或双侧附件。④盆、腹腔可疑病灶活检，右横膈活检或搔刮做细胞学检查。⑤左右结肠旁沟、子宫直肠窝、子宫膀胱窝、两侧盆壁腹膜随意活检。⑥行保守性子宫切除术。

⑦常规或选择性盆腔淋巴结切除。⑧沿横结肠切除大网膜。⑨选择性切除主动脉旁淋巴结或取样。⑩切除阑尾。⑪冲洗腹腔，缝合或不缝合后腹膜。⑫腹腔内化疗药物。⑬关腹。

（3）肿瘤细胞减灭术：Ⅱ期卵巢癌有盆腔腹膜种植转移和（或）累及直肠、乙状结肠者，需施行肿瘤细胞减灭术，力争将肿瘤切净。

（二）晚期（Ⅲ、Ⅳ期）上皮性卵巢癌首次细胞减灭术

1. 肿瘤细胞减灭术的定义及其标准 Ⅲ、Ⅳ期卵巢癌是一种全腹性疾病，有些（Ⅳ期）已有远处转移。治疗原则仍然以手术治疗为主。只要患者一般情况许可，应进行肿瘤细胞减灭术，尽量切除原发病灶及转移病灶，必要时还可切除部分肠道、胆囊或脾脏等。术后再辅以化疗或放疗，以改善患者一般情况，延长生命，提高生存率。

设计能逆转肿瘤自然发展过程的手术称"肿瘤细胞减灭术"，或者说，当肿瘤切除达到残余肿瘤能为辅助治疗所根治的程度时称"肿瘤细胞减灭术"。

患者残余肿瘤直径低于 2cm 时，对辅助治疗效果最佳。能达到此标准的肿瘤细胞减灭术称"最大限度缩瘤术"、"最佳肿瘤细胞减灭术"。将肿瘤细胞减灭术分为 3 类：术后肉眼观无残余肿瘤者称"最佳"手术；残余肿瘤直径小于或等于 2cm 者称次最佳手术；残余肿瘤直径大于 2cm 者称大面积残余瘤手术。但多数学者把它们分为两类：术后残余瘤直径小于或等于 2cm 者称最佳减灭术，残余瘤直径大于 2cm 者称非最佳减灭术。

2. 肿瘤细胞减灭术的机理及其临床意义

（1）机理：关于肿瘤细胞减灭术的机理，Griffiths 提出以下 3 点：①以减少肿瘤负荷的直接作用来减轻肿瘤对宿主的直接损害，通过逆转肿瘤自然发展的过程来延长患者的生存时间。②根据一级动力学的概念，经手术切除能使肿瘤（体积）大小呈指数下降，再借助辅助治疗杀灭残余肿瘤，使肿瘤根治成为可能。③切除对辅助治疗相对不敏感的大肿瘤，而余下对辅助治疗相对较敏感的微小或显微小或显微水平的癌细胞群体。

（2）临床意义：肿瘤生物学特性与减灭术对卵巢癌的反应率，无进展期及生存率的影响哪一个更重要，一直是人们争论的问题。偏向于减灭术者利用大量的临床试验证实最大残余肿瘤直径大小影响预后。毫无疑问，这些研究清楚地表明，残余瘤小的比残余瘤大的患者的预后好。切除大块卵巢肿瘤和受累的大网膜，常常可减少 80%～90% 的肿瘤负荷。缩减术的理论价值在于明显减少肿瘤细胞数目和为辅助治疗提供有利条件，这在卵巢癌中特别有意义。

3. 手术范围 妇科肿瘤医生遇到最大的难题之一是决定实行多大范围肿瘤细胞减灭术才是合适的，判断一个患者能否耐受广泛性手术是困难的。如果不能做出正确的决定，可能会减少治愈的机会，或增加并发症。

尽管肿瘤细胞减灭术没有统一的模式，但按手术部位大致可分为 3 部分：①盆腔肿瘤细胞减灭术。②腹腔内肿瘤细胞减灭术。③腹膜后淋巴结切除术。

4. 手术并发症 文献报道肿瘤细胞减灭术后发病率，仅有一定的临床意义，因为患者的特征和手术范围差异很大，并缺乏群体对照观察。然而综合同年代关于卵巢癌接受理想的或次理想肿瘤细胞减灭术的一系列文献，介绍了所有风险的一般征象。手术比较彻底的患者并发症较多，占的比例较大，可以出现肠梗阻、心肺功能衰竭、脑血管意外、末端肠管坏死继发败血症、切口裂开，或需要重新手术。

5. 手术前化疗（新辅助化疗） 除了多发性肝转移及严重并发症外，首次细胞减灭术

对大多数患者有益。但是有内科疾患不适合于首次手术者，新辅助化疗可能起作用，然而这些患者十分少。胸腔积液对于手术并不是绝对禁忌证。年老患者合并其他疾病的概率增加，因此并非所有患者都能进行最佳减灭术，但应尽可能实施这种手术。总之，尽管有许多患者在首次手术中不能完成最佳缩瘤，但至今仍然没有一种好方法，包括 CT 检查能预示患者先作化疗而不是首先手术。但有些相对适应证可以参考，包括患者有大量胸腹水，重度营养不良（血清蛋白小于 2.8g/dl，体重下降超过 10%～15%）以及同时存在重要的医疗问题，如慢性阻塞性肺疾病、心肌缺血或年龄超过 75 岁，这些患者有发生肺、肾、心及肠诸多并发症及术中、术后发生凝血疾病的高度危险性。此外，锁骨上淋巴结转移、腹主动脉旁大的转移灶患者，手术前最好给予 2～3 个疗程化疗。

在化疗开始之前，通过胸腹水的检查或针抽吸锁骨上、腹股沟淋巴结或腹部肿块，或经腹腔检查取活检确定诊断，或经 CT 检查证实腹膜后淋巴结及肝门、肾蒂有转移。这种新辅助化疗，不仅使患者身体状况得到改善，缩小肿瘤，有利于完成最佳肿瘤细胞减灭术，而且可以减少并发症。

6. 影响首次细胞减灭术成功的因素

（1）不能获得手术成功的因素：哪些因素会影响首次细胞减灭术获得成功呢？主要有以下因素。

1）有些部位的转移灶，如肝门、肾血管以上间隙转移病灶，横结肠、网膜囊大的转移病灶，肝多发性转移灶，妇科肿瘤医师和普通外科医师在技术上不能予以切除，残余肿瘤直径大于 2cm。

2）有些医师，如普通妇科医师、普外科医师不熟悉手术操作，无法完成最佳肿瘤细胞减灭术。

3）手术前准备不足，如需肠切除而未作肠道准备，术前未纠正水、电解质不平衡，高度营养不良未予以纠正等。

4）因某些原因，患者不能耐受长时间手术。

上述因素致使 50%～70% 的晚期卵巢癌患者不能完成最佳肿瘤细胞减灭术。

（2）手术成功的必要条件：

1）严格选择患者：通过临床检查及各项辅助检查，明确诊断，了解转移瘤所在位置，特别是腹膜后转移病灶的部位，肝肺转移情况，估计手术获得成功的可能性；通过患者的全身检查，肝、肾功能检查，血气分析，血生化检查，估计患者承受广泛手术的可能性等。如果暂时不能接受手术者，可对症治疗，术前化疗，待身体情况改善，并发症得以控制，肿瘤缩小，有利于减灭术的成功。

2）充分的手术准备：晚期患者在出现明显恶病质前都存在营养不良状况，常有贫血、低血清蛋白，氧合能力差，维生素缺乏，凝血酶原时间缩短，体重下降，体质减弱。如果这些情况未能改善而匆忙手术，可因患者不能耐受而使手术无法进行，或因术后严重并发症而使手术失败，或因术后迟迟不能恢复而使手术成果因肿瘤迅速再生而抵消。因此，在术前必须对患者进行全面了解，对其体质进行详细估计，做好充分的术前准备。

3）手术医师具有坚韧不拔的精神和熟练的技术：晚期卵巢癌患者行肿瘤细胞缩减术，手术范围广，难度大，手术时间长，失血较多，手术医生必须有高度的责任感和坚韧不拔的精神。

4）积极而适时的辅助治疗：手术的彻底性直接影响化疗和放疗的最终结果，但术后如不配合化疗或放疗对残余癌组织进行持续的治疗，可因肿瘤的迅速再生而使手术效果化为乌有。根据我国的情况，术后行化疗者居多。

（三）二次肿瘤细胞减灭术

二次细胞减灭术的定义：是指患者在完成全疗程的化疗之后仍存在持续性或复发性病变而施行的手术。上皮性卵巢癌二次手术与二次细胞减灭术有些不同点。卵巢癌二次手术泛指第一次手术后检查的任何二次手术，包括：

（1）再次分期手术：卵巢癌首次手术时未能充分探查，手术分期可能不准确而再次手术探查，明确手术分期和再次"缩瘤"。

（2）二次细胞减灭术：患者在完成全疗程的化疗时仍有持续性疾病存在或随后出现临床复发而施行的手术。

（3）间歇性细胞减灭术：患者首次手术残留大块肿瘤，经短期的诱导化疗之后（通常为2~3个周期）而施行的手术，尽量切除原发和转移病灶，以提高随后化疗的反应，改善生存期。

（4）二次探查术：在完成了规定的化疗（典型是6个疗程）之后临床上无病灶存在而行手术探查。

（5）姑息性二次手术：患者因疾病进展有明显的症状和体征（如胃肠梗阻）而施行的手术，其目的是在最短时间内缓解症状。

（四）卵巢恶性生殖细胞肿瘤的手术治疗

主要的治疗方式：手术（剖腹探查进行手术分期、保守性单侧卵巢切除、切除容易切除的转移灶）和化疗（Ⅰa期的无性细胞瘤和Ⅰa期1级的未成熟畸胎瘤除外）。保留生育功能是治疗的原则。

由于绝大部分恶性生殖细胞肿瘤患者是希望生育的年轻女性，常为单侧卵巢发病，即使复发也很少累及对侧卵巢和子宫，更为重要的是卵巢恶性生殖细胞肿瘤对化疗十分敏感。因此，手术的基本原则是无论期别早晚，只要对侧卵巢和子宫未受肿瘤累及，均应行保留生育功能手术，即仅切除患侧附件，同时行全面分期探查术。对于复发的卵巢生殖细胞肿瘤仍主张积极手术。

五、放射治疗

谨慎地应用放射治疗，选择性地治疗卵巢癌患者如盆腔内残余肿瘤、孤立的转移灶或姑息治疗等，仍不失为有效的治疗，对放射线高度敏感的无性细胞瘤、颗粒细胞瘤的放疗效果较好。

（一）放疗适应证

主要用于术后及化疗后的放疗，术前放疗很少应用。

术后放疗：应根据手术后病理类型及术后临床分期选择。

无性细胞瘤除早期外，对放射线高度敏感，盆腔放疗可作为常规。颗粒细胞瘤一般也给予盆腔放疗，对于术后盆腔内有残余病灶者，应补充腹部照射。

卵巢上皮癌：Ⅰ期放疗意义不大。Ⅱ期手术基本切除或盆腔残余灶直径 <2cm 者，给予

盆腔照射；残余病灶＞2cm者，应在化疗的基础上给予盆腔照射。Ⅲ期，手术基本切除或腔内残余灶直径在1cm以下，化疗配合盆腹放疗。二次手术后的残余灶，以局部小野放疗为宜，如需大野照射，应适当减少放疗量。

对其他类型的卵巢癌，由于对放射线不敏感，手术后的残余灶仅作为局部小野放疗，并配以化疗。

（二）放疗技术

1. 照射野

（1）全腹照射：常适应于卵巢癌腹腔内广泛转移的病例。

照射范围：包括整下盆、腹腔脏器，上至横膈，下达盆底（闭孔下缘）。

照射方式：前后大野或分为二野或四野垂直照射，腹部移动条形野照射。

（2）盆腔照射：照射范围包括下腹及盆腔，上界脐水平（第5腰椎上缘），下达盆底。

（3）盆腔加腹主动脉旁照射：腹主动脉照射野上界达剑突下，下界第4腰椎下缘，右侧界腹中线右2cm，左侧界腹中线左4cm。

（4）全腹移动条形野照射技术：从耻骨联合至膈肌顶部，每隔2.5cm为野界，自下至上2.5cm×25cm，5cm×25cm，7.5cm×25cm，10cm×25cm，10cm×25cm，…，10cm×25cm，7.5cm×25cm，5cm×25cm，2.5cm×25cm进行照射，前后野同照，每野连续照射2d，每天300cGy，剂量不超过3 000cGy/6～7周。

2. 照射剂量

（1）全腹照射：全腹大野照射（2 200～3 000）cGy/（6～8）周，最大耐受量3 000cGy/6～7周，肾脏耐受不超过1 400～1 800cGy，肝脏不超过2 500～3 000cGy。

（2）盆腹照射：（4 000～5 000）cGy/（6～8）周，目前多数患者肿瘤量给予5 000～5 500cGy，对较大肿瘤姑息放疗可缩野追量至6 000cGy。

（3）全腹＋盆腔野：全腹大野（2 200～2 500）cGy/（4～6）周，盆腔照射2 000～2 500cGy/2周；全腹移动条形野照射2 600～2 800cGy，每次300cGy。盆腔2 000Gy/2周。

（4）盆腔＋腹主动脉照射：盆腔野（4 500～5 500）cGy/（5～7）周，腹主动脉旁2 500～3 000cGy。

（三）放疗并发症及处理

全腹和盆腔照射的不良反应主要是恶心、呕吐、腹泻、大便次数增多等消化道反应和骨髓抑制，其远期并发症主要是肠粘连、肠梗阻，应及时对症支持治疗，控制照射剂量。

（四）同时放化疗

放疗与化疗同时进行，副作用大，疗效无明显改善，临床较少应用。

（五）疗效（表14－3）。

表14－3 Coppleson有关卵巢癌各期的5年生存率

分期	手术	手术＋放疗
Ⅰ	67.7%	60.6%
Ⅱ	23.5%	37%
Ⅲ、Ⅳ	4.0%	11.1%

六、化学药物治疗

化疗是晚期卵巢癌的重要治疗措施，一定要及时、足量、规范。对于进行了最大限度的肿瘤细胞减灭术，或瘤体很小的患者更为有效。上皮性卵巢癌的化疗以 TP（紫杉醇、卡铂/顺铂）、PC（顺铂、环磷酰胺）、PAC（顺铂、阿霉素、环磷酰胺）方案作一线方案（表14-4）。二线化疗药物较多，但并没有首选的化疗方案，可选用的药物有：紫杉醇、健泽、多西紫杉醇、拓扑替康、六甲嘧胺、异环磷酰胺等。恶性生殖细胞肿瘤及性索间质肿瘤可用 PEB（顺铂、依托泊苷、博莱霉素）、PVB（顺铂、长春新碱、博莱霉素）、VAC（长春新碱、放线菌素 D、环磷酰胺）方案作一线方案。

表 14-4　晚期卵巢上皮癌单药治疗疗效

药物名称	例数	有效率（%）
米尔法兰	494	47
瘤可宁	280	50
噻替哌	144	65
环磷酰胺	126	49
阿霉素	33	36
甲氨蝶呤	16	25
足叶乙甙	22	32
六甲嘧胺	53	41
异环磷酰胺	61	78
顺铂	34	27
卡铂	22	50

（一）卵巢上皮癌的化疗

随着顺铂联合化疗的应用以及积极的肿瘤减灭术的开展，卵巢上皮癌的治疗在近 20 年来取得了显著的效果。在 20 世纪 60 年代，卵巢癌的一线化疗药物主要为烷化剂，其疗效仅为 40%。70 年代，随着顺铂和顺铂联合方案的应用，中晚期卵巢癌患者的无进展生存期及总生存期获得了显著的延长。到了 90 年代，随着紫杉醇的问世。其与顺铂的联合化疗方案为更多的卵巢癌患者带来了希望。

1. 单药化疗　单药化疗主要用于早期的卵巢癌患者的预防治疗和年老体弱或有内科并发症患者的治疗。在 20 世纪 70 年代以前，烷化剂作为单药治疗被广泛应用，其有效率为33% ~65%，中位生存期 10 ~14 个月，有效者生存 10 ~20 个月，无效者 6 ~13 个月，5 年生存率 <10%。自从顺铂研制成功，使化疗在卵巢癌治疗中的地位发生了根本改变，其单药有效率为 25% ~40%（表 14-5），中位生存期为 19 个月。

表 14 –5　常用单药化疗的用法

药物名称	剂量	给药途径	实施计划
米尔法兰	0.2mg/（kg·d）	口服	第 1~5d（每 4 周重复）
瘤可宁	7.5mg/（m²·d）	口服	第 1~15d（每 4 周重复）
环磷酰胺	0.2g/（m²·d）	口服	第 1~15d（每 4 周重复）
六甲嘧胺	250mg/（m²·d）	口服	第 1~15d（每 4 周重复）
顺铂	100mg/m²	静滴	第 1 天或分 3~5d 用（每 4 周重复）
卡铂	250~400mg/m²	静滴	第 1 天（每 4 周重复）

　　国际卵巢癌协作组 ICON2 大多病例的随机研究指出单药卡铂和 CAP 两组方案治疗晚期卵巢癌的无癌进展期和总生存期统计学差异，故单药卡铂是治疗卵巢上皮癌既安全又有效的药物。目前，在以往常用的单药中，除卡铂以外，其他单药由于疗效不佳已经被以顺铂为主的联合化疗取代了。单药卡铂主要用于早期患者或年龄超过 65 岁或有糖尿病等并发症或不能耐受顺铂的患者。早期患者的预防治疗一般用药 6~10 个疗程。

　　2. 辅助化疗　一般认为，卵巢上皮癌的术后患者，除 Ia 期肿瘤分化好者（G_1）外，均需要行术后的辅助化疗。卵巢癌术后的首选治疗是应用足剂量的铂类多疗程化疗，这是目前早已形成的共识。在 20 世纪 70 年代后期，治疗卵巢癌已采用联合化疗方案，并比较了有效的非顺铂联合化疗方案，Hexa – CAF（六甲嘧胺 + 环磷酰胺 + 甲氨蝶呤 + 5 – Fu）与单药米尔法兰的疗效。结果表明，在肿瘤的完全缓解率与中位生存期方面，非顺铂联合化疗方案均明显优于单药化疗。此后又比较了顺铂联合化疗方案 CHAP（环磷酰胺 + 六甲嘧胺 + 阿霉素 + 顺铂）和非顺铂联合化疗方案 Hexa – CAF，结果表明铂类联合化疗方案明显优于非铂类联合化疗方案。自 80 年代起，PAC 方案（顺铂 + 阿霉素 + 环磷酰胺）和 PC 方案（顺铂 + 环磷酰胺）就成为卵巢癌术后治疗的一线方案。国际晚期卵巢癌试验组的研究表明顺铂联合化疗优于非顺铂联合化疗，顺铂联合化疗也优于顺铂单药化疗。卡铂无论作为单药或联合都与顺铂疗效相当。同时研究也表明，PAC 方案与同剂量强度的 PC 方案治疗卵巢癌的疗效相同，但 PAC 方案的 2 年及 5 年生存率均高于 PC 方案。

　　20 世纪 90 年代紫杉醇开始应用于卵巢癌的一线治疗。1996 年美国妇科肿瘤组（GOG）进行了 TP 方案（紫杉醇 + 顺铂）与 PC 方案治疗晚期卵巢癌的研究。结果表明，TP 方案比 PC 方案有更高的疗效（73% 对 66%），较高的完全缓解率（51% 对 31%）和较长的中位生存期（38 个月对 24 个月），且 3 年生存率更高。此结果在其他临床研究中亦被证实，故 TP 方案在 90 年代亦成为卵巢癌的一线化疗方案。由于紫杉醇的细胞毒性与暴露的持续时间有关，周疗增加了用药密度和暴露时间，因而可减少肿瘤细胞的增殖和耐药，并增加肿瘤细胞的凋亡和抑制肿瘤血管生成，可望提高疗效，故近年来紫杉醇周疗的治疗方法亦得到广泛重视，但目前并未形成明确的结论。目前临床上报道更多的是紫杉醇周疗可降低其毒性。Ferlnelly 等研究表明，低剂量周疗可使紫杉醇维持在 > 0.01μmol/L 和 < 0.05μmol/L 的血药浓度，既有有效的抗肿瘤作用，又不引起太重的骨髓抑制。Wong 等 2001 年报道紫杉醇周疗对顺铂耐药患者有效率达 42%（60mg/m²·周）和 61.5%（80mg/m²·周），且无明显毒副作用。

　　常用的卵巢癌辅助化疗方案如下（表 14 –6 ~ 表 14 –8）。

表 14 - 6 PC 方案

药物名称	剂量	给药方式	实施计划
顺铂	75mg/m²	静滴	第 1 天或分 3d 用
或卡铂	300mg/m²	静滴	第 1 天或分 3d 用
环磷酰胺	750mg/m²	静滴	第 1 天

注：此方案的毒副作用相对较轻，适用于卵巢癌术后残存肿瘤小，或年老体弱及有其他并发症的卵巢癌患者。

表 14 - 7 PAC 方案

药物名称	剂量	给药方式	实施计划
顺铂	75mg/m²	静滴	第 1 天或分 3d 用
阿霉素	40mg/m²	静滴	第 1 天
环磷酰胺	750mg/m²	静滴	第 1 天

注：此方案中的顺铂可用卡铂代替，阿霉素可用表柔比星、表柔比星代替。此方案的毒副作用较大，顺铂的毒副作用主要为肾毒性及神经毒性。总剂量为 800～880mg/m²。阿霉素有心脏毒性，总剂量不超过 500mg/m²。PAC 方案的有效率可达 80%，其 2 年及 5 年生存率亦较 PC 方案高，主要适用手术后残存肿瘤小的卵巢癌患者。

表 14 - 8 TP 方案

药物名称	剂量	给药方式	实施计划
紫杉醇	135～175mg/m²	静滴	第 1 天
顺铂	75mg/m²	静滴	第 2d 或分 3d 用
或卡铂	300mg/m²	静滴	第 2d 或分 3d 用

注：有少数的患者用紫杉醇后司以出现高敏反应，故在应用前应行预处理，预防过敏反应。另外紫杉醇和卡铂的血液学毒性都较大，故治疗期间应观察血象。此方案开始是作为复发卵巢癌的首选二线化疗，由于其疗效好，完全缓解率高，中位生存期较长，目前已成为常用的一线方案。

3. 姑息化疗　对大多数复发卵巢癌的治疗都是姑息性治疗。大部分复发患者的生存时间不超过 2 年，只有极少数化疗敏感患者经过反复治疗，可以获得更长的生存期，故对于复发的卵巢癌的化疗原则是在重视生存质量的前提下选择适当的治疗方案。目前公认的卵巢癌复发的概念是指肿瘤在治疗后的复发或转移，包括一些在一线化疗中肿瘤未控或进展者，即难治性卵巢癌。复发的指征是指临床或影像学检查发现肿瘤或出现相关症状，以及 CA125 持续升高。肿瘤对铂类一线化疗的敏感性和无化疗间隔期是影响二线治疗的主要因素，故复发的卵巢癌可分顺铂敏感和顺铂耐药两组。

1）顺铂敏感组：肿瘤一线化疗中有效，无化疗间隔期≥6 个月，此复发肿瘤对二线顺铂为基础的化疗仍会敏感。

2）顺铂耐药组：肿瘤在顺铂为基础的一线化疗中无效，或有效但无化疗间隔期 <6 个月，这种复发肿瘤对二线顺铂为基础的化疗耐药。

目前对复发卵巢癌的化疗尚未形成统一的治疗模式和规范，但已明确铂类耐药复发很少对铂类为基础的二线治疗有效，而铂类敏感复发用铂类治疗仍有效，疗效一般随无化疗间隔的延长而增高。故对于复发的卵巢癌患者的治疗是应在重视其生存质量的条件下，尽量积极减轻患者的痛苦，延长患者的寿命，选择适当的治疗。有不少学者主张对复发的卵巢癌患者应用单药化疗，他们认为，顺铂敏感复发的化疗属姑息性治疗，单药序贯治疗可提供相等的有效机遇（有效率和总生存率），而无过多的毒性，至少损伤小。这些患者选择单药化疗是较合理的。同时也指出患者有长的无化疗间隔期者（＞18个月）例外，因为他们的化疗疗效近似初治晚期癌，这些患者的二线化疗采用联合化疗是有道理的。

（1）顺铂敏感复发卵巢癌的单药化疗（表14-9）：如果把单药作为顺铂敏感复发患者姑息性的标准化疗，可用的药很多，如紫杉醇、多西紫杉醇、卡铂、奥沙利铂、口服足叶乙甙、吉西他滨、拓扑替康、长春瑞滨、异环磷酰胺、CPT-11等。但用哪种药及怎样序贯应用，目前尚无标准答案。现在很多学者支持首选卡铂或紫杉醇。用卡铂的原因是：①毒性小，用药方便。②已证明铂类是治疗卵巢癌最有效的药，单药有效率15%~80%。③目前尚未证明在顺铂敏感复发的卵巢癌化疗中有优于卡铂的单药或联合化疗。由于有部分患者可出现严重的过敏反应及血小板的累积毒性，使卡铂很难用足剂量，故有人提出应用紫杉醇单药周疗。有研究报道，在用T/CBP方案一线化疗复发后，用单药紫杉醇化疗，有效率为44%，其中顺铂敏感和耐药者的有效率各为53%和33%，表明单药紫杉醇对复发的卵巢癌患者有较好的疗效。有人提出无化疗间隔18~24个月，可能使耐药逆转，最宜选用单药卡铂、紫杉醇。上述提到的每种二线化疗包括新药的有效率和疗效持续时间无大的差异，临床上应根据每个患者的具体情况如患者体质、化疗间隔、以前用药情况，药物的毒副作用等选择合适的单药和剂量。在选择单药序贯治疗时，应在用第一个单药肿瘤开始进展前立刻改用第二个单药。

表14-9　顺铂敏感复发卵巢癌的单药化疗方案

药物名称	剂量	给药途径	实施计划
多西紫杉醇	$60\sim75mg/（m^2\cdot d）$	静滴	第1天（每3周重复）
口服足叶乙甙	$50\sim100mg/（m^2\cdot d）$	口服	第1~21d（每4周重复）
紫杉醇	$40\sim75g/（m^2\cdot d）$	静滴	第1、第8、第15d（每4周重复）
吉西他滨	$1\,000mg/（m^2\cdot d）$	静滴	第1、第8、第15d（每4周重复）
草酸铂	$130mg/m^2$	静滴	第1天（每3周重复）
卡铂	AUC 4~7（一般为$250\sim400mg/m^2$）	静滴	第1天或分3d（每4周重复）

（2）顺铂敏感复发卵巢癌的联合化疗：近年来有学者进行了包括新药在内的单药或联合化疗治疗顺铂敏感复发卵巢癌的Ⅱ、Ⅲ期临床试验，结果表明联合化疗可能比单药化疗有更高的有效率和较长的无进展生存期，但总生存期相似。并未发现T/CBP联合化疗方案优于其他联合化疗方案。联合化疗有较高的缓解率和较长的无进展生存期，说明联合化疗可能对肿瘤更具杀伤力。如果复发患者是症状姑息性治疗，联合化疗能得到较好的姑息疗效，同时也改善有效者的生存质量，这也是复发患者迫切需要解决的问题，故多数学者主张对顺铂敏感复发的卵巢癌患者选择联合化疗。

常用的顺铂敏感复发卵巢癌的联合化疗方案有：PAC方案、T/CBP方案、GP方案等（表14-10~表14-15）。

表 14 – 10 T/CBP 方案（每 4 周重复）

药物名称	剂量	给药方式	实施计划
卡铂	AUC 4 ~ 7（一般为 250 ~ 400mg/m²）	静滴	第 2d 或分 3d
紫杉醇	135 ~ 175mg/m²	静滴	第 1 天

表 14 – 11 GP 方案（每 3 ~ 4 周重复）

药物名称	剂量	给药方式	实施计划
吉西他滨	1 000mg/（m² · d）	静滴	第 1、第 8 天
顺铂	80mg/m²	静滴	第 1 天或分 3d 用
或卡铂	250 ~ 400mg/m²	静滴	第 1 天或分 3d 用

表 14 – 12 IFO/VP – 16 方案（每 4 周重复）

药物名称	剂量	给药方式	实施计划
异环磷酰胺	1.2g/（m² · d）	静滴	第 1 ~ 3d
足叶乙甙	75mg/（m² · d）	静滴	第 1 ~ 5d

表 14 – 13 Taxol/OXL（每 4 周重复）方案

药物名称	剂量	给药方式	实施计划
紫杉醇	135 ~ 175mg/m²	静滴	第 1 天
奥沙利铂	130mg/m²	静滴	第 2d

表 14 – 14 IFO/Taxol 方案（每 3 周重复）

药物名称	剂量	给药方式	实施计划
异环磷酰胺	1.2g/（m² · d）	静滴	第 1 ~ 3d
紫杉醇	135 ~ 175mg/m²	静滴	第 1 天

表 14 – 15 Doce/CBP 方案（每 4 周重复）

药物名称	剂量	给药方式	实施计划
多西紫杉醇	75mg/m²	静滴	第 1 天
卡铂	300mg/m²	静滴	第 2d 或分 3d

目前在临床上应用的治疗复发卵巢癌的联合化疗方案很多，在实践中可根据患者的实际情况来选择更适合患者的方案。

总之，单药或联合化疗治疗顺铂敏感复发卵巢癌各有优点，单药治疗有毒性较小、患者易耐受、生存期与联合化疗相近的优点，更适合年老、体弱、肿瘤进展较慢、无明显症状或以前化疗有明显毒性不能耐受强化疗的患者。联合化疗更适合肿瘤进展快、有明显症状、有大块肿瘤或晚期复发患者（即无化疗间隔≥18 个月）。

（3）顺铂耐药卵巢癌的化疗：顺铂耐药患者选择一线化疗中的已用药物作为挽救治疗是没有理由和无效的，应选择未用过的，特别是新药的单药或联合化疗作为挽救治疗，因为这些患者疗效差，生存期短。对顺铂耐药复发的治疗主要是症状姑息性治疗，治疗前应全面权衡药物的疗效和毒性、患者的耐受性，特别是关注患者的生存质量，尊重患者的意愿，做出合理的选择。近年来在临床中应用的治疗卵巢癌的新药有：拓扑替康、吉西他滨、脂质体阿霉素、草酸铂、多西紫杉醇等。

4. 新辅助化疗　晚期卵巢癌患者术前予行 2~3 个周期化疗，以减少肿瘤负荷，提高手术切除率，这种方法叫新辅助化疗，包括有严重的内科并发症，大量胸腹水，盆腔肿瘤切除困难等。这些患者手术危险性大，并发症多，手术不会改善生存质量。对这些患者先行 2~3 个周期化疗，多数患者肿瘤肿瘤缩小，胸、腹水消退，一般情况改善，其后再行肿瘤减灭术。其优点在于降低手术风险和手术成本，提高手术切除率，同时改善了患者的生存质量，对于总生存率的影响尚在研究中。

5. 腹腔化疗　对于较晚期的卵巢上皮癌术后患者，有人研究用静脉化疗 + 腹腔化疗的方法治疗（表 14–16）。对比单纯静脉化疗，其二探阴性率和中位生存期均较高，且毒性较小。腹腔化疗有局部药物浓度高、药物与肿瘤直接接触、毒性较低的特点，但药物渗入肿瘤的深度有限，一般 <5mm，故不宜用于有大块肿瘤残存者，特别是术后腹腔脏器粘连，影响药物分布，同时插管穿刺可引起并发症，使其应用受到限制。常用的腹腔化疗药物有顺铂、羟喜树碱等。

表 14–16　腹腔化疗的用药及用法

药物名称	剂量	药物配制	实施计划
顺铂	100mg	加入盐水 1 500~2 000ml	腹腔注入（每 3~4 周 1 次）
羟喜树碱	15mg	加入盐水 1 500~2 000ml	腹腔注入（每 3~4 周 1 次）

（二）卵巢生殖细胞瘤的治疗

卵巢恶性生殖细胞瘤是化疗敏感肿瘤，其化疗主要借鉴于睾丸癌的化疗成果。在早年多用 VAC 方案（长春碱 + 更生霉素 + 环磷酰胺）及 PVB 方案。1994 年，妇科学者用 BEP 方案治疗术后 I－Ⅲ期患者，97 例获得全部无瘤存活的好效果。目前认为无论病情早晚，BEP 方案都是治疗卵巢恶性生殖细胞瘤的标准金方案，从 90 年代至今被广泛采用。恶性卵巢生殖细胞瘤患者除 Ⅰa 期分化 1 级的未成熟细胞瘤外，其余的均需行术后的辅助化疗。

常用的治疗卵巢恶性生殖细胞瘤的化疗方案如下（表 14–17、表 14–18）。

表 14–17　PVB 方案（每 4 周重复）

药物名称	剂量	给药方式	实施计划
顺铂	20mg/（m^2·d）	静滴	第 1~5d
长春新碱	1.2mg/（m^2·d）	静滴	第 1 天
博莱霉素	30mg	肌注	第 2、第 9、第 16 天

表 14–18　IEP 方案（每 4 周重复）

药物名称	剂量	给药方式	实施计划
异环磷酰胺	1.2mg/（m^2·d）	静滴（用美司那解毒）	第 1~3d
足叶乙式	75mg/（m^2·d）	静滴	第 1~3d
顺铂	20mg/（m^2·d）	静滴	第 1~5d

此方案主要用于复发的恶性生殖细胞瘤患者，早期恶性生殖细胞瘤术后化疗一般用 3 ~ 4 个周期，晚期 5 ~ 6 个周期。

目前早期卵巢恶性生殖细胞瘤的治愈率达 95%，晚期为 60% ~ 70%，但复发者为 50%，尤其是铂类耐药复发者更低，目前复发耐药的生殖细胞瘤尚无特别的治疗方案。异环磷酰胺单药有效且与顺铂有协同作用，其他包括紫杉醇、吉西他滨亦有一定的疗效。IEP 方案是目前常用的治疗复发卵巢生殖细胞瘤的方案。

在卵巢癌的治疗中，真正铂类耐药肿瘤极少治愈，有报道称不足 10%，成为难治的焦点。随着一批新药的研制成功，如拓扑替康、吉西他滨、脂质体阿霉素、多西紫杉醇等对难治卵巢癌均有一定的疗效。这些新药的应用以及新药之间或与其他药物的联用，将为治疗耐药性卵巢癌提供新的机遇。

（王义平）

第三节　阴道癌

原发阴道癌非常少见，多数文献报道约占女性生殖系统恶性肿瘤的 1% ~ 2%。因其紧邻尿道、膀胱及直肠，阴道不同部位淋巴引流也不同，并且血管及淋巴管丰富，吻合支多，故本病治疗有一定困难，疗效也较差。国外文献报道原发阴道癌多发于老年。国内资料本病发病年龄高峰 40 ~ 59 岁，中国医学科学院肿瘤医院的统计，其发病年龄为 26 ~ 72 岁，平均为 51.8 岁。

一、病理

（一）病灶部位

阴道癌最常见部位以阴道后壁及其上 1/3 为多，据中国医学科学院肿瘤医院统计，发生在阴道后壁为主占 49.4%，以前壁及侧壁为主的各占 20.7% 及 25.3%，四壁均受侵者仅为 4.6%。阴道下 1/3 者占 16.1%，阴道上 2/3 占 70.1%（上 1/3 占 40.2%），一侧阴道全部受累占 13.8%。

（二）大体所见

该病早期病变为黏膜潮红，表面粗糙，触及易出血，其后可呈结节状，或结节溃疡状，质硬，也可呈菜花样、乳头状、质脆，易出血，个别病例也可呈阴道狭窄，黏膜光滑，僵直，质硬。

（三）镜下所见

原发阴道癌组织学以鳞癌为主，占 90% 以上，腺癌次之。阴道本身无腺体，而发生腺癌可能系迷走腺体所致，但如发生腺癌、首先应排除转移，另外可见恶性黑色素瘤，肉瘤等。

（四）转移

阴道癌在发展过程可向周围组织蔓延，但侵犯直肠和膀胱少见，血行转移也少见，主要为淋巴转移，阴道上段肿瘤淋巴转移似宫颈癌，阴道下段肿瘤淋巴转移似外阴癌，中 1/3 肿瘤则有双向转移之可能。

二、临床症状

早期常无症状，是体检时发现的。阴道癌最常见症状为阴道流血，白带增多，有约70%病例表现阴道不规则出血或接触性阴道流血，约50%病例表现不同程度阴道排液，可为水样、米汤样或混血白带，合并感染则为脓样、恶臭。有出现肿瘤压迫膀胱、尿道、直肠等症状或其他远处转移症状，则说明疾病已发展到晚期。

三、诊断

原发阴道癌诊断一般不困难，详细病史，仔细地检查，一般可以得到正确诊断。妇检发现阴道肿物，切取送病检即可确诊。但如果阴道充血，浅糜则应涂片送细胞学检查或借助阴道镜下进行活检。在肿瘤接近宫颈或宫颈可疑受侵，应阴道及宫颈分别取活检送病理。应做 B 超或盆腔 CT，以了解盆腔或腹股沟淋巴结是否有转移，也可做 HPV、SCC 或 CA125。

原发阴道癌少见，继发性阴道癌一般多见，故原发性阴道癌诊断原则为：

（1）肿瘤原发部位于阴道，应除外来自妇女生殖器官或生殖器官外的肿瘤转移至阴道的可能。

（2）肿瘤侵犯到宫颈阴道部并达宫颈外口区域应诊断宫颈癌。

（3）肿瘤限于尿道者应诊断尿道癌。

四、分期

FIGO 原发阴道癌分期：

0 期：原位癌，上皮内癌

Ⅰ期：癌限于阴道壁

Ⅱ期：癌侵及阴道旁组织，但未达盆壁

Ⅱa 期：阴道旁浸润，未达盆壁

Ⅱb 期：宫旁浸润，未达盆壁

Ⅲ期：癌扩张达盆壁

Ⅳ期：癌超出真骨盆或侵犯膀胱或直肠黏膜、膀胱黏膜泡样水肿不属Ⅳ期

Ⅳa 期：肿瘤扩散至邻近器官或转移蔓延至真骨盆以外

Ⅳb 期：扩散至远处器官

五、治疗

由于原发阴道癌多为年老患者及解剖原因，绝大多数患者均选择放射治疗，其治疗原则应强调个别对待，阴道癌上段病变可参照宫颈癌，下段病变参照外阴癌。

（一）手术治疗

肿瘤局限于阴道上 1/3　Ⅰ期病例可行广泛子宫附件部分阴道切除术及盆腔淋巴结清扫术，阴道下 1/3 的早期病例，可行部分阴道外阴切除及腹股沟淋巴清扫术。

（二）放射治疗

这是阴道癌主要治疗手段，它适用范围广，疗效也较好。由于肿瘤部位及范围不同，所以要求精心设计、个别对待，特别应减少直肠及膀胱严重放射损伤。

1. 体外放疗　病变位于阴道上 1/3 者，盆腔照射范围基本同宫颈癌，若肿瘤侵犯达中 1/3，体外照射野下缘可随肿瘤下缘有所变动，可下移 1～2cm 盆腔中心剂量 40～45Gy（30Gy 后中央挡铅），若肿瘤侵犯几乎整个阴道，则体外照射前野应包括双侧腹股沟及近似盆腔淋巴结，前野在腹股沟部位向外扩展至髂前上棘，宽约 5～7cm，下缘则到阴道口，即包括全阴道，野中心剂量仍为 40～45Gy（30Gy 后仍需中央挡铅）然后增加双侧腹股沟剂量，设常规双侧腹股沟野（7～8cm ×10～12cm），腹股沟剂量增加 15～20Gy，而后野位置同常规盆腔外野照射，腹股沟淋巴结区总剂量 60Gy/6w。

如果肿瘤仅位于阴道下 1/3，则应设常规腹股沟放射野（7～8cm×10～12cm）采用加速器先采用高能 X 线（6～10MV）完成 40Gy/4w，后再改用不同能量电子线给予 20Gy/2w。如肿瘤位于下 1/3 而疑有盆腔淋巴结转移，则按宫颈癌盆腔前后野体外照射，盆腔中心剂量 40～45Gy，然后设双侧腹股沟照射野，高能 X 线或电子线 Dm20Gy/3w。对于盆腔淋巴结转移者，也可采用调强适形技术，以增加盆腔淋巴结剂量，减少靶区周围正常组织的受量。

2. 腔内放射治疗　目前仍采用高剂量率的后装施用器，可用 2～3cm 直径的有机玻璃圆柱体，中心置管状后装施源器（阴道塞子），用步行式源照射，控制放射源的驻留时间及位置，得到适合阴道肿瘤范围的剂量分布，其布源长度一般应超过肿瘤长度 1cm，使用柱形的等剂量分布，若不需要照射阴道部位（无肿瘤部位），应在相应塞子表面贴敷一个半价层的铅片防护，特别应保护直肠黏膜。如果像巨块局限病灶，可先采用组织间插植 1～2 次（源旁 1cm 10～20Gy），使肿瘤有所缩小，再用阴道塞子。腔内治疗参考点，如病变表浅，一般采用阴道黏膜下 0.5cm，如阴道肿瘤突出明显或浸润深，则采用阴道黏膜下 1～1.5cm，布源长度则依肿瘤侵犯阴道长度有所不同，腔内总剂量为 30～40Gy/5～6w（肿瘤基底总剂量 70～80Gy），如果肿瘤位于阴道前壁或阴道后壁，特别是后壁，参考点的设置应特别小心，以避免膀胱三角区和尿道及直肠黏膜受到过量照射剂量，也可将腔内治疗每周 1 次，每次 7Gy 改为 5Gy，以延长腔内治疗时间。近来三维影像技术腔内治疗临床开始应用，但靶区难以确定，故阴道癌三维腔内治疗有一定困难。

早 I 期病变，如局部病灶较为浅表，范围为 2～3cm，可单纯采用腔内治疗，而无需辅加体外放疗，其黏膜表面剂量应为 60～80Gy 以上。Perez 等报道 I 期应首选放疗，无论是单纯腔内放疗或腔内放疗与体外放疗结合均可获得高的生存率，并且后者无明显增加生存率或肿瘤控制。

六、预后

原发阴道癌疗效文献中报道不一，Tialma 总结 1980～2000 年共 21 篇文献，6138 例阴道癌，5 年生存率 24%～74%，中位数 47%，但临床分期是公认的预后因素。Mock 总结多篇文章，其 5 年生存率 44%～77%（I 期），34%～48%（II 期），14%～42%（III 期），0～18%（IV 期）。

病理类型与生存率有不同看法，认为鳞癌比腺癌好。Ottan 等报道 I、II 期阴道鳞癌 5

年生存率87%，而腺癌22%。也有报道生存率与病理类型无关或鳞癌比腺癌差。Tjalma 等报道肿瘤大小及年龄为预后因素。Stock 报道阴道受侵长度为预后因素。Mock 认为阴道上1/3 预后好于其他阴道壁肿物，如肿瘤侵犯大于1/3 则位于哪一个壁与预后无统计意义。Urbanski 报道，病理分级及年龄为预后因素。

总之原发阴道癌的治疗以放疗为主要手段，早期病例可选择手术治疗，独立的预后因素有分期，肿瘤大小、阴道受侵长度。

（张　鹏）

第四节　子宫颈癌

子宫颈癌是指发生在子宫阴道部及子宫颈管的恶性肿瘤，是妇女最常见的恶性肿瘤之一。关于子宫颈癌确切的病因尚不清楚，目前认为是多因素综合作用的结果，发病的高危因素包括性生活过早（指小于18 岁）及早婚、早育者；有多个性伴侣者；生殖道患有性病、梅毒、湿疣等性传播疾病者；性伴侣有疱疹、人乳头瘤病毒（human papilloma virus，HPV）感染及阴茎癌、包茎等疾患；HPV - DNA 阳性（主要指 HPV 的高危型别16，18 等）；子宫颈糜烂、白斑等；子宫颈不典型增生患者等。子宫颈癌的流行特征为经济不发达国家的发病率高于发达国家，并有明显的地区差别，我国子宫颈癌主要集中在中部地区，且农村高于城市，山区高于平原。我国自20 世纪50 年代开展子宫颈癌普查普治以来，子宫颈癌的发病率和死亡率均显著下降，根据20 世纪90 年代全国抽样调查，子宫颈癌死亡率降至3.25/10 万，在妇女癌症死亡原因中从第2 位降至第6 位，但仍居妇科恶性肿瘤的首位。

一、诊断

（一）临床症状表现

早期无症状或仅有白带增多，接触性出血。随后出现不规则阴道流血、恶臭白带、下腹胀痛等。

（二）体征

早期无特殊或久治不愈的子宫颈糜烂，随病情进展，子宫颈呈菜花、结节、溃疡等外观，质硬、脆，易出血，累及阴道、子宫旁等处，子宫活动受限等。

（三）子宫颈刮片细胞学检查

准确性90% ～95%，假阳性率2.4% ～5%，单项正常涂片假阴性率15% ～28%。常用巴氏五级分类法。

　　Ⅰ级未发现异常细胞

　　Ⅱ级发现非典型细胞

　　Ⅲ级发现可疑恶性细胞

　　Ⅳ级发现不典型癌细胞

　　Ⅴ级发现典型癌细胞

子宫颈刮片细胞学检查异常时，并不一定都是子宫颈癌，凡是细胞学检查在巴氏Ⅲ级以上或临床检查可疑者，应重复涂片或行阴道镜检查。凡是涂片发现癌细胞者（相当巴氏Ⅳ～Ⅴ级），都应在阴道镜下多点活检，送病理检查。

（四）液基薄层细胞检测（TCT）

是采用液基薄层细胞检测系统检测子宫颈细胞并进行 TBS 细胞学分类诊断，与传统的子宫颈刮片巴氏涂片检查相比明显提高了标本的满意度及子宫颈异常细胞的检出率，是近年应用于细胞病理学诊断的一种新技术。

（五）碘试验（席勒试验）

将浓度为 2% 的碘溶液直接涂在子宫颈和阴道黏膜上，观察碘染色的情况，不着色处为阳性。帮助提供活检部位。

（六）阴道镜检查

凡是细胞学检查在巴氏Ⅲ级以上或临床检查可疑者，都应行阴道镜检查，目的是协助定位，提高取材的阳性率。

（七）活体组织检查

是诊断子宫颈癌最可靠的依据。应注意在鳞柱状上皮交界处取材。注意绝经后移行带上移。诊断原位癌和早期浸润癌时一定要多点活检、子宫颈管刮取术排除浸润癌。

（八）子宫颈锥形切除术

临床上细胞学检查和子宫颈活检结果不符时或不能排除浸润癌者，可行子宫颈锥切术。现子宫颈环形电切术（loop electrosurgical excisional procedure，LEEP）已取代传统的子宫颈锥切及部分颈管诊刮和子宫颈多点活检术，具有快捷、安全、取材准确等优点。

（九）盆腔 CT 检查

Ⅰb 期以上宜常规检查，协助了解子宫、附件、盆腔淋巴结情况，指导临床治疗。

（十）其他辅助检查

根据每个病例的具体情况还可行膀胱镜、直肠镜、肾图、肾盂造影、胸片、盆腔淋巴结造影等检查。

二、病理学分类及临床分期

（一）病理学分类

根据肿瘤的组织学来源子宫颈癌的病理类型为鳞状细胞癌、腺癌和混合癌。过去鳞状细胞癌多见，占 90% 左右，腺癌次之，占 5% 左右，其余为混合癌，最少。近年子宫颈腺癌和黏液腺癌有上升趋势，从目前的临床诊断来看，鳞状细胞癌仅占 70% 左右，腺癌占 20% 左右，腺鳞癌占 10% 左右。早期子宫颈癌外观正常或呈子宫颈糜烂，浸润型子宫颈癌的大体分型有以下 4 种。

（1）糜烂型：子宫颈外形可见，肉眼看不到肿瘤，表面糜烂样，也可呈颗粒状粗糙不平，质地较硬，触之易出血。

（2）结节型：外生型肿瘤，癌瘤自子宫颈外口向子宫颈表面形成团块状结节，有明显的突起，常常伴有深浅不一的溃疡形成。质地较硬，触之出血明显。

（3）菜花型：同属外生型肿瘤，癌瘤生长像菜花样自子宫颈向阴道内生长，瘤体较大，血管丰富，质地较脆，接触出血明显，常伴有感染或坏死灶。此型癌瘤较少侵犯宫旁组织，预后相对较好。

（4）溃疡型：属内生型肿瘤，癌瘤自子宫颈向子宫腔内呈侵蚀性生长，形成溃疡和空洞，组织坏死，质地较硬，分泌物恶臭。子宫颈癌尤其是腺癌也可向颈管内生长，使子宫颈呈桶状增大，这也是内生型的一种。

子宫颈鳞癌和腺癌的组织学形态根据分化程度可分为3级，以子宫颈鳞癌为例，其组织形态学特征如下。

（1）高分化鳞癌：鳞状细胞癌Ⅰ级：大细胞，有明显的角化珠形成，可见细胞间桥，瘤细胞异型性较轻，核分裂较少，无不正常核分裂。

（2）中分化鳞癌：鳞状细胞癌Ⅱ级：大细胞，细胞异型性明显，核深染，不规则，核浆比例高，核分裂多见，无不正常核分裂。细胞间桥不明显，有少量或无角化珠，有单个角化不良细胞。

（3）低分化鳞癌：鳞状细胞癌Ⅲ级：大细胞或小细胞，无角化珠形成，亦无细胞间桥，偶有散在单个角化不良细胞核深染，细胞异型性明显和核分裂多见。

（二）临床分期

1. 子宫颈癌的临床分期标准　有两种，一种是国际妇产科联盟（FIGO，2000年）分期法，另一种是国际抗癌协会（UICC）的TNM的分期法，两种分期方法各有优点。具体分期如表14-19所示。

表14-19　子宫颈癌的临床分期（FIGO 2000 修正）

FIGO 分期	肿瘤范围	TNM 分期
	原发肿瘤未能被估计	T_x
	没有原发肿瘤证据	T_0
0 期	原位癌	Tis
Ⅰ 期	子宫颈癌局限在子宫	T_1
Ⅰ A	镜下浸润癌。所有肉眼可见的病灶，包括表浅浸润，均为 IB/T_{1b}	T_{1a}
Ⅰ A_1	间质浸润深度 <3mm，宽度 ≤7mm	T_1a_1
Ⅰ A_2	间质浸润深度 3~5mm，宽度 ≥7mm	T_1a_2
Ⅰ B	临床可见癌灶局限于子宫颈，或者镜下病灶 > Ⅰ a_2/Ta_2 期	T_1b_2
Ⅰ B_1	临床癌灶最大直径 ≤4cm	T_1b_1
Ⅰ b_2	临床癌灶最大直径 >4cm	T_1b_2
Ⅱ 期	肿瘤超越子宫，但未达骨盆壁或未达阴道下 1/3	T_2
Ⅱ A	无宫旁浸润	T_{2a}
Ⅱ B	有宫旁浸润	T_{2b}
Ⅲ 期	肿瘤扩展到骨盆壁和（或）侵犯到阴道下 1/3 和（或）引起肾盂积水或肾无功能	T_3
Ⅲ A	肿瘤累及阴道下 1/3，没有侵犯骨盆壁	T_{3a}
Ⅲ B	肿瘤侵犯到骨盆壁和（或）引起肾盂积水或肾无功能	T_{3b}
Ⅳ A	肿瘤侵犯膀胱黏膜或直肠黏膜和（或）超出真骨盆	T_4
Ⅳ B	远处转移	M_1

2. 分期注意事项

（1）子宫颈癌的临床分期需 2 名有一定经验的妇科肿瘤医师同时检查后确定。

（2）0 期包括上皮全层均有非典型细胞，但无间质浸润。

（3）由于临床无法估计子宫颈癌是否已扩散至子宫体，因此在分期中不考虑列入。

（4）ⅠA 期应包括最小的镜下间质浸润及可测量的微小癌。

（5）肿瘤固定于盆壁，宫旁组织增厚，使肿瘤与盆壁距离缩短，但宫旁增厚为非结节状者，应定为ⅡB 期。

（6）即使其他检查定期为Ⅰ或Ⅱ期，但有癌性输尿管狭窄而产生肾盂积水或肾无功能时，也应列为Ⅲ期。

三、治疗原则、程序和方法选择

子宫颈癌的治疗以手术和放射治疗为主，近年来抗癌药物的迅速发展，使过去认为对子宫颈癌无效的化疗，现已成为子宫颈癌治疗中常用的方法。在手术或放疗前先用化疗，待癌灶萎缩或部分萎缩后再行手术或放疗；或在手术或放疗后辅助化疗，以便提高疗效。

（一）子宫颈原位癌（0 期）

子宫颈原位癌的治疗以手术治疗为主，常用的术式有筋膜外全子宫切除术和扩大的筋膜外全子宫切除术。对于要求保留生育功能或器官的患者可行子宫颈锥切术。对有手术禁忌或不愿手术的患者可行单纯腔内放疗。

（二）子宫颈早期浸润癌（IA 期）

子宫颈早期浸润癌又称子宫颈微灶性浸润癌（microinvasive carcinoma，MICA），是指只能在显微镜下检出而临床上难以发现的临床前癌。临床上以手术治疗为主，常用的术式有扩大的筋膜外全子宫切除术（ⅠA₁ 期）和次广泛全子宫切除术（ⅠA₂ 期）。对于ⅠA₁ 期要求保留生育功能的年轻患者可考虑行子宫颈锥切术，对于ⅠA₂ 期伴脉管受侵、病灶融合或细胞分化不良者，行广泛性子宫切除术加盆腔淋巴结清扫术。对有手术禁忌或不愿手术的患者可行单纯腔内放疗。

（三）子宫颈浸润癌（ⅠB～ⅣA）

ⅠB～ⅡA 期子宫颈癌以手术治疗为主，术前可行腔内放疗，提高手术切除率。对低分化鳞癌和腺癌考虑行新辅助化疗。常用的术式为子宫颈癌根治术（广泛全子宫切除术 + 盆腔淋巴结清扫术）。ⅡB～ⅢB 期子宫颈癌以放射治疗为主，部分ⅡB～ⅢA 期可考虑先行腔内放疗或动脉插管化疗，如癌灶萎缩符合手术条件，亦可行子宫颈癌根治术。子宫颈浸润癌的治疗原则、程序及方法选择具体如图 14－2 所示。

（四）转移性及复发性子宫颈癌

转移性子宫颈癌的治疗，对于体能状况较好者，可行姑息性放疗结合化疗。对体能状况不佳者，仅行对症支持治疗。对术后局部复发患者，可考虑行放射治疗，或联合化疗。对放疗后局部复发，一般不再考虑放射治疗，以化疗为主。

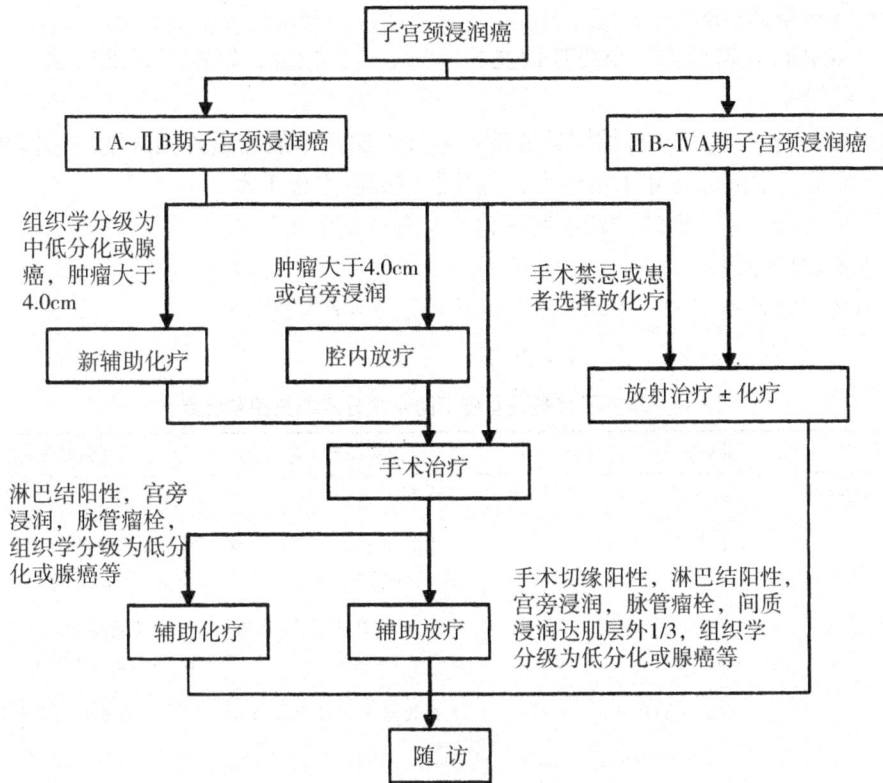

图 14－2　子宫颈浸润癌的治疗方法选择及程序图

四、外科手术治疗

子宫颈癌的手术治疗已有 100 多年的历史，1898 年奥地利的 Wertheim 首创经腹子宫颈癌根治术，其后各国学者坚持开展和不断改良了宫颈手术，现子宫颈癌根治术的经典式式为 Wertheim – Meigs 术式，即广泛子宫切除 + 盆腔淋巴结清扫术。在人们日益强调多学科综合治疗的今天，手术治疗仍是早期子宫颈癌首选的治疗方法。综合国内外文献报道，早期子宫颈癌手术治疗 5 年存活率为 ⅠA 期 98% ~ 100%，ⅠB 期 80% ~ 90%，ⅡA 期 70% 左右。平均 5 年生存率为 87% ~ 92%，与放射治疗的效果基本相当。

（一）适应证

（1）已有病理学检查确诊为子宫颈癌。

（2）适用于 0 ~ ⅡA 期子宫颈癌患者。

（3）子宫颈残端癌、阴道狭窄的子宫颈癌患者及不宜放疗的子宫颈癌患者。

（4）患者全身情况良好，能耐受麻醉和手术。如有内科并发症，应作相应的治疗，如治疗后仍不能耐受手术，则应改为其他方法治疗。

（5）患者年龄大于 70 岁及合并早、中期妊娠不是手术的禁忌证，应根据患者的全身情况选择是否手术。

（二）术前准备

（1）术前检查：术前详细询问病史，要全面体格检查及化验检查，了解患者身体健康情况及各种重要器官功能。

（2）常规盆腔 B 超检查：必要时行盆腔 CT 或 MRI 检查，以助了解淋巴结、子宫旁及子宫肌层受侵情况。

（3）阴道准备：术前 3d 开始阴道冲洗，每日 1 次。术晨阴道外阴冲洗后子宫颈、阴道上部涂甲紫药液。术前如合并阴道感染，应控制感染后方可手术。

（4）肠道准备：手术前晚清洁灌肠或口服甘露醇溶液 200ml。

（5）术前保留导尿。

（6）拟行子宫颈锥切术，手术应在月经干净后 3~7 天进行。

（三）常用手术方式（表 14-20）

表 14-20　子宫颈浸润癌不同手术方式的范围和特点

解剖特点	筋膜外全子宫切除术	次广泛全子宫切除术	广泛全子宫切除术
直肠旁及膀胱旁间隙	不需分离	需分离	需分离
主韧带	在子宫颈外侧分离	在子宫颈外侧分离，至少切除全长的 1/3~1/2	在子宫颈外侧分离，至少切除全长的以上
子宫骶韧带及阴道	在子宫颈处分离，切除阴道 1cm 左右	在子宫颈及直肠间分离，切除阴道 2~3cm	分离至直肠，切除阴道上 1/3~1/2 游离输尿管外侧
输尿管	只作辨认和探查	游离输尿管内侧及上方的附着处	从子宫旁组织中全部游离
盆腔淋巴结	一般不行盆腔淋巴结清扫术	根据病情可选择盆腔淋巴结清扫术	需行盆腔淋巴结清扫术
卵巢	需切除双侧卵巢，如年龄≤45 岁，高中分化鳞癌，卵巢正常者，可考虑保留一侧卵巢	需切除双侧卵巢，如年龄≤45 岁，高中分化鳞癌，卵巢正常者，可考虑保留一侧卵巢	需切除双侧卵巢，如年龄≤45 岁，高中分化鳞癌，卵巢正常者，可考虑保留一侧卵巢，如考虑术后需放疗者，行卵巢移位术

1. **子宫颈锥切术**　是指将子宫颈阴道部及子宫颈管做圆锥形切除，兼具诊断和治疗功能。子宫颈锥切术的切除范围应包括阴道镜下所见异常病变，整个转化区，全部鳞 - 柱交界及颈管下段。切除宽度在病灶外 0.3~0.5cm，深度在颈管内口以下 2.0cm 左右。子宫颈锥切术用于子宫颈癌治疗时主要用于子宫颈原位癌的治疗，对于要求保留生育功能或拒绝及不能耐受剖腹手术的微灶性浸润癌可考虑子宫颈锥切术。但子宫颈原位腺癌及颈管原位癌不宜用子宫颈锥切术治疗。

2. **筋膜外全子宫切除术**　在接近子宫颈分离侧平面不包括子宫颈间质，在子宫颈附着处切断宫骶韧带，切除阴道壁 1.0cm 左右。筋膜外全子宫除术适用于子宫颈原位癌及ⅠA₁期子宫颈癌。

3. **子宫次广泛切除术**　在子宫颈及盆壁之间靠近子宫颈外侧 1/3~1/2、2~3cm 的距离处分离及切除主韧带，子宫骶韧带在中部分离，切除阴道壁 2~3cm。子宫次广泛切除术适用于ⅠA₁期及ⅠA₂期子宫颈癌。

4. **子宫广泛切除术**　在盆壁及肛提肌处切除主韧带，子宫骶韧带在靠近其下外侧附着处切除，阴道必须切除上段的 1/3~1/2，子宫旁组织应根据病灶范围切除 4cm 以上，必要时可达盆壁，同时行盆腔淋巴结清扫术。子宫广泛切除术适用于ⅠB~ⅡA期子宫颈癌。

5. 子宫扩大根治术　切除更广泛的阴道旁组织和宫旁组织，必要时切除髂内动脉和输尿管壁上的所有组织。与广泛子宫切除术的区别在于输尿管从膀胱子宫韧带完全游离，切除膀胱上动脉周围的组织，切除 3/4 的阴道。适用于放疗后中央型复发的病例。

6. 部分盆腔脏器切除术　包括全盆、前盆和后盆清除术。前盆清除术包括切除子宫、子宫颈、阴道、膀胱。后盆清除术包括切除子宫、子宫颈、阴道、直肠。全盆清除术包括切除子宫、子宫颈、阴道、直肠、膀胱。有些还需切除远端输尿管并进行输尿管膀胱植入等。适用于中央型复发或广泛手术发现肿瘤包绕输尿管远端或合并膀胱阴道瘘或直肠阴道瘘病例。

7. 盆腔淋巴结清扫术　是指将盆腔各组淋巴结整块切除，清除的淋巴结包括髂总、髂外、髂内及各组闭孔淋巴结。盆腔淋巴结清扫术可从腹膜内和腹膜外进行，国内外多数学者采用腹膜内盆腔淋巴结清扫术。

8. 卵巢移位术　是指将保留的卵巢带血管蒂移位至脐水平以上部位。常将卵巢移至结肠旁沟外侧及腹外斜肌筋膜外。固定时注意勿使血管扭曲，防止卵巢坏死。留置银夹标记，以便术后放疗时定位。

（四）手术并发症及处理

1. 脏器损伤　术中最常见的是损伤膀胱及肠曲，其次为输尿管。一旦发生损伤，应根据损伤的部位和范围行修补术，如因癌灶浸润导致损伤，应根据病情考虑膀胱或肠段部分切除后吻合。

2. 尿潴留　是子宫颈癌术后最常见的并发症之一，术后 2 周残余尿超过 100ml 者为尿潴留。其原因为术中处理子宫主韧带及骶韧带时对骨盆内脏神经有不同程度的损伤，以致术后出现神经性膀胱功能障碍，排尿困难。预防和处理措施为术后保留导尿管 7~10 天，测残余尿，当残余尿 <50ml 时，方可拔除导尿管。

3. 盆腔淋巴囊肿　因子宫颈癌术后腹膜后留有无效腔，回流的淋巴液潴留而形成腹膜后淋巴囊肿。多于术后 2~7d 形成，囊肿小者可无症状和体征，囊肿较大时有下腹不适或疼痛，严重者产生下肢水肿及输尿管梗阻等压迫症状。术后留置腹膜外或阴道引流管持续负压引流 3~5d，可使淋巴囊肿发生率明显下降。淋巴囊肿形成后较小者可不做处理，较大者可在 B 超定位下穿刺抽液，或外敷中药（大黄、芒硝等）促进吸收。同时予以抗炎及支持治疗。

4. 下肢静脉血栓　行子宫广泛切除术的患者可能发生下肢静脉血栓，其主要原因为静脉壁受损及静脉血淤积，有3%~5%患者可能发生肺栓塞，后果严重，应引起高度重视。术中应尽量减少下肢静脉的压迫、创伤，缩短手术时间。术后鼓励患者早作肢体运动，早日下床活动。

5. 其他并发症　常见的有出血、感染、肠梗阻、人工闭经、阴道缩短等。

五、放射治疗

放射治疗是中晚期子宫颈癌的主要治疗手段，放射治疗前应有明确的治疗目的，即给予根治还是姑息放疗。高剂量率后装加体外照射已成为子宫颈癌放射治疗的常规方法。

Yamazaki A 的研究认为 3DCRT 治疗子宫颈癌运用包括侧野在内的 4 个适形野较前后野照射显著降低了下肢水肿、膀胱和直肠并发症，但单纯适形放疗疗效较差，仍需配合腔内后装治疗。超分割放疗子宫颈癌局控率较常规有提高，但生存率无差异，且晚期并发症高。

（一）放疗适应证

1. 术前放疗　用于ⅠA～ⅡB期患者，目的在于缩小肿瘤，减少手术引起癌细胞播散的机会，便于手术顺利进行。术前放疗主要采用近距离腔内放疗，一般总量不超过 25Gy。术前放疗适应证有：①子宫颈外生型肿瘤，体积较大者。②子宫颈癌浸润阴道上段较明显者。③子宫颈内生型肿瘤，子宫颈管明显增粗者。④肿瘤病理分化较差者，如病理Ⅲ级。

2. 术后放疗　用于补充手术之不足。

（1）术后病理报告阴道残端见癌细胞者或阴道切除长度不足者，需补充阴道腔内放疗 DT 30Gy。

（2）术后病理证实盆腔淋巴结或腹主动脉旁淋巴结有癌转移者，应给予盆腔淋巴结区域或腹主动脉旁淋巴结区域外照射，DT（45～50）Gy/（4.5～5）周。

（3）手术时因各种原因未行盆腔淋巴结清扫者，术后应给予盆腔淋巴结区域外照射，DT（50～60）Gy/（5～6）周。

（4）有高危因素者（病理分化差、肿瘤浸润深肌层、子宫旁组织见癌浸润及血管，淋巴管有癌栓或子宫颈癌合并妊娠等），术后应行盆腔外照射，DT（45～50）Gy/（4.5～5）周。

3. 根治性放疗　0～ⅢB期患者及部分器官浸润少的ⅣA期子宫颈癌患者，均可接受根治性放疗。0期及ⅠA期患者，可单独使用腔内放疗，A点总量 40～50Gy。ⅠB～ⅣA期患者必须腔内放疗配合盆腔体外照射才能获得较好的治疗效果。腔内放疗与体外照射配合的方式如下。

（1）ⅠB～ⅡA期：腔内A点总量（50～60）Gy/（8～10）次；体外照射采用四野盒式照射，DT、40Gy/4～4.5周。腔内放疗与体外照射可同时进行或先腔内放疗一段时间后再与体外照射同时进行。

（2）ⅡB期：方法同ⅡA期，但体外照射剂量为 DT（45～50）Gy/（5～6）周。

（3）ⅢA～ⅣA期：先全盆放疗，DT（20～30）Gy/（2～3）周后再开始腔内放疗及盆腔四野盒式照射（亦可全盆与腔内同时开始）。由于已行全盆放疗，腔内放疗剂量应减少，A点总量为（40～50）Gy/（6～8）次，盆腔四野照射 DT（20～25）Gy/（2.5～3）周，盆腔照射总量为 50～55Gy。

4. 姑息性放疗　对于晚期子宫颈癌患者，可行腔内放疗或体外照射，达到缩小肿瘤、止血、止痛、延长生存期的目的。

（二）放疗禁忌证

（1）周围白细胞 $<3.0×10^9/L$，血小板 $<70×10^9/L$。

（2）未获控制的盆腔炎症。

（3）肿瘤广泛转移，恶病质，尿毒症者。

（4）急性肝炎，精神病发作期，严重心血管疾患未能控制者。

（三）放射治疗技术

子宫颈癌的放疗包括腔内照射和体外照射。腔内照射主要靶区为原发区域，以 A 点为剂量参考点。体外照射主要靶区为盆腔蔓延及转移区域，以 B 点为剂量参考点。注：A 点为阴道穹窿垂直向上 2cm 与子宫中轴线外 2cm 的交叉点，自 A 点水平向外延伸 3cm 处为 B 点。

1. 体外照射　体外照射主要针对盆腔淋巴结转移区包括子宫旁组织，大部分髂总及髂内、髂外、闭孔、腹股沟深组、骶前各淋巴结群。

（1）照射靶区：子宫颈癌体外照射有 3 种设野方式：全盆大野，盆腔四野以及盆腔侧野。

1）盆腔大野：一般包括下腹及盆腔，上界为腰 4 ~ 5 水平，下界为盆底（闭孔下缘），两侧在髋臼外缘内 1cm（股骨头内 1/3）附近。

2）改进后的盆腔大野：上界长 6 ~ 8cm，下界长 12cm，两侧真骨盆最宽处间距 15 ~ 17cm。

3）盆腔四野：在全盆大野的基础上中间活动挡铅前面挡 3cm，后面挡 4cm。

4）盆腔侧野：从盆腔侧入射，照射范围包括全子宫、子宫旁、直肠和膀胱的一部分，髂外淋巴结的一部分。

（2）剂量：体外照射的组织量 2Gy/次，4 ~ 5 次/周（如与腔内放疗同时进行，则腔内放疗当天不进行外照射），B 点总剂量（45 ~ 55）Gy/（4.5 ~ 6）周。

2. 腔内放疗　腔内照射主要针对原发灶区，有效治疗范围为阴道上段、子宫颈、子宫体及子宫旁三角区（A 点以内）组织。

高剂量率后装治疗方法（目前我国常用）为每周 1 ~ 2 次，子宫腔和阴道可同时或分别进行，阴道和子宫腔剂量比为 1:（1 ~ 1.5）。每次 A 点量为 5 ~ 7Gy，总量为 50 ~ 60Gy。

（四）同期放化疗

对局部晚期（ⅡB ~ ⅣA 期）和高危的早期病例的治疗原则是同步放化疗。常用以顺铂为基础的化疗方案进行同步放化疗。如 RTOG 9001 的化疗方案是顺铂 $75mg/m^2$，d_1，d_{22}，d_{42}，5 – FU $4g/m^2$ 连续 4d 静脉滴注，每 3 周 1 次，3 年有效率放化组和单纯放疗组分别为 73% 和 54%（P = 0.004）。

美国放射治疗肿瘤协作组（RTOG）对 403 例 ⅡB ~ Ⅳ期或淋巴结受累的 ⅡA 期病例，随机分为单纯放疗组和同期放化疗组，化疗方案为 PF（DDP + 5FU），放疗第 1 ~ 5d，第 22 ~ 26d，1 ~ 2 次低剂量率腔内治疗后，共 3 个周期化疗。放化组与单放组 5 年生存率比较为 73% 与 58%（P < 0.01），5 年无瘤生存率为 67% 与 40%（P < 0.01），局部复发率、远处转移率单放组均高（P < 0.01），副反应几乎相同。说明同期放化疗对于中晚期和早期淋巴结受累的子宫颈癌患者能提高疗效且不增加不良反应。

（五）放疗加热疗

荷兰深部热疗协作组于 1990—1996 年进行了一项前瞻性、多中心、随机性研究，对 385 例局部晚期盆腔肿瘤（包括子宫颈癌 ⅡB、ⅢB、Ⅳ期，膀胱癌 T2 ~ $4N_0M_0$，直肠癌 $M_{0~1}$），随机分为单纯放疗组 176 例，中位放疗剂量 65Gy；热疗加放疗组 182 例，采用 BSD – 2000 热疗，每周 1 次，连续 5 周，瘤体内温度 42℃，每次热疗持续 60 ~ 90 分钟，于放疗后 1 ~ 4h 热疗。结果显示热疗加放疗组无论是 CR 率、局部控制时间、局部控制率方面，均优于单纯放疗组，而且子宫颈癌在 3 年总生存率方面，两组有非常显著的统计学意义。因此，荷兰从 1996 年起即把热疗加放射治疗作为晚期子宫颈癌治疗的标准模式。

（六）放疗并发症与处理

1. 早期放射反应　发生在放疗期间或放疗结束后 3 个月内。

（1）全身反应：主要表现为疲乏、食欲减退、恶心、呕吐及血象改变。应嘱咐患者进食高蛋白、高纤维素、低脂肪饮食，并给予一般的对症处理，多能继续治疗。

（2）直肠放射反应：表现为里急后重、黏液便、血便等。直肠镜检查可见直肠黏膜充血、水肿。可给予消炎、止血、润肠等对症处理，必要时暂停放疗。

（3）膀胱放射反应：表现为尿频、尿急、尿痛、排尿困难等，经消炎、碱化尿液等对症处理后，症状很快消退，必要时暂停放疗。

2. 晚期并发症　多在放疗后 3 个月至 2 年内发生，亦有在 2 年以后发生者。

（1）放射性直肠炎：发生率为 5%～20%。按直肠镜检查所见分为 3 度：①轻度，可见肠壁黏膜充血水肿，临床检查无明显异常。②中度，直肠壁有明显增厚或溃疡。③重度，肠管有明显狭窄、肠梗阻、肠穿孔或直肠阴道瘘形成。发生原因多数和直肠剂量较高有关。轻、中度放射性直肠炎以保守治疗为主，可服消炎、止血、润肠药物或行保留灌肠。重度者症状明显，严重影响生活质量，如全身情况尚好，可考虑行乙状结肠造瘘术。

（2）放射性膀胱炎：多发生在手术 1 年后。按临床表现可分为：①轻度，有尿频、尿急、尿痛等症状，膀胱镜检查可见膀胱充血、水肿。②中度，膀胱黏膜毛细血管扩张出血引起血尿，可反复发作，有时形成溃疡。③重度，膀胱阴道瘘形成。轻、中度者，可予消炎、止痛；重度损伤者，消炎、止血、保留导尿，必要时手术治疗。

（3）放射性小肠炎：表现为腹痛、大便次数增多、稀便、黏液血便等，严重时可出现小肠溃疡、梗阻、穿孔，需要手术治疗。

（4）盆腔纤维化：表现为盆腔组织增厚，可为冰冻状，与盆腔复发难以区分。治疗较为困难，主要在于预防。应避免过高剂量的盆腔照射以及早期使用活血化瘀药物。

（七）放疗中注意事项

（1）并发症的处理，如合并盆腔感染及营养不良者，应纠正贫血、控制感染及补充营养后再行放疗。合并心、肝、肾等重要器官的疾病，在急性发作期应待病情稳定后再行放疗。

（2）放疗完成时，一般子宫颈肿瘤消失，子宫颈萎缩，局部可有白膜，阴道上段可有一定程度狭窄，此时认为肿瘤可获控制，可结束放疗，患者应自行阴道冲洗半年，并定期随诊。

（3）放疗后原发灶仍有肿瘤残存且子宫旁控制满意时，可争取手术治疗。

（八）子宫颈癌合并妊娠的处理

一般认为妊娠会促进子宫颈癌的扩散和转移。对妊娠的处理，除子宫颈癌适于手术者可一并处理外，早期妊娠在放射治疗中自然流产，绝大部分在放疗开始后 2～4 周排出胚胎。中、晚期妊娠，一般主张刮宫中止妊娠。子宫颈癌的处理在妊娠中止后尽快进行放射治疗，治疗原则和方法与一般子宫颈癌相同。

（九）子宫颈癌复发的治疗

子宫颈癌放射治疗失败的患者中，约 60% 为盆腔内复发，40% 为远处转移。子宫颈、阴道、子宫体复发，可经病理组织学证实，肾盂造影对子宫旁复发的诊断有参考价值，阳性率可达 66.7%。对于复发在子宫体、子宫颈、阴道或子宫旁（孤立结节）等部位可以手术者，则以手术为首选，腔内治疗为辅。子宫旁或盆壁复发，可以体外照射。对距首次放疗 2~3 年以上者，可以全量照射。

（十）预后

早期子宫颈癌无论手术或放射治疗均能达到满意效果，5 年生存率分别为 I 期 90% ~100%，II 期 50% ~70%。而晚期子宫颈癌疗效差，III 期 30% ~50%，IV 期 10% 左右。总的 5 年生存率为 50% ~55%。

六、化学药物治疗

在以往的子宫颈癌的治疗中，化疗多用作中晚期或复发的姑息治疗，用以改善患者的生存质量，延长存活期。但近年来随着新辅助化疗及同步放化疗的开展，化疗在子宫颈癌的治疗中越来越显示出其重要性。

（一）术后辅助化疗

术后辅助化疗的目的是消灭残余的肿瘤细胞和亚临床微小病灶，降低其复发和远处转移的发生率。

术后辅助化疗的指征有：①肿瘤直径≥4cm。②有子宫旁浸润。③脉管内有癌栓。④盆腔或腹主动脉旁淋巴结转移。⑤腺癌、小细胞癌、透明细胞癌等特殊的病理类型。⑥手术切缘阳性。⑦肿瘤细胞分化差等。

1. 单药化疗（表 14 – 21）　单药化疗目前多用于放疗的增敏化疗，同步放化疗以及术前新辅助化疗。在目前已知的药物中，顺铂被认为是子宫颈癌最有效的单药，其次还有卡铂、氟尿嘧啶、异环磷酰胺等。

表 14 –21　子宫颈癌常用单药化疗的疗效

药物名称	有效例数/总数	有效率（%）
顺铂	190/815	23
卡铂	50/250	20
氟尿嘧啶	68/348	20
异环磷酰胺	35/157	22
CPT – 11	13/55	23
紫杉醇	9/52	17
长春新碱	10/55	18
二溴甜醇	23/102	23

2. 联合化疗　目前在子宫颈癌的术后辅助化疗中，多采用以顺铂为主的联合化疗。常用的联合化疗方案有 CF 方案（DDP + 5 – FU）（表 14 – 22）、PVB 方案（DDP + VCR + BLM）、BIP 方案（表 14 – 23）（BLM – IFO + DDP）等。

表 14 - 22　CF 方案（每 4 周重复）

药物名称	剂量	给药方式	实施计划
顺铂	30mg/（m² · d）	静滴	第 1～3d
5 - Fu	750mg/（m² · d）	静滴	第 1～5d

表 14 - 23　BIP 方案（每 4 周重复）

药物名称	剂量	给药方式	实施计划
博莱霉素	10mg/（m² · d）	静滴	第 1、第 8 天
异环磷酰胺	1.5g/（m² · d）	静滴	第 1～5d
顺铂	30mg/（m² · d）	静滴	第 1～3d

（二）新辅助化疗

新辅助化疗（neoadjuvant chemotherapy）是指在术前行 1～3 个疗程的化疗，用以消灭或减少亚临床微小病灶，缩小肿瘤体积，降低肿瘤的临床分期，从而降低手术难度，减少术中播散及术后复发、转移的概率。

在子宫颈癌的治疗中，新辅助化疗主要用于ⅠB和ⅡA期的患者，另外部分ⅡB期和局部晚期的患者亦可通过新辅助化疗达到临床降期，从而获得手术的机会。新辅助化疗在子宫颈癌的治疗中的作用已经得到初步的肯定。在 Napolitano 的一项报道中，在ⅠB和ⅡA期子宫颈癌患者中采用 PVB 方案（BLM + VCR + DDP）行新辅助化疗的患者，其 5 年无病生存率显著高于单纯手术或放疗的患者。另有报道说在局部晚期的患者中，新辅助化疗加手术治疗与单纯放疗相比，其 5 年生存率高出 14%。

目前用于子宫颈癌的新辅助化疗的常用药物有顺铂、氟尿嘧啶、博莱霉素、长春新碱、紫杉醇等。到目前为止，子宫颈癌的新辅助化疗多采用顺铂单药或顺铂与其他药物联合的化疗方案。常用的新辅助化疗方案有 CF 方案、PVB 方案、DDP + VCR 方案（表 14 - 24～表 14 - 25）等。

表 14 - 24　单药顺铂方案（每 3 周重复）

药物名称	剂量	给药方式	实施计划
顺铂	20mg/（m² · d）	静滴	第 1～5d

表 14 - 25　PVB 方案（每 3～4 周重复）

药物名称	剂量	给药方式	实施计划
博莱霉素	10mg/（m² · d）	静滴	第 1、第 8 天
长春新碱	1.4mg/（m² · d）	静滴	第 1 天
顺铂	30mg/（m² · d）	静滴	第 1～3d

另外目前还有人对肿块较大的局部晚期患者行动脉插管介入化疗的新辅助化疗，并取得了一定的成果，但因临床经验较少，目前还未广泛应用。常用的灌注药物有顺铂、吡柔比星等。

（三）姑息化疗（表14－26～表14－27）

大多数的ⅡB～Ⅳ期子宫颈癌患者没有手术治疗的机会，一般以放疗为主。但是通过姑息化疗＋放疗序贯治疗或用同步放化疗可使其中的部分患者生存期延长。在复发和有远处转移的子宫颈癌患者中，姑息化疗可以起到延长生存期和改善生活质量的作用。

姑息化疗多以联合化疗为主，常用的联合化疗方案有 CF 方案（DDP＋5－Fu）、BIP 方案（BLM＋IFO＋DDP）、PVB 方案（DDP＋VCR＋BLM）、CAP 方案（CTX＋ADM＋DDP）、TP 方案（Taxol＋DDP）等。

表14－26　CAP方案（每4周重复）

药物名称	剂量	给药方式	实施计划
环磷酰胺	400～600mg/（m² · d）	静滴	第1天
阿霉素	30～40mg/（m² · d）	静滴	第1天
或吡柔比星	50mg/（m² · d）	静滴	第1天
顺铂	30mg/（m² · d）	静滴	第1～3d

表14－27　TP方案（每4周重复）

药物名称	剂量	给药方式	实施计划
紫杉醇	135～175mg/（m² · d）	静滴	第1天
或多西紫杉醇	75mg/（m² · d）	静滴	第1天
顺铂	20mg/（m² · d）	静滴	第1～5d

另外，还有报道说吉西他滨、草酸铂等对中、晚期子宫颈癌亦有一定的疗效。

（王义平）

第五节　子宫内膜癌

子宫内膜癌（endometrial carcinoma）又称子宫体癌（carcinoma of uterine corpus），是指原发于子宫内膜的一组上皮性恶性肿瘤，其中多数为起源于内膜腺体的腺癌，称子宫内膜癌（adenocarcinoma of endomertriurn）或子宫内膜样腺癌（endomertrioid adenocarcinoma）。为女性生殖器3大恶性肿瘤之一，高发年龄为58～61岁，占女性生殖道恶性肿瘤的20%～30%，近年发病率有上升趋势，与子宫颈癌比较，已趋于接近甚至超过。

一、诊断

1. 病史　注意本病的高危因素如老年、肥胖，是否长期服用雌激素或他莫西芬，有无绝经延迟、不孕不育等病史，并需询问家族肿瘤史。一般将肥胖—高血压—糖尿病称为子宫内膜癌三联征。

2. 临床表现　根据上述症状、体征，即可疑为子宫内膜癌。绝经后再现不规则阴道流血或绝经过渡期妇女月经紊乱或应用雌激素治疗3个疗程后无效，均应除外内膜癌后，再按良性疾病处理。

3. B型超声检查　极早期时见子宫正常大，仅见宫腔线紊乱、中断。典型内膜癌声像图为子宫增大或绝经后子宫相对增大，宫腔内见实质不均回声区，形态不规则，宫腔线消失，有时见肌层内不规则回声紊乱区，边界不清，可做出肌层浸润程度的诊断。

4. 分段刮宫　是确诊内膜癌最常用、最可靠的方法。先用小刮匙环刮宫颈管，再进宫腔搔刮内膜，取得的刮出物分瓶标记送病理检查。分段刮宫操作要小心，以免穿孔，尤其当刮出多量豆腐渣组织初诊为内膜癌时，只要刮出物已足够送病理检查，即应停止操作。

5. 其他辅助诊断方法

（1）细胞学检查：仅从阴道后穹窿或宫颈管吸取分泌物作涂片寻找癌细胞，阳性率不高，用特制的宫腔吸管或宫腔刷放入宫腔，吸取分泌物找癌细胞，阳性率达90%。此法作为筛查，最后确诊仍需根据病理检查结果。

（2）宫腔镜检查：可直视宫腔。若有癌灶生长，能直接观察病灶大小、生长部位、形态，并可取活组织送病理检查。

（3）CA125、CT、MRI、淋巴造影等检查：有条件者可选用血清 CA125 检测，CT、MRI 和淋巴造影检查。

二、病理学分类与临床分期

（一）病理学分类

1. 巨检　病变多见于宫底部内膜，以子宫两角附近居多。依病变形态和范围如下。

（1）弥漫型：子宫内膜大部或全部为癌组织侵犯，癌灶常呈菜花样物从内膜表层长出并突向宫腔内，充满宫腔甚至脱出于宫口外。癌组织灰白或淡黄色，表面有出血、坏死，有时形成溃疡。虽广泛累及内膜，但较少浸润肌层，晚期侵犯肌壁全层并扩展至宫颈管，一旦癌灶阻塞宫颈管可导致宫腔积脓。

（2）局限型：癌灶局限于宫腔某部位，多见于宫底部或宫角部，呈息肉或小菜花状，表面有溃疡，易出血。极早期病变很小，诊刮可能将其刮净。局限型癌灶易侵犯肌层，有时病变虽小，但却已浸润深肌层。

2. 镜检　有多种细胞类型，较常见的有内膜样腺癌、腺癌伴鳞状上皮分化；特殊类型包括浆液性腺癌、透明细胞癌等。

（1）内膜样腺癌：约占80%。内膜腺体高度异常增生，上皮复层，并形成筛孔状结构。癌细胞异性明显，核大、不规则、深染，核分裂活跃，分化差的腺癌腺体少，腺结构消失，成实性癌块。国际妇产科联盟（FIGO，1988）提出内膜样癌组织3级分类法：Ⅰ级（高分化腺癌），非鳞状或桑葚状实性生长区域≤5%；Ⅱ级（中分化腺癌），非鳞状或桑葚状实性生长区域占6%~50%；Ⅲ级（低分化腺癌），非鳞状或桑葚状实性生长区域>50%。

（2）腺癌伴鳞状上皮分化：腺癌组织中含有鳞状上皮成分。按鳞状上皮的良恶性，良性为腺角化癌，恶性为鳞腺癌，介于两者之间称腺癌伴鳞状上皮不典型增生。

（3）浆液性腺癌：约占10%，复杂的乳头样结构，裂隙样腺体，明显的细胞复层和芽状结构形成，核异型性较大，约1/3患者伴砂粒体。恶性程度很高，易广泛累及肌层、脉管及淋巴。无明显肌层浸润时，也可能发生腹膜播散。常见于年老的晚期患者。

（4）透明细胞癌：约占4%，癌细胞呈实性片状、腺管状或乳头状排列，癌细胞胞浆丰富、透亮，核异型性居中，或由钉状细胞组成。恶性程度较高，易早期转移。

3. 腺癌组织学分级

G_1：高分化腺癌

G_2：中分化腺癌（有部分实质区域的腺癌）

G_3：低分化腺癌（大部分或全部为未分化癌）

（二）临床分期

至今仍用国际妇产科联盟 1971 年的临床分期，对手术治疗者采用手术—病理分期（表14-28）。

表 14-28　子宫内膜癌临床分期（FIGO，1971）

FIGO 分期	肿瘤范围
I 期	癌瘤局限于宫体
I$_A$	子宫腔长度 ≤8cm
I$_B$	子宫腔长度 >8cm
II 期	癌瘤累及子宫体及宫颈，但局限于子宫，无子宫外病变
III 期	癌瘤播散于子宫外，局限于盆腔内（阴道、宫旁组织可能受累，但未累及膀胱、直肠）
IV 期	癌瘤播散于盆腔内，累及膀胱及直肠（黏膜明显受累），或有盆腔外远处转移
IV$_A$	膀胱、直肠受累
IV$_B$	远处转移

1. 临床分期　有关分期的几点说明。

（1）由于子宫内膜癌现已采用手术分期，以前使用的分段诊刮来区分 I 期或 II 期的方法不再应用。

（2）少数患者开始选用放疗，仍使用 1971 年 FIGO 通过的临床分期，但应注明。

（3）肌层厚度应和癌瘤侵犯的深度同时测量。

2. 手术病理分期　FIGO 于 1988 年 10 月推荐使用子宫内膜癌之手术病理分期法（1989年后全面应用于临床）见表 14-29。

表 14-29　子宫内膜癌手术—病理分期（surgical pathologicasting）

FIGO 分期病理	组织学分级	肿瘤范围
I 期	I A　C_1，G_2，G_3	癌瘤局限于子宫内膜
	I B　G_1，G_2，G_3	癌瘤浸润深度 <1/2 肌层
	I C　G_1，G_2，G_3	癌瘤浸润深度 >1/2 肌层
II 期	II A　G_1，G_2，G_3	仅子宫颈内膜腺体受累
	II B　G_1，G_2，G_3	子宫颈间质受累
III 期	III A　G_1，G_2，G_3	癌瘤累及浆膜和（或）附件和（或）腹腔细胞学阳性
	III B　G_1，G_2，G_3	阴道转移
	III C　G_1，G_2，G_3	盆腔淋巴结和（或）腹主动脉淋巴结转移
IV 期	IV A　G_1，G_2，G_3	癌瘤侵及膀胱和（或）直肠黏膜
	IV B　G_1，G_2，G_3	远处转移，包括腹腔内转移和（或）腹股沟淋巴结转移

三、治疗原则、程序与方法选择

目前子宫内膜癌总的治疗原则：早期是以手术治疗为主，按分期及高危因素选择最适宜的辅助治疗；晚期患者则以综合治疗为主，根据病变部位及全身状况（年龄，有无内科并发症等）选择手术缩瘤，术后再辅以放射、化疗；或以放射治疗为主，辅以化疗及激素治疗。

（一）Ⅰ期

应施行手术分期。术式为经腹筋膜外子宫切除术及双附件切除术，盆腔及腹主动脉旁淋巴结和（或）取样术。有关手术范围及需要注意的几个问题。

（1）筋膜外子宫全切除术应完整切除子宫颈，不强调宫旁及阴道切除。

（2）术中剖视子宫，检查癌肿大小、部位、肌层受浸润深度，子宫颈峡部及双附件有无受累等（最好有冷冻检查结果）。

（3）腺癌 G_1，无肌层或浅肌层浸润，因淋巴转移 <1%，可不行淋巴结切除或取样。

（4）以下情况者应做腹主动脉旁淋巴结切除/取样。有可疑淋巴结长大或转移；子宫颈受累或附件包块疑有转移者（有子宫外病变存在）；特殊病理类型（浆液性乳头状癌、透明细胞癌、鳞癌等）；腺癌（G_3）；其他，癌肿累及宫腔 >1/2 或血清 CA125 有显著升高者。

（5）因临床Ⅰ期中的淋巴结转移多为组织学转移，如果无明显增大的淋巴结可进行系统淋巴结切除术，或分多区域淋巴结取样。若腹膜后淋巴结有明显增大，疑有转移，可取样送检，以明确有无淋巴结转移。

（6）腹腔镜行手术分期，及在腹腔镜协助下经阴道子宫和双附件切除术应用于子宫内膜癌Ⅰ期低危患者治疗，有分期可靠、损伤小、术后恢复快等优点，已较广泛地应用。

（7）术后辅助治疗选择见图 14－3。

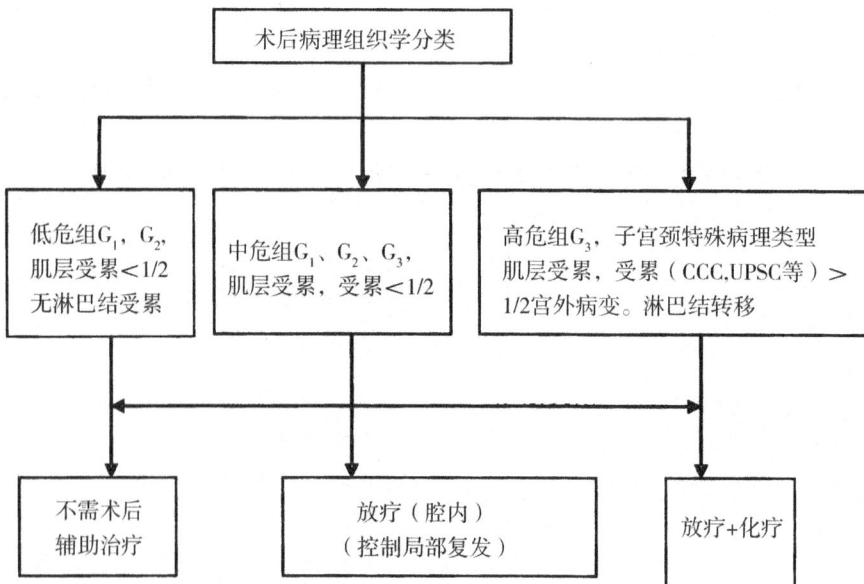

图 14－3　临床Ⅰ期术后辅助治疗选择

（二） Ⅱ期

手术治疗前可行 MRI 检查，了解有无膀胱受累可能，根据患者具体情况选用以下之一术式。

（1）广泛性子宫切除，双附件切除，盆腔、腹主动脉旁淋巴结切除/取样。

（2）若手术切除困难可术前放疗后行筋膜外子宫全切、双附件切除及淋巴结切除或取样，有缩小手术范围，减少术中、术后风险的优点，分期应按 1971 年临床分期。

（3）行子宫次广泛切除、双附件切除及淋巴结切除或取样。因子宫内膜癌临床 Ⅱ 期与术后病理分期符合率仅为 30% ~ 40%，故可行子宫次广泛手术，再根据病理结果，选用必要术后辅助治疗。

（三） Ⅲ期

应采用手术、化疗、放疗等综合治疗。若为附件包块，应先行探查及缩瘤术以明确诊断，尽可能切除肿瘤，为术后放疗及化疗创造条件。若为阴道及阴道旁转移，可先行盆腔外照射。完成放疗后，若病灶可能切除，应行探查并切除病灶。若为淋巴转移，可行局部放疗或化疗。

（四） Ⅳ期

多有盆腔外病灶，应首选全身化疗及激素治疗。近年报道（GOG）应用 AP 方案化疗与全腹放疗比较，其 5 年生存率优于全腹照射（55% vs 42%）。局部照射可用于控制盆腔病灶，改善症状。脑、骨转移灶多选用局部放射治疗。

（五）复发性子宫内膜癌

复发性子宫内膜癌是指子宫内膜癌患者首次治疗后肿瘤完全消失，3 个月后复发。未完成治疗或首次治疗后仍有残余肿瘤者不属于复发，而属于未控。复发癌的治疗比较困难。治疗方案应根据具体情况因人而异。

1. 手术治疗　复发癌的手术治疗取决于肿瘤的生物学特性、复发部位、病变范围及首次治疗的方法。如果单纯手术后阴道顶端复发者，可考虑局部切除或盆腔脏器切除，亦可阴道内放射治疗。对复发癌患者应严格选择盆腔脏器切除的适应证，盆腔脏器切除适用于中央型或穹窿复发，而无盆壁受累者，无上腹部或主动脉旁淋巴结转移的病例。术后并发症发生率为 80%，包括泌尿道瘘、肠瘘、盆腔脓肿、败血症、肺栓塞、脑血管意外等。患者生存时间为 7.36 个月，5 年生存率为 20%。因此认为，复发癌患者做全盆腔脏器切除并发症多，应严格掌握手术指征。

2. 放疗　关于阴道复发的机制目前尚有争论，在多数患者中，淋巴或静脉播散可能起重要作用。为此，有些学者认为子宫内膜癌单纯宫腔放疗是不够的，应用某种形式的阴道穹窿放射治疗，消灭已存在的转移，减少癌瘤在阴道内种植。至于是术前放疗，还是术后阴道放疗尚有争论，不少学者报道，两种治疗方式有同样的疗效，但也有人认为手术前放疗效果优于手术后放疗的疗效。复发性子宫内膜癌阴道穹窿复发而未曾作过放疗者可施行阴道内照射，B 点可达 20 ~ 30Gy，并结合全盆腔外照射，全盆腔照射量为 40 ~ 45Gy。宫旁复发者，如未做过放疗，亦可做全盆腔照射。

3. 化疗　对复发性子宫内膜癌常用的单一药物有氟尿嘧啶（5 - FU）、环磷酰胺（CTX）、苯丁酸氮芥、阿霉素（ADM）、顺铂（DDP），单一用药有效率为 10% ~ 40% 不等，其中以 DDP、CTX、表柔比星应用较多，疗效较为肯定。2003 年 FIGO 推荐使用的化疗药物有紫杉醇、ADM 和 DDP。美国妇科肿瘤协作组（GOG）报道，用 ADM $60mg/m^2$，静脉注射，每 3 周 1 次，治疗晚期及复发子宫内膜癌患者，有效率达 37.2%，病情稳定者达 30.2%。另外，有报道 DDP $50\sim60mg/m^2$，每 3 周 1 次，有效率达 20%~25%。

四、外科手术治疗

（一）手术目的及术式的选择

1. 手术目的

（1）进行全面的手术—病理分期，探查确定病变的真实范围及确定预后相关的重要因素。

（2）切除癌变子宫及其他有可能存在转移病灶（包括附件、腹膜后淋巴结等）。

2. 术式选择依据

（1）术前临床分期及评估，包括妇科检查，分段诊刮病理检查结果及其他辅助检查。

（2）术中探查发现，包括腹腔冲洗液细胞学检查，剖视子宫肉眼检查及冰冻切片检查结果。

（3）患者年龄、全身健康状况、有无内科并发症等具体情况，决定术式或手术范围。

3. 术前评估　子宫内膜样腺癌高分化（G_1）、中分化（G_2），MRI（或 CT）检查无子宫颈及肌层受累。无淋巴结可疑长大者属低危组腺癌 G_3，有深肌层或子宫颈受累，淋巴结长大可疑转移，特殊病理类型如透明细胞癌、浆液性乳头状癌、未分化癌等属高危组。对术前评估为高危组患者应送至条件好、有较强医疗技术医院治疗。高危组患者应行完全分期手术。

（二）手术分期步骤（图 14-4）

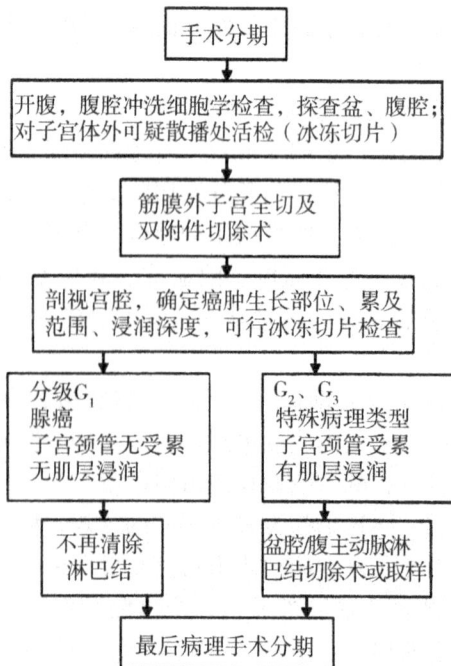

图 14-4　子宫内膜癌临床 I 期的手术—病理分期步骤

（三）手术方式、手术范围及适应证

1. 筋膜外全子宫切除加双附件切除术

（1）手术范围：筋膜外全子宫切除术，又称Ⅰ型（类）扩大子宫切除术，于子宫筋膜外切除子宫。其目的是保证切除全部子宫颈组织，属宫体癌患者同时切除阴道1~2cm及双附件。

（2）适应证：主要适用于Ⅰ期低危患者：①1级、2级病变，小于1/2肌层浸润。②3级病变，无肌层浸润。③无子宫颈及峡部受累。④腹腔细胞学阴性。⑤无淋巴受累（未触及可疑转移淋巴结）。⑥无腹腔内转移。

2. 筋膜外全子宫加双附件加选择性盆腔及腹主动脉旁淋巴结切除术

（1）手术范围：除于子宫颈筋膜外切除子宫及阴道1~2cm外，同时切除双侧附件，选择性切除盆腔及腹主动脉旁淋巴结。

所谓选择性盆腔淋巴结切除，是指不像子宫颈癌标准的盆腔淋巴结切除那样彻底，不需打开血管鞘，不检查血管后方，一般只作分区切除。盆腔每一区域均切除几个淋巴结，这样也可有效发现镜下转移，提供重要的预后资料，以制订有针对性的治疗措施，并有手术时间短、失血少等优点。手术步骤可参照子宫颈癌标准的盆腔淋巴结切除术。

所谓选择性腹主动脉旁淋巴结切除，是指仅切除腹主动脉、腔静脉前、左右侧及动静脉间淋巴结，不需要切除血管后方的淋巴结。作选择性腹主动脉旁淋巴结切除时，先将小肠推入上腹部，然后打开髂总动脉上段和主动脉下段表面的腹膜，暴露腹主动脉和腔静脉。在主动脉分叉处开始切除，然后向头侧延伸。切除的上界，除非探查到高于此水平的淋巴结，一般在十二指肠的第二、第三部分水平，使用这种方法可获得5~20个淋巴结送检。

（2）适应证：①除低危的Ⅰ期患者外的其他Ⅰ期。②隐性Ⅱ期（临床所见子宫颈正常，但有镜下浸润）。

具体指征包括：①病变1级、2级，肌层浸润大于1/2，病变3级。②透明细胞癌及乳头状浆液腺癌。③子宫颈或峡部受累。④宫腔病变超过50%。

3. 根治性子宫切除及选择性盆腔和腹主动脉旁淋巴结切除术

（1）手术范围：行广泛性子宫切除（Ⅲ型扩大子宫切除或次广泛子宫切除，Ⅱ型扩大子宫切除），同时选择性盆腔和腹主动脉旁淋巴结切除。

（2）适应证：在子宫内膜癌的处理中，根治性子宫切除所起的作用肯定是有限的，其常见的适应证为：①累及整个子宫颈，体质及医疗条件均能胜任根治性手术者。②子宫颈癌患者，放疗后又发生内膜癌，这些患者常有子宫外转移。③少数有危险因素存在而拒绝放疗的患者。④具有放疗的相对禁忌证（伴发卵巢肿瘤）。

4. 肿瘤细胞减灭术

（1）手术范围：包括筋膜外全子宫切除及双附件切除；腹盆腔转移病灶的切除。有条件时选择性地切除盆腔淋巴结及腹主动脉旁淋巴结。

（2）适应证选择性应用于Ⅲ~Ⅳ期患者：肿瘤细胞减灭术虽不是晚期子宫内膜癌（Ⅲ期及以上）常规手术，但仍常施行。手术范围除子宫及双附件之外还包括大网膜和肉眼所见的所有病灶，术后尽早放、化疗。术后残余肿瘤直径小于或等于2cm者称理想肿瘤细胞减灭术。为了获得理想的肿瘤细胞减灭术，有时需要行肠段切除、膀胱及输尿管部分切除，甚至行腹股沟淋巴结切除。腹腔外转移灶（除腹股沟外）不宜行肿瘤细胞减灭术，而采取非手术治疗。

（四）手术并发症

内膜癌患者手术治疗（如子宫切除术）的危险很小，但与是否合并有其他情况如肥胖、糖尿病、心血管疾病以及年龄等因素有关。实际上，上述因素若加在一起，如说患有高血压和糖尿病的患者同时又肥胖，则手术的危险性增加。至于手术时间、失血量和并发症方面，则在很大程度上取决于患者的体重、年龄和手术者的水平。但即使上述条件较合适，手术者操作较熟练，手术时间也至少需要 30 ~ 45min，失血量为 60 ~ 150ml。手术分期的最大危险是出血量增加（与血管损伤有关）。静脉栓塞或小肠梗阻虽不常见，但在大样本资料中有报道，静脉栓塞的发生率是 5%，分期手术大约是非盆腔和腹主动脉淋巴结清扫组的 2 倍。放疗患者所遇到的并发症主要是小肠梗阻问题。单纯子宫全切的患者与手术分期患者的并发症发生率相似，二者若术前接受过放疗，则毫无疑问，其并发症发生率增加。如果淋巴结清扫范围较大，可形成慢性淋巴水肿，特别是曾接受过盆腔放疗的患者。

五、放射治疗

放射治疗是子宫内膜癌的有效治疗手段之一，可以单独使用，也可以配合手术治疗。

（一）放射治疗的适应证

1. 单纯放射治疗　适于各期子宫内膜癌的治疗。

2. 术前放射治疗

（1）Ⅰ、Ⅱ期：术前给半量腔内照射（包括阴道腔内照射），照射后 2 周内手术。

（2）Ⅲ、Ⅳ期：应以放疗为主，经予全量的腔内及体外照射，疗后 8 ~ 10 周仍有肿瘤残存有手术可能者行手术探查，争取根治切除或减瘤术。

3. 术后放射治疗

（1）Ⅰ A 期 G_1、G_3 及 Ⅰ B 期 G_1、G_2 者术后不需放射治疗。

（2）Ⅰ B 期 G_3 及 Ⅰ C 期以晚者、盆腔淋巴结阳性者应加盆腔大野照射 45 ~ 50Gy。腹主动脉旁淋巴结阳性者应另加腹主动脉旁照射。

（3）Ⅱ期患者阴道切除不足者（不足 2cm）应加阴道腔内照射，局部剂量不应低于 30Gy。

（4）Ⅳ期患者则根据病变情况采取个别对待的原则进行治疗。

（二）放射技术

1. 腔内照射　用于子宫内膜癌原发区的治疗，包括子宫腔、子宫颈及阴道。重点照射在子宫腔。常用后装腔内放疗技术如下。

（1）后装子宫腔单管照射将子宫腔容器置于子宫腔内，根据深度及治疗需要决定子宫腔放射源移动长度，放射源停留时间，形成与子宫腔形态相似的倒梨形剂量分布曲线，剂量参考点为子宫肌层。每周 1 次，每次 10Gy，分 4 ~ 5 次进行，子宫肌层剂量应争取达到 50Gy以上。如阴道内有明显转移块，局部应按阴道癌进行照射。

（2）后装黑曼式子宫腔填塞技术根据子宫腔大小充填 6 ~ 10 个源束。治疗前用 B 超检查源束位置的正确性。剂量参考点 My：子宫腔中轴顶点向下 2cm，旁开 2cm，每次 10Gy，间隔 10 天，共 6 次。

2. 体外照射　主要负责子宫内膜癌蔓延及转移区的治疗，即盆腔淋巴区和腹主动脉淋巴区。

（1）盆腔照射前后野相对垂直照射：上界为腰 5 水平，下界在闭孔下缘，两侧缘在髂前上棘附近（骨盆最大径外 2cm 左右）。B 点剂量一般给（40～50）Gy/（4～5）周。

（2）腹主动脉旁照射：是否行腹主动脉旁区照射，意见不一，当腹主动脉旁淋巴结阳性时放疗是必要的，剂量 40～50Gy/（5～6）周。

（3）盒式技术：由前两野及两个侧野组成，侧野前界达耻骨联合，后界达骶 2～3 交界处。

（4）适形照射对某些局部病灶或复发病灶进行适形放疗，有时剂量可达根治量，正常组织受照射剂量小，减少并发症的发生。

（三）放射并发症

以膀胱及直肠损伤为主，包括膀胱直肠炎及出血。一般严重的并发症是比较少的个别现象。

（四）预后

子宫内膜癌总的 5 年生存率为 65.1%。其中Ⅰ期 72.3%，Ⅱ期 56.4%，Ⅲ期 31.5%，Ⅳ期 10.5%。

六、化学药物治疗

对于Ⅰ期、Ⅱ期的子宫内膜癌患者，单纯手术或手术＋放疗就可以取得很好的疗效，而对于晚期或复发的子宫内膜癌患者，虽然采用手术、放化疗及内分泌等联合治疗手段可取得一定的疗效，但整体效果较差。大多数患者的反应期和存活期均较短，故化疗在子宫内膜癌的治疗中处于辅助地位，以多次辅助、姑息化疗为主。

1. 单药化疗　由于子宫内膜癌多见于高龄女性，患者常合并有高血压、肥胖、糖尿病及心脏病等情况，对化疗的耐受性差。单药化疗的反应相对较轻，故单药化疗在子宫内膜癌的治疗中较常应用。常用的药物包括卡铂（CBP）、顺铂（DDP）、阿霉素（ADM）、5 - Fu、长春新碱（VCR）等。其中卡铂、顺铂及阿霉素被认为是疗效相对较好的，5 - Fu 则是对子宫内膜癌有效的唯一抗代谢药，见表 14 - 30。

表 14 - 30　子宫内膜癌单药化疗的疗效

药物名称	有效例数/总数	有效率（%）
卡铂，（CBP）	14/49	29
顺铂（DDP）	29/127	23
氟尿嘧啶（5 - Fu）	10/43	23
阿霉素（ADM）	49/188	26
长春新碱（VCR）	6/38	16
六甲嘧胺（HMM）	9/54	17

2. 联合化疗　对于一般情况相对较好的晚期或复发的子宫内膜癌患者多采用联合化疗治疗。常用的联合化疗方案有 AP 方案（阿霉素＋顺铂），AEP 方案（阿霉素＋足叶乙苷＋

顺铂），紫杉醇＋卡铂方案＋EPF方案（足叶乙甙＋顺铂＋5－Fu）等，见表14－31～表14－34。

表14－31　AP方案（每3～4周重复）

药物名称	剂量	给药方式	实施计划
阿霉素	$50mg/m^2$	静滴	第1天
顺铂	$30mg/（m^2 \cdot d）$	静滴	第1～3d

表14－32　AEP方案

药物名称	剂量	给药方式	实施计划
阿霉素	$40mg/m^2$	静滴	第1天
足叶乙甙	$75mg/（m^2 \cdot d）$	静滴	第1～3d
顺铂	$30mg/（m^2 \cdot d）$	静滴	第1～3d

注：此方案同时口服甲地孕酮160mg/d，足叶乙甙单药对子宫内膜癌疗效差，但联合顺铂时则对肿瘤有协同作用。有临床实验表明，此方案比AP方案疗效更好，但毒副作用亦较大。

表14－33　Taxol＋CBP方案（每4周重复）

药物名称	剂量	给药方式	实施计划
紫杉醇	$135～175mg/m^2$	静滴	第1天
卡铂	$100mg/（m^2 \cdot d）$	静滴	第1～3d

注：紫杉醇要行预处理，此方案的骨髓抑制较重，反应期监测血象。

表14－34　EPF方案

药物名称	剂量	给药方式	实施计划
足叶乙甙	$75mg/（m^2 \cdot d）$	静滴	第1～3d
顺铂	$30mg（m^2 \cdot d）$	静滴	第1～3d
5－Fu	$600mg/（m^2 \cdot d）$	静滴	第1～3d

由于子宫内膜癌的化疗效果相对较差，目前已有多种新药及新方案正在临床实验中，以期取得更好的疗效。

七、内分泌治疗

用内分泌方法治疗子宫内膜癌的临床实践最早开始于20世纪60年代，在这以后的多项临床研究都表明内分泌治疗对子宫内膜癌具有一定的疗效。多用于晚期或复发患者，以高效药物、大剂量、长疗效为好，4～6周可显效。对癌瘤分化良好、孕激素受体阳性者疗效好，对远处复发者疗效优于盆腔复发。治疗时间尚无统一看法，但至少应用药1～2年以上。总有效率25%～30%，可延长患者的无进展生存期，对生存率无影响。目前Ⅰ期患者术后已不采用孕激素做辅助治疗。临床常用的药物有孕激素和雌激素受体拮抗剂。

1. **孕激素治疗**　孕激素治疗子宫内膜癌主要应用于孕激素受体和雌激素受体阳性的患者，或做为转移复发的高分化腺癌的辅助治疗。Piver等报道对腹腔内有恶性细胞的子宫内膜癌患者应用黄体酮取得了明显的疗效。常用的孕激素有孕酮、己酸孕酮、甲地孕酮等。

（1）己酸孕酮：注射油剂为 125 ~ 250mg/ml。用法：500mg/d，肌注，共 1 个月，以后改 250mg/d，连续使用 2 个月以上。另有：500mg/次，每周 2 次，连续使用 3 ~ 6 个月。

（2）醋酸甲羟孕酮：简称甲孕酮 MPA。片剂：100mg/片，500mg/片；注射剂：50mg/ml。用法：400mg/d，肌注，使用 7 天后，改为每周 3 次或 100 ~ 300mg/d，口服，显效后长期维持。

（3）醋酸甲地孕酮：片剂 160mg/片。用法：160mg/d，1 次或分次口服。

2. 雌激素受体拮抗剂治疗　1989 年 Quinn 等报道用他莫昔芬治疗晚期、复发的子宫内膜癌有效率为 10/49（20%）。其中 6 例 CR，4 例 PR，其中反应者中位存活期 34 个月，而非反应者为 6 个月。说明他莫昔芬对子宫内膜癌有一定的疗效，并认为他莫昔芬可以加深孕激素治疗的活性，建议为受体阳性或分化好的 I 期、II 期子宫内膜癌采用孕激素和他莫昔芬联合的激素治疗。一般剂量 20 ~ 40mg/d。用法：①与孕激素和细胞毒抗肿瘤药物同用，或间隔使用。②单独使用或与孕激素同用，或交替使用。③孕激素治疗无效时用 TMX。

（王义平）

参考文献

[1] 连丽娟. 林巧稚妇科肿瘤学. 北京：人民卫生出版社，2013.

[2] 刘元姣，贺翔. 妇产科速查. 北京：北京科学技术出版社，2015.

[3] 谢幸，苟文丽. 妇产科学（第 8 版）. 北京：人民卫生出版社，2014.

[4] 郭媛. 临床笔记妇产科. 济南：山东科学技术出版社，2015.

[5] 郑勤田，刘慧姝. 妇产科手册. 北京：人民卫生出版社，2015.

[6] 华克勤，丰有吉. 实用妇产科学（第 3 版）. 北京：人民卫生出版社，2013.

[7] 冯琼，廖灿. 妇产科诊疗流程. 北京：人民军医出版社，2014.

第十五章

血液内科肿瘤

第一节　霍奇金淋巴瘤

霍奇金淋巴瘤（hodgkin lymphoma，HL）是恶性淋巴瘤的一个独特类型。其特点为：临床上病变往往从一个或一组淋巴结开始，逐渐由邻近的淋巴结向远处扩散。原发于结外淋巴组织的少见；瘤组织成分多样，但都含有一种独特的瘤巨细胞即 Reed - Sternmberg 细胞（R - S 细胞）；R - S 细胞来源于 B 淋巴细胞。

霍奇金淋巴瘤在欧美各国发病率高（1.6~3.4）/10 万；在我国发病率较低男性（0~0.6）/10 万，女性（0.1~0.4）/10 万。

一、病因

霍奇金淋巴瘤病因不明，可能与以下因素有关：EB 病毒的病因研究最受关注，约 50% 患者的 RS 细胞中可检出 EB 病毒基因组片段，细菌因素，环境因素，遗传因素和免疫因素有关。

二、诊断

霍奇金淋巴瘤（HL）主要侵犯淋巴系统，年轻人多见，早期临床进展缓慢，主要表现为浅表淋巴结肿大。与 NHL 病变跳跃性发展不同，HL 病变沿淋巴结引流方向扩散。由于病变侵犯部位不同，其临床表现各异。

1. 症状

（1）初发症状与淋巴结肿大：慢性、进行性、无痛性浅表淋巴结肿大为最常见的首发症状，中国医学科学院肿瘤医院 5101 例 HL 统计表明，HL 原发于淋巴结内占 78.2%，原发于结外者占 20.2%。结内病变以颈部和隔上淋巴结肿大最为多见，其次见于腋下和腹股沟，其他部位较少受侵。有文献报道，首发于颈部淋巴结者可达 60%~80%。淋巴结触诊质韧、饱满、边缘清楚，早期可活动，晚期相互融合，少数与皮肤粘连可出现破溃等表现；体积大小不等，大者直径可达数十厘米，有些患者淋巴结可随发热而增大，热退后缩小。根据病变累及的部位不同，可出现相应淋巴结区的局部症状和压迫症状；结外病变则可出现累及器官的相应症状。

（2）全身症状：主要为发热、盗汗和体重减轻，其次为皮肤瘙痒和乏力。发热可以表现为任何形式，包括持续低热、不规则间歇性发热或偶尔高热，抗感染治疗多无效。约15%的 HL 患者表现为周期性发热，也称为 Murchison - Pel - Ebstern 热。其特点为：体温逐渐上升，波动于 38～40℃数天，不经治疗可逐渐降至正常，经过 10d 或更长时间的间歇期，体温再次上升，如此周而复始，并逐渐缩短间歇期。患者发热时周身不适、乏力和食欲减退，体温下降后立感轻快。盗汗、明显消瘦和皮肤瘙痒均为较常见的症状，瘙痒初见于局部，可渐发展至全身，开始轻度瘙痒，表皮脱落，皮肤增厚，严重时可因抓破皮肤引起感染和皮肤色素沉着。饮酒痛为另一特殊症状，即饮酒后出现肿瘤部位疼痛，常于饮酒后数分钟至几小时内发生，机制不清。

（3）压迫症状：深部淋巴结肿大早期无明显症状，晚期多表现为相应的压迫症状：如纵隔淋巴结肿大，可以压迫上腔静脉，引起上腔静脉压迫综合征；也可压迫食管和气管，引起吞咽受阻和呼吸困难；或压迫喉返神经引起麻痹声嘶等；病变也可侵犯肺和心包。腹腔淋巴结肿大，可挤压胃肠道引起肠梗阻；压迫输尿管可引起肾盂积水，导致尿毒症。韦氏环（包括扁桃体、鼻咽部和舌根部）肿大，可有破溃或疼痛，影响进食、呼吸或出现鼻塞，肿块触之有一定硬度，常累及颈部淋巴结，抗炎治疗多无效。

（4）淋巴结外受累：原发结外淋巴瘤（primary extranodal lymphoma，PENL）由于受侵部位和器官不同临床表现多样，并缺乏特异性症状、体征，容易造成误诊或漏诊。有人曾报PENL 误诊率高达 50%～60%，直接影响正确诊断与治疗，应引起足够重视。原发于结外的HL 是否存在一直有争议，HL 结外受累率明显低于 NHL，以脾脏、肺脏等略多见。

1）脾脏病变：脾原发性淋巴瘤占淋巴瘤发病率不到 1%，且多为 NHL，临床诊断脾脏原发 HL 应十分小心，HL 脾脏受累较多见，约占 1/3。临床上判断 HL 是否累及脾脏可依据查体及影像学检查，确诊往往要采用剖腹探查术和脾切除，但由于是有创操作，多数患者并不接受此方式，临床也较少采用。

2）肝脏病变：首发于肝的 HL 极罕见，随病程进展，晚期侵犯肝者较多见，可出现黄疸、腹水。因肝脏病变常呈弥漫性，CT 检查常不易诊断；有时呈占位性病变，经肝穿刺活检或剖腹探查可确诊。临床表现为肝脏弥漫性肿大，质地中等硬度，少数可扪及结节，肝功检查多正常，严重者可有肝功异常。

3）胃肠道病变：HL 仅占胃肠道 ML 的 1.5% 左右。其临床表现与胃肠道其他肿瘤无明显区别。病变多累及小肠和胃，其他如食管、结肠、直肠、胰腺等部位较少见。临床症状常为腹痛、腹部包块、呕吐、呕血、黑便等。胃 HL 可形成较大肿块，X 射线造影显示广泛的充盈缺损和巨大溃疡。与胃 HL 相比，小肠 HL 病程较短，症状也较明显，80% 表现为腹痛；晚期可有小肠梗阻表现，甚至可发生肠穿孔和肠套叠。

4）肺部病变：HL 累及肺部较 NHL 常见，以结节硬化型（NS）多见，女性和老年患者多见。病变多见于气管或主支气管周围淋巴结，原发 HL 累及肺实质或胸膜，病变压迫淋巴管或致静脉阻塞时可见胸腔积液。临床患者可表现呼吸道和全身症状，如刺激性干咳、黏液痰、气促和胸闷、呼吸困难、胸痛、咯血，少数可出现声音嘶哑或上腔静脉综合征；约一半患者出现体重减轻、发热、盗汗等症状。由于肺 HL 形态多变，应注意与放射治疗及化疗所致的肺损伤，以及肺部感染相区别。肺原发 HL 极少见，必须有病理学典型 HL 改变，病变局限于肺，无肺门淋巴结或仅有肺门小淋巴结以及排除其他部位受侵才可诊断。

5）心脏病变：心脏受侵极罕见，但心包积液可由邻近纵隔 HL 直接浸润所致。可出现胸闷、气促、上腔静脉压迫综合征、心律失常及非特异性心电图等表现。

6）皮肤损害：皮肤 HL 多继发于系统性疾病，原发者罕见。有报道 HL 合并皮肤侵犯的发生率为 0.5%，而原发性皮肤霍奇金淋巴瘤（primary cutaneous HL，PCHL）约占霍奇金淋巴瘤的 0.06%。HL 累及皮肤通常表明病变已进入第Ⅳ期，预后很差。而 PCHL 临床进展缓慢，一般不侵及内脏器官，预后相对较好。

7）骨骼、骨髓病变：骨的 HL 甚少见，占 0~5%。见于疾病进展期血源性播散，或由于局部淋巴结病变扩散到邻近骨骼。多见于胸椎、腰椎、骨盆，肋骨和颅骨次之，病变多为溶骨性改变。临床主要表现为骨骼疼痛，部分病例可有局部发热、肿胀或触及软组织肿块。HL 累及骨髓较 NHI 少见，文献报道为 9%~14%，但在尸检中可达 30%~50%。多部位穿刺可提高阳性率。

8）神经系统病变：多见于 NHL，HL 少见。HL 引起中枢神经系统损害多发生在晚期，其中以脊髓压迫症最常见，也可有脑内病变。临床可表现为头痛、颅内压增高、癫痫样发作、脑神经麻痹等。

9）泌尿系统病变：HL 较 NHL 少见。肾脏受侵多为双侧结节型浸润，可引起肾肿大、高血压及尿毒症。原发于膀胱病变也很少见。

10）其他部位损害：少见部位还有扁桃体、鼻咽部、胸腺、前列腺、肾上腺等器官，而生殖系统恶性淋巴瘤几乎皆为 NHL。类脂质肾病的肾脏综合征是一种霍奇金淋巴瘤的少见表现，并且偶尔伴有免疫复合物沉积于肾小球，临床上表现为血尿、蛋白尿、低蛋白血症、高脂血症、水肿。

2. 体征　慢性、进行性、无痛性淋巴结肿大为主要体征。

3. 检查

（1）血液和骨髓检查：HL 常有轻或中等贫血，少数白细胞轻度或明显增加，伴中性粒细胞增多。约 1/5 患者嗜酸性粒细胞升高。骨髓被广泛浸润或发生脾功能亢进时，可有全血细胞减少。骨髓涂片找到 RS 细胞是 HL 骨髓浸润依据。骨髓浸润大多由血源播散而来，骨髓穿刺涂片阳性率仅 3%，但活检法可提高至 9%~22%。

NHL 白细胞数多正常，伴有淋巴细胞绝对和相对增多。晚期并发急性淋巴瘤细胞白血病时可呈现白血病样血象和骨髓象。

（2）化验检查：疾病活动期有血沉加快，血清乳酸脱氢酶活性增高。乳酸脱氢酶升高提示预后不良。当血清碱性磷酸酶活力或血钙增加，提示骨骼累及。B 细胞 NHL 可并发抗人球蛋白试验阳性或阴性的溶血性贫血，少数可出现单克隆 IgG 或 IgM。必要时可行脑脊液的检查。

（3）彩超检查：浅表淋巴结的检查，腹腔、盆腔的淋巴结检查。

（4）胸部摄片检查：了解纵隔增宽、肺门增大、胸水及肺部病灶情况。

（5）胸部、腹腔和盆腔的 CT 检查：胸部 CT 可确定纵隔与肺门淋巴结肿大。CT 阳性符合率 65%，阴性符合率 92%。因为淋巴造影能显示结构破坏，而 CT 仅从淋巴结肿大程度上来判断。但 CT 不仅能显示腹主动脉旁淋巴结，而且还能显示淋巴造影所不能检查到的脾门，肝门和肠系膜淋巴结等受累情况，同时还显示肝、脾、肾受累的情况，所以 CT 是腹部检查首选的方法。CT 阴性而临床上怀疑时，才考虑做下肢淋巴造影。彩超检查准确性不及

CT，重复性差，受肠气干扰较严重，但在无 CT 设备时仍不失是一种较好检查方法。

（6）胸部、腹腔和盆腔的 MRI 检查：MRI 检查只能查出单发或多发结节，对弥漫浸润或粟粒样小病灶难以发现。一般认为有两种以上影像诊断同时显示实质性占位病变时才能确定肝脾受累。

（7）PET - CT 检查：PET PET - CT 检查可以显示淋巴瘤或淋巴瘤残留病灶。是一种根据生化影像来进行肿瘤定性诊断的方法。

（8）病理学检查：

1）淋巴结活检、印片：选取较大的淋巴结，完整地取出，避免挤压，切开后在玻片上做淋巴结印片，然后置固定液中。淋巴结印片 wright's 染色后做细胞病理形态学检查，固定的淋巴结经切片和 HE 染色后作组织病理学检查。深部淋巴结可依靠 B 超或 CT 引导下细针穿刺涂片做细胞病理形态学检查。

2）淋巴细胞分化抗原检测：测定淋巴瘤细胞免疫表型可以区分 B 细胞或 T 细胞免疫表型，NHL 大部分为 B 细胞性。还可根据细胞表面的分化抗原了解淋巴瘤细胞的成熟程度。

3）染色体易位检查：有助 NHL 分型诊断。t（14：18）是滤泡细胞淋巴瘤的标记，t（8：14）是 Burkitt 淋巴瘤的标记，t（11：14）是外套细胞淋巴瘤的标记，t（2：5）是 kH$^+$（CD30$^+$）间变性大细胞淋巴瘤的标记，3q27 异常是弥漫性大细胞淋巴瘤的染色体标志。

4）基因重排：确诊淋巴瘤有疑难者可应用 PCR 技术检测 T 细胞受体（TCR）基因重排和 B 细胞 H 链的基因重排。还可应用 PCR 技术检测 bcl - 2 基因等为分型提供依据。

（9）剖腹探查：一般不易接受，但必须为诊断及临床分期提供可靠依据时，如发热待查病例，临床高度怀疑淋巴瘤，彩超发现有腹腔淋巴结肿大，但无浅表淋巴结或病灶可供活检的情况下，为肯定诊断，或准备单用扩大照射治疗 HL 前，为明确分期诊断，有时需要剖腹探查，在取淋巴结标本同时切除脾做组织病理学检查。

4. 诊断　霍奇金淋巴瘤的诊断主要依靠淋巴结肿大的临床表现和组织活检结果。霍奇金淋巴瘤的诊断应包括病理诊断和临床分期诊断。

（1）结节性淋巴细胞为主型霍奇金淋巴瘤（NLPHL）病理诊断要点：

1）满足 HL 的基本标准，即散在大细胞 + 反应性细胞背景。

2）至少有一个典型的大结节。

3）必须见到 L&H 细胞。

4）背景中的细胞是小淋巴细胞和组织细胞，没有嗜中性和嗜酸粒细胞。

5）L&LH 细胞总是呈 LCA$^+$、CD20$^+$、CD15、CD30$^-$，L&H 细胞周围有大量 CD3$^+$ 和 CD57$^+$ 细胞围绕。

（2）经典型霍奇金淋巴瘤 CHL 病理诊断要点：

1）散在大细胞 + 反应性细胞背景。

2）大细胞（HRS 细胞）：主要为典型 RS 细胞、单核型和多核型 RS 细胞。

3）混合性反应性背景：中性粒细胞、嗜酸粒细胞、组织细胞和浆细胞等。

4）弥漫性为主，可有结节样结构，但无硬化纤维带包绕和包膜增厚。

5）HRS 细胞总是 CD30$^+$，多数呈 CD15$^+$，少数呈 CD20$^+$，极少出现 EMA$^+$。

6）绝大多数有 EBV 感染，即 EBER$^+$ 和 LMPI$^+$。

5. 鉴别诊断

（1）病理鉴别诊断：

1）结节性淋巴细胞为主型霍奇金淋巴瘤 NLPHL 与富于淋巴细胞型霍奇金淋巴瘤 LRHL 相鉴别。

LRHL 有两种组织形式：结节性和弥漫性。当呈结节性生长时很容易与 NLPHL 混淆。

2）富于 T 细胞的 B 细胞淋巴瘤 TCRBCL 与结节性淋巴细胞为主型霍奇金淋巴瘤 NLPHL 相鉴别。

NLPHL 的结节明显时，鉴别很容易。根据现在 WHO 的标准，在弥漫性病变中只要找到一个具有典型 NLPHL 特征的结节就足以排除 TCRBCL。但结节不明显或完全呈弥漫性生长时，应与 TCRBCL 鉴别。

3）生发中心进行性转化（PTGC）与结节性淋巴细胞为主型霍奇金淋巴瘤 NLPHL 相鉴别。

由于 PTGC 结节形态与 NLPHL 结节相似，二者也常出现在同一淋巴结，因此应做鉴别。PTGC 是由于长期持续的淋巴滤泡增生而变大的，套区小淋巴细胞突破并进入生发中心，生发中心内原有的中心细胞和中心母细胞被分割挤压，但常能见到残留的生发中心细胞（CDIO$^+$），没有 L&H 细胞。

4）结节性淋巴细胞为主型霍奇金淋巴瘤 NLPHL 与经典型霍奇金淋巴瘤 CHL 相鉴别。

结节性淋巴细胞为主型与经典 HL 不同，NLPHL 的 RS 细胞为 CD45$^+$，表达 B 细胞相关抗原（CD19，CD20，CD22 和 CD79）和上皮膜抗原，但不表达 CD15 和 CD30。应用常规技术处理，NLPHL 病例中免疫球蛋白通常为阴性。L&H 细胞也表达由 bcl-6 基因编码的核蛋白质，这与正常生发中心的 B 细胞发育有关。

NLPHL 结节实际上是转化的滤泡或生发中心。结节中的小淋巴细胞是具有套区表型（IgM$^+$ 和 IgG$^+$）的多克隆 B 细胞和大量 T 细胞的混合物，很多 T 细胞为 CD57$^+$，与正常或 PTGC 中的 T 细胞相似。NLPHL，中的 T 细胞含有显著增大的不规则细胞核，类似中心细胞，往往呈小灶性聚集，使滤泡呈破裂状或不规则轮廓。NLPHL 中的 T 细胞多聚集在肿瘤性 B 细胞周围，形成戒指状、玫瑰花结状或项圈状。尽管几个报道表明，围绕爆米花样细胞的 T 细胞大多为 CD57$^+$，但玫瑰花结中缺乏 CD57$^+$ 细胞也不能否定 NLPHL 的诊断。在结节中，滤泡树突状细胞（FDC）组成了明显的中心性网。滤泡间区含有大量 T 细胞，当出现弥散区域时，背景淋巴细胞仍然主要是 T 细胞，但 FDC 网消失。Ig 和 TCR 基因为胚系，EBV 常阴性。但是，经典型霍奇金淋巴瘤常常没有这些特征，具体见表 15-1。

（2）临床鉴别诊断：传染性单核细胞增多症（infectious mononucleosis，IM）IM 是 EBV 的急性感染性疾病，起病急，突然出现头痛、咽痛、高热，接着淋巴结肿大伴压痛，血常规白细胞不升高，甚至有些偏低，外周血中可见异型淋巴细胞，EBV 抗体滴度可增高。患者就诊时病史多在 1~2 周，有该病史者发生 HL 的危险性增高 2~4 倍，病变中可出现 HRS 样的细胞、组织细胞等，可与 LRHL 和 MCHL 混淆，应当鉴别。IM 淋巴结以 T 区反应性增生为主，一般结构没有破坏，淋巴滤泡和淋巴窦可见，不形成结节样结构，没有纤维化。T 区和淋巴窦内有较多活化的淋巴细胞、免疫母细胞，有的甚至像单核型 RS 细胞，但呈 CD45$^+$（LCA）、CD20$^+$、CD15$^-$，部分细胞 CD30$^+$。如鉴别仍困难可进行短期随访，因 IM 是自限性疾病，病程一般不超过 1 个月。

表 15 - 1　NLPHL 和 CHL 的形态学及免疫学特征比较

特征	CHL	NLPHL
形态	弥散性，滤泡间，结节性	结节性，至少部分结节性
肿瘤细胞	诊断性 RS 细胞，单核或腔隙细胞	淋巴细胞和（或）组织细胞或爆米花样细胞
背景细胞	组织细胞，嗜酸粒细胞，浆细胞	淋巴细胞，组织细胞
纤维化	常见	少见
CD20	- / +	+
CD15	+	-
CD30	+	-
EMA	-	-
EBV［在 RS 细胞中］	+ （<50%）	-
背景淋巴细胞	T 细胞＞B 细胞	B 细胞＞T 细胞
CD57 + T	细胞	
Ig 基因	重排的，克隆性，突变的，无活性	重排的，克隆性，突变的，活性的，功能性的

注：NLPHL：结节性淋巴细胞为主 HL；CHL：经典 HL。

三、治疗

目前 HL 的治疗主要是根据患者的病理分型、预后分组、分期来进行治疗选择，同时还要考虑患者的一般状况等综合因素，甚至还要考虑经济、社会方面的因素，最终选择最理想的方案。综合治疗是治疗 HL 的发展方向，对中晚期 HL 单纯放疗疗效不理想，常以化疗为主，辅以放疗。复发性、难治性霍奇金淋巴瘤的治疗已较多考虑造血干细胞移植。

1. 早期霍奇金淋巴瘤的治疗　早期霍奇金淋巴瘤的治疗近年来有较大进展，主要是综合治疗代替了放疗为主的经典治疗。早期霍奇金淋巴瘤是指 Ⅰ、Ⅱ 期患者，其治疗方针以往以放疗为主，国内外的经验均证明了其有效性，可获得 70% ～90% 的 5 年总生存率。近年来国外的大量研究表明，综合治疗（化疗加受累野照射）可以获得更好的无病生存率，大约提高 15%，但总生存率相似，预期可以明显减轻放疗的远期不良反应。因此，目前化疗结合受累野照射的方法是治疗早期霍奇金淋巴瘤的基本原则。但是国内尚没有大组病例的相关研究资料。

（1）放射治疗：

1）经典单纯放射治疗的原则和方法：早在 1950 年以后，[60]Co 远治疗机和高能加速器出现后，解决了深部肿瘤的放射治疗问题。对于常常侵犯纵隔、腹膜后淋巴结的霍奇金淋巴瘤来说，为其行根治治疗提供了技术设备条件。由于该病沿着淋巴结蔓延的生物学特性，扩大野照射解决了根治治疗的方式方法问题。对于初治的早期患者来说，行扩大野照射，扩大区 DT 30～36Gy，受累区 DT 36～44Gy，就可以获得满意疗效，5 年总生存率 80%～90%，这是单纯放疗给患者带来的利益。

扩大野照射的方法包括斗篷野、锄形野、倒 Y 野照射，以及由此组合产生的次全淋巴区照射和全淋巴区照射等放疗方法。特点是照射面积大，疗效可靠满意，近期毒性不良反应可以接受。因此，对于有化疗禁忌证以及拒绝化疗的患者，还是可以选择单纯放疗。

2）单纯放疗的远期毒性不良反应：人们对单纯放疗的优缺点进行了较长时间的研究，发现随着生存率的提高，生存时间的延长，缺点逐渐显现，主要是放疗后的不良反应，特别是远期不良反应，如肺纤维化，心包积液或胸腔积液，心肌梗死，第二肿瘤的发生（乳腺癌，肺癌，消化道癌等）。Stanford 报道了 PS Ⅰ A ~ ⅢB 期治疗后死亡情况分析情况，总的放疗或化疗死亡率为 32.8%（107/326），死亡原因：①死于 HL，占 41%；②死于第二肿瘤，占 26%；③死于心血管病，占 16%；④其他原因死亡，占 17%。可见 59% 的患者不是死于HL 复发，而是死于其他疾病，这些疾病的发生与先前的高剂量大面积放疗相关。VanLeeuwen 等 2000 年报道的研究发现第二肿瘤的发生与患者治疗后存活时间和接受治疗时年龄有关。患者治疗后存活时间越长，接受治疗时年龄越小，第二肿瘤的发病危险性越大。

3）放疗、化疗远期并发症的预防：国外对预防放疗、化疗远期并发症已经有了一定研究，制订了两级预防的措施。初级预防：①限制放射治疗的放射野和剂量；②先行化疗的联合治疗模式；③避免用烷化剂和 VP - 16；④避免不必要的维持化疗；⑤用博来霉素的患者应监护其肺功能。二级预防：①停止吸烟；②放疗后 5 ~ 7 年内常规行乳腺摄片；③限制日光暴露；④避免引起甲状腺功能低下的化学药物；⑤有规律的体育运动；⑥注意肥胖问题；⑦心脏病预防饮食。

（2）综合治疗：

1）综合治疗的原则：先进行化疗，选用一线联合方案，然后行受累野照射。但要根据患者的预后情况确定化疗的周期数和放疗剂量。

A. 预后好的早期霍奇金淋巴瘤：指临床 Ⅰ ~ Ⅱ 期，没有不良预后因素者。选用一线联合化疗方案 2 ~ 4 周期，然后行受累野照射，剂量为 20 ~ 36Gy。而早期结节性淋巴细胞为主型 HL 可以采用单纯受累野照射。

B. 预后不好的早期霍奇金淋巴瘤：指临床 Ⅰ ~ Ⅱ 期，具有 1 个或 1 个以上不良预后因素的患者。选用一线联合化疗方案治疗 4 ~ 6 周期，然后受累野照射 30 ~ 40Gy。

2）综合治疗和经典单纯放疗的比较：尽管单纯放疗可以治愈早期霍奇金淋巴瘤，疗效满意，但其远期并发症是降低患者生活质量和增加死亡率的重要问题。常规化疗的远期毒性不良反应较放疗轻，因此有人提出化疗后减少放疗面积和剂量，以减少远期并发症的发生，结合两者的优点进行综合治疗。最近 30 年大量临床研究已证明综合治疗模式可以代替单纯放疗治疗早期霍奇金淋巴瘤。

2. 进展期、复发性难治性霍奇金淋巴瘤的治疗

（1）进展期 HL 的治疗：

1）进展期患者成为复发性和难治性 HL 的风险因素：进展期（Ⅲ、Ⅳ 期）HL 患者，疗效不如早期患者，更容易变为复发性和难治性的患者。20 世纪 90 年代哥伦比亚研究机构对711 例 HL 患者进行研究，虽然发现进展期患者复发率和难治性发生率较早期高，但分析后发现有 7 个风险因素对预后影响明显，包括：男性，年龄 >45 岁，Ⅳ 期，血红蛋白 <105g/L，白细胞计数 >15 × 10^9/L，淋巴细胞计数 <0.6 × 10^9/L 或淋巴细胞分类 <8%，血浆蛋白 <40g/L。其中 0 ~ 1 个风险因素的进展期患者成为复发性和难治性 HL 的风险小于 20%，而还有 4 个或更多风险因素的进展期患者成为复发性和难治性 HL 的风险大于 50%。

（2）复发性和难治性霍奇金淋巴瘤：

1）定义和预后：1990 年以后霍奇金淋巴瘤经一线治疗，80% 患者达到治愈，所以对于

HL 的临床研究主要集中在复发性和难治性 HL。有专家提出难治性 HL 的定义为：在初治时淋巴瘤进展，或者虽然治疗还在进行，但是通过活组织检查已经证实肿瘤的存在和进展。复发性 HL 的定义为：诱导治疗达到完全缓解（CR）至少 1 个月以后出现复发的 HL。哥伦比亚研究机构对 701 例 HL 患者进行标准治疗，214 例为早期患者，其中有 6 例复发，460 例进展期患者中 87 例复发，34 例为难治性 HL，可见复发性和难治性 HL 主要集中在进展期的患者。

经联合化疗达到 CR 后复发有 2 种情况：①经联合化疗达到 CR，但缓解期 <1 年，即早期复发；②联合化疗达到 CR 后缓解期 >1 年，即晚期复发。有报道早期复发和晚期复发的 20 年存活率分别为 11% 和 22%，晚期复发者约 40%，可以使用常规剂量化疗而达到治愈。难治性 HL 预后最差，长期无病存活率在 0~10%。GHSG 最近提出了对于难治性患者的预后因素：KPS 评分高的、一线治疗后有短暂缓解的、年龄较小患者的 5 年总存活率为 55%，而年龄较大的、全身状况差且没有达到缓解的患者 5 年总存活率为 0。复发和难治的主要原因是难以克服的耐药性、肿瘤负荷大、全身情况和免疫功能差等。

2）复发性和难治性霍奇金淋巴瘤的挽救治疗：解救治疗的疗效与患者年龄、复发部位、复发时疾病严重程度、缓解持续时间和 B 症状有关。

A. 放疗缓解后复发病例的解救治疗：初治用放疗达到 CR 后，复发患者对解救化疗敏感，NCI 长期随访资料表明用放疗达 cR 后复发患者经解救化疗，90% 达到第二次 CR，70% 以上可长期无病存活，疗效与初治病例相似。所以放疗缓解后复发病例一般不首选大剂量化疗（HDCT）和自体干细胞移植（ASCT）。研究证实，用 ABVD 方案解救疗效优于 MOPP 方案。

B. 解救放疗（SRT）：对于首程治疗未用放疗的复发患者，若无全身症状，或仅有单个孤立淋巴结区病变及照射野外复发的患者 SRT 治疗有效。Campbell 等对 80 例化疗失败后的 HL 患者进行挽救性放疗，27 例（34%）达到完全缓解；7 例（9%）在 SRT 后仍未缓解；46 例（58%）复发。实际中位无进展生存期为 2.7 年，5 年 OS 为 57%。SRT 对化疗失败后 HL 患者的局部病灶效果好，长期缓解率高；对于不适合大剂量化疗加自体干细胞移植的患者，SRT 仍是一个很好的选择。

C. 复发性和难治性霍奇金淋巴瘤的解救方案：目前尚不能确定复发性和难治性 HL 的多种解救方案中哪个解救方案更好。有报道 Mini - BEAM 方案（卡莫司汀、依托泊苷、阿糖胞苷、美法仑）反应率 84%，Dexa - BEAM 方案（地塞米松、卡莫司汀、依托泊苷、阿糖胞苷、美法仑）反应率 81%，DHAP 方案（顺铂、大剂量阿糖胞苷、地塞米松）反应率 89%，具体化疗方案见附录。Mini - BEAM 方案的疗效肯定，但是此方案影响干细胞动员，一般在 HDC/HSCT 之前要进行最低限度的标准剂量化疗，其原因是安排干细胞采集和移植之前需要使淋巴瘤得到控制；促进有效外周血干细胞的采集。Koln 研究组认为在应用大剂量化疗前使用标准剂量的解救方案疗效最佳，如大剂量 BEAM 化疗前应用 3~4 个疗程 Dexa - BEAM。其他常用的药物包括足叶乙甙、铂化物和异环磷酰胺，这些药物既有抗 HL 疗效又具有较好的干细胞动员效果。

3. 大剂量化疗和放疗加造血干细胞移植（HDC/HSCT） 在治疗霍奇金淋巴瘤中的应用

（1）HDC/HSCT 的必要性、有效性和安全性：霍奇金淋巴瘤经标准的联合化疗、放疗可获良好疗效，5 年生存率已达 70%，50%，的中晚期患者也可获长期缓解。但仍有部分患者经标准治疗不能达完全缓解，或治疗缓解后很快复发，预后不佳。现代的观点认为霍奇金淋巴瘤首次缓解时间的长短至关重要。如 >12 个月，接受常规挽救性方案治疗常可再次获得缓解；如 <12 个月，则再次缓解的机会大大下降。美国国立肿瘤研究所（NCI）的一项长期随访发现初次缓解时间长的复发患者，85% 可获再次缓解，24% 存活 11 年以上；而首次缓解时间短的复发患者，仅 49% 获得再次缓解，11% 存活 11 年。其他一些研究中初治不能缓解或短期复发者几乎无长期无病生存，实际生存率为 0~8%。另外，难以获得满意疗效的患者其不良预后因素包括年龄≥50 岁、大包块（肿瘤最大直径≥患者的 30%，其生存率明显下降。10cm，或巨大纵隔肿块）、B 组症状、ESR≥30mm/h（伴有 B 组症状）或 ESR≥50mm/h（不伴有 B 组症状），3 个以上部位受侵，病理为淋巴细胞消减型和混合细胞型，Ⅲ、Ⅳ期患者。这部分患者约占初治经过几十年的努力，自体造血干细胞移植结合大剂量化疗、放疗治疗技术已经成熟，其安全性和有效性已经被临床医师接受，使得挽救这部分患者成为可能。目前主要希望通过这一疗法改善那些初治难以缓解和复发（特别是首次复发）患者的预后状况。大约 25% 的中晚期患者初治时不能达到缓解，强烈治疗结合造血干细胞移植的疗效优于常规挽救治疗。Chopra 等报道造血干细胞移植治疗 46 例难以缓解的患者，8 年无病生存率 33%，其他研究结果为 27%~42%；同法治疗复发（缓解期 <12 个月）患者疗效也优于常规解救化疗，8 年无病生存率是 43%；而其他研究组的无病生存率为 32%~56%。

另一前瞻性研究的结果证明，强烈治疗结合造血干细胞移植的疗效优于常规治疗，此研究中高剂量 BEAM（BCNU，VP16，Ara-C，Mel）组与常规剂量 BEAM 组比较，3 年无病生存率分别为 53% 和 0。还有一项随机研究对比了 Dexa-BEAM 方案与 HDT/HSCT 方案，HDT/SCT 方案的无治疗失败生存率（FF-TE）为 55%，Dexa-BEAM 方案为 34%。对多种方案均无效或耐药的难治性 HL 患者，HDC/HSCT 提供了几乎是最后的治疗机会，故认为 HDC/HSCT 是复发和耐药霍奇金淋巴瘤患者标准解救治疗的手段。

（2）自体骨髓移植（ABMT）与自体外周血干细胞移植（APBSCT）：造血干细胞移植最初是从 ABMT 开始的，并取得了较好疗效。Chopra 等报道 155 例原发难治性或复发性 HL 患者接受高剂量 BEAM 化疗后进行自体骨髓移植，5 年 PFS 为 50%，OS 为 55%。最近 Lumley 等使用相似的预处理方案对 35 例患者进行骨髓移植，EFS 为 74%。

近年来 APBSCT 已逐渐代替 ABMT，因外周血干细胞的采集已变得较为容易；采集过程痛苦较轻，可避免全身麻醉；可以门诊进行干细胞的采集；造血重建和免疫重建较 ABMT 快；采集的费用降低，降低了住院移植的费用；适用于以前进行过盆腔照射和骨髓受侵的患者。意大利一研究组报道 92 例 HL 患者进行 APBSCT 的多中心研究结果，90% 完成了 HDC 方案，5 例发生移植相关死亡，6 例出现继发性的恶性疾病，5 年 EFS 和 OS 分别为 53%、64%。首次复发者疗效最好，5 年 EFS 和 OS 分别为 63% 和 77%。难治性 HL 结果最差，5 年 EFS 和 OS 分别为 33% 和 36%。美国 Argiris 等对 40 例复发性或难治性 HL 患者进行 HD-BEAM/APBSCT，37 例达到 cR，3 年 EFS 69%，3 年 OS 77%。无论是 ABMT 或是 APBSCT，其总生存率相似，A R perry 报道两者的 3 年总生存率分别为 78.2% 和 69.6%；无进展生存率分别为 58.1% 和 59.4%，均无显著差别。两者的区别主要在方便程度、造血重建、免疫重建等方面，APBSCT 较 ABMT 更有优势。

首次复发的 HL 是否应采用自体造血干细胞移植尚存争议，特别是仅未照射的淋巴结复发及初治达 CR 持续 1 年以上复发者。前者经扩大范围的照射治疗，加或不加用化疗，40% ~50% 的患者仍可再次达到治愈；而后者应用非交叉方案再次进行化疗，可加或不加放疗，也有 20% ~40% 患者治愈。很多研究表明，首次复发的 HL 患者采用 HDC/ASCT 疗法，长期生存率可以达到 90%。GHSG 的研究表明，HDC/ASCT 对 HL 复发患者疗效很好，可提高长期生存率。复发者包括：初次化疗达到 CR 状态，但 1 年以内复发者；复发时伴有 B 症状者；结外复发者；照射过的淋巴结复发者。

复发性和难治性 HL 患者进行自体干细胞移植时应注意如下情况：①经检查确认骨髓中无肿瘤细胞侵犯时才可采集干细胞；②化疗次数越多，患者采集干细胞成功的可能性越低，尤其是应用细胞毒性药物时，如应用 MiniBEAM 或 Dexa-BEAM 方案时；③新移植患者获得较完善的造血重建需要一个较长的过程，故移植后一段时间内不应该化疗，移植后可根据患者情况行放射治疗；④移植时肿块越小预后越好，CR 后再进行移植治疗的预后最好。

（3）异基因造血干细胞移植：

1）清髓性异基因造血干细胞移植在复发性和难治性 HL 治疗中的应用：异基因造血干细胞移植治疗难治性霍奇金淋巴瘤的疗效似乎优于自体造血干细胞移植，其优点是输入的造血干细胞不含肿瘤细胞，移植物抗淋巴瘤效应可减低复发率。Anderson 等报道的研究结果中，全组异体移植 53 例，自体移植 63 例，治疗后复发率分别为 43% 和 76%。但很多研究证明异基因移植的移植相关死亡率高，同胞间移植的移植相关死亡率为 20% ~30%，主要死因为感染、肺毒性和 GVHD，抵消了异体移植低复发率的优点，而且治疗费用昂贵，配型困难，故一般霍奇金淋巴瘤治疗中采用者较少。

无关供者移植和单倍体移植的移植相关死亡率更高。最近一国际骨髓移植注册处（IBMTR）和欧洲外周血及骨髓移植组（EBMT）研究表明，进行异基因造血干细胞移植的 HL 患者，治疗相关死亡率高达 60%。T 细胞去除的异基因移植可以降低死亡率，但这样又会增加复发率和植入失败率。所以目前自体外周血干细胞移植是治疗 HL 的首选方法，而异基因造血干细胞移植仍然应用较少，主要用于如下情况：①患者因各种原因导致缺乏足够的干细胞进行自体移植；②患者具有较小病变，病情稳定但骨髓持续浸润；③ASCT 后复发的患者。

2）非清髓异基因外周血干细胞移植（nonmyeloablative allogeneic stemcell transplantation，NST）或小移植（minitransplantation）：NST 是对传统异基因造血干细胞移植的一个改良，但这方面报道例数少，随访时间短，患者条件、GVHD 的预防、患者与供者之间组织相容性的不同可导致不同的结果。NST 的预处理造成充分的免疫抑制和适当的骨髓抑制，以允许供者和受者造血细胞共存，形成嵌合体，但最终被供者细胞所代替。Carella 等提出了 NST 免疫抑制预处理方案包括一个嘌呤类似物（如氟达拉滨）和一个烷化剂（如环磷酰胺或美法仑）。欧洲骨髓移植组（EBMT）收集了 94 例接受 NST 治疗的 HI 病例，大部分患者接受的是同一家族的 HI 相同供者提供的造血干细胞，有 10 例接受的是无关供者或不匹配的供者的干细胞。80 例患者 4 年 OS 为 50%，PFS 39%，治疗相关死亡率 20%，4 年复发率 50%。Paolo 等治疗 58 例难治复发性 HL，其中 83% 是 ASCIT 失败的患者，其中 33 例采用了无关供者。结果 100d 和 2 年移植相关死亡率分别是 7%、15%，与采用无关供者无关。100d 急性 GVHD（Ⅱ~Ⅳ度）的发生率是 28%，慢性 GVHD 的发生率是 73%，预期 2 年 OS 和 PFS 分别为64%（49%～76%）、32%（20%～45%），2年疾病进展或复发率为55%（43%～70%）。

从 EBMT 和其他机构的研究可以看出，NST 的移植相关死亡率较低，总生存率提高，NST 拓宽了恶性淋巴瘤患者异基因移植的适应证，特别是对一些惰性的类型。与 HDT/HSCT 比较，NST 预处理的强度较低，使用药物的细胞毒性是否充分达到异基因 T 细胞控制残留肿瘤细胞寿命的水平尚不确定，而且 NST 的严重感染发生率和慢性 GVHD 并未减少，故对难治性 HL，NST 的应用仍有一定限制。治疗 HL 还需要大样本和长期随访的临床研究，以确定 NST 最佳时机、最佳适合人群、最佳的预处理方案以及最佳 GVHD 的预防；并需要与 HDT/ASCT 进行大样本及长时间多中心前瞻性比较，才能确定 NST 治疗 HL 的效果。

（4）小结：造血干细胞移植疗法给复发难治性霍奇金淋巴瘤病例提供了重要方法，获得了明显的疗效，其中自体造血干细胞移植的应用更为成功。异基因造血干细胞移植虽然复发率略低于自体造血干细胞移植，但移植相关死亡率较高、供者困难、费用高等问题，抵消了其优点。非清髓异基因外周血干细胞移植还在研究之中。

4. 靶向治疗　靶向治疗是近些年来发展迅速的新型治疗方法，目前研究较多包括抗体治疗（单抗或多抗）、肿瘤疫苗（DNA 疫苗和细胞疫苗）、反义核酸、特异性配体携带治疗物（抗肿瘤药物、免疫毒素、放射性核素）等。现在较为成熟的治疗方法是单克隆抗体治疗，抗 CD20 单抗治疗 CD20 阳性的 B 细胞淋巴瘤取得较大成功，在惰性 NHL 中单药治疗可达到 50% 缓解率；对淋巴细胞为主型霍奇金淋巴瘤 CD20 单抗也有尝试，反应率可达到 50% 或更好。这种治疗方法毒性小，与其他方案联合使用可提高疗效。其原理可能是经典型 HL 损伤中浸润 B 淋巴细胞在体内促进 HRS 细胞生存并调节细胞因子和趋化因子的表达。CD20 在经典 HL 恶性细胞的表达占 25%～30%，而在 LPHL 中 100% 表达，所以使用抗 CD20 单克隆抗体治疗这类患者应该有效。NLPHL 没有经典 HL 典型的 HRS 细胞，也不表达 CD30 和 CD15，但是却像 HL 那样具有明显的炎症背景，表达 CD20 标记，也有人尝试应用不良反应相对较好的抗 CD20 单抗治疗本病。2002 年，德国 HL 研究组报道 Rituximab 单药治疗 12 例 NLPHL，主要为复发病例，结果 CR 7 例，PR 5 例，OR 100%，9 例持续缓解时间 9～12 个月。2003 年，Bradley 等报道用 Rituximab 单药治疗 22 例 NLPHL，其中 10 例复发病例，10 例为初治病例，结果 100% 缓解，CR 9 例，CRU 1 例，PR 12 例，中位随访时间 13 个月，9 例中位复发时间为 9 个月，预期无复发生存时间 10.3 个月。

（张　鹏）

第二节　非霍奇金淋巴瘤

非霍奇金淋巴瘤（Non - Hodgkin's Lymphoma，NHL）是恶性淋巴瘤的一大类型，除来源于中枢神经淋巴瘤组织的原始淋巴细胞淋巴瘤是来源于胸腺内前 T 细胞，以及组织细胞淋巴瘤以外，NHL 均来源于在接触抗原后处于不同转化或发育阶段，属于周围淋巴组织的 T 或 B 淋巴细胞的恶性淋巴瘤。

非霍奇金淋巴瘤男性比女性更多见，白人比其他种族也更多见，这种情况的原因不明或部分可能是因为遗传因素种族差异在某些 NHL 亚型中非常明显，如网状组织淋巴瘤它在西方国家占很大比例而在发展中国家很少见。新加坡于 1996 年对 1968～1992 年的 1988 例 NHL 病例进行了分析：中国人和马来西亚人的 NHL 发病率都呈增长趋势，每年在美国，约有 5 万例 NHL 发病，在所有肿瘤中占 4% 而且每年在所有肿瘤引起的死亡的比例中 NHL 占 4%。在过去几十年中 NHL 的发病率呈持续稳定性升高每年约增长 3% 比大部分肿瘤增长快，部分原因与 AIDS 流行有关，另外也可能与其他未知的原因有关。

一、病因

大多数情况下非霍奇金淋巴瘤为散发疾病病因不明。但是，流行病学研究揭示非霍奇金淋巴瘤主要的风险因素与环境因素、化学物质、饮食因素、免疫状态、病毒感染和细菌感染有关。已知 EB 病毒与高发区 Burkitt 淋巴瘤和结外 T/NK 细胞淋巴瘤鼻型有关成人 T 细胞淋巴瘤/白血病与人类亲 T 细胞病毒 I 型（HTLVl）感染密切关联；胃黏膜相关淋巴组织淋巴瘤是由幽门螺旋杆菌感染的反应性病变起始而引起的恶性变放射线接触如核爆炸及核反应堆意外的幸存者、接受放疗和化疗的肿瘤患者非霍奇金淋巴瘤发病危险增高；艾滋病某些遗传性获得性免疫缺陷疾病或自家免疫性疾病如共济失调－毛细血管扩张症联合免疫缺损综合征、类风湿性关节炎系统性红斑狼疮、低 γ 球蛋白血症以及长期接受免疫抑制药治疗（如器官移植等疾病）所致免疫功能异常均与非霍奇金淋巴瘤发病有关。

二、诊断

1. 症状

（1）以淋巴结肿大为首发症状：多数见于浅表淋巴结，NHL 较 HL 少见。受累淋巴结以颈部最多见，其次是腋窝、腹股沟。一般多表现为无痛性，进行性淋巴结肿大，早期可活动，晚期多个肿大淋巴结，易发生粘连并融合成块。

部分 NHL 患者为深部淋巴结起病，以纵隔淋巴结肿大较常见，如纵隔大 B 细胞淋巴瘤。肿大的淋巴结可压迫上腔静脉，引起上腔静脉综合征；也可压迫气管、食管、喉返神经产生相应的症状如呼吸困难、吞咽困难和声音嘶哑等，原发于腹膜后淋巴结的恶性淋巴瘤亦以 NHL 多见，可引起长期不明原因发热，临床诊断比较困难。

韦氏环也是发生结外淋巴瘤的常见部位，NHL 多见，发生部位最多在软腭、扁桃体，其次为鼻腔、鼻窦，鼻咽部和舌根较少见，常伴随膈下侵犯，患者可表现为咽痛、咽部异物感、呼吸不畅和声音嘶哑等。原发于脾和肝脏的 NHL 较少见，但 NHL 合并肝、脾浸润者较常见，尤以脾脏受累更为多见，临床表现为肝脾肿大、黄疸等，少数患者可发生门脉高压，需与肝硬化鉴别。

（2）器官受累的表现：除淋巴组织外，NHL 可发生于身体任何部位，其中以原发于胃肠道 NHL 最为常见，累及胃、十二指肠时患者可表现为上腹痛、呕吐等；发生于小肠、结肠等部位时患者常伴有慢性腹泻、脂肪泻、肠梗阻等表现；累及肾脏导致肾炎。

原发于皮肤的 NHL 并不常见（如蕈样真菌病），但 NHL 累及皮肤较常见，包括特异性和非特异性两种表现。特异性表现有皮肤肿块、结节、浸润斑块、溃疡、丘疹等；非特异性表现有酒精痛、皮肤瘙痒、带状疱疹、获得性鱼鳞癣、干皮症、剥脱性红皮病、结节性红斑、皮肤异色病等。

（3）全身症状：淋巴瘤患者常有全身无力、消瘦、食欲减退、盗汗及不规则发热等全身症状。临床上也有少数患者仅表现为持续性发热，较难诊断。

2. 体征　非霍奇金淋巴瘤体征早期不明显，中晚期常有不明原因浅表淋巴结，持续性体温等体征。

3. 检查

（1）实验室检查：①外周血，早期患者血象多正常继发自身免疫性溶血或肿瘤累及骨髓可发生贫血、血小板减少及出血。9%～16%的患者可出现白血病转化，常见于弥漫型小淋巴细胞性淋巴瘤、滤泡型淋巴瘤淋巴母细胞性淋巴瘤及弥漫型大细胞淋巴瘤等；②生化检查；可有血沉血清乳酸脱氢酶、β_2 微球蛋白及碱性磷酸酶升高，单克隆或多克隆免疫球蛋白升高，以上改变常可作为肿瘤负荷及病情检测指标。③血沉；血沉在活动期增快缓解期正常，为测定缓解期和活动期较为简单的方法；④骨髓象，早期正常晚期浸润骨髓时骨髓象可发生变化如找到淋巴瘤细胞，此时可称为淋巴瘤白血病。

（2）病理活检：是诊断 NHL 及病理类型的主要依据。

（3）免疫学表型检测：①单克隆抗体免疫表型检查可识别淋巴瘤细胞的细胞谱系及分化水平用于诊断及分型常用的单克隆抗体标记物包括 CD45（白细胞共同抗原）用于鉴定其白细胞来源；②CD19、CD20、CD22、CD45RA、CD5、CD10、CD23 免疫球蛋白轻链 κ 及 γ 等用于鉴定 B 淋巴细胞表型；③CD2、CD3CD5、CD7、CD45R0、CD4、CD8 等鉴定 T 淋巴细胞表型；④CD30 和 CD56 分别用于识别间变性大细胞淋巴瘤及 NK 细胞淋巴瘤 CD34 及 TdT 常见于淋巴母细胞淋巴瘤表型。

（4）遗传学：90%的非霍奇金淋巴瘤存在非随机性染色体核型异常，常见为染色体易位部分缺失和扩增等。不同类型（entity）的非霍奇金淋巴瘤多有各自的细胞遗传学特征。非霍奇金淋巴瘤是发生于单一亲本细胞的单克隆恶性增殖，瘤细胞的基因重排高度一致。IgH 基因重排常作为 B 细胞淋巴瘤的基因标志 TCR γ 或 β 基因重排常作为 T 细胞淋巴瘤的基因标志，阳性率均可达 70%～80% 细胞遗传学及基因标志可用于非霍奇金淋巴瘤的诊断、分型及肿瘤微小病变的检测。

（5）影像学检查：胸正侧位片、腹盆腔 CT 扫描、胸部 CT 扫描、全消化道造影、胸腹部 MRI、脑、脊髓 MRI。胸腹部彩超、淋巴结彩超、骨扫描、淋巴造影术和胃肠镜检查。

4. 诊断　本病的确诊有赖于组织学活检（包括免疫组化检查及分子细胞遗传学检查）。这些组织学免疫学和细胞遗传学检查不仅可确诊，还可做出分型诊断这对了解该病的恶性程度、估计预后及选择正确的治疗方案都至关重要。凡无明显原因淋巴结肿大，应考虑到本病，有的患者浅表淋巴结不大但较长期有发热盗汗体重下降等症状也应考虑到本病。

5. 鉴别诊断　不少正常健康人也可在颈部、腹股沟及某些浅表部位触肿大的淋巴结，应注意鉴别。但应以下具体疾病相鉴别。

（1）慢性淋巴结炎：一般的慢性淋巴结炎多有感染灶。在急性期感染如足癣感染可致同侧腹股沟淋巴结肿大，或伴红肿、热痛等急性期表现或只有淋巴结肿大伴疼痛，急性期过后，淋巴结缩小，疼痛消失。通常慢性淋巴结炎的淋巴结肿大较小，0.5～1.0cm，质地较软、扁多活动而恶性淋巴瘤的淋巴结肿大具有较大丰满、质韧的特点必要时切除活检。

（2）淋巴结结核：为特殊性慢性淋巴结炎，肿大的淋巴结以颈部多见，多伴有肺结核，如果伴有结核性全身中毒症状，如低热盗汗、消瘦乏力等则与恶性淋巴瘤不易区别；淋巴结结核之淋巴结肿大，质较硬、表面不光滑质地不均匀或因干酪样坏死而呈囊性，或与皮肤粘连，活动度差 PPD 试验呈阳性反应。但要注意恶性淋巴瘤患者可以患有结核病可能是由于较长期抗肿瘤治疗机体免疫力下降从而罹患结核等疾患因此临床上应提高警惕凡病情发生改变时，应尽可能再次取得病理或细胞学证据以免误诊误治。

（3）结节病：多见于青少年及中年人多侵及淋巴结，可以多处淋巴结肿大，常见于肺门淋巴结对称性肿大或有气管旁及锁骨上淋巴结受累淋巴结多在 2cm 直径以内，质地一般较硬，也可伴有长期低热结节病的确诊需取活检可找到上皮样结节，Kvein 试验在结节病 90% 呈阳性反应，血管紧张素转换酶在结节病患者的淋巴结及血清中均升高。

（4）急性化脓性扁桃体炎：除有不同程度的发热外，扁桃体多为双侧肿大红、肿、痛且其上附有脓苔扪之质地较软炎症控制后扁桃体可缩小。而恶性淋巴瘤侵及扁桃体可双侧也可单侧，也可不对称地肿大，扪之质地较硬韧，稍晚则累及周围组织，有可疑时可行扁桃体切除或活检行病理组织学检查。

（5）组织细胞性坏死性淋巴结炎：该病在中国多见，多为青壮年临床表现为持续高热，但周围血白细胞数不高，用抗生素治疗无效酷似恶性网织细胞增生症组织细胞性坏死性淋巴结炎的淋巴结肿大，以颈部多见直径多在 1~2cm。质中或较软。不同于恶性淋巴瘤的淋巴结确诊需行淋巴结活检本病经过数周后退热而愈。

（6）中央型肺癌侵犯纵隔、胸腺肿瘤：有时可与恶性淋巴瘤混淆，诊断有赖于肿块活检。

（7）与霍奇金淋巴瘤相鉴别：非霍奇金淋巴瘤的临床表现与霍奇金淋巴瘤十分相似，只有组织病理学检查才能将两者明确区别诊断。

三、治疗

非霍奇金淋巴瘤的治疗目前崇尚个体化治疗。

（张　鹏）

第三节　多发性骨髓瘤

多发性骨髓瘤（Multiple Myeloma，MM）是最常见的恶性浆细胞瘤，我国发病率约为1/10 万，占全部恶性肿瘤的 1%，占血液恶性肿瘤的 10%。临床特征是浆细胞（骨髓瘤细胞）异常增生，大量分泌单克隆免疫球蛋白（M 蛋白），引起骨骼破坏、血清或尿中出现 M 蛋白、贫血、感染、高黏滞血症和肾功能不全。

（一）MM 诊断的最低标准

应为骨髓中的浆细胞多于 10% 出现浆细胞瘤细胞，再加上以下几项中的至少一项：①血清 M 蛋白（通常 >3g/dl）；②尿 M 蛋白；③溶骨性破坏。另外，患者还应有 MM 常见的临床特征。还应排除转移癌、淋巴瘤、白血病和结缔组织病变。

此外，意义未明的单克隆免疫球蛋白病（monoclonal gammopathy of undetermined sig-nificance，MGUS）和隐匿性多发性骨髓瘤（SMM）应被排除。MGUS 的特征为无症状，M 蛋白 <3g/dl，骨髓中浆细胞少于 10%，无溶骨性破坏、贫血、高钙血症或肾功能不全。隐匿性多发性骨髓瘤的特征为 M 蛋白 >3g/dl，骨髓中浆细胞 >10%，患者无溶骨性破坏、贫血或高钙血症。

（二）浆细胞标记指数（PCLI）

有助于 MGUS、SMM 与 MM 的鉴别。浆细胞标记指数升高是活动性 MM 的明显标志。

但在有症状的 MM 患者中，40% 患者的 PCLI 正常。80% 的活动性患者的外周血可测到同型的单克隆浆细胞。在 MGUS 和 SMM 中，循环浆细胞或是缺乏，或是以很少的数量存在。大部分研究者使用的 PCLI 临界阳性值为 10%。浆细胞标记指数和 β-2 微球蛋白值是多发性骨髓瘤的最重要预后因素（AJCC，2002）。

（三）疗效判断标准

直接指标：①血清 M 蛋白和（或）尿本周蛋白减少 50% 以上；②浆细胞肿瘤两个最大径乘积缩小 50% 以上；③骨骼溶骨性损害改善。

间接指标：①骨髓中瘤细胞减少至 <5%；②血红蛋白增加 20g/L；③血钙和尿素氮降至正常水平。

CR：M 蛋白消失，其他上述指标均达到正常水平者。PR：至少一项直接指标，和至少两项间接指标者。RR：CR + PR 为总有效率。

一、病理分类

（一）免疫分型

1. IgC 型　最常见，占 55% ~70%，其中 55% ~70% 同时伴有轻链的分泌，k/λ 比例为 2~3：1，具有 MM 的典型临床表现，预后最好。

2. IgA 型　占 20% ~27%，50% ~70% 伴有轻链分泌，k/λ 比例为 1~2：1。骨髓中有火焰状瘤细胞，高胆固醇血症和髓外骨髓瘤较多见。

3. IgD 型　占 8% ~10%，90% 伴有轻链分泌，k/λ 比例为 1：9，由于 IgD 正常含量少，此型需经免疫电泳和 IgD 定量检查才能确诊，常用的蛋白电泳不能见到 M 成分。患者较年轻，髓外骨髓瘤和髓外浸润多见，骨质硬化相对多见。

4. IgE 型　罕见，轻链多为 λ 型，易合并浆细胞性白血病。

5. IgM 型　少见，因 IgM 分子质量大，易引起高黏滞综合征。

6. 轻链型　占 15% ~20%，只分泌轻链，没有重链，尿中有大量的本周蛋白，蛋白电泳无 M 成分。此型骨骼破坏严重，极易出现高钙血症和肾功能不全，病情进展快，病程短，预后差。

7. 双克隆或多克隆型（包括双轻链型）　占 2%，多见为 IgM/IgG 或 IgM/IgA 联合，其轻链多为同一类型：k 或 λ，多克隆型罕见。

8. 不分泌型　占 1%，有 MM 的临床表现，因瘤细胞不分泌免疫球蛋白，故血清中无 M 蛋白，尿中无本周蛋白。可进一步分为不合成型和不分泌型。

（二）特殊类型的多发性骨髓瘤

1. 孤立性浆细胞瘤　包括孤立性骨髓瘤和孤立性髓外浆细胞瘤，须有病理证实。

2. 冒烟型多发性骨髓瘤　符合 MM 的诊断标准，无贫血、高钙血症、肾功能损害等临床表现，也可无骨骼损害，数年间病情稳定无进展。

二、临床分期

有 DS 分期（1975）和 ISS 分期（2003）

（一）DS 分期

国内《血液病诊断及疗效标准》沿用 1975 年多发性骨髓瘤临床分期标准。

（二）ISS 分期

Ⅰ期：$\beta_2 - MG < 3.5mg/L$，白蛋白≥35g/L。

Ⅱ期：介于Ⅰ期和Ⅲ期之间。

Ⅲ期：$\beta_2 - MG > 5.5mg/L$。

平均生存期为：Ⅰ期 62 个月，Ⅱ期 44 个月，Ⅲ期 29 个月。

三、治疗原则

（一）一般治疗原则

（1）MM 是全身性疾病，化疗是主要治疗手段，支持辅助治疗也很重要，不能忽视。

（2）孤立性浆细胞瘤：放疗或手术治疗。如出现进展，重新分期，按活动性 MM 处理。

（3）冒烟型（无症状）MM 或Ⅰ期 MM 观察 3~6 个月，若病情进展至Ⅱ期或更高阶段，则参照活动性 MM 治疗。

（4）活动性（有症状）MM 初始治疗包括诱导治疗、二磷酸盐治疗和辅助治疗。依据患者是否预备行干细胞移植选择诱导治疗方案。

（5）对初治无反应者实施挽救治疗方案。对初治有反应或对挽救方案有反应的患者，进行干细胞移植。

（6）治疗达到最大反应后化疗持续最多 2 个疗程，（平台期）。

（二）MM 诱导化疗（2009 年 NCCN 指南）

1. 拟干细胞移植者　①硼替佐米/地塞米松（2B 推荐）；②硼替佐米/阿霉素/地塞米松（2B 推荐）；③硼替佐米/来那度胺/地塞米松（2B 推荐）；④硼替佐米/沙利度胺/地塞米松（2B 推荐）；⑤来那度胺/地塞米松（2B 推荐）；⑥地塞米松（2A 推荐）；⑦脂质体阿霉素/长春新碱/地塞米松（DVD）（2A 推荐）；⑧沙利度胺/地塞米松（2A 推荐）

2. 不做干细胞移植者　①地塞米松（2A 推荐）；②来那度胺/低剂量地塞米松（2B 推荐）；③DVD（脂质体阿霉素/长春新碱/地塞米松）（2B 推荐）；④美法仑/泼尼松（MP）（2A 推荐）；⑤美法仑/泼尼松/硼替佐米（1 类推荐）；⑥美法仑/泼尼松/沙利度胺（1 类推荐）；⑦沙利度胺/地塞米松（2A 推荐）；⑧长春新碱/阿霉素/地塞米松（VAD）（2A 推荐）。以上适用于移植者的方案同样适用于非移植者。

（三）维持治疗（2009 年 NCCN 指南）

①干扰素（2B 推荐）；②甾体类化合物（2B 推荐）；③沙利度胺（1 类推荐）；④沙利度胺/泼尼松（2B 推荐）

（四）挽救治疗（2009 年 NCCN 指南）

①苯达莫司汀（2A 推荐）；②硼替佐米（2A 推荐）；③硼替米唑/地塞米松（2A 推荐）；④硼替佐米/来那度胺/地塞米松（2B 推荐）；⑤硼替佐米/脂质体阿霉素（1 类推荐）；⑥环磷酰胺-VAD（2A 推荐）；⑦地塞米松（2A 推荐）；⑧地塞米松、环磷酰胺、依

托泊苷、顺铂（DCEP）（2A 推荐）；⑨地塞米松、沙利度胺、顺铂、阿霉素、环磷酰胺、依托泊苷（DT-PACE）（2A 推荐）；⑩大剂量环磷酰胺（2A 推荐）；⑪来那度胺/地塞米松（1 类推荐）；⑫来那度胺（2A 推荐）；⑬重复原诱导方案（如缓解期 >6 个月）（2A 推荐）；⑭沙利度胺（2A 推荐）；⑮沙利度胺/地塞米松（2A 推荐）。

（五）综合治疗

初治患者在明确诊断后，进行全面评估以决定将来是否接受造血干细胞移植术。对拟行干细胞移植的患者，应限制使用烷化剂亚硝基脲类等骨髓毒性化合物，以免损害干细胞的保存。临床医生对患者实施化疗的同时，要重视并发症的治疗，如高钙血症、高黏滞血症、贫血、感染、病理性骨折等。对症状明显的高黏滞血症给予血浆置换，避免静脉造影检查。使用沙利度胺和来那度胺者，建议接受预防性抗凝治疗。

四、肿瘤内科治疗和化疗方案

1. VAD 方案

（1）长春新碱 0.4mg/dciv，第 1~4 天。

（2）阿霉素 9mg/m²civ，第 1~4 天。

（3）地塞米松 40mgpo，第 1~4 天，第 9~12 天，第 17~20 天。

（4）28 天为 1 周期。有效率为 45%~70%。

2. LA/VD 方案

（1）脂质体阿霉素 40mg/m²iv，第 1 天。

（2）长春新碱 1.4mg/m²iv，第 1 天。

（3）地塞米松 40mgpo，每日 1 次，第 1~4 天。

（4）3 周为 1 周期。RR 率 44%。

3. MP 方案　早期、初治病例，体弱者。

（1）美法仑 8mg/m²po，每日 1 次，第 1~4 天；或 4mg/m²（0.1mg/kg）po，每日 1 次，第 1~7 天。

（2）泼尼松 60~80mg/dpo，每日 1 次，第 1~7 天。

（3）4 周为 1 周期，4~6 周为 1 疗程。

（4）RR 率 60%，缓解期 18 个月，中位生存期 24~30 个月。

4. M2 方案　中晚期，初复治病例，或难治复发病例。

（1）BCNU0.5mg/kgivgtt，第 1 天。

（2）CTX10mg/kgiv，第 1 天。

（3）Melphalan0.25mg/kgpo，每日 1 次，第 1~4 天。

（4）Prednisone1mg/kgpo，每日 1 次，第 1~7 天。

（5）0.5mg/kg po，每日 1 次，第 8~14 天。

（6）VCR0.03mg/kgiv，第 21 天。

（7）每 5 周为 1 周期。

M2 方案（包括 VBMCP 方案）、MP 方案是国内常用一线治疗方案（见上），常规应用至少 2 个疗程，初治无效视为原发难治性 MM；初治有效而后复发，再次使用无效者称为继发性难治性 MM。

5. VBMCP 方案

（1）BCNU20mg/m^2 ivgtt，第 1 天。

（2）CTX400mg/m^2 iv，第 1 天。

（3）Melphalan8mg/m^2 po，每日 1 次，第 1～4 天。

（4）Prednisone40mg/m^2 po，每日 1 次，第 1～7 天。

（5）20mg/m^2 po，每日 1 次，第 8～14 天。

（6）VCR1.2mg/m^2 iv，第 1 天。

（7）5 周为 1 周期。

6. VMCP/VBAP 交替方案

（1）VMCP 方案：

2）VCR1mg/m^2 iv，第 1 天。

3）Melphalan6mg/m^2 po，每日 1 次，第 1～4 天。

4）CTX125mg/m^2 po，每日 1 次，第 1～4 天。

5）Prednisone60mg/m^2 po，每日 1 次，第 1～4 天。

6）3 周 1 周期。

2）VBAP 方案：

1）VCR1mg/m^2 iv，第 1 天。

2）BCNU30mg/m^2 ivgtt，第 1 天。

3）ADM30mg/m^2 iv，第 1 天。

4）Prednisone60mg/m^2 po，每日 1 次，第 1～4 天，3 周为 1 周期。

VMCP 方案和 VBAP 方案交替使用，共用 4～8 个周期。单用 VBAP 方案用于中晚期病例，有效率为 61%。

7. 地塞米松单药方案　地塞米松 40mg 加 NS250ml，ivgtt，每日 1 次，第 1～4 天、9～12 天、17～20 天，4 周为 1 周期。地塞米松单药有效率 41%，如地塞米松单药使用 1～2 个月无效，可加用沙利度胺。

8. 干扰素维持治疗　干扰素－α：（3～5）×10^{6}U 皮下注射，每周 3 次，连续使用 6 周以上或长期使用。可延长缓解期。

五、靶向药加化疗方案

（一）沙利度胺加化疗方案

1. TD 方案

（1）沙利度胺（Thalidomide）200mg/d（分 2～4 次）po，第 1～28 天。

（2）地塞米松 20mg/m^2 po，每日 1 次，第 1～4 天、9～12 天、17～20 天，于第 1 周期。

（3）20mg/m^2 po，每日 1 次，第 1～4 天，于第 2 周期开始后使用。

（4）4 周为 1 周期。RR 率 63%。

2. TP 方案

（1）沙利度胺 200mg/d 分 2～4 次口服，长期服用至复发或病情进展。

（2）泼尼松 60～80mg/dpo，每日 1 次，第 1～7 天。

（3）4 周为 1 周期。

3. TMP 方案

（1）沙利度胺 100～200mg/d 分 2～4 次口服，长期服用。

（2）美法仑 4mg/m² po，每日 1 次，第 1～7 天。

（3）泼尼松 40～60mg/dpo，每日 1 次，第 1～7 天。

（4）4 周为 1 周期。

（5）RR76%，CR/VGPR 率 27.9%，3 年生存率 80%。

4. 来那度胺（Lenalidomide）单药方案　来那度胺 25mgpo，每日 1 次，第 1～21 天，来那度胺剂量从 10mg/d 开始，逐渐增加，建议同时辅助抗凝治疗，4 周为 1 周期。

5. LD 方案

（1）来那度胺 25mgpo，每日 1 次，第 1～21 天。

（2）地塞米松 40mgpo，每日 1 次，第 1～4 天、9～12 天、17～20 天，4 周为 1 周期。RR 率 91%，1 年生存率 96.5%。

6. ULD－D 方案

（1）来那度胺 25mgpo，每日 1 次，第 1～21 天。

（2）地塞米松 40mgpo，每日 1 次，第 1、8、15、22 天，4 周为 1 周期。1 年生存率 86%。

（二）硼替佐米加化疗方案

1. 硼替佐米单药方案

（1）硼替佐米 1.3mg/m² iv 冲入，第 1、4、8、11 天，3 周为 1 周期。

（2）RR40%，持续缓解时间 8.5 个月，中位进展时间 6 个月。

2. BD 方案

（1）硼替佐米（Bonezomib）1.3mg/m² iv 冲入，每日 1 次，第 1、4、8、11 天。

（2）地塞米松 10～20mg，加 NS250ml，ivgtt，每日 1 次，第 1～4、8～11 天。

（3）地塞米松 10～20mg/dpo，每日 1 次，第 17～20 天，3 周为 1 周期，4～6 周期为 1 疗程；或硼替佐米 1.3mg/m² iv 冲入，每日 1 次，第 1、4、8、11 天。

（4）地塞米松 40mg 加 NS250ml，ivgtt，每日 1 次，第 1～4 天、9～12 天，于第 1，2 周期使用。

（5）地塞米松 40mg 加 NS250ml，ivgtt，每日 1 次，第 1～4 天，于第 3，4 周期使用，3 周为 1 周期。RR 率 66%，CR21%，VGPR（非常良好的部分缓解）10%。

3. BAD 方案

（1）硼替佐米 1.3mg/m² iv 冲入，每日 1 次，第 1、4、8、11 天。

（2）阿霉素 10mg/div，每日 1 次，第 1～4 天。

（陈　漉）

第四节　白血病

白血病（leukemia）是在造血干/祖细胞水平转化的一类克隆性恶性血液病。白血病细胞因分化障碍、增殖过度、凋亡受抑等机制而停滞在细胞发育的不同阶段并大量积聚，浸润多种组织器官，正常造血细胞减少，临床上以贫血、出血、感染、浸润和高代谢为特点。根据白血病细胞的成熟程度和自然病程，分为急性白血病和慢性白血病，急性白血病细胞分化停滞在较早阶段，主要为原始细胞和早期幼稚细胞，自然病程数月；根据受累的细胞系列可分为淋巴细胞白血病、髓细胞白血病以及少见的淋巴细胞、髓细胞二系同时受累的双表型白血病；还可将白血病分为原发性和继发性，后者如继发于骨髓增生异常综合征（MDS）或化疗药物的急性髓细胞白血病（acute myeloid leukemia，AML），AML 又称为急性非淋巴细胞白血病（acute non – lymphocytic leukemia ANLL），我国白血病发病率 3.0 /10 万 ~4.0/10万。在恶性肿瘤死亡率中，白血病在男女性中分别居第 6 位和第 8 位，而在 35 岁以下人群中居首位。急性白血病多于慢性白血病。成人急性白血病中以 AML 最多见，儿童中则以急性淋巴细胞白血病（acutelymphoblastie leukemia，ALL）较多见。在我国慢性白血病中以慢性髓细胞白血病（chronicmyeloid leukemia，CML）多见，而欧美国家则以慢性淋巴细胞白血病（chronic lymphocyticleukemia，CLL）常见。

白血病的病因尚未完全阐明，病毒，电离辐射，苯及其衍生物，抗肿瘤药如烷化剂和DNA 拓扑异构酶Ⅱ抑制剂，治疗银屑病的乙双吗啉及先天性疾病如 Fanconi 贫血、Down、综合征等与某些类型的白血病的发生有一定的相关性。骨髓增生性疾病（myeloproliferative disease，MPD）、MDS 等也可转化为白血病。大多数白血病有染色体异常和（或）基因突变，改变了正常基因的功能或表达，导致白血病的发生。

一、诊断

（一）病史要点

1. 发病情况和症状　起病急缓不一。起病隐袭或数周至数月内逐渐进展，或起病急骤。临床症状和体征由于白血病细胞聚集所致的骨髓衰竭、全血细胞减少或白血病细胞浸润多种组织、器官所致。

（1）贫血：常见面色苍白、疲乏、软弱无力，呈进行性发展，与贫血严重程度相关。

（2）出血：半数以上患者有出血，程度轻重不一，部位可遍及全身，表现为瘀点、瘀斑，鼻出血，牙龈出血和月经过多，眼底出血等，出血主要是血小板明显减少，血小板功能异常、凝血因子减少、白血病细胞浸润、细菌毒素等均可损伤血管而引起出血。M_3 常伴有弥散性血管内凝血（DIC）伴纤溶明显亢进而出现全身广泛出血。

（3）发热：多数患者诊断时有程度不同的发热。白血病本身可有低热、盗汗，化疗后体温恢复，此为高代谢症状，一般 <38℃。较高发热常提示继发感染，主要与中性粒细胞明显减少相关。

（4）白细胞淤滞：白细胞淤滞（leukostasis）是高白细胞所致。最常见于白细胞高100×10^9/L 的 AML，也见于 CML 的 AML 变和白细胞高于 200×10^9/L 的 ALL。高循环原始细胞增加血液黏滞度，引起小血管白血病细胞栓塞，脑血管白血病细胞淤滞。白血病原始细胞可浸润小动脉内皮壁并继发出血。中枢神经系统白细胞淤滞可出现弥漫性头痛、疲乏，快速进展为意识混乱和昏迷。肺部白细胞淤滞常见呼吸困难，也可出现阴茎异常勃起和心功能衰竭。

（5）组织、器官浸润：

1）淋巴结和肝脾肿大：ALL 较 AML 多见，肿大程度也较显著。部分 AML 患者如 M_4E_0 淋巴结可明显肿大，此类患者预后差。CML 患者可出现巨脾。

2）骨骼和关节疼痛：常有胸骨中下端压痛。白血病细胞浸润关节、骨膜或在髓腔内过度增殖可引起骨和关节痛。骨髓坏死时可出现骨髓剧痛。患者还可能出现自发性骨折。

3）皮肤和黏膜病变：由于单核细胞的游走性，M_5 和 M_4 较常见。特异性皮肤损害表现为弥漫性斑丘疹、紫蓝色皮肤结节或肿块等。白血病细胞浸润可出现牙龈增生、肿胀。

4）中枢神经系统白血病（central nervous system leukemia，CNSL）：随着白血病缓解率提高和生存期延长，CNSL 成为较突出的问题，CNS 是最常见的髓外复发部位。ALL 较 AML 常见，高白细胞 AML 和 M_4、M_5 患者也较易发生 CNSL，M_3 因全反式维 A 酸和砷剂治疗预后显著改善、长期生存者增多，且二者脑脊液浓度低，CNSL 较多见。可表现为头痛、头晕、烦躁、复视，严重时出现呕吐、颈项强直、视盘水肿和脑神经、脊髓瘫痪等。

5）绿色瘤：又称粒细胞肉瘤或髓母细胞瘤，见于 2%～14% 的 AML。由于白血病细胞大量的髓过氧化物酶在稀酸条件下变成绿色，故称为绿色瘤（chloroma），常累及骨、骨膜、软组织、淋巴结或皮肤，但以眼眶和鼻窦最常见。可表现为眼球突出、复视或失明。

6）睾丸：白血病细胞浸润睾丸，在男性幼儿或青年是仅次于 CNSL 的白血病髓外复发根源。主要表现为一侧无痛性肿大，ALL 多于 AML。

7）其他：白血病细胞还可浸润心脏、呼吸道、消化道，但临床表现不多。胸腔积液多见于 ALL。肾脏浸润常见，可发生蛋白尿、血尿。

2. 其他病史

（1）其他恶性肿瘤放化疗史，包括药物名称、用药剂量、时间等。

（2）再生障碍性贫血、阵发性睡眠性血红蛋白尿、MDS、MPD 等其他血液病史。

（3）既往血细胞是否减少、持续时间及动态变化等。

（二）查体要点

面色苍白等贫血表现，少数合并溶血性贫血还可出现巩膜黄染。严重血小板减少等导致皮肤瘀点、瘀斑，特别是 DIC 时，静脉穿刺部位皮肤可出现片状瘀斑，口腔血泡和眼底出血，此类患者极易出现脑出血。感染可出现口腔黏膜白斑（白色念珠菌感染）、牙龈红肿、肺部啰音及肛周红肿等表现。白血病细胞浸润可出现皮疹、皮下结节、淋巴结肿大、牙龈肿胀、胸骨压痛和肝脾肿大。有些患者局部可表现为在浸润的基础上出血或感染。

（三）辅助检查

1. 常规检查

（1）血液：就诊时半数以上的患者白细胞增多，白细胞 $> 100 \times 10^9/L$ 的高白细胞白血病的发生率低于 20%。血涂片见到 Auer 小体或 Ph 小体，仅见于 AML。血片无原始细胞，白细胞数不增多（常常三系同时减少）的白细胞不增多性白血病（aleukemia leukemia）少见。患者常表现为正常细胞正常色素性贫血，大多患者血小板减少。DIC 在 AML 中较 ALL 更常见，而又以 M_3 最常见，临床上表现为广泛渗血，实验室表现为血小板减少、低纤维蛋白原血症、纤维蛋白降解产物增高、凝血因子 V 和 Ⅷ 降低；不少 M_3 患者中表现为原发性纤溶亢进。细胞转换速率快和高肿瘤负荷产生几种代谢紊乱，如血清乳酸脱氢酶、尿酸增高，尿酸性肾病可导致急性肾衰竭，白血病细胞破坏增多，特别是化疗后，可出现高钾血症、高磷血症、低钙血症、高尿酸血症、肾衰竭等急性肿瘤溶解综合征（acute tumor lysis syndrome，ATLS），是危及生命的并发症。

（2）骨髓象：多数患者骨髓有核细胞增生活跃或明显活跃，少数增生低下者称为低增生性急性白血病，骨髓细胞小于 30% ~ 50%，WHO 定义为小于 20%，低增生 AML 常为 M_0、M_1 或 M_2，临床上表现为"冒烟型"，强烈化疗后常能完全缓解，细胞增生恢复正常。以原始和早期幼稚细胞为主。Auer 小体仅见于 AML。ALL 患者骨髓残存的髓系和红系幼稚细胞形态学正常。

（3）细胞化学：细胞化学染色可协助形态学鉴别各型白血病。临床上常用细胞化学染色见表 15 - 2。

表 15 - 2　急性白血病细胞化学染色反应

方法	类型						
	ALL	M_0	M_1、M_2	M_3	M_4、M_5	M_6	M_7
过氧化物酶	0	0	0 ~ ++	+++ ~ ++++	+ ~ ++	+	0
糖原 PAS	+ ~ ++	0	0 ~ +	0 ~ +	0 ~ +	+	+
碱性磷酸酶	++ ~ +++	0 ~ ±	O ~ ±	0 ~ ±			
非特异性酯酶	0	0	0 ~ +	+++，NaF 轻抑制	++ ~ +++ NaF 抑制	±	±

（4）免疫表型：新型单克隆抗体（McAb）的不断开发和多参数 FCM 的广泛使用，使急性白血病免疫表型分析取得快速进展。选用一组细胞系列相关性好的 McAb 对白血病细胞免疫表型分析，不仅可以区分细胞起源，而且还可以划分发育阶段（表 15 - 3 ~ 表 15 - 7）。对于 AML，免疫分型主要诊断 M_0 和 M_7；对于 ALL，免疫分型必须检查，根据原始细胞受累系列及分化程度诊断、分型。

表 15 - 3　急性白血病的免疫表型特征

B - ALL	CD_{10}，CD_{19}，CD_{20}，s/cCD_{22}，c$CD_{79}\alpha$，cμ，sIg
T - ALL	CD_2，s/cCD_2，CD_4，CD_5，CD_8，TCRα/β，TCRγ/δ
粒细胞、单核细系	cMPO，CD_{13}，CD_{33}，CD_{15}，CD_{14}
红细胞系	抗血型糖蛋白
巨核细胞系	CD_{41}，CD_{42}，CD_{61}

表 15 - 4　急性白血病免疫表型特征

	TdT	HLA - DR	CD_{34}	CD_{13}	CD_{33}	CD_{117}	CD_{15}	CD_{11b}	CD_{14}
M0	+/-	+	+	+	+/-	+	-	-	-
M1	+/-	+	+	+	+	+	-	-	-
M2	-	+	-	+	+	+	+	+/-	-
M3	-	-	-	+	+	+/-	+/-	-	-
M4	-	+	+/-	+	+	+	+	+	+
M5	-	+	+/-	+/-	+	+	+	+	+
M6	-	+/-	+/-	+/-	+/-		+/-		
M7	-	+	-	+/-					
AML 阳性%	10 ~ 20	70	30 ~ 40	60 ~ 90	70 ~ 90	60 ~ 70	40 ~ 70	50 ~ 60	15 ~ 40

表 15 – 5　EGH 的 B 系急性淋巴细胞白血病分型

所有亚型 CD_{19}^+ 和（或）$CD_{79\alpha}^+$ 和（或）CD_{22}^+，三者中至少 2 个阳性

B – Ⅰ（pro – B），CD_{10}^-，$c\mu^-$，sIg^-

B – Ⅱ（common），CD_{10}^+，$c\mu^-$，sIg^-

B – Ⅲ（pre – B），$c\mu^+$

B – Ⅳ（mature B）c 或 $s\kappa^+$ 或 λ^+，sIg^+

　　注：EGIL European Group for the Immunophenotypical Characterization of Leukemias（欧洲白血病免疫分型协作组）；ccytoplasmic（胞质）；s surface（表面）。

表 15 – 6　EGIL 的 T 系急性淋巴细胞白血病分型

所有亚型 c 或 sCD_3^+，某些 CD_{10}^+

T – Ⅰ（pro – T）CD_7^+ CD_2^+ CD_5^- CD_8^- Cdla$^-$

T – Ⅱ（pre – T）CD_2^+ 和（或）CD_5^- 和（或）CD_8^+ Cdla$^-$

T – Ⅲ（cortical T）Cdla$^+$ $sCD_3^{\pm}$

T – Ⅳ（mature T）sCD_3^+ Cdla$^-$

a 组 TCR$\alpha\beta^+$

b 组 TCR$\gamma\delta^+$

表 15 – 7　EGIL 急性双表型白血病（BAL）诊断标准

积分	B 系	T 系	髓系
2	$cCD_{79\alpha}^*$，cIgM，cCD_{22}	c/sCD_3，TCR（$\alpha\beta$ 或 $\gamma\delta$）	MPO，（溶酶体酶）
1	CD_{10}，CD_{19}，CD_{20}	CD_2，CD，CD_8，CD_{10}	CD_{117}，CD_{13}，CD_{33}，CD_{65}
0.5	TdT，CD_{24}	TdT，CD_7，Cdla	CD_{14}，CD_{15}，CD_{64}

　　注：原始细胞同时表达髓系 > 2 分和 T 或 B 系之一积分 > 1 分诊断为 BAL；每个阳性标志计算相应积分。

　　* 某些 T – ALL $CD_{79\alpha}$ 可阳性。

　　（5）染色体检查：采用染色体显带（大多 G 或 R 显带）技术的常规细胞遗传学分析是急性白血病遗传学诊断的最重要检查，有人称其为"金标准"。50% ~ 60% 的 AML 和 90% 的 ALL 有非随机的染色体畸变，其中某些特异性染色体重排与白血病类型相关，是 WHO 分型的依据。

　　（6）FISH 和 RT – PCR：FISH 和 RT – PCR 技术对于常规细胞遗传学染色体显带分析失败的患者的易位所至的融合基因特别有用。RT – PCR 特别是定量 PCR 对检测 MRD、指导临床个体化治疗具有十分重要的意义，其价值在 M_3 随访中得到肯定。

　　（四）诊断标准

　　根据病史、症状、体征以及血象、骨髓象特点，可明确急性白血病诊断，任何患者如外周血或骨髓涂片中原始 + 幼稚细胞（幼稚淋巴细胞或幼稚单核细胞）≥30%（WHO 分型为≥20%）或只要有 t（15；17）、t（8；21）、inv（16）或 11q23 等特异性染色体异常而不论原始细胞比例多少，即可诊断为急性白血病。明确诊断后，需进一步明确是 AML 或 ALL

及其亚型。APL 的诊断必须有遗传学证据 [t（15；17）/PML – RARα]。浆细胞白血病的诊断标准为外周血浆细胞比例≥20% 或≥2×10^9/L，否则即使骨髓中原始浆细胞比例≥30% 或 20% 也不能诊断。

二、急性白血病分型及治疗

（一）AML 分型

1. 急性髓细胞白血病微分化型（M_0）　骨髓原始细胞 I 型 + II 型在 NEC 中≥90%，原始细胞形态大多类似 ALL – L_2 的原始淋巴细胞、AML – M1 原始细胞或少部分似 AML – M5 原始单核细胞，无嗜天青颗粒及 Auer 小体，常规细胞化学染色阴性。

2. 急性粒细胞白血病未分化型（M_1）　骨髓原始细胞 I 型 + II 型在非红系细胞（NEC）中≥90%，≥3% 原始细胞 POX 或 SBB 染色阳性。由于 SBB 的敏感性高于 POX，部分仅做 POX 染色阴性诊断为 M_0 的患者，SBB 染色可能诊断为 M_1，所以 M_0 患者应尽量做 SBB 染色。M_1 占 AML 的 15% ~20%。

3. 急性粒细胞白血病部分分化型（M_2）　骨髓原始细胞 I 型 + II 型在 NEC 中占30% ~ 89%，单核细胞 <20%，其他粒细胞 >10%。大多 M_2 细胞向中性粒细胞方向成熟，少数向嗜酸、嗜碱粒细胞方向，分别称为 M_2E_0、M_2Baso。M_2 占 AML 的 30%。

4. 急性早幼粒细胞白血病（M_3）　骨髓以颗粒增多的异常早幼粒细胞增生为主，在 NEC 中 >30%；以细颗粒为主形态似单核细胞者为变异型 M_3（M_{3v}），如不仔细检查血、骨髓涂片，M_{3v} 易于 M_{5b} 相混。细胞化学染色有鉴别意义，M_3 细胞一般 POX 强阳性，而 M_5 细胞 POX 阴性或弱阳性，且 NSE 阳性、被氟化钠抑制。染色体、荧光原位杂交或分子生物学检查可明确诊断。早幼粒细胞可见特征性的柴捆状的 Auer 小体。原始细胞常 <30%。M_{3v} 细胞培养后颗粒显著增多，相反，M_3 复发时颗粒较少。M_3 占 AML 的 5% ~10%。

5. 急性粒 – 单核细胞白血病（M_4）　骨髓原始细胞和幼稚单核细胞在 NEC 中≥30%，各阶段粒细胞占 30% ~79%，各阶段单核细胞 >20%。

急性粒 – 单核细胞白血病伴异常嗜酸粒细胞增多（M_4E_0）：除骨髓象符合 M_4 外，嗜酸粒细胞增多，在 NEC 占 5% ~30%，嗜酸颗粒粗大而圆并有着色较深的嗜碱颗粒。部分 M_4 细胞向嗜碱粒细胞分化，称为 M_4Baso。M_4 占 AML 的 15% ~20%。

6. 急性单核细胞白血病（M_5）　分两亚型。M_{5a}（未分化型）：骨髓中原始单核细胞 I 型 + II 型在 NEC 中≥80%；M_{5b}（部分分化型）：骨髓中原始和幼稚单核细胞在 NEC 中≥ 30%，原始单核细胞 <80%。外周血的单核细胞常较骨髓中的成熟。有一种少见类型的急性单核细胞白血病（M_{5c}），具有类似巨噬细胞或组织细胞的形态学特征，可能被诊断为恶性组织细胞病的白血病期。M_5 占 AML 的 15%。

7. 急性红白血病（M_6）　骨髓中幼红细胞≥50%，且有形态学异常，NEC 中原始细胞 I 型 + II 型≥30%。大多 M_6 系 MDS 的白血病转化，具有特征性的三系病态造血。少数患者的白血病细胞形态学显示为未分化原始细胞，免疫分型或超微结构分析为原始红细胞，此类型为 M_6 变异型（M_{6v}）。M_6 占 AML 的 3% ~4%。

8. 急性巨核细胞白血病（M_7）　骨髓中原巨核细胞≥30%，有细胞化学、电镜或单克隆抗体证实为巨核细胞系。

（二）ALL 分型

ALL 共分 3 种亚型。

1. L_1　原始和幼稚淋巴细胞以小细胞（直径 ≤12μm）为主。

2. L_2　原始和幼稚淋巴细胞以大细胞（直径 >12μm）为主。

3. L_3　原始和幼稚淋巴细胞大小较一致，以大细胞为主；胞浆量较多，深蓝色，空泡常明显，呈蜂窝状，因极深蓝的胞浆及胞浆中突出的多个空泡，镜下特征性的表现为透亮如满天星样（starlike）。亦称 Burkitt（伯基特）白血病。

L_3 细胞为成熟 B 细胞，新的 WHO 分型将有成熟 B 细胞免疫表型的 B 系 ALL 归入非霍奇金淋巴瘤（NHL）。L_3 的识别容易，而 L_1、L_2 分型相对困难，L_1、L_2 的免疫表型和临床生物学特征无显著性差异。

（三）治疗

近年来，强烈化疗和积极支持治疗使急性白血病的近、远期疗效获得了显著提高。联合化疗是白血病现代治疗最基本的方法。目前，成人急性白血病的 CR 率，ALL 近 80%，AML 为 60%～80%；5 年无病生存率（DFS）分别为 30%～40% 和 20%～50%。

1. 支持治疗

（1）医患沟通：一旦诊断确立，应尽快向患者及其家属交代病情及其治疗，包括治疗效果、治疗过程中的不良反应等，使患者及其家属理解并配合。

（2）深静脉置管：留置深静脉导管根本性改变了急性白血病患者的处置。置管应尽快完成，建立通道进行采血、化疗、抗生素使用、输血及血液制品、营养支持等。

（3）感染的防治：急性白血病患者常伴有粒细胞减少，而接受化、放疗后常出现粒细胞持续而严重的缺乏，此时感染发生率高且严重。强调病房环境清洁，甚至住无菌层流病房，加强个人卫生和基础护理，减少探视。是否要预防性应用抗生素，无统一要求。如感染已存在，应做有关检查，以明确感染部位和性质。在致病菌查明之前，应立即给予广谱抗生素治疗。化疗后粒细胞减少，特别是老年患者，可以使用粒细胞集落刺激因子（G - CSF）5μg（kg·d），直到中性粒细胞计数 >1×10⁹/L。一般不主张白细胞输注。应注意的是 G - CSF 可能影响骨髓结果的解释，所以如要通过骨髓了解是否缓解，要求至少停止 G - CSF7 天后骨髓穿刺。

（4）贫血的治疗：如贫血较严重，需输红细胞悬液，保持患者血红蛋白 >60g/L，老年患者 >80g/L。高白细胞白血病患者输血要慎重，以免进一步增加血黏度。最好输注去除白细胞的血液制品。

（5）出血的防治：由血小板过低引起者，血小板计数 <10×10⁹/L 或有出血表现，应输注血小板悬液。如出血系 DIC 引起，则按 DIC 处理，血小板应维持在 50×10⁹/L 以上，同时输注冷沉淀和新鲜冰冻血浆维持纤维蛋白原 2g/L 以上。

（6）高白细胞的治疗：高白细胞白血病由于白细胞淤滞危及生命，须紧急采取措施迅速降低白细胞。诱导治疗前常用羟基脲 1.0g，每日 3～4 次；对 ALL 可用地塞米松 10mg/（m²·d）×5d；也可应用血细胞分离机去除白细胞，以使白细胞数 <50×10⁹/L。头颅放疗可能有益。

（7）防治尿酸性肾病及 ATLS：高白细胞白血病，特别是对化疗敏感的患者，容易出现

ATLS，ATLS 危及生命，所以对初诊急性白血病患者，均应积极防治 ATLS。基本措施为碱化尿液；大量饮水、充分补液水化、利尿，最好 24h 持续静脉补液，保证大于 100ml/h 中性或碱性尿液；别嘌呤醇 100mg，每日 3 次，必要时增加剂量，直至 CR 或至少外周血无原始细胞。

2. 化学治疗 白血病的治疗分诱导缓解和缓解后治疗两个阶段。诱导缓解治疗的目的是减少白血病克隆，恢复正常造血。目前，主要采用联合化疗，药物组合原则：①药物作用于细胞周期不同阶段；②药物间具有协同作用；③药物的不良反应不重叠。诱导缓解的原则是早期、足量、联合及个体化，治疗目的为尽快杀灭白血病细胞，达到 CR。就诊时患者体内的白血病细胞高达 $10^{12} \sim 10^{13}$，经诱导达 CR 时体内仍可有 $10^8 \sim 10^9$ 的白血病细胞，如不进一步清除残存的细胞将很快复发。为防止复发，延长缓解和无病生存期，甚至治愈患者，必须实施缓解后治疗。对 ALL、高白细胞 AML 和 M4 及 M5 患者，应常规进行 CNSL 的防治。

3. 造血干细胞移植（HSCT） 对部分中等预后、高危及复发/难治急性白血病患者应选择各种类型的 HSCT。

4. 疗效标准

（1）急性白血病的疗效标准：

1）缓解标准：

A. 完全缓解（CR）：①临床，无白血病细胞浸润所致的症状和体征，生活正常或接近正常；②血象，Hb≥90g/L（女及儿童），中性粒细胞绝对值≥1.5×10^9/L，血小板≥100×10^9/L。外周血白细胞分类中无白血病细胞；③骨髓象，原粒细胞Ⅰ型+Ⅱ型（原始单核+幼稚单核细胞或原始淋巴+幼稚淋巴细胞）≤5%，红细胞及巨核细胞系正常。

B. 部分缓解（PR）骨髓原粒细胞Ⅰ型+Ⅱ型（原始单核+幼稚单核细胞或原始淋巴+幼稚淋巴细胞）>5% 而≤20%；或临床、血象中有 1 项未达 CR 标准者。

2）白血病复发 有下列三者之一者称为复发：

A. 骨髓原粒细胞Ⅰ型+Ⅱ型（原始单核+幼稚单核细胞或原始淋巴+幼稚淋巴细胞）>5% 而≤20%，经过有效抗白血病治疗 1 个疗程仍未能达到骨髓象 CR 标准者。

B. 骨髓原粒细胞Ⅰ型+Ⅱ型（原始单核+幼稚单核细胞或原始淋巴+幼稚淋巴细胞）>20% 者。

C. 髓外白血病细胞浸润。

3）持续完全缓解（CCR）：指从治疗后 CR 之日起计算，其间无白血病复发达 3~5 年以上者。

4）长期存活：急性白血病自确诊之日起，存活时间（包括无病或带病生存）达 5 年或以上者。

5）临床治愈：指停止化疗 5 年或无病生存达 10 年者。

（2）NCCN（2006 年）AML 疗效标准：

1）形态学无白血病状态（leukemia - free state）：①由骨髓小粒骨髓穿刺提示骨髓原始细胞 <5%；②原始细胞中无 Auer 小体，无髓外病变。

2）如果怀疑残留白血病，1 周内重新骨髓穿刺/活检。

3）如果骨髓穿刺无骨髓小粒，需要行骨髓活检检查。

4）CR（部分患者仅血小板未达标准）患者获无白血病状态，并且①中性粒细胞绝对数 $>1 \times 10^9/L$；②血小板 $>100 \times 10^9/L$；③无髓外病变残留的证据；④形态学 CR：患者无需输血；⑤细胞遗传学 CR：细胞遗传学检查正常（初发时存在细胞遗传学异常）；⑥分子生物学 CR：分子生物学检查阴性（目前仅在 APL、Ph - 白血病证实有意义）。

5）PR：原始细胞至少减少 50%，骨髓穿刺提示原始细胞占 5% ~25% 。

6）未达 CR 的患者视为治疗失败；

7）CR 后复发定义为：找不到其他原因，如巩固治疗后骨髓再生的外周血再次出现原始细胞或者骨髓穿刺中发现原始细胞 >5% 。

三、慢性髓细胞白血病治疗

（一）CML 的传统治疗

1. 白消安和羟基脲　口服化疗药过去曾是 CML 的主要治疗手段，50% ~80% 的患者治疗后可达到血液学缓解，但很少达到细胞遗传学缓解。羟基脲为首选，用量为每次 0.5 ~2.0g，每日 2 ~3 次，剂量依白细胞数调整。

2. α - 干扰素　是第一个报告能使 CML 患者达到细胞遗传学缓解的药物，干扰素的剂量各家报道不一，推荐剂量为 500 万 U/（m² · d），长效干扰素可每周 1 次，减少了普通干扰素频繁注射的不便。

3. 造血干细胞移植　异基因造血干细胞移植目前认为是唯一能治愈 CML 的方法。

（二）CML 分子靶向治疗

长期以来，人们期望肿瘤治疗药物只针对肿瘤细胞，而对正常细胞作用很小或无作用，随着对 CML 的研究，其发生的基础 BCR/ABL 酪氨酸激酶活性成为最具吸引力的靶点。甲磺酸伊马替尼是第一个分子靶向药物，它是 ATP 的模拟物，竞争性与酪氨酸激酶 ATP 结合位点结合，从而抑制 BCR/ABL 活化信号下传。伊马替尼的剂量为 400 ~600mg/d。在干扰素治疗失败的慢性期、加速期、急变期患者血液学完全缓解率分别为 95% 、34% 、8% ，主要细胞遗传学缓解率为 60% 、24% 、16% 。除伊马替尼外，还有一些新的激酶抑制剂在临床试验中。AMN107 是一种新的氨基嘧啶 ATP 竞争抑制物，对 BCR/ABL 的作用是伊马替尼的 10 ~50 倍，推荐剂量为 400mg，bid。达沙替尼是多靶点激酶抑制剂，同时作用于 BCR/ABL 和 SRC 家族激酶活性，剂量 50 ~100mg，bid。

四、慢性淋巴细胞白血病的治疗

1. 治疗原则　目前资料表明，不能用药物治愈，即使早期治疗也不能明显延长患者生存期，因而只有以下表现时才有治疗指征：①贫血或血小板减少；②有明显症状；③脾肿大明显或伴脾疼痛；④淋巴结明显肿大或伴压迫症状；⑤转为幼淋巴细胞白血病或 Richter 综合征。

2. 治疗方法

（1）化学治疗：

1）烷化剂：苯丁酸氮芥为首选药物，口服 2 ~4mg/d，使淋巴细胞减少 50% 时减量，稳定后维持，无效者可用环磷酰胺。

2）氟达拉滨：是单磷酸腺苷氟化物，干扰腺苷代谢，对慢淋有特效。静滴 25～30mg/（m^2·d），连用 5d，每 4 周重复 1 疗程。疗效优于联合化疗。

3）联合化疗：苯丁酸氮芥＋泼尼松，氟达拉滨＋环磷酰胺或米托蒽醌或苯丁酸氮芥。

（2）生物治疗：α－干扰素对早期病例有效，白介素－2 可使部分患者淋巴细胞暂时中度降低和脾回缩。人鼠抗 CD$_{20}$嵌合单克隆抗体利妥昔单抗（美罗华），375mg/w，连用 4 周，对初治的患者有效率 58％，复治患者有效率为 25％～36％；阿仑单抗是人鼠抗 CD$_{52}$的嵌合体，阿仑单抗 30mg，每周 3 次，共用 12 周。在一些研究中，对氟达拉滨和烷化剂耐药的 CLL 患者及未取得 CR 的患者，有效率可达 56％。

（3）化学免疫疗法：最近报道应用氟达拉滨、环磷酰胺、利妥昔单抗治疗 CLL 取得了瞩目的疗效。

（4）其他治疗：全身治疗无效伴血小板严重减少者，可行脾切除。局部淋巴结明显增大，影响邻近器官功能及脾高度肿大者可行放射治疗。白细胞过高而产生血液黏滞度增高症状，可应用白细胞去除术。

五、造血干细胞移植

造血干细胞（hemopoietic stem cell，HSC）是一种成体干细胞，是造血与免疫系统的起始细胞。它在正常骨髓中含量甚少，约占有核细胞的 1％～2％，而在外周血中约为单个核细胞的 0.1％。理论上只要有一个 HSC，即可能形成完整的造血与免疫系统。临床上为了安全地在短期内重建一个遍布全身并具有一定功能的血液与免疫系统，则需要获得相当数量的造血干细胞才能进行成功的移植。

造血干细胞移植即从供者体内取出一定数量的 HSC 作为移植物，用预处理方案清除受者有病的造血与免疫系统，然后将供者的 HSC 回输到受者体内，重建受者造血和免疫系统的一种治疗方法。HSCT 按照供者来源可分为自体移植、同基因 HSCT 和异基因 HSCT。根据造血干细胞的来源分为骨髓移植、外周血干细胞移植和脐血干细胞移植。异基因造血干细胞移植又分为同胞造血干细胞移植、无关供者造血干细胞移植。根据 HLA 的相合程度分为 HLA 相合造血干细胞移植和 HLA 不完全相合造血干细胞移植。近来发展了非骨髓造血干细胞移植。

（一）异体造血干细胞移植

1. 适应证

（1）恶性血液病：急性白血病、慢性髓性白血病、淋巴瘤、多发性骨髓瘤和骨髓异常综合征等。

（2）非恶性血液病：再生障碍性贫血、Fanconi 贫血、纯红再障、阵发性睡眠性血红蛋白尿。

（3）免疫缺陷病：重型联合免疫缺陷病、先天性造血异常症。

2. 移植前准备

（1）供者的选择：不论是 auto－BMT、allo－PBSCT 或 CBT，均应选择 HLA 主要位点相配的供者。HLA 不相合可引起植活延迟或排斥，并使早期急性 GVHD 的发生率上升。移植物与宿主相互之间的免疫排斥反应是失败的主要原因。

供者年龄 8～65 岁，身体健康，以男性和未曾受孕的女性为妥，曾怀过孕的女性易引起

GVHD。

（2）受者的准备：确定受者有移植的适应证，年龄一般不大于50岁，无器质性疾病和精神病，患者经过全身无菌和胃肠道除菌后进入无菌层流病房。

移植前患者必须经过预处理，即用大剂量化疗和放疗清除体内肿瘤克隆并抑制对移植物的免疫排斥。构成 auto－HSCT 预处理方案的药物有免疫抑制药，如抗胸腺球蛋白和抗 CD_3 单克隆抗体等；抗肿瘤药，如大剂量环磷酰胺、白消安、美法仑、阿糖胞苷等。还可加用超致死剂量放疗，放疗形式有全身放疗（TBI）、分次全身放疗（FrTBI）、全淋巴照射（TLI）。最经典的方案为 TBI 8～12Gy，环磷酰胺 60mg/kg 2d。预处理的毒副作用包括出血性膀胱炎、黏膜病、肺损害、不育、肝静脉阻塞病、间质性肺炎等。

传统超致死剂量的化放疗预处理具有不合理性。临床上已经认识到 allo－HSCT 的疗效与预处理的强度无关。近年来许多学者采用非清髓 HSCT，又称微小移植，继以供者淋巴细胞输注来治疗白血病。

3. 造血干细胞的采集、分离及输注

（1）骨髓采集：采集前 1～3 周采集供者自身血保存，在采髓过程中回输，约为 800～1 000ml。采髓时要做硬膜外麻醉或全身麻醉，在髂前和髂后上棘多点穿刺。采髓量为 10～15ml/kg（受者体重）或单个核细胞（MNC）达到 $3×10^8$/kg。收集在加有肝素的组织保养液中，通过不锈钢滤网去除凝块及脂肪滴后静脉滴注，缓慢输给患者。

（2）外周血干细胞采集：外周干细胞含量较少，仅为骨髓的 1%，所以采集前需用粒系集落刺激因子（G－CSF）进行动员，供者接受皮下注射 G－CSF 5～10μg/kg×（4～5d），再分离采集 MNC。要求采集的 MNC 达到 $3×10^8$/kg（受者体重），CD_{34} 细胞达到 $3×10^6$/kg，GFu－GM 达到 $3×10^4$/kg。外周干细胞采集物体积较小（50～200ml），供者一般不需输血。

（3）脐血采集：在分娩结扎脐带移去胎儿、娩出胎盘前，直接从脐静脉采集，每份脐血量 60～100ml。

骨髓液、外周造血干细胞或脐血，可以在 4℃ 保存 72h，如加入冷冻保护剂（10% 二甲基亚砜），以每分钟降 1℃ 的速率程控降温，降到 －60℃ 后放在液氮（－196℃）中超低温长期保存。也可用 6% 细胞外冷冻防护剂羟乙基淀粉和 5% 细胞冷冻保护剂 DMSO 及 4% 人血白蛋白作为冷冻保护剂，不经程控降温直接在 －80℃ 冰箱中保存。

4. 造血干细胞回输和植入的证据　骨髓液应在采集后 6h 之内回输，每袋的最后 10ml 弃去，以避免脂肪栓塞。骨髓液容量较大其抗凝的肝素较多，要用等量鱼精蛋白中和。外周血干细胞和脐血可以直接输注。冷冻保存的采集物，可在使用前放在 40℃ 水浴中融化后回输。

植活的直接证据：①出现供者的性染色体；②出现供者的 HLA 抗原、红细胞抗原或同工酶；③受者血型转为供者血型。间接证据：①出现 GVHD；②原发病缓解。

（二）自体造血干细胞移植

auto－HSCT 是指给患者进行骨髓清除性化放疗后，将事先在体外保存的患者自己的造血干细胞从静脉回输以重建造血功能。auto－HSCT 无供、受者之间的免疫排斥，并发症少，较安全，但因没有 GVL，复发率较高。

1. 适应证

（1）恶性血液病：急性白血病、慢性髓性白血病、淋巴瘤、多发性骨髓瘤。

（2）恶性实体瘤：乳腺癌、神经母细胞瘤、卵巢癌、睾丸癌。

（3）自身免疫病：系统性红斑狼疮、类风湿性关节炎、多发性硬化。

2. 移植过程

（1）移植时机：通常选择体内肿瘤细胞负荷最小时进行，即实体瘤患者在第一次完全缓解期，血液系统肿瘤患者在第一次缓解后巩固 3～4 个疗程后进行。一般认为小于 65 岁，无严重心、肺、肝、肾等脏器功能减退者均可进行。

（2）干细胞的采集：骨髓采集及外周血干细胞采集与保存方法与异体干细胞移植基本相同。

（3）预处理：移植前患者需接受大剂量放、化疗作为预处理。目的在于：①为移植的造血干细胞准备"空间"；②尽可能彻底清除残留在体内的肿瘤细胞，这对减少自体移植后的复发尤为重要。经典方案为 CTX + TBI。

（4）净化：自体移植的最大问题是移植后复发率高，是导致移植失败的主要原因，移植物体外净化对自体移植有肯定作用。负性选择法指特异性地除去干细胞采集物中污染的肿瘤细胞，其缺点为干细胞丢失或微生物污染，现已少用。正性选择法指特异性地收集干细胞，临床应用较多的是抗 CD_{34} 抗体免疫磁珠分离法。

（三）脐血干细胞移植

脐血中含有比骨髓更丰富、更原始、更具扩增能力的造血干细胞；脐血来源广泛，采集方便，对母婴无伤害，细胞可冷冻长期保存；脐血中各种病毒的污染机会较少，移植后发生 GVHD 的危险低；脐血也可为非亲缘供体的来源。

预处理方案与骨髓及外周血干细胞移植基本相似，分含 TBI 和不含 TBI 的预处理方案。

脐血所含的有核细胞数受助量的限制，使部分儿童和成年人的移植受到限制。受者的体重在 40kg 以下，为克服单个脐血干细胞数量较少的限制，临床提出了部分脐血体外扩增和两个相同 HLA 配型的脐血同时移植等方案。

（陈　漉）

第五节　慢性淋巴细胞性白血病

慢性淋巴细胞性白血病（chronic lymphocytic leukemia，CLL）是一种发生在外周血、骨髓和淋巴结的形态单一的小圆 B 细胞淋巴瘤，伴有前淋巴细胞和副免疫母细胞（假滤泡），通常表达 CD5 和 CD23。CLL 是肿瘤性疾病，病因不明，其发生发展可能与基因有关。约 50% CLL 患者的白血病细胞有染色体的异常，其中 13q14 基因缺失是最常见的染色体异常，其后依次是 12 三体型。17q13 的 p53 肿瘤抑制基因的突变常见。

一、流行病学

本病在西方国家是最常见的成人白血病，占 65 岁以上白血病患者的 65%。中位发病年龄 65～70 岁。30 岁以下极为罕见，但 20%～30% 的病例于 55 岁前发病，年发病率约 3/10 万。欧洲、澳大利亚、北美白人以及黑人的发病率是印度、中国、日本的 20～30 倍。美国每年的新发病例约为 17 000 人，发病率为 2.7/10 万人，约占所有白血病的 30%，发病年龄一般大于 50 岁（平均 65 岁），并且随着年龄的增加发病率也呈上升趋势，50 岁以下仅占

10%。男性多于女性，男女比例约为2：1。一般来说，这种肿瘤性淋巴细胞属于B细胞系，而T细胞来源小于2%，称为T淋巴细胞白血病。CLL在东方人中少见，在日本仅占2.6%，我国亦较少见，仅占1.1%（1977年）。

二、病因和发病机制

CLL的病因和发病机制目前还不清楚。至今尚无明确的证据提示化学物质和放射接触史、饮食、吸烟、病毒感染以及自身免疫性疾病等因素能够引起CLL，但本病具有家族聚集的特点。CLL的B细胞表面免疫球蛋白呈弱阳性，主要为IgM和IgG，为单一的轻链型（X或λ）。血清中常产生自身抗体。单克隆性B淋巴细胞的增殖可能同抗原的持续刺激，T、B细胞的调节异常，细胞因子调控异常以及细胞及分子遗传学的改变有关。约80%的病例伴有染色体的异常，常见的为13q14缺失，11q缺失和三体12，少见的有涉及到p53基因的17p的缺失和6q的缺失。在伴有异常核型的患者中，65%为单一核型异常，部分可有两种以上的染色体变异。

三、分类与分型

过去曾把细胞形态和临床表现与本病相似，但免疫表型带有明显T细胞特征的淋巴细胞增殖性疾病也归入CLL，作为CLL的一种变异型，或称为T细胞性慢性淋巴细胞性白血病（T-CLL）。根据世界卫生组织对造血组织和淋巴组织肿瘤的分类方案，已经将本病归类于慢性淋巴细胞性白血病/小淋巴细胞性淋巴瘤（CLL/SLL），而T-CLL则被归类于T细胞幼淋巴细胞性白血病（T-PLL）和T细胞大颗粒淋巴细胞白血病（T-LGLL），而经典者均为B细胞性淋巴细胞白血病。

四、临床表现

大多数患者诊断时年龄在60岁以上，且90%大于50岁。男女发病率为2：1。80%的CLL患者表现为无痛性淋巴结肿大，大多见于颈部和锁骨上腋窝。50%的患者有轻到中度脾肿大，少部分因脾功能亢进引起继发性贫血和血小板减少。多数情况下因骨髓浸润和（或）自身抗体间断表达引起血细胞减少。肝脏肿大少见，多因白血病细胞浸润所致。

1. 起病　起病比慢粒更缓慢，常拖延数月至数年才就诊，不少病例因其他疾病检查血常规时才被发现，首发症状以淋巴结肿大为最常见，也可因乏力、消瘦、贫血、出血、脾肿大、感染而就诊。

2. 全身症状　可有乏力、发热、出汗、瘙痒、体重减轻等。

3. 淋巴结、肝、脾肿大　淋巴结肿大为全身性，最常见于颈部、腋下、腹股沟等处。淋巴结常呈中等度肿大，表面光滑，质地中等硬度，无压痛或粘连。纵隔淋巴结肿大可压迫支气管而引起刺激性咳嗽及反复的肺炎发作等，也可压迫上腔静脉而引起上腔静脉综合征。后腹膜淋巴肿大可致下背痛、下肢水肿，也可引起输尿管梗阻，从而反复并发肾盂肾炎，甚至发生肾功能损害、尿毒症。扁桃体和胸腺也可明显肿大。

脾肿大不如慢粒显著，亦有少数病例只有脾肿大而无淋巴结肿大。肝肿大不如脾肿大多见，但至晚期，肝脏可有明显肿大，伴肝功能损害，表现为黄疸、右上腹疼痛、低蛋白血症，血清碱性磷酸酶、谷丙转氨酶及乳酸脱氢酶值升高。本病还可因胆道浸润而发生梗阻性黄疸。并发慢性溶血者还可继发胆色素结石，从而出现胆道疾病的表现。

4. 其他局部表现　50%病例有皮肤病变。非特异性改变包括瘙痒、荨麻疹、湿疹、丘疹、疱疹带状疱疹等；特异性皮肤损害，则包括结节和红皮病。肺部表现为肺浸润和胸膜渗出，可引起呼吸道症状。胃肠道表现为厌食，上腹饱胀、腹痛、腹泻及黑便等，偶有肠梗阻或肠穿孔。骨骼系统可有骨痛、溶骨性改变及骨硬化。20%病例有蛋白尿、血尿，并可发生肾结石。

五、实验室检查

外周血淋巴细胞比例和计数均明显增高，细胞形态表现为成熟型小淋巴细胞。部分病例可伴有贫血和血小板减少，多数与脾脏肿大伴有脾功能亢进以及骨髓浸润有关。部分患者 Combs 试验阳性，但有溶血表现的不多见。骨髓中淋巴细胞比例可达到 30% ~ 100%，骨髓活检可见淋巴细胞浸润。

1. 血象　白细胞增多，一般为（30 ~ 200）× 10^9/L（3 万 ~ 20 万/mm³），偶见高达（500 ~ 1 000）× 10^9/L（50 万 ~ 100 万 mm³），分类中多数为成熟小淋巴细胞（可达 80% ~ 99%），血片中破碎细胞较多，偶可找到原淋细胞。有时可见幼粒细胞，为骨髓受白细胞浸润所"刺激"的表现。

贫血和血小板减少为晚期表现，除由于白血病细胞浸润骨髓外，本病易并发自身免疫性溶血性贫血及血小板减少症，还可能由脾功能亢进引起。

2. 骨髓象　疾病早期，白血病细胞仅在少数骨髓腔出现。以后侵犯全身骨髓。骨髓象显示增生明显至极度活跃，主要是淋巴系增生。50% 以上为小淋巴细胞，并可见相当数量的大淋巴细胞，原始淋巴细胞和幼稚淋巴细胞较少见（5% ~ 10%）；红系一般增生低下，有溶血反应时，幼红细胞增生；巨核细胞到晚期才减少。骨髓活检示淋巴细胞浸润呈弥漫性、间质性或局灶性，在后两种情况下常保留有残余的正常造血。

3. 淋巴结检查　典型的淋巴结结构因小淋巴细胞的浸润而丧失，这些小的淋巴细胞和循环的白血病细胞形态相同，淋巴结组织学和低分化的小淋巴细胞性淋巴瘤相同。在疾病进展期，淋巴结融合形成大而固定的团块。

4. 免疫表型　95%以上的 CLL 呈 B 淋巴细胞标志。瘤细胞表面 IgM 弱（＋）或 IgM 和 IgD 弱（＋），CD5⁺，CD19⁺，CD20 弱（＋），CD79a⁺，CD23⁺，CD43⁺，CD11e 弱（＋）。并且 CD10 和 cyclin D1（－）；FMC7 和 CD79a 通常（－）或弱（＋）。有些具有典型 CLL 形态的病例可出现免疫表型分离，即 CD5⁻ 或 CD23⁺，FMC7⁺ 或 CD11c⁺，或表面 Ig 强（＋），或 CD79b⁺。

5. 遗传学　80%患者存在异常核型。50%的患者有 13q14 基因缺失，20%的患者 12 号染色体出现三倍体的情况，11q22 – 23 基因缺失见于 20% 的病例，10% 的患者有 17q13（p53 位点）基因缺失，5%的患者有 6q21 基因缺失。

六、分期

CLL 分期对预后有意义，以 Rai 分期系统和 Binet 分期系统应用较广。

Rai 分期系统，由 Rai 等于 1975 年提出。

0 期：仅有外周血和骨髓中淋巴细胞增多，为低危；Ⅰ期：淋巴细胞增多和淋巴结肿大，为中危；Ⅱ期：淋巴细胞增多合并肝和（或）脾肿大，为中危；Ⅲ期：淋巴细胞增多和贫血（血红蛋白<110g/L），为高危；Ⅳ期：淋巴细胞增多和血小板减（<100×10⁹/L），为高危。

其平均生存期依期别增加而递减，分别如下：0期，150个月；Ⅰ期，101个月；Ⅱ期，72个月；Ⅲ期，30个月；Ⅳ期，30个月。

Binet分期系统，由Binet等于1981年提出。除淋巴细胞增多外，将身体淋巴组织分为5个区域即颈淋巴结区、腋下淋巴结区、腹股沟淋巴结区、脾脏和肝脏。

A期：血红蛋白≥100g/L，血小板≥100×10⁹/L，小于3个淋巴结区受累；B期：血红蛋白≥100g/L，血小板≥100×10⁹/L，≥3个淋巴结区受累；C期：血红蛋白<100g/L和（或）血小板<100×10⁹/L，不论累及部位多少。

七、鉴别诊断

CLL应与下列疾病相鉴别：

（一）幼淋巴细胞白血病

幼淋巴细胞白血病是CLL亚急性型，该病50%以上的血液白细胞是大淋巴细胞，其大小和形态可以和CLL的白血病细胞区别。幼淋巴细胞直径10~15μm，而CLL细胞一般是小的静止的淋巴细胞，直径为7~10μm。血液或骨髓中的幼淋巴细胞为圆形或分叶核，每一核有单突厚边缘的核仁，染色质的密度高于原始淋巴细胞，而低于成熟淋巴细胞或CLLB细胞。胞浆一般呈淡蓝色，无颗粒，有时光镜下可见胞浆包涵体。这些细胞侵犯淋巴结，一般产生浸润假结节，它与典型CLL弥漫型明显不同。与CLL白血病B细胞不同，幼淋巴细胞高表达表面免疫球蛋白，SN8染色亮，表面抗体为特异性CD79b。

（二）毛细胞白血病

毛细胞白血病肿瘤B细胞比CLL细胞大（MCV 400fl），胞浆丰富，常有较好的丝状"毛发"影。这些细胞对酸性磷酸酶抗酒石酸同工酶呈强阳性反应。与CLLB细胞不同的是毛细胞白血病的肿瘤细胞高表达CD11c和CD25。

（三）淋巴瘤

淋巴瘤有循环瘤细胞，这种瘤细胞有时引起血液淋巴细胞增多症，它可能被误认为CLL。

1. 小淋巴细胞白血病　低分化小B淋巴细胞淋巴瘤在生物学和临床特点方面与B-CLL密切相关，外周血小淋巴细胞淋巴瘤的肿瘤细胞与CLL白血病细胞形态相同，故需首先鉴别。CLL常常有血液淋巴细胞增多，而小淋巴细胞淋巴瘤常常有淋巴结浸润，CLL常常有骨髓淋巴细胞增多，而小淋巴细胞淋巴瘤骨髓未受浸润。当小淋巴细胞淋巴瘤浸润骨髓时，呈典型的结节型，而不是间质型及弥漫型。

2. 套细胞淋巴瘤　套细胞淋巴瘤是一种中度分化B细淋巴瘤。与弥漫性淋巴结受累典型CLL不同，套细胞淋巴瘤的淋巴结组织学特征之一是套带单克隆B细胞围绕反应生发中心。而且与CLLB细胞不同的是套细胞淋巴病一般不表达CD23。

3. 滤泡性淋巴瘤　起源于滤泡中心细胞低恶度淋巴瘤能够侵犯血液，常以淋巴结肿大，偶尔巨脾为特征，这些白血病细胞体积小，典型的是胞核清晰，核仁清楚，滤泡中心小细胞淋巴瘤常表达 CD10 （CALLA） 抗原。与 CLL 不同，这些细胞常高表达表面免疫球蛋白，而不表达鼠的玫瑰形受体和 CD5 抗原，这种细胞 FMC7 阳性。淋巴结活检可证实为结节状或弥漫小细胞淋巴瘤。

八、治疗

目前临床上使用 Rai 和 Binet 分期评估预后。早期的患者 （Rai 0 ~ Ⅱ，Binet A） 一般不需治疗，仅需 "观察和等待"。只有出现和疾病进展相关的症状（肝、脾、淋巴结肿大的症状或并发症）时，才必须治疗。NCCN （美国国家综合癌症中心联盟）治疗指征：有症状；反复感染；就诊时巨大瘤负荷；重要脏器功能受累；血细胞减少（红细胞、血小板）；自身免疫性血细胞减少（AIHA，ITP，纯红再障）；疾病持续缓慢进展至少 6 个月；患者要求治疗。BCSH （英国血液学标准委员会）治疗指征：全身症状：6 个月内体重下降 >10%，发热 >38℃2 周，乏力，盗汗；淋巴结肿大 >10cm 或进行性增大；脾脏肿大 >6cm 或进行性增大；淋巴细胞进行性升高：2 个月内升高 >50%，淋巴细胞倍增时间 <6 个月；进行性造血衰竭：出现贫血，血小板减少或加重；自身免疫性血细胞减少。

（一）烷化剂

苯丁酸氮芥 （CLB） 应用最广，延缓疾病进展，但不延长总生存期；苯丁酸氮芥 + 强的松或蒽环类药物并不延长 10 年生存期。用法为：①0.1 ~ 0.2mg/ （kg·d），口服，连用 6 ~ 12 天，2 周后减至 2 ~ 4mg/d，长期维持；②间歇疗法，0.2mg/ （kg·d），口服，连用 10 ~ 14 天，休息 2 周重复给药。亦可联合化疗，用 CLB + PDN （泼尼松），CLB 0.1 ~ 0.2mg/ （kg·d） 与 PDN 10 ~ 20mg/d，连用 4 天，每 3 周一次。亦可用 M2 方案，即 BCUN （卡氮芥） 0.5 ~ 1mg/kg，静注，第 1 天；CTX （环磷酰胺） 10mg/kg 静注，第 2 天；L - PAM （美法仑） 0.25mg/ （kg·d），口服，第 1 ~ 14 天；VCR （长春新碱） 0.03mg/kg 静注，第 21 天；PDN 1mg/ （kg·d），口服，第 1 ~ 14 天。停药 4 周后可重复。苯丁酸氮芥的主要不良反应是骨髓抑制。

（二）嘌呤类似物

1. 嘌呤类似物单药治疗　目前治疗 CLL 主要使用 3 种嘌呤类似物：氟达拉滨、喷妥司汀 （Pentostatin） 和克拉屈滨 （Cladribine）。氟达拉滨单药治疗相比于其他的包含烷化剂或糖皮质激素的治疗方案具有更出众的总体缓解率，但并未证实总体生存时间延长。

氟达拉滨 25 ~ 30mg/m^2 i. V. （30 分钟滴注），d1 ~ 5，每 3 ~ 4 周重复。适用于患者对首次治疗无效或首次治疗后 12 个月内复发。

克拉屈滨 0.1mg/ （kg·d） i. V. （连续滴注），d1 ~ 7，每 3 ~ 4 周重复。

2. 嘌呤类似物联合化疗　CLL 联合化疗是氟达拉滨加环磷酰胺 （FC）。在一项前瞻性研究中比较氟达拉滨和 FC，研究结果表明联合治疗具有更高的缓解率。FC 联合化疗具有明显更高的完全缓解率（16%）和总体缓解率（94%），相比于氟达拉滨单药治疗（分别是5% 和 83%），FC 治疗也具有更长的中位缓解持续时间（48 个月：20 个月）和更长的无病生存时间（49 个月：33 个月）。FC 相比于氟达拉滨引起更显著的血小板减少和白细胞减少，但贫血不显著。FC 没有增加严重感染的数量。目前认为 FC 是 CLL 的一线治疗方案。

（三）美罗华为基础的化学 - 免疫治疗

美罗华 （Rituximab），一种 CD20 单克隆抗体，在 CLL 治疗中令人鼓舞，Rituximab 可以下调抗凋亡因子的表达。联合美罗华的化疗被证实是 CLL 非常有效的治疗。在 MD An‐der-son 肿瘤中心进行的实验中 224 位初治的 CLL 患者，使用美罗华加氟达拉滨/环磷酰胺（FC）取得 95% 的缓解率，71% 完全缓解，提示美罗华加以氟达拉滨为基础的化疗是 CLL 治疗的较好选择。但复发患者应用 FCR 方案疗效还有待研究。177 名复治患者，无论患者既往曾应用单药或联合化疗，FCR 方案缓解率 73%，其中 25% 达 CR。氟达拉滨耐药患者缓解率也可达 58%，但 CR 率仅 6%。

（四）阿仑单抗（Alemtuzumab）为基础的化学‐免疫治疗

阿仑单抗（Alemtuzumab）是一种重组人源化的 CD52 的单克隆抗体。在使用过烷化剂并且使用氟达拉滨治疗失败或复发的进展期患者中，阿仑单抗单药治疗已经产生 33% ～ 53% 的缓解率，中位缓解持续时间为 8.7 ～ 15.4 个月。Alemtuzumab 对于存在 p53 基因突变或缺失、对化疗无效的患者亦有一定疗效。Alemtuzumah 对多发淋巴结肿大患者效果欠佳，但对清除外周血及骨髓中肿瘤组织有一定作用。对自体干细胞移植的干细胞采集有一定作用。

（五）造血干细胞移植

CLL 患者的中位发病年龄为 65 岁，其中小于 60 岁的患者占 40%，因此对于高危组及低危组部分年轻患者也可行造血干细胞移植。

1. 自体造血干细胞移植　研究表明自体造血干细胞移植疗效优于传统化疗。有研究表明移植后仅 1 名患者死于移植早期合并症，CR 率 74%，5 年生存率 77.5%，5 年无病生存率 51.5%。未发现能够预测患者生存期及无病生存期的治疗前因素。可检测的 20 名患者中 16 名在移植后 6 个月内达到分子学完全缓解。8% 的患者发生移植后急性髓性白血病/骨髓异常综合征。目前研究认为，自体移植早期治疗相关病死率较低，但移植后机会感染发生率较其他疾病高。

与其他疾病相似，早期治疗和移植时肿瘤负荷低的患者预后较好，故认为患者应在第一次完全或部分缓解后尽早行造血干细胞移植。造血干细胞的采集时机和是否应该在第一次缓解时采集后保留至治疗终末期再应用，仍有待进一步探讨。此外，部分患者采集不到足够的 $CD34^+$ 细胞，尤其对于接受大剂量前驱治疗的患者，推荐在最后一次应用氟达拉滨或白细胞减除术后至少 3 个月后再采集。复发是自体造血干细胞移植的主要问题。

2. 异基因造血干细胞移植　CLL 患者行异基因造血干细胞移植有较高治疗相关病死率，包括治疗相关毒性、移植物抗宿主病（graft‐versus‐host disease，GVHD）及感染。但存活患者疾病能够得到长期控制。据骨髓移植登记处资料统计，CLL 患者异基因造血干细胞移植治疗相关病死率为 46%，其中 GVHD 病死率 20%。CLL 患者自体造血干细胞移植与异基因干细胞移植的疗效比较至今尚无定论。异基因移植的最主要优点在于存在移植物抗白血病效应，移植后供者淋巴细胞输注或停用免疫抑制剂可诱导该效应产生。研究者正在对 CLL 及其他血液恶性肿瘤患者应用供者淋巴细胞输注时的淋巴细胞用量及移植后的应用时机进行研究，希望能够达到最大的移植物抗白血病效应而不引起 GVHD。

3. 非清髓造血干细胞移植　非清髓或降低预处理剂量的移植能够降低移植后短期病死率，通常被称为"小移植"。主要的抗白血病效应是移植物抗白血病作用而非化疗。在预处理时应用 Alemtuzumab 可能降低 GVHD 发生率，但却能够增加复发率，进而需要应用供者淋巴细胞输注。

降低预处理强度能够降低移植相关病死率，使老年患者造血干细胞移植成为可能，使更多的 CLL 患者能够获得移植机会。虽然进行该类移植的患者多为反复化疗或难治性患者，但患者的植入率及 CR 率均较高，移植后患者生存期延长。这说明移植物抗白血病效应在 cLL 患者治疗中可能得到广泛应用；今后的研究重点在于移植前或移植后维持适当的免疫抑制状态使嵌合状态能够呈稳态存在。值得强调的是这项治疗正在研究过程中，尽管与大剂量预处理相比其急性病死率明显降低，但慢性 GVHD 相关死亡及疾病控制情况仍不清楚。

总之，对于低危组年轻患者可应用大剂量化疗或自体干细胞移植治疗，但其最终疗效仍有待评价。微小残留病变的检测可用于指导上述治疗的应用。清髓性移植治疗相关病死率高，应该被限制应用于预后较差患者。虽然没有进行清髓性及非清髓性移植在 CLL 患者疗效的比较，但是考虑到 CLL 患者年龄偏大，选择非清髓移植似乎更合理。

尽管大剂量治疗能够获得高 CR 率，一部分患者能够达到长期无病生存，但目前 CLL 仍被认为是不可治愈的。与传统治疗相比自体移植能够延长患者的生存期及无病生存期。然而，随着非清髓移植的不断成熟，其可能最终取代自体移植。

（张　鹏）

第六节　毛细胞白血病

毛细胞白细胞（hairy cell leukemia）是一种罕见的慢性淋巴组织增生性疾病，表现为 B 淋巴细胞有显著的胞浆突起，累及骨髓和脾脏的 B 淋巴细胞肿瘤，反应性骨髓纤维化和血细胞减少是常见的特征。易患人群常常是中年男性，表现为各类血细胞减少，脾肿大，或反复发生感染。用 2'－氯脱氧腺苷治疗可明显改善患者的预后。

一、概述

毛细胞白血病（HCL）是一个小 B 细胞肿瘤，其核圆，胞质丰富，在骨髓和周围血中可见胞质有发丝样突起。它弥漫浸润骨髓和脾红髓，并且 CD103、CD22 和 CD11c 强（＋）。本病于 1923 年首次报道，描述为白细胞网状内皮组织增生。1958 年确认此病是一种独特的临床病理疾病，称为白细胞性状网状内皮组织增生症。1966 年命名为毛细胞白血病，异常的单核细胞有不规则的胞浆突起。直到 20 世纪 80 年代，认为此病的主要治疗方法是脾切除。在过去的 10 年中，三种有效的全身治疗是；α－干扰素，喷司他汀（2'－脱氧考福霉素）和 2'－氯脱氧腺苷，能够显著改善患者的预后。目前认为 HCL 是一种有治愈可能的疾病。

二、病因和发病机制

毛细胞白血病是一种罕见的疾病，在美国 HCL 在全部成人白血病中大约占 2%．此病在非裔和亚裔人群中罕见。它主要发生在中年男性，中位年龄 55 岁，男女之比为 5：1。本病的病因不详，可能与 T 细胞白血病病毒Ⅱ（HTLV－Ⅱ）感染和暴露于辐射和有机溶剂有关。对 30 例毛细胞白血病患者进行细胞遗传学分析，12 例（40%）患者有 5 号染色体克隆畸变，最常见是 5 号染色体三体型或易位和累及 5q13 的间质缺失。

毛细胞是成熟 B 细胞的克隆增生，有克隆性免疫球蛋白基因重排，表达全部 B 细胞表面分化抗原 CD19、CD25、CD22 以及单克隆表面免疫球蛋白，这些 B 细胞分化的免疫标记物通常在 B 细胞成熟的终末阶段正常丢失，CD20 阳性表达，而无早期细胞表面标记物 CD10。毛细胞表达早期浆细胞标记物 PCA - 1，这与 B 细胞发育至前浆细胞阶段的概念相一致。

毛细胞分泌细胞因子，例如 α 肿瘤坏死因子。毛细胞产生的细胞因子通过减少红细胞克隆形成单位（CFU - E）损害造血细胞生成。巨噬细胞克隆刺激因子可诱导毛细胞运动，特异性整合素受体 αVβ3 被认为是运动的标志。

三、临床特征

毛细胞白血病患者通常有全血细胞减少，脾肿大和循环血中毛细胞三联症。50% 的患者出现全血细胞减少，另 50% 的患者常有血细胞减少。最初的表现 25% 的患者有疲乏和虚弱，25% 因血小板减少易青紫，或因白血病易致条件菌感染，25% 的患者因脾肿大有早期饱满或腹胀感。

90% 的患者脾肿大，可能是巨脾，肝肿大罕见，淋巴结病少见。1/3 的毛细胞白血病患者证实有显著的内脏病变。毛细胞白血病可弥漫性浸润骨髓，引发弥漫的骨质疏松，以及局限性或弥漫性骨质硬化。

30% 的毛白血病患者血中性粒细胞绝对值低于。$0.5 \times 10^9/L$，单核细胞减少是其特征之一。这些血细胞减少使患者易感多种典型和条件菌感染。毛细胞白血病因单核细胞产生干扰素功能受损，增加胞内感染危险性。另有少数患者出现肝功能异常，氮质血症和高球蛋白血症。也可伴发自身免疫性疾病，如皮肤血管炎、白细胞分裂性血管炎、麻风结节性红斑、雷诺现象，皮质激素治疗有效。

四、实验室检查

约 2/3 的患者有中重度全血细胞减少，单核细胞减少是其特征，淋巴细胞比例显著增高。白细胞计数常低于 $5 \times 10^9/L$，高于 $10 \times 10^9/L$ 者少见。中性粒细胞常低于 $1.0 \times 10^9/L$，90% 的患者单核细胞少于 $0.1 \times 10^9/L$。95% 的病例在外周血中可以见到毛细胞。血涂片可见到毛细胞，体积约为淋巴细胞的 2 倍，核为圆形，椭圆形或肾形，胞浆向周围呈放射状毛状凸起。骨髓穿刺常“干抽”，骨髓病理活检可见到毛细胞浸润和纤维化，免疫组化显示 CD20 或 DBA - 44 以及耐酒石酸酸性磷酸酶（TRAP）阳性，细胞化学染色 TRAP 阳性。毛细胞具有成熟 B 细胞的免疫表型，如 CD19、CD20、CD22 和 SmIg 以及 CD11c、CD25、CD103 和 HC2。其中 CD103、HC2 和 DBA - 44 具有较强的特异性，特别是 CD103，如果与其他全 B 淋巴细胞标志共表达，强烈提示 HCL；而在骨髓病理切片上检测到 DBA - 44 和 CD20，则不仅有助于 HCL 的诊断，而且还能判断骨髓的浸润程度，为治疗提供依据。

五、诊断与鉴别诊断

本病尚无统一的诊断标准，根据临床特点，外周血和骨髓中发现毛细胞，耐酒石酸酸性磷酸酶（TRAP）实验阳性，骨髓干抽，骨髓病理活检证实有毛细胞浸润，HCL 的特征性免疫表型诊断一般不难。

变异型 HCL 约占所有 HCL 的 10%，其胞核与幼淋巴细胞相似，胞浆与毛细胞相似，处于幼淋巴细胞白血病和毛细胞白血病之间杂合体的独特的病理状态。患者有巨脾，常处于白血病阶段，TRAP 染色阴性或弱阳性，不表达 CD25 和 CD103。外周血白细胞计数常大于 $10 \times 10^9/L$，单核细胞比例和绝对数都不减低。细胞核较大，染色质更加致密，核仁明显。具有成熟 B 细胞的免疫表型，但 CD25 常阴性。对治疗反应差。

本病需与其他淋巴细胞增生性疾病相区别。骨髓纤维化一般通过仔细检查血和骨髓标本可与毛细胞白血病鉴别。

B – PLL 常常易与毛细胞白血病幼淋巴细胞变异体混淆，两种疾病一般都发生在老年男性患者，有明显的脾大，B – PLL 的淋巴细胞仅有局部 TRAP 染色阳性，而毛细胞白血病典型的和变异的毛细胞弥漫性 TRAP 染色体阳性。其他脾淋巴瘤包括累及脾的边缘区淋巴瘤和单核细胞性 B 细胞淋巴瘤也应排除，虽然形态特点均与毛细胞相似，但它们一般 TRAP 染色阴性。

毛细胞白血病还应与肥大细胞疾病鉴别，尤其是浸润细胞呈梭形时。大细胞吉姆萨染色呈染性颗粒，颗粒对氯醋酸酯酶染色也呈阳性。免疫组化分析细胞与巨噬细胞标记物 KPI（CDBP）反应，但无 L26（CD20）染色。B – CLL 患者的血标本由于胞浆扭曲形成假胞浆突起，CD5 呈阳性。CLL 的淋巴细胞显著增多，通常无单核细胞减少。

六、治疗

1. 治疗指征　毛细胞白血病进展缓慢，确诊后不一定立即治疗，治疗的指征如下：①贫血 Hb <9g/dl；②血小板减少 <（50～100）×10⁹/L；③粒细胞减少，白细胞绝对数 <（0.5～1.0）×10⁹/L，尤其伴有反复感染，严重感染。其他不常见的指征：脾大出现症状；白细胞增多伴高比例的毛细胞，白细胞数 >20×10⁹/L；无痛或疼痛性淋巴结病；血管炎和骨的病变。

2. 治疗方案　脾切除是 HCL 的传统治疗方法，随着核苷类似物药物的应用，HCL 的治疗效果已经得到了极大的改善，多数患者都能获得长期生存。治疗目标在于延长缓解期和无病生存期。

（1）脾切除：直到 20 世纪 80 年代中期，脾切除仍是治疗毛细胞白血病的标准治疗，它能迅速逆转外周血细胞减少症。90% 患者恢复一种以上的血细胞，40%～60% 患者恢复正常的血象。目前切脾的指征：活动性或未控制的感染；血小板减少性出血；巨脾疼痛性和（或）脾破裂；系统化疗失败者。

（2）干扰素（IFN）：IFN – α2b 的标准剂量 200 万 U/m³，皮下，每周 3 次，12 个月。IFN – α2a，300 万 U/（m²·d），皮下，6 个月，然后减为每周 3 次，再应用 6 个月。

IFN 常见的不良反应是发热、肌痛、不适，扑热息痛常常能缓解这些症状，随时间发展可脱敏。IFN – α 对毛细胞白血病有效，但它诱导完全缓解率低。IFN 能治疗活动性感染，适用于应用嘌呤核苷酸类似物无效的患者。

（3）嘌呤类似物：

1）喷司他汀（Pentostatin，DCF）：是一种嘌呤类似物，可以抑制腺苷脱氨酶（ADA）的活性。ADA 催化细胞内的腺苷和脱氧腺苷进行不可逆的脱氨基，从而控制体内的腺苷和 dATP 的水平。研究发现过量的 dATP 可以诱发淋巴细胞的凋亡。DCF 通过抑制 ADA 的活性，阻断脱氧腺苷脱氨基的通路，使细胞内脱氧腺苷和 dATP 大量积聚，最终导致细胞的死亡。标准剂量为 $4mg/m^2$，静脉注射隔周一次，持续 3~6 个月直到达最大反应。治疗过程中需监测肾功能，若血清肌酐水平小于 1.5mg/dl 或 24 小时肌酐清除率小于 50ml/min，不用或停用 DCF，直至肾功能的恢复；若 24 小时肌酐清除率在 50~60ml/min，剂量减半。用药前和用药后常规水化，总剂量约为 1 500ml。喷司他汀其他毒性作用包括骨髓抑制、发热、恶心、呕吐、光敏、角结膜炎和严重感染，包括播散性带状疱疹病毒、大肠杆菌、肺炎球菌和真菌感染。喷司他汀不可用于活动性难以控制的感染，身体状况差的患者。此药为强免疫抑制剂，在治疗期间或治疗后至少 1 年内，CD4 和 CD8 淋巴细胞减少到 200 个/μl，低剂量的喷司他汀也有免疫抑制能力。

2）2'-氯脱氧腺苷（2'-CdA）：也是一种嘌呤类似物，同脱氧腺苷相比，仅在嘌呤环 2' 位置上以氯原子取代了氢原子，从而使其能够抵抗 ADA 的脱氨基作用。2'-CdA 进入细胞后不能被 ADA 脱氨基，但是可以被脱氧胞苷激酶（DCK）磷酸化，最终形成 2-氯三磷酸脱氧核苷酸（2-CdATP），同时也可被 5'-核苷酶（5'-NT）去磷酸化。这样，在具有较高的 DCK 活性和较低的 5'-NT 活性的淋巴细胞中，就会导致脱氧核苷酸的积聚，而过量的 2-CdATP 又能引起 DNA 双链的断裂和 ATP 的缺乏，从而引发细胞的凋亡。2'-CdA 对静止期和增殖期的淋巴细胞都有作用，确切的机制尚不清楚。2'-CdA 治疗毛细胞白血病的主要急性作用为发热，42% 患者可发生，发热与毛细胞的消失相关，尤其在脾肿大患者最明显。外周插入中心导管用于释放 2'-CdA 引起的感染少见，皮肤带状疱疹是常见的晚期感染。2'-CdA 也可引起免疫抑制。一项研究显示 CD4 细胞在治疗后 6~12 个月恢复，而另一项研究显示该药治疗后较长时间内 CD4 淋巴细胞减少。

用 2'-CdA 治疗后达完全缓解的患者 25%~50% 仍有微小残存病变存在，这种微小残存的病变是通过免疫组化染色骨髓活检标本发现的。应用多聚酶链反应（PCR）和来源于免疫球蛋白重链基因的克隆基因探针检查，发现用 2'-CdA 治疗后有微小残存病变的所有 7 例患者都可达完全缓解。

单用 2'-CdA 注射治疗可诱导大多数患者完全缓解，完全缓解者复发率低，如复发后用 2'-CdA 治疗仍有效。2'-CdA 0.1mg/（kg·d），静脉输注，连续 7 天，最佳的给药途径和方法仍有争论，皮下给药及每周静脉给药已有成功的报道。这些方法有待于大量患者检验和长期随访，以确定这些给药方法是否与持续静脉给药同样有效。

（4）美罗华（Rituximab）：是一种针对 CD20 的人/鼠嵌合的单克隆抗体。Rituximab 与 B 淋巴细胞上 CD20 结合，通过补体和（或）抗体依赖性细胞毒作用诱导 B 细胞的凋亡。近年尝试用 Rituximab 治疗复发和难治性的 HCL 取得了一定的进展。常用剂量为 $375mg/m^2$，每周一次共 8 个疗程，如未达到完全缓解再加用 4 个疗程。53% 的患者可达完全缓解，平均缓解期为 32 个月。Rituximab 的主要毒副反应是发热、寒战和肌痛，还可见心悸、血压减低及气促等。抗组胺药和皮质激素可以预防和缓解症状。

（5）氟达拉滨：虽然氟达拉滨对 CLL 疗效好，但仅对少数毛细胞白血病有效。氟达拉滨效果不及其他嘌呤类似物明显，但是对于一些毛细胞变异体的患者可达部分缓解。

（6）支持疗法：粒细胞集落刺激因子（G-CSF），G-CSF 能解除一些毛细胞白血病患者由 IFN 引起的骨髓抑制及中性粒细胞减少，应用 G-CSF 的作用主要是辅助系统治疗，对毛细胞白血病患者的活动性感染最初治疗有效。4 例毛细胞白血病患者应用 G-CSF 1~

6μg/（kg·d），6周，其中3例1～2周后中性粒细胞恢复正常，仅一例常有急性腺管炎病史的毛细胞患者发生急性中性粒细胞皮肤病。

七、病程和预后

10%的患者，通常脾脏未肿大的，血细胞数正常以及低毛细胞负荷的老年男性患者；因为常不需治疗，可观察一段时间。以前用IFN和嘌呤类似物治疗有效的患者，中位生存期仅为53个月，现在，用嘌呤核苷类似物治疗，4年总的生存率超过95%。但不管嘌呤核苷类似物治疗的潜能如何，毛细胞白血病患者现在可望有更长时间的存活。

（陈　滪）

参考文献

［1］张梅，胡翊群主编. 血液与肿瘤疾病. 北京：人民卫生出版社，2015.

［2］周际昌主编. 实用肿瘤内科治疗. 北京：北京科学技术出版社，2010.

［3］陈清江，张明智，张军辉. 恶性淋巴瘤分子靶向治疗. 现代预防医学，2010，27（15）：2923－2925.

［4］王吉耀主编. 内科学. 第二版. 北京：人民卫生出版社，2012.

［5］刘宗文，田薇薇主编. 实用常见肿瘤的诊断与综合治疗. 郑州：郑州大学出版社，2012.

［6］郝希文，魏于全，郝捷，周云峰，等. 肿瘤学. 北京：人民卫生出版社，2010.

第十六章

弥散性血管内凝血

弥散性血管内凝血（disseminated intravascular coagulation，DIC）并非一独立疾病，而是由多种原因引起的一种复杂的病理过程和临床综合征，是在某些严重疾病基础上，由特定诱因引发的复杂病理过程。致病因素引起人体凝血系统激活、血小板活化、纤维蛋白沉积，导致弥散性血管内微血栓形成，继之消耗性降低多种凝血因子和血小板；在凝血系统激活的同时，纤溶系统亦可激活，或因凝血启动而致纤溶激活，导致纤溶亢进。临床上以出血、栓塞、微循环障碍和微血管病性溶血等为突出表现。

国际血栓与止血学会（ISTH）DIC 专业委员会 2001 年公布 DIC 定义为："DIC 是指不同病因导致局部损害而出现以血管内凝血为特征的一种继发性综合征，它既可由微血管体系受损而致，又可导致微血管体系损伤，严重损伤可导致多器官功能衰竭"。该定义有几点值得重视：①强调了病理机制中的微血管体系损害；②DIC 病理损害的终末归属是多器官功能衰竭；③视 DIC 的病期而异，纤溶并非 DIC 的必备条件。

第一节　病因

导致 DIC 的基础疾病很多，几乎遍及临床各科。常见者为感染、恶性肿瘤、严重创伤、病理产科、手术、医源性因素等，详见表 16-1。其中细菌感染特别是败血症为 DIC 最常见的病因，其次为严重创伤、病理产科，近年来医源性 DIC 日益引起国内外学者的重视，已将其列为 DIC 的重要病因。其他如心血管疾病、结缔组织病及变态反应性疾病、肺心病等，亦是导致 DIC 之常见基础疾病。

表 16-1　易于导致 DIC 的基础疾病

疾病类型	主要病种	发生率
感染性疾病	革兰阴性菌感染（最常见），如脑膜炎球菌、大肠埃希菌、铜绿假单胞菌等；	31%～43%
	严重的革兰阳性菌感染，如金葡菌败血症等；	
	病毒感染（流行性出血热，重症肝炎）、弥散性结核，恶性疟疾，真菌感染等；	
恶性肿瘤	急性白血病（AML - M3），淋巴瘤，前列腺癌，胰腺癌，肝癌，肾癌，肺癌，脑肿瘤，血管内皮瘤，神经母细胞瘤，平滑肌肉瘤等	24%～34%

续　表

疾病类型	主要病种	发生率
病理产科	羊水栓塞，感染性流产，死胎滞留，胎盘早剥，前置胎盘，子宫破裂，重症妊高征等	4%~12%
手术及创伤	富含组织因子的器官如脑、前列腺、胰腺、子宫及胎盘等，可因手术及创伤等致其释放而诱发 DIC； 大面积烧伤，严重挤压伤，骨折，蛇咬伤等	1%~5%
医源性疾病	多种解热镇痛药，某些生物及酶制剂，纤维蛋白溶解抑制剂，皮质激素及少数抗生素； 手术及其他医疗操作； 肿瘤治疗； 溶血性输血反应等	4%~8%

（索冬卫）

第二节　发病机制

DIC 的发病机制甚为复杂，涉及血管内皮细胞损伤、血小板活化、凝血途径激活、抗凝系统受损及纤维蛋白溶解系统的功能紊乱。发生 DIC 的关键机制是促凝物质进入血液激活凝血系统和血小板，导致弥散性纤维蛋白 – 血小板血栓形成。最常见的促凝物质是组织因子（tissue factor，TF；即凝血因子Ⅲ，或称组织凝血活酶）。随着对 DIC 发病机制认识的进步，近年来特别强调组织因子在 DIC 发病中的主导作用及炎性细胞因子在发病中的重要作用。

一、组织因子在 DIC 发病中的主导作用

绝大部分 DIC 的发生都是通过 TF 启动外源性凝血途径进行．的，抑制内源性凝血途径并不能抑制 DIC 的发生，而针对 TF 的单克隆抗体则可以明显的抑制 DIC 的发生。人体多种组织均富含 TF（表 16 – 2），正常情况下，与血液接触的血管内皮细胞、白细胞等并不表达TF，但在病理情况下，它们也表达 TF。生理情况下人血浆中 TF 含量极微，小于 100pg/ml，且由于体内存在 TF 的天然抑制剂如组织因子途径抑制物（TFPI）、抗凝血酶Ⅲ（ATⅢ）等抑制了 TF 的活性，故不能激活凝血。在外科大手术、严重创伤、产科意外（如宫内死胎、胎盘早剥等）、恶性肿瘤或实质性脏器坏死等情况下均有严重的组织损伤或坏死，致大量促凝物质入血，其中尤以 TF 较多，从而启动凝血途径，引起血栓形成，这在 DIC 发病过程中具有极其重要的作用。一些进入血流、的外源性物质，如蛇毒、羊水、胎儿或死胎脱落、坏死及代谢产物等亦具有与 TF 相同的活性和作用，在一定条件下，也是 DIC 的"始动"因素。

根据凝血学说的现代观念 TF 可通过双重途径激活凝血过程，首先是启动阶段，这是通过组织因子途径（外源途径）实现的，由此产生少量凝血酶。然后是放大阶段，即少量凝血酶发挥正常反馈，激活血小板、在磷脂与凝血酶原存在条件下激活 FⅪ（FⅪ作为内、外源凝血途径的结合点），从而通过"缩短的"内源途径形成足量凝血酶，以完成凝血过程。

表 16 -2　　不同人体组织中组织因子的含量

组织	组织因子含量（μg/mg）
肝	10
肌肉	20
脑	50
肺	50
胎盘	2 000
蜕膜	2 000

二、DIC 中的凝血酶与纤溶酶

除组织因子激活外源性凝血系统外，感染、炎症及变态反应、缺氧和酸中毒等在一定条件下皆可使血管内皮细胞发生损伤，使其下面的胶原暴露，FXⅡ与胶原发生接触激活而启动内源性凝血过程。某些细菌、内毒素、病毒、凝血酶及某些药物、血浆中游离饱和脂肪酸、抗原抗体复合物等可直接激活 FXⅡ。多种 DIC 致病因素还可导致血小板损伤，使之在血管内皮处黏附、聚集及释放一系列内容及代谢产物。活化血小板可直接激活 FXⅡ，启动内源性凝血系统。上述病理变化都将导致体内凝血酶形成。凝血酶为 DIC 发病机制中的关键因素。它一方面直接使纤维蛋白原转化为纤维蛋白而形成血栓，同时通过对凝血因子及血小板等的强大的正反馈作用，进一步加速凝血过程，还可直接激活纤溶系统，加重凝血紊乱。凝血酶在 DIC 发病中的主要作用见图 16 - 1。

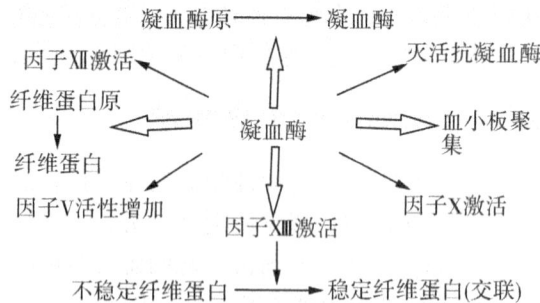

图 16 -1　凝血酶在 DIC 发病中的主要作用

DIC 发病中的另一关键因素是纤溶酶，在凝血系统激活后，常有继发性纤溶系统的激活。这主要是由于在凝血过程中，通过酶性激活（蛋白酶作用造成酶性水解）由 XⅡa 形成 XⅡf（因子XⅡ的碎片），XⅡf 使激肽释放酶原转变成激肽释放酶，后者使纤溶酶原变为纤溶酶。先期形成的凝血酶亦具有强大的促纤溶酶形成作用。一些富含纤溶酶原激活物的器官（如子宫、前列腺、肺等）因血管内凝血而发生变性坏死时，激活物便大量释放入血而激活纤溶系统。血管内皮细胞受损、缺氧、应激等也皆可激活纤溶系统，导致纤溶酶增多。纤溶酶除能使纤维蛋白（原）降解外，还能水解凝血因子 V、Ⅷ和凝血酶原等，故这些凝血因子进一步减少，另外多种纤维蛋白降解产物可影响血管通透性及血小板功能，因而引起凝血障碍和加重出血。

三、炎性细胞因子在 DIC 发病中的作用

研究表明，炎性细胞因子（促炎因子、抗炎因子、促炎因子抑制剂）在 DIC 的发病中也发挥重要作用：TNF、IL－1、IL－6、IL－8、白血病抑制因子、单核细胞趋化蛋白（MCP－1）可以促进 TF 表达；转化生长因子（TGF－β）、IL－4、IL－10 和 IL－13 可以抑制多种因素介导的 TF 表达升高；TNF、IL－1、IL－6、IL－12 和 IL－2 在促进凝血过程中发挥重要作用。

（1）IL－6 是人体最具代表的细胞炎性因子。小鼠试验证实：IL－6 可使培养之人脐静脉内皮细胞 TF 表达增加 10 倍，IL－10 可抑制这一效应。

（2）肿瘤坏死因子（TNF）：刺激内皮细胞生成及分泌 TF。

（3）IL－1：体外试验强烈刺激内皮细胞表达 TF；狒狒败血症模型中，用 IL－1 受体阻抗剂可阻断血活。

（4）TNF 和 IL－1 可以降低培养内皮细胞的血栓调节蛋白（TM）活性及基因表达。

（5）TNF 和 IL－1 可以通过降低多种组织蛋白 C 的表达从而促进凝血。

（6）TNF 及 IL－1 可以通过促进血管内皮细胞释放纤溶酶原激活物抑制剂－1（PAI－1）发挥抗纤溶活性，淋巴毒素、IL－2、TGF－β 在体外也可促进 PAI－1 释放。

四、感染性 DIC 的发病机制

在感染性 DIC 的发生中，内毒素起着至关重要的作用，其机制包括以下几个方面：

1. 激活凝血过程　内毒素可损伤血管内皮细胞，引起 TF 表达和释放增加，内皮下基质膜和胶原组织暴露，激活 FXII，启动外源性凝血系统，并诱导血小板的黏附、聚集和释放反应。此外，内毒素还可使血液中的单核细胞和组织中的巨噬细胞合成 TNF 及 IL－1，它们对血管内皮细胞和单核细胞的合成、表达细胞因子具有强烈的刺激作用，可加速凝血过程的活化。

2. 刺激细胞因子释放　内毒素可刺激 TNF 的释放，调节蛋白的活性，导致抗凝活性下降，刺激白细胞表达整合素 CD11/CD18，产生自由基，释放蛋白酶，损伤内皮细胞，进一步促进 DIC 的发生。

3. 活化血小板　内毒素可促进血小板聚集及表达血小板膜表面的促凝活性，加速 FX 及凝血酶原的活化。

4. 其他机制　内毒素可激活补体系统，还能抑制内皮细胞释放纤溶酶原活化物抑制剂，抑制纤溶系统，促进 DIC 的发展。

五、影响弥散性血管内凝血发生发展的因素

1. 单核－吞噬细胞系统功能受损　单核－吞噬细胞系统具有清除循环血液中的凝血酶、纤维蛋白及内毒素的作用，可抑制血栓形成。当单核－吞噬细胞系统功能损伤时，会导致机体凝血功能紊乱而易发生 DIC。

2. 肝功能障碍　正常肝细胞能合成多种血浆凝血因子及抗凝物质，也能清除激活的凝血因子和纤溶物质，在凝血和抗凝血的平衡中发挥重要的调节作用。当肝功能严重障碍时，患者体内的凝血和纤溶过程紊乱，极易发生 DIC。

3. 血液高凝状态　血液中凝血物质和血小板数目增多，血液呈高凝状态，可见于妊娠

妇女、缺氧及酸中毒。通过损伤血管内皮，启动内源性凝血系统，也可以损伤血小板及红细胞，促进凝血物质释放。

4. 微循环障碍　正常血液流速较快，能将血浆中出现的少量活化的凝血因子及微小的纤维蛋白凝块稀释并运走；若微循环血流缓慢，血小板和红细胞易聚集，加速微血栓形成。

（索冬卫）

第三节　病理及病理生理

1. 微血栓形成　微血栓形成是 DIC 的基本和特异性病理变化。其发生部位广泛，多见于肺、肾、脑、肝、心、肾上腺、胃肠道、脾及皮肤、黏膜等部位。其中以肺、心、脑、肾等器官最为多见，主要为纤维蛋白血栓及纤维蛋白 - 血小板血栓。伴随微血栓栓塞而出现的继发性病理变化有：血栓远端血管痉挛，间质水肿，灶状出血及缺血性坏死。因此，在有微血栓形成的脏器，可出现相应的一过性功能损害，甚至不可逆性的功能衰竭。

2. 凝血功能异常　DIC 凝血障碍的发生率高达 90% 以上，按其演变过程将凝血异常分为三个阶段。①高凝期：为 DIC 的早期改变。以血小板活化、黏附、集聚并大量释放血小板因子，凝血酶及纤维蛋白大量形成为主要病理生理变化，血小板、凝血因子的消耗、降解不显著，纤溶过程未启动或刚开始。此期在临床上持续时间甚短，且临床症状不多而不易被发现。②消耗性低凝期：随着微血栓在血管内广泛形成，凝血因子、凝血酶原大量消耗和（或）被纤溶酶降解，加之其他因素的作用，如 FDP 的抗凝作用等，血液凝固性迅速降低，血栓形成过程逐渐减弱，凝血障碍渐趋明显。临床上常表现为广泛而严重的出血倾向。PT 显著延长，血小板及多种凝血因子水平低下。此期持续时间较长，常构成 DIC 的主要临床特点及实验检测异常。③继发性纤溶亢进期：多出现在 DIC 后期，但亦可在凝血激活的同时。此时凝血过程减弱，由纤溶过程所代替，甚至成为某些 DIC 的主要病理过程。

3. 微循环障碍　毛细血管微血栓形成、血容量减少、血管舒缩功能失调、心功能受损等因素造成微循环障碍。可导致以下不良后果：①加重组织缺血缺氧，引起代谢性酸中毒及其他代谢产物聚集；②毛细血管括约肌开始反射性痉挛，继之松弛扩张，更多毛细血管开放，血流愈趋缓慢、瘀滞；③组织、器官因栓塞、微循环障碍等原因血流灌注进一步减少，并呈中毒性损害，造成一过性或持久性功能障碍；④由于毛细血管痉挛、血管内血栓形成及缺氧使红细胞脆性增加，导致微血管病性溶血的发生。

微循环衰竭与 DIC 互为因果，是 DIC 最常见的后果。DIC 休克机制：①因子 XIIa：激活激肽和补体系统，激肽、缓激肽及由此诱生的 PGI_2 及某些补体碎片（C_{3a}、C_{5a} 等）使微动脉及毛细血管前括约肌舒张，外周阻力显著下降，导致低血压；②PAF 的产生导致血小板活化及释放反应，参与休克的发生；③凝血纤溶产物：大量纤维蛋白肽 A（FPA）及肽 B（FPB）可引起微静脉及小静脉收缩；FDP 引起血管舒张、毛细血管通透性升高、血浆外渗，血容量降低，导致休克的发生。

4. 微血管病性溶血　当微血管中有纤维蛋白性微血栓形成时，在早期，纤维蛋白丝在微血管腔内形成细网；当循环中的红细胞流过由纤维蛋白丝构成的网孔时，常会粘着、滞留或挂在纤维蛋白丝上。这样由于血流的不断冲击，引起红细胞破裂。在微血流通道发生障碍时，红细胞还可能通过肺组织等的微血管内皮细胞间的裂隙，被"挤压"到血管外组织中去。这种机械损伤同样也可使红细胞扭曲、变形和碎裂。同时，患者的红细胞因缺血、缺氧、代谢毒性产物的作用，致机械脆性增加。这样就形成了各种畸形的红细胞碎片。这些碎片由于脆性高，故容易发生溶血，称为微血管病性溶血。

（索冬卫）

第四节　临床表现

DIC 的临床表现与其原发病、临床类型即所处的发展阶段有密切关系。除原发病的表现外常见的有四大临床表现，为出血、休克、栓塞和微血管病性溶血（图 16-2）。

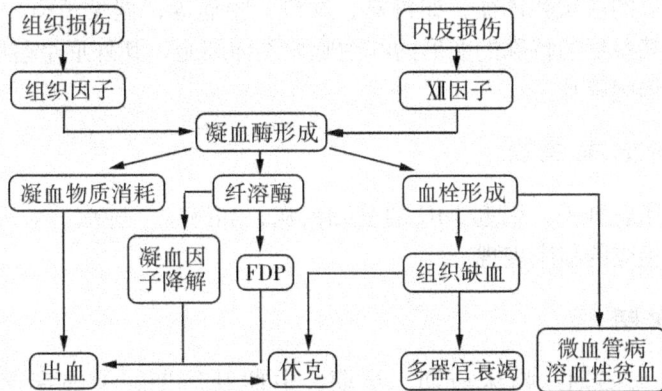

图 16-2　DIC 的临床表现

一、出血倾向

出血是 DIC 最常见的症状之一，发生率为 84% ~ 95%。多为自发性、多发性出血，部位可遍及全身，多见于皮肤、黏膜、牙龈、伤口及穿刺部位，其次为某些内脏出血，如呕血、黑便、咯血、血尿、阴道出血，严重者可出现颅内出血，颅内出血是 DIC 致死的主要因素之一。出血常突然发生，多为不能用原发病解释的多部位、多脏器同时出血。

二、休克或微循环衰竭

发生率约为 30% ~ 80%。表现为血压下降、肢体湿冷、少尿或无尿、呼吸困难、口唇和四肢发绀及神志改变等。休克可以加重 DIC 的进展，互为因果导致恶性循环。DIC 所致休克特点：①起病突然，早期常找不到明确病因；②常伴有全身多发性出血倾向，但休克程度与出血量常不成比例；③常早期出现重要脏器的功能障碍甚至出现多器官功能衰竭；④常规的抗休克治疗效果不佳。

三、微血管栓塞

微血管栓塞分布广泛，发生率为 40% ~ 70%。栓塞可以发生在浅层，多见于眼睑、四肢、胸背及会阴等皮下脂肪较多、组织松软的部位，黏膜损害易发生在口腔、消化道、肛门等部位，表现为皮肤发绀，进而发生灶性坏死、斑块状坏死或溃疡形成。栓塞也常发生在深部器官，特别是肾、肺、脑等生命重要器官，是导致多脏器功能衰竭的重要因素。肾微血栓引起急性肾功能衰竭，表现为少尿、无尿；肺微血栓常导致急性呼吸窘迫综合征，表现为不明原因的呼吸快、低氧血症；心脏微血栓轻者表现为不明原因的心跳加快，重者导致心功能不全及急性心肌梗死；脑组织受累可表现为意识障碍、颅内高压综合征等。虽然出血是 DIC 最典型的临床表现，但器官功能衰竭在临床上却更为常见，只是因栓塞的症状可能较隐匿，因而更易被忽视。

四、微血管病性溶血

约见于 25% 的患者，可出现不明原因的与出血程度不成比例的进行性贫血。多数缺乏典型急性血管内溶血的症状和体征，如畏寒、发热、腰痛等，偶见黄疸，故早期不易察觉。外周血涂片中出现某些形态特殊的变形的红细胞如裂体细胞，其外形呈盔甲形、星形、新月形等，统称其为红细胞碎片。

五、原发病临床表现

除上述主要临床表现外，引起 DIC 的基础疾病，如感染、肿瘤、病理产科、手术及创伤等，亦各自有其相应的临床表现。

六、临床分期

DIC 临床上分为四期：临床前期、早期、中期及后期。①临床前期：亦称前 DIC（Pre – DIC），指在基础病因下体内凝血纤溶系统发生一系列变化，但尚未出现典型 DIC 的症状及体征，或尚未达到 DIC 确诊标准的一种亚临床状态。此期特点为血液呈高凝状态，血小板活化、凝血过程已经开始但尚无广泛的微血栓形成，纤溶过程尚未或刚刚启动，血小板、凝血因子的消耗均不明显。此时如能及时识别，对 DIC 的防治有重要意义。②早期DIC：属于病理过程中的初发性高凝期。③中期 DIC：属于病理过程中的消耗性低凝期。④后期 DIC：属于病理过程中的继发性纤溶亢进期。

七、临床分型

1. 急、慢性 DIC（1999 年德国与荷兰提出）　按临床经过 DIC 可分为急性型和慢性型，见表 16 – 3。

表 16 – 3　急性型与慢性型 DIC 的特点

	急性型	慢性型
基础疾病	感染、手术、创伤、病理产科、医源性因素	肿瘤、变态反应、妊娠过程
临床表现	微循环障碍、器官功能衰竭严重、多见，早期较轻，中后期严重而广泛	以轻、中度出血为主要表现，可无微循环障碍、器官功能衰竭
病程	7 天以内	14 天以上
实验室检查	多属失代偿型	多属代偿型或超代偿型
治疗及疗效	综合疗法，单独抗凝治疗可加重出血	抗凝与抗纤溶联合治疗有效
转归	较凶险	多数可纠正

2. 显性 DIC 与非显性 DIC（ISTH/SSC） 2001 年，国际血栓与止血学会（ISTH）提出了一个简单易行的 DIC 诊断评分系统，将 DIC 分为两型：显性 DIC（ovetr DIC）和非显性 DIC（non – ovetr DIC）。显性 DIC 包含了既往分类、命名的急性 DIC 与失代偿性 DIC，而后者包含了慢性 DIC 与代偿性 DIC，Pre – DIC 亦纳入在内。

（索冬卫）

第五节 DIC 相关实验室检查

一、筛选实验

1. 血小板计数（platelet count，PLT）

正常参考值：（100 ~ 300）×10^9/L。

临床意义：血小板计数的减少表现在凝血酶生成后导致血管内血小板大量聚集血小板消耗。动态检测血小板数量，若进行性下降有助于急性 DIC 的诊断。临床上可每隔 1 ~ 4 小时检测一次。

2. 凝血酶原时间（prothrombin time，PT）

正常参考值：（一期法）平均值 12 秒 ±1 秒。

男性 11 ~ 13.7 秒；女性 11 ~ 14.3 秒

临意义：超过正常对照值 3 秒为异常。

该检查是反映外源性凝血系统常用的筛选实验之一。PT 延长表示凝血活化，且导致了凝血因子的消耗，见于因子 Ⅱ、Ⅴ、Ⅶ、Ⅹ 和纤维蛋白原等缺乏。PT 缩短见于高凝状态，因而动态的检测有助于 DIC 的诊断与治疗监测。DIC 的早期 PT 检测可无异常。

3. 凝血酶时间（thrombin time，TT）

正常参考值：（手工法）16 ~ 18 秒，超过正常对照 3 秒以上为异常。

临床意义：TT 延长见于肝素增多或类肝素抗凝物质存在，低（无）纤维蛋白原血症、FDP 增多等。该试验对于纤维蛋白原降低或异常是最敏感的筛选试验，它检测的是可凝固的纤维蛋白原，因此可提供关于纤维蛋白原功能质量的信息。

4. 活化部分凝血活酶时间（actlvated partia'l thromboplastin time，APTT）

正常参考值：男性：37 ±3.3 秒，女性：37.5 ±2.8 秒；受检者的测定值超过正常对照 10 秒以上为异常。

临床意义：它是反映内源性凝血系统较为敏感，简便和常用的筛选试验。APTT 延长表示凝血活化且导致了凝血因子的消耗见于因子 Ⅷ、Ⅸ、Ⅻ、Ⅴ、Ⅹ 和纤维蛋白原，凝血酶原缺乏。还见于纤溶活性增强，如原发性、继发性纤溶亢进及循环中有纤维蛋白（原）降解产物。APTT 缩短见于高凝状态、血栓性疾病。连续动态观察 APTT 变化有助于 DIC 的诊断与治疗监测。

5. 纤维蛋白原（fibrinogen，FIB）

正常参考值：（双缩脲法、clauss 法）2 ~ 4g/L。

FIB 是肝脏合成的一种血浆糖蛋白，FIB 向纤维蛋白的转化在机体凝血过程中非常重要，因此 FIB 的异常与临床出凝血异常密切相关，FIB 减少见于 DIC 和原发性纤溶症，重症肝炎和肝硬化，也见于抗栓和溶栓治疗后。FIB 增高见于多种代谢、感染、创伤、手术、免疫性疾病、恶性肿瘤等疾病及状态。

FIB 作为急性期反应蛋白消耗较慢，相当一段时间内其在血浆中的水平可在正常范围，故对 DIC 早期的诊断价值有限。

6. 纤维蛋白（原）降解产物 ［fibrin（ogen）degardation products, FDP］

正常参考值：乳胶凝集法：血清 <10μ/ml；尿液 <2μg/ml；血浆 <5μg/ml；ELISA 法：血清 <5.0μg/ml。

临床意义：FDP 是纤溶活化的标志物之一，其含量增高见于 DIC，原发性纤溶亢进、深静脉血栓形成、休克、恶性肿瘤等，FDP 增高时对 DIC 诊断有意义，甚至有人认为 FDP，不高可排除 DIC 诊断。

7. D - 二聚体（D - dimer，D - D）

正常参考值：ELISA 法： <0.5μg/ml。

乳胶凝集法：阴性或 <0.5μg/ml。

胶体金法： <0.3mg/l。

临床意义：D - D 水平升高，表明体内存在着频繁的交联纤维蛋白降解过程，因此纤维蛋降解产物 D - D 是 DIC、肺栓塞、深静脉血栓形成的关键指标，但血管外凝血后继发纤溶和临床出血时，D - D 并可阳性。D - D 增高对 DIC 的诊断有意义，但非特异性试验。然而 D - D 正常对 DIC 的存在有高度否定价值。该指标在 DIC 的诊断敏感性高可达 90%，但特异性低仅为 37%。

8. 血浆鱼精蛋白副凝固试验（plasma protamine paracoagulation test，3P 试验）

正常参考值：阴性。

临床意义：3P 试验主要反映血浆中是否存在可溶性纤维蛋白单体与纤维蛋白降解产物的复合物。3P 试验阳性见于 DIC 的早、中期，但在恶性肿瘤、上消化道出血、外科大手术、分娩、败血症时可出现假阳性，DIC 晚期可呈假阴性。

9. 红细胞形态观察　微血管栓塞时常伴有红细胞破坏增加，DIC 时可见破碎红细胞增加，该项检查简便易行，尤其适用于基层医院在判断 DIC 时作参考，但该指标在诊断 DIC 时既不敏感也不特异。

二、因子测定

1. 抗凝血酶（antithrombin，AT）

正常参考值：抗凝血酶活性（AT：A）检测：产色底物法：（108.5 ±5.3）%。

凝胶空斑法：90.3% ±13.2%；抗凝血酶抗原（AT：Ag）检测：ELISA 法：290mg/L ± 30.2mg/L；免疫火箭电泳法：（laurell）：96.3% ±9.3%。临床意义：AT 是血浆中重要的多功能生理性抗凝因子，主要抑制凝血酶，因子 Xa，同时也抑制因子Ⅷa、Ⅸa、Ⅻa、纤溶梅、胰蛋白酶和激肽释放酶的活性，是循环血中最重要的抗凝物。AT 减低可见于获得性及遗传性因素，获得性因素包括肝功能严重受损所致合成不足，肾病综合征所致丢失增加及血栓性疾病消耗过多，DIC 是其消耗过多的重要疾病之一。在临床上如检查值低于正常 50%，结合其他指标有助于诊断急性 DIC。

2. 血栓调节蛋白（thrombomodulin，TM）

正常参考值：血栓调节蛋白抗原（TM：Ag）：放射免疫法：血浆 20～35ng/ml；血栓调节蛋白活性（TM：A）：产色底物法：94%±26%。

临床意义：TM 是内源性抗凝系统的成员，与蛋白 C（PC）结合成复合物，在阻止体内血栓形成过程中具有重要作用，TM 作为 PC 的辅因子，对凝血酶有多种作用。TM 的增高见于 DIC、血栓性疾病、糖尿病、系统性红斑狼疮，是前 DIC 诊断的重要分子标志物。

3. 蛋白 C（proteiri C≥PC）

正常参考值：蛋白 C 活性（PC：A）：APTT 法或凝固法：100.24%±13.18%；产色底物法：64%～147%；蛋白 C 抗原（PC：Ag）：免疫火箭电泳法：102.5%±20.1%。

临床意义：PC 是一种维生素 K 依赖血浆蛋白，作为重要的抗凝因子，以无活性酶原形式存在于血浆中。PC 缺陷见于遗传性因素及获得性因素，其中以获得性因数为主。获得性 PC 缺陷常见于严重的肝病、DICY 维生素 K 缺乏或服用抗维生素 K 药物，此外，在手术后，深部静脉血栓等情况下，PC 可出现活化障碍。在成人呼吸窘迫综合征、重症感染、血管内皮损伤、系统性红斑狼疮等疾病中并可能因凝血调节蛋白减少而导致活化 PC 障碍。

4. 纤溶酶原（plasmlnogen，PLG）

正常参考值：纤溶酶原活性（PLG：A）：产色底物法：75%～128%；

纤溶酶原抗原（PLG：Ag）：ELISA 法：0.22±0.03g/L。

临床意义：PLG 是循环系统中纤溶酶的酶原形式，主要功能是降解血凝块中的纤维蛋白。MG 抗原或活性增加提示纤溶激活能力不足，可见于某些血栓前状态和血栓性疾病，PLG 抗原或活性减低可见于纤溶过度如 DIC、原发性纤溶亢进、严重肝病、严重外伤、肿瘤广泛转移等。

5. 凝血因子Ⅷ活性（FⅧ：C）

正常参考值：一期凝固法：103%±25.7%。

临床意义：凝血因子Ⅷ是 X 染色体上一个 186kb、26 个外显子基因所编码的血浆糖蛋白，有复杂的多肽组成，是最大和最不稳定的凝血因子之一。因子Ⅷ作为因子Ⅸ的共因子，参与 X 向因子 Xa 的转化反应，是凝血激活途径中的重要因子，血浆中因子Ⅷ：C 水平增高见于高凝状态和血栓性疾病，因子Ⅷ：C 减低见于 DIC、血友病 A、血管性血友病。

三、凝血活化的指征

1. 凝血酶－抗凝血酶复合物（thrombin－antithrombin. complexes，TAT）

正常参考值：ELISA 法：1.45±0.4pg/L。

放免法：2.32±0.36nmol/L。

临床意义：生理情况下，体内凝血酶原生成极少量凝血酶，很快被抗凝血酶所中和形成 TAT。因此 TAT 是人体内凝血和抗凝血相互作用维持生理平衡的产物，是凝血酶生成的标志物之一。TAT 增高见于 DIC、血栓性疾病、恶性肿瘤、妊娠，对 DIC 的预测有较高的敏感性和特异性。

2. 凝血酶原片段 1+2（F_{1+2}）

正常参考值：ELISA 法：0.67±0.19nmol/L。

临床意义：血浆因子 Xa 可使因子Ⅱ分子中的 Arg（273）－Tyr（274）及 Arg（322）－

Ile（323）间肽键同时被裂解，形成 N 端释放片段 F_{1+2}。可反映凝血酶原酶活性，是因子Ⅱ的分子标志物。在 DIC、血栓病、遗传性蛋白 C 缺乏症时 F_{1+2} 升高。

3. 纤维蛋白肽 A（fibrin peptide A，FPA）

正常参考值：ELISA 法：男性 $1.83 \pm 0.61 \mu g/L$；女性 $2.24 \pm 1.04 \mu g/L$。

临床意义：FPA 是纤维蛋白原在凝血酶的降解作用下，释放的第一个肽片段，可视为纤维蛋白即将形成的早期标志。FPA 升高见于 DIC、血栓性疾病、恶性肿瘤转移等，FPA 显著升高对于 preDIC 的诊断有重要价值。

4. 可溶性纤维蛋白单体复合物（soluble fibrin monomer coplex，SFMC）

正常参考值：红细胞凝集试验：阴性；酶免分析法：$48.5 \pm 15.6 mg/L$；放免分析法：$50.5 \pm 26.1 mg/L$。

临床意义：SFMC 是凝血酶活性的标志物，各种原因引起的凝血功能增强时，凝血酶水解纤维蛋白原使之释放出 FPA、FPB 后，形成较多的纤维蛋白单体，单体和纤维蛋白原或纤维蛋白降解物结合形成可溶性复合物（SFMC）。SFMC 是凝血及纤溶激活的重要标志物，DIC 时 SFMC 明显增高，肝硬化失代偿期，肿瘤、严重感染、多处创伤血栓性疾病时亦有升高。SFMC 在 preDIC 的诊断中极有价值，其阳性率 87%，敏感性为 97%，特异性达 83%。

5. 组织型纤溶酶原激活剂（tissue – type plasminogen activator，t – PA）

正常参考值：活性测定：（产色底物法）$0.3 \sim 0.61 U/ml$；

抗原含量测定：（ELISA 法）$1.0 \sim 12.0 ng/ml$。

临床意义：t – PA 是促进血管内纤维蛋白（血栓）降解的首要纤溶酶原激活剂，它由内皮细胞分泌进入血液并随时可被 PAI – 1 灭活，被肝脏清除。许多物理性和化学性的外界刺激均可诱发 t – PA 水平迅速上升，纤维蛋白的存在会使 t – PA 对纤溶酶原的催化活性显著提高。而循环中游离的 t – PA 可通过与 PAI – 1 形成不可逆复合物而失活。t – PA 活性含量增高见于 DIC、组织损伤、原、继发性纤溶系统功能亢进、严重肝病等。t – PA 活性含量减低见于高凝状态、血栓性疾病、纤溶活性减弱等。

6. 纤溶酶原激活物抑制剂 – 1（plasminogen activator in hibitor – 1，PAI – 1）

正常参考值：活性测定：（产色底物法）$0.1 \sim 1.0 Au/ml$；

抗原含量测定：（ELISA 法）$4 \sim 34 ng/ml$。

临床意义：纤溶酶原激活物抑制剂是纤溶系统中重要的抑制物之一，主要来自血管内皮细胞，在血小板活化时可以被大量释放，与组成纤溶系统的其他物质相比，PAI – 1 的血浆浓度变化最突出，这在某种意义上提示 PAI – 1 很可能在体内纤溶系统中起着最重要的调节作用。PAI – 1 活性或含量增高，见于高凝状态和血栓性疾病，PAI – 1 活性或含量降低，见于 DIC 及原发性、继发性纤溶。t – PA/PAI – 1 复合物是诊断 preDIC 的敏感指标之一。

7. 组织因子（tissue factor，TF）

正常参考值：枸橼酸钠抗凝血浆初步测定 $30 \sim 220 ng/ml$。

临床意义：TF 是凝血途径的主要启动子，正常情况下，血管内皮细胞不表达 TF，但当血管壁受损或内皮细胞受刺激时，血管外膜或内皮细胞便大量合成和表达 TF 并进而激活Ⅶ因子，同时活化 X 因子和Ⅸ因子。TF 增高见于 DIC，系统性炎症反应综合征，成人呼吸窘迫综合征等 opreDIC 时 TF 显著增高。

8. 组织因子途径抑制物（tisslie factor pathway inhibitor，TFPI）

正常参考值：ELISA 法：$97.5 \pm 26.6 \mu g/L$。

临床意义：TFPI 又称外源性途径抑制物，是组织因子凝血机制的主要拮抗物，是外源性凝血系统的主要调节物，TFPI 从血小板释出，在 Ca^{2+} 的参与下，与因子 Xa、Ⅶ和组织因子结合成四元复合物，而发挥抗凝作用。

TFPI 减少见于：急性 DIC、脓毒血症、大手术。TFPI 增高见于妊娠、老年人、慢性肾功能衰竭。

四、血小板激活的分子标志物检测

1. β–血小板球蛋白（β–thrombomglobulin，β–TG）

正常参考值：（ELISA 法）$16.4 \pm 9.8 ng/ml$。

临床意义：血浆 β–TG 增高表示血小板被激活且释放反应亢进。见于高凝状态和（或）血栓性疾病，DIC 时 β–TG 增高。

2. 血小板第 4 因子（platelet factor4，PF_4）

正常参考值：（ELISA 法）$33.2 \pm 2.3 ng/ml$。

临床意义：同 β–TG。

3. 血栓烷 $β_2$（thromboxane B2，TXB_2）

正常参考值：（免疫竞争结合法）$26.8 \sim 122.5 pg/ml$。

临床意义：TXB_2 是细胞膜磷脂释放的花生四烯酸经环氧化酶途径代谢的产物，其前身是 TXA_2。TXA_2 增高反映血小板的激活或活化；见于 DIC、血栓性疾病、肿瘤等。

4. 2 颗粒膜蛋白 140（granular membrane protein–140，GMP–140）

正常参考值：（ELISA 法）$9.4 \sim 20.8 ng/ml$。

临床意义：血小板胞质内含有 α 颗粒，GMP–140 存在于血小板 α 颗粒膜，血小板发生活化时可释出 GIP–140。GMP–140 可用于 preDIC 的诊断。

（索冬卫）

第六节　诊断与鉴别诊断

一、诊断

（一）国内诊断标准

第八届全国血栓与止血学术会议（2001 年，武汉），国内专家对 1999 年的 DIC 诊断标准进行修订，制定如下新的标准。这是目前国内临床医生普遍接受并正在应用的 DIC 诊断标准。

1. 一般诊断标准

（1）存在易于引起 DIC 的基础疾病，如感染、恶性肿瘤、病理产科、大型手术和创伤等。

（2）有下列 2 项以上临床表现：

1）多发性出血倾向。

2）不易用原发病解释的微循环障碍或休克。

3）多发性微血管栓塞症状、体征，如皮肤、皮下、黏膜栓塞坏死及早期出现肺、肾、脑等脏器功能不全。

4）抗凝治疗有效。

（3）实验室检查符合下列标准（上述指标存在的基础上，同时有以下 3 项以上异常）：

1）血小板 $<100 \times 10^9$/L 或呈进行性下降。

2）纤维蛋白原 <1.5g/L 或呈进行性下降，或 >4.0g/L。

3）3P 试验阳性或 FDP >20mg/L 或血浆 D - 二聚体升高（阳性）。

4）凝血酶原时间（PT）缩短或延长 3 秒以上或呈动态性变化，活化部分凝血活酶时间（APTT）延长 10 秒以上。

5）疑难或其他特殊患者，可考虑行抗凝血酶（AT）、因子Ⅷ：C 和凝血、纤溶、血小板活化分子标志物测定。

2. 前 DIC 的诊断标准　前 DIC 是指有 DIC 病因存在和凝血及纤溶反应异常，但尚未达到 DIC 确诊标准，它是初期凝血异常的短暂过程，恰恰又是治疗最有效的阶段，不治疗会很快发展为 DIC，及时准确的诊断对 DIC 的早期诊断和治疗极为重要。诊断标准：

（1）存在易致 DIC 的基础疾病。

（2）有下列 1 项以上临床表现：

1）皮肤黏膜栓塞、灶性缺血性坏死及溃疡形成等。

2）不易用原发病解释的微循环障碍，如皮肤苍白、湿冷及发绀。

3）不明原因的肺、肾、脑等脏器轻度或可逆性功能障碍。

4）抗凝治疗有效。

（3）有下列 3 项以上实验异常：

1）正常操作条件下，采集血标本易凝固，或 PT 缩短 3 秒以上。

2）血浆血小板活化分子标记物，如 β - TG、PF$_4$、TXB$_2$、IP 选择素含量增加。

3）凝血激活分子标记物，如 F$_{1+2}$、TAT、FPA、SFMC 含量增加。

4）抗凝活性降低：AT 活性降低，PC 活性降低。

5）血管内皮细胞损伤分子标志物，如 ET - 1、TM 升高。

3. 白血病并发 DIC 的实验室诊断标准

（1）血小板 $<50 \times 10^9$/L 或呈进行性下降，或血小板活化、代谢产物水平升高。

（2）血浆纤维蛋白原 <1.8g/L。

（3）3P 试验阳性或血浆 FDP >40mg/L 或 D - 二聚体水平显著升高。

4. 肝病合并 DIC 的实验室诊断标准

（1）血小板 $<50 \times 10^9$/L 或有 2 项以上血小板活化产物（β - TG、PF$_4$、TXB$_2$、P 选择素）升高。

（2）纤维蛋白原 <1.0g/L。

（3）血浆因子Ⅷ：C 活性 $<50\%$。

（4）PT 延长 5 秒以上或呈动态性变化。

（5）3P 试验阳性或血浆 FDP >60mg/L 或 D - 二聚体升高。

（二）国外诊断标准

1. ISTH/SSC 诊断标准　对于 DIC 的诊断国际一直没有公认的诊断标准。2001 年，国际血栓与止血学会（ISTH）提出了一个简单易行的 DIC 诊断评分系统，获得了大多数学者的认可，近年来该评分系统被大宗临床病例验证是切实可行的。最近，英国血液学标准委员会（BCSH）所公布的 DIC 诊治指南中 DIC 的诊断仍是基于此评分系统。ISTH 将 DIC 分为两个阶段，显性 DIC 和非显性 DIC，并提出了相应的积分系统。

显性 DIC 的诊断标准见图 16-3，如果积分≥5 分，诊断为显性 DIC，并每天重复积分；如果积分<5 分，提示可能存在非显性 DIC，1~2 天后重复检测并计算。

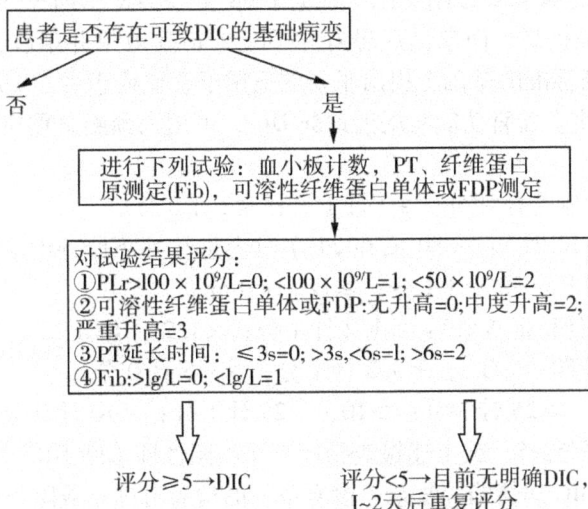

图 16-3　显性 DIC 的 ISTH 诊断评分系统

非显性 DIC 的诊断标准：①患者是否存在可致 DIC 的基础疾病，是 = 2，无 = 0。②主要标准：PLT > 100×10^9/L = 0，< 100×10^9/L = 1，升高 = -1，稳定 = 0，下降 = 1；PT 延长 <3s = 0，>3s = 1，缩短 = -1，稳定 = 0，延长 = 1；可溶性纤维蛋白单体或 FDP 正常 = 0，升高 = 1，下降 = -1，稳定 = 0。③特异标准：抗凝血酶（AT）正常 = -1，下降 = 1；蛋白 C（PC）正常 = -1，下降 = 1；其他：正常 = -1，异常 = 1。

ISTH/SSC 提供的 DIC 诊断标准，特别是显性 DIC 的诊断简单易行，能在全球任何地区推广。但对非显性 DIC 的概念与诊断尚不够确切，尚需在应用过程中积累更多资料来评估其价值。

2. 日本的 DIC 诊断评分标准

（1）日本卫生福利部（JMHW）诊断标准：1988 年 JMHW 制定了 DIC 的诊断标准，该标准在日本广泛使用长达 10 余年，对感染性 DIC 的诊断具有较高的敏感性。具体诊断标准如下：

1）患者是否存在已知可致 DIC 的基础病变。如果存在，1 分；不存在计 0 分。

2）临床症状：出血计 1 分；无出血计 0 分。

3）器官功能障碍：有计 1 分；无计 0 分。

4）实验室检查结果：

A. FDP（mg/L）：≥40 计 3 分；20≤FDP<40 计 2 分；10≤FDP<20 计 1 分；<10 计 0 分；

B. PLT 计数（×10⁹/1）：≤50 计 3 分；50<PLT≤80 计 2 分；80<PLT：≤120 计 1 分；>120 计 0 分；

C. 纤维蛋白原（Fib，g/L）：≤1 计 2 分；I<Fib≤1.5 计 1 分；>1.5 计 0 分；

D. PT（患者/正常）：≥1.67 计 2 分；1.25≤PT<1.67 计 1 分；<1.25 计 0 分。

5）累计评分。

6）结果判断：评分≥7，诊断为 DIC。

（2）日本急重症患者 DIC 诊断标准：根据 1988 年 JMHW 诊断标准，血液系统恶性肿瘤并 DIC。的治愈率明显提高，而急重症患者并 DIC 的治疗效果并未改善。2002 年日本学者在 1988 年 JMHW 诊断标准的基础上提出了新的适用于急重症患者的 DIC 诊断标准。应用该标准多数患者可在发生多器官功能衰竭前诊断 DIC，可用来预测急重症患者的预后。具体诊断标准如下：

1）全身炎症反应综合征评分：≥3 计 1 分；≤2 计 0 分。

2）PLT 计数（×10⁹/L）：<80 或在 24 小时内进行性下降 50% 计 3 分；<120，≥80 或在 24 小时内进行性下降 30% 计 1 分；≥120 计 0 分。

3）PT（患者测得值/正常值）：≥1.2 计 1 分；<1.2 计 0 分。

4）纤维蛋白原（Fib，g/L）：<3.5 计 1 分；≥3.5 计 0 分。

5）FDP（mg/L）：≥25 计 3 分；≥10，<25 计 1 分；<10 计 0 分。

6）累计评分：评分≥5，或上述检查指标有 4 项阳性即诊断 DIC。

需要强调的是，DIC 病情错综复杂，没有单一的检验可确立或除外 DIC 的诊断，需对临床征象和检验结果做全面评估。临床疑似应得到可靠的实验检验的支持。并且相应实验室检测指标都是处在动态变化中，动态监测临床价值更大。

二、鉴别诊断

1. 重症病毒性肝炎　重症肝炎在临床与实验室检查上与 DIC 有许多相似之处，如出血倾向、肾脏损害、肝损害、意识改变、凝血因子水平低下及血小板减少等。而重症肝炎又是否并发了 DIC，在治疗方案的制定及预后的评估上均有重要意义。两者的鉴别要点见表16－4。

表 16－4　DIC 与重症肝炎的鉴别

	DIC	重症肝炎
黄疸	轻，少见	重，极常见
微循环衰竭	早，多见	晚，少见
肾功能损伤	早，多见	晚，少见
红细胞破坏	多见	罕见
因子Ⅷ：C	降低	正常
血小板活化及代谢产物	增加	多数正常
FDP	明显增加	正常或轻度增加
D－Diimer	增加	正常或轻度增加

2. 血栓性血小板减少性紫癜（throm-botic thrombocytopenlc purpura，TTP）　本病临床及实验室检查与 DIC 有诸多相似之处，如出血倾向、肾脏损害、意识障碍、血栓形成、血小板减少及血小板活化、代谢产物增多等。其鉴别要点见表 16-5。

表 16-5　DIC 与 TTP 的鉴别

	DIC	TTP
起病及病程	多数急剧，病程短	可急可缓，病程长
黄疸	轻，少见	极常见，较重
微循环衰竭	多见	少见
因子Ⅷ：C	降低	正常
蛋白 C 含量及活性	降低	正常
FPA	增加	正常
F_{1+2}	增加	正常
D-Dimer	增加	正常
vWF 裂解酶	正常	显著降低
血栓性质	纤维蛋白血栓为主	血小板血栓为主

3. 原发性纤维蛋白溶解亢进症　本病极为罕见，可表现为出血倾向、纤维蛋白原极度降低及多种纤溶实验指标异常，须与 DIC 所致继发性纤溶亢进鉴别，鉴别要点见表 16-6。

表 16-6　DIC 与原发性纤溶亢进症的鉴别

	DIC	原发性纤溶亢进症
病因或基础疾病	种类繁多	多为手术、产科意外
微循环衰竭	多见	甚少见
血栓栓塞	多有	无
出血时间	延长	正常或延长
红细胞形态	碎片，畸形，芒刺	正常
血小板计数	减少	正常或减少
血块回缩试验	血块回缩不良	血块回缩不良或溶解
凝血酶时间	延长	轻度延长
患者血浆 + 正常血浆的凝血酶时间	正常	延长
纤维蛋白原定量	减少	正常或减少
优球蛋白溶解时间	正常	缩短
Ⅷ因子	减少	正常或减少
Ⅴ因子	减少	正常或减少
3P 试验	（+）	（-）
乙醇凝胶试验	（+）	（-）
凝血加速因子	出现	偶见
前纤维蛋白溶解酶	正常	减少

DIC 为一综合征，其病因复杂，病理机制亦错综复杂，各种被检测指标都随疾病的演进

在动态中相互制约、变化着，无法据一而断。因此，目前临床上对 DIC 的诊断仍是基于多层次、多因素、多方位的综合分析和判断的结果。既考虑病因、临床特点，又要进行凝血、纤溶等多方面检查，还要考虑病期特点，结合不同条件医院特点做出判断。DIC 往往病情危重，进展迅速，临床上多无充分的时间对患者进行系统、全面的实验检查。因而，探讨、建立一套项目少。易操作，敏感性、特异性强的适合于不同医疗条件单位的诊断标准，仍是目前的重点和难点。

（索冬卫）

第七节　治疗、疗效与预后

一、诊疗

DIC 的治疗原则是序贯性、及时性、个体性和动态性。主要治疗包括：①去除产生 DIC 的基础疾病的诱因；②阻断血管内凝血过程；③恢复正常血小板和血浆凝血因子水平；④抗纤溶治疗；⑤溶栓治疗；⑥对症和支持治疗。其中治疗原发病是根本，其后根据 DIC 病理进程即分期采取相应的干预措施，阻止或纠正 DIC 凝血异常状态，减轻微血管体系损伤，并为治疗原发病争取时间。

（一）治疗原发病，消除诱因

原发病的治疗是终止 DIC 病理过程的最关键措施。大量证据表明，凡是病因能迅速去除或者控制的 DIC 患者，其治疗较易获得疗效。如感染，特别是细菌感染导致的败血症，是 DIC 最常见病因，重症感染诱发的 DIC 患者，主张"重锤出击"的抗感染策略，抗生素应用宜早期、广谱、足量，经验性用药则应采取"降阶梯"原则，尽早减轻感染对微血管系统损害。又如在胎盘早剥等病理产科导致 DIC 发生的患者，终止妊娠往往能有效扭转病情。相反，如原发病不予去除或难以控制者，则 DIC 虽经积极治疗，仍难控制其病情发展或易于复发。

另外感染、休克、酸中毒及缺氧状态等是导致或促发 DIC 的重要因素，积极消除这些诱发因素，可以预防或阻止 DIC 发生、发展，为人体正常凝血 - 抗凝血平衡恢复创造条件。

（二）抗凝治疗

抗凝治疗是阻断 DIC 病理过程重要的措施之一。其目的在于抑制广泛性毛细血管内微血栓形成的病理过程，防止血小板和各种凝血因子进一步消耗，为恢复其正常血浆水平、重建正常凝血与抗凝平衡创造条件。DIC 的抗凝治疗应在处理基础疾病的前提下，与凝血因子补充同步进行。在 DIC 早期，治疗以抗凝为主。

1. 肝素治疗　肝素自 1959 年即开始用于 DIC 抗凝治疗。目前，临床上使用的肝素分为沿用已久的标准肝素亦称"普通肝素"和由酶解法等获得的低分子量肝素（low molecular weight heparin，LMWH）。

普通肝素：普通肝素的抗凝作用为抗凝血酶依赖型，可反复使用。急性 DIC 患者，首次 5 000U，随后每 6～8h 2 500U，根据病情连续使用 3～5 天。对慢性 DIC，患者，剂量还可减少约 50%。加大剂量并不能提高疗效，反而增加出血危险。给药方式既往多采取静脉注射或持续静脉滴注方法，近年多为每 6 ~ 8h 皮下注射所替代。其原因在于皮下注射后持续稳定的吸收，有助于普通肝素发挥恒定抗凝作用，又可避免因大量普通肝素经静脉注射进入血液、血中普通肝素水平骤然升高所致的出血等不良反应。

LMWH：与普通肝素相比，其抑制 FXa 作用较强，较少依赖 AT，较少引起血小板减少，出血并发症较少，半衰期较长，生物利用度较高。常用剂量为 75 ~ 150IUAXa（抗活化因子 X 国际单位）/（kg·d），一次或分两次皮下注射，连用 3 ~ 5 天。但须注意的是，近年来临床实践显示，本制剂优点并不如最初应用于临床时所介绍那样明显，且亦有诱发肝素依赖性血小板减少性血栓形成（HITT）的报道。

肝素使用指征：①DIC 早期 > 血液处于高凝血状态，采血极易凝固的情况时，凝血时间（CT）、PT、APTT 缩短；②血小板和血浆凝血因子急骤或进行性下降，迅速出现紫癜、瘀斑和其他部位出血倾向；③明显多发性栓塞现象，如皮肤、黏膜栓塞性坏死、急性肾功能和呼吸功能衰竭等；④顽固性休克伴其他循环衰竭症状和体征，常规抗休克治疗效果不明显。感染性 DIC、重症肝病所致 DIC 和新生儿 DIC 时肝素的使用，目前仍存在争议。

下列情况应慎用或禁用肝素：①手术后或损伤创面未经良好止血者；②近期有大咯血的结核病或有大量出血的活动性消化性溃疡；③蛇毒所致的 DIC；④DIC 晚期，患者有多种凝血因子缺乏及明显纤溶亢进。

应用肝素时应进行血液学检测，常用方法为 APTT 延长 60% ~ 100%（正常值 40 ± 5 秒），凝血时间（CT）不宜超过 30 分钟。肝素过量可用鱼精蛋白中和，鱼精蛋白 1mg 可中和肝素 100U。

2. 抗凝血酶（AT）治疗 DIC 时 AT 半衰期缩短并因中和凝血酶而被消耗，急性 DIC 中 80% 的患者 A 降低，当其浓度低于 60% 时，肝素治疗甚难奏效。A 同时加用肝素可加强抗凝效果。药用 AT 目前主要来自血浆浓缩物。DIC 时用量为首剂 40 ~ 80U/（kg·d），静脉注射，以后逐日递减，以维持 AT - Ⅲ 活性至 80% ~ 160% 为度。由于 AT 血中半寿期长达 50 小时以上，因此一般每日用药一次即已足够，疗程 5 ~ 7 天。但近年的临床研究未能证实其确切疗效。

3. 活化蛋白 C（APC）治疗 作用机制：①抗凝作用：抑制病理凝血反应，防止血栓形成（抑制因子 Ⅴ、Ⅷ 功能;）；②抗炎作用：抑制单核细胞分泌 TNF、IL - 6，下调 TF 的生成及释放；③增强纤溶活性；④其他：粒细胞与内皮黏附抑制、信号转导及基因转录。

目前 APC 制剂、（xigris）已通过美国食品药品监督局（FDA）批准用于治疗严重败血症。美国及欧洲使用 APC 治疗严重败血症的试验已超过 18 000 例，能降低病死率的结论已被认可。因此，严重败血症和 DIC 可考虑采用重组人 APC 治疗 [持续静脉输注 24μg/（kg·h)]。

禁忌证：①活动性脏器出血；②血小板低于 30×10^9/L。

4. 水蛭素 目前使用者主要为基因重组水蛭素（r - hirudin），本制剂为强力凝血酶抑制剂。其作用不依赖 AT 直接作用于凝血酶；抗原性弱，少有过敏反应；不与血小板结合，极少导致血小板减少；生物学稳定性好，不受体内其他因素影响；以原型从肾脏排出，毒性低等是其优点。水蛭素主要用于急性 DIC，特别是其早期，或用于血栓形成为主型 DIC 患者。用法：0.005mg/（kg·h），持续静脉滴注，疗程 4 ~ 8 日。

5. 其他抗凝新药

（1）DX90650：为特异性因子Ⅹa抑制物，动物试验表明，对内毒素诱发DIC有防治作用。参考剂量：10~100μg/kg，口服，每日2~3次。

（2）单磷酸磷脂，A（monophosphoryl lipid A，MLA）：动物实验表明，MLA可显著降低内毒素诱发DIC的发生率及严重程度。参考剂量5mg/kg，静脉滴注1~2次/日。

（3）Nafmestat Mesilate（NM）：人工合成的蛋白酶抑制剂，主要作用于外凝系统，降低Ⅶa活性介导因子Ⅹa活化。

（三）补充血小板及凝血因子

补充治疗不仅看实验检查结果，还须结合临床情况来决定，适用于有明显血小板或凝血因子减少证据和已经进行病因及抗凝治疗，DIC未能得到良好控制有活动性出血或高度出血并发症危险者。DIC中期微血栓形成仍在进行，抗凝治疗仍然必不可少，但因凝血因子进行性消耗引发临床出血征象，故该期在充分抗凝基础上，应进行补充血小板和凝血因子的替代治疗。

1. 新鲜冷冻血浆（fresh frozen plasma FFP）　FFP可提供DIC时所缺乏的凝血因子和AT，FFP输注可用于补充体内多种凝血因子缺乏。10~15ml/（kg·次），根据病情与实验检查结果可连续输注。输注FFP时需肝素化。

2. 血小板悬液　血小板计数低于$20 \times 10^9/L$，疑有颅内出血或临床有广泛而严重的脏器出血的DIC患者，需紧急输入血小板悬液，使血小板计数$> 20 \times 10^9/L$。输入血小板的有效作用时间一般为48小时，可视病情重复输注。

3. 纤维蛋白原　适用于急性DIC有明显低纤维蛋白原血症或出血极为严重者。首剂2~4g，静脉滴注，以后根据血浆纤维蛋白原含量而补充，以使血浆纤维蛋白原含量达到1.0g/L以上为度。由于纤维蛋白原半衰期达96~144小时，一般每3天用药一次。纤维蛋白原的输注应在肝素治疗情况下进行。

4. 其他凝血因子制剂　从理论上讲，DIC的中、晚期，可出现多种凝血因子的缺乏，故在病情需要和条件许可的情况下，可酌用下列凝血因子制剂：①凝血酶原复合物（pro-throm-bin complex. concentrate，PCC）：剂量为20~40U/kg，每次以5%葡萄糖液50ml稀释，要求在30分钟内静脉滴注完毕。每日1~2次；②因子ⅧC浓缩剂：剂量为每次20~40U/kg，使用时以缓冲液稀释，20分钟内静脉输注完毕，1次/日；③维生素K：在急性DIC时的应用价值有限，但是在亚急性和慢性型DIC患者，作为一种辅助性凝血因子补充剂仍有一定价值。另外，近来有报道重组的激活因子Ⅶ在DIC治疗中亦可能发挥重要作用。

5. 新鲜全血近年来全血输注已少用。

（四）纤溶抑制物

主要适应证：①DIC的病因及诱发因素已经去除或基本控制，已行有效抗凝治疗和补充血小板、凝血因子，出血仍难控制；②纤溶亢进为主型DIC；③DIC后期，纤溶亢进已成为DIC主要病理过程和再发性出血或出血加重的主要原因；④DIC时，纤溶实验指标证实有明显继发性纤溶亢进。应注意的是，除以上情况外，一般DIC患者不应使用抗纤溶治疗。这是因为，纤维蛋白沉积是DIC的一个重要的病理基础，抑制纤溶系统并不恰当。

主要制剂、用法和剂量：

1. 氨基己酸（EACA）　DIC 治疗一般用注射剂，每次 4～10g，以 5% 葡萄糖液或生理盐水 100ml 稀释，维持剂量 1g/h，小剂量每日 5g 以下，中等剂量每日 10g 以下，大剂量每日可达 20g。本品快速静脉注射可引起血压下降，休克者慎用。

2. 氨甲苯酸（抗血纤溶芳酸，PAMBA）　每次 200～500mg 加于葡萄糖液 20ml 中，静脉注射，每日 1～12 次，或加于液体静脉滴注，每小时维持量 100mg。

3. 氨甲环酸（止血环酸）　DIC 时多用注射剂。用量为氨基己酸的 1/10，1～2 次/日，或静脉滴注，每小时维持量 0.1g。小剂量 0.5g/d，中等剂量 1.0g/d 以下，大剂量可达 2.0g/d。

4. 抑肽酶（aprotinin）　抑肽酶系兼有抑制纤溶酶和因子 FX 等激活的作用，呈纤溶、凝血双相阻断，在理论上最适合于 DIC 的治疗。常用剂量每日 8～10 万单位，分 2～3 次使用。或首剂 5 万单位，随后每小时 1 万单位，缓慢静脉注射。

（五）溶栓治疗

溶栓治疗用于 DIC 的治疗尚在试验探索阶段。有人认为 DIC 是出血性疾病中唯一的溶栓治疗适应证。适应证：①血栓形成为主型 DIC，经前述治疗未能有效纠正者；②DIC 后期，凝血和纤溶过程已基本终止，而脏器功能恢复缓慢或欠佳者；③有明显血栓栓塞临床和辅助检查证据者。可试用单链尿激酶、t-PA 或乙酰化纤溶酶原—链激酶复合物。

（六）组织因子途径抑制物（TFPI）

TF 在 DIC 凝血启动中起关键作用，抑制 TF 活性对于 DIC 治疗可能有价值。在动物实验中，经内毒素注射后的实验动物，立即给予重组 TFPI，能显著抑制凝血因子和血小板消耗。在败血症患者中开展 TFPI Ⅱ期临床试验显示了预期的治疗效果，但在Ⅲ期临床试验中，经 TFPI 治疗的患者存活率未显示有显著改善。

（七）抗细胞因子治疗

已有试验证明，IL-1 受体拮抗剂能阻断败血症 DIC 患者的凝血及纤溶过程。最近，有学者报道具有抗炎作用的 IL-10 可完全阻断受试者凝血与纤溶系统的改变。

DIC 的治疗是一个复杂而系统的综合措施，治疗原发病、去除病因是前提，抗凝治疗是阻断病理发展的重要环节，补充凝血物质、抑制纤溶是维持凝血、控制出血的重要手段。如何更好地选择不同的治疗原则和药物，既有赖于实验检查资料，更有赖于对具体病情的综合分析、判断及对病情主要矛盾的把握，这需要理论的指导更需要经验的积累。

二、疗效与预后

（一）疗效标准

1. 痊愈

（1）引起 DIC 的基础疾病治愈或病情转为稳定。

（2）DIC 引起的出血、休克、血栓栓塞等症状体征消失，脏器功能不全恢复正常或回到 DIC 前的状态。

（3）血小板计数、纤维蛋白原含量、其他凝血试验和实验室指标恢复正常或回到 DIC 前的水平。

2. 显效 以上三项指标中,有两项符合要求。

3. 无效 经过治疗,DIC 症状、体征和实验室指标无好转,或病情恶化、死亡。

（二）预后与转归

取决于原发病治疗情况、DIC 的严重程度、抗凝治疗效果、配合治疗的合理性。死亡率: 31% ~ 86%,可因不同基础疾病而异。

（索冬卫）

参考文献

［1］邹建刚,杨荣心.血管内科精要.南京:江苏科学技术出版社,2010.

［2］黄晓军,黄河.血液内科学（第 2 版）.北京:人民卫生出版社,2014.

［3］王建祥.血液病诊疗规范.北京:中国协和医科大学出版社,2014.

［4］李焱,张金巧,等.血液内科疾病诊断标准.北京:科学技术文献出版社,2009.

第十七章

冠状动脉疾病

第一节 稳定型心绞痛

一、概述

稳定型心绞痛（stable angina pectoris，SAP）是由于劳力等引起心肌耗氧量增加，而病变的冠状动脉不能及时调整和增加血流量，从而引起可逆性心肌缺血，但不引起心肌坏死。SAP应为近60d内心绞痛发作的频率、持续时间、诱因或缓解方式没有变化；无近期心肌损伤的证据。

SAP患者年病死率在1%~3.2%。女性心绞痛的发病率低于男性，但年病死率高于男性。有阻塞性睡眠暂停的患者患冠心病的危险是一般人群的4.5倍。

（一）病因

最常见的基本病因是冠状动脉粥样硬化引起动脉管腔狭窄。其次，在不同程度动脉粥样硬化病变基础上或正常冠状动脉发生的血管痉挛亦可引起心绞痛。其他原因的冠状动脉病变如先天性冠状动脉起源畸形或冠状动脉炎等较为少见，但心肌桥（冠状动脉的一段在心肌内，当心肌收缩时可对这一段冠状动脉造成压迫，出现狭窄，而舒张期狭窄明显减轻或消失）引起胸痛者并不少见。此外，严重的主动脉瓣狭窄或关闭不全、梗阻性肥厚型心肌病、明显心肌肥厚或心室扩张，未控制的高血压病以及甲状腺功能亢进症、严重贫血等也可引起心绞痛。梅毒性主动脉炎可引起冠状动脉口狭窄及主动脉瓣关闭不全而导致心绞痛。

（二）发病机制

心绞痛是心肌缺血的后果，是心肌耗氧和供氧之间的不平衡造成的。心脏是需氧器官，几乎完全依靠自身所含物质的氧化来产生能量。在稳定状态测定心肌耗氧的速率（MVO_2）能提供心脏总代谢率的准确结果。心肌氧耗的多少由心肌张力、心肌收缩强度和心率所决定，故常用"心率×收缩压"作为估价心肌氧耗的指标。心肌能量的产生要求大量的氧供。心肌平时对血液中氧的吸取已接近于最大值（静息时75%，缺血时达90%）。氧供需要增加时已难从血液中更多地摄取氧，只能依靠增加冠状动脉的血流量来提供。正常冠状动脉循环有很大的储备量。平静时冠状动脉循环血流量为250~300ml/min或0.8ml/g；在剧烈体力活动时冠状动脉适当地扩张，血流量可增加到休息时的5~6倍。这种自我调节是由交感和副交感，代谢因素（主要为腺苷），以及其他重要血管活性物质，如一氧化氮和内皮素完成。

冠状动脉灌注主要在舒张期，此时室壁张力和冠状动脉阻力最低。根据 Laplace's 定律，跨室壁的心内膜张力最高，心外膜张力最低，使得心内膜最容易缺血。

随着冠状动脉管腔阻塞程度的增加，会产生阻塞两端的压力差。而压差的大小主要由狭窄处的横截面决定。狭窄远端压力下降常伴有血管扩张，这限制了可能的冠状动脉储备（即冠状动脉血流进一步增加的能力）。诊断性试验如应用腺苷和双嘧达莫并测定血流储备分数就是基于这一现象。

在没有足够的侧支循环情况下，冠状动脉粥样硬化使管腔狭窄超过75%横截面（相当于造影上超过管腔直径50%），心肌的血供减少，但尚能满足心脏平时需要，休息时可无症状。一旦心脏负荷突然增加，如劳累、激动、饱餐、左心衰竭等，使心肌张力增高、心肌收缩力增强和心率增快而致心肌氧耗量增加时，心肌血液供求矛盾加深，引起心绞痛。这种情况称为需氧量增加性心肌缺血（demand ischemia），是大多数慢性稳定型心绞痛发作的机制。随着狭窄程度的加重，引起心绞痛的阈值降低，轻微的活动就会引起心绞痛。

慢性稳定型心绞痛的斑块纤维帽厚，脂质核小，炎症反应轻，不容易破裂，为稳定性斑块。有些心绞痛如变异性心绞痛，主要是由冠状动脉痉挛引起。冠状动脉阻力血管的内皮细胞功能异常，使内皮相关性扩张性功能受损，可表现为 X 综合征（syndrome X）。此类患者有心绞痛样不适，运动试验阳性，而冠状动脉造影正常。严重贫血的患者，心肌供血量虽未减少，但由于红细胞减少使血液携氧量不足，也可引起心绞痛。

二、临床诊断

（一）临床表现

1. 疼痛　是心绞痛的主要症状。典型发作为突发性疼痛，有如下特点。

（1）疼痛的部位：以胸骨后痛最常见，也可以是心前区痛。疼痛的范围为一区域，而不是一点，常放射至左肩及左上肢前内侧，达环指和小指。有时疼痛放射至右上肢，背部，颈部、下颌、咽部或上腹部并伴消化道症状。偶尔放射区疼痛成为主要症状，而心前区痛反而不明显。每次心绞痛发作部位往往是相似的。

（2）疼痛的性质：因人而异，常呈紧缩感、绞榨感、压迫感、烧灼感、胸憋、胸闷或有窒息感、沉重感，有的患者只述为胸部不适。心绞痛的特征是疼痛的程度逐渐加重，然后逐渐减轻、消失，很少呈针刺样或搔抓样痛，也不受体位或呼吸的影响。疼痛的程度可轻可重，取决于血管阻塞或痉挛程度、个人痛阈、心功能、心脏肥大、心脏做功及侧支循环情况。重者常迫使患者停止动作，不敢活动和讲话，伴面色苍白、表情焦虑，甚至出冷汗。重症心绞痛，特别是多支病变者，对硝酸甘油反应迟钝或无反应。卧位心绞痛，发作时必须坐起甚至站立方能缓解。有的心绞痛首次发作在夜间平卧睡眠时，冠状动脉造影常显示多支冠状动脉严重阻塞性病变或左主干病变。有些患者否认疼痛和不适，主诉气短，眩晕，疲乏，出汗或消化道不适，当这些症状出现在运动时或其他应激时，心肌缺血的可能性很大。

（3）疼痛持续时间：多数为 1～5min，很少时长 >15min，也不会转瞬即逝或持续数小时。

（4）诱发因素及缓解方式：慢性稳定型心绞痛的发作与劳力（走快路、爬坡、饱餐）

或情绪激动（发怒、焦急、过度兴奋）和突然受冷有关，停下休息即可缓解，多发生在劳力当时而不是之后。舌下含服硝酸甘油可在 2~5min 内迅速缓解症状。

心绞痛严重程度的判断可参照加拿大心血管学会（CCS）分级（表 17-1）。

表 17-1　加拿大心血管学会（CCS）的心绞痛分级

级别	心绞痛临床表现
Ⅰ级	一般体力活动不引起心绞痛，如行走和上楼，但紧张、快速或持续用力可引起心绞痛发作
Ⅱ级	日常体力活动稍受限，快步行走或上楼、登高、饭后行走或上楼、寒冷或风中行走、情绪激动可发作心绞痛，或仅在睡醒后数小时内发作，在正常情况下以一般速度平地步行 200m 以上或登一层以上楼梯受限
Ⅲ级	日常体力活动明显受限，在正常情况下以一般速度平地步行 100~200m 或登一层楼梯时可发作心绞痛
Ⅳ级	轻微活动或休息时即可出现心绞痛症状

2. **危险因素**　在收集与胸痛相关的病史后，还应了解冠心病相关的危险因素：如吸烟、高血压病、高脂血症、糖尿病、肥胖以及冠心病家族史等。

3. **体征**　一般冠心病心绞痛患者不发作时多无异常体征。发作时常呈焦虑、恐惧状态，以手紧按心前伴出汗、心率增快和血压增高。由于局部心肌缺血，收缩不协调，可见收缩期心前区局部反常搏动，心尖 S_1 减弱。因心肌顺应性降低，左心室舒张末压增高，心房收缩力增强，可闻及 S_1。如乳头肌缺血及功能障碍可引起二尖瓣关闭不全，心尖部可闻及收缩期杂音或高调杂音，如海鸥鸣。此外，由于一过性左心室收缩功能减弱或一过性左束支传导阻滞，左心室收缩期延长，可致主动脉瓣关闭延迟，而延至肺动脉瓣关闭之后，从而产生 S_2 逆分裂。

（二）辅助检查

1. **心电图**　约有半数病例平时静息心电图在正常范围内，也可能有陈旧性心肌梗死或非特异性 ST-T 改变。有时有室性、房性期前收缩或传导阻滞等心律失常。

在胸痛发作或发作后即刻做心电图对诊断缺血特别有用，还能知道缺血的部位、范围和严重程度。以 R 波为主的导联上可有 ST 段降低及 T 波低平或倒置等心内膜下心肌缺血改变，左心室心内膜下心肌由冠状动脉分支末梢供血，在心脏收缩时承受的压力最大，故容易发生缺血。有时心绞痛由心外膜冠状动脉的较大分支痉挛引起，心电图可见部分导联 ST 段抬高，称为变异型心绞痛。有时仅出现 T 波倒置，或在平时 T 波倒置的病例，于发作时 T 波反而变为直立，即所谓假性正常化。T 波改变对心肌缺血的意义虽不如 ST 段，但如与平时心电图相比有明显差别，有动态变化者也有助于诊断。在胸前导联深的 T 波倒置，有时在心绞痛发作后几小时或几天更明显，提示左前降支明显狭窄。弥漫性 ST 段压低伴 aVR 导联 ST 段抬高提示左主干病变或多支血管病变。少数患者出现一过性 Q 波，可能与心肌缺血引起一过性局部缺血心肌电静止有关。

24h 动态心电图表现如有与症状相一致 ST-T 变化，则对诊断有参考价值，还能发现无症状性心肌缺血。

2. 心电图运动试验　运动试验不仅可检出心肌缺血，提供诊断信息，而且可检测缺血阈值，估测缺血范围及严重程度。该试验对诊断冠心病的敏感性70%，对排除冠心病的特异性75%。

3. 胸部 X 线检查　对稳定型心绞痛并无诊断性意义，多为正常。但有助于了解心肺疾病的情况，如有无充血性心力衰竭、心脏瓣膜病、心包疾病等。

4. 超声心动图　可估价左心室功能和心瓣膜情况。对提示有主动脉瓣狭窄，肥厚性心肌病或二尖瓣反流的收缩期杂音者应该做心脏超声。在心绞痛当时或心绞痛缓解后 30min 内做心脏超声可发现缺血区室壁运动异常。在有陈旧心肌梗死史或心力衰竭症状的心绞痛患者应该用超声或核素技术定量评估左心室功能。

5. 负荷超声心动图、核素负荷试验（心肌负荷显像）　多数患者用运动试验检查，对不能运动的患者可用双嘧达莫、腺苷或多巴酚丁胺等药物负荷试验检查。多巴酚丁胺通过增加心率和加强心肌收缩而增加心肌对氧的需求，从而诱发心肌缺血。腺苷，扩张血管使缺血区产生不一致的灌注，非狭窄血管扩张可能"盗走"已经最大扩张的狭窄远端血管的血流，使之缺血加重，所谓的"窃血现象"。双嘧达莫通过腺苷释放而产生"窃血现象"。在超声心动图上缺血区室壁运动异常或收缩期室壁变薄，在单光子发射计算机断层核素扫描（ECT）或正电子发射断层扫描（PET）上显示缺血区灌注缺损，最新的 PET - CT 可以同时了解冠状动脉解剖、心肌灌注和代谢。适应证：①静息心电图异常、LBBB、ST 段下降 > 1mm、起搏心律、预激综合征等心电图运动试验难以精确评估者。②运动试验不能下结论，而冠心病可能性较大者。③既往血管重建（PCI 或 CABG），症状复发，需了解缺血部位者。④在有条件的情况下可替代运动试验。

6. 多层 CT 或电子束 CT　多层 CT 或电子束 CT 平扫可检出冠状动脉钙化并进行积分。人群研究显示钙化与冠状动脉病变的高危人群相联系，但钙化程度与冠状动脉狭窄程度却并不相关，因此，一般不推荐将钙化积分常规用于心绞痛患者的诊断评价。

64 层螺旋 CT 造影为显示冠状动脉病变及形态的无创检查方法。有较高阴性预测价值，若冠状动脉 CT 造影未见狭窄病变，一般可不进行有创检查。但 CT 冠状动脉造影对狭窄病变及程度的判断有一定限度，特别当钙化存在时会显著影响狭窄程度的判断，而钙化在冠心病患者中相当普遍，因此，仅能作为参考。

7. 实验室检查　血常规有助于排除贫血，甲状腺功能测定可排除甲状腺功能亢进或减退症，这些可能诱发或加重心绞痛的因素。常规检测血脂、血糖、C - 反应蛋白、肾功能等来寻找危险因素。当鉴别不稳定型心绞痛和非 ST - 段抬高性心肌梗死时，需测定肌钙蛋白和 CK - MB。

8. 冠状动脉造影术　对心绞痛或可疑心绞痛患者，冠状动脉造影可以明确诊断心血管病变情况并决定治疗策略及预后。是目前诊断冠心病的"金标准"。

（三）诊断与鉴别诊断

根据疼痛的特点，一般典型心绞痛不难诊断。胸痛可以由许多心脏和非心脏原因引起，心脏原因又分为缺血性和非缺血性。在鉴别诊断时需很好考虑（表 17 - 2）。不典型者宜结合病史、体征、心电图检查、运动试验、连续心电图监测，甚至冠状动脉造影明确诊断。鉴别诊断（表 17 - 2）要考虑下列情况。

表 17 - 2　胸痛的鉴别诊断

	缺血性痛	非缺血性痛
心源性	①氧供减少：冠状动脉粥样硬化性：明显的粥样硬化；冠状动脉血栓形成；冠状动脉，非粥样硬化原因：主动脉或冠状动脉夹层；冠状动脉痉挛；微血管痉挛；可卡因引起的血管收缩； ②需氧增加：肥厚性心肌病；主动脉狭窄；扩张性心肌病；前负荷增加（即主动脉或二尖瓣反流）；心动过速；心肌桥；先天性冠状循环异常	心包炎；主动脉夹层
非心源性	①氧供减少：贫血，镰状细胞病；缺氧：睡眠呼吸暂停，肺纤维化，慢性肺病，肺动脉栓塞；一氧化碳中毒；高凝状态：红细胞增多症；血丙种球蛋白增多症； ②需氧增加：甲状腺功能亢进症；高温；高正性肌力状态（例如肾上腺素能刺激）	①胃肠道：食管（炎症，痉挛，反流，破裂，溃疡）；胆道（结石，胆囊炎）；胃（溃疡）；胰腺炎 ②精神性：焦虑症（过度通气，惊慌）；抑郁症；失眠；心脏神经症 ③肺：肺动脉栓塞；气胸，胸膜炎，肺炎，肺动脉高压 ④神经肌肉：肋软骨炎，纤维炎，Tietze's 综合征，肋骨骨折，带状疱疹，胸腔出口综合征，胸骨锁骨关节炎

1. 非心脏性疾病引起的胸痛

（1）消化系统：①食管疾病：反流性食管炎，常呈烧心感，与体位改变和进食有关，饱餐后、平卧位易发生，可进行相关检查，如食管 pH 值测定等；食管裂孔疝症状类似反流性食管炎；食管动力性疾病包括食管痉挛、食管下段括约肌压力增加或其他动力性疾病，可伴吞咽障碍，常发生在进餐时或进餐后。②胆道疾病：包括胆石症、胆囊炎、胆管炎引起的疼痛常在右上腹部，但也可在上腹部、胸部，可伴消化道症状，腹部 B 超等检查有助于诊断。③溃疡病、胰腺病：有相应消化系统症状。

（2）胸壁疾病：肋骨炎、肋软骨炎、纤维织炎、肋骨骨折、胸锁骨关节炎等，局部常有肿胀和压痛。带状疱疹，疼痛沿肋间神经分布，伴有相应部位的皮肤疱疹。颈椎病，与颈椎动作有关。肋间神经痛，本病疼痛常累及 1~2 个肋间，但并不一定局限在前胸，为刺痛或灼痛，多为持续性而非发作性，咳嗽、用力呼吸和身体转动可使疼痛加剧，沿神经行径处有压痛，手臂上举活动时局部有牵拉疼痛，故与心绞痛不同。

（3）肺部疾病：肺动脉栓塞、肺动脉高压，伴气短、头晕、右心负荷增加，可做相应检查。肺部其他疾病：肺炎、气胸、胸膜炎、睡眠呼吸暂停综合征等。

（4）精神性疾病：过度换气、焦虑症、抑郁症等。心脏神经症的胸痛为短暂（几秒钟）的刺痛或较持久（几小时）的隐痛，患者常喜欢不时地深吸一大口气或作叹息性呼吸。胸痛部位多在左胸乳房下心尖部附近，或经常变动。症状多在疲劳之后出现，而不在疲劳的当时，作轻度活动反觉舒适。含硝酸甘油无效或在 10min 后才"见效"，常伴有心悸、疲乏及其他神经症的症状。

（5）其他：心肌需氧量增加，如高温、甲状腺功能亢进、拟交感毒性药物可卡因的应用、高血压病、重度贫血（Hb < 70g/L），低氧血症等。

2. 非冠心病的心脏性疾病　可以诱发胸痛的有心包炎、严重未控制的高血压病、主动脉瓣狭窄、肥厚型心肌病、扩张型心肌病、快速性室性或室上性心律失常、主动脉夹层等，均有相应的临床表现及体征。

3. 冠状动脉造影无明显病变的胸痛

（1）冠状动脉痉挛：常在夜间发生，发作时心电图 ST 段抬高，发作后 ST 很快恢复正常。

（2）心脏 X 综合征：为小冠状动脉舒缩功能障碍所致，也称为冠状动脉微血管病变，以反复发作劳累性心绞痛为主要表现，疼痛亦可在休息时发生。发作时或运动负荷心电图可示心肌缺血，放射性核素心肌灌注可示缺损，超声心动图可示节段性室壁运动异常，但冠状动脉造影正常。

（3）非心源性胸痛：非心脏性疾病引起的胸痛。

（四）稳定型心绞痛的危险评估

危险分层可根据临床评估、对负荷试验的反应、左心室功能及冠状动脉造影显示的病变情况综合判断。

有下列情况的为高危，预后不良，需积极治疗，血管重建可降低病死率。

1. 临床评估　典型心绞痛；外周血管疾病、心力衰竭；有陈旧性心肌梗死、完全性 LBBB、左室肥厚、二至三度房室传导阻滞、心房颤动、分支阻滞者。吸烟和血脂异常，加上高血压病、糖尿病、腹型肥胖、心理压力大、蔬菜和水果吃得少、缺乏规律锻炼等，可以预测心肌梗死危险的 90%。

2. 负荷试验　运动心电图早期出现阳性（ST 段压低 >1mm）；ST 段压低 ≥2mm；ST 段压低持续至运动结束后 5min 以上；血压下降 ≥1.33kPa（10mmHg）；在运动期间或以后当心率在 120 次/分时，出现严重室性心律失常；Duke 评分 ≤ -11 分。放射性核素检查缺血范围大于左心室的 15%、多于一个血管床的多处灌注缺损、大而严重的灌注缺损、运动负荷时肺内有核素摄取、运动后左心室扩大。超声负荷试验多处可逆性室壁运动异常和更严重更广泛的异常。

Duke 活动平板评分 = 运动时间（min）- 5 × ST 段下降（mm）-（4 × 心绞痛指数）。心绞痛指数定义为：运动中未出现心绞痛评 0 分，运动中出现心绞痛为 1 分，因心绞痛终止运动试验为 2 分；Duke 评分 ≥5 分属低危，-10 ~ 4 分为中危，≤ -11 分为高危。

3. 左室功能　LVEF <35%。

4. 冠状动脉造影　多支病变，左主干病变或左前降支近端病变者。

三、治疗

稳定型心绞痛治疗的主要目的：减轻症状和缺血发作，改善生活质量；预防心肌梗死和猝死，延长寿命。

在选择治疗药物时，应首先考虑预防心肌梗死和死亡。此外，应积极处理危险因素。

（一）控制危险因素

控制危险因素是冠心病一级预防和二级预防的核心。生活方式的干预包括戒烟、限酒、减轻体重（体重指数 <28kg/m²，男性腰围 <90cm，女性腰围 <85cm）、体育锻炼和饮食疗法。通常要给予能明显改善预后的药物（例如阿司匹林、他汀类，降压药等），其中调脂治疗（按照相应的指南使 LDL - C 达到目标值）；降压治疗，一般患者血压降低 ≤18.7/

12.0kPa（140/90mmHg），糖尿病者≤17.3/10.7kPa（130/80mmHg）；控制糖尿病使糖化血红蛋白（GHbA1c）在正常范围（≤6.5%）。必须要查找出并治疗能加重冠心病和诱发心肌缺血的并存疾病如贫血、甲状腺功能亢进症、发热、感染、慢性肺疾患、睡眠呼吸暂停综合征、糖尿病、肾衰竭和抑郁症。对相关的心脏疾病，如瓣膜性心脏病、缓慢性心律失常和快速性心律失常以及心力衰竭给予相应的治疗。

（二）药物治疗

1. 预防心肌梗死和死亡　有抗栓治疗、他汀类、β 受体阻滞剂、ACEI 类，对严重冠状动脉狭窄的患者 CABG 和 PCI 也能延长寿命和降低心肌梗死危险。

（1）抗栓治疗：

1）阿司匹林：通过抑制环氧化酶和血栓烷（TXA_2）的合成达到抗血小板聚集作用。阿司匹林可降低心肌梗死、脑卒中或心血管性死亡的风险，所以只要没有用药禁忌证，所有冠心病患者都应服用阿司匹林。阿司匹林首剂 300mg，可抑制治疗前循环中的血小板。最佳的维持剂量为 75～150mg/d，抑制每天新生血小板的 10%。主要不良反应为胃肠道出血或阿司匹林过敏。不能耐受阿司匹林者，可改用氯吡格雷作为替代治疗。

2）氯吡格雷：通过选择性不可逆的抑制血小板 ADP 受体而阻断 ADP 依赖激活的 GP Ⅱ b/Ⅲ a 复合物，有效减少 ADP 介导的血小板激活和聚集。主要用于支架植入后及阿司匹林有禁忌证的患者。该药起效快，顿服 300mg 后 2h 即能达到有效血药浓度。常用维持剂量为 75mg/d，1 次口服。

3）华法林：作为二级预防的疗效与阿司匹林相仿，但出血并发症较多。华法林与阿司匹林合用比单用阿司匹林效果好，前提是国际标准化比值（INR）控制为 2.0～3.0。在冠心病合并心房颤动时可考虑联合应用，但需严密观察出血并发症的出现。

（2）调脂治疗：从 TC＞4.68mmol/L（180mg/L）开始，TC 水平与发生冠心病事件呈连续的分级关系，最重要的危险因素是 LDL - C。研究表明，他汀类药物能有效降低 TC 和 LDL - C，并因此降低心血管事件；能延缓斑块进展，使斑块稳定和抗炎等有益作用。冠心病患者调脂治疗的主要目标为降低 LDL - C，次要目标为降低非高密度脂蛋白胆固醇（non-HDL - C）和 apoB。根据危险程度不同，LDL - C 的目标值不同。

在他汀类治疗效果不明显的基础上，可加用胆固醇吸收抑制剂依折麦布（ezetimibe）10mg/d。高三酰甘油血症或低高密度脂蛋白血症的高危患者可考虑联合服用降低 LDL - C 药物和一种贝特类药物（如非诺贝特）或烟酸。

在应用他汀类药物时，应严密监测转氨酶及肌酸激酶等生化指标，及时发现药物可能引起的肝脏损害和肌病。采用强化降脂治疗时，更应注意监测药物的安全性。临床常用的他汀类药物剂量见表 17 - 3。

表 17 - 3　临床常用他汀类药物

药品名称	常用剂量（mg）	服用方法
洛伐他汀	25～40	晚上 1 次，口服
辛伐他汀	20～40	晚上 1 次，口服
阿托伐他汀	10～20	每天 1 次，口服

药品名称	常用剂量（mg）	服用方法
普伐他汀	20~40	晚上1次，口服
氟伐他汀	40~80	晚上1次，口服
瑞舒伐他汀	5~10	晚上1次，口服
血脂康	600	每天2次，口服

（3）血管紧张素转化酶抑制剂（ACEI）：稳定型心绞痛合并糖尿病、心力衰竭或左心室收缩功能不全的高危患者应使用 ACEI（表 17-4）。所有冠心病患者均能从 ACEI 治疗中获益，但低危患者获益可能较小。其有益作用与 ACEI 的降压、保护内皮功能及抗炎作用有关。

表 17-4　临床常用的 ACEI 剂量

药品名称	常用剂量（mg）	服用方法	分类
卡托普利	12.5~50	3次/日，口服	巯基
伊那普利	5~10	2次/日，口服	羧基
培哚普利	4~8	1次/日，口服	羧基
雷米普利	5~10	1次/日，口服	羧基
贝那普利	10~20	1次/日，口服	羧基
西那普利	2.5~5	1次/日，口服	羧基
赖诺普利	10~20	1次/日，口服	羧基
福辛普利	10~20	1次/日，口服	磷酸基
卡托普利	12.5~50	3次/日，口服	巯基

（4）β受体阻滞剂：可降低陈旧性心肌梗死、高血压或左心功能不全患者的病死率，并能有效控制缺血，减轻症状，因而被推荐常规应用于心绞痛患者的治疗。具有内在拟交感活性的β受体阻滞剂心脏保护作用较差。推荐使用无内在拟交感活性的β受体阻滞剂。β受体阻滞剂的使用剂量应个体化，从较小剂量开始，逐级增加剂量，以能缓解症状，心率≥50次/分（平静清醒状态下）为宜（表 17-5）。

表 17-5　常用β受体阻滞剂

药品名称	常用剂量（mg）	服用方法	选择性
普萘洛尔	10~20	每天2~3次，口服	非选择性
美托洛尔	25~100	每天2次，口眼	β_1 选择性
美托洛尔缓释片	50~200	每天1次，口服	β_1 选择性
阿替洛尔	25~50	每天2次，口服	β_1 选择性
比索洛尔	5~10	每天1次，口服	β_1 选择性
阿罗洛尔	5~10	每天2次，口服	α_1、β 选择性
卡维地洛	12.5~25	每天2次，口服	α_1、β 选择性

2. 减轻症状和改善缺血　目前减轻症状及改善缺血的主要药物包括三类：β受体阻滞剂、硝酸酯类药物和钙拮抗剂。

（1）β受体阻滞剂：能抑制心脏β受体，从而减慢心率、减弱心肌收缩力、降低血压，以减少心肌耗氧量，从而减少心绞痛发作和增加运动耐量。用药后要求静息心率降至 55～60 次/分，严重心绞痛患者如无心动过缓症状，可降至 50 次/分。只要无禁忌证，β 受体阻滞剂应作为稳定型心绞痛的初始治疗药物。β 受体阻滞剂能降低心肌梗死后稳定型心绞痛患者死亡和再梗死的风险。目前可用于治疗心绞痛的 β 受体阻滞剂有很多种，当给予足够剂量时，均能有效预防心绞痛发作。更倾向于使用选择性 β 受体阻滞剂，如美托洛尔、阿替洛尔及比索洛尔。同时具有 α 和 β 受体阻滞的药物，在慢性稳定型心绞痛的治疗中也有效。

β 受体阻滞剂的禁忌证：一度房室传导阻滞（PR 间期 >0.24s）、任何形式的二度或三度 AVB 而无起搏器保护、严重的心动过缓 <50 次/分、低血压 SBP <12.0kPa（90mmHg）、有哮喘病史或严重慢性心力衰竭。慢性阻塞性肺病患者应当非常小心地使用 β 受体阻滞剂，使用高度选择性 β_1 受体阻滞剂，如比索洛尔 2.5mg/d，根据患者病情逐渐增加剂量。

推荐使用无内在拟交感活性的 β 受体阻滞剂。β 受体阻滞剂的使用剂量应个体化，从较小剂量开始。长期使用 β 受体阻滞剂，可使效应细胞上 β 受体数目增加。一旦停用 β 受体阻滞剂，已增加的 β 受体将增加与内源性儿茶酚胺的结合，呈现过度反应，可出现不稳定型心绞痛甚至心肌梗死，称 β 受体阻滞剂撤药综合征，故应逐渐减量停药，不能突然大幅度减量或停药。

（2）硝酸酯类制剂：为非内皮依赖性血管扩张剂，能较快松弛血管平滑肌，使全身血管尤其是静脉扩张，从而减少回心血量，降低前后负荷；减少心室容量，降低室壁张力，减少心脏机械活动、心输出量和血压，因而降低心肌耗氧量；轻度扩张冠状动脉，降低其阻力，增加其血流量，从而缓解心绞痛，并有预防和减少心绞痛发作的作用。

终止发作：心绞痛发作时应立即休息，一般患者在停止活动后症状即可缓解。较重的发作可选用作用较快速的硝酸酯类制剂。硝酸甘油片：舌下含化（0.5mg），1～3min 开始起效，约 30min 后作用消失。对大约 92% 的患者有效，其中 76% 在 3min 内见效。延迟见效或完全无效时可能提示患者并非患冠心病或患严重冠心病，也可能所含的药物已失效或未溶解，如属后者可嘱患者将药片轻轻嚼碎后继续含化。硝酸甘油气雾剂：将气雾剂喷于颊黏膜或皮肤上，前者吸收易、作用快。硝酸甘油静脉注射液：起始剂量 5～10μg/min，根据血压、心率及症状逐渐增加剂量，最大到 200μg/min，适用于用硝酸甘油片无效的频发心绞痛。二硝基异山梨酯：即消心痛，舌下含用量每次 5～10mg，2～5min 见效，持续 2～3h。用喷雾剂喷入口腔，每次 1.25mg，1min 见效。

预防心绞痛：硝酸甘油：在可能引起发作的活动前，舌下含服此药可预防胸痛发作。硝酸甘油贴膜：每张含硝酸甘油 25mg 或 50mg，通过药膜缓慢释放，每小时释放硝酸甘油 0.2mg 或 0.4mg，24h 释放入血量为 5～10mg，贴敷后 1～2h 到达有效浓度，作用持续 24h，但一般在贴敷后 12～16h 去除，以预防耐药性产生。

二硝酸异山梨酯：口服每次 10～30mg，3～4 次/日，服后 15～30min 起效，续持 4～5h。其缓释片或胶囊：20mg 或 40mg，每天服用 1～2 次。

单硝酸异山梨酯：是硝酸异山梨酯有活性的代谢产物，通过口服给药能完全利用，因不经过肝脏首次通过代谢，口服与静脉注射血药浓度相近，持续作用 12h。口服 20mg，每天 2 次。其缓释片或胶囊：40～60mg，每天 1 次，口服。

长效硝酸酯制剂用于减低心绞痛发作的频率和程度，并可能增加运动耐量。长效硝酸酯类不适宜用于心绞痛急性发作的治疗，而适宜用于慢性长期治疗。每天用药时应注意给予足够的无药间期，以减少耐药性的发生。如劳力型心绞痛患者日间服药，夜间停药，皮肤敷贴片白天敷贴，晚上除去。

硝酸酯类药物的不良反应包括头痛、面色潮红、心率反射性加快和低血压，以上不良反应以给予短效硝酸甘油更明显。第 1 次含用硝酸甘油时，应注意可能发生体位性低血压。使用治疗勃起功能障碍药物，如西地那非者 24h 内不能应用硝酸甘油等硝酸酯制剂，以避免引起低血压，甚至危及生命。对由严重主动脉瓣狭窄或肥厚型梗阻性心肌病引起的心绞痛，不宜用硝酸酯制剂，因为硝酸酯制剂降低心脏前负荷和减少左室容量能进一步增加左室流出道梗阻程度，而严重主动脉瓣狭窄者应用硝酸酯制剂也因前负荷的降低进一步减少心搏出量，有造成晕厥的危险。

（3）钙离子拮抗剂：此类药物可阻止钙离子流入心肌细胞和平滑肌细胞，减弱心肌收缩，减少心肌氧耗；扩张冠状动脉，解除冠状动脉痉挛，改善心内膜下心肌的血供；扩张周围血管，降低动脉压，减轻心脏负荷；还降低血液黏度，抗血小板聚集，改善心肌的微循环。其扩张冠状动脉及解痉作用较硝酸甘油强而持久，对变异性心绞痛或以冠状动脉痉挛为主的心绞痛，钙离子拮抗剂是一线药物（表 17 - 6）。尤其是非二氢吡啶类钙离子拮抗剂。

表 17 - 6　临床常用钙离子拮抗剂剂量

药品名称	常用剂量（mg）	服用方法
硝苯地平控释片	30 ~ 60	1 次/日，口服
氨氯地平	5 ~ 10	1 次/日，口服
非洛地平	5 ~ 10	1 次/日，口服
尼卡地平	40	2 次/日，口服
贝尼地平	2 ~ 8	1 次/日，口服
地尔硫䓬普通片	30 ~ 90	3 次/日，口服
地尔硫䓬缓释片或胶囊	90 ~ 180	1 次/日，口服
维拉帕米普通片	40 ~ 80	3 次/日，口服
维拉帕米缓释片	120 ~ 240	1 次/日，口服

1）维拉帕米：对冠状动脉及周围血管都有扩张作用，但对心率、心肌收缩和房室传导有抑制作用。口服吸收良好，但生物利用度只有 10% ~ 20%，服后 2h 起效，维持 6 ~ 8h。可用 40 ~ 80mg，每天 3 次。缓释维拉帕米 120 ~ 240mg 每天 1 次，疗效持续 12h。不良反应有胃肠道不适、头痛、眩晕、神经过敏等。病态窦房结综合征、房室传导阻滞及心力衰竭者禁用。

2）硝苯地平：二氢吡啶类钙拮抗剂，其扩血管作用最强，口服 90% 可吸收，服后 20min 起效，维持 4 ~ 8h，对心肌收缩、房室传导没有明显影响。主要不良反应有头痛、颜面潮红、乏力、血压下降、心率增快、下肢水肿等，短效硝苯地平目前已不主张用于冠心病治疗。硝苯地平控释剂 30 ~ 90mg，每天 1 次，大多数不良反应减少。因其强力扩血管作用，禁用于低血压患者、患重度主动脉瓣狭窄和肥厚梗阻性心肌病的患者。

3）地尔硫䓬：其作用介于硝苯地平和维拉帕米之间。对冠状动脉和外周血管阻力均有降低作用，对心排出量无明显影响，对房室传导的抑制作用轻微。在基础情况下，地尔硫䓬虽然很少引起心外膜冠状动脉扩张，但可增加冠状动脉狭窄部位远端的心内膜下心肌的血液灌注，并能阻滞运动引起冠状动脉收缩；减低后负荷和改善左心室舒张功能，使运动试验中无症状的运动时间延长。因而是高效的抗心绞痛药物。口服吸收快而完全，约30min血药浓度即达高峰，半衰期约为4h。适用于因血管痉挛引起的心绞痛。一般剂量为30～90mg，每天3次口服。地尔硫䓬缓释片或胶囊，90～180mg，每天1次。不良反应有头晕、头痛、失眠、皮肤潮红以及胃肠道不适。严重心动过缓、高度房室传导阻滞和病态窦房结综合征的患者禁用。

当稳定型心绞痛合并心力衰竭必须应用长效钙离子拮抗剂时，可选择氨氯地平或非洛地平。非二氢吡啶类钙拮抗剂地尔硫䓬和维拉帕米能减慢房室传导，常用于伴有心房颤动或心房扑动的心绞痛患者，也可作为对β受体阻滞剂有禁忌的患者的替代治疗。对单种药物疗效不理想者可采用联合用药。β受体阻滞剂和长效钙䓬拮抗剂联合用药比单用一种药物更有效。此外，两药联用时，β受体阻滞剂还可减轻二氢吡啶类钙拮抗剂引起的反射性心动过速不良反应。老年人、已有心动过缓或左室功能不良的患者，维拉帕米或地尔硫䓬不宜与β受体阻滞剂的联合应用，以免加重传导阻滞和诱发心力衰竭。停用本类药时也宜逐渐减量然后停服，以免发生冠状动脉痉挛。

（4）活血化瘀、芳香温通类中药：如冠心苏合丸、麝香保心丸、人工合成麝香含片、复方丹参滴丸、苏冰滴丸以及中医辨证施治等。

（5）代谢治疗药：曲美他嗪，能有效抑制缺血时的游离脂肪酸的β氧化，促进葡萄糖的有氧氧化，更有效地利用有限的氧产生ATP，保持心脏收缩功能；并促进糖酵解和葡萄糖有氧氧化偶联，避免细胞酸中毒，防止钙离子过载，同时促进游离脂肪酸合成磷脂，保护心肌细胞膜，从而保护心肌细胞。其特点是改善心肌缺血，减少心绞痛发作次数，提高运动耐量而不影响血压和心率。剂量为20mg，3次/天，口服。偶见胃肠道不适。

（三）血管重建

对于稳定型心绞痛患者，治疗的目的为改善预后和缓解症状。血管重建需从这两个方面进行全面评价。用PCI或CABG行冠状动脉血管重建术对下列患者能改善成活率、缓解症状：①左主干病变。②2～3支血管病变伴中、重度左心功能不全。③累及前降支近端的2支血管病变不管左心室功能如何。④不管症状如何但有左心室功能不全。⑤左前降支近端病变。⑥药物治疗下仍有3～4级的心绞痛。⑦无创检查存在大面积缺血者。没有上述情况者，冠状动脉血运重建对控制心绞痛仍有用，但对心肌梗死和死亡的影响则与药物治疗相似。

（杨红涛）

第二节　急性ST段抬高型心肌梗死

一、概述

急性心肌梗死（acute myocardial infarction，AMI）是指因持久而严重的心肌缺血所致的部分心肌急性坏死，临床表现常有持久的胸骨后剧烈疼痛、急性循环功能障碍、心律失常、心力衰竭、发热、白细胞计数和血清心肌损伤标记酶和肌钙蛋白的升高以及心肌急性损伤与坏死的心电图进行性演变。急性心肌梗死分为ST段抬高型心肌梗死（ST – segment elevation myocardial infarction，STEMI）和非ST段抬高型心肌梗死（Non ST – segment elevation myocardial infarction，NSTEMI）。本节主要讨论急性 ST 段抬高型心肌梗死。

冠状动脉粥样硬化造成管腔狭窄和心肌供血不足，而侧支循环尚未建立时，由于下述原因加重心肌缺血即可发生心肌梗死。

1. 冠状动脉完全闭塞　病变血管粥样斑块内或内膜下出血，管腔内血栓形成或动脉持久性痉挛，使管腔发生完全的闭塞。

2. 心排血量骤降　例如休克、脱水、出血、严重的心律失常或外科手术等引起心排血量骤降，冠状动脉灌流量严重不足。

3. 心肌需氧需血量猛增　重度体力劳动、情绪激动或血压剧升时，左心室负荷剧增，儿茶酚胺分泌增多，心肌需氧需血量增加。

4. 其他　急性心肌梗死亦可发生于无冠状动脉粥样硬化的冠状动脉痉挛，偶尔由于冠状动脉栓塞、炎症、先天性畸形所致。

二、诊断要点

（一）临床表现

1. 先兆症状　50% 以上心肌梗死患者在发病前数日可有下述表现：①原有心绞痛症状加剧，发作频繁且时间延长，对硝酸甘油疗效明显降低。②一向健康的中老年，突然出现心绞痛，并呈进行性加重。③劳力性心绞痛突然转为夜间或安静时发作，或同时并发自发性心绞痛。④心绞痛发作时伴心律失常、心功能不全或血压明显下降。⑤心绞痛发作时，心电图ST 段明显抬高，或胸前导联出现 T 波高耸，或原有缺血性图形（ST 段压低及 T 波）倒置进行性加重。凡遇上述情况均应警惕近期内可能会发作心肌梗死，必须严密观察或入院诊治。

2. 症状

（1）胸痛：为本病最突出的症状。发作多无明显诱因，且常发作于安静时，疼痛部位和性质与心绞痛相同，但疼痛程度较重，持续时间久，有长达数小时甚至数天，用硝酸甘油无效。患者常烦躁不安、出汗、恐惧或有濒死感。但有 20% ~30% 患者症状不典型，可有下述表现：①疼痛部位改变，部分患者疼痛发生在上腹部，尤其是下壁梗死，可误诊为消化性溃疡穿孔、急性胰腺炎、胆囊炎等急腹症。有些患者疼痛发生在头颈部、咽喉、下颌处，可误诊为咽喉炎、牙痛或偏头痛等。②胸痛轻微或无痛，这种情况多见于高龄、糖尿病患者，偶尔小范围梗死在整个病程中也可无痛。③以其他症状作为首发症状或掩盖胸痛，最常见的可表现为不明原因或难以解释的突然出现心力衰竭（尤其是左心衰竭）、昏厥、血压明显下降或休克、脑卒中，有时脑卒中和心肌梗死可互为因果或同时并存，产生所谓心脑卒中或脑心卒中，急性胃肠道症状如恶心、呕吐、腹胀、呃逆，严重心律失常而误诊为其他疾病。④可表现为心搏骤停或猝死。⑤少数患者因心脏破裂可表现为心脏压塞征象。⑥右心室梗死可主要表现为右心衰竭征象。总之，中老年患者出现上述症状，其原因尚无满意解释者均应考虑有心梗可能，应及时做心电图和（或）心肌酶、肌钙蛋白鉴别之。

（2）全身症状：发热、心动过速、白细胞增高和血沉增快等，此主要由于组织坏死吸收所引起，发热多在疼痛发生后 24 ~48h 后出现，体温多在 38℃ 左右。

（3）心律失常：75% ~95% 的患者伴有心律失常，多见于起病 1 ~2 周，而以 24h 内为最多见，心律失常中以室性心律失常最多见，如室性期前收缩，部分患者可出现室性心动过速或心室颤动而猝死。房室传导阻滞、束支传导阻滞也不少见，室上性心律失常较少发生。

前壁心肌梗死易发生束支传导阻滞，下壁心肌梗死易发生房室传导阻滞，室上性心律失常多见于心房梗死。

（4）低血压和休克：休克多在起病后数小时至1周内发生，患者表现为面色苍白、烦躁不安、皮肤湿冷，脉搏细弱，血压下降 <10.7kPa（80mmHg），甚至昏厥，若患者只有血压降低而无其他表现者称为低血压状态。体克发生的主要原因：由于心肌遭受严重损害，左心室排血量急剧降低（心源性休克）；其次，剧烈胸痛引起神经反射性周围血管扩张；此外，尚有因呕吐、大汗、摄入不足所致血容量不足的因素存在。

（5）心力衰竭：主要是急性左心衰竭，为梗死后心肌收缩力减弱或收缩不协调所致。

3. 体征

（1）心脏体征：心界可扩大，也可无明显增大，心率多增快，若下壁梗死累及窦房结动脉，也可表现为心动过缓或房室传导阻滞，心尖部第一心音减弱，可出现第三、四心音奔马律，在发病2~3d后有时可闻及心包摩擦音。心尖区可出现粗糙的收缩期杂音或收缩中、晚期喀喇音，提示二尖瓣乳头肌功能失调或断裂所致，在病程中可出现各种心律失常，其中以室性心律失常最常见，其次可出现心房颤动或室上性心律失常。

（2）除极早期血压可能增高外，多数患者出现血压降低。

（3）与心律失常、休克和心力衰竭有关的其他体征。

（二）诊断依据

根据病史（主要包括胸痛特征、冠心病危险因素）、体征（包括左心功能不全、严重心律失常、休克体征）、实验室检查（主要包括心电图改变、心脏标记物、冠状动脉造影），是否为STEMI；确定为STEMI后，然后进行危险性分层。

1. 典型的胸痛症状　突发胸前区压榨样疼痛，持续时间超过30min以上，有长达数小时甚至数天，一般用硝酸甘油无效，伴有患者常烦躁不安、出汗、恐惧或有濒死感。

2. 动态的心电图（ECG）演变　心电图是诊断急性心肌梗死最重要的检查手段之一，它可以起到定性、定时、定位、定情的作用。一次心电图检查未能作出判断者，应连续监测、定期复查，并作前后对比。少数仅有T波改变的小灶性梗死，或合并室性心律、完全性左束支或房室传导阻滞、预激综合征等心律失常者，心电图改变不典型、不明确者均应结合临床及心肌损伤标记物改变作出判断。

3. 血清心肌损伤标记物的动态改变　急性心肌梗死（AMI）后一些心肌标志物蛋白从坏死组织大量释放到循环血液中，不同蛋白的稀释速度因其在细胞的位置、分子质量大小以及局部的血液和淋巴流量不同而异。心肌标志蛋白释放的动态曲线对心肌梗死的诊断非常重要，但紧急再灌注的治疗措施需要尽早明确诊断和决定，因此以往主要是根据症状和心电图检查。但随着床旁全血心肌标志物监测的应用，对早期心肌梗死的诊断（特别是心电图不能确定的病例）提供了帮助。

（1）心肌钙蛋白T（cTnT）和肌钙蛋白I（cTnI）：为氨基酸序列不同于骨骼肌来源的肌钙蛋白，为心肌特异性的标记物。用特异的抗体可以定量检测到心脏的cTnT和cTnI。通常cTnT和cTnI在正常健康人群中不能检测到，在AMI发病后2~4h开始升高，可增高到正常上限的数10倍，持续时间可达7~14d。因此，cTnT和cTnI对心肌梗死的诊断具有重要意义。

（2）肌酸激酶（CK）：在AMI后4~8h内增高，但CK的主要缺点是缺乏心脏特异性，因为 CK 在骨骼肌损伤时也可增高，如肌内注射后可有 2~3 倍的总 CK 增高。因此，在胸痛或其他原因患者注射镇痛药后可有总 CK 的假性增高，导致心肌梗死的误诊。

（3）肌红蛋白：是一种心肌和骨骼肌中的低分子蛋白。它在心肌梗死时是出现最早的心肌标记物，同时，肾脏清除较快，通常在心肌梗死后 24h 内恢复正常水平，而且缺乏特异性，需与其他指标如 CK-MB 同时分析才能有助于心肌梗死诊断，其临床意义不大。

4. 脂联素　脂联素可沉积在受损的人动脉壁，能抑制内皮细胞中血管细胞黏附因子、细胞间黏附因子及 E-选择素的表达，从而减少由肿瘤坏死因子-A（TNF-A）诱导的单核细胞对人主动脉内皮细胞的黏附。这种作用通过环磷酸腺苷蛋白激酶通道抑制内皮细胞的转录因子-κB 信号系统实现。脂联素可显著抑制成熟巨噬细胞的吞噬活性及其产生 TNF-A 的能力，还具有诱导骨髓单核细胞凋亡的作用，该结果表明，脂联素对血细胞的形成和免疫反应起负调控作用，可能具有终止炎症反应的作用。最新报道，心肌梗死的早期、肉芽形成阶段，脂联素分布于病灶的间质组织、周围存活心肌细胞四周；而在疤痕组织中未发现。这表明脂联素在缺血性损伤后的心肌重构中起到一定的作用。实验测定发现，脂联素水平存在动态变化，究其原因可能也和参与心肌梗死后心肌的重构有关。研究确认了在 AMI 患者中血清脂联素水平存在动态变化，其可能在 AMI 发病过程以及血管内皮和心肌的修复过程中起到一定的作用。

（三）鉴别诊断

注意与下列疾病相鉴别。

1. 心绞痛　不稳定型心绞痛的症状可类似于心肌梗死，但胸痛程度较轻，持续时间短，硝酸甘油效果好，心电图动态 ST-T 演变时间短，多在 30min 内恢复正常，无心肌酶学及肌钙蛋白的动态变化。

2. 急性心包炎　尤其是病毒性心肌心包炎胸前区疼痛可持久而剧烈，深吸气时加重，疼痛同时伴有发热和心包摩擦音。ECG 除 aVR 外，其余多数导联 ST 段呈弓背向下型抬高，T 波倒置，无 Q 波，可资鉴别。

3. 急性肺动脉栓塞　常有突发胸痛、咯血、呼吸困难、发绀、昏厥和休克，多有骨折、盆腔或前列腺手术、静脉血栓或长期卧床史。肺动脉栓塞后，尤其是大块肺动脉栓塞使右心室射血阻力增加，右心室后负荷急剧增加，可表现为急性右心衰竭征象，包括 P_2 亢进、颈静脉怒张、肝大等。另一方面，肺栓塞致肺血减少，导致肺静脉回流入左心房血量减少，左心室射血减少，可出现低血压甚至休克征象。心电图提示肺性 P 波、电轴右偏，典型者 I 导联出现深 S 波，Ⅲ导联有明显 Q 波（<0.03s）及 T 波倒置。X 线胸片可显示肺梗死阴影。放射性核素肺灌注扫描可见放射性稀疏或缺失区。

4. 主动脉夹层或动脉瘤　前胸出现剧烈撕裂样锐痛，常放射至背、胁肋、腹部及腰部。在颈动脉、锁骨下动脉起始部可听到杂音，两上肢血压、脉搏不对称。胸部 X 线提示纵隔增宽，血管壁增厚。超声心动图、CT 和 MRI 可见主动脉双重管腔图像，具有确诊价值。心电图无典型的心肌梗死演变过程。

5. 急腹症　急性胰腺炎、消化性溃疡穿孔、急性胆囊炎和胆石症等均有上腹部疼痛，易与上腹部疼痛剧烈为突出表现的心肌梗死相混淆，但腹部有局部压痛或腹膜刺激征。无心肌酶、肌钙蛋白及心电图特征性变化。

三、急性 ST 段抬高型心肌梗死治疗

（一）院前急救

院前急救的基本任务是帮助 AMI 患者安全、迅速地转运到医院，以便尽早开始再灌注治疗；重点是缩短患者就诊时间和院前检查、处理、转运所需的时间。尽量识别 AMI 的高危患者，直接送至有条件进行冠状动脉血管重建术的医院。

医疗救护系统在接到救护电话后应立即派救护车到达现场，将患者转运到就近的能够开展介入的医院，凡有下列情况的患者：①心源性休克。②有溶栓禁忌证。③死亡危险性特别高，应尽快行血管成形术。

1. 早期识别 AMI 症状　我国急性心肌梗死的死亡高发时段仍集中在院前阶段，大量急性心肌梗死患者到院时已丧失最佳时机，患者若能够对早期症状有足够的警惕是急性心肌梗死抢救中的关键环节。因此，对患者及家属进行冠心病教育非常重要，使患者症状被及早发现，达到早期治疗的目的。当有剧烈胸痛发作时，患者舌下含服硝酸甘油 0.5mg，5min 后胸痛不能缓解或加重，此时患者或家属必须联系急救中心，并由急救中心就近送往有急性心肌梗死处理能力的医院。

2. 院外心搏骤停　心室颤动是急性 ST 段抬高型心肌梗死患者早期死亡的最重要原因，且死亡多发生在症状发生后的 1～2h。心室颤动转复成功率与发生时间至终止时间呈负相关，在心搏骤停 1min 内进行除颤成功率可达到 70%～90%，每延迟 1min 患者抢救成功率下降 7%～10%，若在心搏骤停后 12min 以上进行除颤，成功率只有 2%～5%。因此，救护人员早期到达，早期识别，早期开始心肺复苏，早期除颤，对提高急性心肌梗死的抢救成功率非常重要。此外，有研究显示，经过训练的非医务人员，能够进行有效的心脏转复治疗，因此培训公共服务系统人员，熟练掌握简易的心脏复苏基本操作，熟悉自动体外除颤器（AED）的使用，并在公共区域适当地配备 AED，有望提高急性心肌梗死患者的生存率。

3. 院前溶栓　许多随机、对照临床研究结果表明，急性 ST 段抬高心肌梗死后溶栓开始时间越早，患者受益越大，如发病最初 2h 内进行溶栓，能明显降低患者死亡率，发病 3h 内溶栓和执行急诊 PCI 有同等疗效。法国 USIC2000 SURVEY 研究发现院前溶栓患者 1 年死亡率低于院内溶栓和院内急诊 PCI 的患者。但是，院前溶栓对医疗中心的医务人员和急救中心的急救人员的要求均极高。有条件的地方可考虑开展院前溶栓治疗。

（二）住院治疗

1. 监护和一般治疗

（1）休息：一旦诊断 AMI 应绝对卧床休息，可以降低心肌耗氧量，减少心肌损害。休息包括体力上的休息和精神上的休息。因此一方面要求患者卧床休息，对血流动力学稳定且无并发症的患者一般卧床休息 1～3d，对病情不稳定及高危患者卧床时间可适当延长，另一方面对患者进行必要的解释和鼓励，使其积极配合治疗而又解除焦虑和紧张，必要时可适当给予镇静药物，以便患者得到充分休息及减轻心脏和心理负担。

（2）吸氧：急性心肌梗死患者常有不同程度的动脉血氧张力降低，在休克和左心室功能衰竭时尤为明显。吸氧对有休克或左心室功能衰竭的患者特别有用，对一般患者也有利于防止心律失常，并改善心肌缺血缺氧，也有助于减轻疼痛。

（3）监护：在 CCU 进行持续心电、血压和呼吸的监测，必要时还需监测肺毛细血管压和静脉压。根据心率、心律、血压和心功能的变化及时调整治疗措施、避免猝死的发生。

（4）护理：饮食方面，在最初 2～3d 应以流质为主，以后随着症状的减轻而逐渐增加其他容易消化的半流质，宜少量多餐，钠盐和液体的摄入量应根据出汗量、尿量、呕吐量及有无心力衰竭作适当评估。保持大便通畅，大便时避免用力，给予缓泻药如乳果糖（杜密克）20～40ml/d 治疗便秘。除病重、血流动力学不稳定者，卧床时间不宜过长，症状控制并且稳定者应鼓励早期活动，有利于减少并发症和及早康复。目前，在美国 AMI 的平均住院天数为 5～6d。

2. 解除疼痛　急性心肌梗死时剧烈胸痛可使患者交感神经过度兴奋，产生心动过速、血压升高和心肌收缩功能增强，从而增加心肌耗氧量，并容易诱发快速心律失常。因此，应该给予有效的镇痛治疗。心肌再灌注治疗开通梗死相关血管、恢复缺血心肌的供血是解除疼痛最有效的方法。但再灌注治疗前可选用下列药物尽快解除疼痛。

（1）吗啡或哌替啶（杜冷丁）：吗啡 2～4mg 静脉注射，必要时 5～10min 后重复，总量不超过 15mg。吗啡既有明显的镇痛作用和减轻患者交感神经过度兴奋和濒死感，还有扩张血管降低左心室前、后负荷和心肌耗氧量的作用。注意低血压和呼吸功能抑制的不良反应，但很少发生。或可使用哌替啶 50～100mg 肌内注射。

（2）硝酸酯类药物：通过扩张冠状动脉，增加冠状动脉血流量以及增加静脉容量，而降低心室前负荷。大多数心肌梗死患者有应用硝酸酯药物指征，而在下壁心肌梗死、可疑右心室梗死或明显低血压的患者（收缩压低于 90mmHg），尤其合并心动过缓时，不适合应用。

硝酸酯类禁忌证如下：SBP < 90mmHg 或下降 > 30mmHg；HR < 50/min 或 > 100/min；可疑右心室心肌梗死；肥厚性心肌病；严重主动脉狭窄；近 24h 内服用过治疗勃起功能障碍的磷酸二酯酶抑制药，如西地那非（万艾可）、伐地那非（艾力达）等。其常见的不良反应有头痛、头晕、低血压、心率加快和恶心等胃肠道不适反应。个别患者应用小剂量硝酸甘油后即可发生严重心动过缓和低血压。此时应立即停止用药，抬高下肢，迅速补液及静注阿托品，必要时可给予多巴胺升压。

（3）β 受体阻滞药：大量研究表明，在 AMI 发病最初几个小时内应用 β 受体阻断药，能缩小梗死范围，降低并发症的发生率，降低溶栓治疗患者的再梗死率。早期应用还可降低 AMI 患者心室颤动的发生率和具有镇痛作用。无禁忌证的情况下应尽早常规应用，窦性心动过速和高血压的患者最适合使用 β 受体阻滞药。

β 受体阻滞药的禁忌证包括：①心率低于 60/min。②动脉收缩压低于 100mmHg。③急性左心衰竭。④二、三度房室传导阻滞。⑤哮喘病史。⑥严重慢性阻塞性肺部疾病。⑦末梢循环灌注不足。另外，β 受体阻滞药可能加重冠状动脉痉挛，故禁用于可卡因诱发的心肌梗死者。值得注意的是，尤其是应用高选择性 β_1 受体阻滞药后，2 型糖尿病、慢性阻塞性肺病以及外周血管疾病不再列为 β 受体阻滞药的禁忌证。现在的临床研究显示此类患者能从 β 受体阻滞药中获益。

3. 抗栓治疗

（1）抗血小板治疗：冠状动脉内斑块破裂诱发局部血栓形成是导致急性心肌梗死的主要原因。在急性血栓形成中血小板活化起着十分重要的作用，抗血小板治疗已成为急性心肌梗死的常规治疗。目前临床上常用的抗血小板药物主要有阿司匹林、氯吡格雷（clopidogrel）

和血小板膜糖蛋白Ⅱb/Ⅲa（GPⅡb/Ⅲa）受体拮抗药。

（2）抗凝治疗：目前主张对所有急性心肌梗死患者只要无禁忌证，均应给予抗凝治疗，它可预防深静脉血栓形成和脑栓塞，还有助于梗死相关冠状动脉再通并保持其通畅。抗凝剂包括肝素、低分子肝素、X因子抑制剂、水蛭素等。

4. 再灌注治疗　早期开通闭塞的冠状动脉，使缺血心肌得到再灌注称之为再灌注治疗（re-perfusion therapy），濒临坏死的心肌可能得以存活，或坏死范围缩小，改善预后，是一种积极的治疗措施。目前再灌注治疗方法主要有溶栓治疗、紧急经皮冠状动脉介入术（PCI）和急诊冠状动脉搭桥术（CABG）。

一般认为，下列情况应首选溶栓治疗：①发病早期（症状出现≤3h且不能及时行介入治疗）。②导管室被占用或不能使用。③不能及时行介入治疗，转运延迟，从就诊到球囊扩张时间>90min。

下列情况应首选介入治疗：①有熟练PCI技术的导管室及心外科支持。从就诊到球囊扩张时间<90min，从就诊到球囊扩张比就诊到开始溶栓治疗时间<1h。②高危STEMI患者。心源性休克、Killip 3级以上。③有溶栓禁忌证患者。④发病超过3h。⑤STEMI的诊断有疑问。

（1）溶栓治疗：溶栓治疗（fibrinolytic treatment）是指通过静脉或冠脉内注入溶栓剂溶解梗死相关冠状动脉内的新鲜血栓，使梗死相关冠状动脉再通的治疗方法。早期静脉应用溶栓药物能提高AMI患者的生存率，在患者症状出现后1~2h内开始用药，治疗效果最显著。有研究显示，在AMI 3h以内溶栓，其效果与急诊介入治疗相当。而且溶栓治疗相对简单、方便易行，尤其适用于基层医院，现在仍然是一种重要的再灌注手段之一。

溶栓药物：溶栓药物（thrombolytic）应该称为纤溶药物（fibrinolytic）更为确切，因为所有这些药物都是纤溶酶原激活剂，进入体内激活纤溶酶原形成纤溶酶，使纤维蛋白降解，溶解已形成的纤维蛋白血栓，同时不同程度地降解纤维蛋白原。纤溶药物不能溶解血小板血栓，甚至还激活血小板。

纤溶药物按照纤维蛋白选择性可大致划分为以下几类：

第一代纤溶药物。尿激酶、链激酶，不具有纤维蛋白选择性，对血浆中纤维蛋白原的降解作用明显，可致全身纤溶状态。

第二代纤溶药物。组织型纤溶酶原激活药，瑞替普酶（rPA）、单链尿激酶型纤溶酶原激活药（scu-PA）、重组葡萄球菌激酶及其衍生物等，具有纤维蛋白选择特性，主要溶解已形成的纤维蛋白血栓，而对血浆中纤维蛋白原的降解作用较弱；乙酰化纤溶酶原-链激酶激活剂复合物（anistreplase，APSAC）是具有相对纤维蛋白选择特性的纤溶药物。

第三代纤溶药物。主要特点是半衰期延长，血浆清除减慢，有的还增加了纤维蛋白亲和力，更适合静脉推注给药，包括tPA的变异体r-PA（reteplase）、替奈普酶（TNK-tPA，tenecteplase）、拉诺替普酶（n-PA，lanoteplase）等。

（2）介入治疗：直接经皮冠状动脉介入术（primary coronary intervertion，PCI），发病数小时内进行的紧急PTCA及支架术已被公认为是一种目前最安全、最有效的恢复心肌再灌注的手段，其特点是梗死相关血管再通率高和残余狭窄小。溶栓失败未达到再灌注也可实行补救性PCI。心肌梗死发生后，尽早恢复心肌再灌注能降低近期病死率，预防远期的心力衰竭发生。但是该技术需要有经验的介入心脏病科医生和心血管造影设备，目前在国内基层医院尚无法推广。

（3）急诊冠状动脉旁路搭桥术：由于外科技术、术中心肌保护、低温体外循环已取得了很大的进步，使得急性心肌梗死患者外科再灌注治疗术近期及远期死亡率相当低，这一结果使 CABG 成为急性心肌梗死患者挽救濒死心肌的一个可能方法。

急性心梗冠状动脉旁路手术再灌注治疗能挽救濒危心肌和改善生存率，然而，除非极早期进行，否则手术能达到再灌注的时间显然迟于溶栓或直接 PTCA 治疗，而且手术本身有危险性。目前的观点是再灌注旁路手术应仅限于那些冠状动脉解剖适于手术的，不适合溶栓治疗或溶栓治疗不成功和（或）直接 PTCA 不成功的，发病在 4～6h 内的高危患者。而且，只适宜在已实施了做紧急冠状动脉旁路手术再灌注这一治疗程序的某些中心进行。需行急诊 CABG 的患者应该接受新鲜冰冻血浆来纠正他们凝血机制障碍，并在术中尽量减少输血。

四、急性心肌梗死的二级预防

急性心肌梗死康复后，患者应接受二级预防（secondary prevention）以减少心脏性死亡（包括猝死）和再梗死的发生率，以达到改善患者的生活质量和长期生存率。主要有以下措施。

（一）生活方式改变

1. 戒烟　心肌梗死后的患者吸烟极其有害，Rallidis 报道 135 名年轻（＜35 岁）患者 10 年随访结果显示，首次心肌梗死后继续吸烟的患者占 56%，有 1/3 的患者在随访期间发生了心血管事件。吸烟可以使冠脉痉挛，降低 β 受体阻滞药的抗缺血作用，增加死亡率。戒烟后 1 年内，再梗死及死亡率均可以降低。二级预防的试验证明，戒烟可使心脏事件发生率下降 7%～47%。因此，应对患者说明戒烟的重要性并力劝患者戒烟。戒烟有困难者需要心理医师治疗。口服或经皮给予尼古丁制剂对戒烟可起暂时的辅助作用，但不能在心肌梗死后 3 个月内使用，也不能在吸烟的同时给予尼古丁制剂。也可应用戒烟药物辅助戒烟，盐酸安非他酮可减轻吸烟的戒断症状。比如近年来出现的伐尼克兰全新的双重作用机制戒烟药物，是 $\alpha_1\beta_2$ 受体的部分激动药，可以有效减轻吸烟的戒断症状，同时大大提高戒烟的成功率。文献报道服用伐尼克兰 3 个月可使戒烟成功率达到 40% 以上，而一般干戒（即仅凭毅力戒烟）成功率不足 3%。该药没有明显的药物相互作用，特别适合在有心血管疾病患者中应用。

2. 合理饮食　饮食治疗是冠心病二级预防的一项重要内容，饮食治疗的目的是降低血浆胆固醇，均衡营养，降低过多的总热量摄入（饮食中脂肪入量＜30% 总热量，饱和脂肪酸占 8%～10%）。如治疗效果不佳，饱和脂肪酸降至 7% 以下，饮食中应提高蔬菜、水果、谷物的比例。

3. 运动　心脏病患者进行有氧运动对生理、心理和代谢都有益处，这也适用于急性心肌梗死后的患者。有氧运动有助于减轻体重，降低血压，降低三酰甘油水平和升高高密度脂蛋白胆固醇水平。运动应在病情稳定后开始，并在运动试验开出的运动处方基础上，由医师指导进行。

4. 控制体重　目标 BMI 为 18.5～24.9kg/m^2 或腰围男性＜90cm，女性＜85cm。控制体重超过正常标准体重，应减少每日进食总热量，给予低脂、低胆固醇饮食，限制酒和含糖食品摄入，尽量以植物油为食用油。避免食用过多的动物性脂肪和富含胆固醇食物。

5. 心理治疗　研究表明，孤独、抑郁、生气等是心肌梗死后的危险因子，对心脏缺血事件和心律失常事件的发生有促发作用。对这类有心理障碍的患者应给予心理治疗。出现上述心理障碍的原因与脑内 5 - 羟色胺的缺乏有关，5 - 羟色胺再吸收抑制药氟西汀（fluoxetine）等有良好的抗抑郁作用，可缓解抑郁、生气等症状。这类药物还可降低患者对烟和酒的渴望，降低交感神经活性。

（二）阿司匹林

急性心肌梗死发病后应即给予阿司匹林，并无限期口服用于二级预防。单个研究和荟萃分析显示，阿司匹林能降低病死率 10% ~ 15%，降低再梗死 20% ~ 30%，降低脑卒中 20% ~ 30%。阿司匹林剂量为口服 75 ~ 150mg，1 次/d。应用阿司匹林的反指征包括对该药过敏和有活动性消化性溃疡；阿司匹林不耐受者，可考虑使用氯吡格雷；双联抗血小板主要应用于 ACS、支架置入后患者，指南要求联用 9 ~ 12 个月。

（三）β 受体阻滞药

大量资料表明，β 受体阻滞药用于急性心肌梗死后二级预防有很好的效果，是二级预防最有效的药物之一，大面积梗死或前壁梗死等高危患者受益更大。β 受体阻滞药可应用于代偿良好的心力衰竭和无症状左心功能不全的患者。对心功能 II ~ III 级的心力衰竭患者也可应用，但应从小剂量开始并在应用中密切观察病情变化。著名的哥德堡美托洛尔研究显示，美托洛尔显著降低心肌梗死急性期和长期死亡率。此外，哥德堡美托洛尔研究、斯德哥尔摩研究、阿姆斯特丹研究、贝尔法斯特研究和 Loptessor 研究，5474 例心肌梗死患者分别接受美托洛尔 200mg/d 或安慰剂治疗，美托洛尔显著降低心肌梗死患者猝死风险 42%，而且目前只有 β 受体阻滞药能降低猝死，其他任何药物没有这种作用。TIMI ~ II 研究显示美托洛尔显著降低急性心肌梗死的再梗风险。

因此，除低危患者外，所有无使用 β 受体阻滞药禁忌证的患者，应在发病后 5 ~ 7d 开始使用，并长期用药。对发病后立即开始 β 受体阻滞药治疗的患者，如用药过程中无禁忌证发生，可不中断持续用药。低危组患者如无禁忌证，也可应用 β 受体阻滞药作二级预防，但由于该组患者本来预后良好，也可不应用 β 受体阻滞药作二级预防。无选择性或有 $β_1$ 受体选择性的 β 受体阻滞药都可应用，但有内源性拟交感作用的 β 受体阻滞药不宜应用。

（四）他汀类

长期用他汀类药是安全的。他汀类药可使富含胆固醇的脂质核心缩小，巨噬细胞减少，纤维帽变得致密，起到稳定斑块的作用。除降脂因素外，他汀类药能改善受损的内皮细胞功能，对有炎症的斑块并有消除炎症的作用。

（五）血管紧张素转化酶抑制药

无低血压及其他禁忌证的急性心肌梗死患者应早期使用血管紧张素转化酶抑制药（ACEI），ISIS - 4、GISSI - 3、AIRE、SAVE、TRACE、SMILE 这些试验都显示了 ACEI 在急性心肌梗死治疗中的益处。对有左心功能不全、左心室射血分数 < 0.40 和前壁心肌梗死的患者应长期用药。对无合并症的患者，ACEI 可在应用 6 周后停药。也有认为即使这类低危患者长期使用 ACEI 有降低再梗死的可能性。

（六）控制高血压、血糖

急性心肌梗死后的患者如有高血压，1 年病死率增加 50%，因此急性心肌梗死后控制高血压能改善患者的预后。治疗包括限盐饮食和药物治疗。药物推荐使用 β 受体阻滞药、血管紧张素转化酶抑制药和血管紧张素 Ⅱ 受体拮抗药，目标血压应控制在≤130/80mmHg，但舒张压不宜＜70mmHg。有糖尿病患者应控制好血糖。

（七）抗心律失常药

目前认为 Ⅰ 类抗心律失常药不宜用于急性心肌梗死后室性心律失常的治疗。减少心律失常死亡和猝死的最理想药物依然是 β 受体阻滞药。对于心肌梗死后的严重室性心律失常，可应用胺碘酮（amiodarone）作二级预防。胺碘酮可减少梗死伴或不伴左心室功能障碍的室性心律失常，但对总死亡率无明显影响。为抑制梗死后严重的、有症状的心律失常，可考虑使用胺碘酮。治疗过程中宜用低剂量维持，注意监测胺碘酮的不良反应如甲状腺功能亢进症、角膜色素沉着、肺纤维化以及心脏不良反应。对致命性室性心律失常的幸存者应该考虑置入埋藏式体内除颤器。

（高占义）

第三节　心脏性猝死

心脏性猝死（sudden cardiac death，SCD）是指由各种心脏原因引起的、急性症状发作后 1h 内出现的、以意识突然丧失为特征的自然死亡。不论是否存在已知心脏病史，其死亡的时间和方式无法预料。

美国心肺血研究所新近发布的 SCD 预告及预防工作组会议报告对 SCD 的定义又做了进一步阐述：无明确的心脏以外的原因导致的突然死亡，包括有目击者的迅速死亡和没有目击者的在症状发生后 1h 内的死亡，可确诊 SCD；无明确的心脏以外原因导致 24h 内的死亡为疑似 SCD。

一、流行病学概况

流行病学调查显示，SCD 居人类死亡原因的首位，且占各类猝死的 80% 以上，占老年人猝死的 90% 以上。西方国家每年 SCD 发生率为（51～53）/10 万人，我国最新统计数据为 41.8/10 万人。由于 SCD 发病突然、进展迅速，且多在家中甚至睡眠中发生，不易及时发现并抢救，导致存活率极低，美国 SCD 抢救成功率为 28.7%，而我国不到 1%，严重威胁公共卫生健康。

1. 年龄、性别特点　SCD 的发生率随年龄的增高而增加，50 岁人群的发病率约 0.1%，75 岁人群中该数值升至 0.8%。在我国，男性 55～60 岁、女性 65～70 岁发生率最高。在任何年龄的人群中，SCD 的男性发病率均高于女性，但性别差异随年龄的升高而减弱。原因可能与男性吸烟、饮酒人数相对多于女性，以及男性社会竞争压力较大，较女性更加容易出现不良情绪等有关。同时女性由于雌激素的保护作用，冠心病的发病率低于男性，但绝经后女性冠心病及心脏性猝死的发病率明显增高。美国最新统计数据显示，心脏性猝死发病的总体男女比例为 2.5：1。

2. 时间、季节特点　根据美国 Framingham 资料随访 38 年，SCD 发生的第一高峰时间为 7～10AM，第二高峰时间为 16～20PM。在这段时间内交感神经相对兴奋，糖皮质激素水平、血浆肾上腺素水平和血黏度达到高峰。心率增快，血压升高，血小板聚集增加，纤维蛋白酶活性降低。而 0~6AM 迷走神经张力增高，猝死相对较少。SCD 发病率存在季节差异，冬春季多发，夏秋季较少。原因考虑与冬春季天气寒冷影响人体的自主神经调节，使交感神经兴奋有关。寒冷诱发动脉收缩使血管阻力增加，血液循环外周阻力上升，血压升高，使心脏负荷增加，且冬春季天气干燥，血黏度增高，纤维蛋白原水平升高，易形成血栓。

二、病因

1. 器质性心脏病　主要是冠心病及其并发症，其次是心肌病，少见的病因包括心脏瓣膜疾病、先天性心脏病、主动脉夹层破裂等。

（1）冠心病：冠心病及其并发症所引起的 SCD 占所有病因的 80% 以上，其中 20% 的冠心病患者首发表现即为 SCD，临床称为冠心病猝死。冠心病患者特别是冠状动脉多支严重病变者，容易发生急性血栓事件，斑块破裂出血，冠状动脉痉挛引起急性心肌缺血、坏死，导致局部心电生理功能紊乱、严重心律失常及心功能障碍。尸体解剖证实猝死患者 90% 以上有明显的冠状动脉粥样硬化，其中 75% 患者合并有陈旧性心肌梗死，而表现为急性心肌梗死者约 20%。

还有一些非冠状动脉粥样硬化性病变如冠状动脉先天性异常、冠状动脉炎、冠状动脉夹层分离、心肌桥等也与 SCD 有关。

（2）心肌病：心肌病患者本身存在心肌结构异常，导致心电学不稳定，易出现室性心律失常。各种类型的心肌病是青年 SCD 的主要原因，占 SCD 病因的 5%~15%，80% 心肌病患者以 SCD 为首发症状。其中扩张型心肌病及肥厚型心肌病最为常见，SCD 发生率分别为 10% 及 4%。致心律失常型右室心肌病以右室进行性纤维脂肪变为特征，其发病率虽低，但猝死发生率较高，约 30% 患者以猝死为首发表现。

（3）心脏瓣膜疾病：主动脉瓣狭窄引起 SCD 最为常见，通常由快速性室性心律失常诱发。其他瓣膜病如主动脉瓣关闭不全、二尖瓣狭窄及关闭不全、二尖瓣脱垂、机械瓣膜功能失调等也可引发 SCD。

2. 非器质性心脏病　有不超过 10% 的 SCD 患者并无器质性心脏疾病，而是由影响离子通道的遗传异常（长 QT 间期综合征、儿茶酚胺敏感型多形性室性心动过速、Brugada 综合征、短 QT 间期综合征等）或未知离子通道异常（如早期复极异常综合征、特发性室颤等）所引起。

（1）长 QT 间期综合征：先天性长 QT 间期综合征患者常表现为晕厥，通常发生在运动时，少见于休息状态。可引发尖端扭转型室速及室颤而产生晕厥及猝死。

（2）儿茶酚胺敏感型多形性室性心动过速：是一种少见但严重的恶性心律失常，临床上以运动或情绪激动后诱发双向、多形性室性心动过速、晕厥和猝死为特征，多见于儿童及青少年，但成人也可患病。

（3）Brugada 综合征：是一种编码离子通道基因异常所致的常染色体显性遗传病。心电图具有特征性的"三联征"：右束支传导阻滞、右胸导联（V_1~V_3）ST 段呈下斜形或马鞍形抬高、T 波倒置。临床常因室颤或多形性室速引起反复晕厥，甚至猝死。患者多为亚洲青年男性，尤以东南亚国家发生率最高。发病年龄多数在 30~40 岁，常有晕厥或心脏猝死家族史，多发生在夜间睡眠状态，发作前无先兆症状。

（4）早期复极综合征：早期复极综合征一直被认为是正常变异心电图，然而当前研究表明：部分特发性室颤猝死患者心电图下壁导联和左胸导联表现为早期复极综合征，并在室颤刚出现时 J 波会出现幅度增大的情况。2008 年 HaYssaguerre 等指出绝大多数特发性室颤患者都并发早期复极综合征。因此早期复极综合征不应该被完全认为是良性，在一定条件下其诱发 ST 段抬高，从而导致潜在的心律失常。

三、病理生理机制

SCD 最常见的机制是快速性室性心律失常，75% ~ 80% 的 SCD 由室性心动过速引起的心室颤动所致，余 15% ~ 25% 为缓慢性心律失常所致，包括高度房室传导阻滞及窦房结功能紊乱。较少见的原因为无脉性电活动，包括假性电机械分离、特发性室性心律、室性逸搏心律、除颤后特发性室性心律等。由于缓慢性心律失常可能进展为心室颤动，而心室颤动可引起心脏停搏，所以 SCD 的电生理学机制往往比较复杂，可能在一个过程中包含多种电生理紊乱。SCD 时的心电图主要有四种类型：心室颤动、无脉性室速、无脉性电活动、心脏停搏。

四、诱发因素

1. 精神因素　在 SCD 的诱发因素中，精神因素起着非常重要的作用。精神紧张、情绪激动可影响大脑皮质兴奋延髓的心血管中枢，使交感 - 肾上腺素神经张力增高，肾上腺素、去甲肾上腺素、异丙肾上腺素、多巴胺等释放增多，引起心率加快、血管收缩、血压升高，病变的心肌细胞不能适应突然增加的负荷，导致急性心力衰竭而猝死。

2. 剧烈体力活动或过度疲劳　可使心脏负荷急速增加，对于患有潜在心脏疾病的人，可因血液循环剧变而引起急性心肌缺血或心功能不全而猝死。

3. 饱餐　所引起的 SCD 多出现在饱餐后 15 ~ 30min，通过胃肠反射引起冠状动脉收缩，提高迷走神经张力，诱发心室停搏、室房传导阻滞。

4. 用力便秘　用力排便时，心脏负荷可达正常排便时的 4 ~ 5 倍，因屏气用力使心房压力升高，造成舒张期过度充盈，诱发心力衰竭。

5. 电解质紊乱　尤其钾离子的失衡是 SCD 的重要触发因素。高血钾对心肌兴奋性有抑制作用，易导致心脏停搏于舒张期；低血钾引起心肌细胞膜的自律性和兴奋性增高，直接导致心律失常而发生猝死。

6. 药物　多种药物可引起机体代谢异常、酸碱失衡、电解质紊乱致心律失常甚至 SCD。利尿剂导致的低钾血症可延长复极，与尖端扭转型室性心动过速有关联。某些抗心律失常药可产生新的功能性阻滞区而促发折返。Ⅰ、Ⅲ类抗心律失常药及戊脘脒、红霉素、特非那定等非心血管系统药物都有致心律失常作用。洋地黄类药物如使用剂量不当可诱发室颤而导致 SCD。

五、临床表现

SCD 的过程一般有 4 个组成部分：前驱症状、终末事件期、心搏骤停及生物学死亡

（1）前驱症状：包括新发现的心血管症状或原有症状加重（如胸痛、心悸、呼吸困难、疲劳等），可发生在心搏骤停前数天至数月，但发生在心搏骤停前 24h 内者更为特异。也有患者可没有前驱症状而在瞬间即进入心搏骤停。

（2）终末事件期：导致心搏骤停前的急性心血管改变时期，通常不超过 1h。典型表现

包括：长时间的胸痛，急性呼吸困难，持续心动过速，头晕目眩等。若心搏骤停瞬间发生，事前无预兆，则95%为心源性，并有冠状动脉病变。从SCD者所获得的连续心电图记录中可见在猝死前数小时或数分钟内常有心电活动的改变，其中以心率增快和室性期前收缩的恶化升级最为常见。

（3）心搏骤停：有效循环突然中断，患者出现意识丧失和呼吸停止等一系列严重征象。如不及时进行心肺复苏和给予生命支持，患者通常在几分钟内进入生物学死亡阶段。其症状和体征为：①心音消失；②大动脉搏动消失；③意识突然丧失或伴有短阵抽搐；④呼吸断续，呈叹息样，以后即停止；⑤昏迷；⑥瞳孔散大。此期尚未到生物学死亡。如给予及时恰当的抢救，尚有复苏的可能。

（4）生物学死亡：从心脏骤停向生物学死亡的演变，主要取决于心搏骤停心电活动的类型和心脏复苏的及时性。心室颤动或心室停搏，如在头4~6min内未予心肺复苏，则预后很差。如在头8min内未予心肺复苏，除非在低温等特殊情况下，否则几无存活可能。从统计资料来看，由目击者立即施行心肺复苏术和尽早除颤，是避免生物学死亡的关键。

六、高危人群及预测指标

合并以下高危因素的患者为SCD的高危人群：①心肌梗死后左室射血分数（LVEF）＜35%；②心肌梗死后室性期前收缩＞10次/小时、多源成对成串室性期前收缩、短阵室性心动过速、R-on-T波；③曾经发生过心搏骤停或室性心动过速事件；④有SCD家族史；⑤扩张型心肌病伴心力衰竭；⑥离子通道病，如长QT间期综合征、短QT间期综合征、Brugada综合征等。用于高危因素筛查的方法早期有心脏电生理检查，但由于其为有创性，且敏感性和特异性不高，故目前已较少应用，现临床上常用的无创性预测指标有：

1. T波电交替（TWA） TWA是指体表心电图上T波的形态、极性和振幅的逐步交替变化。TWA在识别猝死危险性指标中的应用价值已经得到了充分的认可，2006年ACC/AHA/ESC发布的《室性心律失常和心脏性猝死指南》，将TWA列为致命性室性心律失常危险性分层的Ⅱa类指标。

2. T波峰末间期（Tp-e）/QT间期 Tp-e是指T波顶峰至T波终末之间的一段时间，代表心外膜心肌与中层心肌复极时间的差异，即跨室壁复极离散。心室肌跨壁复极离散度增大是多种室性心律失常及SCD发生的主要机制。QT间期是指从QRS波的起点到T波降支与基线交点的时间，是心室开始除极至心室复极完毕全过程的时间。如果Tp-e/QT间期大，说明中层心肌细胞的平台电位与心内膜下、心外膜下心室肌之间形成的电位差增大，发生折返，导致室性心动过速和心室颤动。

3. 心率变异性（HRV） HRV是指心跳节奏快慢或RR间期长短随时间所发生的变化情况。HRV的大小实质是反映神经体液因素对窦房结的调节作用，也是反映交感及副交感神经活性及其平衡协调的关系，当交感神经兴奋时，HRV下降，当副交感神经兴奋时，HRV增大，一旦两者失调，将导致心血管系统功能紊乱，以致发生严重心律失常及SCD。

4. 窦性心率震荡（HRT） HRT是指自发性室性期前收缩之后有压力反射介导的心动周期的短期震荡，表现为短暂的初期心率加速和紧随其后的心率减慢，是心脏对压力感受器和自主神经紧张性的反映。HRT主要机制目前认为是反射和室性期前收缩的直接作用。它是检测心肌梗死后猝死高危患者的可靠方法。

5. 心脏磁共振　由冠心病导致心肌瘢痕形成的缺血性心肌病患者 SCD 发生率明显升高。心脏磁共振可显示缺血性心肌病患者的心肌瘢痕及瘢痕边缘区，测出心肌瘢痕容积大小，有助于 SCD 的危险分层及预测，可作为众多预测指标的补充。

6. 超声心动图　猝死的主要征兆之一是左心室收缩功能下降，以 LVEF ≤ 40% 为界可识别高危患者，LVEF < 30% 者发生 SCD 风险明显升高。但此项检查预测价值不高，可作为辅助参考。

七、预防及救治

SCD 的相关危险因素为性别、年龄、冠心病家族史、高血压与左室肥厚、心力衰竭、吸烟、酗酒、肥胖和糖尿病、电解质紊乱、血脂代谢异常及不良生活方式等。识别高危人群，控制危险因素，进行积极的一级和二级预防，有助于降低 SCD 的发生率。

所谓一级预防是指对未发生过但可能发生 SCD 的高危人群采取积极有效的措施，以预防及减少 SCD 的发生。二级预防是指针对既往发生过心搏骤停的幸存者，预防致命性心律失常或心搏骤停的复发。

SCD 的抢救需分秒必争，原则：①快速识别 SCD 的发生；②尽早行心肺复苏术；③尽早除颤；④尽早加强生命支持。心跳搏动停止 4 ~ 6min 后，脑细胞会发生不可逆转的损害，心脏停搏 10min 后脑组织基本死亡；在 1min 内实施心肺复苏术成功率近 100%；4min 内行心肺复苏约 50% 的患者可以被救活；每延迟 1min，存活率下降 10%，延迟 10 ~ 12min，生还者已不足 20%，故 SCD 抢救成功的关键是尽早进行心肺复苏术。心肺脑复苏的目的是在给予有效除颤前，先维持中枢神经系统、心脏及其他重要器官的生命力，即：恢复循环、建立通气、恢复呼吸（CAB：Circulation, Airway, Breathing）。目前强调，以有效的心脏按压最为重要。最新版《心肺复苏指南》改为 CAB，强调心外按压的重要性，并指出按压的幅度一定要 > 5cm，按压频率不得少于 100 次/分，方能使心脏产生有效搏动。

器质性心脏病是 SCD 的主要病因，在进行药物治疗的同时，需对严重的冠状动脉病变进行积极的血运重建，对心脏瓣膜疾病和主动脉夹层及时进行外科手术治疗。致命性室性心律失常通常为 SCD 的即刻原因，早期给予 β2 受体阻滞剂、ACEI、阿司匹林及他汀类等药物，可减少急性心肌梗死、梗死后及心力衰竭患者室性心律失常的发生率，改善猝死高危患者的预后。其中 β2 受体阻滞剂是目前唯一能降低 SCD 发生率的抗心律失常药物。埋藏式心脏复律除颤器（ICD）是预防 SCD 最有效的方法，ICD 能在十几秒内感知致命性室性心律失常，并放电终止其发作，转复持续性室速和室颤有效率几乎 100%。无论患者有何种心脏病或心律失常触发机制，ICD 都能有效防止快速性或缓慢性心律失常所导致的 SCD。根据目前的指南，植入 ICD 的指征为：NYHA Ⅰ 级的患者，心肌梗死后 40 天以上、LVEF ≤ 30%；NYHA 心功能 Ⅱ ~ Ⅲ 级、LVEF ≤ 35% 的患者，缺血性心力衰竭发生在急性心肌梗死 40 天后；有心肌梗死病史并有非持续性室速的患者，LVEF ≤ 40%，电生理检查诱发室颤或持续性室速。亚低温治疗是目前复苏研究的热点，大量研究表明亚低温对脑及其他脏器组织有保护作用。实施方式分为局部及全身亚低温、有创性及无创性操作。但具体哪种方法更有效、更安全，尚无定论。各种亚低温疗法均存在不同程度副作用及并发症，并且因性价比不高、技术难度大等因素，尚未得到广泛应用，今后还有待进一步研究。

（高占义）

第四节　非粥样硬化性冠状动脉疾病

非粥样硬化性冠状动脉疾病（nonatherosclerotic coronary artery diseases）：是指有心肌缺血临床表现，以及心电图检查显示缺血性 ST - T 改变或心肌梗死，而冠状动脉造影正常或无临床意义的斑块狭窄。除了动脉粥样硬化外，其他任何原因引起的冠状动脉血液供应减少和（或）心肌耗氧量增多，均可导致心肌缺血或心肌梗死。

一、冠状动脉肌桥

（1）发生率：正常冠状动脉行走于心外膜下的结缔组织中，如果其中某部分行走于心肌内，包绕冠状动脉的心肌纤维称为心肌桥（myocardial bridge），被包绕的冠状动脉称为壁冠状动脉，两者统称为冠状动脉肌桥。文献报道发生率为 0.5% ~33%，造影发现率通常为 0.5% ~7.5%，低于尸检的检出率（有报道尸检发现率高达 80%）。以前降支中段的心肌桥多见。

（2）临床特点：心肌桥属于解剖上的变异。由于壁冠状动脉在心动周期的收缩期中被挤压，产生暂时性狭窄，很少引起心肌缺血以及临床症状。大量报道认为孤立的心肌桥是良性的，少数报道认为心肌桥可引起心绞痛、AMI、心室颤动和猝死，因此冠状动脉肌桥并非既往所认为的一种良性病变。当壁冠状动脉在严重受到挤压，或在心动过速时舒张期相对缩短、收缩期相对延长时，可产生远端心肌缺血，临床上常表现为劳累或运动后类似心绞痛的胸痛，也可发生心律失常，甚至心肌梗死和猝死。由于壁冠状动脉狭窄，血流产生湍流而导致内膜损伤，可诱发冠状动脉痉挛或继发血栓形成，从而引起急性冠状动脉综合征。

（3）确诊方法：CT 冠状动脉造影表现为壁冠状动脉的表面有厚度和范围不同的心肌纤维覆盖，但尚不能测定冠状动脉收缩期受压程度。冠状动脉造影时，可显示冠状动脉肌桥部位的壁冠状动脉在心脏收缩期血管管腔被挤压，舒张期又恢复正常。血管内超声更能准确地反映冠状动脉肌桥的存在，冠状动脉内多普勒超声可呈现特征性的舒张早期血流加速及收缩期前向血流减弱或逆流现象。

（4）治疗原则：对于有症状的冠状动脉肌桥，要注意休息，避免情绪激动和过度运动，同时选用药物治疗。常用药物有 β 受体阻滞剂、非二氢吡啶类钙离子拮抗剂，其负性变时和变力作用可改善壁冠状动脉受压，延长舒张期的灌注时间，从而改善心肌缺血。β 受体阻滞剂从小剂量开始并逐渐加量，使静息心率控制在 60 ~70 次/分。有人认为冠状动脉肌桥患者的心肌缺血的发作可能与冠状动脉痉挛有关，因此不主张使用 β 受体阻滞剂。对于药物治疗不佳者可考虑使用心肌松解术。有报道对于药物治疗无效的冠状动脉肌桥采用支架置入治疗，缺血症状明显改善。目前报道的支架治疗冠状动脉肌桥的病例中，>50% 的患者出现再狭窄和冠状动脉穿孔等并发症。鉴于冠状动脉肌桥预后良好，引起严重缺血症状并对药物治疗无反应的患者非常少见，同时冠状动脉肌桥支架置入的严重并发症和再狭窄率高，不推荐采用冠状动脉内支架置入治疗。

二、心脏 X 综合征

（1）病因：由 Kemp 于 1973 年提出，Cannon 等建议命名为"微血管性心绞痛"。心脏

X 综合征是稳定性心绞痛的特殊类型，病因尚未完全明确，目前被认为是小冠状动脉内皮依赖性舒张功能障碍、自主功能紊乱、异常的神经刺激或代谢障碍等多种因素所致。

（2）临床特点：以反复发作的劳力性心绞痛为主要表现，可在休息时发生。心绞痛发作时或负荷心电图检查显示缺血性 ST－T 段改变，部分患者超声心动图检查显示室壁节段运动异常。核素心肌灌注显像可发现节段心肌灌注减低和再分布征象，选择性冠状动脉造影正常，但常见血流缓慢和冠状动脉血流储备降低，且可除外冠状动脉痉挛。多见于绝经期前女性，常无冠心病的危险因素，对治疗反应效果不一，但预后良好。

（3）治疗原则：主要是缓解症状。硝酸酯类药物对半数患者有效，可使用长效硝酸酯类药物作为初始治疗。如果症状持续，可联合使用长效钙离子拮抗剂或 β 受体阻滞剂。ACEI 和他汀类药物有利于改善血管内皮功能障碍，应考虑使用。2007 年国内指南建议：①Ⅰ类推荐：使用硝酸酯类、β 受体阻滞剂和钙离子拮抗剂单一治疗或联合治疗；合并高脂血症者使用他汀类药物；合并高血压、糖尿病者使用 ACEI 治疗。②Ⅱa 类推荐：其他抗心绞痛药物，包括尼可地尔和曲美他嗪等。③Ⅱb 类推荐：心绞痛持续而使用Ⅰ类推荐药物无效时，可试用氨茶碱（aminophylline）；心绞痛持续而使用Ⅰ类推荐药物无效时，可试用抗抑郁药物。

三、冠状动脉夹层

（1）病因：冠状动脉夹层（coronary artery dissection）常见于近端主动脉夹层的延伸、PCI 过程中、心肺复苏后、胸部钝性外伤，也可为自发性。自发性冠状动脉夹层比较罕见，文献报道年轻女性 AMI 患者 80% 是由自发性冠状动脉夹层所致，尤其是产后多见。

（2）临床表现：临床症状取决于内膜撕裂的程度和继发血栓形成的强度。轻微内膜撕裂时，临床上常无任何症状；发生严重撕裂时，可出现致命性的冠状动脉阻塞。文献报道约 88% 的左冠状动脉夹层患者临床上出现 AMI 表现，而右冠状动脉夹层仅有 55% 发生 AMI。经皮冠状动脉球囊扩张导致的夹层常见，夹层于术中发现。自发型夹层患者多见于女性，多表现为心源性猝死，无心血管疾病的危险因素。

（3）确诊方法：冠状动脉造影是确诊夹层的唯一手段。其特征性的改变为：血管腔内的充盈缺损和管外造影剂滞留以及扩张部位内膜撕裂片。美国国立心肺血液研究所（National Heart，Lung and Blood Institute9NHLBI）根据冠状动脉损伤的形态学特点，分为 6 种类型：①管腔内可见 X 线可透区少量或无造影剂滞留；②由可透 X 线区分开两个平行管腔，少量或无造影剂滞留；③冠状动脉管外有造影剂滞留；④冠状动脉管腔呈螺旋形造影剂充盈缺损；⑤内膜撕裂伴持续的造影剂充盈缺损；⑥内膜撕裂伴冠状动脉闭塞。

（4）临床诊断：由于病因不同其临床特点有所不同。继发于主动脉夹层者以主动脉夹层为主要表现，CT 冠状动脉造影可确诊；医源性夹层近期有 PCI 史或于术中发现；自发性夹层发生于年轻女性，常见于分娩后，无心血管危险因素。如果伴有心电图缺血性 ST－T 段改变或 AMI 演变图形，应高度提示冠状动脉夹层。

（5）治疗原则：治疗主要取决于冠状动脉夹层的程度和病因。如果撕裂较小，且临床无症状，一般可自行愈合，无需特殊处理。如果夹层导致冠状动脉阻塞，患者出现胸痛、显著 ST 压低或 AMI 的心电图改变，需要积极处理，常规给予抗血小板、抗凝治疗和 PCI 处理。医源性夹层可视夹层程度随时给予处理，球囊扩张后支架置入是最好的处理方法。除非冠状动脉夹层已置入支架，否则不宜溶栓治疗，因溶栓可导致冠状动脉夹层扩大。

四、冠状动脉炎

（1）病因：冠状动脉炎（arteritis coronaria）继发于心脏感染性疾病，如病毒性心肌炎、感染性心内膜炎、急性心包心肌炎等，也可继发于全身系统性疾病如川崎病、结节性多动脉炎、巨细胞动脉炎及大动脉炎等。主要病理改变为管壁增厚、血栓形成、血管阻塞，或炎症导致血管壁变薄，形成动脉瘤或夹层，引起心肌缺血或心肌梗死。

（2）临床特点：不同病因临床表现不同。结节性多动脉炎临床特点为网状青斑、睾丸疼痛、周围神经炎、肌痛、肌无力，多普勒血管超声或血管造影有助于诊断。大动脉炎特点为多发的大血管狭窄，病变节段之间正常，血管造影或多普勒血管超声有助于明确诊断。巨细胞动脉炎特点为颞部头痛、间歇性下颌运动障碍、视力障碍，颞动脉活检可确诊。川崎病的特点为发热、黏膜充血、淋巴结增大、手足硬肿等，超声心动图和冠状动脉造影可帮助诊断。冠状动脉受累部位和程度不同其临床表现差异较大，且常为原发病的临床表现所掩盖，临床上应引起注意。如具有明确的病因并出现缺血性 ST – T 段改变或 AMI 图形，应考虑冠状动脉炎的诊断。

（3）治疗原则：治疗主要针对原发病，同时应用血管扩张剂、抗血小板和抗凝药物。但抗凝治疗并不能预防感染性心内膜炎患者的栓塞事件，而且可能伴有重要脏器如颅脑出血的危险，尤其近期有脑梗死或感染性动脉瘤的患者。冠状动脉单纯球囊扩张和冠状动脉支架置入风险很大，存在支架感染以及感染迁移问题，可引起致命性并发症如感染性动脉瘤、血管破裂、感染播散、全心炎等。发生 AMI 时禁忌溶栓治疗。

五、冠状动脉栓塞或原位血栓形成

（1）冠状动脉栓塞（coronary embolism）：Virchow 早在 1956 年报道了首例因冠状动脉栓塞导致的心肌梗死，此后受到重视。冠状动脉的栓子主要来源于心脏瓣膜，包括自体和人工瓣膜，也可源于心腔和静脉，如左心室附壁血栓、心房黏液瘤、右心室和深静脉血栓形成（反常栓塞）。感染性心内膜炎导致的菌栓曾经是冠状动脉栓塞的主要原因，目前人工瓣膜引起的无菌性栓子已成为冠状动脉栓塞的最主要原因，冠状动脉介入治疗和其他有创手术操作引起的空气栓塞成为医源性冠状动脉栓塞的主要原因之一。冠状动脉栓塞主要发生在左冠状动脉，尤多见于左前降支，与主动脉瓣形态导致的血液流向有关。冠状动脉栓塞的临床表现及预后与栓子的大小及栓子的性质（感染性与非感染性）有关，如果微血管栓塞患者，可无临床症状；冠状动脉大分支发生栓塞，则可出现 AMI，甚至猝死。感染性栓子可引起栓塞，因栓子治疗较大而栓塞较大的冠状动脉，并发生冠状动脉及其周围感染，因此不能给予溶栓和 PCI 治疗，常常预后不良。

（2）冠状动脉原位血栓形成：无动脉粥样硬化基础病变，因血液成分异常导致的高凝或高黏状态而发生冠状动脉内血栓形成，继而发生心肌缺血或 AMI，甚至猝死。

（3）治疗原则：冠状动脉原位血栓形成与动脉粥样硬化性 AMI 相似，而冠状动脉栓塞者可给予抗血小板治疗，应用 β 受体阻滞剂和 ACEI 或 ARB 等。但在抗凝、溶栓和 PCI 方面应当根据病因而采取不同的措施：感染性心内膜炎引起者应避免抗凝、静脉溶栓和 PCI 治疗，人工瓣膜引起者应避免溶栓治疗，以免发生脑栓塞或脑出血。对于非感染性栓子引起者，可考虑冠状动脉内去除栓子或冠状动脉内溶栓，但效果往往不佳，而且临床上部分患者的栓子可自行溶解；空气栓子引起的栓塞可采用高压氧治疗。

（高占义）

参考文献

［1］刘璐，韩霞．心内科常见疾病诊疗新进展．昆明：云南科技出版社，2010.

［2］张七一．高血压及心血管疾病治疗学．北京：人民卫生出版社，2010.

［3］罗心平，施海明．实用心血管内科医师手册．上海：上海科学技术出版社，2010.

［4］李小鹰，程友琴．老年心血管急危重症诊治策略．北京：人民军医出版社，2010.

［5］候波，张英民，等．实用内科疾病诊断流程与治疗策略．北京：科学技术文献出版社，2014.

［6］沈卫峰，张凤如．心血管疾病并发症防治进展．上海：上海科学技术出版社，2013.

第十八章

心脏瓣膜病

第一节 二尖瓣狭窄

一、病因和病理改变

临床上所见的二尖瓣狭窄（mitral stenosis），绝大多数都是风湿热的后遗病变，因二尖瓣狭窄而行人工瓣膜置换术的患者中，99% 为风湿性二尖瓣狭窄。但有肯定的风湿热病史者仅占 60%；在少见病因中，主要有老年人的二尖瓣环或环下钙化以及婴儿及儿童的先天性畸形；更罕见的病因为类癌瘤及结缔组织病；有人认为，病毒（特别是 Coxsackie 病毒）也可引起慢性心脏瓣膜病，包括二尖瓣狭窄。淀粉样沉着可以发生在风湿性瓣膜病变的基础上并导致左房灌注障碍。Lutembacher 综合征为二尖瓣狭窄合并房间隔缺损。左房肿瘤（特别是黏液瘤）、左房内球瓣栓塞以及左房内的先天性隔膜如三房心，也可引起左房血流障碍，而与二尖瓣狭窄引起的血流动力学改变相似，但这些情况不属于二尖瓣器质性病变的范畴。风湿性心脏病患者中大约 25% 为单纯二尖瓣狭窄，40% 为二尖瓣狭窄合并关闭不全。二尖瓣狭窄的患者中约 2/3 为女性。

在风湿热病程中，一般从初次感染到形成狭窄，估计至少需要 2 年，一般常在 5 年以上的时间，多数患者的无症状期在 10 年以上。

风湿性二尖瓣狭窄的基本病理变化是瓣叶和腱索的纤维化和挛缩，瓣叶交界面相互粘连。交界粘连、腱索缩短，使瓣叶位置下移，严重者如漏斗状，漏斗底部朝向左房，尖部朝向左室。在正常人，血流可自由通过二尖瓣口，经乳头肌间和腱索间进入左室。在风湿性二尖瓣狭窄的患者，腱索融合，瓣叶交界融合，造成血流阻塞，引起一系列病理生理改变。

正常二尖瓣口面积约 $4 \sim 6cm^2$。当二尖瓣受风湿性病变侵袭后，随着时间的推移，瓣口面积逐渐缩小。瓣口面积缩小至 $1.5 \sim 2.0cm^2$ 时，属轻度狭窄；$1.0 \sim 1.5cm^2$ 时，属中度狭窄；$< 1.0cm^2$ 时属重度狭窄。

二、病理生理

二尖瓣狭窄时，基本的血流动力学变化是：在心室舒张期，左房左室之间出现压力阶差，即跨二尖瓣压差。轻度二尖瓣狭窄，"压差"仅见于心室快速充盈期；严重狭窄，"压差"见于整个心室舒张期。值得注意的是在同一患者，跨二尖瓣压差的高低还与血流速度有关。后者不仅决定于心排血量，还决定于心室率。心室率加快，舒张期缩短，左房血经二尖瓣口流入左室的时间缩减，难于充分排空。在心排量不变的情况下，心室率增快，跨二尖瓣压差增大，左房压力进一步升高。临床可见不少原来无症状的二尖瓣狭窄患者，一旦发生心房颤动，心室率增快时，可诱发急性肺水肿。流体力学研究证明，瓣口面积恒定的情况下，跨瓣压差是血流速度平方的函数，也就是说，流速增加一倍，跨瓣压差将增加三倍。

（一）左房－肺毛细血管高压

瓣口面积大于 $2.0cm^2$ 时，除非极剧烈的体力活动，左房平均压一般不会超过肺水肿的压力阈值（25～30mmHg），因此患者不会有明显不适。瓣口面积 1.5～$2.0cm^2$ 时，静息状态，左房－肺毛细血管平均压低于肺水肿的压力阈值；但在中度活动时，由于血流加快，再加上心跳加快，心室舒张期缩短，二尖瓣两侧压差增大，左房－肺毛细血管平均压迅速超过肺水肿的压力阈值，因此可出现一过性间质性肺水肿。活动停止，左房，肺毛细血管压又迅速下降，肺间质内液体为淋巴回流所清除，肺水肿减轻或消失。这类患者，安静时无症状，但在较重的体力活动时，则表现出呼吸困难。

瓣口面积 1.0～$1.5cm^2$，左房－肺毛细血管压持续在高水平，轻微活动，甚至休息时，也可能超过肺水肿的压力阈值，因此，患者常主诉劳力性气促和阵发性夜间呼吸困难。稍微活动，即可诱发急性肺泡性肺水肿。左房－肺毛细血管高压期，心排血量大体正常，患者无明显疲乏感。

（二）肺动脉高压

二尖瓣狭窄患者肺动脉高压产生机制包括：①左房压力升高，逆向传导致肺动脉压被动升高；②左房高压，肺静脉高压触发反射性肺小动脉收缩；③长期而严重的二尖瓣狭窄导致肺小动脉壁增厚。从某种意义上说，肺血管的这些变化有一定的保护作用，因毛细血管前阻力增高，避免较多的血液进入肺毛细血管床，减少肺水肿的发生。然而，这种保护作用是以右心排血量减少为代价的。

随着肺动脉压力进行性增高，劳力性呼吸困难、阵发性夜间呼吸困难、急性肺水肿等表现会逐渐减轻。但右室功能受损表现及心排血量减少的症状逐渐明显。

瓣口面积 1.5～$2.0cm^2$ 时，可有阵发性左房－肺毛细血管高压，但肺动脉压一般不高。

瓣口面积 1.0～$1.5cm^2$，持续性左房－肺毛细血管高压，肺动脉压也可以被动性升高。

瓣口面积 <$1.0cm^2$，肺动脉压主动性地、明显地升高，而左房－肺毛细血管压略有下降，心排出量也下降。患者常诉疲乏无力，劳动耐量减低。

（三）左心房电活动紊乱

二尖瓣狭窄和风湿性心脏炎可引起左房扩大、心房肌纤维化、心房肌排列紊乱。心房肌排列紊乱，进一步导致心房肌电活动传导速度快慢不一，不应期长短有别。由自律性增高或折返激动所形成的房性期前收缩，一旦落在心房肌易损期即可诱发心房颤动。心房颤动的发生与二尖瓣狭窄的严重程度、左房大小、左房压高低密切相关。开始时，心房颤动呈阵发性。心房颤动本身又可促进心房肌进一步萎缩，左房进一步扩大，心房肌传导性和不应性差距更为显著，心房颤动逐渐转为持续性。

40%～50%症状性风湿性二尖瓣狭窄患者，合并有心房颤动。

二尖瓣狭窄早期，一般为窦性心律。

当瓣口面积 $1.0 \sim 1.5 cm^2$，可发生阵发性心房颤动。心房颤动发作时，心室率快而不规则，心室舒张期短，每可诱发急性肺水肿。

当瓣口面积 $< 1.0 cm^2$，常为持久性心房颤动。因此，持久性心房颤动，多提示血流动力学障碍明显。

（四）心室功能改变

二尖瓣口面积 $> 1.0 cm^2$，左房、肺毛细血管压升高，肺动脉压力也可被动性升高。但是，这种程度的肺动脉高压，不会引起明显的右室肥厚，更不会引起右室衰竭。二尖瓣口面积 $< 1.0 cm^2$ 时，肺动脉压主动性地、明显地升高，甚至超过体循环压水平。长期压力负荷增重，右室壁代偿性肥厚，继之右室扩大，右室衰竭。

Grash 等研究发现，约 1/3 的风湿性二尖瓣狭窄患者存在左室功能异常，其原因尚有争议。一般认为，二尖瓣口狭窄，舒张期左室充盈减少，前负荷降低，导致心排血量降低。Silverstein 则认为，风湿性炎症造成的心肌损害、心肌内在收缩力降低为其主要原因。临床上，外科二尖瓣分离术后，左室射血分数不能随二尖瓣口面积的扩大而增加，也支持 Silverstein 的观点。Holzer 则指出，二尖瓣狭窄时，心排血量降低与冠状动脉供血不足、心肌收缩力受损有关。还有人提出，二尖瓣狭窄时，右室后负荷增重，收缩状态改变，可影响左室功能。汤莉莉等对 20 例风湿性二尖瓣狭窄患者行球囊扩张术，术前及术后测定多种左室功能指标，发现术前各项左室功能降低主要与前负荷不足有关。这一结论与外科二尖瓣分离术所得结论相矛盾，其原因可能是外科手术中全麻开胸等多种因素改变了心肌收缩力以及心脏的前、后负荷的结果。

（五）血栓前状态出现

血栓前状态是指机体促凝和天然抗凝机制的平衡失调，具体地讲，是血管内皮细胞、血小板、血液抗凝、凝血、纤溶系统及血液流变等发生改变所引起的有利于血栓形成的病理状态。

血栓栓塞是二尖瓣狭窄的常见的、严重的并发症。据统计，该病血栓栓塞并发症的发生率约 20%，二尖瓣狭窄合并心房颤动时，血栓栓塞的危险性较窦性心律时提高 $3 \sim 7$ 倍。有学者对 34 例二尖瓣狭窄患者的止血系统多项指标进行过研究，结果发现，这类患者止血系统多个环节发生异常，即存在着血栓前状态。其严重程度与二尖瓣口狭窄严重程度相关，合并心房颤动者较窦性心律者更为严重。

（六）心血管调节激素的改变

如前所述，随着二尖瓣狭窄的发生和发展，左房压力逐渐增高，继之肺动脉压力升高，右室负荷增重，最终将导致右心衰竭。这些血流动力学改变必然会启动机体一系列心血管调节激素的代偿机制。

1. 心钠素分泌的变化　近年来发现，心脏具有分泌心钠素的功能，在一些心血管疾病中，其分泌可发生程度不等的变化。Leddome 在狗的左心房放置一气囊，造成二尖瓣口的部分阻塞以模拟二尖瓣狭窄。研究结果显示血浆心钠素浓度随左房压力升高而升高。Daussele 发现严重二尖瓣狭窄但不伴右心衰竭的患者，外周血心钠素浓度为正常人的 $7 \sim 10$ 倍。多数学者（包括外国学者）认为二尖瓣狭窄时，血心钠素水平升高的主要原因是左房压力升高刺激心房壁肌细胞分泌心钠素。Waldman 发现二尖瓣狭窄时，血心钠素水平不仅与左房压力有关，而且与左房容积和左房壁张力有关。Malatino 通过对 24 例二尖瓣狭窄患者的研究发现，心房颤动组与窦性心律组相比，左房内径较大，血心钠素水平较高；心房颤动组血心钠素水平与左房压力高低无关。这一结果说明，心房快速颤动，心房容量增大，心房壁显著扩张是二尖瓣狭窄合并心房颤动患者血心钠素升高的主要原因。

二尖瓣狭窄患者血心钠素水平升高的意义在于：①促进水钠排泄；②抑制肾素 - 血管紧张素 - 醛固酮系统的分泌；③扩张肺动脉、降低肺动脉压或推迟肺动脉高压的发生；④降低交感神经兴奋性。

2. 肾素 - 血管紧张素 - 醛固酮系统的变化　二尖瓣狭窄时，肾素 - 血管紧张素 - 醛固酮系统（RAS）随病程的变化而有不同的改变。早期，即左房高压期，心肺压力感受器兴奋，交感神经活性减弱，血中肾素 - 血管紧张素 - 醛固酮系统水平降低。一旦肺动脉压力明显升高或右心衰竭出现，心排血量下降，重要脏器供血不足，交感神经及 RAS 兴奋，相关心血管调节激素分泌增加，血中去甲肾上腺素、肾素、醛固酮水平升高。体外试验证明，心钠素与 RAS 是一对相互拮抗的心血管调节激素。但对二尖瓣狭窄患者的研究发现，血浆心钠素水平与 RAS 系统的变化似乎相关性不大。Luwin 等发现，经皮二尖瓣球囊扩张（PBMV）术后 10 ~ 60 分钟，心钠素水平下降同时肾素、醛固酮水平上升；Ishikura 等报告，PBMV 术前，心钠素水平显著升高，肾素、醛固酮水平也显著升高，血管紧张素水平无明显变化；术后，血心钠素水平显著下降，同时肾素、血管紧张素 II、醛固酮水平未见明显上升。

上述资料说明，二尖瓣狭窄患者，体内 RAS 变化是很复杂的，可能受多种机制所控制。

3. 血管加压素分泌的变化　血管加压素由垂体分泌，左房也有感受器，其分泌受血浆晶体渗透压和左房容量双重调节。二尖瓣狭窄患者，左房容量增加，左房内感受器兴奋，血管加压素水平升高；PBMV 术后，左房容量下降，血管加压素水平也降低。

三、临床表现

（一）症状

1. 呼吸困难　劳力性呼吸困难为最早期症状，主要由肺的顺应性减低所致。由于肺血管充血和间质水肿而使活动能力降低。日常活动时即有左室灌注受阻和呼吸困难的患者，一般有端坐呼吸并有发生急性肺水肿的危险。后者可由劳累、情绪激动、呼吸道感染、性交、妊娠或快速房颤等而诱发。肺血管阻力显著升高的患者，右室功能受损，致右室排血受阻，因此，这类患者很少有突然的肺毛细血管压力升高，故反而较少发生急性肺水肿。由于二尖瓣狭窄是一种缓慢进展性疾病，患者可以逐渐调整其工作和生活方式，使之接近于静息水平，避免了呼吸困难发生。若行运动试验，方可客观判断心功能状态。

2. 咯血　可表现为下列几种形式：

（1）突然的咯血（有时称之为肺卒中），常为大量，偶可致命。系由于左房压突然升高致曲张的支气管静脉破裂出血所造成，多见于二尖瓣狭窄早期，无肺动脉高压或仅有轻、中度肺动脉高压的患者；后期因曲张静脉壁增厚，咯血反而少见。

（2）痰中带血或咳血痰，常伴夜间阵发性呼吸困难，此与慢性支气管炎、肺部感染和肺充血或毛细血管破裂有关。

（3）粉红色泡沫痰，为急性肺水肿的特征，由肺泡毛细血管破裂所致。

（4）肺梗死，为二尖瓣狭窄合并心力衰竭的晚期并发症。咳血性痰是由于毛细血管有渗血和肺组织有坏死的缘故。

3. 胸痛　二尖瓣狭窄的患者中，约15%有胸痛，其性质有时不易与冠状动脉疾患所致的心绞痛相区别。有人认为可能是由于肺动脉高压以致肥大的右室壁张力增高，同时由于心排血量降低致右室心肌缺血所致，或继发于冠状动脉粥样硬化性狭窄，其确切机制尚不明。大多数患者通过成功的二尖瓣分离术或扩张术，胸痛症状可以得到缓解。

4. 血栓栓塞　为二尖瓣狭窄的严重并发症，约20%的患者在病程中发生血栓栓塞，其中约15%～20%由此导致死亡。在开展抗凝治疗和外科手术以前，二尖瓣狭窄患者中约1/4死于血栓栓塞。血栓形成与心排血量减低、患者的年龄和左心耳的大小有关。此外，瓣膜钙质沉着可能是一危险因素，有10%的二尖瓣钙化的患者，在施行瓣膜分离术后发生栓塞。有栓塞病史的患者，在手术时左房中常见不到血栓。发生栓塞者约80%有心房颤动。若患者发生栓塞时为窦律，则可能原有阵发性房颤或合并有感染性心内膜炎，或原发病为心房黏液瘤而并非是二尖瓣狭窄。栓塞可能是首发症状，甚至发生在劳力性呼吸困难以前。35岁以上的房颤患者，尤其是伴有心排血量降低和左心耳扩大者是发生栓塞最危险的因素，因此应该给予预防性的抗凝治疗。

临床所见约半数的栓塞发生在脑血管。冠状动脉栓塞可导致心肌梗死和（或）心绞痛，肾动脉栓塞可引起高血压。约25%的患者可反复发生或为多发性栓塞，偶尔左房内有巨大血栓，似一带蒂的球瓣栓子，当变换体位时可阻塞左房流出道或引起猝死。

5. 其他　左房显著扩大、气管－支气管淋巴结肿大、肺动脉扩张可压迫左侧喉返神经，引起声嘶；此外，由于食管被扩张的左房压迫可引起吞咽困难。发生右心衰竭者，常有纳差、腹胀、恶心、呕吐等消化系统症状，小便量亦少。

（二）体征

1. 望诊和触诊　严重二尖瓣狭窄可出现二尖瓣面容，特征是患者两颊呈紫红色。发生机制是，心排血量减低，周围血管收缩。二尖瓣狭窄，尤其是重度二尖瓣狭窄，心尖搏动往往不明显（左室向后移位）。若能触及与第一心音（S_1）同时出现的撞击（tapping）感，其意义与S_1亢进等同，提示二尖瓣前内侧瓣活动性好。令患者左侧卧位，可在心尖区触及舒张期震颤。肺动脉高压时，胸骨左缘第2肋间触及肺动脉瓣震荡感，胸骨左缘触及右室抬举感；当右室明显扩大，左室向后移位，右室占据心尖区，易将右室搏动误为左室搏动。

2. 听诊　二尖瓣狭窄，在心尖区多可闻及亢进的第一心音，它的存在提示二尖瓣瓣叶弹性良好，当二尖瓣瓣叶增厚或钙化，这一体征即告消失。随着肺动脉压增高，肺动脉瓣关闭音变响，传导也较广，甚至在主动脉瓣听诊区及心尖区可闻及；第二心音分裂变窄，最后变成单一心音。重度肺动脉高压，还可在胸骨左缘第2肋间闻及喷射音，吸气时减弱，呼气时增强；在胸骨左缘2～3肋间闻及肺动脉关闭不全的格－史（Graham－Steell）杂音；在胸骨左下缘闻及三尖瓣关闭不全的收缩期杂音以及右室源性的第三心音和第四心音。

二尖瓣开瓣音（opening snap），在心尖区采用膜型胸件易于闻及，往往与亢进的S_1同时存在，二者均提示二尖瓣瓣叶弹性良好。钙化仅累及二尖瓣瓣尖，该音依然存在，但累及二尖瓣瓣体时，该音即告消失。开瓣音与主动脉瓣关闭音之间的时距愈短，提示二尖瓣狭窄愈重；相反，则愈轻。

二尖瓣狭窄最具诊断价值的听诊是，在心尖区用钟型胸件听诊器听诊可闻及舒张期隆隆样杂音，左侧卧位尤易检出。该杂音弱时，仅局限于心尖区；强时，可向左腋下及胸骨左缘传导。杂音响度与二尖瓣狭窄轻重无关，但杂音持续时间却与之相关，只要左侧房室压力阶差超过 3mmHg，杂音即持续存在。轻度二尖瓣狭窄，杂音紧跟开瓣音之后出现，但持续时间短暂，仅限于舒张早期，但舒张晚期再次出现；严重二尖瓣狭窄，杂音持续于整个舒张期，若为窦性心律，则呈舒张晚期增强。二尖瓣狭窄舒张期隆隆样杂音在下述情况下可能被掩盖：胸壁增厚，肺气肿，低心排血量状态，右室明显扩大，二尖瓣口高度狭窄。这种二尖瓣狭窄谓之"安静型二尖瓣狭窄"。对疑有二尖瓣狭窄的患者，常规听诊未发现杂音，可令患者下蹲数次，或登梯数次，再左侧卧位，并于呼气末听诊，可检出舒张期隆隆性杂音。

（三）辅助检查

1. X 线检查　X 线所见与二尖瓣狭窄的程度和疾病发展阶段有关，仅中度以上狭窄的病例在检查时方可发现左房增大（极度左房扩大罕见），肺动脉段突出，左支气管抬高，并可有右室增大等。后前位心影如梨状，称为"二尖瓣型心"。主动脉结略小，右前斜位吞钡检查可发现扩张的左房压迫食管，使其向后并向左移位，左前斜位检查易发现右室增大。老年患者常有二尖瓣钙化，青壮年患者亦不少见，以荧光增强透视或断层 X 线检查最易发现二尖瓣钙化。肺门附近阴影增加，提示肺静脉高压所致的慢性肺淤血和肺间质水肿。

2. 心电图检查　轻度二尖瓣狭窄者，心电图正常。其最早的心电图变化为具特征性的左房增大的 P 波，P 波增宽且呈双峰型，称之为二尖瓣型 P 波（$P_{II} > 0.12$ 秒，$PtfV_1 \leqslant -0.03mm \cdot s$，电轴在 $+45° \sim -30°$ 之间），见于 90% 显著二尖瓣狭窄患者。随着病情发展，当合并肺动脉高压时，则显示右室增大，电轴亦可右偏。病程晚期，常出现心房颤动。

3. 超声心动图检查　超声心动图对二尖瓣狭窄的诊断有较高的特异性，除可确定瓣口有无狭窄及瓣口面积之外，尚可帮助了解心脏形态，判断瓣膜病变程度及决定手术方法，对观察手术前后之改变及有无二尖瓣狭窄复发等方面都有很大价值。

超声诊断的主要依据如下：

（1）二维超声心动图上见二尖瓣前后叶反射增强，变厚，活动幅度减小，舒张期前叶体部向前膨出呈气球状，瓣尖处前后叶的距离明显缩短，开口面积亦变小。

（2）M 型超声心动图示二尖瓣前叶曲线上，舒张期正常的双峰消失，E 峰后曲线下降缓慢，EA 间凹陷消失，呈特征性城墙状。根据狭窄程度的不同，下降速度亦有差异，与此相应，E 峰后下降幅度即 EA 间垂直距离减小；二尖瓣前叶与后叶曲线呈同向活动；左房扩大，右室及右室流出道变宽，有时还可发现左房内有血栓形成。

（3）Doppler 图像上舒张期可见通过二尖瓣口的血流速率增快。

（4）Doppler 超声心动图运动试验：运动试验可用于某些二尖瓣狭窄患者，以了解体力活动的耐受水平，揭示隐匿的二尖瓣狭窄的相关症状。运动试验可与 Doppler 超声心动图相结合，以评价二尖瓣狭窄在运动时的血流动力学。Doppler 超声心动图运动实验通常是在运动中止后静息状态下行 Doppler 检查。Doppler 超声心动图主要用于下列情况：①证实无症状的二尖瓣狭窄，患者具有良好的运动能力，在强度和日常生活活动相等的工作负荷状态下可以无症状；②评价运动期间肺动脉收缩压；③对于那些有症状但静息状态下检查却只有轻度二尖瓣狭窄的患者，可用这种方法了解运动时血流动力学变化。

四、并发症

（一）心房颤动

见于重度二尖瓣狭窄的患者，左房明显增大是心房颤动能持续存在的解剖基础；出现心房颤动后，心尖区舒张期隆隆样杂音可减轻，收缩期前增强消失。

（二）栓塞

常见于心房颤动患者，以脑梗死最为多见，栓子也可到达四肢、肠、肾脏和脾脏等处；右房出来的栓子可造成肺栓塞或肺梗死；少数病例可在左房中形成球瓣栓塞，这种血栓可占据整个左房容积的1/4，若堵住二尖瓣口则可造成晕厥，甚至猝死。

（三）充血性心力衰竭或急性肺水肿

病程晚期大约有50%～75%发生充血性心力衰竭，并是导致死亡的主要原因，呼吸道感染为诱发心力衰竭的常见原因，在年轻女性患者中，妊娠和分娩常为主要诱因。急性肺水肿是高度二尖瓣狭窄的严重并发症，往往由于剧烈体力活动、情绪激动、感染、妊娠或分娩、快速房颤等情况而诱发，上述情况均可导致左室舒张充盈期缩短和左房压升高，因而使肺毛细血管压力增高，血浆易渗透到组织间隙或肺泡内，故引起急性肺水肿。

（四）呼吸道感染

二尖瓣狭窄患者，由于常有肺静脉高压、肺淤血，故易合并支气管炎和肺炎。临床上凡遇心力衰竭伴发热、咳嗽的患者时，即应考虑到合并呼吸道感染的可能，应及时给予抗生素治疗，以免诱发或加重心力衰竭。显著二尖瓣狭窄的患者，一般不易感染肺结核。

五、自然病程

由于介入治疗和外科治疗的飞速发展，使得了解二尖瓣狭窄以及其他类型瓣膜病的自然病程相当困难。仅有少数资料能提供二尖瓣狭窄病程信息。在温带地区，如美国和西欧，首次风湿热发生后15～20年才出现有症状的二尖瓣狭窄。从心功能Ⅱ级进展为心功能Ⅲ～Ⅳ级约需5～10年；在热带和亚热带地区，病变进展速度相对较快。经济发展程度和种族遗传因素也可能起一定作用。如在印度，6～12岁儿童即可患有严重的二尖瓣狭窄，但在北美和西欧，有症状的二尖瓣狭窄却见于45～65岁。Sagie采用Doppler超声心动图对103例二尖瓣狭窄患者进行随访后指出，二尖瓣口面积减小速率为0.09cm^2/年。

外科治疗二尖瓣狭窄出现前的年代，有关二尖瓣狭窄自然病程的资料提示，症状一旦出现，预后不良，其5年存活率在心功能Ⅲ级为62%，Ⅳ级为15%。1996年，Horstkotte报告一组拒绝行手术治疗的有症状的二尖瓣狭窄患者，5年存活率为44%。

六、治疗

二尖瓣狭窄患者，可发生肺水肿、心力衰竭、心律失常以及血栓栓塞等并发症，已如前述。一般来说，二尖瓣狭窄患者，若未出现并发症，可不必治疗，但应防止受凉，注意劳逸结合，应用长效青霉素预防乙型溶血性链球菌感染；有并发症者，宜选择适当方式进行治疗。

二尖瓣狭窄的治疗方式分内科治疗和外科治疗两方面。此处只介绍内科治疗部分。

（1）β 受体阻滞剂：由于二尖瓣狭窄合并间质性肺水肿或肺泡性肺水肿的主要成因是二尖瓣口的机械性阻塞，二尖瓣跨瓣压差增大，左房压力和肺静脉 – 肺毛细血管压力增高。二尖瓣跨瓣压差与心率、心排血量之间的关系是：压力阶差 = 心排血量/（K·舒张充盈期）（K 为一常数，包含二尖瓣口面积）。心排血量增加或舒张充盈期缩短可导致压力阶差上升。若能减慢心率及（或）降低心排出量，就可降低二尖瓣跨瓣压差，降低左房、肺静脉 – 毛细血管压，减轻患者肺淤血症状。

1977 年，Steven 等对 8 例单纯二尖瓣狭窄呈窦性心律的患者进行了研究，用普萘洛尔 2mg 静脉注射，注射前及注射后 10 分钟测心率、肺小动脉楔嵌压、左室收缩压、左室舒张压以及心排血量。结果显示心率下降（13.0 ± 2.6）次/分（P < 0.01），心排血量下降（0.5 ± 0.2）L/min（P < 0.05），二尖瓣跨瓣压差下降（7.1 ± 1.6）mmHg（P < 0.05），肺小动脉楔嵌压下降（6.9 ± 1.2）mmHg（P < 0.01），左室收缩压下降（5.1 ± 2.6）mmHg（P > 0.05），左室舒张末期压力无变化。

有学者也曾用普萘洛尔静脉注射抢救单纯二尖瓣狭窄合并急性肺水肿的患者，还曾用普萘洛尔口服治疗单纯二尖瓣狭窄合并慢性肺淤血的患者，疗效均非常满意。β 受体阻滞剂能有效地减慢窦房结冲动，因此可用于：①二尖瓣狭窄合并窦性心动过速；②二尖瓣狭窄合并窦性心动过速和急性肺水肿；③二尖瓣狭窄合并快速型室上性心律失常。

（2）钙通道阻滞剂：如维拉帕米和硫氮䓬酮，这两种药物均能直接作用于窦房结，减慢窦性频率；还可作用于房室结，延缓房室传导。但是这两种药物还能扩张周围血管，引起交感神经兴奋，间接地使窦性频率加快，房室结传导加速。因此，钙通道阻滞剂对房室结和窦房结的净效应与剂量相关，为有效减慢窦性心律，延缓房室传导，常须用中等剂量或大剂量。由于用量较大，常发生诸如头痛、便秘、颜面潮红及肢体水肿等副作用。所以这种药物，多用作洋地黄的辅助用药，以减慢快速心房颤动患者的心室率。

（3）洋地黄制剂：对窦房结基本无直接作用，但能有效地抑制房室结，延缓房室传导。对二尖瓣狭窄、窦性心动过速合并肺水肿的患者，临床应用价值有限，甚至有人认为有害。对二尖瓣狭窄快速心房颤动合并肺水肿者，应用洋地黄制剂，疗效满意。

应该指出的是：洋地黄对静息状态下的快速心房颤动，能显著减慢心室率，在应激状态下，洋地黄控制心房颤动的心室率的能力较差。其原因在于：洋地黄减慢房室结传导的作用，主要是通过兴奋迷走神经实现的，在应激状态下，交感神经兴奋，房室传导加速，这种交感神经的兴奋作用超过迷走神经的抑制作用，因此心房颤动患者心室率难以减慢，为解决这一问题，可加用 β 受体阻滞剂或钙通道阻滞剂，辅助洋地黄控制应激状态下心房颤动患者的心室率。

经皮球囊二尖瓣成形术的禁忌证包括：①左房内血栓形成；②近期（3 个月）内有血栓栓塞史；③中、重度二尖瓣关闭不全；④左室附壁血栓；⑤右房明显扩大；⑥心脏、大血管转位；⑦主动脉根部明显扩大；⑧胸、脊柱畸形。

（高占义）

第二节　二尖瓣关闭不全

一、病因和病理改变

二尖瓣装置包括瓣环、瓣叶、腱索和乳头肌，它们在功能上是一个整体。正常的二尖瓣功能，有赖于上述四成分的结构和功能的完整，其中任何一个或多个成分出现结构异常或功能障碍便可产生二尖瓣关闭不全（mitral regurgitation），当左室收缩时，血液便可反流入左房。以前，在人群中，风湿热、风湿性心瓣膜炎发生率很高，因此认为风湿性二尖瓣关闭不全极为常见，即使临床未发现伴有二尖瓣狭窄的二尖瓣关闭不全，若未查到其他病因，也认为是风湿性二尖瓣关闭不全。随着心脏瓣膜病手术治疗的开展及尸检资料的累积，对二尖瓣关闭不全的病因的认识也随着发生了变化。据报告，风湿性单纯性二尖瓣关闭不全占全部二尖瓣关闭不全的百分数逐渐在减少。1972年，Seizer报告风湿性二尖瓣关闭不全占44%；1976年，Amlie报告占33%；1987年，Kirklin及中尾报告为3%~21%。非风湿性单纯性二尖瓣关闭不全的病因，以腱索断裂最常见，其次是感染性心内膜炎、二尖瓣黏液样变性、缺血性心脏病等。缺血性心脏病之所以造成二尖瓣关闭不全，其机制可能与左室整体收缩功能异常、左室节段性室壁运动异常以及心肌梗死后左室重构等有关。

二尖瓣关闭不全的病因分类，详见表18-1。

表18-1　二尖瓣关闭不全的病因分类

病损部位	慢性	急性或亚急性
瓣叶-瓣环	风湿性	感染性心内膜炎
	黏液样变	外伤
	瓣环钙化	人工瓣瓣周漏
	结缔组织疾病	
	先天性，如二尖瓣裂	
腱索-乳头肌	瓣膜脱垂	原发性腱索断裂
	（腱索或乳头肌过长）	继发性腱索断裂
	乳头肌功能不全	感染性心内膜炎或慢性瓣膜病变所致
		心肌梗死并发乳头肌功能不全或断裂
		创伤所致腱索或乳头肌断裂
心肌	扩张型心肌病	
	肥厚性梗阻型心肌病	
	冠心病节段运动异常或室壁瘤	

（一）瓣叶异常

由于瓣叶受累所致的二尖瓣关闭不全，常见于慢性风湿性心瓣膜病，男性多于女性，其主要病理改变为慢性炎症及纤维化使瓣叶变硬、缩短、变形，或腱索粘连、融合、变粗等，病程久者可钙化而加重关闭不全。风湿性二尖瓣关闭不全的患者中，约半数合并二尖瓣狭窄。此外，结缔组织疾病、感染性心内膜炎、穿通性或非穿通性创伤均可损毁二尖瓣叶；心内膜炎愈合期二尖瓣尖的回缩也能引起二尖瓣关闭不全。

（二）瓣环异常

1. 瓣环扩张　成人二尖瓣环的周径约 10cm，在心脏收缩期，左室肌的收缩可使瓣环缩小，这对瓣膜关闭起重要作用，因此，任何病因的心脏病凡引起严重的左室扩张者，均可使二尖瓣环扩张，从而导致二尖瓣关闭不全。一般原发性瓣膜关闭不全比继发于二尖瓣环扩张引起的关闭不全严重些。

2. 瓣环钙化　在尸检中，二尖瓣环特发性钙化甚为常见。一般这种退行性变对心脏功能影响很小，严重的二尖瓣环钙化，则是引起二尖瓣关闭不全的重要原因。高血压、主动脉瓣狭窄和糖尿病以及 Marfan 综合征等，均可使二尖瓣环的钙化加速，并可使二尖瓣环扩张，因而更易造成二尖瓣关闭不全；此外，慢性肾衰竭和继发性甲状旁腺功能亢进的患者，也易发生二尖瓣环钙化。严重钙化的患者，钙盐可能侵入传导系统，导致房室或（和）室内传导阻滞，偶尔钙质沉着扩展可达冠状动脉。

（三）腱索异常

这是引起二尖瓣关闭不全的重要原因。腱索异常可由下列原因引起，先天性异常、自发性断裂或继发于感染性心内膜炎、风湿热的腱索断裂。多数患者腱索断裂无明显原因，后叶腱索断裂较前叶腱索断裂多见，常伴有乳头肌纤维化，腱索断裂也可由创伤或急性左室扩张引起。根据腱索断裂的数目和速度而引起不同程度的二尖瓣关闭不全，临床上可表现为急性、亚急性或慢性过程。

（四）乳头肌受累

任何妨碍乳头肌对瓣叶有效控制的因素，均可导致二尖瓣关闭不全。乳头肌是由冠状动脉的终末支供血，因此，对缺血很敏感，乳头肌血供的减少，可引起乳头肌缺血、损伤、坏死和纤维化伴功能障碍。唯乳头肌断裂在临床上罕见。若缺血呈一过性，乳头肌功能不全和二尖瓣关闭不全也呈一过性，且伴有心绞痛发作。若缺血严重而持久，引起慢性二尖瓣关闭不全。后内侧乳头肌的血供较前外侧少，故较易受缺血的影响。引起乳头肌受累的原因，归纳起来有下列几种：①乳头肌缺血，常见者为冠心病；②左室扩大，使乳头肌在心脏收缩时发生方位改变；③乳头肌的先天性畸形，如乳头肌过长、过短、一个乳头肌缺如等；④感染性心内膜炎时合并乳头肌脓肿，可引起急性瓣下二尖瓣关闭不全；⑤其他，如肥厚型心肌病、心内膜心肌纤维化、左房黏液瘤、外伤等。

根据乳头肌受累的程度及速度，临床上可表现为急性二尖瓣关闭不全或慢性二尖瓣关闭不全的征象。

二、病理生理

二尖瓣关闭不全时，左室排血可经两个孔道，即二尖瓣孔和主动脉瓣孔，因此排血阻力降低。在主动脉瓣打开之前，几乎半量的左室血液先期反流左房。反流量的多少，决定于二尖瓣孔的大小和左室－左房压力阶差。而二尖瓣孔的大小和左室－左房压力阶差又是可变的。左室收缩压或者左室－左房压力阶差决定于周围血管阻力；正常二尖瓣环有一定弹性，其横截面可由多种因素调节，如前负荷、后负荷、心肌收缩力。当前负荷和后负荷增加，心肌收缩力降低，左室腔扩大，二尖瓣环扩张，反流孔增大，反流量增加；当采用某些措施

（如正性肌力药物、利尿剂、血管扩张剂）使左室腔缩小，反流孔变小，反流量减少。

（一）左室功能的变化

当急性二尖瓣关闭不全发生开始时，左室以两种方式来代偿，一是排空更完全，二是增加前负荷。此时，左室收缩末压降低，内径缩短，室壁张力明显下降，心肌纤维缩短程度和速率增加。当二尖瓣关闭不全持续而变为慢性二尖瓣关闭不全，特别是严重二尖瓣关闭不全，左室舒张末期容量增大，收缩末期容量恢复正常。根据 Laplace 定律（心肌张力与心室内压和心室半径乘积相关），由于左室舒张末期容量增大，室壁张力增加至正常水平或超过正常水平，此谓严重二尖瓣关闭不全的慢性代偿阶段。左室舒张末期容量增加，即前负荷增加，二尖瓣环扩大，二尖瓣关闭不全加重，即进入二尖瓣关闭不全引起二尖瓣关闭不全的恶性循环。在慢性二尖瓣关闭不全，左室舒张末期容量及左室质量均是增加的，左室发生典型的离心性肥厚，肥厚的程度与扩大的程度不成比例。二尖瓣关闭不全，由于左室后负荷降低，射血分数（EF）可以维持于正常水平或超过正常水平。

多数严重二尖瓣关闭不全患者，心功能代偿期可持续多年；部分患者，由于左室长期容量超负荷，最终发生心肌失代偿，收缩末期容量，前负荷后负荷均增加，而射血分数和每搏出量降低。左室功能失代偿者，神经内分泌系统激活，循环炎性因子增加，磷酸肌酸与三磷酸腺苷比例降低。

严重二尖瓣关闭不全患者，冠状动脉血流速度加快，而与主动脉瓣病变相比较，心肌氧耗量的增加并不显著，因为这类患者心肌纤维缩短程度和速度虽然增高，但这不是心肌氧耗量的主要决定因素，主要决定因素是室壁张力，心肌收缩力和心率，前者（平均左室壁张力）实际是降低的，而后两者变化不大。因此，二尖瓣关闭不全的患者很少出现心绞痛。

反映心肌收缩力强弱的各种射血指标（如射血分数，左室短轴缩短率）是与后负荷大小成反比的，二尖瓣关闭不全早期，上述射血指标增高。许多患者最终之所以有症状，是因为二尖瓣反流量大，左室压和肺静脉压增高，而各种射血指标却无变化，甚至增高。也有部分患者，症状严重，提示左室收缩功能严重减低，各种射血指标降至低于正常水平或正常低水平。即使二尖瓣关闭不全合并明显左室衰竭，左室射血分数及短轴缩短率仅有轻、中度降低。因此，当射血分数为正常低水平时，即提示左室收缩功能受损。当射血分数中度减低（0.40～0.50），则提示左室收缩功能严重受损，而且在二尖瓣矫治术后常难以逆转；当射血分数低于 0.35，提示左室收缩功能极度受损，二尖瓣矫治术的风险很大，术后疗效不佳。

（二）左房顺应性的变化

左房顺应性是严重二尖瓣关闭不全患者血流动力学和临床表现的主要决定因素。依据左房顺应性的差别，可将二尖瓣关闭分为三个亚组：

1. 左房顺应性正常或降低组　该组左房扩大不明显，左房平均压显著增高，肺淤血症状突出。见于急性二尖瓣关闭不全，如腱索断裂、乳突肌头部梗死、二尖瓣叶穿孔（外伤或感染性心内膜炎）。数周、数月后左房壁逐渐增厚，收缩力增强，排空更充分，左房顺应性低于正常；急性二尖瓣关闭不全发生后 6～12 个月，肺静脉壁增厚，肺动脉壁也增厚，肺动脉血管阻力增加，肺动脉压力增高。

2. 左房顺应性显著增高组　该组左房明显扩大，左房平均压正常或略高于正常。见于严重慢性二尖瓣关闭不全。这类患者，肺血管阻力和肺动脉压力正常或稍高于正常，常有心房颤动和心排血量减低的表现。

3. 左房顺应性中度增高组　该组介于第一组和第二组之间，临床上最常见。见于严重二尖瓣关闭不全，左房可有不同程度扩大，左房平均压升高，肺静脉压力、肺血管阻力和肺动脉压力可能升高，心房颤动迟早也会发生。

三、临床表现

（一）症状

慢性二尖瓣关闭不全患者临床症状的轻重，取决于二尖瓣反流的严重程度、二尖瓣关闭不全进展的速度、左房和肺静脉压高低、肺动脉压力水平以及是否合并有其他瓣膜损害和冠状动脉疾病等。

慢性二尖瓣关闭不全的患者在出现左室衰竭以前，临床上常无症状。部分慢性二尖瓣关闭不全合并肺静脉高压或心房颤动患者可于左室衰竭发生前出现症状。从罹患风湿热至出现二尖瓣关闭不全的症状，一般常超过 20 年。二尖瓣关闭不全的无症状期比二尖瓣狭窄长，急性肺水肿亦比二尖瓣狭窄少见，可能与左房压较少突然升高有关，咯血和栓塞的机会远比二尖瓣狭窄少，而由于心排血量减少所致的疲倦、乏力则表现较突出。

轻度二尖瓣关闭不全的患者，可能终身无症状，多数患者仅有轻度不适感。但如有慢性风湿活动、感染性心内膜炎或腱索断裂，则可使二尖瓣关闭不全进行性加重，由低心排血量或肺充血引起之症状亦会逐渐明显，有时甚至发展为不可逆的左心衰竭。二尖瓣关闭不全的患者出现心房颤动时，虽会影响病程的进展，但不如二尖瓣狭窄时明显，可能因为二尖瓣关闭不全患者出现快速房颤时，不至于使左房压明显升高之故。

严重二尖瓣关闭不全的患者，由于心排血量很低，因此患者有极度疲乏力、无力的感觉，活动耐力也大受限制，一旦左心衰竭，肺静脉压力升高，患者即可出现劳力性呼吸困难，亦可有夜间阵发性呼吸困难，进而可出现右心衰竭的征象，表现为肝脏淤血肿大、踝部水肿，甚至出现胸、腹水；合并冠状动脉疾病患者，可出现心绞痛的临床症状。

（二）体征

心界向左下扩大，心尖区出现有力的、局限性的收缩期搏动，亦表示左室肥厚、扩张。二尖瓣瓣叶病变所致二尖瓣关闭不全，第一心音常减低。由于左室排空时间缩短，主动脉瓣关闭提前，常可出现第二心音宽分裂。合并肺动脉高压时，肺动脉瓣关闭音增强。在左室快速充盈期，流经二尖瓣口血流量增大、增速，常可在心尖部闻及左室源性第三心音，有时伴有短促的舒张期隆隆性杂音。

二尖瓣关闭不全最重要的体征是心尖区收缩期杂音。多数患者，杂音在 S_1 后立即发生，持续于整个收缩期，超过甚至掩盖主动脉关闭音，该杂音响度稳定，呈吹风性，调较高，可向左腋下和左肩下放射，若为后外侧瓣病变，杂音还可向胸骨和主动脉瓣区放射，后者特别多见于二尖瓣后叶脱垂时。二尖瓣关闭不全杂音，不随左室每搏输出量大小变化而变化，其强弱也与二尖瓣关闭不全的严重程度无关。某些患者，因左室扩大、急性心肌梗死、人工瓣瓣周漏、严重肺气肿、肥胖、胸廓畸形，虽有严重二尖瓣关闭不全，杂音很难听到，甚至完全听不到，此谓安静型二尖瓣关闭不全（silent mitral regurgitation）。

风湿性二尖瓣病，可表现为单纯二尖瓣狭窄、二尖瓣关闭不全，但更多表现为二尖瓣狭窄合并二尖瓣关闭不全。在二尖瓣狭窄合并二尖瓣关闭不全的患者，如果听诊发现心尖部 S_1 减低，又可闻及第三心音，说明以关闭不全为主；若发现心尖部 S_1 亢进，有明显开瓣音，收缩期杂音柔和而又短促，提示以狭窄为主。

（三）辅助检查

1. X 线检查　轻度二尖瓣关闭不全，X 线检查无明显异常发现，较严重者可有左房增大及左室增大。严重二尖瓣关闭不全者，可呈巨大左房，有时可使食管向右、向后移位，并组成右心缘的一部分。若有心力衰竭或肺动脉高压症存在，则出现右室增大。透视下可见二尖瓣钙化，有时可见左房收缩期搏动。有肺静脉高压时，可见 Kerley B 线。急性严重二尖瓣关闭不全常有肺水肿的征象，而左房、左室扩大不显著。左室造影对二尖瓣关闭不全的诊断，很有帮助，且能提示反流量的大小。

2. 心电图检查　轻度二尖瓣关闭不全者，心电图正常；较重者，主要示左室肥大和劳损，当出现肺动脉高压后，可有左、右室肥大或右房肥大的表现。病程短者，多呈窦性心律，约 1/3 的慢性二尖瓣关闭不全者示心房颤动。窦性心律者，标准导联中 P 波可增宽并出现切迹，V_1 导联 ptf 负值增大，提示左房增大。

3. 超声心动图检查　对重症二尖瓣关闭不全的诊断准确率很高，轻症者因反流量小，心脏形态改变不显著，故较难肯定。超声诊断的主要依据如下：

（1）M 型图可示左房左室增大及容量负荷过重的现象，有时可见瓣膜钙化。右室及肺动脉干亦可能扩大或增宽。

（2）切面超声心动图上可见瓣叶增厚、反射增强，瓣口在收缩期关闭对合不佳。

（3）Doppler 检查时，在左房内可见收缩期血液返回所引起湍流。

（4）左心声学造影时，可见造影剂在收缩期由左室返回左房。

（5）腱索断裂时，二尖瓣可呈连枷样改变，在左室长轴切面观可见瓣叶在收缩期呈鹅颈样钩向左房，舒张期呈挥鞭样漂向左室（二尖瓣脱垂的改变详见后）。

运动超声心动图可协助判断二尖瓣关闭不全的严重程度，了解运动期间血流动力学的异常改变，尤其对那些轻度二尖瓣关闭不全但有症状患者以及病情稳定而无症状的二尖瓣关闭不全患者，运动超声心动图可客观地评价其心功能状态。

4. 放射性核素检查　超声心动图是诊断二尖瓣关闭不全最常用的影像学方法，但在下述情况下可进一步考虑门控血池核素造影或一期心血管造影：超声检查结果不甚满意；临床与超声诊断有出入；有必要更准确测定左室射血分数。此外，通过该法还可测量左室功能和反流分数；也可用于定期随访患者，若在随访期，静息射血分数进行性下降达正常值下限，或左室舒张末期以及（或）收缩末期容量进行增加，提示患者应考虑手术治疗。

四、自然病程

二尖瓣关闭不全的自然病史，取决于基本病因、反流程度及心肌功能状态。轻度二尖瓣关闭不全，可多年无症状，其中仅少数患者因感染性心内膜炎或腱索断裂而使病情加重。一般慢性风湿性二尖瓣关闭不全在诊断后的 5 年存活率为 80%，10 年存活率为 60%，但如已出现明显症状（心功能已达Ⅲ～Ⅳ级），则 5 年和 10 年存活率均明显降低，分别为 40% 和 15%。瓣膜脱垂综合征的病程大多为良性，寿命与正常人相近，但约有 15% 可进展为严重的二尖瓣关闭不全，若并发感染性心内膜炎或腱索断裂，则预后与急性二尖瓣关闭不全相同。

五、治疗

慢性瓣膜病由于相当时期内可无症状，因此，在诊断确立后仅需定期随访，内科治疗的重点是预防风湿热和感染性心内膜炎的发生及适当地限制体力活动。血管扩张剂特别是减轻后负荷的血管扩张剂，通过降低射血阻抗可减少反流量和增加心排出量，对急性二尖瓣关闭不全可产生有益的血流动力学效应，对于慢性二尖瓣关闭不全是否如此，目前尚无定论。洋地黄类药物对负荷过重的左室具正性肌力作用，故控制本病的心力衰竭症状较二尖瓣狭窄者更适宜，对伴有心房颤动者更有效。

六、急性二尖瓣关闭不全

有关急性二尖瓣关闭不全的病因详见表18-1。其中，最重要的是自发性腱索断裂，感染性心内膜炎致瓣膜毁损和腱索断裂，缺血性乳头肌功能不全或断裂，人工瓣功能不全。急性二尖瓣关闭不全也可发生在慢性二尖瓣关闭不全的病程中，使病情突然加重。

急性二尖瓣关闭不全多发生于左房大小正常，房壁顺应性正常或降低的患者，当二尖瓣反流突然发生，左房压、肺静脉压迅速升高，可引起急性肺水肿，甚至引起肺动脉压升高，右心衰竭。而左室前向搏出量显著减少，收缩末期容量稍降低，但舒张末容量增加，压力升高。

（一）临床表现

1. 症状　突然发作呼吸困难，不能平卧。频频咳嗽，咳大量粉红色泡沫痰，伴极度乏力。

2. 体征　端坐位，精神紧张，全身大汗，皮肤青紫。听诊肺部满布哮鸣音或哮鸣音与湿性啰音混杂。重症者，可有血压下降，甚至发生心源性休克。心尖搏动位置大多正常。听诊心脏可发现心跳快速；第二心音宽分裂，左室源性第三心音或第四心音；肺动脉瓣关闭音增强；心尖区可闻及收缩早期递减型杂音，呈吹风性，调低而柔和，传导方向视受累瓣膜不同而不同。

（二）辅助检查

1. X线检查　左房、左室不大，但有明显肺淤血或肺水肿。若发生于慢性二尖瓣关闭不全的基础上，则可见左房、左室扩大。

2. 心电图　一般为窦性心动过速，无左房、左室扩大表现。

3. 超声检查　左房、左室稍大；收缩期，二尖瓣闭合不全；有时可发现二尖瓣在整个心动周期内呈连枷样运动；Doppler超声检查可发现严重二尖瓣反流。

（三）治疗

吸氧，镇静，静脉给予呋塞米。内科治疗最重要的是使用血管扩张剂，特别是静脉滴注硝普钠。该药可以扩张动脉系统，降低周围血管阻力，从而减轻二尖瓣反流；同时可扩张静脉系统，减少回心血量，缓解肺淤血。临床实践证明，硝普钠可以减轻症状，稳定病情，为下步手术治疗创造条件。急性二尖瓣关闭不全伴血压下降时，可同时使用正性肌力药，如多巴酚丁胺等；如有条件，应尽早应用主动脉内球囊反搏。

（李现立）

第三节 二尖瓣脱垂综合征

一、概述

1961 年，Reid 提出收缩中期喀喇音（click）和收缩晚期杂音均起源于心脏瓣膜。1963年，Barlow 将收缩中期喀喇音、收缩晚期杂音、心电图 T 波改变和心室造影显示二尖瓣脱垂归纳为独特的综合征。以后人们称之为 Barlow 综合征，即本文所称的二尖瓣脱垂综合征（mitral valve prolapse syndrome）。二尖瓣脱垂综合征，又名听诊 - 心电图综合征，收缩中期喀喇音 - 收缩晚期杂音综合征，气球样二尖瓣综合征等。

目前认为，二尖瓣脱垂综合征是多种病因所造成的，在左室收缩时二尖瓣叶部分或全部突向左房，并同时伴有相应临床表现的一组综合征。

二瓣脱垂是一种最常见的瓣膜疾病。其患病率，根据受检人群及诊断标准的不同而异，文献报告的患病率为 0.4% ~ 17%。

2002 年发表的 Framingham 心脏研究，采用新的超声诊断标准（下面将讨论）对人群进行检查，二尖瓣脱垂综合征患病率为 2.4%，女性患病率为男性两倍。

虽然大多数原发性二尖瓣脱垂综合征是散发的，但有少数研究显示其家族性聚集倾向。有一报道在 17 例肯定受累的先证者家庭中，近 50% 的第一代亲族呈现二尖瓣脱垂的超声心动图特征。本病还曾在几对孪生儿中发现。Framingham 首次检出 100 例二尖瓣脱垂病例中，30% 的人至少有 1 名亲戚也有二尖瓣脱垂。从现有资料看，大多数为垂直遗传，在二代或多代中有听诊异常，提示为常染色体显性遗传。

二、病因

二尖瓣脱垂综合征的病因至今尚未完全澄清。有人曾试图从病因角度将该病分为原发性二尖瓣脱垂和继发性二尖瓣脱垂（表 18 - 2）。

表 18 - 2 二尖瓣脱垂综合征病因分类

原发性	家族性
	非家族性
继发性	Marfan 综合征
	风湿性心内膜炎
	冠心病
	扩张型心肌病
	特发性肥厚性主动脉瓣下狭窄
	心肌炎
	外伤
	甲状腺功能亢进
	左房黏液瘤
	结节性动脉周围炎

系统性红斑狼疮

肌营养不良

骨发生不全

Ehlers – Danlos 综合征

假性弹性纤维黄色瘤先天性心脏病（第 2 孔型房间隔缺损、室间隔缺损、动脉导管未闭、爱伯斯坦畸形、矫正型大血管转位）

运动员心脏

Turner 综合征

Noonan 综合征

先天性 QT 间期延长综合征

从二尖瓣脱垂综合征猝死者和瓣膜置换术者的病理检查发现，这类患者均有不同程度的瓣膜和腱索的黏液瘤样变性。由于原发性二尖瓣脱垂患者死亡数少，换瓣者也不多，因此目前尚难确定是否大多数或所有原发性二尖瓣脱垂者均有瓣膜和腱索的黏液瘤样变性。

前已述及，部分患者有家族性发病倾向，常合并有骨骼异常和某些类型的先天性心脏病，因此应怀疑本综合征与胚胎期发育障碍有关。胚胎学研究业已证明，二尖瓣、三尖瓣、腱索、瓣环、房间隔、胸椎、肋骨和胸骨的发育均在胚胎的 35～42 天进行。因此这些成分的两种或两种以上异常并存就不足为怪了。

二尖瓣脱垂常与某些遗传性结缔组织疾病并存。其中知道最多的是 Marfan 综合征和 Ehlers – Danlos 综合征。在一组研究中，35 例 Marfan 综合征患者，91% 有二尖瓣脱垂；另一组 13 例典型 Marfan 综合征患者，超声证实 4 例有二尖瓣脱垂，尸检和组织学发现所有病例二尖瓣均有酸性黏多糖沉积所致的黏液瘤样改变。在Ⅳ型 Ehlers – Danlos 综合征一个家系 10 例患者中，经切面超声心动图证实 8 例有二尖瓣脱垂。Ⅲ型胶原异常是Ⅳ型 Ehlers – Danlos 综合征的基本生化缺陷。最近有人报告，19 例瓣膜替换术时切除的黏液样变性的二尖瓣，多种胶原含量增加，特别是Ⅲ型胶原。故在原发性二尖瓣脱垂与遗传性胶原合成障碍疾病所致的二尖瓣脱垂之间，瓣叶的超微结构基础是不同的。Marfan 综合征，Ehlers – Danlos 综合征等结缔组织疾病，由于二尖瓣、瓣环、腱索组织脆弱，容易引起二尖瓣脱垂。

心室与瓣叶大小之间正常的平衡关系失调可引起解剖学卜的二尖瓣脱垂，这时，二尖瓣叶或腱索可无任何病理改变。左室明显缩小或几何形状发生显著改变时，二尖瓣叶－于收缩期不能保持正常的位置和形状，从而形成某种程度的脱垂，如特发性梗阻性肥厚型心肌病、继发孔房间隔缺损、直背综合征、漏斗胸等。风湿性心肌炎、病毒性心肌炎、扩张型心肌病、冠心病，由于左室整体或节段性运动异常，也可引起二尖瓣脱垂。预激综合征患者，由于左室激动顺序异常，也可引起二尖瓣脱垂。

Tomaru 曾对 42 例脱垂瓣叶的切除标本作了病理分析，发现脱垂瓣叶有慢性炎症者 22 例。病变主要表现为瓣叶结构有明显破坏，有弥漫性小血管增生和瘢痕形成，因而瓣叶的海绵组织层变窄甚至消失。有作者据此称之为炎症后瓣叶脱垂。说明二尖瓣脱垂不仅可由黏液样变引起，也可由炎症后病变所致。

三、病理解剖

正常二尖瓣主要包括三层：第一，心房面层，含弹力纤维结缔组织；第二，中层，又称海绵组织层，含疏松的、黏液样的结缔组织；第三，心室面层，又称纤维质层，含浓密的胶原纤维。腱索也是由浓密的胶原纤维所构成，插入纤维质层。

原发性二尖瓣脱垂的基本病理改变是，海绵组织层组织含量增加（瓣叶肥大），侵入纤维质层，使之断裂；在纤维质层和腱索的连续部位胶原分解或发育不全，腱索分支点减少、附着点增加，排列杂乱无章，中央索呈退行性变，黏液样变性，腱索延长，位于腱索间的瓣膜节段脆弱、伸长，心室收缩时在压力的作用下异常的向左房鼓出，但二尖瓣关闭尚属正常。瓣膜病理改变不是均一的，后瓣受累最重；瓣环发生黏液样变，周径扩大。

由于瓣叶、腱索和左室内壁之间频繁接触摩擦，相应部位纤维增厚，即出现继发性摩擦病灶（friction lesion）。

在瓣叶，继发性摩擦病灶位于瓣叶间的接触处，局部纤维组织特别是胶原纤维沉积，细嫩的透明的瓣叶变为粗糙的不透明的瓣叶，形态也发生改变。尽管如此，前后叶交界处绝无粘连，这是区别于风湿性二尖瓣病的特征之一。

摩擦病灶也可出现于左室心内膜面与腱索接触处。其开始病变为在与有关腱索相对应的心室内膜出现线状纤维增厚，后者可以扩展并汇合。病程后期，有关腱索也被融合于左室内壁的纤维组织中。这样一来，腱索可以缩短。若左室内膜有广泛的纤维化，纤维化组织也可出现少有的钙化现象。

四、病理生理

二尖瓣脱垂是一种慢性进行性病理过程。绝大多数无并发症的二尖瓣脱垂，其血流动力学正常。

多数报道认为二尖瓣脱垂患者心室活动呈高动力状态，射血分数增加。少数研究者发现，这类患者左室有节段性收缩异常。偶有报道指出，左室后基底段和膈段强烈收缩，前壁向内凹陷，后者似乎与二尖瓣脱垂相应腱索张力增高有关。

二尖瓣环呈中度或显著扩大，其周径可较正常大 2/3 以上。瓣环扩大本身就可影响瓣叶的正常关闭。

曾有少数报道，可同时伴有三尖瓣脱垂及右室收缩功能异常。

五、临床表现

（一）症状

大多数二尖瓣脱垂患者无症状，只是在健康检查通过听诊或心电图有 T 波改变而被发现，实践证明，仅有收缩中期喀喇音而不伴收缩晚期杂音者多无明显症状。

常见症状有胸痛、心悸、呼吸困难、疲乏无力，头昏或晕厥，少数患者主诉焦虑和恐惧感。还有个别患者有神经精神症状。

胸痛发生率 40%～80%，多与劳力无关，部位局限而不向他处放射，性质如刀割样或撕裂样，可持续半小时、数天，硝酸甘油疗效差，个别患者，胸痛呈典型心绞痛样。胸痛机制不明。

心悸，见于半数以上病例。心悸的发生，可能与心律失常有关，但动态心电图检查发现，主观感觉心悸与记录到的心律失常之间相关性不高。

约40%患者主诉呼吸困难。不论活动时还是静息状态下均如此。经仔细询问有这种主诉者，多诉说"气不够用"，"长吸一口气好些"，并非真正的呼吸困难。这样异常感觉可能与换气过度有关。

少数患者有黑蒙和晕厥。Wigle等报告7例晕厥者均为短阵心室颤动引起。但晕厥也可在无心律失常时出现，其中部分患者可能为脑栓塞引起的一过性脑缺血发作，栓子来自于心房壁或二尖瓣叶。

（二）体征

在体征方面，二尖瓣脱垂患者最重要的表现为体型、胸廓和脊柱以及心脏听诊的异常发现。

这类患者，多为无力体型。胸廓和脊柱常有异常，如正常脊柱胸段后曲消失（直背综合征），脊柱侧弯以及漏斗胸等。

听诊心脏时可能发现包括收缩中期或晚期喀喇音、收缩期杂音和第一心音改变。其中，以喀喇音和杂音尤为重要，是二尖瓣脱垂综合征特征性标志。这类患者听诊发现变化甚大，时有时无，时强时弱。有的患者既有收缩中期喀喇音又有收缩晚期杂音，另一些患者可能只有收缩中期喀喇音或只有收缩晚期杂音。因此应多次听诊、多体位听诊。Fontana等强调至少需要在四个体位进行听诊，如仰卧位、左侧卧位、坐位和立位。

收缩中晚期喀喇音，为收缩期的高调的额外音，持续时间短暂，在心尖部和胸骨左缘近二尖瓣处最易闻及。喀喇音可以缺如，可呈单个或多个，多发生于收缩中期和晚期，偶尔发生于收缩早期。多个喀喇音可酷似心包摩擦音，这可解释何以过去易将二尖瓣脱垂综合征误诊为心包炎。经选择性左室造影和心脏超声检查证明，喀喇音出现的时间正好与脱垂二尖瓣叶活动达最高峰的时间相一致，此时瓣叶腱索结构突然被拉紧而产生振动，所以，曾被称之为"腱索拍击音"或瓣叶"帆样拍击"现象。由于收缩期喀喇音与喷血无关，因此又称为非喷射性喀喇音。喀喇音出现时间可随左室舒张末期容量及几何形态改变而改变，可提前也可错后。

收缩期杂音为一种高调、柔和的吹风性杂音，常紧跟喀喇音之后，也可在喀喇音稍前出现，因此，位于收缩中晚期，也可呈全收缩期。杂音为递增型，也可为递增-递减型，常超越第二心音的主动脉瓣成分。收缩期杂音是由二尖瓣脱垂、瓣口不能紧密闭合而使血液反流所致。杂音的最佳听诊部位在心尖区。和喀喇音一样，其发生时间也随左室舒张末期容量变化而变化，既可提前也可错后，可增强也可减弱。少数患者，可间歇闻及收缩期"喘息"（systolic whoop）音或"吼鸣"（honk）音。心尖部喘息音或吼鸣音是一种高频乐音，传导广泛并常伴震颤。其产生的可能机制是，由于脱垂瓣叶震荡，或从一侧脱垂瓣叶边缘漏出的非对称性血流冲击另一侧瓣叶所致。

心尖部第一心音的强度可有不同变化，这与二尖瓣脱垂发生的时间及特点有关。第一心音增强，提示二尖瓣呈早期脱垂或全收缩期脱垂。第一心音正常，提示二尖瓣中晚期脱垂。第一心音减弱，提示腱索断裂，二尖瓣呈连枷样脱垂。第一心音之所以增强，是由于喀喇音和第一心音几乎同时发生；第一心音之所以减弱，是由于二尖瓣关闭时，瓣叶不能很好弥合。

二尖瓣脱垂综合征的动态听诊（dynamic auscultation）详见表18 – 3。

表18 – 3　二尖瓣脱垂综合征的动态听诊

方　法	喀喇音出现时间	收缩期杂音		
		出现时间	持续时间	响度
运动	↑	↑	↑	
站立	↑	↑	↑	↑
蹲踞	↓	↓	↓	↓
等长握拳	↓		↓	↓
Valsalva 动作（屏气）	↑	↑		
Valsalva 动作（呼气）	↓	↓	↓	↓
亚硝酸异戊酯吸入	↑	↑	↑	↓
去氧肾上腺素滴入	↓	↓	↓	↑
异丙肾上腺素滴入	↑	↑	↑	↑
普萘洛尔	↓	↓	↓	↓

注：↑：提前，延长，增强；↓：后移，缩短，减弱。

　　二尖瓣脱垂综合征的听诊表现可因为某些生理性措施和药物的影响使其发生时间、持续时间、响度明显改变，这一特点对于该综合征的诊断价值很大。其发生基础是左室舒张末期容量的改变，凡能降低左室射血阻力、减少静脉回流、加快心率、增加心肌收缩力的药物或生理性措施，均可使左室舒张末期容量减少，腱索与左室长轴相比相对过长，瓣叶较接近于脱垂位置，左室收缩一开始，二尖瓣瓣叶即迅速达到最大脱垂，因此喀喇音和杂音提前发生，并靠近第一心音。相反，凡能增加左室舒张末期容量的药物和生理性措施，均能使二尖瓣叶脱垂延迟发生，喀喇音和杂音则错后出现，并靠近第二心音。

　　一般来说，如果杂音出现时间后移，说明二尖瓣反流程度减轻，那么，杂音响度减轻，持续时间缩短。但是，某些措施却可引发矛盾性表现，如吸入亚硝酸异戊酯时，左室舒张末期容量减少，杂音提前发生，持续时间延长，但由于左室压力下降，反流减少，杂音减轻。相反，静脉滴入去氧肾上腺素时，杂音发生延迟、持续时间缩短、杂音却增强。对二尖瓣脱垂综合征的诊断来说，了解各种生理性措施和药物对杂音发生时间的影响比对杂音响度的影响更为重要。

　　值得注意的是，不少经选择性左室造影或超声检查证实有二尖瓣脱垂的患者，听诊时甚至动态听诊时完全无异常，此即所谓"隐匿性二尖瓣脱垂"。这类患者发生率究竟多高，尚未确定。据 Framingham 对2931例人调查，经 M 型超声心动图证实有二尖瓣脱垂者中，不到15% 的可听到喀喇音和（或）杂音。这个报告是否可靠，不少人提出质疑。因为 M 型超声心动图本身对二尖瓣脱垂的诊断标准须进一步审订。

　　最后，需要提及的是，除二尖瓣脱垂能产生收缩中期喀喇音外，还有三尖瓣脱垂、心房间隔瘤、心腔内肿瘤、肥厚型心肌病以及胸膜 – 心包疾病，应该注意鉴别。

六、辅助检查

(一) 心电图

大多数经心脏听诊和心脏超声检查证实有二尖瓣脱垂而无症状的患者，心电图检查都为正常；少数无症状患者及许多有症状患者，心电图检查时有异常发现，尤其是吸入亚硝酸异戊酯及运动期间更为明显。这些心电图异常，多属非特异性的。

最常见的心电图异常是 ST - T 改变，表现 Ⅱ、Ⅲ、aVF、$V_{4\sim6}$ 导联 T 波低平或倒置，可伴有 ST 段抬高或压低。这些表现可随体位变化而变化，还随时间推移而变化。ST - T 改变的发生率随各组选择病例的不同而不同，约占 30% ~ 50%。心电图改变的机制可能是：二尖瓣叶和（或）腱索张力增高，乳头肌和心内膜应激，发生相对性缺血。

二尖瓣脱垂综合征的患者，可发生多种心律失常，其中以室性期前收缩最常见。这里，特别应指出的是，二尖瓣脱垂综合征患者，常有阵发性室上性心动过速。Kligfield 认为这与这类患者预激综合征发生率高有关。在一般人群，有室上性心动过速发作史者仅 20% 有旁道存在；但在二尖瓣脱垂又有室上性心动过速发作史的患者中，60% 有旁道存在。而且旁道总在左侧。上述事实说明，二尖瓣脱垂合并阵发性室上性心动过速的患者，必须进一步做心脏电生理检查。

Bekheit 等通过研究发现，二尖瓣脱垂患者心电图上常有 QT 间期延长，这可能是室性心律失常的发生机制之一。

(二) 动态心电图

二尖瓣脱垂综合征患者进行动态心电图监测时，85% 患者可检出频发性室性期前收缩，50% 可检出短暂性室性心动过速，30% 可检出室上性心律失常。心律失常的出现与性别、年龄、瓣膜脱垂程度、喀喇音有无、ST - T 改变、QT 间期延长与否等因素无明显相关性。

动态心电图监测时，偶可检出窦性心动过缓、窦性停搏、窦房阻滞及不同程度的房室传导阻滞。

(三) 运动心电图

二尖瓣脱垂综合征患者运动心电图常呈异常，但冠脉造影正常。运动对心电图的影响报道不一。例如，在一组有心绞痛史的二尖瓣脱垂患者，50% 于亚极量或极量运动试验时，出现缺血性 ST 段压低，这种 ST 段压低与心律失常的检出无关；另组病情相似，但静息心电图有 ST - T 改变和严重心律失常，运动心电图却无 ST 段压低。原有静息心电图 ST - T 波改变人中，部分于运动时可转为正常，另一部分却在运动时变得更为明显，更为广泛；原无 ST - T 改变的患者，运动时可发生 ST - T 改变。

运动试验时，75% 以上二尖瓣脱垂综合征患者可检出心律失常，特别是室性心律失常。一般来说，心律失常出现于运动终末，心率减慢时。

(四) X 线表现

胸部骨骼异常为二尖瓣脱垂综合征患者最常伴随的 X 线征象（60% ~ 70%），大多数为直背、漏斗胸或胸椎侧突。

无并发症的二尖瓣脱垂患者，心影多为正常。合并二尖瓣关闭不全者，可有左房和左室扩大。

（五）负荷闪烁显像（stress scintigraphy）

对于某些既有胸痛又有心电图异常的二尖瓣脱垂患者，为除外冠心病合并二尖瓣脱垂，心电图运动试验固然有些帮助，但采用负荷闪烁显像检查更有价值。若检查结果阴性，即无运动诱发的局限性心肌缺血，则可排除冠心病；但阳性结果，则无鉴别诊断价值。

七、并发症

绝大多数二尖瓣脱垂综合征患者不会发生严重并发症。只有少数患者可发生进行性二尖瓣关闭不全、心律失常、心脏性猝死、体循环栓塞、感染性心内膜炎等严重并发症。

（一）进行性二尖瓣关闭不全

进行性二尖瓣关闭不全在二尖瓣脱垂综合征的患者中确切发生率尚不明确。Pocock 组患者随访时间 10～15 年，进行性二尖瓣脱垂发生率为 15%，既有喀喇音又有收缩期杂音的患者较仅有喀喇音的患者进行性二尖瓣关闭不全的发生率高。严重二尖瓣关闭不全多见于 50 岁以上男性二尖瓣脱垂综合征患者。

二尖瓣关闭不全呈进行性加重的机制：①二尖瓣叶退行性变和腱索延长呈进行性加重，致使二尖瓣脱垂加重；②二尖瓣环呈进行性扩大，早期阶段这种扩大属原发性（即与左室腔与左房腔大小无关的）扩大，随之而来的是继发性（即与二尖瓣关闭不全所致的左室和左房扩张相关的）扩大；③自发的或因某种应激所致腱索断裂；④感染性心内膜炎。后两者常使二尖瓣反流突然加重。

进行性二尖瓣关闭不全的结果是左房、左室扩大，左心衰竭。

（二）心律失常

早期一些报告认为二尖瓣脱垂综合征的患者中，室上性和室性心律失常的发生率较高。动态心电图记录发现，二尖瓣脱垂综合征的患者，室性期前收缩发生率为 50%～80%；频发或复杂性室性期前收缩 30%～50%；持续性和非持续性室性心动过速 10%～25%。这类患者，室上性心律失常也相当常见；阵发性室上性心动过速发生率最高，少数患者可表现为窦房结功能不全，不同程度的房室传导阻滞以及各种束支和分支阻滞。

Framingham 地区调查时，采用 M 型超声心动图和动态心电图对 179 名无二尖瓣脱垂者和 61 例有二尖瓣脱垂者进行对比研究，发现二尖瓣脱垂患者复杂或频发室性期前收缩发生率较高，但与无二尖瓣脱垂者比较，统计学上无显著差异。

二尖瓣脱垂综合征患者室性心律失常发生率，运动时增高，休息时降低；Boudoulas 发现，室性心律失常发生率与尿中儿茶酚胺浓度明显相关；情绪不良时，室性心律失常频繁发生。这些事实均证明，室性心律失常与神经体液因素有着密切联系。另外，也有人认为脱垂瓣膜过度牵拉腱索，激惹心肌，也是室性心律失常发生的机制之一。

室上性心动过速的基础是存在房室结双通道或房室旁道。近年来，有关二尖瓣脱垂综合征与预激综合征并存的报告颇多（7%～68%），但它的发生机制不同于过去概念，认为并非由于二尖瓣黏液样变性破坏引起，而是由于旁道的存在改变了心室肌的电－机械活动顺序，导致二尖瓣脱垂。二尖瓣脱垂后期患者，可出现心房颤动，这多由于进行性二尖瓣关闭不全，血流动力学改变，左房扩大所致。

（三）心脏性猝死

心脏性猝死与二尖瓣脱垂之间的关系尚未完全弄清。二尖瓣脱垂综合征的患者，可发生心脏性猝死。猝死可发生于运动中，也可发生于睡眠时，可有先兆症状，也可无先兆症状。有明确家族史者、严重二尖瓣关闭不全者、有复杂室性心律失常者及有 QT 间期延长者，猝死的危险较大。

猝死的直接原因多为心室颤动，Boudoulas 报告 9 例二尖瓣脱垂合并猝死者，8 例记录到心室颤动。也有个别报告猝死是由病态窦房结综合征或完全性房室传导阻滞引起。

尽管这类患者可以发生心脏性猝死，但发生率相当低。Devereux 组 387 例二尖瓣脱垂者中，4 例发生猝死。

（四）感染性心内膜炎

Corrigall 等经对照研究证实，二尖瓣脱垂综合征患者易于发生感染性心内膜炎，其发生率为对照组的 5～8 倍。临床报告说明，不论有无收缩期杂音都可能发生感染性心内膜炎，有收缩期杂音者、瓣叶增厚者、脱垂严重者更易于发生。

有学者报告 25 例二尖瓣脱垂合并感染性心内膜炎患者，除 1 例的诊断仅根据患者具有一清楚的喀喇音和收缩期杂音外，所有患者都是以超声心动图、心血管造影或病理检查确诊的。17 例于感染性心内膜炎发生前 2～49 年就有心脏杂音史。血培养结果以甲型链球菌最多，其次是 D 组链球菌、金黄色葡萄球菌等。

二尖瓣脱垂综合征之所以易于发生感染性心内膜炎与脱垂加于二尖瓣的应力，以及二尖瓣关闭不全时，血液由左室高速射向左房有关。

（五）体循环栓塞

Barnett 等收集众多文献说明，二尖瓣脱垂综合征是一过性脑缺血或脑卒中病因之一。许多神经科文献也证明了这一点。45 岁以上脑卒中患者中，50%～7% 有二尖瓣脱垂；45 岁以下的患者，二尖瓣脱垂发现率为 40%。

栓塞除发生于脑动脉外，还可发生视网膜动脉、冠状动脉及其他体动脉。

二尖瓣脱垂综合征者之所以易发生体循环栓塞，原因尚未澄清。可能由于瓣膜肥大、增厚、表层出现裂隙，有利于血小板聚集。Steele 研究证明，二尖瓣脱垂综合征患者的血小板活性是增强的。

八、病程经过

有关二尖瓣脱垂综合征自然病史报告不多，Zuppiroli 曾对经超声心动图检查证实的 316 例患者进行前瞻性研究，随访时间（102±32）个月。随访期间 29 例发生 33 种严重或致死性并发症，每年总发生率为 1.2%；心脏性死亡 6 例（0.2%）；体循环栓塞 7 例（0.3%）；行二尖瓣置换者 11 例（0.4%）。Avierinos 等报告（2002）一组 833 例二尖瓣脱垂综合征患者，平均随访 10 年，19% 死亡，20% 发生与二尖瓣脱垂相关事件（如心力衰竭、心房颤动、脑血管事件、动脉血栓栓塞、感染性心内膜炎）。高龄、男性、存在全收缩期杂音是死亡和心血管并发症的独立预测指标。

一般认为，绝大多数二尖瓣脱垂综合征患者预后良好，可多年无症状，病情长期稳定。少数患者可发生进行性二尖瓣关闭不全，而且多见于瓣膜显著肥大，瓣叶增厚的年龄较大的男性患者。罕有发生心脏性猝死者，这类患者死前多有严重二尖瓣关闭不全或 QT 间期延长，或级别较高的室性心律失常。感染性心内膜炎发生率也相当低，而且多可采取措施加以防范。但体循环栓塞也并非少见，表现为一过性脑缺血发作、脑梗死、黑矇、视网膜动脉阻塞，瓣膜肥大而又增厚的患者易于发生，应注意预防。

九、诊断

关于二尖瓣脱垂综合征的诊断标准，尚未完全统一。这里引用 Perloff 诊断标准，以供参考。该标准分为肯定诊断标准和可疑诊断标准。

具有下述一项或多项即可确诊为二尖瓣脱垂：

（一）听诊

心尖部闻及收缩中晚期喀喇音和收缩晚期杂音或者仅在心尖部闻及吼鸣音。

（二）二维超声心动图

1. 心室收缩时，二尖瓣叶明显向心房侧移位，而且瓣叶结合点位于或高于（≥2mm）二尖瓣环平面。

2. 心室收缩时，二尖瓣叶呈轻中度向心房侧移位，同时应伴有腱索断裂或多普勒显示二尖瓣反流，或二尖瓣环扩大。

（三）心脏听诊加上超声心动图

超声检查时，心室收缩期，二尖瓣叶呈轻中度向左房侧移位，同时应伴有下述之一者。

1. 心尖部可闻及明显的收缩中晚期喀喇音。

2. 年轻人心尖部可闻及收缩晚期杂音或全收缩期杂音。

3. 收缩晚期吼鸣音。

下述各项只能作为诊断二尖瓣脱垂综合征的怀疑线索，而不能作为确诊的依据。

1. 心脏听诊　心尖部可闻及响亮第一心音以及全收缩期杂音。

2. 二维超声心动图

（1）心室收缩时，二尖瓣后叶呈轻中度向左房侧移位。

（2）心室收缩时，二尖瓣前、后叶呈中度向左房侧移位。

3. 超声心动图加上病史　心室收缩时，二尖瓣叶呈轻中度向左房侧移位，同时伴有下述条件之一者：

（1）年轻人有局灶性神经症状发作史或一过性黑矇病史。

（2）按肯定诊断标准确诊的二尖瓣脱垂综合征患者的第一代亲属。

在二尖瓣脱垂综合征的诊断方面，超声心动图占有十分重要的地位。超声检查时，应十分准确地了解瓣环与瓣叶的相对关系。许多研究表明，二尖瓣环并不是一平面结构，而是前后缘靠近左房侧，内外侧结合部靠近左室侧，构成所谓"马鞍"样形态。二维超声心动图检查时，在心尖四腔图上，瓣环连线位置较左心长轴切面瓣环连线的位置低，靠近左室，故诊断的假阳性率高。近年发展的三维超声心动图和四维超声心动图，能重建二尖瓣装置的马鞍形立体结构，直接显示瓣环和瓣叶的解剖关系，对正确诊断二尖瓣脱垂、重新评价其诊断标准可能有较大价值。

十、治疗

二尖瓣脱垂综合征的治疗包括下述四个方面：

（一）指导并安慰患者

无明显并发症的二尖瓣脱垂患者，一般预后良好，无须特别治疗，可每 2～4 年在门诊随访一次。心尖部有收缩期杂音者，每年门诊随访一次。应给患者作耐心说服教育工作，安慰患者，消除顾虑。

（二）对症治疗

因为许多症状缺乏器质性改变的基础，如心悸、胸痛、眩晕等。对此，除向患者说明病情外，可考虑使用镇静剂，也可用 β 受体阻滞剂如美托洛尔等。

（三）预防并发症

1. 感染性心内膜炎　对于确诊为二尖瓣脱垂的患者，是否一律应采取预防感染性心内膜炎的措施，一直存在着争议。因为这种患者感染性心内膜炎的发生率仅 5/10 万人口，所以预防感染性心内膜炎的措施仅适用于：①超声证实二尖瓣叶肥大而且增厚者；②心尖部有明显收缩期杂音者；③易于发生菌血症者（如有药瘾者）。

2. 心律失常和心脏性猝死　前已述及，这类患者可以发生猝死，猝死最常见的原因是心律失常。心律失常的发现常有赖于动态心电图监测。由于二尖瓣脱垂综合征患者很常见，这么多的患者均作动态心电图，显然不实际。下述患者应考虑行动态心电图监测：①常规心电图存在心律失常者；②常规心电图存在 QT 间期延长者；③常规心电图有 ST–T 改变者；④从事特殊职业者（如飞行员、高空作业工人）。

根据动态心电图所发现的心律失常类型和恶性程度，选择药物如美托洛尔、苯妥英钠、奎尼丁及胺碘酮等。极个别患者甚至要埋植心脏转复除颤器。

3. 进行性二尖瓣关闭不全　目前尚缺乏有效的预防措施。

4. 体循环栓塞　有体循环栓塞史的患者，可用抗凝剂及血小板聚集抑制剂，防止再次发生栓塞。

（四）治疗并发症

1. 感染性心内膜炎　治疗原则同一般感染性心内膜炎。若血流动力学改变明显，或者因瓣膜上有赘生物存在而反复发生栓塞者，应考虑换瓣手术。

2. 心律失常　根据心律失常类型及复杂程度，选择适合的抗心律失常药物，如美托洛尔、苯妥英钠、胺碘酮等。

3. 体循环栓塞　可选用抗凝剂和血小板聚集抑制剂，但是近期发生的脑梗死，这类药物应用宜谨慎。

（高占义）

第四节 主动脉瓣狭窄

一、病因和病理改变

主动脉狭窄（aortic stenosis）的病因主要有三种，即先天性病变，炎症性病变和退行性病变。单纯性主动脉瓣狭窄，极少数为炎症性，多为先天性或退行性，而且多见于男性。

（一）先天性主动脉瓣狭窄

先天性主动脉瓣狭窄，可来源于单叶瓣畸形，双叶瓣畸形，也可来源于三叶瓣畸形。

单叶瓣畸形，可引起严重的先天性主动脉瓣狭窄，是导致婴儿死亡的重要原因之一。

双叶瓣畸形本身不引起狭窄，但先天性瓣膜结构异常致紊流发生，损伤瓣叶，进而纤维化，钙化，瓣膜活动度逐渐减低，最后造成瓣口狭窄。这一过程常需数十年，因此此型狭窄多见于成人。部分双叶瓣畸形患者，也可表现为单纯先天性主动脉瓣关闭不全，或者既有狭窄又有关闭不全。双叶瓣畸形患者，常伴有升主动脉扩张，主动脉根部扩张也可引起主动脉瓣关闭不全。

三叶瓣畸形表现为三个半月瓣大小不等，部分瓣叶交界融合。虽然三叶瓣畸形主动脉瓣的功能可能终身保持正常，但不少患者，由于瓣叶结构异常，紊流发生，导致瓣膜纤维化，钙化，最终也可出现瓣口狭窄。

（二）炎症性主动脉瓣狭窄

引起炎症性主动脉瓣狭窄的病因主要为风湿热，其他少见病因如系统性红斑狼疮、风湿性心脏病等。主动脉瓣受风湿热侵袭后，主动脉瓣交界粘连，融合，瓣叶挛缩，变硬，瓣叶表面可有钙化沉积，主动脉瓣口逐渐缩小。风湿性主动脉瓣狭窄常同时有关闭不全，而且总是与二尖瓣病并存。

（三）退行性主动脉狭窄

与年龄相关的退行性（钙化性）主动脉瓣狭窄现已成为成年人最常见的主动脉瓣狭窄。Otto 等报告，65 岁以上的老年人中退行性钙化性主动脉瓣狭窄的发生率为 2%，主动脉瓣硬化（超声表现为主动脉瓣叶不规则增厚）但无明显狭窄的发生率为 29%。一般认为后者为一种早期病变。退行性病变过程包括有增生性炎症，脂类聚集，血管紧张素转化酶激活，巨噬细胞和 T 淋巴细胞浸润，最后骨化，该过程类似于血管钙化。瓣膜钙化呈进行性发展，起初仅发生于瓣叶与瓣环交界处，继之累及瓣膜，使之僵硬，活动度减低。

退行性钙化性主动脉瓣狭窄，常与二尖瓣环钙化并存，二者具有相同的易患因素，这些易患因素也同时是血管壁粥样硬化的易患因素，包括低密度脂蛋白胆固醇升高、糖尿病、吸烟、高血压等。回顾性研究提示，长期应用他汀类药物，可使退行性钙化主动脉瓣狭窄进展减缓。前瞻性试验研究也证实了这一结论。

二、病理生理

正常主动脉瓣口面积为 $3\sim4cm^2$。当瓣口面积缩小至 $1.5\sim2.0cm^2$ 为轻度狭窄；$1.0\sim1.5cm^2$ 为中度狭窄；$<1.0cm^2$ 为重度狭窄。主动脉瓣狭窄的基本血流动力学特征是左室前

向射血受阻。一般来说，只有当主动脉瓣口面积缩小至正常的 1/3 或更多时，才会对血流产生影响。随着瓣口面积缩小，狭窄程度加重，心肌细胞肥大，左室呈向心性肥厚，左室游离壁和室间隔厚度增加，舒张末期左室腔内径缩小。

由于主动脉瓣狭窄在若干年内呈进行性加重，为维持同样的心排血量，左室腔内收缩压代偿性上升，收缩期跨主动脉瓣压差增大，左室射血时间延长。

主动脉瓣重度狭窄时，反映左室收缩功能的各种指标可能保持在正常范围内，但却有明显的舒张功能异常，表现为左室壁顺应性减低，左室壁松弛速度减慢，左室舒张末期压力升高；左房增大，收缩力增加。

左室肥厚，室壁顺应性降低，舒张末期压力上升。随之而来的是左房压、肺静脉压和肺毛细血管压力升高。反映这种左室舒张功能异常的临床表现是劳力性呼吸困难。病程的早期阶段，即在左室舒张功能减低的时候，收缩功能仍保持正常。随着时间的推移，收缩功能也逐渐下降，反映收缩功能的各项指标如心排血量、射血分数、射血速率相继减低，收缩末期容积稍增加，左室腔轻度增大，左室舒张压和左房压进一步升高。

左室一旦显著肥厚，心房对心室充盈的重要性就更为突出。心房收缩，可使左室舒张末期压提高至 20~35mmHg，即使无左室收缩功能或舒张功能不全时也是如此。但是，左房平均压升高却不甚明显，因而不会引起肺淤血或劳力性呼吸困难。这类患者，一旦出现心房颤动，说明左室舒张压和左房压显著升高，极易发生急性肺水肿。

左室心内膜下心肌，在正常情况下就易于发生缺血、缺氧，在有显著的心室壁向心性肥厚时，情况更是如此。之所以如此，原因有多种：①左室肥厚，氧耗增加；②血管增长，尤其是毛细血管的增长不能与心肌肥厚同步进行；③从心肌毛细血管到肥大心肌细胞之间的弥散距离增大；④收缩时间延长，一方面使收缩期张力 - 时间曲线乘积增大，氧耗增加；另一方面使舒张期缩短，冠状动脉灌注减少，供氧减少；⑤左室舒张末期压力升高妨碍心内膜下心肌灌注；⑥心肌内压力升高，也限制了收缩期及舒张期的冠状动脉血流；⑦主动脉腔内压力减低，冠状动脉灌注压下降。因此，某些严重的主动脉瓣狭窄的患者，虽无冠状动脉疾病，也可发生心绞痛或心肌梗死。

还有一种较少见的情况是，主动脉瓣狭窄的患者，由于肥厚的室间隔妨碍了右室向肺动脉射血，肺动脉 - 右室收缩压差增大，此即所谓 Bernheim 现象。

三、临床表现

生后即发现主动脉瓣区收缩期杂音，以后又持续存在，提示为先天性主动脉瓣狭窄。

生命后期出现杂音，提示获得性主动脉瓣狭窄。晚发心脏杂音患者，又有风湿热病史，提示风湿性主动脉瓣狭窄；单纯主动脉瓣狭窄而又缺乏风湿热病史患者，90% 以上为非风湿性主动脉瓣狭窄；70 岁后，出现主动脉瓣区收缩期杂音，提示退行性钙化性病变。

（一）症状

主动脉瓣狭窄患者，无症状期长，有症状期短。无症状期，3%~5% 患者可因心律失常猝死。有症状期，突出表现为所谓三联征，即心绞痛、晕厥和心力衰竭。未经手术治疗患者，三联征出现，提示预后不良，有心绞痛者，平均存活 5 年；有晕厥者，3 年；有心力衰竭者，2 年。预期寿限一般不超过 5 年。此期，也有 15%~20% 发生猝死。

1. 心绞痛　对于重度主动脉瓣狭窄来说，这是一种最早出现又是最常见（50%~70%）

的症状。

与典型心绞痛所不同的是，这种患者的心绞痛发生于劳力后的即刻而不是发生在劳力当时；含服硝酸甘油也能迅速缓解疼痛，但易于发生硝酸甘油晕厥。

心绞痛产生的原因有三：①心肌氧耗增加。心肌氧耗决定于左室收缩压和收缩时间的乘积。主动脉瓣狭窄患者，这两项参数皆增高，因而氧耗增高。②50%主动脉瓣狭窄患者可合并冠状动脉粥样硬化性狭窄。③极少数患者，主动脉瓣上钙化性栓子脱落后引起冠状动脉栓塞。

2. 晕厥　发生率为15%～30%。多发生于劳力当时，也可发生于静息状态下。晕厥发生前，多有心绞痛病史。

也有部分患者，并无典型晕厥发生，只表现为头晕、眼花或晕倒倾向，此谓之近晕厥（near syncope）。近晕厥与晕厥具有同样的预后意义。

晕厥发生的机制可能为：①劳力期间，全身小动脉发生代偿性扩张，此时心脏不能随之增加心排血量；②劳力期间，并发室性心动过速或心室颤动；③劳力期间，并发房性快速性心律失常或一过性心脏阻滞。

3. 左心衰竭　表现为劳力性呼吸困难、端坐呼吸、阵发性夜间呼吸困难，乃至急性肺水肿。

左心衰竭之所以发生，开始阶段是由于左室舒张功能不全，以后又有左室收缩功能不全的参与。

此外，严重主动脉瓣狭窄的患者，可发生胃肠道出血，部分原因不明，部分可能由于血管发育不良，特别是右半结肠的血管畸形所致，较常见于退行性钙化性主动脉瓣狭窄。主动脉瓣置换术后一般出血可停止。年轻的主动脉瓣畸形患者较易发生感染性心内膜炎；钙化性主动脉瓣狭窄可发生脑栓塞或身体其他部位的栓塞，如视网膜动脉栓塞可引起失明。

疾病晚期可出现各种心排血量降低的临床表现，如疲倦、乏力、周围性发绀等，最后亦可发展至右心衰竭乃至全心衰竭。偶尔，右心衰竭先于左心衰竭，此可能由于Bernheim现象所致。

（二）体征

1. 动脉压　主动脉瓣明显狭窄者，脉压一般小于50mmHg，平均为30～40mmHg，收缩压极少超过200mmHg。但是，合并主动脉瓣关闭不全者以及老年患者的收缩压可达180mmHg，脉压可达60mmHg。因此不能单凭动脉脉压来预测狭窄的严重程度。

2. 颈动脉搏动　主动脉瓣狭窄患者，颈动脉搏动减弱或消失。如果将触诊颈动脉与听诊心脏结合起来，可以发现颈动脉搏动上升缓慢，搏动高峰紧靠主动脉瓣关闭音（A_2）或与A_2同时发生。颈动脉搏动消失或者只有收缩期震颤，提示极严重的主动脉瓣狭窄。主动脉瓣狭窄合并关闭不全，或者合并动脉硬化者，颈动脉搏动可以正常。

3. 主动脉瓣关闭音　主动脉瓣狭窄，A_2延迟或减低，因此在心底部只听到单一第二心音；也可出现第二心音的反常分裂。

4. 主动脉瓣喷射音　在主动脉瓣狭窄的患者中，年龄越轻，越可能闻及主动脉瓣喷射音；年长患者，多半不能闻及。这种喷射音多发生在心尖部，其存在与否与主动脉瓣关闭音的响度密切相关。A_2减低，多无喷射音；A_2正常，多有喷射音。

5. 主动脉瓣狭窄性杂音　这种杂音的特征是：响亮、粗糙、呈递增、递减型，在胸骨右缘 1~2 肋间或胸骨左缘听诊最清楚，可向颈动脉，尤其是右侧颈动脉传导，10% 主动脉瓣狭窄患者，收缩期杂音最响部位在心尖部，特别是老年患者或者合并有肺气肿的患者易于发生这种情况。一般来说，杂音愈响，持续时间愈长，高峰出现愈晚，提示狭窄程度愈重。主动脉瓣狭窄患者，出现左心衰竭时，由于心排血量减少，杂音响度减低，甚至消失，隐匿性主动脉狭窄可能是顽固性心力衰竭的原因，应该注意搜寻。

四、实验室检查

（一）心电图

心电图的序列变化能较准确地反映"狭窄"的病程经过和严重程度：①轻度狭窄，心电图多属正常；②中度狭窄，心电图正常，或者 QRS 波群电压增高伴轻度 ST-T 改变；③重度狭窄，右胸前导联 S 波加深，左胸前导联 R 波增高，在 R 波增高的导联 ST 段压低、T 波深倒置。心电轴多无明显左偏。偶尔，心电图呈"微性梗死"图形，表现为右胸导联 R 波丢失。

心电图变化，还具有一定的预后意义。在主动脉瓣狭窄而发生猝死患者中，70% 患者心电图呈现左室肥厚伴 ST-T 改变，只 9% 的患者心电图正常。如果一系列心电图上，左室肥厚呈进行性加重，提示狭窄性病变在加重。

主动脉瓣狭窄患者，不论病情轻重，一般为窦性心律。如果出现心房颤动，年龄较轻者，提示合并有二尖瓣病变；年龄较长者，说明病程已属晚期。如前所述，这类患者，特别是同时有二尖瓣环钙化者，可出现各种心脏阻滞，其中以一度房室传导阻滞和左束支传导阻滞最常见，三度房室传导阻滞较少见。

（二）X 线检查

主动脉瓣狭窄患者，心影一般不大。但心形略有变化，即左心缘下 1/3 处稍向外膨出。

75%~85% 患者可呈现升主动脉扩张，扩张程度与狭窄的严重性相关性差，显著扩张提示主动脉瓣二瓣畸形或者合并有关闭不全。主动脉结正常或轻度增大。部分患者可见主动脉瓣钙化，35 岁以上的患者，透视未见主动脉瓣明显钙化可排除严重主动脉瓣狭窄。

左房呈轻度增大。如果左房明显扩大，提示二尖瓣病变、肥厚性主动脉瓣狭窄，或者主动脉瓣狭窄程度严重。

（三）超声心动图检查

可显示主动脉瓣开放幅度减小（常小于 15mm），开放速度减慢，瓣叶增厚，反射光点增大提示瓣膜钙化；主动脉根部扩大，左室后壁及室间隔呈对称性肥厚，左室流出道增宽。二维超声心动图可以发现二叶、三叶主动脉瓣畸形，如有瓣膜严重钙化、瓣膜活动度小、左室肥厚三项同时存在，则提示主动脉瓣狭窄严重。

Doppler 超声可测定心脏及血管内的血流速度，通过测定主动脉瓣口血流速度可计算出最大跨瓣压力阶差，亦可计算出主动脉瓣口面积，此结果与通过心导管测定的数字有良好的相关性。若将 Doppler 超声与放射性核素心血管造影联合检查，则计算出的主动脉瓣口面积的准确度更大。

（四）导管检查

对于 35 岁以上的患者，特别是具有冠心病危险因素的患者，应加作冠状动脉造影，以了解有无冠心病伴存。这类患者，不宜行左室造影。

（五）磁共振显像

可了解左室容量、左室质量、左室功能。也可对主动脉瓣狭窄严重程度作定量评价。

五、治疗

（一）无症状期处理

对于无症状的主动脉瓣狭窄患者，内科治疗包括：①劝告患者避免剧烈的体力活动；②各种小手术（如镶牙术、扁桃体摘除术等）术前，选用适当的抗生素以防止感染性心内膜炎；③风湿性主动脉瓣狭窄可考虑终生应用磺胺类药物或青霉素，预防感染性心内膜炎；④一旦发生心房颤动，应及早行电转复，否则可导致急性左心衰竭。

（二）有症状期

1. 手术治疗　凡出现临床症状者，即应考虑手术治疗。

2. 主动脉瓣球囊成形术（balloon aortic valvuloplasty）　这是20世纪80年代狭窄性瓣膜病治疗的一个进展，其优点在于无需开胸、创伤小、耗资低，近期疗效与直视下瓣膜分离术相仿。经30多年临床实践证明，该治疗方法有许多不足之处，诸如多数患者术后仍有明显的残余狭窄，主动脉瓣口面积增加的幅度极为有限，远期再狭窄发生率及死亡率均很高，因此应用受到限制。具体内容见心脏瓣膜病介入治疗章节。

（高占义）

第五节　主动脉瓣关闭不全

一、病因和病理变化

主动脉瓣关闭不全（aortic regurgitation）可因主动脉瓣本身的病变（原发性主动脉瓣关闭不全）和升主动脉的病变或主动脉瓣环扩张（继发性主动脉瓣关闭不全）所引起，根据发病情况又分为急性和慢性两种，临床上以慢性主动脉瓣关闭不全较多见，也是本节的重点。其病因分类详见表18-4。

表18-4　主动脉瓣关闭不全的病因分类

病损	慢性	急性或亚急性
瓣膜病变（原发性）	风湿性	感染性心内膜炎
	退行性钙化性	外伤性
	先天性	自发性脱垂或穿孔
	主动脉二叶瓣	
	室间隔缺损伴主动脉瓣受累	
	主动脉瓣穿孔	
	瓣膜脱垂综合征	
	结缔组织疾病	

病损	慢性	急性或亚急性
升主动脉病变（继发性）	系统性红斑狼疮 类风湿关节炎 强直性脊柱炎 年龄相关的退行性变 主动脉囊性中层坏死 二叶主动脉瓣 主动脉夹层	急性主动脉夹层 急性主动脉炎

主动脉瓣本身病变引起主动脉瓣关闭不全的常见病因有：风湿性心脏病、先天性畸形及感染性心内膜炎等。

风湿性心脏病所致的主动脉瓣关闭不全，系由风湿性主动脉瓣炎后瓣叶缩短、变形所引起，常伴有程度不等的主动脉瓣狭窄和二尖瓣病变，以男性多见。老年退行性钙化性主动脉瓣狭窄中75%合并有关闭不全（一般为轻度）。先天性主动脉瓣关闭不全，常见于二叶式主动脉瓣；偶尔，瓣膜呈筛网状发育不全，可引起单纯关闭不全。虽然先天性主动脉瓣叶窗孔是一常见畸形，但因它发生在主动脉瓣关闭线上方，因而罕有显著的主动脉瓣反流。此外，高位室间隔缺损亦可使主动脉瓣受累。

因单纯性主动脉瓣关闭不全而行主动脉瓣置换术的患者中，50%以上为继发于主动脉显著扩张的主动脉瓣关闭不全。升主动脉扩张的病因为主动脉根部病变，后者包括与年龄相关的退行性主动脉扩张、主动脉囊性中层坏死（单纯性或与Marfan综合征并存）、二叶主动脉瓣相关性主动脉扩张、主动脉夹层、成骨不全、梅毒性主动脉炎、Behcet综合征和体循环高血压等。

二、病理生理

正常时，主动脉与左室在舒张期的压力相差悬殊，如存在主动脉瓣关闭不全，则在舒张期即可有大量血液反流入左室，致使左室舒张期容量逐渐增大，左室肌纤维被动牵张。如左室扩张与容量扩大相适应，则左室舒张末期容量（LVEDV）虽增加，而左室舒张末期压（LVEDP）不增高，扩张程度在Starling曲线上升段，可以增强心肌收缩力。加之，由于血液反流，主动脉内阻抗下降，更有利于维持左室泵血功能，故能增加左室搏出量。随后，左室发生肥厚，室壁厚度与左室腔半径的比例和正常相仿，因此得以维持正常室壁张力。由于LVEDP不增加，左房和肺静脉压也得以保持正常，故多年不发生肺循环障碍。随着病情的进展，反流量必然越来越大，甚至达心搏出量的80%，左室进一步扩张、心壁肥厚，心脏重量可增加至1 000g以上，心脏之大（"牛心"），为其他心脏病所少见。此时，患者在运动时通过心率增快、舒张期缩短和外周血管扩张，尚可起到部分代偿作用。但长期的容量负荷过重，必然导致心肌收缩力减弱，继之心搏出量减少，左室收缩末期容量和舒张末期容量均增大，LVEDP升高，当后者逆传至左房、肺静脉时，就可引起肺淤血或发生急性肺水肿。此外，主动脉瓣关闭不全达一定程度时，主动脉舒张压即会下降，致冠状动脉灌注减少；左室扩大，室壁增厚，心肌氧耗量增加。两者共同促成心肌缺血加重。左心功能不全，最后亦可发展至右心功能不全。

三、临床表现

(一) 症状

慢性主动脉瓣关闭不全患者，可能耐受很长时间而无症状。轻症者一般可维持 20 年以上。

1. 呼吸困难　最早出现的症状是劳力性呼吸困难，表示心脏储备功能已经降低，随着病情的进展，可出现端坐呼吸和阵发性夜间呼吸困难。

2. 胸痛　患者常诉胸痛，可能是由于左室射血时引起升主动脉过分牵张或心脏明显增大所致。心绞痛比主动脉瓣狭窄少见。夜间心绞痛的发作，可能是由于休息时心率减慢，舒张压进一步下降，使冠状动脉血流减少之故；亦有诉腹痛者，推测可能与内脏缺血有关。

3. 心悸　左室明显增大者，由于心脏搏动增强，可致心悸，尤以左侧卧位或俯卧位时明显，室性期前收缩伴完全性代偿间歇后的一次收缩可使心悸感更为明显。情绪激动或体力活动引起心动过速时，也可感心悸。由于脉压显著增大，患者常感身体各部位有强烈的动脉搏动感，尤以头颈部为甚。

4. 晕厥　罕见出现晕厥，但当快速改变体位时，可出现头晕或眩晕。

(二) 体征

颜面较苍白，头随心搏摆动。心尖搏动向左下移位，范围较广。心界向左下扩大。心底部、胸骨柄切迹、颈动脉可触到收缩期震颤，颈动脉搏动明显增强。

主动脉瓣关闭不全的主要体征为：主动脉瓣区舒张期杂音，为一高音调递减型哈气样杂音，最佳听诊区取决于有无显著的升主动脉扩张。原发性者在胸骨左缘第 3 ~ 4 肋间最响，可沿胸骨左缘下传至心尖区；继发性者，由于升主动脉或主动脉瓣环可有高度扩张，故杂音在胸骨右缘最响。轻度关闭不全者，此杂音柔和、高调，仅出现于舒张早期，只在患者取坐位前倾、呼气木才能听到；较重关闭不全时，杂音可为全舒张期且粗糙；在重度或急性主动脉瓣关闭不全时，由于左室舒张末期压高至几乎与主动脉舒张压相等，故杂音持续时间反而缩短。有时由于大量急速反流可致二尖瓣提前关闭，而出现中、晚期开瓣音。如杂音带音乐性质，常提示瓣膜的一部分翻转、撕裂或穿孔。主动脉夹层分离有时也出现这种音乐性杂音，可能是由于舒张期近端主动脉内膜通过主动脉瓣向心室脱垂或中层主动脉管腔内血液流动之故。

严重主动脉瓣关闭不全时，在主动脉瓣区常有收缩中期杂音，向颈部及胸骨上凹传导，为极大量心搏量通过畸形的主动脉瓣膜所致，并非由器质性主动脉瓣狭窄所引起。反流明显者，在心尖区可听到一低调柔和的舒张期隆隆性杂音，称为 Austin - Flint 杂音，其产生机制为：①从主动脉瓣反流入左室的血液冲击二尖瓣前叶，使其震动并被推起，以致当左房血流入左室时产生障碍，出现杂音；②主动脉瓣反流血与由左房流入的血液发生冲击、混合，产生涡流，引起杂音，因为在置换了 Star - Edwards 球瓣患者并无可开合的瓣叶，也可听到此杂音。听到此杂音时，应注意与器质性二尖瓣狭窄所引起的舒张期杂音相鉴别。吸入亚硝酸异戊酯后，因反流减少，此杂音即减弱。左室明显增大者，由于乳头肌向外侧移位，在心尖区可闻及全收缩期杂音。主动脉瓣关闭不全，心尖区 S_1 正常或减低；A_2 可正常或增强（继发性），也可减低或缺失（原发性）。可在胸骨左缘闻及收缩早期喷射音，此与大量左室血流喷入主动脉，主动脉突然扩张而振动有关。若在心尖区听到第三心音奔马律，提示左室功能减退。

重度主动脉瓣关闭不全可致主动脉舒张压下降，根据直接测压，主动脉瓣关闭不全的舒张压最低可至 30~40mmHg。如舒张压 <50mmHg，提示为严重主动脉瓣关闭不全。收缩压正常或升高，脉压增大。可出现周围血管征，如水冲脉（water - hammer）、"枪击音"（pistol shot sound）、毛细血管搏动及股动脉收缩期与舒张期双重杂音（Duroziez 征），有的患者其头部随心搏摆动（De - Musset 征）。

（三）辅助检查

1. X 线检查　左室增大，升主动脉扩张，呈"主动脉型"心脏。透视下见主动脉搏动明显增强，与左室搏动配合呈"摇椅样"搏动。病情严重者，左房亦显示扩大。如为继发性主动脉瓣关闭不全，可见升主动脉高度扩大或呈瘤样突出。在 Valsalva 动作下作逆行性升主动脉根部造影，大致可以估计关闭不全的程度，如造影剂呈喷射样反流仅见于瓣膜下，提示为轻度；如左室造影剂密度大于主动脉者，提示为重度；如造影剂已充填整个左室但密度低于主动脉，提示为中度关闭不全。荧光增强透视，有时可见主动脉瓣及升主动脉钙化。

2. 心电图检查　常示左室肥厚劳损伴电轴左偏；左室舒张期容量负荷过重可显示为：Ⅰ、aVL、V_{3-6} 等导联 Q 波加深以及 V_1 出现小 r 波，左胸导联 T 波可高大直立，也可倒置。晚期左房也可肥大。如有心肌损害，可出现室内传导阻滞及左束支传导阻滞等改变。

3. 超声心动图检查　对主动脉瓣关闭不全有肯定的诊断价值，不但可以观测房室大小及主动脉的宽度，而且也可提示主动脉瓣的改变。慢性主动脉瓣关闭不全可见左室腔及其流出道与升主动脉根部内径增大，如左室代偿良好，尚可见室间隔、左室后壁及主动脉搏动增强；二尖瓣前叶舒张期可有快速振动。二维超声心动图可见主动脉关闭时不能合拢，有时也可出现扑动。Doppler 超声可见主动脉瓣下方舒张期涡流，其判断反流程度与心血管造影术有高度相关性。

超声心动图检查可帮助判断病因，如可显示二叶式主动脉瓣、瓣膜脱垂、破裂及升主动脉夹层等病变，还可显示瓣膜上的赘生物。

4. 放射性核素心血管造影　结合运动试验可以测定左室收缩功能，判断反流程度，和心导管检查时心血管造影术比较，有良好的相关性，此法用于随访有很大的实用价值。

四、预后

Bonow 等报告一组患者，患有严重主动脉瓣关闭不全，但无症状，左室射血分数正常。经 10 年随访，45% 以上患者仍保持无症状且有正常左室功能。美国 ACC/AHA 曾在关于瓣膜性心脏病处理指南中指出：①无症状主动脉瓣关闭不全患者，若左室收缩功能正常，那么每年症状性左室功能不全发生率不足 60%，无症状左室功能不全发生率不足 3.5%，猝死发生率不足 0.2%；②无症状主动脉瓣关闭不全患者，若左室收缩功能减低，每年将有 25% 患者出现心力衰竭症状；③有症状主动脉瓣关闭不全，年死亡率超过 10%。

一般来说，与主动脉瓣狭窄患者一样，一旦出现症状，病情常急转直下。心绞痛发生后，一般可存活 4 年；心力衰竭发生后，一般可存活 2 年。Dujardin 等对未经手术治疗的主动脉瓣关闭不全患者长期随访证明，心功能Ⅲ~Ⅳ级组 4 年存活率约 30%。

五、治疗

1. 随访　轻中度主动脉瓣关闭不全，每1~2年随访一次；重度主动脉瓣关闭不全，若无症状且左室功能正常，每半年随访一次。随访内容包括临床症状，超声检查左室大小和左室射血分数。

2. 活动　轻中度主动脉瓣关闭不全患者，或重度主动脉瓣关闭不全但无症状且左室射血分数正常患者，可从事一般体力活动；若有左室功能减低证据的患者，应避免剧烈体力活动。

3. 预防感染性心内膜炎　只要有主动脉瓣关闭不全，不论严重程度如何，均有指征应用抗生素类药物以预防感染性心内膜炎。

4. 血管扩张剂　慢性主动脉瓣关闭不全伴有左室扩大但收缩功能正常者，可以应用血管扩张剂，如口服肼屈嗪、尼群地平、非洛地平和血管紧张素转化酶抑制剂等。已有不少的随机性、前瞻性研究证明，上述药物具有良好的血流动力学效应。但是，有症状的慢性主动脉瓣关闭不全者，应首选主动脉瓣置换术，若患者不宜或不愿行手术治疗，也可应用血管扩张剂。

六、急性主动脉瓣关闭不全

急性主动脉瓣关闭不全最常见的病因是感染性心内膜炎、急性主动脉夹层、心脏外伤。其特征是心跳加快，左室舒张压增高。急性主动脉瓣关闭不全通常发生于左室大小正常的患者，后者对于突然增加的容量负荷不能适应。收缩期，左室难于将左房回血和主动脉反流充分排空，前向搏出量下降；舒张期，左室充盈突然增加，而室壁顺应性不能随之增加，因此舒张压快速上升（少数可与主动脉舒张压相等），在舒张早期即可超过左房压致使二尖瓣提前关闭。二尖瓣提前关闭，一方面，避免升高的左室舒张压向左房－肺静脉逆向传递；另一方面，左房排空受限，左房－肺静脉淤血，房壁和静脉壁顺应性又不能随之增加，因而左房压、肺静脉压、肺毛细血管压很快升高，肺淤血、肺水肿接踵而至。心跳加快，虽可代偿左室前向搏出量减少，使左室收缩压和主动脉收缩压不致发生明显变化，但在急性主动脉瓣关闭不全患者，血压常明显下降，甚至发生心源性休克。

（一）症状

突然发作呼吸困难，不能平卧，全身大汗，频繁咳嗽，咳白色泡沫痰或粉红色泡沫痰。严重者，烦躁不安，神志模糊，乃至昏迷。

（二）体征

面色灰暗，唇甲发绀，脉搏细数，血压下降，甚至呈休克状。

心尖搏动位置正常。第一心音减低，肺动脉瓣关闭音可增强，常可闻及病理性第三心音和第四心音。

急性主动脉瓣关闭不全也可在胸骨右缘第2肋间或胸骨左缘3、4肋间闻及舒张期杂音，与慢性主动脉瓣关闭不全杂音不同的是，该杂音仅限于舒张早期，调低而短促。其原因是随着左室舒张压上升，主动脉－左室压差迅速下降，反流减少或消失。常可在上述听诊部位闻及收缩期杂音，后者与舒张期杂音一起，组成来回性（to and fro）杂音。另外，可在心尖区闻及短促的 Austin – Flint 杂音。

听诊肺部，可闻及哮鸣音，或在肺底闻及细小水泡音，严重者满肺均有水泡音。

（三）辅助检查

1. 心电图　常见非特异性 ST 段和 T 波改变；病程稍长者，可出现左室肥厚图形。

2. X 线检查　常见肺淤血、肺水肿表现；心影大小多属正常，但左房可略显扩大。若为继发性急性主动脉瓣关闭不全，可见升主动脉扩张。

3. 超声检查　可见二尖瓣开放延迟，幅度减低，关闭提前。左室舒张末期内径正常。偶尔，随着主动脉和左室舒张压变化，可见主动脉瓣提前关闭。

（四）处理

急性主动脉瓣关闭不全的危险性比慢性主动脉瓣关闭不全高得多。常可因急性左室衰竭致死，因此应及早考虑外科手术。内科治疗只能作为外科手术术前准备的一部分。内科治疗包括吸氧，镇静，静脉应用多巴胺，或多巴酚丁胺，或硝普钠，或呋塞米。药物的选择和用量大小依血压水平确定。对于这类患者，禁止使用 β 受体阻滞剂，后者减慢心率，延长舒张期，增加主动脉瓣反流，使病情进一步恶化。主动脉内球囊反搏术也禁忌使用，该术可增加舒张期周围血管阻力，增加反流量，使病情加重。

（高占义）

第六节　三尖瓣狭窄

一、病因和病理

三尖瓣狭窄（tricuspid stenosis）几乎均由风湿病所致，少见的病因有先天性三尖瓣闭锁、右房肿瘤及类癌综合征。右房肿瘤的临床特征为症状进展迅速，类癌综合征更常伴有三尖瓣反流。偶尔，右室流入道梗阻可由心内膜心肌纤维化、三尖瓣赘生物、起搏电极及心外肿瘤引起。

风湿性三尖瓣狭窄几乎均同时伴有二尖瓣病变，在多数患者中主动脉瓣亦可受累。尸检资料提示，风湿性心脏病患者中大约 15% 有三尖瓣狭窄，但临床能诊断者大约仅 5%。

风湿性三尖瓣狭窄的病理变化与二尖瓣狭窄相似，腱索有融合和缩短，瓣缘融合，形成一隔膜样孔隙，瓣叶钙化少见。

三尖瓣狭窄也较多见于女性，可合并三尖瓣关闭不全或与其他任何瓣膜的损害同时存在。右房明显扩大，心房壁增厚，也可出现肝脾大等严重内脏淤血的征象。

二、病理生理

当运动或吸气使三尖瓣血流量增加时，右房和右室的舒张期压力阶差即增大。若平均舒张期压力阶差超过 5mmHg 时，即足以使平均右房压升高而引起体静脉淤血，表现为颈静脉充盈、肝大、腹水和水肿等体征。

三尖瓣狭窄时，静息心排血量往往降低，运动时也难以随之增加，这就是为什么即使存在二尖瓣病，左房压、肺动脉压、右室收缩压正常或仅轻度升高的原因。

三、临床表现

（一）症状

三尖瓣狭窄致低心排血量引起疲乏，体静脉淤血可引起消化道症状及全身不适感，由于颈静脉搏动的巨大"a"波，使患者感到颈部有搏动感。虽然患者常同时合并有二尖瓣狭窄，但二尖瓣狭窄的临床症状如咯血、阵发性夜间呼吸困难和急性肺水肿却很少见。若患者有明显的二尖瓣狭窄的体征而无肺淤血的临床表现时，应考虑可能同时合并有三尖瓣狭窄。

（二）体征

主要体征为胸骨左下缘低调隆隆样舒张中晚期杂音，可伴舒张期震颤，可有开瓣拍击音。增加体静脉回流方法可使之更明显，呼气及 Valsalva 动作屏气期使之减弱。风湿性者常伴二尖瓣狭窄，后者常掩盖本病体征。

三尖瓣狭窄常有明显体静脉淤血体征，如颈静脉充盈、有明显"a"波，吸气时增强，晚期病例可有肝大、腹水及水肿。

（三）辅助检查

1. X 线检查　主要表现为右房明显扩大，下腔静脉和奇静脉扩张，但无肺动脉扩张。

2. 心电图检查　示 P_{II}、V_1 电压增高（ $>0.25mV$ ）；由于多数三尖瓣狭窄患者同时合并有二尖瓣狭窄，故心电图亦常示双房肥大。

3. 超声心动图检查　其变化与二尖瓣狭窄时观察到的相似，M 型超声心动图常显示瓣叶增厚，前叶的射血分数斜率减慢，舒张期与隔瓣呈矛盾运动，三尖瓣钙化和增厚；二维超声心动图对诊断三尖瓣狭窄较有帮助，其特征为舒张期瓣叶呈圆顶状，增厚、瓣叶活动减低、开放受限。

四、诊断及鉴别诊断

根据典型杂音、右房扩大及体循环淤血的症状和体征，一般即可做出诊断。对诊断有困难者，可行右心导管检查，若三尖瓣平均跨瓣舒张压差大于 2mmHg，即可诊断为三尖瓣狭窄。应注意与右房黏液瘤、缩窄性心包炎等疾病相鉴别。

五、治疗

限制钠盐摄入及应用利尿剂，可改善体循环淤血的症状和体征。严重三尖瓣狭窄（舒张期跨三尖瓣压差 $>5mmHg$，瓣口面积 $<2.0cm^2$ ），应考虑手术治疗。由于几乎总合并有二尖瓣病，两个瓣膜病变应同期进行矫治。

（李现立）

第七节　三尖瓣关闭不全

一、病因和病理

三尖瓣关闭不全（tricuspid regurgitation）罕见于瓣叶本身受累，而多由肺动脉高压致右室扩大、三尖瓣环扩张引起，常见于二尖瓣狭窄及慢性肺心病。一般来说，当肺动脉收缩压超过 55mmHg，即可引起功能性三尖瓣关闭不全。少见者如风湿性三尖瓣炎后瓣膜缩短变形，常合并三尖瓣狭窄；先天性如艾伯斯坦畸形；亦可见于感染性心内膜炎所致的瓣膜毁损，三尖瓣黏液性退变致脱垂，此类患者多伴有二尖瓣脱垂，常见于 Marfan 综合征；亦可见于右房黏液瘤、右室心肌梗死及胸部外伤后。

后天性单纯性三尖瓣关闭不全可发生于类癌综合征，因类癌斑块常沉着于三尖瓣的心室面，并使瓣尖与右室壁粘连，从而引起三尖瓣关闭不全，此类患者多同时有肺动脉瓣病变。三尖瓣关闭不全时常有右房、右室明显扩大。

二、病理生理

三尖瓣关闭不全引起的病理生理变化与二尖瓣关闭不全相似，但代偿期较长；病情若逐渐进展，最终可导致右室右房扩大，右室衰竭。肺动脉高压显著者，病情发展较快。

三、临床表现

（一）症状

三尖瓣关闭不全合并肺动脉高压时，方才出现心排血量减少和体循环淤血的症状。

三尖瓣关闭不全合并二尖瓣疾患者，肺淤血的症状可由于三尖瓣关闭不全的发展而减轻，但乏力和其他心排血量减少的症状可更为加重。三尖瓣关闭不全若不伴肺动脉高压，患者可长期无症状。

（二）体征

主要体征为胸骨左下缘全收缩期吹风性杂音，吸气及压迫肝脏后可增强；如不伴肺动脉高压，杂音见于收缩早期，有时难以闻及。当反流量很大时，有第三心音及三尖瓣区低调舒张中期杂音。颈静脉脉波图 V 波增大；可扪及肝脏搏动。瓣膜脱垂时，在三尖瓣区可闻及非喷射性喀喇音。其体循环淤血体征与右心衰竭相同。

四、辅助检查

1. X 线检查　可见右室、右房增大。右房压升高者，可见奇静脉扩张和胸腔积液；有腹水者，横膈上抬。透视时可看到右房收缩期搏动。

2. 心电图检查　无特征性改变，可示右室肥厚劳损，右房肥大；并常有右束支传导阻滞。

3. 超声心动图检查　可见右室、右房、三尖瓣环扩大；上下腔静脉增宽及搏动；二维超声心动图声学造影可证实反流，多普勒可判断反流程度。

4. 右心导管检查　当超声检查尚难得出明确结论性意见，或临床判断与超声检查有矛盾时可考虑行右心导管检查。做该检查时，无论三尖瓣关闭不全病因如何，均可发现右房压和右室舒张末压升高；右房压力曲线可见明显 V 波或 C－V 波，而无 X 谷。若无上述发现，可排除中重度三尖瓣关闭不全。随着三尖瓣关闭不全程度加重，右房压力波形愈来愈类似于右室压力波形。令患者深吸气，右房压力不像正常人那样下降，而是升高或者变化不大，是三尖瓣关闭不全的特征性表现。若肺动脉或者右室收缩压高于 55mmHg，提示三尖瓣关闭不全为继发性（或功能性）；若肺动脉或右室收缩压低于 40mmHg，说明三尖瓣关闭不全为原发性，即三尖瓣本身或其支持结构病变。

五、诊断及鉴别诊断

根据典型杂音，右室右房增大及体循环淤血的症状和体征，一般不难做出诊断。但应与二尖瓣关闭不全、低位室间隔缺损相鉴别。超声心动图声学造影及多普勒可确诊，并可帮助作出病因诊断。

六、治疗

三尖瓣关闭不全若不伴肺动脉高压，一般无症状，无需手术治疗；若伴肺动脉高压，可行三尖瓣环成形术，后者为目前广泛应用的术式，实践证明疗效良好。

某些严重的原发性三尖瓣关闭不全可能需行人工瓣膜置换术。鉴于三尖瓣位人工机械瓣发生血栓栓塞的风险大，因此多采用生物瓣，生物瓣的优势是无需长期抗凝治疗，而且耐久性也不错（可达 10 年以上）。

（高占义）

第八节　肺动脉瓣疾病

一、病因和病理

原发性肺动脉狭窄，最常见的是先天性肺动脉瓣狭窄，可合并房间隔缺损或主动脉骑跨；可继发或伴发漏斗部狭窄。风湿性心脏病多累及多个瓣膜；其他少见的病因有右心感染性心内膜炎后粘连、类癌综合征、Marfan 综合征等。

肺动脉瓣关闭不全，多由肺动脉高压引起的肺动脉干根部扩张所致，常见于二尖瓣狭窄，亦可见于房间隔缺损等左至右分流先天性心脏病。罕见的病因有风湿性单纯肺动脉瓣炎、Marfan 综合征、先天性肺动脉瓣缺如或发育不良，感染性心内膜炎引起瓣膜毁损、瓣膜分离术后或右心导管术损伤致肺动脉瓣关闭不全。

二、病理生理

肺动脉瓣狭窄时，右室收缩压升高，右室肥大；肺动脉压正常或偏低，收缩期肺动脉瓣两侧出现压力阶差。在严重狭窄时，其跨瓣压力阶差可高达 240mmHg。狭窄愈重，右心衰竭的临床表现出现愈早。如合并先天性房间隔缺损等左至右分流先天性心脏病，则右至左分流出现较早。

肺动脉瓣关闭不全不伴肺动脉高压者，由于反流发生于低压低阻力的小循环，故血流动力学改变通常不严重。若瓣口反流量增大可致右室容量负荷增加，引起右室扩大、肥厚，最后导致右心衰竭。伴发肺动脉高压、出现急性反流或反流程度重者，病情发展较快。

三、临床表现

轻中度肺动脉瓣狭窄，一般无明显症状，其平均寿命与常人相近；重度狭窄者，运动耐力差，可有胸痛、头晕、晕厥、发绀。主要体征是肺动脉瓣区响亮、粗糙、吹风样收缩期杂音，肺动脉瓣区第二心音（P₂）减弱伴分裂，吸气后更明显。肺动脉瓣区喷射音表明瓣膜无重度钙化，活动度尚可。先天性重度狭窄者，早年即有右室肥厚，可致心前区隆起伴胸骨旁抬举性搏动。持久发绀者，可伴发杵状指（趾），但较少见。

不伴肺动脉高压的单纯肺动脉瓣关闭不全，右室前负荷虽有所增加，但患者耐受良好，可多年无症状。伴肺动脉高压的肺动脉瓣关闭不全，其临床症状多为原发疾病所掩盖，这种继发性肺动脉瓣关闭不全通常伴有右室功能不全发生，前者可使后者进一步加重。主要体征为肺动脉瓣区舒张早期递减型哈气样杂音，可下传至第 4 肋间。伴肺动脉高压时，肺动脉瓣区第二心音亢进、分裂。反流量大时，三尖瓣区可闻及收缩期前低调杂音（右侧 Austin – Flint 杂音）。如瓣膜活动度好，可听到肺动脉喷射音。

四、辅助检查

（一）X 线检查

肺动脉瓣疾病者示右室肥厚、增大。单纯狭窄者，肺动脉干呈狭窄后扩张，肺血管影稀疏；肺动脉瓣关闭不全伴肺动脉高压时，可见肺动脉段及肺门阴影尤其是右下肺动脉影增大。

（二）心电图检查

示右室肥厚劳损、右房增大，肺动脉瓣狭窄者，常有右束支传导阻滞。

（三）超声检查

肺动脉瓣狭窄，超声心动图检查可发现右房、右室内径增大，右室壁肥厚，室间隔与左室后壁呈同向运动；肺动脉干增宽；肺动脉瓣增厚，反光增强，开放受限，瓣口开放面积缩小；采用多普勒技术可测量跨肺动脉瓣的压力阶差。

肺动脉瓣关闭不全，若有肺动脉高压，超声检查除可发现原发病表现外，还可发现肺动脉增宽，右室肥厚，扩大；若无肺动脉高压，右室改变相对较轻。采用多普勒技术可半定量测定肺动脉瓣口反流量。

五、诊断及鉴别诊断

根据肺动脉瓣区典型收缩期杂音、震颤及肺动脉瓣区第二心音减弱可作出肺动脉瓣狭窄的诊断。借助二维超声心动图及右室 X 线造影，可帮助鉴别肺动脉瓣狭窄、漏斗部狭窄及瓣上狭窄。

根据肺动脉瓣区舒张早期杂音，吸气时增强，可作出肺动脉瓣关闭不全的诊断。多普勒图像可帮助与主动脉瓣关闭不全的鉴别。

六、治疗

肺动脉瓣狭窄者，当静息跨瓣压力阶差达 40mmHg 以上时，可作直视下瓣膜分离术或切开术，或行经皮球囊瓣膜成形术，但以后者为首选。

无肺动脉高压的肺动脉瓣关闭不全，患者通常无症状，无需治疗。有肺动脉高压的肺动脉瓣关闭不全，治疗包括：①酌情治疗原发病（如二尖瓣狭窄、房间隔缺损、室间隔缺损）；②治疗肺动脉高压，可使用血管扩张剂（包括血管紧张素转化酶抑制剂）；③治疗右室衰竭。

（刘　丽）

参考文献

[1] 郭继鸿，王志鹏，等.临床实用心血管病学.北京：北京大学医学出版社，2015.

[2] 周爱卿.先天性心脏病心导管术.上海：上海科学技术出版社，2009.

[3] 马长生.介入心脏病学.第2版.北京：人民卫生出版社，2012.

[4] 胡大一，霍勇，赵水平，等.非ST段抬高急性冠脉综合征诊断和治疗指南.中华心血管病杂志，2012，40（5）：353－367.

[5] 陈灏珠，何梅先，魏盟.实用心脏病学.上海：上海科学技术出版社，2016.

第十九章

贫血性疾病

第一节　再生障碍性贫血

再生障碍性贫血（aplastic anemia，AA）简称再障，系由多种病因引起，以造血干细胞数量减少和质的缺陷为主所致的造血障碍，导致红骨髓总容量减少，代以脂肪髓，骨髓中无恶性细胞，无广泛网硬蛋白纤维增生，临床上以全血细胞减少为主要表现的一组综合征。

一、流行病学

据国内21个省（市）自治区的调查，年发病率为0.74/10万，明显低于白血病的发病率；慢性再障的发病率为0.6/10万，急性再障为0.14/10万；各年龄组均可发病，但以青壮年多见；男性发病率略高于女性。西方国家发病率低于我国，为0.2/10万。发病年龄有2个高峰：15～30岁和>60岁。

二、分类和分型

分先天性和获得性两大类，以获得性居绝大多数。先天性再障甚罕见，其主要类型为Fanconi贫血。获得性再障可分为原发性和继发性两型。前者原因不明，很可能是免疫介导的，占大多数。又可按临床表现、血象和骨髓象的不同综合分型，分为急性和慢性两型；国外按严重度不同分为严重型、极严重型和非严重型。严重型再障（SAA）的划分标准须血象具备以下3项中2项：①中性粒细胞绝对值<0.5×10^9/L。②血小板数<20×10^9/L。③网织红细胞纠正值<1%（网织红细胞纠正值=%网织红细胞×患者血细胞比容/45）。骨髓细胞增生程度低于正常的25%，如<50%，则造血细胞<30%。其中中性粒细胞绝对值<0.2×10^9/L者称极重型再障（VSAA）。1987年第四届全国再障学术会议上将急性再障称为重型再障I型，慢性再障后期发生恶化者称为重型再障II型。临床上以严重型、极严重型及慢性型分型较为实用。

三、病因

继发性再障可能和下列因素有关。

1. 药物　药物性再障有 2 种类型。

（1）和剂量有关：一般是可逆的，如各种抗肿瘤药。细胞周期特异性药物如阿糖胞苷和甲氨蝶呤等，主要作用于容易分裂的较成熟的多能干细胞，因此发生全血细胞减少时骨髓仍保留一定量的多能干细胞，停药后再障可以恢复；白消安和亚硝脲类不仅作用于进入增殖周期的干细胞，而且也作用于非增殖周期的干细胞，因此常导致长期骨髓抑制难以恢复。此外，无机砷、雌激素、苯妥英钠、吩噻嗪、硫尿嘧啶及氯霉素等也可引起与剂量有关的骨髓抑制。

（2）和剂量关系不大：仅个别患者发生造血障碍，多系药物的特异质反应，常导致持续性再障。这类药物种类繁多，常见的有氯（合）霉素、有机砷、米帕林、三甲双酮、保泰松、金制剂、氨基比林、吡罗昔康（炎痛喜康）、磺胺、甲砜霉素、卡比马唑（甲亢平）、甲巯咪唑（他巴唑）、氯磺丙脲等。药物性再障最常见是由氯霉素引起的。据国内调查，半年内有服用氯霉素者发生再障的危险性为对照组的 33 倍，并且有剂量－反应关系。氯霉素可发生上述 2 种类型的药物性再障，氯（合）霉素的化学结构含有一个硝基苯环，其骨髓毒性作用与亚硝基－氯霉素有关。它可抑制骨髓细胞内线粒体 DNA 聚合酶，导致 DNA 及蛋白质合成减少，也可抑制血红素的合成，幼红细胞质内可出现空泡及铁粒幼细胞增多。这种抑制作用是可逆性的，一旦药物停用，血象即恢复。氯霉素也可引起和剂量关系不大的特异质反应，引起骨髓抑制多发生于服用氯霉素后数周或数月，也可在治疗过程中突然发生，这类作用往往不可逆。体外研究发现，氯霉素和甲砜霉素可抑制 CFU－E 和 CFU－C 的生长，因此很可能是通过对干细胞的毒性作用而引起再障。

2. 化学毒物　苯及其衍化物和再障的关系已为许多实验研究所肯定。苯进入人体易固定于富含脂肪的组织，慢性苯中毒时苯主要固定于骨髓，苯的骨髓毒性作用与其代谢产物（苯二酚、邻苯二酚）有关，酚类为原浆毒，可直接抑制细胞核分裂，所形成的半抗原可刺激免疫反应。由于不注意劳动保护，苯中毒致再障的发病率有所上升。苯中毒再障可呈慢性型，也可呈严重型，以后者居多。

3. 电离辐射　X 线、γ 线或中子可穿过或进入细胞，直接损害造血干细胞和骨髓微环境。长期超允许量放射照射（如放射源事故）可致再障。全身照射超过 700～1 000cGy 可致持久性再障，＞4 000cGy 时骨髓微环境被破坏。

4. 病毒感染　病毒性肝炎和再障的关系已较肯定，称为病毒性肝炎相关性再障，是病毒性肝炎最严重的并发症之一，发生率＜1.0%，占再障患者的 3.2%。引起再障的肝炎类型至今尚未肯定，约 80% 由病因未明的病毒性肝炎引起，其余由乙型肝炎引起。肝炎相关性再障临床上有 2 种类型：急性型居多，起病急，肝炎和再障发病间期平均 10 周左右，肝炎已处于恢复期，但再障病情重，生存期短，发病年龄轻，大多系在病因未明的病毒性肝炎基础上发病；慢性型属少数，大多在慢性乙型肝炎基础上发病，病情轻，肝炎和再障发病间期长，生存期也长。肝炎病毒对造血干细胞有直接抑制作用，还可致染色体畸变，并可通过病毒介导自身免疫异常。病毒感染尚可破坏骨髓微循环。其他病毒如人类微小病毒 B_{19}、EB 病毒等也有个案报道。

5. 免疫因素　再障可继发于胸腺瘤、系统性红斑狼疮、嗜酸性筋膜炎和类风湿关节炎等，患者血清中可找到抑制造血干细胞的抗体。

6. 遗传因素　Fanconi 贫血系常染色体隐性遗传病，有家族性。贫血多发现在 5～10

岁，多数患者伴先天性畸形，特别是骨骼系统，如拇指短小或缺如、多指、桡骨缩短、体格矮小、小头、眼裂小、斜视、耳聋、肾畸形及心血管畸形等，皮肤色素沉着也很常见。本病HbF 常增高。染色体异常发生率高，可见染色体断裂、缺失、染色单体互换、核内再复制、环形染色体畸形等；淋巴细胞培养加入 DNA 交联剂可显示大量染色体断裂。DNA 修复机制有缺陷，因此恶性肿瘤特别是白血病的发生率显著增高。10% 患儿双亲有近亲婚配史。

7. 阵发性睡眠性血红蛋白尿症（PNH）　PNH 和再障的关系相当密切，20% ~ 30%PNH 可伴再障，15% 再障可发生显性 PNH，两者都是造血干细胞疾病。明确地从再障转为PNH，而再障表现已不明显；或明确地从 PNH 转为再障，而 PNH 表现已不明显；或 PNH 伴再障及再障伴 PNH 红细胞，都可称为再障 – PNH 综合征。

8. 其他因素　罕有病例报道。再障在妊娠时再发，但多数学者认为可能是巧合。此外，再障尚可继发于慢性肾衰竭、严重甲状腺或腺垂体功能减退症等。

四、发病机制

1. 造血干细胞减少或缺陷　大量实验研究证实，造血干细胞缺乏或缺陷是再障的主要发病机制。再障患者不仅在骨髓涂片及活检中证实有形态可识别的造血细胞显著减少，且CD34$^+$ 细胞也显著减少，骨髓祖细胞的体外培养显示 CFU – GM、BFU – E、CFU – E 与CFU – GEMM 的集落形成均显著减少，并且有细胞丛/集落比值升高，长期培养起始细胞（LTC – IC）只有正常的 1%。临床和实验研究证实再障造血干细胞具有质的缺陷，其造血干细胞端粒长度缩短，再障与克隆性疾病之间的关系早已受到人们的关注，再障和 PNH 的关系密切，再障患者应用抗胸腺细胞球蛋白治疗后发展成克隆性疾病可高达 57%。

2. 免疫异常　获得性再障应用抗淋巴细胞球蛋白和（或）环孢素等免疫抑制治疗后，至少有 50% ~ 80% 的患者获得缓解，说明造血干细胞量的减少和质的缺陷很可能是免疫介导。再障骨髓中 T 细胞数量显著增多，活化 T 细胞的靶细胞可能是造血细胞。人类辅助性 T细胞有 Th1 和 Th2 两种亚型。再障患者骨髓中 Th1 不足，Th2 型细胞因子相对不足，Th1/Th2 平衡向 Th1 偏移，导致 IFN – γ、IL – 2 和 TNF – α 产生过多。通过对再障患者外周血及骨髓淋巴细胞造血抑制性克隆的研究，发现再障的发病仅与部分淋巴细胞克隆有关，很可能通过特定抗原刺激后而扩增的异常寡克隆淋巴细胞取代多克隆 T 细胞，能识别并杀伤表达该抗原的 CD34$^+$ 造血细胞，从而导致造血衰竭。由于骨髓中 IFN – γ 和 TNF – α 产生过多，诱导 CD34$^+$ 细胞上调 Fas 抗原的表达，通过 Fas/FasL（Fas 配体）启动凋亡使骨髓 CD34$^+$ 细胞大量凋亡，从而引起造血干细胞减少。原发性获得性再障最近研究发现主要是缺乏CD$_4^+$CD25$^+$FOXp^{3+} 调节性 T 细胞，导致 T 细胞中 T – bet 蛋白增加，IFN – γ 增多，致造血抑制。

五、病理

1. 再障的骨髓病变　主要是造血组织减少，红骨髓总容量减少，代以脂肪组织。正常成人骨髓造血组织与脂肪组织比例约为 1∶1，再障时多在 2∶3 以上。造血灶中造血细胞（指粒、红和巨核系）减少，而"非造血细胞"（指淋巴细胞、浆细胞、组织嗜碱细胞和网状细胞）增多。骨髓中有血浆渗出、出血、淋巴细胞增生及间质水肿。严重型再障骨髓病变发展迅速而广泛；慢性再障则呈渐近性"向心性萎缩"，先累及髂骨，然后是脊突与胸骨。慢性再障尚存在代偿性增生灶，后者主要是幼红细胞增生伴成熟障碍。红系细胞不仅数量减少，还有质的缺陷。

2. 骨髓以外脏器病变　尸检见皮肤、黏膜出血外，尚有内脏出血，多见于心、胃肠、肺。脑出血的发生率为52.6%。出血的主要原因是血小板减少和血管壁异常，后者可见甲皱微血管形态和功能改变。血小板质也有异常，小型血小板占50%，外形不规则、突起少、质透明、颗粒少；血小板黏附性、聚集性和第3因子也明显低于正常。血中出现类肝素，蛋白C抗原含量及抗凝血酶活性增高。再障患者易并发各种感染，以革兰阴性杆菌包括大肠埃希菌、铜绿假单胞菌及金黄色葡萄球菌为主。细菌入侵途径除皮肤、黏膜外，胃肠道屏障功能降低或因出血及黏膜溃疡也是重要的入侵部位。机体防御功能减退和粒细胞、单核细胞减少以及淋巴组织萎缩都有密切关系，后者以严重型再障为主，导致不同程度的细胞及体液免疫异常。反复输血者可见含铁血黄素沉着，甚至发生铁负荷过多。本病的死亡原因主要为颅内出血、心力衰竭、肺水肿及各种严重感染。

六、临床表现

1. 严重型再障　起病急，进展迅速，常以出血和感染、发热为首起及主要表现。病初贫血常不明显，但随着病程发展呈进行性进展。患者几乎均有出血倾向，60%以上有内脏出血，主要表现为消化道出血、血尿、眼底出血（常伴有视力障碍）和颅内出血。皮肤、黏膜出血广泛而严重，且不易控制。病程中几乎均有发热，系感染所致，常在口咽部和肛门周围发生坏死性溃疡，从而导致败血症。肺炎也很常见。感染和出血互为因果，使病情日益恶化，如仅采用一般性治疗，多数在1年内死亡。

2. 慢性型再障　起病慢，以贫血为首起及主要表现；出血多限于皮肤黏膜，且不严重；可并发感染，但常以呼吸道为主，容易控制。若治疗得当、坚持不懈，不少患者可获得长期缓解以至痊愈，但也有部分患者迁延多年不愈，甚至病程长达数十年，少数到后期出现严重型再障的临床表现。

七、辅助检查

1. 血象　呈全血细胞减少，贫血属正常细胞型，亦可呈轻度大红细胞。红细胞轻度大小不一，但无明显畸形及多染现象，一般无幼红细胞出现。绝对不会有幼粒细胞出现。网织红细胞显著减少。

2. 骨髓象　严重型呈多部位增生减低或重度减低，三系造血细胞明显减少，尤其是巨核细胞和幼红细胞；非造血细胞增多，尤为淋巴细胞增多。慢性型不同部位穿刺所得的骨髓象很不一致，可从增生不良到增生象，但至少要有一个部位增生不良；如增生良好，晚幼红细胞（炭核）比例常增多，其核为不规则分叶状，呈现脱核障碍，但巨核细胞明显减少。慢性型可有轻度红系病态造血，但绝不会出现粒系和巨核细胞病态造血。骨髓涂片肉眼观察油滴增多，骨髓小粒镜检非造血细胞和脂肪细胞增多，一般在60%以上。

3. 骨髓活组织检查和放射性核素骨髓扫描　由于骨髓涂片易受周围血液稀释的影响，有时一两次涂片检查难以正确反映造血情况，而骨髓活组织检查估计增生情况优于涂片，可提高诊断的正确性。硫化^{99m}Tc或氯化^{111}In全身骨髓γ照相可反映全身功能性骨髓的分布，再障时在正常骨髓部位放射性摄取低下甚至消失，因此可以间接反映造血组织减少的程度和部位。

4. 其他检查 造血祖细胞培养不仅有助于诊断，而且有助于检出有无抑制性淋巴细胞或血清中有无抑制因子。成熟中性粒细胞碱性磷酸酶活力增高，血清溶菌酶活力减低。抗碱血红蛋白量增多。染色体检查除 Fanconi 贫血染色体畸变较多外，一般再障属正常，如有核型异常，须除外骨髓增生异常综合征。

八、诊断

再障诊断标准为：①全血细胞减少，网织红细胞绝对值减少。②一般无肝脾肿大。③骨髓检查显示，至少一个部位增生减低或重度减低（如增生活跃，巨核细胞应明显减少，骨髓小粒成分中应见非造血细胞增多。有条件者应做骨髓活检等检查）。④能除外其他引起全血细胞减少的疾病，如 PNH、骨髓增生异常综合征中的难治性贫血、急性造血功能停滞、骨髓纤维化、急性白血病、恶性组织细胞病等。⑤一般抗贫血药物治疗无效。有条件的单位应将骨髓活检作为再障诊断的必备条件。

九、鉴别诊断

1. PNH 尤其是血红蛋白尿不发作者极易误诊为再障。本病出血和感染较少见，网织红细胞增高，骨髓幼红细胞增生，尿中含铁血黄素、糖水试验、酸溶血试验及蛇毒因子溶血试验呈阳性反应，成熟中性粒细胞碱性磷酸酶活力低于正常，外周血红细胞、中性粒细胞或淋巴细胞 CD59 和 CD55 标记率降低等，均有助于鉴别。

2. 骨髓增生异常综合征（MDS） 其中难治性贫血型易和不典型再障相混淆，尤其是低增生 MDS。MDS 虽有全血细胞减少，但骨髓三系细胞均增生，巨核细胞也增多，三系中均可见有病态造血，染色体检查核型异常占 31.2%，骨髓组织切片检查可见"幼稚前体细胞异常定位"（ALIP）现象。

3. 低增生性急性白血病 多见于老年人，病程缓慢或急进，肝、脾、淋巴结一般不肿大，外周全血细胞减少，未见或偶见少量原始细胞。骨髓灶性增生减低，但原始细胞百分比已达白血病诊断标准。

4. 纯红细胞再障 溶血性贫血的再障危象和急性造血停滞可呈全血细胞减少，起病急，有明确诱因，去除后可自行缓解，后者骨髓象中可出现巨原红细胞。慢性获得性纯红再障如有白细胞和血小板轻度减少，需注意和慢性再障鉴别。

十、治疗

包括病因治疗、支持疗法和促进骨髓造血功能恢复的各种措施。慢性轻型一般以雄激素为主，辅以其他综合治疗，经过长期不懈的努力，才能取得满意疗效，不少患者血红蛋白恢复正常，但血小板长期处于较低水平，临床无出血表现，可恢复轻工作。严重型患者预后差，上述治疗常无效，诊断一旦确立，宜及早选用骨髓移植或抗淋巴细胞球蛋白（ALG）等治疗。

1. 免疫抑制剂 适用于年龄 >40 岁或无合适供髓者的严重型再障。最常用的是抗胸腺球蛋白（ATG）和 ALG。其机制可能主要通过去除抑制性 T 细胞对骨髓造血的抑制，也有认为尚有免疫刺激作用，通过产生较多造血调节因子促进干细胞增殖，此外可能对造血干细胞本身还有直接刺激作用。剂量因来源不同而异，马及猪 ALG 15~20mg/（kg·d），兔 ATG 3~5.0mg/（kg·d），共 5 天，用生理盐水稀释后先做过敏试验（1mg 加入 100ml 生理盐水中静滴 1 小时），如无反应，然后缓慢从大静脉内滴注，全量在 12~18 小时内滴完；同时静滴氢化可的松（100~200mg），1/2 剂量在 ALG/ATG 滴注前用，另 1/2 在滴注后用。患者最好给予保护性隔离。为预防血清病，宜在第 5 天后口服泼尼松 1mg/（kg·d），第 15 天后减半，第 30 天停用。不宜应用大剂量肾上腺皮质激素，以免引起股骨头无菌性坏死。疗效要 3 个月后才能评价，无效时可进行第 2 个疗程或换用其他制剂。严重型再障的有效率可达 50%~70%，有效者 50% 可获长期生存。不良反应有发热、寒战、皮疹等过敏反应，以及中性粒细胞和血小板减少引起的感染和出血，滴注静脉可发生静脉炎，血清病在治疗后 7~10 天出现。环孢素由于应用方便、安全，因此比 ALG/ATG 更常用，其机制主要通过阻断 IL-2 受体表达来阻止细胞毒性 T 细胞的激活和增殖，抑制产生 IL-2 和 IFN-γ。剂量为 3~6mg/（kg·d），多数患者需要长期维持治疗，维持量为 2~5mg/（kg·d）。出现疗效后最好能维持治疗 2 年。对严重再障的有效率也可达 50%~60%，出现疗效的时间也需要 3 个月。不良反应有肝肾毒性作用、多毛、牙龈肿胀、肌肉震颤。为安全用药，宜采用血药浓度监测，安全有效谷浓度范围为 200~300ng/ml。现代强烈免疫抑制治疗（指 ALG/ATG 和环孢素联合治疗，环孢素口服始于 ATG/ALG 治疗后的第 14 天）已成为严重型再障的标准治疗，有效率可达 70%~80%，并且有效速度为 2 个月，快于单用 ATG。强烈免疫抑制治疗的疗效已可和骨髓移植相近，但前者不能根治，且有远期并发症，如出现克隆性疾病，包括 MIS、PNH 和白血病等。欧洲血液和骨髓移植组采用 ALG、环孢素、甲泼尼龙和 rhG-CSF 联合治疗，对重型再障的有效率已提高到 82%。rhG-CSF 可改善强烈免疫抑制治疗的早期粒细胞缺乏，以免早期死亡。免疫抑制治疗亦可用于慢性再障。其他免疫抑制剂尚有单克隆抗 T 细胞抗体及吗替麦考酚酯等。大剂量 IVIG 可封闭单核-巨噬细胞 Fc 受体，延长抗体包裹血小板的寿命，亦可封闭抑制性 T 细胞的作用，中和病毒和免疫调节效应，适用于严重型再障有致命出血表现伴血小板同种抗体阳性而使血小板输注无效时，以及病毒相关性严重再障的治疗。国外有应用大剂量环磷酰胺 [45mg/（kg·d），连续 4 天] 治疗严重型再障，但治疗相关病死率高而未被推荐，近来国内有学者将环磷酰胺剂量减为 20~30mg/（kg·d）共 4 天取得成功。但上述免疫抑制剂的疗效均不及 ALG/ATG 和环孢素。

2. **骨髓移植** 是治疗严重型再障的最佳方法，且能达到根治目的。移植后长期无病存活率可达 60%~80%，但移植需尽早进行，因初诊者常输红细胞和血小板，这样易使受者对献血员的次要组织相容性抗原致敏，导致移植排斥的发生率升高。一旦确诊严重型或极严重型再障，具有 HLA 配型相结合的同胞供者，年龄 <30 岁，应首选异基因骨髓移植；如年龄在 30~40 岁，到底应首选骨髓移植或免疫抑制治疗，须视患者的一般情况而定；年龄在 40~45 岁的患者，应 2 个疗程标准免疫抑制剂治疗失败后才考虑骨髓移植治疗。HLA 配型相合无关供者的骨髓移植适应证掌握必须严格，仅适用于 <16 岁小儿或 <40 岁的严重型患者（后者需 2 个疗程标准免疫抑制剂治疗失败），需要有采用高分辨技术配型 I 类和 II 类抗原完全相合的供者，并要在有经验的骨髓移植中心进行治疗。

3. **雄激素** 为治疗慢性再障的首选药物。常用的雄激素有 4 类。

（1）17a 烷基雄激素类：如司坦唑醇（康力龙）、甲氧雄烯醇酮、羟甲烯龙、氟甲睾酮、美雄酮（大力补）等。

（2）睾丸素酯类：如丙酸睾酮、庚酸睾酮、环戊丙酸睾酮、十一酸睾酮（安雄）和混合睾酮酯（丙酸睾酮、戊酸睾酮和十一烷酸睾酮，巧理宝）。

（3）非17a烷基雄激素类：如苯丙酸诺龙和葵酸诺龙等。

（4）中间活性代谢产物：如本胆烷醇酮和达那唑等。睾酮进入体内，在前列腺细胞内通过5α还原酶的作用形成活力更强的5α双氢睾酮，促使肾脏分泌红细胞生成素，巨噬细胞产生 GM – CSF；在肝细胞内经5β还原酶作用生成5β双氢睾酮和本胆烷醇酮，后两者对造血干细胞具有直接刺激作用，促使其增殖和分化。因此雄激素必须在一定量残存的造血干细胞基础上才能发挥作用，严重型再障常无效。慢性再障有一定疗效，但用药剂量要大，持续时间要长。丙酸睾酮50～100mg/d 肌注；司坦唑醇（康力龙）6～12mg/d 口服；十一酸睾酮（安雄）120～160mg/d 口服；巧理宝250mg 肌注，每周2次；十一酸睾酮0.25g 肌注，每周1次，首次1.0g。疗程至少6个月以上。国内报道的有效率为34.9%～81%，缓解率为19%～54%。红系疗效较好，一般在治疗后1个月网织红细胞开始上升，但血小板多难恢复。部分患者对雄激素有依赖性，停药后复发率达25%～50%，复发后再用药仍可有效。丙酸睾酮的男性化不良反应较大，出现痤疮、毛发增多、声音变粗、女性闭经、儿童骨成熟加速及骨骺早期融合。17a烷基类雄激素的男性化不良反应较丙睾为轻，但肝脏毒性反应显著大于丙睾，多数患者服药后出现丙氨酸氨基转移酶升高，严重者发生肝内胆汁淤积性黄疸，但停药后可消散。

4. 其他治疗　包括支持疗法。凡有可能引起骨髓损害的物质均应设法去除，禁用一切对骨髓有抑制作用的药物。积极做好个人卫生和护理工作。对粒细胞缺乏者宜保护性隔离，积极预防感染。输血要掌握指征，准备做骨髓移植者移植前输血会直接影响其成功率，一般以输入浓缩红细胞为妥。严重出血者宜输入浓缩血小板，采用单产或 HLA 相合的血小板输注可提高疗效。反复输血者宜应用去铁胺排铁治疗。

中医药"治宜补肾为本，兼益气活血"。常用中药为鹿角胶、仙茅、仙灵脾、黄芪、生熟地、首乌、当归、苁蓉、巴戟、补骨脂、菟丝子、枸杞子、阿胶等。笔者所在医院对慢性再障患者进行中西医结合治疗，获得满意疗效。

十一、预防

（1）对造血系统有损害的药物应严格掌握使用指征，防止滥用。在使用过程中要定期观察血象。

（2）对接触损害造血系统毒物或放射物质的工作者应加强各种防护措施，定期进行血象检查。

（3）大力开展防治病毒性肝炎及其他病毒感染工作。

十二、纯红细胞再生障碍性贫血

纯红细胞再生障碍性贫血（pure red cell aplasia，PRCA）简称纯红再障，系骨髓红细胞系列选择性再生障碍所致的一组少见综合征。发病机制多数与自身免疫有关。临床上可分为先天性和获得性两大类。获得性又可按病因分为原发性和继发性，按病程分为急性和慢性两型。我国在20世纪80年代前报道的 PRCA 共95例，其中先天性23例，合并胸腺瘤6例，继发性29例，原发性37例。

本症共同的临床表现是有严重进行性贫血，呈正常红细胞性或轻度大红细胞性贫血，伴网织红细胞显著减少或缺如，外周血白细胞和血小板数正常或接近正常；骨髓有核细胞并不减少，粒系和巨核系增生正常，但幼红细胞系显著减少，应 $<3\% \sim 5\%$，甚至完全缺乏。个别患者可见幼红细胞系成熟停顿于早期阶段，出现原红细胞小簇且伴巨幼样变，但缺乏较成熟的幼红细胞。铁动力学测定显示其本质是红细胞生成障碍。

（一）先天性纯红再障

先天性纯红再障（diamond – blackfan 贫血）90%于初生到 1 岁内起病。患者为常染色体显性遗传，少数为隐性遗传。通过连锁分析揭示其遗传基因位点至少有 3 个，其中 2 个位点已确定，分别为 19q13.2 和 8p23 – 22。患儿生长发育迟缓，少数也有轻度先天性畸形，如拇指畸形，亦易伴发恶性疾病。患者红系祖细胞不但数量缺乏，并且质有异常。HbF 增多，I 类抗原持续存在，嘌呤解救途径酶活性增高，说明核酸合成有缺陷。75%患者对肾上腺皮质激素治疗有效，无效者亦可做骨髓移植。

（二）急性获得性纯红再障

在慢性溶血性贫血的病程中发生病毒感染特别是人类微小病毒 B_{19} 感染，可选择性抑制红系祖细胞，发生急性纯红再障，又称溶血性贫血的再生障碍危象。某些患者在病毒感染后发生造血功能暂时停顿，导致全血细胞减少，骨髓中出现巨大原始红细胞，系人类微小病毒 B_{19} 感染红系祖细胞的细胞学表现，又称急性造血停滞。可测定血清中出现人类微小病毒 B_{19} 的 IgG、IgM 抗体，两者均阳性表示有近期感染，最好测定病毒的 DNA 序列。急性纯红再障也可发生在 1~4 岁小儿，数周后自愈，并无感染因素，称儿童暂时性幼红细胞减少症。急性纯红再障尚见于病毒性肝炎和某些药物诱发，如苯妥英、硫唑嘌呤、氯霉素、异烟肼和磺胺类药等，停药后大多数患者会完全恢复。

（三）慢性获得性纯红再障

主要见于成人。10%~15%患者伴有胸腺瘤，仅 5%胸腺瘤患者有纯红再障；这些胸腺瘤多系良性，70%为纺锤细胞型，少数为恶性；女性多见［男女之比为（1：3）~（1：4.5）］。少数尚可继发于某些自身免疫病如系统性红斑狼疮和类风湿关节炎，以及某些肿瘤如 T 细胞大颗粒淋巴细胞白血病、慢性淋巴细胞白血病、淋巴瘤、免疫母细胞淋巴结病、胆管腺癌、甲状腺癌、支气管肺癌及乳腺癌等。肾衰竭贫血重组 EPO 治疗后产生抗体致 PRCA。原因不明者称原发性获得性纯红再障，系多种免疫机制引起红细胞生成抑制，患者血清中存在抗幼红细胞抗体、抗红细胞生成素抗体或具有抑制性 T 细胞等。患者常伴多种免疫学异常，如免疫球蛋白增高或降低、单株免疫球蛋白及血清多种抗体阳性，如冷凝集素、冷溶血素、嗜异抗体、抗核抗体、Coombs 试验等阳性。不伴胸腺瘤的纯红再障多见于男性（男女之比为2：1）。

慢性型者均应详细检查有无胸腺瘤，必须进行 X 线胸部后前位、侧位和20°斜位摄片，可检出85%~90%的胸腺瘤，CT 扫描的检出率可达100%。胸腺瘤诊断一旦确立，应及早切除，术后贫血的缓解率可达30%；如术后未获缓解者，应给予免疫抑制剂治疗。

对不伴胸腺瘤的原发性获得性纯红再障患者应及时选用免疫抑制剂如环孢素、ALG/ATG、硫唑嘌呤、环磷酰胺、疏嘌呤等。雷公藤总苷也可选用。环孢素的疗效高于再障。有认为大剂量免疫球蛋白和环孢素联合应用可提高疗效。持续性人类微小病毒 B_{19} 感染，HD –

IVIG 治疗几乎均有效。治疗有效者常于 1～8 周后出现网织红细胞增多，应用免疫抑制剂治疗可使6%以上的患者获得缓解，但复发率可达80%。如各种治疗无效，可做脾切除，对某些患者有效，无效者术后再应用免疫抑制剂可望有效。体内抗体滴度高者也可选用血浆置换术。达那唑或利妥昔单抗亦可试用。为改善症状可输红细胞，长期反复输血者铁负荷过多发生率较高，宜及时选用去铁胺。

（王义平）

第二节　纯红细胞再生障碍性贫血

纯红细胞再生障碍性贫血（pure red cell aplasia）简称纯红再障，是骨髓单纯红细胞系列造血衰竭导致严重贫血的一组综合征。本病在临床上较为少见，年龄多为 20～67 岁，多见于中年人，男女发病率无明显差别。

一、病因和发病机制

1. 纯红再障常见病因　见表 19 - 1。

表 19 - 1　纯红再障常见病因

先天性

　　Diamond - Blackfan 综合征

　　先天性红细胞生成异常综合征

获得性

　　原发性病因未明

　　继发性

　　　　病毒感染：B19 微小病毒、肝炎病毒、Epstein - Barr 病毒等

　　　　药物：苯妥英钠、硫唑嘌呤、氯霉素、异烟肼、普鲁卡因酰胺等

　　　　促红细胞生成素（EPO）诱导的纯红再障

　　　　儿童暂时性幼红细胞减少症

　　　　溶血性贫血再障危象

　　　　胸腺瘤

　　　　淋巴系统恶性肿瘤：淋巴瘤，慢性淋巴细胞性白血病等

　　　　自身免疫性疾病：系统性红斑狼疮、类风湿性关节炎等

　　　　ABO 血型不合骨髓移植后纯红再障：多见于 A→O（供者→受者）

2. 发病机制　发病多数与免疫因素有关，目前认为的发病机制有：

（1）细胞免疫异常：多见于胸腺瘤、T 淋巴细胞慢淋白血病、大颗粒淋巴细胞白血病等。如胸腺瘤患者胸腺内及外周淋巴细胞 T 细胞呈克隆性增殖，后者可间接影响 Th1/Th2 比值失衡，早期负调控因子（如 IL - 2、TNF、IFN）增高，抑制红系增生。

（2）体液免疫异常：部分患者血浆 IgG 对红细胞系具有选择性的抑制活性；肾功能衰竭患者应用 EPO 治疗过程约5%患者体内出现 EPO 抗体，产生 EPO 抗体导致的纯红再障，其可能的机制与促红素作为一种抗原诱发了机体的免疫反应，机体产生了针对促红素的抗

体；也与 EPO 剂型有关。

主要血型不合骨髓移植后并发纯红再障，与受者体内存在对抗供者来源的红系祖细胞的 ABO 血型抗体有关。

（3）某些药物对红系祖细胞具有直接毒性作用。

（4）病毒诱发所致，如微小病毒 B_{19} 可对红系祖细胞具有趋向性，可以结合在红细胞膜的 P 抗原上，直接对红系祖细胞产生细胞毒作用，抑制红系祖细胞生长，诱导 CFU – E 及 BFU – E 呈凋亡样死亡，导致骨髓红系增生低下或缺如。

二、诊断步骤

（一）病史采集要点

（1）重点询问有无使用过易引起纯红再障药物，如氯霉素、氯磺丙脲、硫唑嘌呤、促红细胞生成素等；感染（细菌或病毒）；自身免疫性疾病和胸腺疾病史等。

（2）起病情况：起病大多缓慢。

（3）主要临床表现：原发性纯红再障主要的临床表现是贫血，症状取决于贫血发展速度及其程度，常见有乏力、疲倦、头晕，活动后心悸、气短。一般无出血、发热表现。

（4）继发性 PRCA 除上述表现外，有相应原发病的症状。

（二）体格检查要点

（1）皮肤黏膜：面色苍白。

（2）胸骨无压痛，淋巴结无肿大，肝脾通常无肿大，肝脾均肿大极少见。

（3）伴重症肌无力者，眼睑下垂。

（4）胸腺瘤者需注意上腔静脉压迫综合征的表现。

（三）门诊资料分析

1. 血常规　示红细胞、血红蛋白减少，MCV、MCHC、MCH 正常，白细胞和血小板数正常。

2. 网织红细胞计数　网织红细胞比例小于 0.5%，半数患者为 0，绝对值减少。

（四）进一步检查项目

1. 骨髓穿刺　骨髓检查是纯红再障重要的诊断依据，表现为骨髓增生活跃，粒红比例范围 8.6∶1 至 85.5∶0，最主要的特点是红系有核红细胞小于 5% 或为 0（正常值为 20% ~40%），极少见有原始、早幼红细胞，中、晚幼红细胞少于 5%，有核红细胞的形态正常。粒系细胞比例相对增多，各阶段细胞形态正常，淋巴细胞正常，巨核细胞 7 ~35 个。

2. 胸部 X 线或 CT 检查　注意有无胸腺瘤。国内 20% ~25%，国外 30% ~50% 左右的患者胸片或 CT 显示前上纵隔肿物影，X 线胸部后前位、侧位和 20°斜位摄片，可检出 85% ~90% 的胸腺瘤，CT 扫描的检出率可达 100%。

3. 酸溶血试验、抗人球蛋白溶血试验　以除外溶血性贫血危象。

4. 微小病毒 B_{19} 等病毒检测。

5. 自身抗体检测　抗核抗体、抗双链 DNA 抗体、抗 Sm 抗体及补体检查，排除系统性红斑狼疮。

三、诊断对策

(一) 诊断要点

(1) 以贫血为主，无出血和发热，体格检查多无肝脾肿大。

(2) 血象示贫血和网织红细胞减少，白细胞和血小板数正常。

(3) 骨髓中红细胞系统各阶段细胞显著减少或缺如，粒细胞系和巨核细胞系均正常。

(4) 如有条件做骨髓细胞培养，示红细胞系集落不生长。

临床上根据贫血、网织红细胞数减少、最主要骨髓红系各阶段细胞比例小于5%，且能排除其他疾病引起的贫血，即可确诊为纯红细胞再生障碍性贫血，进一步寻找病因，若无继发性因素，即为原发性 PRCA。

(二) 临床类型

临床上根据病因学可将纯红再障分为先天性和获得性两大类，后者又分为原发性、继发性。

Epo 诱导 PRCA 主要特征：①rhEpo 治疗 >3 周；②未输血情况下每日 Hb 下降1g/L，红细胞绝对值 $<10.0 \times 10^9/L$；③白细胞、血小板不降低。次要特征包括：皮肤和系统的变应性反应；骨髓涂片示红系细胞比例小于5%，血清存在 Epo 抗体，并证明抗体可中和 rhEpo。在停用促红素、使用糖皮质激素或免疫抑制剂后，大多数患者的抗体可消失。

(三) 鉴别诊断要点

1. 骨髓增生异常综合征（MDS）　MDS 中难治性贫血型（MDS - RA）患者也有贫血，部分患者网织红细胞减少，骨髓红系增生低下，易与纯红再障相混淆，但 MDS 患者骨髓除红系异常外，粒系、巨核系有病态造血，染色体检查核型异常占20%～60%，骨髓组织切片检查可见造血前驱细胞异常分布现象，糖皮质激素治疗效果差。

2. 阵发性睡眠性血红蛋白尿　尤其是血红蛋白尿不发作者临床上易与纯红再障相混淆，但 PNH 患者网织红细胞常增高，骨髓幼红细胞增生，尿中含铁血黄素、糖水试验及 Ham 试验呈阳性反应，CD55⁻、CD59⁻细胞超过5%，均有助于鉴别。

四、治疗对策

(一) 治疗原则

(1) 病因治疗。

(2) 对症治疗：纠正贫血。

(3) 免疫抑制剂：肾上腺糖皮质激素、环孢菌素 A。

(4) 其他治疗。

(二) 治疗计划

1. 病因治疗　积极治疗引起纯红再障的病因或原发病。停用一切可疑药物，可使多数药物相关性纯红再障患者逐渐恢复正常。对继发于胸腺瘤的纯红再障患者进行胸腺切除术，缓解率可达25%～50%。如术后未获缓解者，给予肾上腺糖皮质激素或免疫抑制剂可能有效。

2. 支持疗法　重度贫血患者应予适当休息，必要时给予输血治疗，最好采用同型浓缩红细胞输注。应注意输血可引起输血反应、传播病毒性肝炎及艾滋病的可能性，过多的输血可发生含铁血黄素沉着症，因此要严格掌握输血指征。

3. 免疫抑制剂

（1）肾上腺糖皮质激素：适用于与免疫因素有关的纯红再障和胸腺切除术后未缓解的患者。方法为口服泼尼松 1mg/（kg·d），4 周后根据治疗反应逐渐减量，每周减 5mg，对于有依赖性的部分患者，可用泼尼松 5～10mg/d 长期维持，有效率达 40%～50%。亦有人用甲泼尼龙冲击疗法治疗本病，将甲泼尼龙 1g 加入 250ml 生理盐水中，静脉滴注，连续 3 天后改用口服泼尼松 80～100mg/d，之后逐渐减量或停药，治疗有效率可达 62%。

（2）环孢霉素 A（CsA）：CsA 治疗 PRCA 有效性已获公认，是治疗纯红再障的一线药物。环孢菌素可降低 T、NK 细胞的数量，抑制 INF－γ、IL－2 分泌，从而解除红系造血的抑制。剂量为 4～6mg/（kg·d）。根据血药浓度调整剂量，以维持血药浓度在 200～300ng/ml 为宜。治疗有效者网织红细胞反应多数在用药后 2 周至 3 个月后才出现，血红蛋白增加 30g/L 以上达到稳定时间最短 18 天，最长 5 个月，平均 48.36 天，骨髓红系细胞恢复最短 11 天，最长 114 天，平均 44.30 天，血红蛋白达正常中位时间为 3 个月（1～13）个月，所以 CsA 的治疗疗程不应少于 3～6 个月。大多数患者还需要小剂量维持治疗。总有效率可达 65%～82% 左右。主要毒副作用为多毛，牙龈增生，手颤，肝、肾功能损害及高血压，但均可逆，停药后消失。停药后原基本治愈及缓解的患者可复发，复发率达 44%，给予原药物再次治疗或药物加量仍能达缓解。

（3）抗淋巴细胞球蛋白（ALG）与抗胸腺细胞球蛋白（ATG）：治疗剂量及疗程与治疗重型再障相类同，有效率接近 50%。其副作用及处理方法参见再生障碍性贫血一章。

4. 大剂量丙种球蛋白　可用于微小病毒 B_{19} 感染导致 IgG 损伤的纯红再障，剂量为 0.4g/（kg·d）×5d。

5. 重组人 EPO（rhuEPO）　多数患者体内 EPO 水平比较高，运用 EPO 疗效不肯定。如果体内 EPO 水平低，则可考虑应用，但需谨慎 EPO 诱导自身抗体的可能。

6. 血浆置换术　适用于血浆中 IgG 类抗体水平增高且药物治疗无效的重症患者。

7. 单克隆抗体治疗　美罗华（CD20 单抗）对于 B 细胞介导的体液免疫诱发的纯红再障，已经在临床试验性应用，推荐剂量每次 375mg，每周 1 次，共 2～4 次，同时配合应用其他免疫抑制剂，有一定疗效。CD52 单抗已经证实显著减低 T 细胞活性，应用于 T 细胞介导的细胞免疫因素导致的纯红再障，部分病例有一定的疗效。

（三）治疗方案选择

有文献报道，单用雄激素治疗纯红再障的疗效为 36%，单用泼尼松的疗效为 60%，泼尼松＋雄激素联合并不能增加疗效，单用 CsA 的疗效为 65%，而 CsA＋泼尼松的疗效最好为 70%～80%，总之，①对于继发性纯红再障，若合并胸腺瘤，首选胸腺手术切除术，治愈率达 40%。停用引起纯红再障的药物。②对于手术无效者或原因不明者，可首选肾上腺皮质激素，激素无效或需大剂量维持者，选用环孢菌素治疗。③对于难治性病例，可选用其他免疫抑制剂如抗淋巴细胞球蛋白（ALG）/抗胸腺球蛋白（ATG）及其他治疗，如大剂量丙种球蛋白、血浆置换术等。

五、病程观察及处理

（一）病情观察要点

（1）药物起效之前，当血红蛋白低于60g/L及患者对贫血耐受较差时，输注浓缩红细胞200~400ml，输血次数多者防治血色病。

（2）观察糖皮质激素的副作用如血压、血糖、应激性消化道溃疡、防感染等。

（3）环孢素治疗期间，2周后查其浓度，每1~2周查肝、肾功能，观察手颤、多毛、血压、感染等毒副作用。

（4）因环孢素起效缓慢，需坚持长时间服药，切勿过早停药。

（5）因长期使用免疫抑制尤其环孢菌素联合糖皮质激素者应高度防治感染，特别注意侵袭性真菌感染。

（二）疗效判断与处理

1. 疗效评定标准

（1）基本治愈：贫血症状消失。血红蛋白：男性120g/L以上，女性100g/L以上；随访1年以上无复发。

（2）缓解：贫血症状消失。血红蛋白：男性120g/L以上，女性100g/L以上；随访3个月以上病情稳定或继续改善。

（3）明显进步：贫血症状明显好转。不输血，血红蛋白较治疗前1个月内增加30g/L以上，并能维持3个月。

（4）无效：经充分治疗后症状、血象未达到明显进步者。

2. 处理

（1）有效者：应继续原方案治疗，直至缓解或基本治愈后，环孢菌素A应继续治疗1年以上。

（2）无变化：治疗6个月以上未见疗效者，作全面检查核实诊断，调整治疗方案。

六、预后评估

多数患者通过去除病因、免疫抑制剂的治疗可达缓解，少数患者可治愈，30%左右的患者成为难治性纯红再障，病情反复，少数死于严重感染、继发性血色病合并心功能衰竭。

七、出院随访

（1）出院后继续门诊治疗，定期查血象。

（2）本病复发风险高，需要维持治疗，在取得一定疗效后仍应维持，药物减量亦需缓慢。

（王义平）

第三节　巨幼红细胞性贫血

由于叶酸或维生素B_{12}缺乏或一些影响核苷酸代谢的药物导致细胞核脱氧核糖核酸

（DNA）合成障碍所导致的贫血，称巨幼细胞贫血（MA）。因细胞核发育障碍，细胞分裂减慢，核浆发育不平衡，骨髓和外周血细胞体积增大呈巨幼样变，细胞的形态和功能均不正常。此种异常改变可累及红细胞、粒细胞及巨核细胞3系，这类细胞未发育成熟就在髓腔内被破坏，为无效生成。

根据缺乏物质的种类，该病可分为单纯叶酸缺乏性贫血、单纯维生素 B_{12} 缺乏性贫血及叶酸和维生素 B_{12} 同时缺乏性贫血。

一、病因

叶酸属 B 族维生素，在各种新鲜蔬菜水果及肉类含量丰富，但食物如经长时间的烹煮，叶酸含量可减少 50% ~90%。人体每日需从食物中摄入叶酸 200μg，人体内叶酸储存量为 5~20mg，每日排泄出体外的叶酸约为 2~5μg。

叶酸缺乏原因：①摄入不足：如婴幼儿未及时添加辅食，偏食或烹调习惯不良，慢性酒精中毒等；②吸收障碍：见于吸收不良综合征、脂肪泻等；③需要增加：主要是生长期的婴儿和儿童、妊娠妇女、多种恶性肿瘤患者；④叶酸拮抗剂的应用；使用甲氨蝶呤、乙胺嘧啶；抗癫痫药如苯妥英钠等。

维生素 B_{12}（$VitB_{12}$）的代谢及缺乏的原因

$VitB_{12}$ 在人体内以甲基钴胺素形式存在于血浆，以 5-脱氧腺苷钴胺素的形式存在于肝和其他组织。正常人每日需 $VitB_{12}$ 0.5~1μg，主要来源于动物肝、肾、肉、鱼、蛋及乳品类等食品。人体内 $VitB_{12}$ 的储存量约为 2~5mg，其中 50%~90% 在肝脏。

$VitB_{12}$ 缺乏原因：①摄入不足：完全素食者可出现 $VitB_{12}$ 缺乏，但需较长时间；②吸收障碍：$VitB_{12}$ 缺乏最常见的原因，见于内因子缺乏、胃酸和胃蛋白酶缺乏、胰蛋白酶缺乏、肠道疾病；③药物影响；④肠道寄生虫或细菌大量繁殖可消耗 $VitB_{12}$。

二、发病机制

$VitB_{12}$ 和叶酸是细胞 DNA 合成过程中的重要辅酶。$VitB_{12}$ 和叶酸缺乏或代谢紊乱则发生 DNA 合成障碍，这是导致巨幼红细胞贫血的原因。

叶酸的各种活性形式，包括 N5-甲基 FH4 和 N5，N10-甲烯基 FH4 作为辅酶为 DNA 合成提供一碳基团。其中最重要的是胸苷酸合成酶催化-磷酸脱氧脲苷（dUMP）甲基化形成一磷酸脱氧胸苷（dTMP），继而形成三磷酸脱氧胸苷（dTTP）。因为叶酸缺乏，dTTP 形成减少，DNA 合成障碍，DNA 复制延迟。而 RNA 合成所受影响不大，细胞内 RNA/DNA 比值增大，造成细胞体积增大，胞核发育滞后于胞浆，形成巨幼变。骨髓中红系、粒系和巨核系细胞发生巨幼变，分化成熟异常，在骨髓中过早死亡，导致全血细胞减少。DNA 合成障碍也累及黏膜上皮组织，影响口腔和胃肠道功能。

$VitB_{12}$ 缺乏导致甲硫氨酸合成酶催化高半胱胺酸转变为甲硫氨酸障碍，这一反应由 N5-FH4 提供甲基。因此，N5-FH4 转化为甲基 FH4 障碍，继而引起 N5，N10-甲烯基 FH4 合成减少。后者是 dUMP 形成 dTTP 的甲基供体，故 dTTP 合成和 DNA 合成障碍。$VitB_{12}$ 缺乏还可引起精神神经异常。其机制与两个 $VitB_{12}$ 依赖性酶（L-甲基丙二酰-CoA 变位酶和甲硫氨酸合成酶）的催化反应发生障碍有关。

三、诊断步骤

(一) 病史采集要点

1. 起病情况　起病一般隐袭，患者一般在贫血症状明显或出现神经系统症状后才就医，难以了解确切的发病时间。

2. 主要临床症状　以造血系统和消化系统表现最为突出，维生素 B_{12} 缺乏者还可出现神经系统症状。血液系统主要表现为贫血，患者常有不同程度的面色苍白、乏力、头晕、心悸等贫血症状，严重者出现全血细胞减少，可伴反复感染和出血。胃肠道症状表现为反复发作的舌炎，舌面光滑、乳突及味觉消失，食欲不振，可有腹泻、腹胀及便秘等不适。维生素 B_{12} 缺乏特别是恶性贫血常有神经系统症状，主要是脊髓后、侧索和周围神经受损所致。表现为乏力、手足对称性麻木、感觉障碍、下肢步态不稳、行走困难。小儿及老年人常表现为脑神经受损的精神异常、无欲、抑郁、失水和精神错乱。部分巨幼细胞贫血患者的神经症状出现在贫血发生之前。

3. 既往病史　经详细的病史询问常可发现相关的病因，如饮食方式不当、妊娠、哺乳或患有甲亢等疾病，使叶酸和维生素 B_{12} 需要量增加；因有肿瘤或其他疾病使用甲氨蝶呤、阿糖胞苷、5–氟尿嘧啶等药物治疗；患炎症性肠病、胃肠道肿瘤、肠结核等消化系统疾病或曾行胃肠道手术。

(二) 体格检查要点

1. 一般情况　病情轻、轻中度贫血患者一般情况较好，重度贫血或伴神经系统症状者一般情况差，婴幼患儿常生长发育较差，颜面多呈虚胖或轻度浮肿，头发细黄且稀疏。

2. 皮肤、黏膜　口腔黏膜、舌乳头萎缩，舌面呈"牛肉样舌"；不同程度的贫血貌（皮肤、口唇、睑结膜、甲床等苍白），血小板减少者可有皮肤紫癜或瘀斑，部分患者有轻度黄疸。

3. 肝脾　婴幼儿可有肝脾轻度肿大。

4. 神经系统　味觉、嗅觉及视力减退，可出现不同感觉障碍，以深感觉障碍明显；共济失调步态；锥体束征阳性、腱反射亢进等。

5. 其他　较长时间贫血患者可合并贫血性心脏病，可有心率快、心脏增大、心脏杂音等体征。

(三) 门诊资料分析

1. 血常规　呈大细胞性贫血，MCV、MCH 均增高，MCHC 正常。重者全血细胞减少。网织红细胞计数可正常。血片中可见红细胞大小不等、中央淡染区消失，有大椭圆形红细胞、点彩红细胞等；中性粒细胞核分叶过多（5 叶核占 5% 以上或出现 6 叶以上核），亦可见巨型杆状核粒细胞。

2. 其他检查　大、小便常规常正常。

3. 临床症状和体征　提示患者主要表现为贫血，有时伴神经系统症状，通过详细询问病史可能发现相关病因。

(四) 进一步检查项目

1. 骨髓涂片检查　增生活跃或明显活跃，红系增生明显增多，巨幼样变，各阶段均胞体增大，胞浆较胞核发育成熟（核幼浆老）；粒系也有巨幼样变，成熟粒细胞分叶增多；巨核细胞体积增大，分叶过多。骨髓铁染色常增多。

2. 血清叶酸和维生素 B_{12} 水平测定　用微生物法或放射免疫法测定，血清叶酸浓度低于 6.8pmol/L 为叶酸缺乏；血清维生素 B_{12} 浓度低于 74pmol/L 为 $VitB_{12}$ 缺乏。因这两类维生素的作用均在细胞内，而不是在血浆中，故此项检查仅可作为初筛试验，单纯的血清叶酸和维生素 B_{12} 水平测定不能作为确定叶酸和维生素 B_{12} 缺乏的诊断。

3. 红细胞叶酸测定　红细胞叶酸不受短期内叶酸摄入的影响，能够较准确地反映体内叶酸的储存量，小于 227nmol/L 提示有叶酸缺乏。

4. 血清高半胱氨酸和甲基丙二酸水平测定　血清高半胱氨酸水平在叶酸缺乏和维生素 B_{12} 缺乏时均升高，血清甲基丙二酸水平升高仅见于维生素 B_{12} 缺乏，故可用于辅助诊断和鉴别诊断叶酸缺乏或维生素 B_{12} 缺乏。

5. 维生素 B_{12} 吸收试验　主要用于判断维生素 B_{12} 缺乏的病因。具体方法是：为患者肌注维生素 B_{12} 1 000μg，1 小时后口服 37Co 标记的维生素 B_{12} 0.5μC，收集 24 小时尿，测定尿中 57Co 维生素 B_{12} 的含量。正常人应 >8%，巨幼细胞贫血患者及维生素 B_{12} 吸收不良者 <7%，恶性贫血患者 <5%。在 5 天后重复此试验，同时口服内因子 60mg，尿中 57Co 维生素 B_{12} 的排出量恢复正常，则提示患者的维生素 B_{12} 缺乏原因是内因子缺乏。如果给患者服用抗生素 7 ~ 10 天后试验得到纠正，则表示维生素 B_{12} 缺乏原因是肠道细菌过量繁殖。此试验结果与尿量关系密切，事先了解患者肾功能情况及准确收集 24 小时尿量对正确试验具有重要意义。

6. 内因子抗体测定　为恶性贫血的筛选方法，如阳性，应行维生素 B_{12} 吸收试验。

7. 其他　如心电图、腹部 B 超及全套肝、肾功能生化检查等，以利于鉴别诊断和了解疾病对全身重要脏器功能的影响情况，为正规治疗作准备。

四、诊断对策

（一）诊断要点

根据营养史或特殊用药史，贫血表现，消化道及神经系统症状、体征，结合特征性血象、骨髓象改变可明确巨幼细胞贫血的诊断。进一步明确是叶酸还是维生素 B_{12} 缺乏，需行下列检查：

（1）如怀疑是叶酸缺乏，可测定血清及红细胞叶酸水平，血清叶酸浓度低于 6.8pmol/L，红细胞叶酸小于 227nmol/L 可肯定诊断。

（2）如怀疑是维生素 B_{12} 缺乏，可测定血清维生素 B_{12} 水平，低于 74pmol/L 可诊断。

（3）如无条件进行血清叶酸和维生素 B_{12} 水平测定，可行诊断性治疗达到诊断的目的。方法是给患者服用生理剂量的叶酸（0.2mg/d）或肌注维生素 B_{12}（1μg/d）10 天，用药后患者的临床症状、血象和骨髓象会有改善。

（二）鉴别诊断要点

（1）表现为大细胞贫血或巨幼变化的一些造血系统疾病：如骨髓增生异常综合征中的难治性贫血、急性粒细胞白血病中的 M6、红血病、肿瘤化疗后等，骨髓均可见巨幼样改变等病态造血现象，查叶酸、维生素 B_{12} 不低，且补之无效。

（2）有红细胞抗体的疾病：如温抗体型自身免疫性贫血、Evans 综合征、免疫相关性全血细胞减少，因不同阶段的红细胞可因抗体附着变大，且间接胆红素升高，易与叶酸、维生素 B_{12} 缺乏引起的大细胞贫血混淆。重要的鉴别点是此类患者有自身免疫疾病的特征，需用免疫抑制剂方能纠正。

（3）维生素 B_{12} 引起的神经病变应与其他脱髓鞘疾病鉴别：其他神经系统脱髓鞘疾病根据原发病不同应有各自的临床表现，查维生素 B_{12} 不低。

五、治疗计划

（一）健康教育

纠正偏食习惯，适当进食动物蛋白；纠正不正确的烹调习惯，如蔬菜不宜过度烹煮以防叶酸流失。

（二）补充叶酸和维生素 B_{12}

1. 叶酸缺乏　口服叶酸 5~10mg，每天 3 次。胃肠道不能吸收者可肌肉注射四氢叶酸钙 5~10mg，每天 1 次。用至血红蛋白恢复正常；如同时有维生素 B_{12} 缺乏，需同时注射维生素 B_{12}，否则会加重神经系统损害。

2. 维生素 B_{12} 缺乏　肌注维生素 B_{12} 500μg 每周 2 次；无吸收障碍者也可口服维生素 B_{12} 片剂，500μg 每天 1 次，直至血红蛋白恢复正常。

六、病程观察

（1）治疗过程中密切观察贫血症状、消化系统及神经系统症状的缓解情况，评估治疗的有效性。

（2）治疗期间定期检测外周血象，每周 1~2 次，了解红细胞计数、血红蛋白的恢复情况，以评价疗效。网织红细胞一般在治疗后 5~7 天升高，以后血细胞比容和血红蛋白逐渐增高，血红蛋白可在 1~2 个月内恢复正常，粒细胞和血小板计数及其他实验室异常一般在 7~10 天内恢复正常。

（3）经治疗血红蛋白恢复正常后，复测血清叶酸和维生素 B_{12} 水平是否达到正常。

（4）严重的巨幼细胞贫血在补充治疗后，要警惕低钾血症的发生。因为在贫血恢复的过程中，血中大量的钾离子进入新生成的细胞内，会突然出现低钾血症，故必要时需监测血钾，同时对纳差者需注意补钾。

（5）经充足的补充治疗贫血纠正不理想者，需注意原发病因是否未纠正，或是否同时存在缺铁等其他因素。

七、预后

多数患者预后好，去除病因多可治好；原发病不同，疗程不一。

（王义平）

第四节　缺铁性贫血

缺铁性贫血（iron deficiency anemia）是最常见的贫血之一，当体内用来制造血红蛋白的贮存铁已被耗尽时，则使红细胞生成障碍，结果导致贫血。本病可发生于男女各年龄段，但多见于青壮年妇女，在婴儿中亦较多见。

一、病因及发病机制

1. 需要量增加和摄入不足　正常成年男性每天需铁 0.5~1.5mg，而生长期婴幼儿需铁1.5~2mg，青少年和月经期妇女需铁 2mg，妊娠和哺乳期妇女需铁 3mg。若饮食中含铁量不足，如以大米为主食者或婴幼儿未及时添加副食均可发生缺铁。

2. 铁的吸收不良　这是缺铁的常见原因，常见于胃大部切除术后和胃空肠吻合术后，亦可见于萎缩性胃炎的严重胃酸缺乏和小肠黏膜病变、脂肪性腹泻或肠道功能紊乱等引起的吸收不良综合征，大量饮浓茶或吃茶亦不利于铁的吸收。

3. 铁丢失过多　慢性失血是造成缺铁的主要原因，如月经过多、消化道出血、痔出血和反复鼻出血等。每失血 1ml 约丢失铁 0.5mg。

各种缺铁原因先使体内贮存铁（铁蛋白和含铁血黄素）耗尽，但血清铁和血红蛋白的含量仍在正常范围内，此时称为缺铁性贫血潜伏期，进一步发展则血清铁下降，血红素合成减少，血红蛋白下降，产生缺铁性贫血。人体内许多酶如细胞色素氧化酶、琥珀酸脱氢酶、乌头酸酶和黄嘌呤氧化酶及肌红蛋白等也含有铁，因而缺铁时也能影响细胞代谢和引起黏膜组织、脏器功能减退及外胚叶营养障碍和上皮细胞功能降低。近年来发现本病可有免疫异常，如某些患病儿童的 T 淋巴细胞可减少，还可有中性粒细胞功能缺陷等。

二、临床表现

1. 引起缺铁性贫血的原发性疾病的表现　如月经过多、消化性溃疡出血表现。

2. 贫血的一般表现　如皮肤和黏膜苍白、疲乏无力、头晕、心悸等，其轻重与贫血的程度和贫血的进展速度相关。个别患者可因贫血缺氧引起脑水肿和视盘水肿。

3. 组织中缺铁和含铁酶功能紊乱表现　可有反甲、舌炎、唇炎、口角皲裂、皮肤干燥，严重时吞咽困难（plummer - vinson 综合征），不过吞咽困难在我国患者中很少见。

三、辅助检查

（1）血象：呈低色素小细胞性贫血，平均红细胞体积（MCV）低于 80fl，平均红细胞血红蛋白含量（MCH）低于 26pg，红细胞平均血红蛋白浓度（MCHC）低于 320g/L。血涂片见成熟红细胞小，中心染色过浅，网织红细胞正常或稍增加，减少者少见。白细胞计数一般正常，血小板计数常增加，少数可减少。

（2）骨髓：红细胞系统增生活跃，以中晚幼红细胞为主，体积小，胞浆少，边缘不整齐，铁染色显示骨髓细胞外铁消失，骨髓细胞内铁减少（正常人 20%~40% 的有核红细胞内可见到 1~5 个铁小粒）。

（3）血清铁（SI）、血清铁蛋白（SF）、总铁结合力（TIBC）测定：SI 减低（正常值10.7~28.7μmol/L），TIBC 升高（正常值 3.3±0.3mg/L），因而血清转铁蛋白饱和度（SI/TIBC）降低，一般低于 15%，SF 明显减低或测不出（正常值 20~200μg/L）。

（4）红细胞游离原卟啉（FEP）测定：由于缺铁使红细胞利用原卟啉合成血红素减少，因而 FEP 升高。

（5）病因检查：根据引起缺铁性贫血的病因不同进行相应的检查，如消化道出血引起者可做 X 线钡餐造影、内镜检查，必要时 CT 检查等。

四、诊断及鉴别诊断

1. 诊断　①有引起缺铁的原因。诊断的关键是确定缺铁的病因，病因不明者一定要排除消化道病变。②小细胞低色素性贫血。③储存铁（SF 和骨髓细胞外铁）明显减少或消失，SI 和骨髓细胞内铁减少，TIBC 升高。④铁剂治疗有效。应注意当作为诊断性治疗时，只能应用口服铁剂。

2. 病情危重指标　①贫血症状明显，血红蛋白 < 60g/L 的重度贫血，特别是 < 30g/L。②临床发生吞咽困难，说明组织中明显缺铁。③发生视盘水肿和脑水肿。

3. 误诊漏诊原因分析　一般缺铁性贫血的诊断并不困难，但有时病因诊断困难，而原发疾病对患者的危害有时比贫血更严重，如贫血可能为消化道恶性肿瘤伴慢性出血所引起，若对这种原发病的诊断延误或漏诊，即使抗贫血治疗后一过性贫血减轻，也会很快因肿瘤广泛转移而致命。特别是中年以上男性和绝经后的妇女，无明显原因的缺铁性贫血，一定要排除这种可能性。

缺铁性贫血有时合并营养性巨幼细胞性贫血，称混合性贫血，MCV、MCH 和 MCHC 可能会正常而不是典型的缺铁性贫血的改变，若不仔细询问病史，不认真作其他实验室方面的检查，也会误诊漏诊。

4. 鉴别诊断

（1）慢性疾病贫血：可呈小细胞或小细胞低色素性贫血及 SI 和骨髓细胞内铁减低与缺铁性贫血相似，但慢性疾病贫血有慢性疾病（慢性感染、炎症或肿瘤）史，SF 和骨髓细胞外铁增高，TIBC 减低，铁剂治疗无效。

（2）海洋性贫血：呈小细胞低色素性贫血，与缺铁性贫血相似，但海洋性贫血有明显家族史，可有黄疸、脾大、网织红细胞增高等溶血的表现，HbF 和 HbA_2 增加，而 SF、SI 和 TIBC 多正常，铁剂治疗无效。

（3）铁粒幼细胞性贫血：可呈小细胞性贫血与缺铁性贫血相似，但铁粒幼细胞性贫血患者 SF、SI 和骨髓细胞内外铁均增高，并出现环状铁粒幼细胞，TIBC 减低，铁剂治疗无效。

（4）无转铁蛋白血症：呈低色素小细胞性贫血和 SI 减低，与缺铁性贫血相似，但无转铁蛋白血症是遗传病，ITBC 显著减小，铁剂治疗无效，而输正常人血浆，特别是缺铁性贫血患者的血浆有效，因为含有大量转铁蛋白。

五、治疗

1. 一般治疗　加强营养，进食富含铁的食品，如豆制品和肉类等，避免饮浓茶，以免影响铁的吸收。

一般不需要输血，只有当分娩或极重度贫血（Hb 低于 30g/L）症状较重时，可输注浓缩红细胞，每 200ml 可升高 Hb 10g/L。

（1）稀盐酸 10ml 口服，3 次/d，促进铁的溶解，有利于其吸收。

（2）维生素 C 0.1g 口服，3 次/d，可保持铁的还原状态，并使食物中三价铁变成二价铁，有利于其吸收。

2. 病因治疗 积极治疗原发病，去除原因，如婴幼儿及时添加食品；月经过多者积极治疗妇科疾病；消化道肿瘤应尽早手术切除。

3. 铁剂治疗

（1）口服铁剂：常首选硫酸亚铁0.3g或富马酸亚铁0.2g，3次/d口服，为减轻胃肠道反应可饭后服，若仍有反应时，可换用琥珀酸亚铁（速力菲）0.1g，3次/d口服或硫酸亚铁缓释剂（福乃得）0.5g，1次/d完整吞服不嚼碎。一般治疗4~5天后网织红细胞开始上升，7~12天达高峰，2周左右血红蛋白开始上升。当血红蛋白正常后，为补足贮存铁和防止复发，仍应继续治疗3~6个月。

若口服铁剂不能改善贫血，应考虑如下可能：①患者未按医嘱服药。②诊断不是缺铁性贫血。③引起贫血的病因尚未去除，出血量超过新生血量。④铁在消化道吸收不良。⑤存在其他抑制骨髓造血的疾病。因此应对上述原因逐项核实，解决后方能提高疗效。

（2）注射铁剂：适应证：有明显胃肠道疾患或妊娠呕吐者，不能服用铁剂或服后不能吸收；对口服铁剂有严重的胃肠道反应；慢性失血使铁丢失过多，通过口服不能补偿；妊娠晚期伴严重缺铁性贫血，亟待改善铁的供应者。

剂量、用法和注意事项：铁的注射总量（mg）：300×（15-患者血红蛋白克数/dl）+500。首剂50mg，臀部深位肌肉注射，若无反应，以后隔日注射100mg，直至总剂量给完为止。少数患者注射部位可有疼痛，个别患者可有全身过敏反应，应当注意，疼痛明显和有过敏反应者应停止注射。

（王义平）

第五节　铁粒幼细胞性贫血

铁粒幼细胞性贫血（SA）是一组由多种不同原因引起血红素合成障碍和铁利用不良的疾病，以骨髓中有大量环形铁粒幼细胞、无效红细胞生成、组织中铁显著增加以及血中不同比例的低色素红细胞为特点。世界卫生组织（WHO）对环状铁粒幼细胞的定义为幼红细胞含铁粒10个以上，绕核周分布≥1/3核周径。

SA可分为遗传性和获得性两大类，获得性又分为原发性和继发性，后者常继发于嗜酒、药物和毒物。其发病机制主要与红系细胞δ-氨基乙酰丙酸（ALA）合成酶缺乏、吡哆醇代谢障碍及骨髓无效红系造血有关。

一、病因和发病机制

（一）病因

主要有获得性和遗传性两类。

1. 获得性 原发性SA。继发性SA：药物（异烟肼、吡嗪酰胺、环丝氨酸、氯霉素等），乙醇，重金属中毒，慢性肿瘤性和炎症性疾病等。

2. 遗传性SA 分X连锁、常染色体遗传及线粒体DNA突变相关3种。

（二）发病机制

其发病机制尚不是很清楚，主要从本病可能发生的生化损害及贫血发生机制两方面探讨。

研究证实本病在线粒体内血红素合成方面存在缺陷，吡哆醇（维生素 B_6）代谢存在紊乱。

在红细胞线粒体中，作为卟啉生物合成的第一步，甘氨酸与琥珀酸辅酶 A 结合成 δ - 氨基 γ 酮戊酸。吡哆醇则在体内转变成具有生物活性的 5 - 磷酸吡哆醛，后者作为 ALA 合成过程不可缺少的辅酶参与这一反应。有证据表明本病的发生是由于这一生化过程存在着遗传缺陷，而各家族的生化缺陷不一定相同。一些动物试验提示缺乏吡哆醇出现典型的铁粒幼细胞性贫血，说明吡哆醇在发病中的可能作用。铁粒幼细胞贫血可由药物引起，这些药物减少血中吡哆醇的水平及中幼红细胞 ALA 合成酶的活性。

部分病例提示有 ALA 合成酶的缺陷，部分病例 ALA 合成酶活性低下，当用吡哆醇治疗后该酶活性恢复。有研究定位该基因于 X 染色体 p11，12，并发现 X 性连锁基因 ALA 合成酶 DNA 水平的缺陷后，证实了某些遗传性的性连锁病例是由于该酶的结构变异，从而导致其功能异常。

二、诊断步骤

（一）病史采集要点

1. 起病情况　获得性 SA 发病隐匿，见于中、老年，常难追述确切的发病时间；遗传性 SA，男性多见，X 连锁病例较常染色体遗传为多，多于婴儿或儿童期发病，亦可迟至中年甚至老年才发病。

2. 主要临床表现

（1）获得性 SA：主要表现为贫血的症状和体征，苍白、易疲劳、衰弱、活动后呼吸困难及心悸，多数患者因其他疾病检查血象时才发现贫血，肝脾可轻度肿大。

（2）遗传性 SA：少见，患儿于出生后数月或数年，贫血即很明显，甚至出生前就有贫血，部分患者有脾大。临床有铁负荷过多的表现，如皮肤色素沉着呈古铜色、肝脾肿大、肝功能受损、性功能减退、糖尿病或心力衰竭。

3. 既往病史　对原发性 SA，病因常难以寻找，部分患者有放、化疗史；继发性 SA 则可有嗜酒史或某些药物服用史，最常见的药物是异烟肼、吡嗪酰胺和环丝氨酸，均为吡哆醇拮抗药；部分继发性 SA 患者可发现有铅、锌等化学物质中毒史。遗传性 SA 患者可有相应家族史。

（二）体格检查要点

1. 一般情况　疲乏，精神差，中度以上贫血可有低热。

2. 皮肤　皮肤、睑结膜、甲床、口唇苍白，呈不同程度的贫血貌。遗传性 SA 或因长期输血继发血色病患者可有皮肤黏膜色素沉着呈古铜色。

3. 肝、脾　获得性及原发性 SA 可有轻度肝脾肿大，遗传性 SA 肝脾肿大明显，脾肿大更为明显。

4. 其他　长期贫血患者可合并贫血性心脏病，可有心率快、心脏增大、心脏杂音等体征。继发性 SA 可有相应病因所导致其他器官受损的体征，如酗酒所致可有酒精性肝硬化的相应体征。

（三）门诊资料分析

1. 血常规　特发性 SA 患者一般呈不同程度的大细胞性贫血，继发性 SA 则常为低色素性贫血，但它们的血涂片常包括一群低色素细胞，红细胞呈双形性，即部分红细胞为低色素性，而另一部分红细胞为正色素性，同时伴组织铁高负荷，红细胞大小不等，嗜碱性点彩；白细胞和血小板数常正常，有时血小板增多可 $> 600 \times 10^9/L$，如有白细胞和（或）血小板减少应仔细观察有无病态造血。网织红细胞正常或轻度增高。

遗传性 SA 患者常呈小细胞低色素性贫血，有红细胞双形性，性连锁女性患者携带者，可有明显的双形性细胞。

2. 其他检查　大、小便常规常正常。特发性或遗传性 SA 生化检查如肝功能、肾功能等一般正常，继发性 SA 可根据原发病因的不同出现相应的脏器功能损害的证据。

3. 病史、体征和检查　提示患者主要表现为不同程度的贫血，除有明显家族遗传史的患者，一般病因较难通过初步检查寻找。

（四）进一步检查项目

1. 骨髓涂片检查　骨髓涂片了解红系造血情况，应观察：①有核细胞特别是红系增生情况；②红系有无异常增生或病态造血的表现，如空泡、小细胞、大细胞或双核原始红细胞等；③骨髓普鲁士蓝染色有无病理性铁粒幼细胞，SA 患者可为环形铁粒幼细胞（可高达红细胞的 40% 以上）其胞浆之中普鲁士蓝性颗粒的数量增加；④粒系和巨核系有无病态造血；⑤骨髓储存铁常增加。

2. 染色体检查　伴性遗传 SA 患者 X 染色体改变很重要，常表现为 Xq13 断裂点。近年来，获得性难治性 SA 逐渐被认为具有克隆特性，重要佐证是发现其骨髓细胞遗传学的异常，以 8、11 及 20 号染色体的改变最为多见，也报告过 Ph 染色体。

3. 铁代谢相关检查　SA 患者常有铁负荷过高，其铁代谢可有不同程度异常，可与其他贫血性疾病如缺铁性贫血相鉴别。SA 常有血清铁浓度显著增高，血浆总铁结合力减低，血清铁饱和度显著增高，血清铁蛋白浓度增高，红细胞内游离原卟啉（FEP）含量减少或在正常范围。

4. 辅助检查　如心电图、腹部 B 超及全套肝肾功能生化检查等，以利于鉴别诊断和了解疾病对全身重要脏器功能的影响情况，为正规治疗作准备。

三、诊断对策

（一）诊断要点

诊断主要根据难治性贫血，红细胞具有双形性，骨髓可见环形铁粒幼细胞及幼红细胞无效生成等特点进行诊断。

（二）鉴别诊断要点

本病需和以下疾病鉴别：

1. 地中海贫血　为一组遗传性疾病，呈细胞低色素性贫血，可有肝脾肿大。但常有网织红细胞增高、皮肤巩膜黄染等，骨髓检查无病态造血现象，红细胞大小不等，靶形红细胞多见，血红蛋白电泳可发现 Hb - F 或 Hb - A2 增高，有的尚可见异常血红蛋白带。

2. 缺铁性贫血　呈典型小细胞低色素性贫血，骨髓及血涂片见红细胞中心淡染区扩大，无效造血现象，细胞内铁及外铁均减少，化验检查可发现铁蛋白和血清铁降低。

3. 巨幼红细胞性贫血　特发性 SA 表现为大细胞性贫血者，应与巨幼红细胞性贫血相鉴别。

（三）临床类型

1. 遗传性铁粒幼细胞性贫血　可分为 X 染色体伴性遗传（性联性）、常染色体显性或隐性遗传，常为维生素 B_6 反应性，以伴性型多见。

2. 获得性铁粒幼细胞性贫血　①原发性：又称特发性，病因常不明，为骨髓增生异常综合征中一型。②继发性：其他疾病伴发；药物或毒物伴发；其他：乙醇中毒，铜缺乏，锌过量摄入等。

四、治疗对策

（一）治疗原则

（1）辨别 SA 的各种类型，对考虑为继发性因素所致者，应去除相关因素，如停用相应药物等。

（2）遗传性 SA 使用维生素 B_6 治疗，其他类型 SA 也可试用维生素 B_6 治疗。

（3）对症、支持治疗。中、重度贫血可输注浓缩红细胞。

（二）治疗计划

1. 遗传性 SA　确诊者均应使用大剂量维生素 B_6 治疗，$100 \sim 200$mg/d，至少 3 个月，$25\% \sim 50\%$ 血红蛋白可恢复或接近正常，此后应以 $10 \sim 30$mg/d 维持终生，但红细胞形态改变并不能完全消失，异常的铁粒幼细胞还可继续存在。如果骨髓幼红细胞有巨幼样改变者，可同时加用叶酸。X2LAS 基因突变在 Xp11.21 无神经症状，维生素 B_6 有效；突变在 Xq13.1 ~ 13.3 有共济失调和震颤，红细胞游离原卟啉增高，维生素 B_6 疗效不佳。贫血重者应输血，长期多次输血可发生继发性血色病。血色病时，长期用去铁胺 $0.5 \sim 1.0$g/d，肌内注射。

2. 原发性 SA　应试用维生素 B_6 $100 \sim 200$mg/d 治疗，多数患者无效，仅有极少部分有效但疗效亦较小。对 B6 无效者，部分学者建议可试用环孢素治疗。贫血较重病例可选择大剂量雄激素治疗，至少 3 个月，但疗效常不显著。贫血严重需依赖输血者，应定期用铁螯合剂驱铁。

3. 继发性 SA　治疗原发病，停止接触或停用可能导致 SA 的毒物或药物。可试用维生素 B_6 治疗。

五、病程观察及处理

（1）治疗期间定期检测外周血象，了解药物治疗效果。
（2）观察患者症状缓解情况。
（3）记录输血次数及量，对长期输血者注意发生血色病可能。

六、预后

对吡哆醇治疗有效者能较好地生存多年，而无效者常因骨髓衰竭、严重贫血、心律失常、肝功能衰竭或继发感染而死亡。

（王义平）

第六节 自身免疫性溶血性贫血

一、概论

自身免疫性溶血性贫血（autoimmune hemolytic anemia，AIHA）是由于 B 细胞功能异常亢进，产生抗自身红细胞抗体，使红细胞破坏加速而引起的贫血。

（一）分类

AIHA 的自身抗体根据其作用于红细胞时所需的温度不同，分为温抗体型和冷抗体型两大类。

1. 温抗体 一般在 37℃ 时与红细胞结合最活跃的自身抗体称为温抗体，其可分为温性不完全抗体及温性自身溶血素。温性不完全抗体约占所有自身抗体的近 70%，主要是 IgG，其次是 IgM、IgA。IgG 温性不完全抗体又可分为多种亚型，主要为 IgG1 及 IgG3，IgG2 及 IgG4 均少见。

2. 冷抗体 一般在 20℃ 以下与红细胞结合最活跃的自身抗体称为冷抗体。凝集素性 IgM 较多见于冷凝集素综合征，可直接在血循环中发生凝集反应，所以是完全抗体。另外还有一种特殊冷抗体见于阵发性冷性血红蛋白尿症。其在 20℃ 时吸附在红细胞上，当温度升高后即与细胞分离，称为冷热抗体（Donath Landsteiner antibodv，D–L 抗体）。

（二）病因

无论温或冷抗体型溶血性贫血，按其病因均可分为原因不明性（原发性）和继发性两大类。近年来由于诊断技术的不断完善，继发性病人数逐渐增加，约高达 55%。继发性温抗体型 AIHA 的原发疾病包括造血系统肿瘤（如白血病、淋巴瘤、骨髓瘤和巨球蛋白血症）、自身免疫性疾病（如系统性红斑狼疮、硬皮病、类风湿关节炎）、感染性疾病（特别是儿童病毒感染）、免疫功能低下（如低丙种球蛋白血症、异常球蛋白血症、免疫缺陷综合征）、胃肠系统疾病（如溃疡性结肠炎）以及良性肿瘤（如卵巢皮样囊肿）等。

继发性冷凝集素综合征可继发于各种感染。阵发性冷性血红蛋白尿症可继发于病毒或梅毒感染。

（三）病机制

本病的发生机制有 3 种可能性：①病毒、药物等作用于红细胞膜，改变其抗原性，刺激体内产生抗红细胞自身抗体。②淋巴组织因感染、肿瘤、遗传基因突变及免疫缺陷等因素，使机体失去免疫监视功能，无法识别自身红细胞，进而产生异常的自身抗体。③辅助性 T 细胞（Th）功能紊乱。Th2 功能亢进，以致产生 IL–4、IL–6 和 IL–10，激活 B 细胞，产生自身红细胞抗体。

AIHA 的红细胞破坏方式主要有 2 种形式：

1. 血管外红细胞破坏 主要见于温抗体型 AIHA。红细胞膜上吸附 IgG 等不完全抗体或补体而致敏。被不完全抗体致敏的红细胞不能很快在血管内破坏而溶血，但可在单核巨噬细胞系统内被巨噬细胞反复吞噬而溶血。巨噬细胞膜上可有 1×10^6 IgG 的 Fc 受体（FcR），它们随巨噬细胞的活跃程度而增减。受体共有 3 种类型：FcR I 、FcR II 及 FcR III。FcR I 几乎都与血浆内单体 IgG 结合，FcR II 和 FcR III 则主要与致敏红细胞膜上的 IgG 相结合。FcR III 对 IgG3 及 IgG1 有重要作用（IgG3 > IgG1），而对 IgG2 及 IgG4 无反应。体外实验观察到，IgG1 和 FcR III 结合后主要为吞噬作用，而 IgG3 与 FcR III 结合后则为细胞毒溶解，最后在脾内破坏。具有 IgG3 的患者都有溶血征象，而单独 IgG1 者仅 65% 有溶血反应。由此可见，IgG3 对致敏红细胞的破坏作用远较其他亚型严重。

当吸附有 IgG3 或 IgG1 的红细胞一旦与巨噬细胞相遇，其接触部分即可变形，最后被巨噬细胞吞噬；往往只有一部分膜被拖住而消化，红细胞膜发生缺损，虽能自行修复，但膜内蛋白质及磷脂类物质反复丧失后，红细胞趋向球形，最终主要在脾索内阻留破坏。巨噬细胞膜上也有 C3b 受体，如果红细胞膜同时被 IgG 和 C3 致敏，则可加速脾脏对红细胞的破坏作用。

巨噬细胞的吞噬过程一般包括"识别"、"附着"与"摄入"三个阶段，其中"识别"是由巨噬细胞表面的 IgG Fc 受体及 C3b 受体共同介导，"附着"主要依赖 C3b 受体，而"摄入"则主要依赖 IgG Fc 受体。C3 的"附着"作用加上 IgG 的促进"摄入"作用大大增加了巨噬细胞效应而致严重溶血，破坏场所主要在脾脏。

如果单独补体致敏红细胞，除补体被远离红细胞的免疫复合物激活而结合在红细胞膜上导致血管内溶血外，也可使致敏红细胞在肝内破坏，因为肝脏体积大、血流丰富，巨噬细胞数量比脾脏要多。但单纯 C3 型血管外溶血一般都较轻微，因为此类致敏红细胞常仅"附着"在巨噬细胞表面而未被"摄入"，可能不致被吞噬。

2. 血管内红细胞破坏　常见于阵发性冷性血红蛋白尿症，较少见于冷凝集素综合征。血管内红细胞破坏主要由于抗体激活补体引起，后者通过传统途径而引起溶血。抗体（主要系 IgM，少见的有 IgG，IgG 中以 IgG3 最活跃，其次为 IgG1 及 IgG2）与红细胞膜上的抗原结合后抗体结构发生改变，使原来被掩盖的位于 Fc 段上的 CH2 区域补体结合点暴露，与 C1q 相结合（C1 是由 C1q、C1r 和 C1s 所组成）。C1q 是补体中最大的蛋白质，当 Cq 被结合后，结构发生变异，露出酶活性部分，作用于 C1s，最终导致 C1 分子被激活（C1），随后 C3 激活，裂解为 C3b，黏在红细胞膜上。通过一系列激活和裂解作用使 C5b 与 C6~9 结合成复合体，淹没在红细胞双层脂膜中，使红细胞膜损伤，发生离子渗漏，特别是 K^+ 丧失，Na^+ 进入细胞，最终导致红细胞肿胀，红细胞破坏，以致在血管内溶血。

冷凝集素综合征时，IgM 冷凝集素抗体在末梢循环 <30℃ 时结合到红细胞膜上，激活全补体，形成复合物，导致血管内溶血和 Raynaud 现象。如 IgM 在致敏红细胞的过程中未被破坏，复温后冷抗体从细胞表面脱落，补体可被血浆 C3 灭活剂分解。而巨噬细胞上无 IgM 受体，所以仅有被 IgM 致敏的红细胞而无补体激活者不会发生溶血。

阵发性冷性血红蛋白尿症系血浆中一种冷性 IgG 自体抗体，非常容易固定补体；在 20~25℃ 时与 IgG 结合，复温至 37℃ 时全补体迅速被激活，导致血管内溶血。

（四）辅助检查

1. 直接抗球蛋白试验（direct Coombs test，DAT，又称直接 Coombs 试验）　为检测免疫性溶血性贫血的经典方法，能较敏感地检测吸附在红细胞膜上的不完全抗体和（或）补体，是诊断 AIHA 的重要实验室指标。DAT 检查是将人血清免疫家兔后得到的含有抗体的兔血清与红细胞表面的不完全抗体 Fc 段相结合，导致致敏红细胞相互聚集，即为 DAT 阳性反应。温抗体型 AIHA 又可分为 3 个亚型，即 IgG 型、IgG 及 C3 型，以 IgG 及 C3 型为多见，且临床病情较重。仅抗 C3 抗体阳性者临床病情最轻。在冷凝集素综合征的患者中以抗 C3 抗体多见。

此外尚有 2% ~4% AIHA 虽有典型临床表现，并对激素疗效较好，但 DAT 为阴性，可能系假阴性。

假阴性见于红细胞膜上吸附抗体过少，不足以引起 DAT 阳性。

假阳性见于：①正常人因感染使红细胞被 C3 致敏。②某些疾病（如肾炎、PNH 等）使体内 C3 水平提高。③红细胞 C3 受体结合循环免疫复合物。④某些抗生素（如头孢菌素）使红细胞非特异性吸附血浆球蛋白。

2. 间接抗球蛋白试验（IAT） 当体内自身抗体大量合成，红细胞膜上抗原位点都被占用，抗体不能再吸附时，或致敏红细胞在体内大量崩溃时，才使血清中出现游离的自身抗体。lAT 检查是以正常人 Rh 基因型 O 型红细胞为标准试剂，分别与患者血清相孵育，然后将吸附过的"O"型红细胞做 DAT，阳性结果说明患者血清中存在有游离抗体或补体。极个别正常人血清也可引起 IAT 阳性。

3. 酶处理红细胞凝集试验 用胰蛋白酶、木瓜蛋白酶及菠萝蛋白酶等处理红细胞方法检测血清中游离的抗体。方法是将酶处理 Rh 基因型的 O 型红细胞分别与患者血清相孵育，发生凝集反应者为阳性结果。该方法是检测血清中自身抗体的有效方法。

酶处理红细胞的作用机制推测是由于蛋白水解酶能水解红细胞表面的 N 乙酰神经氨酸，减低了红细胞膜的 Q 电位，缩短了红细胞之间的正常间距，从而使直径较小的 IgG 分子得以搭接在两个邻近红细胞上，提高了不完全抗体致敏红细胞的凝集敏感性。

IAT 阳性者可将患者血清分别在 20℃ 及 37℃ 与胰蛋白酶处理的红细胞进行溶血及凝集试验。温抗体型 AIHA 仅在 37℃ 时溶血试验呈弱阳性反应而凝集试验则为强阳性反应；而冷凝集素综合征者仅在 20℃ 时溶血及凝集试验均为强阳性反应。所以可用 IAT 及酶处理红细胞凝集溶血试验来鉴定自身抗体的性质。

二、温抗体型自身免疫性溶血性贫血

AIHA 中以温抗体型占绝大多数，1980 年 Petz 曾统计其占 80.3%，以女性多见，尤其是原发性者。从婴儿至老年都可累及，有报道 73% 为 40 岁以上。大约 1/4 患者是继发于免疫系统疾病，常见的是淋巴增殖性疾病、自身免疫性疾病、先天性免疫缺陷性疾病，各种药物可刺激抗体形成，导致相似的综合征。

（一）临床表现

本病临床表现和临床过程多样化，轻重不一，以慢性为多。轻微患者在稳定代偿阶段，红细胞数可接近正常范围，仅有 Coombs 试验阳性。大多数患者起病较慢，有头昏及全身虚弱，有中到重度贫血 [Hb60 ~100g/L；网织红细胞占 10% ~30%，（200 ~600）×10^9/L]，球形红细胞增多和脾肿大，偶尔有静脉血栓形成。急性发病多见于小儿，特别是伴有感染者，偶尔也见于成年患者。起病急骤，有寒战、高热，患者诉腰背痛、呕吐和腹泻。症状极严重者可有休克及神经系统表现（如头痛、烦躁甚至昏迷）。苍白及黄疸约见于 1/3 患者，以黄疸为首发症状者较少见，半数以上有脾肿大，一般轻至中度肿大，质硬不痛。1/3 患者有中度肝肿大，中等硬度而不痛。淋巴结肿大在原发性者仅有 23%。26% 温抗体型既无肝脾肿大，也无淋巴结肿大。

（二）辅助检查

1. 血象　可表现为红细胞和血红蛋白降低，为中、重度正细胞正色素性贫血。血涂片上可见多量球形细胞。网织红细胞多增高，一般 >5%，有的可高达 50%。溶血危象时网织红细胞明显减少，可能自身抗体同时作用于幼红细胞所致。网织红细胞减少者预后多不佳。半数以上患者白细胞数正常。急性溶血时白细胞增多，甚至呈类白血病反应。血小板数多在正常范围，偶以血小板增多为首见表现者。有些患者在病程中发生免疫性血小板减少性紫癜，称为 Evans 综合征。可见在严重 AIHA 中自身免疫可以同时累及血小板。继发性者以自身免疫性疾病、系统性红斑狼疮最常见。起病时常有血小板减少。

2. 骨髓象　造血细胞增生活跃，以幼红细胞增生为主，粒红比例倒置。病程中幼红细胞可呈巨幼样变，但血清叶酸及维生素 B_{12} 测定都在正常范围。

3. 血液生化检查　血清中胆红素升高，以间接胆红素升高为主。血清结合珠蛋白下降。当有血管内溶血时可有游离血红蛋白升高及出现血红蛋白尿。

（三）诊断

对获得性溶血患者，DAT 阳性，为 IgG 和（或）C3 型，4 个月内无输血或特殊药物史，结合临床表现，可考虑为温抗体型 AIHA。对 DAT 阴性的 AIHA 诊断比较困难，有条件时可进行酶处理红细胞凝集试验，以检测血清中游离的自身抗体。简便的方法可通过激素治疗有效和排除其他溶血性贫血而得到确诊，然后再进一步确定是原发性还是继发性。

（四）治疗

1. 积极寻找病因、治疗原发病尤为重要　如系统性红斑狼疮引起的 AIHA，治疗时可加大泼尼松剂量。淋巴瘤、慢性淋巴细胞白血病引起的 AIHA，经化疗原发疾病缓解后溶血也纠正。药物引起时，停用药物，溶血也纠正。

2. 肾上腺皮质激素　为治疗温抗体型 AIHA 的首选药物。其作用机制是糖皮质激素能溶解淋巴细胞抑制抗体的产生；改变抗体对红细胞表面抗原的亲和力，迅速降低红细胞结合的抗体浓度；阻滞单核 - 巨噬细胞吞噬和破坏表面有免疫球蛋白覆盖的红细胞。

当患者出现明显的临床症状，首先选用泼尼松治疗。剂量一般为 1 ~ 1.5mg/（kg·d），见效者一般于 10d 后可见网织红细胞逐步下降，随后血红蛋白及红细胞计数上升。如用泼尼松治疗 3 周无效，需及时更换其他疗法。待血红蛋白上升至正常水平后原剂量维持 4 ~ 6 周，然后逐渐每周减少日服量 10 ~ 15mg；待每日量达 30mg 后，每周或每 2 周减少日服量 5mg；至每日量仅有 15mg 后，每 2 周减少日服量 2.5mg。小量激素维持至少 3 ~ 6 个月。文献报道，约 75% 患者可获得缓解，但这些患者有 50% 会因泼尼松减量或停药而复发。如出现复发，则需回复至先前最后一次有效剂量，直至获得疗效为止。仅有 15% ~ 20% 患者在撤除激素后能获得长期缓解。对重度溶血或病程进展较快者可采用大剂量甲泼尼龙冲击治疗，剂量为 1g/d，连用 3d，然后改为常规剂量。

3. 脾切除　脾脏是产生抗体的器官，又是致敏红细胞破坏的主要场所。当激素治疗无效，或虽然有效，但激素需要量太大（泼尼松 >20mg/d），以至无法进行有效维持治疗的患者，可考虑进行脾切除术，有效率为 50% ~ 60%。

4. 免疫抑制剂 当激素治疗无效或需较大剂量激素维持治疗者可用免疫抑制剂治疗，有效率约50%。最常用的药物有环磷酰胺、硫唑嘌呤、甲基苄肼和甲氨蝶呤等。环磷酰胺为50~100mg/d或硫唑嘌呤为2mg/（kg·d）。此类免疫抑制剂可与小剂量激素同用（泼尼松每日10~20mg），待溶血缓解、血红蛋白升高，可先将激素减量或停用。硫唑嘌呤25mg，隔日1次或每周2次维持，总疗程约需半年。在减量中如疾病复发，可恢复原来的剂量；停用免疫抑制剂后患者又复发，可重复应用激素。如4周内还未见效，可稍加大剂量，或改用其他药物。用药时必须定期检测血象。

5. 大剂量IVIG 剂量为400mg/（kg·d），5d为一疗程，有效率约40%。其作用机制是阻断巨噬细胞上的Fc受体，从而使抗体覆盖的红细胞破坏减少，可迅速使溶血停止；但作用较短暂，疗效不如特发性血小板减少性紫癜。

6. 其他药物

（1）达那唑：为人工合成的雄激素，有报道达那唑与泼尼松合用治疗继发于SLE的难治性AIHA有效。剂量为600mg/d，应用时需定期检测肝功能，发现有肝损者需及时停药。

（2）环孢素：是一种有效的免疫抑制剂，已用于治疗AIHA，并有成功的报道。

7. 血浆置换 原理是运用血细胞分离器将患者富含抗体的血浆去除，换以正常血浆。适用于严重患者，特别是Evans综合征，但效果是暂时的，无根治作用，因为IgG抗体主要在红细胞表面，血浆中很少。

8. 输血 要严格掌握指征。因为绝大多数AIHA患者可在短期内经激素治疗而纠正贫血。由于自身免疫性溶血患者的自身抗体有时对输入的红细胞也有致敏作用，因而输入红细胞的寿命明显缩短，发生溶血。因此原则上不予输血，如发生溶血危象或极度贫血，应输三洗红细胞悬液。同时输血前严格做好交叉配血试验，输血前或开始时应用地塞米松5mg或氢化可的松200mg，可减轻溶血。

（五）预后

温抗体型AIHA经积极治疗，必要时辅以脾切除，不少患者均能控制溶血。按照AIHA的分型，根据红细胞破坏的程度不同，病变程度也不同：IgG+C3型对红细胞破坏最甚，IgG居中，而单纯C3型破坏最轻。一般患者恢复较缓慢，需要几个月甚至几年。

三、冷抗体型自身免疫性溶血性贫血

（一）冷凝集素综合征

冷凝集素综合征（Cold agglutinin syndrome，CAS）与温抗体型AIHA相比较少见，主要发生在中老年，Lawrence报道在AIHA中CAS约占15.6%。CAS可分为原发性和继发性两类。继发性多见于支原体肺炎及传染性单核细胞增多症，其次为淋巴系统肿瘤，偶见于慢性粒细胞白血病、骨髓瘤、系统性红斑狼疮、慢性肝病、巨球蛋白血症、疟疾、流感等。

1. 临床表现和发病机制 原发性进展很慢，大多数患者在寒冷环境下血液中冷抗体作用活跃，红细胞凝集导致局部血流滞缓。临床表现为耳廓、鼻尖、手指及足趾发绀，但一经加温即见消失。患者体征较少，除贫血和黄疸外，肝、脾、淋巴结肿大多不明显。继发性患者常以原发疾病的症状为主。某些患者因急剧血管内溶血而出现血红蛋白尿。

2. 辅助检查 常有轻至中度贫血，无明显红细胞畸形及大小不一，白细胞和血小板数

多正常。可有轻度高胆红素血症。反复发作者有含铁血黄素尿，网织红细胞轻度增高。气温过低时静脉抽血可发现有红细胞凝集现象。

冷凝集素试验阳性，尤其是继发性 CAS，效价可高致 1 : 1 000 甚至 1 : 6 000（正常 <1 : 64）。当温度升高达 30℃ 时，在白蛋白或生理盐水内凝集素效价仍然增高，具有 CAS 的诊断价值。

3. 诊断　冷凝集素效价显著增高，DAT 阳性（主要是 C3 型）而 IgG 阴性，少数有酸溶血试验及糖水试验阳性。结合临床表现，可诊断为 CAS。

4. 治疗

（1）避免寒冷最重要，在室内保持较高的温度及在室外多穿衣服可预防 CAS 患者发生溶血危象。对轻微、代偿性贫血的 CAS 患者，不需特殊治疗。

（2）对较严重、原发性的 CAS 患者，糖皮质激素和脾切除治疗是无效的。苯丁酸氮芥治疗效果满意，剂量为 2 ~ 4mg/d，至少 3 个月才能决定疗效，可使症状减轻、冷抗体效价降低及血红蛋白上升。环磷酰胺也可应用，每日 100mg 口服。应用此类药物治疗时要定期检测血象。个别也有用青霉胺获得较好效果，它可降低冷凝集素及溶血素的浓度。

（3）对急性继发性 CAS 患者，要积极治疗原发病，可以补充叶酸。

（4）输血：应尽量避免，因冷凝集素的存在使配血发生困难，而且输血可能激发溶血。如病情危重，必须输血时应输经洗涤后的红细胞，并应预温至 37℃ 后保温输注（包括输液）。配血试验应在 37℃ 进行。

（5）血浆置换：可在短时间内清除 IgM 抗体，用于重型溶血患者，但仅有短暂效果，应与免疫抑制剂合用，治疗时必须注意保温。

5. 预后　CAS 的预后较温抗体型 AIHA 为好，多数为轻度贫血，能长期存活。

（二）阵发性冷性血红蛋白尿

阵发性冷性血红蛋白尿（paroxysmal coldhemoglobinuria，PCH）是一种罕见的冷抗体型 AIHA，以全身或局部受寒后突然发生的急性血红蛋白尿为特征，以儿童为常见，Dacie 和 Worlledge 报道在 AIHA 中 PCH 约占 5.1%。原发性 PCH 少见；继发性 PCH 大多继发于病毒感染，如水痘、传染性单核细胞增多症、麻疹、腮腺炎、腺病毒和流感病毒感染等，少见继发于梅毒。

1. 发病机制　PCH 的溶血是由于血中存在一种 7 s IgG 冷抗体（即 D－L 抗体）所致。当温度 <20℃ 时，冷抗体即结合于红细胞上并激活补体。当温度升高至 37℃ 时，抗体脱落，补体激活的顺序完成，即发生溶血。D－L 抗体是一种溶血素，也有凝集作用。

2. 临床表现　多有明显受寒诱因。急性发作为寒战、发热（可高达 40℃）、全身乏力、腹部不适、腰背及下肢疼痛、恶心、呕吐，继而出现暗红色或酱油色尿。全身症状较 CAS 为重，受寒病史至血红蛋白尿发作约数分钟至 8h。急性全身反应及血红蛋白可在数小时内消失，偶有几日者。梅毒引起的 PCH 可有 Raynaud 现象。偶见有冷性荨麻疹。

3. 辅助检查　一般贫血不严重，但发作时贫血较严重，进展迅速，外周血有红细胞大小不一及畸形，并有球形红细胞、红细胞碎片、嗜碱性点彩细胞及幼红细胞。反复发作后有含铁血黄素尿。冷热溶血试验（Donath－Landsteiner test）可阳性；DAT 阳性，为 C3 型。

4. 诊断　冷热溶血试验阳性为诊断本病的主要依据，结合临床表现，可诊断为 PCH。

5. 治疗　保暖最为重要。积极治疗原发病，同时采用支持疗法。

6. 预后 本病大多呈自限性，虽然发作时症状严重，但在几日或几周后可自发缓解。一般 D－L 抗体在发病 2～3 个月后消失，但也有持续多年的。

（王义平）

第七节 阵发性睡眠性血红蛋白尿

阵发性睡眠性血红蛋白尿（paroxysmal nocturnalhemoglobinuria，PNH）是红细胞膜的获得性缺陷引起的对补体异常敏感的一种慢性血管内溶血，临床表现以睡眠有关的、间歇发作的血红蛋白尿为特征，可伴有全血细胞减少或反复血栓形成。

一、病因和发病机制

其病因不太清楚，可能与化学、放射或病毒感染有关。其发病机制为 PNH 细胞的PIG－A 基因发生了突变，导致 PIG－A 蛋白生成减少或缺失，进而导致 GPI 锚连蛋白（如补体调节蛋白 CD55、CD59）减少或缺失，易被补体破坏而引起溶血等临床表现。

二、诊断步骤

（一）病史采集要点

1. 起病情况 发病隐袭，病程迁延，病情轻重不一。发病高峰年龄在 20～40 岁，男性显著多于女性。

2. 血红蛋白尿 以血红蛋白尿为首发症状者占 25%，血红蛋白尿发作的轻重各不相同，在同一病例不同时期发作轻重亦不一致，典型者尿呈酱油色或红葡萄酒色，晨醒时明显，可伴乏力、腰背部疼痛、发热。持续时间不定，数日或数周；血红蛋白尿发作可频繁，也可偶发或数月 1 次，对于后者易被忽视；急性发作与缓解交替出现，其发作常有一定诱因，如睡眠、劳累、感染、输血反应、药物（铁剂、维生素 C 等）、酸性食物、精神紧张、月经、妊娠、手术、剧烈运动等。轻型血红蛋白尿仅表现为尿潜血阳性；也有约 25% 的患者从无发作血红蛋白尿。

3. 贫血、感染与出血 大多患者有不同程度中、重度贫血，由于贫血大多缓慢发生，患者常有较好的适应能力，仍能活动，甚至工作。有的患者全血细胞减少，可有感染、出血如轻度皮肤、牙龈等出血，女性月经量增多。

4. 合并症 常有各种合并症如血栓、胆结石、肾功能衰竭、贫血性心脏病等，多数有不同程度的缺铁表现。

（二）体格检查要点

（1）多数患者为贫血貌，皮肤、黏膜苍白，巩膜、皮肤黄染。由于含铁血黄素沉积使脸色及皮肤呈暗褐色。

（2）5% 左右患者轻度肝肿大或脾大，15% 患者轻度脾肿大。

（3）血小板减少者可有皮肤出血。

（三）门诊资料分析

（1）血常规：绝大多数患者有不同程度的红细胞、血红蛋白减少，如血红蛋白尿频繁发作，尿铁丢失过多，呈小细胞低色素性贫血，50%患者呈全血细胞减少。网织红细胞常增多，急性溶血时外周血出现有核红细胞，但不像其他溶血病那样明显。

（2）尿常规：血红蛋白尿发作期尿潜血试验阳性，尿含铁血黄素试验阳性。

（3）血清间接胆红素升高，乳酸脱氢酶升高。

（四）进一步检查项目

1. 骨髓检查　大多数呈增生性贫血骨髓象，以红细胞系增生明显。少数增生减低，甚至出现再障的骨髓象。

2. 血浆游离血红蛋白增高，结合珠蛋白减低。

3. 补体敏感性增高试验

（1）酸溶血（Ham）试验：为特异的诊断试验。本病阳性率约78%。若试验血清中的补体含量不足，或患者的敏感红细胞太少，可为阴性。

（2）蛇毒因子溶血试验：其特异性与Ham试验相似，但较Ham试验敏感，同时检测可互相补充。

（3）糖水溶血试验、热溶血试验：敏感性高，但特异性差，易出现假阳性。在遗传性球形红细胞增多症、某些自身免疫性溶血性贫血时也可出现阳性。

4. 流式细胞仪检测CD55和CD59　这是目前诊断PNH的敏感性和特异性均较高，可检出补体敏感性增高试验不能检出的患者。有助于早期诊断PNH，还有助于早期发现再障发生PNH转变。红细胞、中性粒细胞、单核细胞、淋巴细胞表面CD55和CD59阴性细胞常超过5%。

5. 铁代谢　经常有血红蛋白尿发作者，持续铁的排泄可引起缺铁，血浆铁降低，总铁结合力高于正常。

三、诊断对策

（一）诊断要点

1. PNH的诊断标准如下

（1）具有PNH溶血性贫血的临床表现。

（2）ham试验、糖水试验、蛇毒因子溶血试验阳性。

（3）流式细胞仪检测血细胞特异抗体CD55、CD59阴性细胞数大于10%。

2. 再障-PNH综合征的诊断标准如下　凡再障转化为PNH，或PNH转化为再障，或兼有两病特征者，均属再障-PNH综合征。可将其分为4种情况。

（1）再障→PNH：指原有肯定的再障，转为可确定的PNH，再障的表现已不明显。

（2）PNH→再障：指原有肯定的PNH，转为明确的再障，PNH的表现已不明显。

（3）PNH伴有再障特征：指病例特点以PNH为主，但伴有一个或一个以上部位骨髓增生低下，巨核细胞减少，网织红细胞不增高等再障表现者。

（4）再障伴有PNH特征：指病例特点以再障为主，但伴有PNH的有关化验结果阳性者。

（二）鉴别诊断要点

以全血细胞减少为主要表现者需与再生障碍性贫血，骨髓增生异常综合征相鉴别；PNH

伴有低色素性贫血时应与缺铁性贫血或海洋性贫血相区别；PNH 应与抗体介导的溶血性疾病如阵发性冷性血红蛋白尿、自身免疫性溶血性贫血相鉴别。

1. 再生障碍性贫血　PNH 患者部分有全血细胞减少与再障容易混淆。PNH 患者有轻度黄疸，网织红细胞增高，血红蛋白尿发作，尿含铁血黄素间断或持续阳性，糖水试验、Ham 试验阳性，$CD59^-$ 细胞增多均有助于鉴别。此外，再障患者中性粒细胞碱性磷酸酶的阳性率及积分高，而 PNH 患者减低；其次，红细胞胆碱酯酶活性，在 PNH 是低的，而在再障是正常的。

2. 骨髓增生异常综合征　其病态造血明显，而网织红细胞不高，无含铁血黄素尿，酸溶血试验等阴性。

3. 缺铁性贫血　单纯的缺铁性贫血，网织红细胞不高，尿含铁血黄素阴性，血清铁、铁蛋白降低，铁剂治疗有效。而 PNH 患者，发作期血清铁升高，铁剂治疗血红蛋白虽有上升，但贫血纠正不完全，且铁剂治疗易诱发血红蛋白尿。

4. 阵发性冷性血红蛋白尿　血红蛋白尿的发作与睡眠无关，而与寒冷有关。冷热溶血试验阳性，抗人球蛋白试验阳性，而酸溶血试验等均为阴性。

四、治疗对策

（一）治疗原则

对症及支持疗法，控制溶血发作，促使红细胞生成，血管栓塞的防治。

（二）治疗计划

1. 控制 PNH 溶血发作的治疗

（1）首选糖皮质激素：作用机理可能与激素可抑制抗体与红细胞上抗原的结合，以及阻断补体 C3 活化前的启动环节，从而抑制补体活化而产生抑制溶血的作用。可用地塞米松 10～15mg/d 静滴数天，多数血红蛋白尿可在 1～3 天内得到控制，1 周内尿潜血转阴，有效后改为中剂量泼尼松 0.5mg/（kg·d），维持 1～3 个月后停用。约 50% 以上患者有效。

（2）输血：适用于重度贫血不能耐受或心脏已扩大者。轻度或中度可耐受的贫血不必输血。为减少输血后溶血反应，需输注洗涤红细胞。输血不仅可以纠正严重贫血，且可以抑制红细胞生成，间接减少对补体敏感的红细胞产生。

（3）右旋糖酐：中分子或低分子 6% 右旋糖酐 500ml 静滴数天，逐渐减量至停药，勿突然停药引起反跳溶血。可以快速控制血红蛋白尿。但有出血倾向、过敏反应史慎用。

（4）积极寻找诱因：感染易加重溶血，故需积极加强抗感染，疑为细菌感染，需积极使用抗生素。禁服酸性食物及诱发溶血的药物。

（5）碳酸氢钠：急性溶血发作时，可口服或静脉滴注 5% 碳酸氢钠而减轻症状。

（6）支持疗法：严重贫血者要吸氧、补液、利尿，保证每日有足够尿量，防止急性肾功能衰竭。

（7）低分子量肝素：体外实验显示低分子量肝素可以抑制 PNH 患者红细胞由补体介导的破坏，抑制溶血。

2. 慢性贫血期的治疗

（1）雄激素：机制系抑制补体激活及刺激骨髓红系增生。司坦唑（康力龙）、安雄，丹那唑。连续 3~4 个月，部分患者有效，若用 8 周后无效可停用。注意定期检查肝功能。

（2）激素：在慢性溶血病例不宜长期使用，应严格掌握适应证。仅可在重症时以短期使用为宜。

（3）抗氧化药物：保护细胞膜，常用维生素 E。

（4）补充铁剂和叶酸：缺铁剂者补充小剂量铁剂，但要注意铁剂加重溶血，故治疗剂量为常规量的 1/3~1/10 即可。叶酸相对不足者补充叶酸 10~30mg/d，视溶血程度而异。

（5）低剂量联合化疗：适用于难治性、复发性 PNH 患者，中科院血液病医院试用低剂量联合化疗如 COAP 方案（环磷酰胺 200mg iv 2 天，VCR 2mg 1 天，Ara - C 100mg/d 7d，泼尼松 30mg/d）化疗，部分病例有效。但要注意支持疗法（保护性隔离，必要时成分输血，合理的抗生素应用，造血因子的使用）。

（6）补体反应的抑制：Eculizumab 为抗 C5 的人源化抗体，其对 C5 有较高的亲和力，C5 一直保持结合直至补体复合物从循环中清除。在一项对 11 例输血依赖的 PNH 患者的随机研究中，予以 Eculizumab 600mg/W 连续 4 周，然后 900mg/2W，静脉给药，显示出很好的疗效，目前正在进行Ⅲ期随机临床试验。

3. 对骨髓低增生 PNH 的治疗

（1）环孢素 A：用环孢素治疗 PNA - AA 综合征，疗效较好，用法详见再障章节。但对典型 PNH 患者则疗效不显著。

（2）抗胸腺细胞球蛋白：适用于 PNH 合并再障的患者，用法详见再障章节。

4. 对 PNH 的根治性治疗

（1）造血干细胞移植：适应于重症 PNH 反复治疗无效或严重贫血伴骨髓增生不良的患者。国际骨髓移植登记处中 57 例患者的疗效：77% 患者成功植入，56% 患者总生存期超过 44 个月，34% 患者出现急性 GVHD，33% 患者出现慢性 GVHD。但由于移植的高风险和供者来源选择的困难，同时 PNH 本身可能有一定自然缓解的过程，因此应严格掌握移植适应证。

（2）基因治疗：将正常 PIG - A 的 cDNA 导入 PNH 造血干细胞，使其恢复 GPI 锚连蛋白的表达，将可能使 PNH 得到治愈。但仍处于体外实验阶段。

5. 并发症的防治

（1）深静脉血栓：欧美患者发生血栓的危险远远高于亚洲人，PNH 患者中如中性粒细胞克隆超过 50%、血小板大于 100×10^9 无其他应用华法林的禁忌证者应考虑抗凝治疗。注意出血的危险。

（2）胆石症：PNH 中合并胆囊炎及胆石者，处理上比较棘手。手术会诱发溶血，要做好充分的术前术后处理，应矫正贫血，避免脱水和有损肝脏或能激活补体的麻醉剂。

（3）感染：PNH 患者中性粒细胞常减少，功能缺陷，又对补体敏感，机体抵抗力低下，常见呼吸道、泌尿道等感染，应注意早期防治。

（三）治疗方案选择

本病尚缺乏特效的治疗方法，溶血发作期选用糖皮质激素、对症治疗为主；对骨髓增生低下的 PNH 或 PNH - AA 综合征的患者可选用雄激素联合环孢菌素、ATG 治疗；同基因供者或合并有骨髓衰竭、经常规治疗无效的难治性患者，可行异基因造血干细胞移植。防治感染、血栓形成。

五、病程观察及处理

（一）病情观察要点

（1）急性溶血期注意肾功能，定期查血常规、尿常规、乳酸脱氢酶等，观察溶血控制情况。

（2）观察患者贫血的症状，当血红蛋白低于60g/L及患者对贫血耐受较差时，输注洗涤红细胞200~400ml。

（3）观察糖皮质激素的副作用如血压、血糖、应激性溃疡、防感染等。

（4）达那唑治疗期间，注意肝功能等毒副作用。

（二）疗效判断与处理

1. 疗效评定标准

（1）基本治愈：贫血症状消失。血红蛋白：男性120g/L以上，女性100g/L以上；随访1年以上无复发。

（2）缓解：贫血症状消失。血红蛋白：男性120g/L以上，女性100g/L以上；随访3个月以上病情稳定或继续改善。

（3）明显进步：贫血症状明显好转。不输血，血红蛋白较治疗前1个月内增加30g/L以上，并能维持3个月。

（4）无效：经充分治疗后症状、血象未达到明显进步者。

2. 处理

（1）有效者：应继续原方案治疗，直至缓解。

（2）无变化：治疗未见疗效者，做全面检查核实诊断，调整治疗方案。

六、预后评估

本病多呈慢性过程，中位数生存期约10年，也有长达20年以上。多数患者长期有中、重度贫血，但其中半数仍可从事日常活动或参加适当工作。约10%患者经长时期反复后获得缓解或达到痊愈。极少数可转变为急性白血病、MDS。死亡原因：脑出血、血栓、感染及恶性变。

七、出院随访

（1）定期门诊取药。

（2）定期查尿常规、血常规。

（3）嘱患者停用引起溶血的药物。

（王义平）

参考文献

［1］周剑锋，孙汉英，张义成．血液病诊疗指南（第3版）．北京：科学出版社，2016.

［2］黄晓军，黄河．血液内科学（第2版）．北京：人民卫生出版社，2014.

［3］王建祥．血液病诊疗规范．北京：中国协和医科大学出版社，2014.

［4］张梅，胡翊群主编．血液与肿瘤疾病．北京：人民卫生出版社，2015.

［5］李焱，张金巧，等．血液内科疾病诊断标准．北京：科学技术文献出版社，2009.

第二十章

男性及女性生殖内分泌疾病

第一节 男性性腺功能减退症

男性性腺功能减退症（male hypogonadism）是指男性患者血循环中睾丸合成和分泌睾酮不足所致的低雄激素状态，和（或）精子生成障碍。由于睾丸疾病所致的男性性腺功能异常称为原发性性腺功能减退症；由于下丘脑或垂体疾病引起者则称之为继发性性腺功能减退。

一、病因及发病机制

（1）原发性：遗传性（Klinefelter 综合征、染色体其他变异）；隐睾症；睾丸炎或附睾炎；化疗或放疗；药物（秋水仙碱、他汀类、乙醇中毒）；慢性消耗性疾病；其他疾病（精索静脉曲张、睾丸移位、创伤）；基因突变（KAL1、NROBI、GnRH、FSHp 和 LHB 受体、PROPI、SRY 和 AR）。

（2）继发性：①垂体 LH/FSH 缺乏、下丘脑 GnRH 缺乏、睾丸女性化或功能性男性性腺功能减退（过度锻炼、消瘦或肥胖、类固醇类蛋白合成药物）；②血 LH 和 FSH 在性腺激素低下时呈"不适当降低"；③男性单一性 FSH 缺乏表现为精子生成障碍和精子缺乏，血睾酮和 LH 常；④男性单一性 LH 缺乏表现为类阉割体型，血睾酮和 LH 降低。

二、临床表现

1. Kallmann 综合征和 IHH　特发性低促性腺激素性性腺功能低下症，最早由 Kallmann 于 1944 年报告 9 例家族性男子性功能低下，伴有嗅觉丧失或减退，被命名为 Kallmann 综合征。本病的临床表现形式，可以呈典型的 Kallmann 综合征；可呈无嗅觉障碍的特发性低促性腺激素性性腺功能减退症（idiopathic hypogonadotropichypogonadism，IHH）；同时伴有面部中线缺陷或肢体畸形，如唇裂、腭裂、短掌骨、听力丧失、色盲、眼球运动障碍、一例肾发育不全等。本病的流行病学很难确定，估计患者总数约 1 110 000 人（男性 1/7500、女性 1/50 000），男女之比为 4 ∶ 1。

2. 伴有其他异常的相关综合征（Prader - Willi 综合征、Lanrence Moon - Biedle 综合征）

（1）Prade - Willi 综合征：在胎儿和婴儿期肌张力低下，身材矮小，不耐受饥饿，中心型肥胖。面部特征是杏仁眼，小手小脚，智力迟钝，情绪不稳定。女性患者月经来潮迟，男性则小阴茎和隐睾，青春期延迟等。

（2）Laurence－Moon 和 Barder－Biedle 综合征：Laurence－Moon 综合征特征是性发育延迟、色素性视网膜炎、痉挛性瘫痪；Barder－Biedle 综合征特征有发育延迟、色素性视网膜炎、多指畸形和肥胖。两者在低促性腺激素性性腺功能低下和原发性性腺功低下相关患者中均有报告。

3. 颅咽管瘤临床表现有多饮、多尿、肥胖、生长迟延、生殖器不发育等垂体后叶和前叶功能障碍症状。影像学检查提示蝶鞍形态改变，伴鞍内或鞍上钙化斑，不论有无视野缺损，颅咽管瘤诊断基本成立。

4. 神经性厌食和神经性厌食－贪食综合征　神经性厌食（anorexia nervosa）是一种精神内分泌疾病，因体型或其他感觉缺陷的心理导致严格控制饮食甚至顽固拒食，出现极度营养不良、青春期发育停滞、女性闭经，男性第二性征不发育，促性腺激素和性激素均下降。另一种情况是患者首先是厌食症，继之为疯狂进食，进食后到厕所做人为性恶心和呕吐，或者患者自我催吐、滥用泻药或利尿剂，同样可以造成患者营养不良，可称之为厌食一贪食综合征。

5. Klinefelter 综合征（KS）　本病的基本特征：①睾丸小（容积＜4ml）而硬（或软）；②不同程度的性成熟障碍；③无精子（偶尔 47，XXY/46，XY，嵌合型可有少量精子）；④男子乳房发育；⑤促性腺激素（尤其是 FSH）升高，T 浓度下降；⑥睾丸曲细精管玻璃样变性；⑦性染色体异常。

6. 雄激素抵抗综合征　出生和儿童时呈女性，到青春期有女性第二性征发育，包括有明显的乳房发育，女性体型和习惯，但呈原发性闭经，阴毛和腋毛稀疏或缺如。患者身材较高，高于平均女性，睾丸定位于阴唇、腹股沟或腹部，缺乏 Wolffian 管衍生物，阴蒂正常或小，阴道呈盲袋，无 Mullerian 管衍生物，青春期后血浆 LH 和 T 浓度升高、E_2 升高（男性）、FSH 正常或稍高。

三、实验室及其他检查

1. 睾酮　①基础值降低；②昼夜节律存在；③血 E_2 正常或升高；④性激素结合蛋白正常或升高。

2. 血 LH 和 FSH　①原发性者升高，继发性者正常或下降；②下丘脑性者 GnRH 兴奋试验示延迟反应，垂体性者无反应。

3. 精液常规　精子生成的功能可以通过精液常规检查直接反映，若患者有射精能力则做精液分析，观察精子总数（正常 $\geq 20 \times 10^6/ml$）、每次射精量（正常 $\geq 2ml$）、60% 以上精子有活力。严重的少精症（$< 5 \times 10^6/ml$）见于原发性或继发性性腺功能低下症。

（1）HCG 兴奋试验：①评价睾丸 Leydig 细胞功能；②HCG 2000IU 肌注，隔日 1 次，连续 2 次；③隐睾症者有反应，睾丸功能衰竭者无反应；④垂体性睾丸功能减退经多次注射后，睾酮分泌逐渐升高；⑤下丘脑－垂体病变轻者反应正常。

（2）氯米芬（克罗米芬）兴奋试验：①评价下丘脑－垂体－睾丸轴功能；②氯米芬 3.0mg/（kg·d）（最大量 200mg/d），共 7d；③血 LH 和 FSH 升高 10 倍以上为正常反应；④反应性降低示下丘脑或垂体病变。

（3）GnRH 兴奋试验：①评价垂体促性腺激素细胞储备功能；②正常男性 LH 峰值升高 >5.0 倍，峰值 30～60min；③青春期前儿童呈低弱反应，峰值增高 <3.0 倍；④原发性睾丸功能减退症 LH 和 FSH 基础值显著高于正常人，峰值显著增高；⑤继发性睾丸功能减退症 LH 和 FSH 基础值显著低于正常，峰值增高 <2.0 倍，连续 GnRH 静滴试验示下丘脑性睾丸功能减退症（LH 反应接近正常），垂体病变者无明显变化。

3. 生化全套　包括肝功能、肾功能、血脂及相关检查，对了解患者全身情况及其他异常有帮助。

4. 头颅蝶鞍区影像学检查　包括 CT 或 MRI，对区别继发性男性性腺功能低下症的原因很有帮助。

5. 性染色体检查　鉴定患者性染色类型，对确定患者染色体性别起决定性作用，若为 47，XXY 或 47，XXY/46，XY 则可以诊断为 Klinefelter 综合征。

6. 腕、肘部 X 线片骨龄　观察骨龄是否与年龄相一致，间接判断性腺发育程度。

7. 垂体前叶（腺垂体）功能测定　包括 ACTH－F、TSH、T_3、T_4、GH 等，确定为单纯性腺或垂体前叶多系统功能受损。

四、诊断与鉴别诊断

1. 诊断

（1）确定是否存在性腺功能减退：病史；体格检查；一般实验检查；下丘脑－垂体－睾丸功能检查。

（2）确定性腺功能减退的发病部位：睾丸；垂体；下丘脑；其他。

（3）确定病因：激素测定；精液检查；核型鉴定；Y 染色体微缺失。

（4）排除情况：阴茎勃起障碍；男性不良症；男性乳腺发育；雄激素抵抗综合征。

2. 鉴别诊断

（1）缺乏垂体病变者的病因鉴别：①体质性青春期发育延迟；②经典型与非经典型 Kallmann 综合征；③下丘脑－垂体疾病；④高 PRL 血症；⑤血色病；⑥结节病。

（2）体质性青春发育延迟和器质性疾病的鉴别：①体质性青春期发育可延迟到 18 岁以后，但 14 岁后仍无青春期发育应考虑器质性疾病可能；②动态试验不能鉴别体质性青春期发育延迟和真性低促性腺激素性性腺功能减退症；③鉴别困难时追踪观察，同时用小剂量雄激素间断性诱导青春期发育。

（3）肥胖引起的低促性腺激素性性腺功能减退症与器质性疾病的鉴别：①肥胖可引起低促性腺激素性性腺功能减退症，但较轻；②经减肥治疗后，高 PL 血症和性腺功能减退症消失，但游离睾酮正常；③如游离睾酮降低，应进一步查找病因。

五、治疗

（1）雄激素替代疗法：睾酮酯类是治疗各种类型的性腺功能减退的基本选择。

1）口服法：建议首选 11－酸睾酮（安雄或安特尔），80～160mg/d。

2）肌内注射法：丙酸睾酮 25～50mg，肌内注射，一周 2 次；庚酸睾酮（TE），100～200mg，肌内注射，2～3 周 1 次；Tu（注射剂）是唯一的水悬液睾酮制剂，每次 200mg，肌内注射，3～4 周 1 次。

3）皮肤贴剂：有阴囊贴和非阴囊贴剂。阴囊睾酮皮贴剂，4.0~6.0mg/d。菲阴囊皮贴剂：2.5~7.5mg/d。

安全及副作用如下：

红细胞增多症：多数患者仅轻度增高，不影响治疗；但对红细胞增多症患者禁用。

肝脏损害：烷基化睾酮（如甲基睾酮）口服有引起胆汁淤积性黄疸等，甚至发生肝脏肿瘤的报告，现在基本不用。其他制剂对肝脏一般是安全的。

前列腺增生和前列腺癌：睾酮治疗可使患者前列腺较治疗前稍大，但仍未超过正常男子大小；对已确诊为前列腺癌患者则禁用雄激素。

血脂代谢：生理性睾酮治疗可降低总胆固醇（TC）和低密度胆固醇（LDL-C），但对高密度胆固醇（HDL-C）可能有降低倾向。一般认为，补充外源性睾酮是安全的。

（2）LHRH脉冲式治疗：是最接近生理的治疗方案。LHRH10μg皮下注射脉冲，每次90min，治疗3~6个月以上。

（3）促性腺激素治疗：GTH是治疗IHH的另一种选择。常用HCG为基础，单独应用到第二性征发育较好、睾丸体积不再长大时，再合并应用HMG以补充诱发精子发生所必需的FSH。HCG 2000U肌内注射，每周2次；HCG 2000U+HMG 75U肌内注射，每周2次。以上治疗3~6个月以上。

（4）原发病和特殊病的处理

1）原发病的治疗：对于下丘脑、垂体等部位肿瘤，需采用外科手术、γ刀治疗或放疗；对外源性药物所致性腺功能低下症需停用相关药物。

2）对完全性雄激素抵抗综合征，需切除睾丸，用雌激素替代治疗促进女性化，并对生殖器按女性矫形手术。

3）对5α-还原酶缺乏症治疗，除进行尿道下裂修补外，需用DHT治疗，争取婴幼儿时期治疗，但长期治疗的后果及副作用尚待观察。

六、展望

男性性腺功能低下症中，尚有许多疾病的病因和发病机制不清，特别是某些先天性异常综合征、先天性睾丸发育异常疾病、激素合成异常、雄激素受体及受体后障碍等，随着分子生物学和基因检测技术提高，这些方面的研究将有所发展。有关LHRH脉冲式注射泵治疗，因器械和材料等存在着不足之处，故在国内尚难进一步推广，盼望这方面技术有所突破。

（张　睿）

第二节　男性乳腺发育症

男性乳腺发育症（gynecomastia）是指男性出现乳腺发育增大，大多数可达女性乳房大小，少数可仅呈乳晕下轻微隆起或硬结样增生，常见双侧性或初起单侧渐至双侧发育，可双侧大小不一，亦有不少仅单侧发育。这常常由于雌激素作用增强和（或）雌激素/雄激素比例增高所致。

男性乳腺发育作为生理现象可见于新生儿、青春期和老年，不经治疗也可自行缓解。但也可以为病理状态，这时由于雄激素不足或雌激素过多。男性乳腺发育患病率与年龄和体重指数（BMI）相关，可能是由于脂肪组织芳香化酶活性增高所致。有资料显示，男性19岁乳房发育发生率为17%，至40~44岁时达41%，45~59岁的住院患者中男子乳房发育率达57%，其中83%的乳腺组织直径<5cm。真性乳腺发育通常乳腺组织直径>4cm，常伴有压痛。乳腺组织增大应和过多的脂肪堆积相区别，触诊时乳腺组织相对较韧，且含有纤维样条索感。

一、病因及发病机制

男性乳腺发育可以是生理性现象，也可以是病理性原因，需要进行进一步检查；也有特发性者，即尚未发现明确原因。

男性在新生儿、正常青春期（14~18岁最常见）、老年期（多见于更年期后，尤其是60岁以后）3个年龄段都可以出现生理性乳房增大。

1. 生理性男子乳腺发育症

（1）新生儿男性乳腺发育：新生儿乳腺增大，可能是由于母体或胎盘的雌激素进入胎儿血循环所致。乳腺增大一般于出生后6~7天达高峰，3周左右消退，有时持续至3个月或更长时间。

（2）青春期男性乳腺发育：青春期男性乳房增大很常见，以12~16岁最多见，可高达3g%，两侧乳腺增生可不对称，有时直径可达4cm或更大，可以持续1~2年，可能是青春期有短暂的雌激素水平较高所致。

（3）老年性男性乳腺发育：老年男性乳腺发育相对多见，一般轻度发育，常无自觉不适症状。因血浆睾酮浓度和游离睾酮均下降，雌激素相对性增多所致。

2. 病理性男性乳腺发育　雌激素增多、雄激素减少是男性乳腺发育的最主要因素，但并非单纯的某种激素异常，往往是都有变化，共同点是比例失调。

（1）雌激素分泌过多：睾丸肿瘤，包括睾丸的间质细胞瘤、绒毛膜上皮癌等均可引起乳腺增大。以生殖细胞占多数，分泌过量的雌激素或雌激素前体。这时约半数以上可触及睾丸上的肿块，常为一侧性。

（2）睾酮分泌减少：如先天性无睾症、Klinefelter综合征等，除睾酮分泌浓度下降、雌激浓度增高、T/E2比例下降、出现男性乳腺发育症外，还同时伴有睾丸缺如或睾丸容积缩小，雄激素缺乏的体型。对于后天性睾丸疾病，如腮腺炎伴睾丸炎、创伤、手术、血透等病因非常明确，临床表现典型。

3. 药物性男性乳腺发育　许多药物如促进性腺发育的药物（HCG、克罗米芬）、雄激素拮抗剂（如西咪替丁、螺内酯、酮康唑），其他一些药物如洋地黄、异烟肼、钙拮抗剂、雌激素及其膏剂等，有的药物可能增加了雌激素的分泌，有的药物可能抑制睾酮的分泌，但很多药物致男乳发育的机制不明，尤其长期数药合用者，机制更复杂，但临床表现典型。

4. 全身性疾病伴男性乳腺发育　慢性肝硬化、肾衰竭、甲亢、甲减、结核、糖尿病、充血性心衰、库欣综合征、GH瘤、雄激素抵抗综合征及多种血液系统疾病均可有男性乳腺发育，但绝大多数有其特殊临床表现，故临床不易漏误诊。

二、实验室及其他检查

1. 生化常规　尤其是肝功能、肾功能、血脂等，对患者全身情况了解很有帮助。

2. 性激素全套　包括 LH、FSH、PRL、T、E_2、P 等，对确定有无性激素低下，确定是中枢性或周围性性腺功能不全，确定有否高泌乳素血症等非常有用。

3. 肾上腺和甲状腺激素　包括 DHEA、DHEA－S 对确定肾上腺病变（占位）有帮助，甲状腺功能（TSH、FT_3、FT_4）检查可明确有无甲亢或甲减。

4. 性染色体测定　协助确定患者性别。

5. 影像学检查　头颅 MRI，肾上腺区域 CT、B 超检查（肾上腺、睾丸）确定占位部位及大小。

6. 乳房组织及包块　可用乳房造影术和 B 超检查。

7. 活体组织检查　如乳房包块、睾丸包块活检，病理学检查可以协助诊断。

三、诊断

1. 第二性征缺乏而有女性化症状　乳房增大，两侧可不对称，睾丸小或未下降、硬，阴毛呈女性型分布。

男子乳房增大，多数为双侧，乳晕处隆起，以乳头为中心，其下可扪及圆盘状发育肥大的乳腺组织，边界清楚，与周围组织不粘连。肿块直径常在 2cm 以上，大者可达 12cm。可不对称，有胀痛、压痛及溢乳，有的伴性功能减退及原发疾病的症候群，如肝硬化、类无睾症群和男性假两性畸形。

2. 血和尿激素及激素代谢产物测定　性激素；促性腺激素；ACTH；皮质醇；17－OHP；17－KS；17－生酮类固醇等确定是否有性激素低下。

3. 其他　肝肾功能检查、骨龄测定有助于协助诊断。

四、治疗

（1）生理性乳腺发育症：乳腺直径 <2cm 或直径 2～4cm，乳腺无压痛，通常能自然消退，不需特殊治疗，仅需观察随访。但对于青春期巨乳症，青春期发病后的肿大乳房对药物治疗效差，仅手术治疗（乳腺切除）有效。

（2）特发性乳腺发育症：许多患者 1～3 年内肿大的乳房能自行消退，可以不做药物治疗。但对于乳腺组织直径 >4cm 者，首先推荐药物治疗。

1）常用药物及方法：a. 庚酸双氢睾酮：因不受芳香化酶催化，故应用后提高血循环中 DHT 而不会芳香化成 E2，因而不会促进乳房发育。200mg，每 3～4 周肌内注射 1 次，治疗 3 个月，乳腺缩小率达 82%。b. 三苯氧胺：一种雌激素受体拮抗剂，起抑制内源性雌激素作用。20mg/d，有报告乳房缩小有效率达 62%，乳腺疼痛缓解率达 90%。通常疗程 1～3 个月。疗效欠佳时可适当增加剂量。副作用通常不大，应注意观察有无消化道反应、肝功能改变等。c. 睾内酮：芳香化酶抑制剂，抑制 T 转化为 E2，使 E2 减少。450mg/d，分次口服。d. 达那唑：为人工合成的 17α－炔睾酮衍生物，除具有轻微的雄激素作用外，还有孕激素样作用，对 HPG 轴系有抑制作用，服药后体内雌激素下降，性器官和乳腺萎缩。e. 克罗米芬：应用低剂量克罗米芬有促进垂体促性腺激素分泌作用，但大剂量时则对垂体起抑制作用。口服 50～100mg/d，约使 20% 的患者有不同程度的疗效。

2）手术治疗：病程较长、药物治疗难以逆转者，乳腺发育由开始的腺体增生转为后期的纤维化和透明样变性为主，则手术治疗是唯一有效的方法。一般采用环乳晕入路切除乳晕下乳腺组织。

（3）病理性乳腺发育症：主要是针对不同病因作出合理的处理，对于药物性乳腺发育症，停药是关键；对于雌激素分泌过多所致者，切除睾丸、肾上腺、肺部肿瘤；CAH 者补充泼尼松等；对 Klinefelte 综合征，以补充睾酮为主。对这类疾病的乳腺发育，也可以试用抗雌激素药物，必要时也可考虑外科手术处理。

五、展望

特发性乳腺发育症，原因未明，但随着检测技术发展和对本病认识的深化，一些原先被认为是特发性的，将重新定性为继发性。对乳腺发育的药物治疗，随着实践的深化，将对许多新药的疗效及副作用有新的认识，并推广疗效好、副作用少的治疗药物。

（张　睿）

第三节　勃起功能障碍

勃起功能障碍（erectile dysfunction，ED）是指在有性刺激情况下，持续或反复地不能达到或维持充分的勃起以进行满意的性生活。既往称为阳痿（impotence）。

通常将 ED 分为原发性 ED 和继发性 ED。前者通常存在生殖器发育异常、性腺功能低下、性欲低下等。估计继发性 ED 至少 10 倍于原发性 ED。

一、病因病机

根据 ED 发生原因可分为：功能性 ED、器质性 ED 和混合性 ED。

（1）功能性 ED：是指因身体的部分组织、血管功能失调而引起的 ED，是相对器质性 ED 而言，无明显的组织器官的实质性损害。其 ED 是由于性知识不足、性生活恐怖、以往有精神和心理创伤、夫妻关系不协调、环境不适应、有手淫习惯、担心无法完成性交、担心怀孕或影响自身健康、过于劳累、人际关系紧张、情绪低落、性交时突受惊吓等引起。

（2）器质性 ED：是由生殖器官和其他组织器官发生实质性病变，如血管神经损害、内分泌等病变引起的 ED。此类 ED 又可细分为：血管性 ED、神经源性 ED、内分泌性 ED、医源性 ED 和其他因素性 ED。

（3）混合性 ED：器质性 ED 与心理性 ED 同时存在。由于身心之间的关系密切，要想把功能性 ED 和器质性 ED 在发生的病理机制上截然分开显然是不切实际的，器质性 ED 一旦形成，易给患者带来精神负担，而功能性 ED 久延不愈也可影响器官，形成实质性损害。因此，临床上大多数 ED 均为混合性 ED。

二、临床表现

1. 原发性 ED　通常为生殖器发育异常，阴茎短小、隐睾或睾丸发育异常、第二性征异常等，甚至为两性畸形、女性心态。多为先天性遗传性疾病，常为染色体异常，也可以是先天性性腺功能低下所致。

2. 继发性 ED　以往曾有正常的阴茎勃起，后因各种原因而造成了 ED，性欲低下，勃起时间短暂，不能勃起或勃起不坚且呈进行性加重。

三、实验室及其他检查

1. 血常规、尿常规、血糖、血脂及肝肾功能检查　有助于发现贫血、糖尿病、血脂异常和慢性肝肾疾病。

2. 激素检查　对伴有性欲异常和第二性征异常是必需的。

（1）睾酮：睾酮水平与勃起功能的关系尚不确定，因为睾酮水平低下男童在视觉刺激下仍可引起勃起。男性睾酮水平有昼夜节律的变化，应测定两次取平均值。中年男性出现的疲劳、性欲减退、ED 与睾酮水平低下有关。另外，睾酮（T）水平低下的应检查促黄体生成素（LH），LH、T 水平均低者，应作垂体 CT 或 MRI 检查以排除垂体和下丘脑异常。

（2）催乳素：凡出现性欲与勃起功能同时下降者，应怀疑垂体催乳素瘤。可作垂体 CT 或 MRI 检查。

（3）甲状腺激素：甲状腺功能异常也可引起 ED。当怀疑甲状腺功能亢进和减退时均应测定甲状腺激素。

（4）血皮质醇和垂体促肾上腺皮质激素、儿茶酚胺及其代谢产物测定，结合症状、体征和影像学检查有助于诊断肾上腺疾病。

3. ED 的特殊检查　为进一步明确 ED 的发病原因和选择有效的治疗方案，有时需要做一些特殊检查。

（1）夜间阴茎涨大试验（nocturnal penile tumescence，NPT）：夜间阴茎勃起试验方法有以下几种。①阴茎周径测量：使用一种市售的带状软尺，次晨看数据有无变化。如 > 1.5cm，其 ED 可能是心理性的；若 < 1.5cm，则要考虑可能是疾病因素所致。②硬度测试仪：采用 NPT 监测仪进行硬度检测是 ED 诊断的一个重要方法。夜间入睡前将两个测试环分别安置于阴茎前端和根部，于捆绑在患者大腿部的小型记录仪上分别同步记录阴茎粗细和硬度，次日可经电子计算机打印实测结果。③阴茎海绵体注射血管活性药物试验（ICI）：1984年海绵体内注射罂粟碱首次被用于诊断血管性勃起功能障碍，此后陆续发现酚妥拉明及酚苄明等分别联合海绵体内注射可诱发人阴茎勃起。

（2）双功能超声试验：该检查有助于了解阴茎动脉血供和静脉闭合机制是否正常。

四、诊断

1. 详细了解性生活史　包括房事的频率、婚姻史、性能力，以及除 ED 症状外有无合并其他性功能障碍，如早泄、射精异常、有无性高潮、性欲减退等。

2. ED 的程度　是不能勃起还是勃起不坚或勃起维持时间太短难以达到满意的性生活，依据勃起功能国际问卷可初步评估其 ED 程度。①轻度 ED：指既往 3 ~ 6 个月间性生活中有少数几次发生 ED；②中度 ED：指既往 3 ~ 6 个月间性生活中有一半时间发生 ED；③重度 ED：指多数性生活时不能勃起或维持勃起。

五、治疗

（1）口服药物治疗

1）激素类药物：如内分泌检查提示原发性性腺功能低下（FSH、LH 增高，睾酮降低），宜给予雄激素治疗。可用十一酸睾酮 40mg，每天 2 次；或十一酸睾酮 250mg，每月 1

次。若检查为继发性性腺功能低下（FSH、LH、睾酮均降低），可用上述雄激素治疗，或应用人绒毛膜促性腺激素，每周 2000U 注射。如检查提示高催乳素血症，可用溴隐亭口服，2.5~7.5mg/d。

2）非激素类药物：西地那非，为治疗 ED 的新药。该药只能在性兴奋的基础上才能诱发勃起，不具有催欲作用，故只能在性生活前应用。

（2）阴茎海绵体内注射血管活性药物（ICI）：是近 20 余年发展起来的有效的治疗与诊断手段。ICI 同时还是诊断 ED 的手段之一。

1）前列腺素 E_1（PGE_1）：目前海绵体内注射多用 PGE_1。此药是一种强有力的平滑肌松弛剂。剂量一般为 10~20μg。

2）ICI 的注射方法：注射部位为阴茎体部两侧面，在证实针头未穿入大血管内时，缓慢注入。拔出针头后压迫局部。一般在 5~10min 内勃起。

（3）局部外用给药：局部外用给药与口服药物治疗同为目前最主要的 ED 无创治疗。

1）经尿道途径给药：经尿道给药后，药物经过尿道上皮进入尿道海绵体静脉，由于它们与阴茎海绵体静脉相通，使药物经尿道逆流至海绵体平滑肌，发挥治疗作用。目前临床应用的是前列腺素 E_1 栓剂（前列地尔，MUSE），置入尿道约 10min 内有 80% 经尿道黏膜吸收，于用药 15min 内使阴茎海绵体血管充血，阴茎涨大勃起，可维持 30~60min。MUSE 可使约 66% 的患者性交成功。

2）经阴茎皮肤途径给药：临床应用的有硝酸甘油贴片或乳剂、米诺地尔乳剂和前列腺素 E_1 乳剂等。更适合于心理性 ED，于性交前 15min 应用，可使约 63% 患者获得较满意的勃起。

（张　睿）

第四节　伴内分泌表现的睾丸肿瘤

睾丸肿瘤虽然发病率不高，但年轻人好发，在 20~35 岁年龄段，睾丸肿瘤的发生率仅次于白血病，占第 2 位。在美国，其发病率为（2~3）/（10 万男人·年），肿瘤死亡率为 1%。根据其来源，睾丸肿瘤可分为原发性和继发性。原发性肿瘤分为生殖细胞与非生殖细胞肿瘤。前者发生于精曲小管的生殖细胞，约占睾丸肿瘤的 95% 以上。在生殖细胞肿瘤中，精原细胞瘤最常见，约占 40%；其他如胚胎瘤、畸胎瘤、绒毛膜上皮细胞癌、卵黄囊瘤等。非生殖细胞肿瘤，发病率较低，为发生于间质细胞、支持细胞和睾丸间质的肿瘤，如间质细胞瘤、支持细胞瘤和睾丸网腺癌等。25%~30% 的生殖细胞肿瘤会分泌人绒毛膜促性腺激素（HCG）、甲胎蛋白（AFP）。来自间质的莱迪希细胞或支持细胞的肿瘤，往往分泌类固醇激素（雄激素和雌激素）。因此，生精细胞肿瘤或莱迪希细胞、支持细胞肿瘤多伴有激素分泌异常。睾丸转移性肿瘤主要继发于全身恶性淋巴瘤与白血病。本章主要讨论有关睾丸肿瘤的病因、病理、临床表现与治疗等，并讨论伴内分泌表现的睾丸肿瘤——性索-基质肿瘤（sex-cord-stromal neoplasms）。这类肿瘤虽然比生殖细胞肿瘤发病率低，但它们具有内分泌活性细胞，故加以详细讨论。此外，对伴有内分泌表现的莱迪希细胞增生症，以及各类睾丸肿瘤的旁分泌和内分泌作用也作扼要介绍。

一、睾丸肿瘤的病理分类

睾丸一般由结缔组织将其分为 200～350 个小叶，每个小叶由精曲小管与睾丸间质所构成。精曲小管主要有两种细胞所构成：生精细胞与支持细胞。支持细胞一般位于精曲小管的基底部，包绕各级生精细胞。精曲小管之间依靠结缔组织相连，其间分布着间质细胞，即莱迪希细胞（Leydig cell），分泌雄激素，对维持精子的发生有重要意义。绝大多数的原发睾丸肿瘤来源于生精组织，占肿瘤总数的 90%～95%，其余原发肿瘤的 5% 来源于非生精组织。睾丸肿瘤的病理分类对临床或外科手术提供治疗决策基础。但是分类标准至今也未能取得一致意见。自 1940 年以来，根据临床治疗决策的需要，至少提出了 6 种不同的病理分类法。一般睾丸肿瘤分为原发性与继发性两大类。原发性肿瘤又分为生殖细胞瘤与非生殖细胞瘤。

睾丸原位癌（carcinoma in situ, CIS）作为睾丸肿瘤的早期病理类型，逐渐引起人们的重视。CIS 若能及时发现，将提高患者的生存率。其表现为精曲小管内细胞异常，在其发展为可触及的睾丸肿瘤之前，可潜伏许多年。患有 CIS 时，睾丸体积通常无异常，偶有压痛，许多患者无其他症状。血小板生长因子受体被认为是可能的肿瘤标志物，CIS 患者血清中一般无其他肿瘤标志物。因此，标准的外科活检术成为发现 CIS 的惟一方法。最早对 CIS 引起重视的是 Skakkebaek（1972 年）。他在检测不育症患者的睾丸病理切片时，发现细胞形态异常。在其系列研究中，第 1 次活检后连续追踪 1～5 年，6 例睾丸精曲小管 CIS 患者，4 例肿瘤进展，突破精曲小管的基膜（1978 年）。1994 年 Parkinson 等报道，70 例睾丸标本中发现 1 例 CIS。对 CIS 如何进行临床处理，仍然存有疑问。因为到底有多大比例的 CIS 会转变为临床型睾丸肿瘤，至今尚无定论。但是，对睾丸进行病理检查时，CIS 应引起我们的重视。睾丸肿瘤的病理类型比较复杂，如颜克钧等报道了 4 例睾丸内胚窦瘤，均行睾丸肿瘤根治术及腹膜后淋巴结清扫术，术后辅以化疗。随访 6 个月至 7 年，无局部复发及远处转移。

二、流行病学与病因学

睾丸肿瘤的发病率各国报道不一，美国每年新报道约 5500 例睾丸肿瘤。美国白人一生中患睾丸癌的比例为 0.2%，或 1/500。生殖细胞肿瘤的发病与遗传、激素或环境因素均密切相关，但确切的发病机制至今还不清楚。例如，芬兰与丹麦均属北欧国家，地理环境、文化背景、社会状况、经济特点均非常相似，但是芬兰的睾丸癌发病率明显低于丹麦。调查表明，睾丸肿瘤的发病与种族密切相关，无论是美洲或非洲的黑种人，其睾丸肿瘤的发病率均较低，只及白种人的数分之一。一侧睾丸肿瘤发病后，并不能排除对侧发病的可能。精原细胞瘤可发生在双侧睾丸，可同时发生或前后发生。例如，一侧精原细胞瘤睾丸切除后多年，对侧又可出现睾丸肿瘤。Holzbeierlein 等统计 1950—2001 年 3984 例睾丸肿瘤，其中 58 例为双侧发病，发病率约为 1.5%。

睾丸肿瘤的病因主要有以下几方面。

（一）内分泌紊乱

内分泌因素在睾丸癌的发病中起到重要作用。①在出生后 1～2 年，生精细胞肿瘤发病率非常低，此时血液中促性腺激素、类固醇水平均较低。随着青春期的到来，卵泡刺激素、黄体生成素和睾酮分泌增加，睾丸肿瘤的发病也逐渐达到高峰期。②生殖细胞肿瘤在低促性腺激素患者中发病率很低，但该类患者又可能因隐睾发病率高而增加生殖细胞肿瘤的发病。③有报道，应用促性腺激素与氯米芬会增加生殖细胞肿瘤的发病。④分泌 HCG 的肿瘤比不分泌者，病情进展迅速，发展变化快。⑤给予孕期女性外源性 E2 可导致其后代产生睾丸肿瘤。但是，激素在睾丸肿瘤中的发病机制至今不清楚。

（二）隐睾症

隐睾症患者比正常人群睾丸肿瘤发病率高 5 倍。腹腔型隐睾的肿瘤发病率更高。

（三）环境因素

据调查，在西欧和北美的白种人中发病率为（3～9）/10 万，但在几十年后发病率增加了 2～4 倍。其他国家的调查也表明，近年其发病率有所增加，表明环境因素在其中起到了重要作用。如长期在高温或低温环境工作，可增加睾丸肿瘤的发生率；某些化学物质，如锌、镉可导致家禽的睾丸肿瘤发生。

（四）感染后免疫功能低下

Powles 等报道，多中心的研究表明，HIV 患者中睾丸肿瘤的发病率明显高于非 HIV 的人群。随访 4.6 年后，9% 的 HIV 患者死于睾丸肿瘤，致死率与 HIV 感染、睾丸肿瘤复发转移有关。

（五）性发育异常

如染色体异常 45，X/46，XY 患者，其睾丸肿瘤发病率高于一般隐睾症患者。Y 染色体异常以及雄激素不敏感综合征，也是睾丸肿瘤的高危因素。

三、病理生理学

睾丸肿瘤多起源于生殖细胞，但可以分化为各种各样的胚胎组织。当在致癌因素的作用下，肿瘤细胞向生殖细胞形态分化，则为精原细胞瘤（seminoma）；若向多能细胞分化，则可形成胚胎瘤；若分化向外胚层或滋养层发展，则为绒毛膜上皮细胞癌或卵黄囊肿瘤。传统上生殖细胞肿瘤分为精原细胞瘤和非精原细胞瘤（nonseminoma）。在其分类中，其中之一为精母细胞性精原细胞瘤，但有大量生物学证据表明，其与精原细胞瘤不同，所以精母细胞瘤（spermatocytic seminoma）应予使用。典型的精原细胞瘤与非精原细胞瘤看起来有相同的生物学来源。①经对睾丸的原位癌组织形态学研究发现，可来源于精原细胞瘤又可来源于非精原细胞瘤；②大约 1/3 的生殖细胞肿瘤含有混合的精原细胞瘤与非精原细胞瘤的成分；③精原细胞瘤有时具有绒毛膜上皮细胞癌的特性，可分泌 HCG 等产物。推测其存在中间性细胞类型。然而，在考虑到治疗方案时，将其分为精原细胞瘤与非精原细胞瘤有实际意义。

睾丸肿瘤局部生长与转移有其特殊性。生殖细胞肿瘤多起源于精曲小管的生殖细胞，开始表现为原位癌，随着肿瘤的恶性生长，逐渐代替原有的睾丸实质。由于睾丸表面白膜的存在，阻挡肿瘤的局部侵袭，睾丸肿瘤发生附睾与精索转移的可能性小，而发生淋巴与血液转移的可能性较大。通常尚未侵犯附睾与精索时，肿瘤已通过淋巴道转移到腹膜后或腹股沟淋巴结。睾丸肿瘤发生血液转移也较早，通过直接的或间接的通道，肿瘤转移到肺、骨或肝等脏器。

对于睾丸肿瘤而言，完全自然痊愈的概率非常小，成人的睾丸肿瘤应认为是恶性的。由于睾丸肿瘤自然生长史较短，过去一般习惯于用 2 年生存率评价治疗的有效性。由于多种联合疗法的出现，患者治疗后的生存时间逐渐延长，用 5 年生存率评价疗效可能更加适合。对患者的长期随访是必需的，因为有人观察到，治疗后 10 年睾丸肿瘤仍可再次复发。

四、临床表现

睾丸肿瘤患者的生存率与早期发现密切相关。若肿瘤局限在睾丸内或仅有局部淋巴结转移时，采取正确的治疗措施，能取得较好的疗效。临床发现延误治疗或误诊的原因，首先是患者对疾病的忽视、恐惧，故在社区内认真推行医学健康教育，使人们掌握或了解睾丸肿瘤的知识，非常必要；其次是医师对睾丸肿瘤的忽视，故掌握该病的临床发病特点，获得及时诊断，对提高 5 年生存率非常重要。

睾丸肿瘤的早期表现，一般为单侧睾丸的肿大或无痛性的睾丸肿块。由患者或其性伴侣偶然发现而就诊。睾丸表现为肿大、肿胀或质地坚硬，30% ~ 40% 的患者伴有会阴部、阴囊、下腹部或肛门周围的钝痛或沉重感，约 10% 的患者表现为睾丸的急性疼痛。偶尔有患者表现为萎缩睾丸的增大。罕见病例是患者因不育症就诊时，发现睾丸肿大。若患者睾丸肿瘤内出血或并发急性附睾炎时，也可因急性突发性疼痛而就诊。约 10% 的患者就诊时，可能表现为肿瘤远处转移的征象，如颈部淋巴结转移表现为颈部包块；肺部转移后表现为咳嗽、咯血或呼吸困难等；双侧腹股沟淋巴结转移等表现为下肢水肿。大约 5% 的睾丸生殖细胞肿瘤的患者表现为男性乳房发育，这与肿瘤的内分泌特性相关。部分患者可表现为 HCG、催乳素、雌激素或雄激素的增高。

对睾丸肿瘤患者触诊时，要双手同时进行，先对正常侧睾丸进行触诊，以获知基本大小与形状，与患侧进行比较。睾丸检查时，把睾丸置于拇指与示指、中指之间，对其大小、形状、质地、与附睾的关系进行仔细扪诊，对任何睾丸肿块都应认真检查。肿块可能局限于睾丸的某一区域，或侵犯整个睾丸。对任何睾丸白膜内的坚硬或质地增硬的组织，均应引起重视，直到排除睾丸肿瘤为止。大多数的睾丸包块局限于睾丸白膜内，但 10% ~ 15% 的肿瘤可侵犯到附睾或精索。部分患者可能并发鞘膜积液，有时表现为血性积液。常规体检包括对颈部、锁骨上淋巴结的触诊，检查乳房大小，有无发育征象；对胸部进行常规检查，排除胸部转移；进行常规腹部检查，排除腹部肿块，尤其是肝脏转移等。

五、辅助检查

（一）B 超检查

对发现的睾丸病变及时采取 B 超检查意义重大。B 超可明确鞘膜积液或附睾炎的表现，对睾丸内的肿块可发现其异常回声。尤其采取彩色多普勒超声检查意义重大，现认为是睾丸肿瘤的首选影像学检查方法。生殖细胞肿瘤的表现为：睾丸内低回声包块，肿块与睾丸有明显的界限或边界不清晰，睾丸一般增大呈圆或卵圆形，肿块内无钙化和囊性区。胚胎癌多显示肿块侵犯白膜，血流明显增加。畸胎瘤回声不均匀，肿块较大呈球形，很难见到正常睾丸组织，肿块边界清楚，其内有钙化区和囊性区。对小儿睾丸肿瘤超声检查有较高的临床价值，其超声特征为：睾丸增大，呈不均质的中强回声改变。卵黄囊瘤见不规则无回声暗区。畸胎瘤呈囊性多房改变或见液性暗区，有钙化强光斑伴声影。

（二）X 线与 CT 检查

胸、腹部或腹膜后淋巴结转移的表现可通过 X 线或 CT 确诊。沈新平对睾丸肿瘤的 CT

诊断进行评价。14 例均行 CT 平扫加增强扫描，并经手术切除及病理证实。14 例 CT 均显示为睾丸肿大，呈软组织密度影，境界清楚，其中 10 例精原细胞瘤仅轻度不均匀强化；2 例恶性畸胎瘤平扫密度不均匀，内有脂肪密度，且有中度强化；2 例胚胎癌中度不均匀强化。CT 对睾丸肿瘤的诊断与分型，对判断有无腹膜后淋巴结转移，确定临床分期，有临床意义。

（三）睾丸肿瘤标志物检测

睾丸肿瘤临床常用的肿瘤标志物主要用于生殖细胞肿瘤的检查。应用现代放射免疫技术可稳定地检测到血液内的肿瘤标志物微量改变，主要检查 β - 绒毛膜促性腺激素（β-hCG）、甲胎蛋白（AFP）、乳酸脱氢酶（LDH）、胎盘碱性磷酸酶（PALP）。尤其 β - hCG 与 AFP 较有意义，对诊断、临床分期与治疗效果的检测有临床价值。

AFP 为单链糖蛋白，分子质量为 70 000，于 1954 年首先在胎儿血清中发现。胎儿期，AFP 为胎儿的卵黄囊、肝脏和胃肠道所分泌，在胚胎第 14 周其分泌达到最高峰，出生后逐渐下降。在肝脏、睾丸肿瘤患者，其 AFP 升高。在人类，AFP 的半寿期为 5~7d，所以检测治疗前、后 AFP 浓度的变化，可预测睾丸肿瘤的进展与预后。出生后的前 6 个月，AFP 的升高预示一系列的肿瘤，如来自睾丸、肝脏、胰腺、胃等组织的病变。AFP 的升高可能预示为单纯的胚胎癌、畸胎瘤、卵黄囊瘤或由其构成的复合性肿瘤，而单纯的绒毛膜上皮细胞癌或精原细胞瘤很少发生 AFP 的升高。

hCG 也是一种糖蛋白，分子质量为 38 000，由 α、β 两个多肽链构成，一般来源于胎盘组织。早在 1930 年，人们就发现某些睾丸肿瘤可分泌 hCG，并可从血清中检测到其变化。但是，hCG 的升高也可由于其他恶性肿瘤引起，如肝脏、胰腺、肾脏、膀胱等器官的恶性肿瘤也可能导致血中 hCG 的升高。在某些检测方法中，hCG 可能与 LH 起交叉反应，对某些检测到 hCG 升高的患者，要警惕为 LH 的过度升高所引起。hCG 的半寿期为 24~36h，某些个体的半寿期可能更短。某些患者 hCG 的 α 肽链半寿期为 20min，β 链为 45min。据统计，所有绒毛膜上皮细胞癌患者的血清 hCG 均升高，40%~60% 的胚胎癌患者血清 hCG 升高，5%~10% 精原细胞瘤患者血清 hCG 升高。

对睾丸肿瘤的新的肿瘤标志物也进行了许多研究，周文定等报道了端粒酶 hTRT 基因可能成为睾丸肿瘤的新的肿瘤标志物及治疗的新靶点。应用核酸原位杂交技术对 51 例睾丸肿瘤组织和 10 例正常睾丸组织中端粒酶 hTRT 基因的表达进行检测和定位。该基因在睾丸组织中的阳性率为 92.16%，而且端粒酶 hTRT 基因表达强度与肿瘤分化程度显著相关，其强阳性表达水平与肿瘤细胞的分布定位一致。

六、诊断、鉴别诊断及肿瘤分期

对任何睾丸肿块都应提高警惕，睾丸的彩色多普勒超声检查是诊断与鉴别诊断的首选方法，而肿瘤的最后确诊往往依靠病理诊断。睾丸肿瘤初次就诊时易被误诊，有人统计，其误诊率约为 25%，常被误诊为睾丸附睾炎。睾丸肿瘤合并鞘膜积液时，尤其应提高警惕。临床还应与腹股沟疝、阴囊血肿等鉴别。庄申榕等强调要提高睾丸良性病变的诊断水平。对 20 年内术前诊断睾丸肿瘤的 77 例患者进行总结，有 18 例为良性肿块（23%），其中 13 例行睾丸肿块切除术，5 例行睾丸切除术。术后随访未见复发与转移。可能睾丸良性病变的发生率远高于一般报道，在认识到良性病变高发率的基础上，对可疑患者进行积极的探查可以减少不必要的睾丸切除。病史、体检、B 超对良性病变的术前诊断有较大意义。

睾丸肿瘤一般采取 TNM 与临床分期两种方法。前者按肿瘤、淋巴结与远处转移特点分类；后者分为三期：Ⅰ期病变局限在睾丸；Ⅱ期肿瘤转移至腹膜后；Ⅲ期有全身远处转移。

七、治疗

睾丸肿瘤的治疗取得了较好的效果，目前一般采用手术、放疗与化疗相结合的方法，有效率可超过 90%。手术治疗包括根治性睾丸肿瘤切除术、腹膜后淋巴结清扫术和部分转移病灶切除术等手术方法。放射治疗因睾丸肿瘤的类型不同，其对放射疗法的敏感性有不同。精原细胞瘤对放疗敏感，胚胎癌与畸胎瘤敏感程度低，而绒毛膜上皮细胞癌对放疗不敏感。故临床放疗时，应根据肿瘤的病理类型选择不同的方法。国内外对睾丸化疗的治疗均取得了较好疗效，尤其现在采取联合化疗的方法。目前常用的化疗药为：顺铂、环磷酰胺、光辉霉素、卡铂、表柔比星等。

睾丸肿块尚难确定良恶性时，应先采用腹股沟切口，作睾丸肿块探查术，术中将精索游离，用肠钳在内环部钳夹阻断血流，然后将阴囊内容物从腹股沟切口翻出，暴露睾丸肿块，必要时作睾丸肿块冰冻活检，一旦确定为睾丸肿瘤，即作腹股沟内环以下睾丸根治性切除术。待石蜡切片确定睾丸肿瘤性质后再决定进一步治疗方案。

对睾丸肿瘤强调早期治疗。徐序广等对 69 例睾丸肿瘤进行随访，8 例失访。其中 61 例睾丸肿瘤患者的中位随访时间 10.8 年，Ⅰ期和Ⅱ～Ⅲ期患者无瘤生存率分别为 91.7%（44/48）和 38.5%（5/13）。其中 7 例死于肿瘤转移，5 例晚期肿瘤患者在术后 1～3 年内死亡。对早期睾丸肿瘤行根治性睾丸切除术后辅助放疗与化疗，预后良好。睾丸肿瘤治疗后复发或失败多发生于术后 3 年之内，远期复发较为少见。对胚胎癌等非精原细胞肿瘤若已侵犯血管或已发生淋巴转移是睾丸肿瘤复发的高危因素。由于睾丸肿瘤的早期诊断困难，不少患者就诊时已经发生严重的腹膜后淋巴结转移。Mosharafa 等对 1973—2001 年 1366 例化疗后的睾丸肿瘤进行腹膜后清扫的结果进行分析，其中 97 例为精原细胞瘤，1269 例为非精原细胞瘤。97 例中的 47 例腹膜后清扫时需要进一步手术，其中 25 例行肾切除，9 例行下腔静脉切开，5 例行动脉移植，5 例行肠部分切除等。非精原细胞瘤 1269 例中的 257 例进行了腹膜后手术。结果表明，对于精原细胞瘤患者而言，化疗后的腹膜后手术可提高患者术后的 5 年生存率。

精原细胞瘤是成年人中最常见的睾丸肿瘤类型，占 60%～65%，对局限于睾丸的精原细胞瘤，行经腹股沟的睾丸切除术，并结合放疗、化疗取得了较好的疗效，其总的治愈率目前达到了 90%。其病理类型分为典型精原细胞瘤、间变性精原细胞瘤、精母细胞性精原细胞瘤。典型精原细胞瘤发病率最高，为 82%～85%。本病恶性程度低，睾丸肿块生长缓慢。查体时发现睾丸偏大、质硬。B 超显示均匀的低回声影。AFP 多为阴性，HCG 有约 10% 的患者升高。Ⅲ期或术后复发的患者也可以选择放疗、化疗，化疗时主张联合用药。

胚胎癌、恶性畸胎瘤患者一般在根治术后行腹膜后淋巴结清扫术。绒毛膜上皮细胞癌少见，恶性程度极高，预后极差，根治性睾丸切除术后辅以化疗。骆曦图等回顾总结睾丸肿瘤 331 例，其中 20 例属于非精原细胞瘤，予根治性睾丸切除加腹膜后淋巴结清扫术。15 例存活 5 年以上，3 例存活 3 年，2 例存活 12～16 个月。术后 12 例保存性功能，5 例不能射精。他们认为，提高非精原细胞肿瘤的生存期，关键在于淋巴结清除是否彻底。在清除淋巴结的过程中，要注意椎旁淋巴结，还应注意血管间的彻底解剖。对Ⅲ期患者，术中尽可能切除肿块，放置银夹，作为术后放疗的标志，并辅以化疗，使患者延长生命。

睾丸继发性肿瘤包括睾丸恶性淋巴瘤与白血病性睾丸肿瘤。临床治疗时可参考其他肿瘤的治疗方法。

八、睾丸性索 - 基质肿瘤

成年人睾丸性索 - 基质肿瘤占睾丸肿瘤的比例不到5%，而在儿童，这类肿瘤约占睾丸肿瘤的40%。抑制素 A（inhibin A）是区别性索 - 基质肿瘤和其他睾丸生殖细胞肿瘤的最佳血清肿瘤标志物，因为几乎所有的睾丸性索 - 基质肿瘤都分泌这种多肽，而生殖细胞肿瘤没有这种功能。

（一）莱迪希细胞增生症与莱迪希细胞肿瘤

许多睾丸疾病可伴有局灶性或弥漫性莱迪希细胞增生，例如先天性生殖细胞不发育，或严重的精子发生异常，惟支持细胞综合征、隐睾症或克氏综合征等都可见到莱迪希细胞增生和莱迪希细胞结节形成。当这种结节的大小超过精曲小管直径的几倍时，则称为莱迪希细胞肿瘤（Leydig cell adenomia）。

莱迪希细胞增生症的发生机制尚不清楚。睾丸垂体丘脑轴的失调，导致黄体生成素和促性腺激素释放激素对睾丸莱迪希细胞的长期刺激可能是发生莱迪希细胞增生的主要因素，也有报道其与 LH 受体和 G 蛋白的结构改变等有关。早期 LH 受体突变可引起莱迪希细胞增生以及青春期早熟。莱迪希细胞增生与莱迪希细胞肿瘤的区别为：后者是实质性肿块，只有少数病例有 LH 受体和 G 蛋白的突变。应用雌激素、促性腺激素和各种化学合成制剂均可诱导某些患者出现莱迪希细胞增生症和腺瘤。

莱迪希细胞肿瘤多发于5~10岁和30~35岁。在儿童可出现早熟、阴茎增大、阴毛出现、身材速增、皮肤改变和出现成人的出汗气味。这些症状是由于肿瘤分泌雄激素增多所致。约10%的男孩有乳房发育，这是由于肿瘤组织有较高的芳香化酶的作用，使雌激素产生过多所致。成年人，即使过多的雄激素分泌也不会像儿童患莱迪希细胞肿瘤一样的改变。但是，乳房女性化发育在成年患者中常见，占20%~40%，可伴有性欲丧失、勃起障碍和不育。儿童莱迪希细胞肿瘤通常是良性的，可作手术挖除。而成年人有10%~15%患者可为恶性。许多恶性莱迪希细胞肿瘤可没有激素活性，良性肿瘤作睾丸切除，而恶性肿瘤需进行腹膜后淋巴结清扫。未切除侧睾丸也可因内分泌原因导致生精功能受损，可导致不育与雄激素分泌过低。恶性莱迪希细胞肿瘤对化疗与放疗均不敏感。该肿瘤一经诊断，应立即治疗。其生存期为2月至17年，平均2年。曾发现治疗后9年发生转移的报道。因此对这些病例需终身随访。由于该病发病的特殊性，易被误诊、误治。

（二）支持细胞瘤

支持细胞是精曲小管上皮内的体细胞，它支持着各级不同的生精细胞。正常情况下，在青春期前这些细胞不分裂，呈静止状态。支持细胞瘤（sertoli cell tumors）通常并发多发性新生物综合征（multiple neoplasia syndrome），如康乃复合征群（Carney complex）和佩 - 吉综合征（Peutz - Jeghers syndrome）。

康乃复合征群的患者表现为皮肤黏液瘤、心脏黏液瘤，有典型的皮肤色素沉着和肾上腺及睾丸肿瘤。病理表现为多灶性和双侧性。该肿瘤多发生在青春期，多数为良性。恶性病例为单侧和实质性肿瘤，常无激素活性。佩吉综合征通常表现为强芳香化酶特性，可引起乳房女性化发育。硬化性支持细胞瘤，发病率低，肿瘤小，很少恶变，不具有内分泌活性。支持细胞瘤可作睾丸切除，只有少数明显恶变病例可作后腹膜淋巴结清扫术。

（三）Juvenile 型颗粒细胞瘤

该肿瘤多发生于婴儿，与支持细胞瘤类似。其病理表现的不同为：Juvenile 型细胞排列呈滤泡样，而支持细胞瘤细胞排列为管状。该肿瘤预后好，可发生于未降入阴囊的睾丸，其染色体核型异常（XO/XY），外生殖器不明显，多无雄激素高分泌活性。

睾丸肿瘤引起的内分泌异常，主要与肿瘤分泌过多的雄激素有关，如莱迪希细胞肿瘤直接分泌大量的雄激素；或肿瘤分泌过多的 hCG，刺激睾丸间质细胞分泌过量雄激素。雄激素经芳香化而转变成雌激素，往往引起乳房女性化，以及睾丸生精功能损害。

生殖细胞肿瘤患者的睾丸功能异常是一项重要的临床问题，特别是这些患者大多处于生育年龄。睾丸肿瘤患者在肿瘤明显发展之前，通常生精功能极差，表现为少精子症、LH 升高。睾丸活检可表现为睾丸萎缩。其病理切片中，某些精曲小管中存在原位癌的表现。许多单侧睾丸肿瘤中，对侧睾丸活检也可发现睾丸原位癌，其发生率达 5%。睾丸肿瘤的放疗与化疗可进一步损害睾丸功能。睾丸生精功能的损害常与治疗剂量有关，这些治疗可继发雄激素缺乏。总之，睾丸肿瘤治疗时，除了考虑肿瘤的病理类型，选择不同方法，还要考虑患者的生育功能，以及随后的治疗对睾丸功能的进一步损害。必要时，在进行睾丸肿瘤治疗之前，需运用精子库技术对精子进行冻存以保护患者的生育功能。

（张　睿）

第五节　闭经

闭经（amenorrhea）是妇科疾病中常见的临床症状之一。闭经可由多种原因造成，传统概念上将闭经分成原发性闭经和继发性闭经。年龄已满 14 岁尚无月经来潮，第二性征不发育或年龄已满 16 岁尚无月经来潮，不论其第二性征是否发育者均属于原发性闭经；已经有月经来潮，但月经停止 3 个周期（按自身原有的月经周期计算）或超过 6 个月不来潮者属于继发性闭经。闭经又有生理性闭经和病理性闭经之分。青春期前、妊娠期、哺乳期、绝经后月经的停止，均属于生理性闭经。本文只讨论病理性闭经问题。

一、病因及发病机制

根据病变的解剖部位和病因，可将闭经归纳为以下几类：①下生殖道闭经；②子宫性闭经；③卵巢性闭经；④垂体性闭经；⑤下丘脑性闭经；⑥中枢神经 – 下丘脑性闭经。

二、临床表现

1. 下生殖道闭经　由于下生殖道发育异常，生殖管道不畅通，经血聚集在阴道、子宫、腹腔内引起周期性下腹痛。处女膜闭锁的患者在腹痛时体格检查可以发现前庭部膨胀的紫蓝色膜状结构。

2. 子宫性闭经　先天性无子宫或子宫发育不良表现为原发性闭经。而宫腔操作过程中过度刮宫引起子宫内膜基底层损伤和宫颈管内膜的损伤，导致宫腔、宫颈管部分或全部粘连；宫腔全部粘连者则表现为继发性闭经；宫腔部分粘连者除表现为继发性闭经外伴有周期性的下腹痛症状，称之 Asherman 综合征。子宫内膜结核患者当子宫内膜完全被破坏后可引起原发性闭经或继发性闭经。

3. 卵巢性闭经

（1）特纳综合征：属于性染色体异常疾病。染色体核型为 45，XO，或 45，XO/46，XX，或 45，XO/47，XXX。卵巢不发育，卵巢内无卵子，原发性闭经；第二性征发育不良，身材矮小，常有蹼颈、盾胸、后发际低、肘外翻等临床表现。

（2）单纯性腺发育不全：性染色体 46，XX，卵巢呈条索状，卵巢内无卵子，原发性闭经；体格发育无异常，子宫发育不良，外生殖器呈女性型，第二性征发育不良。

（3）卵巢抵抗综合征：卵巢内有始基卵泡，临床上表现为原发性闭经，第二性征发育差，激素测定雌激素低，促性腺激素水平升高。

（4）卵巢早衰：因卵巢内卵子储备不足导致女性在 40 岁以前绝经，激素测定发现雌激素低、促性腺激素水平升高。卵巢手术、放射治疗后也可以引起损伤性的卵巢功能早衰。

（5）多囊卵巢综合征：参见本章相关内容。

4. 垂体性闭经

（1）Sheehan 综合征：有产后出血病史，根据垂体前叶破坏的程度不同出现相应的临床症状。当促性腺激素分泌不足时出现雌激素减退的症状：产后继发闭经、乳房和生殖器官萎缩、无性欲、记忆力减退。当促肾上腺皮质激素分泌不足时表现为肾上腺皮质功能减退的症状：全身无力、抵抗力低下、食欲差、血压低、面色苍白、浮肿、消瘦、脱发脱毛等。当促甲状腺激素分泌不足时出现甲状腺功能减退的症状：畏寒、皮肤粗糙、毛发脱落、表情淡漠、反应迟钝、心率减慢等。泌乳素分泌不足时出现产后乳汁少或无乳汁分泌。生长激素分泌不足者有低血糖的症状。

（2）垂体肿瘤：根据分泌相应的激素出现相应的临床表现。妇科内分泌中最常见的垂体肿瘤是泌乳素瘤，表现为闭经、泌乳和高泌乳素血症。其他垂体肿瘤有促甲状腺激素腺瘤、促肾上腺皮质激素腺瘤、生长激素腺瘤、促性腺激素腺瘤、无功能垂体腺瘤和混合型垂体肿瘤，均可出现相应的临床症状。

（3）空鞍综合征：脑脊液的蛛网膜下腔因蝶鞍隔受损而突向垂体窝，并压迫脑垂体，最终整个蝶鞍被脑脊液充满形成空蝶鞍。由于脑脊液压迫垂体柄，使垂体的门脉循环受阻，GnRH 和多巴胺不能经垂体的门脉系统到达垂体，临床上出现闭经和泌乳症状。实验室检查示血泌乳素水平升高。

（4）单一促性腺激素缺乏症：为原发性闭经，生殖器和第二性征不发育。除促性腺激素（FSH、LH）水平低下外，余无其他异常发现。

5. 下丘脑性闭经

（1）Kallmann 综合征：症状与垂体单一促性腺激素缺乏症相同，另伴有嗅觉功能障碍的症状。病变部位在下丘脑，缺乏促性腺激素释放激素（GnRH）的分泌。

（2）特发性低促性腺激素性腺功能低下（idiopathic hypogonadotripichypogonadism，IHH）：临床症状与 Kallmann 综合征相同，但没有嗅觉功能异常。发病的原因在于下丘脑分泌的促性腺激素释放激素（GnRH）缺乏。

6. 神经下丘脑性闭经　少数盼子心切的人可以有类似于妊娠的表现而出现闭经症状。

神经性厌食、过度节食、遭遇强烈的精神刺激、持续强烈的运动后都可以出现继发性闭经。

7. 其他原因的闭经　肾上腺功能亢进或减退和甲状腺功能亢进或减退的患者，除了相应的临床表现，部分患者还可以出现闭经的症状。服用氯丙嗪、奋乃静、雷公藤等药物的患者可以出现继发性闭经。

三、实验室及其他检查

1. 常规检查

（1）体格检查：尤其是生殖器官的检查，注意有无生殖器发育异常，如处女膜闭锁、生殖管道不通畅、子宫发育不良等。

（2）B超检查：注意检查子宫的大小、形态、子宫内膜的厚度和类型，检查卵巢的大小、形态、储备卵巢的状况。

（3）激素测定：激素的测定有助于闭经病因的诊断。通常检测血清中 FSH、LH、E_2 的水平，必要时进行血清 T、PRL、DHEA - S 水平测定；当怀疑甲状腺疾病或肾上腺疾病时，还需要测定 TSH、T_3、T_4、ACTH、皮质醇、17 - 羟孕酮等。

2. 其他检查

（1）孕激素试验：黄体酮 20mg，每天 1 次肌内注射，共 3d，观察停药后 1 周内是否发生子宫内膜脱落造成的撤药性出血。

（2）雌激素 - 孕激素试验：雌激素、孕激素序贯用药 1 个周期，停药后观察 1 周内是否有撤药性出血。方法：结合雌激素（倍美力）0.625mg/d，或补佳乐 2mg/d，口服，共21d，最后 7 ~ 10d 加服甲羟孕酮 6mg/d，或最后 3 ~ 5d 肌内注射黄体酮 10 ~ 20mg/d。

（3）垂体兴奋试验：LHRH 25 ~ 50μg，静脉推注，于注射前和注射后 30min、60min、90min 和 120min 分别测血清 LH 与 FSH。

（4）宫腔镜检查：怀疑宫腔粘连引起闭经的患者可以做宫腔镜检查，了解宫腔内膜损伤的程度。

（5）腹腔镜检查：腹腔镜下可以观察子宫的发育情况，了解卵巢的大小、形态、有无排卵的痕迹；还可以在腹腔镜下进行卵巢活检。

（6）染色体检查：疑有发育异常的患者应进行染色体检查。

四、诊断与鉴别诊断

1. 诊断　详细的病史采集和全面的体格检查对闭经的诊断尤为重要。病史采集应包括神经精神状况、家族遗传病史、饮食情况、运动量、体重增减情况、既往月经情况，有无宫腔操作病史、服药史等。体格检查应注意第二性征的发育、有无生殖器官发育异常等。

对闭经的诊断按下列经典程序进行。

第一步：在排除下生殖道发育异常的前提下首先进行孕激素试验 + 血清促甲状腺激素测定 + 血清泌乳素测定。

（1）孕激素试验有撤药性出血，说明体内有一定水平的雌激素，但缺少孕激素的分泌，提示卵巢内可能有卵泡分泌雌激素但没有发生排卵。

（2）PRL（泌乳素）水平正常，说明可以基本排除由高泌乳素血症引起的闭经；PRL水平异常升高伴溢乳则提示可能存在高泌乳素血症或垂体分泌 PRL 的肿瘤。

（3）促甲状腺激素的异常可能反应甲状腺功能亢进或低下对月经的影响。

第二步：对孕激素试验无撤药性出血的患者进行雌激素—孕激素试验。

（1）雌激素－孕激素试验有撤药性出血，说明体内雌激素分泌低下，可能是卵巢功能低下所致。

（2）雌激素－孕激素试验无撤药性出血，说明闭经的原因在子宫，可能存在先天性无子宫、子宫发育不良或子宫内膜病变（子宫内膜结核、宫腔粘连等）。

第三步：对孕激素试验和雌激素－孕激素试验有撤退性出血的患者，进行血清 FSH、LH、E2、T、DHEA－S 水平测定。

（1）FSH、LH 水平升高（FSH > 20U/L）和 E2 水平降低，提示闭经原因在卵巢，由于卵巢功能衰竭的低雌激素状态导致反馈性高促性腺激素分泌。

（2）LH/FSH 和 T 水平升高提示高雄激素血症及多囊卵巢综合征可能。

（3）DHEA－S 明显升高提示有肾上腺来源的高雄激素血症。

（4）FSH、LH 和 E2 水平降低（FSH 和 LH 均 < 5U/L），提示下丘脑性或垂体性闭经的可能。

第四步：对 FSH、LH 和 E2 水平降低的患者进行垂体兴奋试验，来鉴别病变来源于垂体还是下丘脑。正常情况下 LH 和 FSH 的升高峰值在 LHRH 注射后 30min 左右，数值升高基值的 3 倍以上。如果 LH 和 FSH 水平没有反应、反应低下或反应延迟，均提示闭经的原因可能在垂体而不是下丘脑。如果反应正常，则提示为下丘脑性闭经。因为目前临床所用的刺激剂为 LHRH，LH 的反应比 FSH 更敏感，所以有时仅测 LH 的反应值即可。

2. 鉴别诊断

（1）下生殖道闭经：①原发性闭经病史；②周期性腹痛的病史；③体格检查发现下生殖道不同程度的发育畸形。

（2）子宫性闭经

1）原发性子宫性闭经：孕激素试验无撤药性出血，B 超检查发现子宫发育不良或缺如。

2）继发性闭经：宫腔操作病史或结核病史，B 超检查子宫内膜极薄和回声异常。子宫造影和（或）宫腔镜提示子宫腔粘连或子宫内膜病变。

（3）卵巢性闭经

1）特纳综合征：参见临床表现部分。

2）先天性性腺发育不良：原发性闭经；身高正常，第二性征发育大致正常；高促性腺激素，低性腺激素；染色体核型正常，但该类患者的染色体可能存在小的微缺失、平衡异位或基因的缺陷；体检发现内外生殖器发育均幼稚，卵巢常呈条索状；雌激素一、孕激素试验有撤药性出血。

3）卵巢早衰：40 岁前绝经；高促性腺激素和低性腺激素，FSH > 40IU/L，雌激素水平低值；约 20% 有染色体核型异常，常为异位、微缺失、45，XO/46，XX 嵌合型等；约 20% 伴有其他自身免疫性疾病，如甲状腺功能减退、肾上腺皮质功能减退等；病理检查提示卵巢中无卵泡或仅有极少原始卵泡，部分患者的卵巢呈浆细胞浸润性的"卵巢炎"现象；腹腔镜检查见卵巢萎缩，有的呈条索状；有的患者有医源性损坏卵巢的病史，如卵巢肿瘤手术史、卵巢巧克力囊肿剥除术史、盆腔严重粘连史，以及盆腔放疗和化疗史等。

4）卵巢抵抗综合征：原发或继发性闭经；高促性腺激素和低性腺激素；病理检查提示

卵巢中有多量始基卵泡和原始卵泡；腹腔镜检查见卵巢大小正常，但无生长卵泡和排卵痕迹；对内源性和外源性促性腺激素刺激无反应。

5）多囊卵巢综合征：参见本章相关内容。

（4）垂体性闭经

1）垂体肿瘤和高泌乳素血症：闭经或月经不调，泌乳，血清 PRL 升高；如较大的垂体肿瘤可引起头痛和视力障碍；如为空蝶鞍综合征可有搏动性头痛。蝶鞍 X 摄片、CT 或 MRI 检查有助于诊断。

2）Sheehan 综合征：参见临床表现部分。

3）单一促性腺激素低下：原发性闭经；体格发育正常，第二性征不发育；卵巢内有始基卵泡但不发育；FSH、LH、E2 均低下；促性腺激素治疗有效。

（5）中枢和下丘脑性闭经

1）原发性闭经：卵巢内有始基卵泡，但不发育；体格发育正常，第二性征发育障碍；Kallmann 综合征患者伴嗅觉障碍；FSH、LH、E2 均低下；对 GnRH 治疗有反应。

2）功能性下丘脑性闭经：闭经或不规则月经；多有节食、精神紧张、剧烈运动、不规律生活史；体型瘦弱。辅助检查：TSH 水平正常，T_3 和 T_4 较低；FSH 和 LH 偏低或接近正常，E2 水平偏低；超声检查提示卵巢正常大小，多个小卵泡散在分布，髓质回声不增强。

五、治疗

（1）雌激素 - 孕激素疗法

1）雌激素 - 孕激素序贯疗法：适用于卵巢性闭经、垂体性闭经或下丘脑性闭经的患者。结合雌激素（倍美力）0.625mg/d，或戊酸雌二醇（补佳乐）2mg/d，或乙蔗酚（乙烯雌酚）1mg/d，或（氯烯雌醚）8mg/d，口服，共21d；最后 7～10d 加服甲羟孕酮 6～10mg/d，或最后 3～5d 肌内注射黄体酮 10～20mg/d。由于乙蔗酚和氯烯雌醚是人工合成的雌激素，对肝脏的副作用较大，现已很少使用。要求生育的患者不选用人工合成的雌激素。

2）雌激素 - 孕激素联合疗法：常用制剂为口服复方短效避孕药，适用于多囊卵巢综合征、高雄激素血症引起的闭经。月经第 5d 开始，每天 1 次，口服，共21d。对暂时不需要生育的患者，可长期服用数年。

（2）促排卵治疗：对要求生育的患者，针对不同的闭经原因，个体化地选择适当的促排卵药物和方案。常用药物有克罗米芬（氯米芬，CC）、促性腺激素（Gn）、促性腺激素释放激素激动剂（GnRHa）。

1）克罗米芬：是临床上最常用的促排卵药物。常规用法是月经周期或黄体酮诱发的撤药性出血的第 5d 开始，50mg/d，共 5d，卵泡成熟后再用 HCG 激发排卵。如果无效，下一周期可逐渐加量，一般最大剂量为 150mg/d。

2）促性腺激素（Gn）：尿促性腺激素（HMG）、经尿纯化或基因重组的促性腺激素制剂（FSH）适用于对克罗米芬不敏感的 PCOS 患者。于月经周期或黄体酮撤药性出血的第 2～3d 起，每天注射 75～150U，卵泡成熟后 HCG 5000～10 000 IU 激发排卵。

3）克罗米芬 + FSH/HMG：在月经周期或黄体酮撤药性出血后的第 5 天，开始用克罗米芬 100mg/d，连用 5d，第 5、7、9d 加用 HMG 或 FSH75U，也可加用脉冲式 GnRH 治疗。

4）促性腺激素释放激素（GnRH）脉冲式应用：脉冲式的 GnRH 给药，可经静脉或皮下注射，剂量是每次 5～15μg，间隔是 60～90min。适用于下丘脑性闭经的患者。

5）促性腺激素释放激素激动剂（GnRHa）：常用于有生育要求而伴有高 LH 水平的 PCOS 患者，配合促性腺激素的使用可以改进卵泡对促排卵药物的反应，受精及着床的效果提高。方法：诺雷德（zoladex）3.6mg，或达必佳（decapeptyl）3.75mg，或达菲林（diphereline）3.75mg，于月经周期第 1 天皮下注射，1 次/月，连续 2～3 个周期。

促排卵治疗的注意事项：应用促排卵药物进行促排卵的过程中，应严密监测卵泡的发育，谨防卵巢过度刺激综合征的发生。

3. 手术治疗 针对患者病因，采用手术探查和手术治疗。先天性下生殖道畸形的闭经，多有周期性腹痛的急诊情况，需要紧急进行矫形手术，以开放生殖道引流月经血。对多囊卵巢综合征的患者，可通过经腹或腹腔镜进行卵巢楔形切除或打孔术，促进卵巢排卵；对垂体肿瘤的患者，可行肿瘤切除手术。

4. 其他治疗 根据患者的具体情况，可针对性地采用适当的治疗方法。

（1）对高泌乳素血症的患者用溴隐亭治疗。

（2）对高雄激素血症患者应用螺内酯、环丙黄体酮等抗雄激素制剂治疗。

（3）对胰岛素抵抗的高胰岛素血症，可用胰岛素增敏剂及减轻体重的综合治疗。

（4）对甲状腺功能减低的患者应补充甲状腺素。

（5）对肾上腺来源的高雄激素血症可用地塞米松口服。

（6）对卵巢早衰、先天性性腺发育不良或特纳综合征可采用激素替代，并运用赠卵的辅助生殖技术帮助妊娠。

六、预后

因为闭经是由多种不同的疾病造成的一种常见的临床症状，所以对闭经的治疗方案也要根据其基础疾病而制定。有的病因不明，治疗的原则就是调整和维护机体的正常内分泌状态，帮助因闭经而不孕的夫妇怀孕，防止因闭经导致的近期和远期并发症。治愈标准：恢复自发的有排卵的规则月经，即月经周期长于 21d，经量少于 80ml，经期短于 7d。对于不可能恢复自发排卵的患者，如卵巢早衰等，建立规律的人工周期的阴道出血即可。

（张　睿）

第六节　多囊卵巢综合征

多囊卵巢综合征（polycystic ovary syndrome，PCOS）是一组复杂的症候群。本病原因涉及中枢神经系统下丘脑-垂体-卵巢轴、肾上腺、胰岛及遗传等方面。患者发生一系列的异常症状，如闭经、肥胖、不育、多毛、子宫内膜过度增生及恶性变化等。1935 年 Stein-Leventhae 根据临床表现及卵巢形态首先报道闭经、多毛、肥胖及双侧多囊卵巢同存的综合征。近来随着临床检查方法与科学研究的进展，无论在诊断和治疗上都有所发展。

一、病因及发病机制

今尚未定论。本病患者临床表现、卵巢形态、激素改变有着明显的异质性，可能与以下几方面有关。

（1）下丘脑 – 垂体功能障碍：PCOS 患者 LH 值高，FSH 值正常或偏低，故 LH/FSH 之比大于 2∶3，LH 对合成的促黄体生成激素释放激素（LHRH）的反应增加，故认为下丘脑—垂体功能失常是本症的起始发病因素，从而导致卵巢合成甾体激素的异常，造成慢性无排卵。

（2）胰岛素抵抗（insulin resistance）与高胰岛素血症：胰岛素抵抗与高胰岛素血症是 PCOS 常见的表现。约 50% PCOS 女性有明显的胰岛素受体后的缺陷。胰岛素水平升高使卵巢雄激素合成增加，并通过抑制性激素结合球蛋白的合成，加重高雄激素血症。雄激素活性增高可明显影响葡萄糖和胰岛素内环境稳定。伴有高雄激素血症的 PCOS 患者无论肥胖与否，即使月经周期正常，均伴有明显的胰岛素抵抗。也有学者认为高浓度的胰岛素可与胰岛素样生长因子Ⅰ（IGF – 1）受体结合，PCOS 患者卵巢间质组织上 IGF – 1 受体数目比正常者高，胰岛素能与卵巢间质组织 IGF – 1 受体结合，从而刺激间质细胞产生更多的雄激素。胰岛素和黄体激素具有协同作用，前者可使颗粒细胞黄体化，诱导颗粒细胞的 LH 受体，同时改变肾上腺皮质对 ACTH 的敏感性。

（3）卵巢局部自分泌旁分泌调控机制异常：目前多数学者推断 PCOS 患者卵泡内存在某些物质，如表皮生长因子（EGF）、转化生长因子 α（TGFα）及抑制素（inhibin）等，抑制了颗粒细胞对 FSH 的敏感性，提高了自身 FSH 阈值，从而阻碍了优势卵泡的选择和进一步发育。即卵巢局部自分泌旁分泌调控机制异常，使优势卵泡选择受阻是 PCOS 的发病原因。

（4）肾上腺皮质功能异常：部分 PCOS 患者肾上腺分泌雄激素升高，此可能是肾上腺皮质 P450C17 酶的复合物调节失常。肾上腺功能异常可以影响下丘脑 – 垂体 – 卵巢轴的关系异常与分泌异常。

（5）遗传因素：文献报道家族性 PCOS 是遗传性疾病，有人认为可能是伴性显性遗传方式。大多数患者具有正常的 46，XX 核型。染色体异常者表现为 X 染色体长臂缺失和 X 染色体数目及结构异常的嵌合体。

（6）高泌乳素：占 20%～30% 的 PCOS 患者伴高泌乳素血症。研究者认为 PRL 能刺激肾上腺皮质细胞分泌雄激素，因为肾上腺皮质细胞膜上有 PRL 受体。

二、临床表现

1. 月经失调　表现为原发性或继发性闭经。原发性闭经者较少见，继发性闭经前常有月经稀少或量多。许多肥胖女性在体重减轻后月经恢复正常。

2. 不孕　月经失调和持续性无排卵常致不孕。偶有排卵或黄体不健者，虽有妊娠可能，但流产率较高。

3. 多毛与肥胖　体内雄激素过多，导致多毛与肥胖，毛发分布有男性化倾向。

4. 卵巢增大　双侧卵巢对称性增大，增大的卵巢在盆腔检查时可以扪及。据报道伴卵巢不增大者约占 1/3。

5. 其他　约 20% 肥胖 PCOS 患者或有 2 型糖尿病或有葡萄糖耐量低减。

三、实验室及其他检查

1. 实验室检查　①血中 LH/FSH 大于正常比值，表明 LH 值升高，LHRH 兴奋试验呈亢进型。②血中睾酮和雄烯二酮水平均高于正常水平。③血雌素（E1）、雌二醇（E2）测定，

E1/E2 比例大于月经周期中的比例。④尿 17 – 酮类固醇含量正常，提示雄激素来源于卵巢；若尿 17 – 酮类固醇含量升高，则提示肾上腺皮质功能亢进。

2. 辅助检查　除激素测定与 LHRH 兴奋试验（PCOS 可有 LH 反应亢进）外，尚有盆腔充气造影、腹腔镜检查、肾上腺腹膜后充气造影、核素扫描、MRI 或 CT 检查、B 型超声波检查等，均可协助诊断。近年来采用高分辨阴道超声技术观察多囊卵巢的形态，是简便易行无创伤的诊断方法。

四、诊断与鉴别诊断

根据上述症群与检查，典型病例不难诊断。很多疾病具有雄激素过多或雌激素恒定不变的现象，应加以鉴别：

1. 肾上腺皮质功能亢进（库欣综合征）所具有的高雄激素和月经失调症状与 PCOS 很相似，前者主要为皮质醇过高，可用地塞米松抑制试验加以鉴别。

2. 卵巢或肾上腺男性化肿瘤如卵巢门细胞瘤、良性囊性畸胎瘤、卵巢转移癌等，均分泌较多的雄激素，肿瘤一般为单侧性，血中睾酮含量常 >10.4pmol/L。肾上腺癌和腺瘤，雄激素分泌不受 ACTH 的影响，因而 17 – 酮类固醇和 17 – 羟皮质类固醇都不为地塞米松所抑制。

五、治疗

（1）一般治疗：患者宜高碳水化合物和低脂肪饮食。开展对患者的宣教工作，预防糖尿病及心血管疾病的危险因素如高脂血症、肥胖、高血压等。提倡运动锻炼和戒烟。

（2）不孕的药物治疗（药物促排卵）

1）单用氯米芬（克罗米芬）：它可以在下丘脑、垂体水平与内源性雌激素竞争受体，抑制雌激素的负反馈，增加 GnRH 脉冲频率，调整 FSH 与 LH 此例关系。药物剂量为 50mg/d，共 5d，于月经周期的第 5d 开始给药，若第 1 周期用药无效，第 2 周期的药物剂量加至 100mg/d，共 5d。诱导排卵可高达 80%。氯米芬加地塞米松：如单用氯米芬无效时，可加用地塞米松 0.5mg/d。

2）GnRH 治疗：大剂量的 GnRH – A（促性腺激素释放激素激动剂）（200 ~ 500μg）每日皮下注射 1 次，连用 4 周，然后再用促性腺激素（HMG）使卵泡发育，治疗 3 个周期的妊娠率可提高至 77%。HMG 治疗，用于氯米芬无效者，常用剂量为每日肌内注射 2 针（每针内含 FSH75U/ LH75U）从月经第 2 ~ 3d 开始给药，5 ~ 7d B 超下显示卵泡发育欠佳者加大剂量至每日应用 3 或 4 针。当卵泡达到 18 ~ 20mm 时可用 HMG5000 ~ 10 000u 肌内注射诱发排卵。治疗应在 B 超和血雌二醇等严密监护下进行。

3）近年来国外介绍用纯 FSH 治疗对氯米芬无效的 PCOS 患者，初剂量每日 1 支，最大剂量为 1.5 ~ 3 支。此小剂量 FSH 缓慢渐增方案的妊娠率 16% ~ 35%。PCOS 患者伴 PRL 升高时，加用溴隐亭可以改善黄体功能。

（3）不孕的手术治疗：药物治疗无效者可在腹腔镜下将各卵泡穿刺、电凝或激光，血中雌、雄激素水平随之下降。目前已很少应用卵巢楔形切除术，以免引起出血、感染及盆腔粘连。

（4）多毛的治疗

1）非药物治疗：剃毛安全有效；化学性脱毛剂和漂白剂价廉，但可引起皮肤过敏；电凝虽安全有效，但价格较为昂贵；激光治疗已在尝试；肥胖妇女减肥以减少雄激素的产生，从而减少毛发的生长。

2）药物治疗：口服避孕药，以 Diane35（每片含炔雌醇 0.035mg 和醋酸环丙黄体酮 2mg）较为理想。螺内酯（阻断雄激素的外周作用）50～200mg/d。地塞米松治疗，用于肾上腺分泌雄激素过多的高雄激素血症，每晚服 0.25mg；醋酸可的松与氢化可的松均可用于治疗多毛症，但疗效均不佳。促性腺激素释放激素激动剂（GnRH－A）是一种新的治疗多毛症药物 500～1 000μg/d，经皮下注射或鼻喷，持续 6 个月。

（5）肥胖和胰岛素抵抗的治疗

1）通过减轻体重，治疗胰岛素抵抗，减少雄激素的分泌和改善垂体—卵巢功能，从而减轻多毛症状，恢复月经周期和提高妊娠率。

2）二甲双胍 0.25～0.5mg，每天 3 次，并合用胰岛素的增敏剂（如罗格列酮等）以增加胰岛素的敏感性，减少雄激素的产生，恢复正常的月经周期。

（张　睿）

第七节　女性青春期发育延迟

女性青春期发育延迟（delayed puberty）是指女孩到 13 岁仍无第二性征发育，至 16 岁仍无月经来潮，或者是青春期启动时间正常，但进展缓慢，青春期开始后 5 年仍无月经。

一、病因及发病机制

青春期延迟根据病因分为 5 大类：①体质性（特发性）青春期延迟；②GnRH 依赖性（下丘脑低促性腺激素性性腺功能不足）；③垂体依赖性（垂体低促性腺激素性性腺功能不足）；④下丘脑和垂体依赖性低促性腺激素性性腺功能不足；⑤性腺依赖性（高促性腺激素性性腺功能不足）。

二、临床表现

1. 体质性（特发性）青春期延迟　患儿出生时身长和体重正常，出生后生长速度缓慢，身材矮小，青春发育延迟，但到 17～18 岁时有正常青春期身高突增变化，成年身高可正常。常有家族青春期延迟病史，无外生殖器畸形。

2. 下丘脑依赖性

（1）嗅觉生殖系统发育不全综合征（Kallmann 综合征）：患者下丘脑分泌的 GnRH 缺乏，伴有嗅觉功能异常。儿童期身体发育不受影响。青春期年龄时，无第二性征出现，性器官发育不全，原发性闭经。少数不完全型者虽青春期发动但性征不全，患者四肢长，上部身高/下部身高 <0.9，自幼可有嗅觉完全丧失或明显减弱或仅选择性对某些挥发性油质分辨失灵，部分患者可见大脑嗅叶缺损或发育不全。本症可伴其他神经和身体部分发育缺陷，如小脑功能不全、色盲、唇裂、腭裂、神经性耳聋、肾畸形、鱼鳞癣等。实验室检查：性激素、促性腺激素低下，垂体兴奋试验呈有反应型。

（2）特发性低促性腺激素性性腺功能不足（IHH）：临床症状与 Kallmann 综合征相同，但没有嗅觉功能异常。发病的原因为下丘脑分泌的 GnRH 缺乏。

（3）获得性低促性腺激素性性腺功能不足：颅内肿瘤、炎症、手术、放射治疗等均可影响下丘脑的功能，使 GnRH 分泌不足，导致后天获得性的低促性腺激素性性腺功能不足。如果颅内疾病发生在青春期前，将出现青春期延迟。

（4）其他：神经性厌食、营养不良、慢性疾病（结核、甲状腺功能减退、未控制的 1 型糖尿病等）、过度体育锻炼等都可能使下丘脑 GnRH 分泌不足而使青春期延迟或中断。

3. 垂体依赖性

（1）特发性垂体功能减退：不明原因的垂体功能减退，根据垂体前叶功能减退的程度不同，可以表现为一种或几种垂体激素低下甚至垂体激素全部缺乏。可以出现青春期延迟和肾上腺皮质功能、甲状腺功能减退的表现。实验室检查：性激素、促性腺激素低下，可能伴有 ACTH、TSH 的降低，垂体兴奋试验呈无反应型。

（2）单一促性腺激素缺乏症：仅表现为垂体分泌的促性腺激素不足，患者出现青春期发育延迟，不伴有肾上腺功能和甲状腺功能的异常。实验室检查：性激素、促性腺激素低下，ACTH、TSH 正常，垂体兴奋试验呈无反应型。

（3）GnRH 受体缺乏：临床表现同单一促性腺激素缺乏症。

（4）获得性促性腺激素缺乏：垂体肿瘤、炎症、损伤等可以直接或间接影响垂体的功能使促性腺激素的分泌不足，导致青春期发育延迟。颅咽管瘤最常见，表现为头痛、视觉障碍、肾上腺功能失调、甲状腺功能低下、身材矮小、骨龄推迟、性激素缺乏。垂体嫌色细胞瘤和泌乳素瘤常导致青春期延迟和原发性闭经。

4. 下丘脑和垂体依赖性

（1）先天性肾上腺发育不良：患者以原发性肾上腺功能不足和低促性腺激素性性腺功能不足为特征。本病是一种 X 连锁隐性遗传性疾病，女性杂合子可有青春期延迟的表现，但生育功能正常。

（2）高泌乳素血症：高泌乳素血症可因泌乳素直接抑制 GnRH 脉冲分泌的作用引起低促性腺激素症。如在青春期前出现高泌乳素血症，将会导致性腺功能出现延迟或中断并伴有泌乳。

5. 性腺依赖性

（1）先天性卵巢功能不全（Turner）综合征：患儿主要表现为矮小，生长迟缓，无自发青春发育，常因乳房不发育或发育不良，无月经初潮或继发闭经，腋毛和阴毛稀少或缺如而就诊。子宫幼稚型或发育不良，大小阴唇不发育成熟。患者偶然可见正常的卵巢功能并维持进入青春期，一般不能妊娠。常见的染色体核型为 45，XO 或 45，XO/46，XX 或 45，XO/47，XXX。实验室检查：血中雌激素水平低下，FSH、LH 升高。

（2）单纯性腺发育不全：性染色体 46，XX，卵巢内无卵子，体格发育无异常，第二性征发育不良，原发性闭经。实验室检查：FSH、LH 升高，雌激素水平低。

（3）卵巢抵抗综合征：卵巢发育正常，但是对 FSH、LH 不反应，临床上表现为原发性闭经，第二性征发育差。实验室检查：雌激素水平低，促性腺激素水平升高。

（4）获得性性腺功能不良：青春期前因卵巢炎症、机械损伤、放射治疗、药物性损伤或者手术切除等可以导致获得性性腺功能不良，出现青春期不发育。实验室检查：雌激素水平低，促性腺激素水平升高。

三、实验室及其他检查

1. 一般检查　检测血常规、尿常规、血沉、肝肾功能等，以了解全身情况。

2. 内分泌激素测定　测定血性激素（E2、T）和促性腺激素（FSH、LH），了解卵巢和垂体的功能状况。E2 > 33.03pmol/L（9pg/ml）时，一般认为已有青春期功能活动，但非诊断依据。夜间 LH 分泌增加有诊断价值。GnRH 兴奋试验对鉴别体质性和病理性青春期延迟，鉴别垂体抑或下丘脑病变均有重要价值。

3. B 超检查　了解子宫、卵巢大小，及形态、发育情况。

4. X 线检查　拍手腕平片测定骨龄，其与青春期起始密切相关，体质性青春期延迟者均可见骨龄低于生理年龄，但骨龄比生理年龄的延迟一般小 4 年。骨龄达 13 岁时，一般都会自然进入青春期发育。头颅 X 线检查，可发现某些肿瘤、损伤等颅内病变。

5. CT 和 MRI 检查　对于中枢神经的肿瘤具有重要的诊断价值。

6. 染色体检查　对于性腺发育不全或某些特殊面容体征者常提示需染色体核型分析。

7. 腹腔镜检查　及性腺活检对疑有卵巢病变的患者，可进行性腺的活检和腹腔镜检查。

四、诊断与鉴别诊断

根据病史、临床表现，上述相关检查一般可诊断青春期延迟及其病因。病史、体格检查、影像学检查及骨年龄的估价在青春延迟与性幼稚的诊断中同样很重要。除此以外，垂体促性腺激素的测定和染色体检查对这类疾病的诊断亦是不可少的。测定血 FSH 和 LH 的浓度以诊断性征不发育的原因，鉴别是在卵巢还是在垂体及下丘脑，以便选择适当的治疗原则和正确地估计预后。

五、治疗

（1）体质性青春期延迟：原则上不需特殊处理，因其只是发动延迟，经一段时间后，特别是当骨龄达到相应的年龄后，自然会开始正常的青春发育过程。但应提供必要的咨询，解除患儿和家长的担心。如果患儿出现心理行为的异常，可在 13 岁后行 3 个周期的人工周期治疗，使乳房开始发育。此疗法不会明显增加骨龄或降低最终身高。

（2）病理性青春期延迟

1）原发病因的去除和纠正：若存在中枢神经系统肿瘤或疾患可根据情况决定是手术还是非手术治疗。许多功能性的促性腺激素低下是可以纠正和调整的，如改善营养状态，对神经性厌食者应鼓励其进食，增加体重；对甲状腺功能减退者应纠正甲状腺功能减退；治疗库欣综合征及高泌乳素血症等内分泌异常；严禁青少年吸毒等。

2）性腺功能减退的治疗：对于低促性腺激素性的性腺功能减退的治疗有以下两种。LHRH，适用于垂体对下丘脑激素 LHRH 反应良好的患者；静脉小剂量脉冲式注射 LHRH，能刺激垂体分泌 LH 和 FSH，进而刺激卵巢分泌性激素，促使性征发育并诱导排卵；因价格昂贵，一般只用于已婚想生育者。HMG，为绝经后促性腺激素，从绝经后女性尿中提取；每支 HMG 含 FSH 和 LH 各 75U，用于垂体本身有功能障碍的低促性腺激素性的性腺功能减退又想生育者。

3）溴隐亭：高泌乳素血症所致的青春延迟可用溴隐亭治疗。这是一种多巴胺的促效剂，可有效地抑制泌乳素水平，改善性腺功能。

4）雌激素：对无条件得到或无条件应用上述药物的患者可采用雌激素替代治疗。应用雌激素可促使第二性征发育，与孕激素配合应用能有类似月经的周期性子宫出血。一般雌激素每月 22～28d，自服药的第 13～15d 加服孕激素，连服 12～14d。然后，停服雌孕激素后等待月经来潮，经后再按上法开始下一个周期。

高促性腺激素性的性腺功能低下因为是卵巢本身的功能障碍，故只能用雌激素替代治疗，方法如前述。有 Y 染色体存在的性腺发育不全，因这种性腺发生肿瘤的概率很高，而且相当高的机会是恶性，故应尽早行性腺切除，术后用雌激素替代治疗。

六、预后

发于下丘脑、垂体的低促性腺激素性性腺功能不足和卵巢性性腺功能不足的患者及时给予女性激素替代治疗可以促使第二性征的发育，但需要长期替代治疗。继发于各种疾病而导致的青春期发育延迟，在去除原发病后可以有正常的体格发育和性征的发育。

（张　睿）

第八节　女性不孕症

不孕（sterility）是指婚后夫妇同居 3 年以上，有规律而正常的性生活，未采取任何避孕措施，女方从不怀孕，不育（infertility）则指实际上或临床上未能生育，即有过妊娠，但均以流产、早产、死胎或死亡而告终，从未获得过活产的状况。但临床上不孕与不育是难以区分的，有时笼统地总称为不育症。

20 世纪 70 年代后，国际联合会将不孕症的定义缩短为 1 年。据调查，婚后 1 年的受孕率最高，可达95%。美国不孕学会建议，婚后夫妇同居 1 年，规律性生活未采取避孕措施而未怀孕者可诊断为原发性不孕症；有 1 次以上分娩或活产，又经 1 年未再受孕者诊断为继发性不孕症。

不孕症的患病率在各国调查结果不同，一般占育龄夫妇的 5%～15%。对不育夫妇的调查中，女性不育约占50%，男性不育约占40%，原因不明者约占10%。

一、病因

不孕症不是一种独立的疾病，而是许多妇科疾病、内分泌疾病乃至全身性疾病所表现出来的一种症状。在女性不孕中内分泌疾病引起的排卵障碍占病因的 40%，输卵管性因素约占40%，不明原因约占10%；另外 10% 为不常见因素，包括宫颈因素、子宫因素、免疫因素等。

（1）内分泌性因素

1）卵巢性无排卵：卵巢功能异常，不能对促性腺激素发生反应并合成性激素，造成卵巢性激素水平低落，不发生周期性变化而无排卵。常见于以下病症：Turner 综合征；多囊卵巢综合征；卵巢早衰；卵巢不敏感综合征；未破裂黄素化综合征；卵巢肿瘤。

2）垂体性无排卵：席汉综合征；垂体瘤；空泡蝶鞍综合征；高泌乳素血症（药物、肿瘤）。

3）下丘脑性无排卵：功能性下丘脑性闭经（FHA）；Kallmann 综合征；神经性厌食；Frohlich 综合征。

4）内分泌代谢性疾病：甲状腺功能亢进或减退；肾上腺功能亢进或减退；糖尿病；肥胖症；肝脏疾病、肾脏疾病；重度营养不良。

（2）输卵管性因素

1）输卵管炎症：急、慢性输卵管炎症引起输卵管堵塞是女性输卵管性不孕症的常见原因。包括：化脓性输卵管炎；淋菌性输卵管炎；结核性输卵管炎。

2）子宫内膜异位症：子宫内膜异位症是子宫内膜生长在子宫腔以外的任何部位所引起的妇科疾病，可引起出血、粘连，可使输卵管堵塞及影响输卵管蠕动，同时刺激内膜产生过多前列腺素，干扰输卵管节律性蠕动，影响输卵管获取卵子的能力而造成不孕。子宫内膜异位症患者的不孕症发生率为 40% 左右，子宫内膜异位与不孕关系密切，是不孕症的主要原因之一。它包括：盆腔子宫内膜异位症；卵巢子宫内膜异位症。

3）输卵管发育异常：主要有输卵管发育不良、输卵管憩室等先天性的输卵管发育异常，均造成输卵管输送卵子、精子和受精卵的功能异常，易发生不孕或输卵管妊娠。

（3）宫颈与子宫因素

1）解剖学异常：主要有先天性宫颈管发育不全、先天性宫颈管狭窄和闭锁、宫颈角度异常、单宫颈双角子宫、双子宫等。

2）感染：宫颈炎：可造成局部内环境改变，影响精子的成活率，而引起不孕。子宫内膜炎，局部炎性细胞浸润和炎症介质的渗出呈现胚胎毒作用，不利于精子存活和孕卵着床。盆腔炎。

3）宫颈黏液功能异常：精子经宫颈进入宫腔必须穿过宫颈黏液，因此宫颈黏液分泌的数量和质量直接影响精子的活动。宫颈黏液分泌受卵巢激素的调节而呈现周期性变化，当卵巢功能失调如无排卵、黄素化不破裂卵泡综合征、宫颈炎症、宫颈物理治疗、手术损伤宫颈等，均可影响精子的活动、储存、存活和获能而导致不孕。

4）宫腔粘连。

（4）免疫因素：免疫性不孕指正常性生活情况下，机体对生殖过程中任一环节产生自身免疫反应，延迟受孕 2 年以上者。不孕夫妇除存在抗精子免疫或抗透明带自身免疫外，其他方面均正常。可分为抗精子免疫性不孕及抗透明带免疫性不孕两种类型。

（5）其他影响因素：男女双方最佳生育年龄分别为 24～25 岁和 21～24 岁，此后生育力随年龄增长而下降，35 岁后生育力急剧下降。过度消瘦、过度肥胖及维生素和微量元素的缺乏均可引起性腺功能减退，生育力下降。药品、酒类尤其是某些环境内分泌干扰物可以显著影响男性与女性的生育能力。环境改变、精神紧张或心理创伤等均可干扰排卵，并导致内分泌功能紊乱，由此导致不孕。性交因素：性交障碍等可以导致不孕。

（6）受孕的先决条件

1）有功能正常的下丘脑 - 垂体 - 卵巢轴，在其调控下有正常的排卵和健全的黄体功能。

2）阴道口 - 阴道 - 宫颈输卵管全部畅通，有正常的性生活，正常成熟的精子能穿过女性生殖道到达输卵管壶腹部。

3）卵子可进入输卵管受精，将受精卵输入子宫腔。

4）子宫内膜有充分而同步的分泌期改变，受精卵可在宫腔着床。

上述任何一种生理过程发生异常均可导致不孕。

二、实验室及其他检查

1. 排卵障碍的诊断　排卵的重要标志是月经周期性的来潮，排除了生殖道和子宫内膜的疾病，规则的月经是排卵的重要特征之一。排卵功能的特殊检查方法主要有以下方面：

（1）基础体温（basical body temperature，BBT）：基础体温受卵巢分泌的性激素影响而变动，是一种诊断排卵功能简便的监测方法。测定方法：睡眠 4~6h 醒来后测量基础体温，排卵后体温上升 $0.3℃~0.5℃$，基础体温曲线呈双相形式，高温相应维持 10d 以上。若小于以上数值，提示黄体功能不全。

（2）宫颈黏液：排卵前后，因激素的变化，使宫颈黏液性状亦发生很大的变化。从月经的第 10d 开始，每天 1 次，连续 5~10d，评分在排卵时达峰值，此为性交或人工授精的最佳时机。

（3）激素测定

1）月经周期中期行黄体生成素（LH）监测，LH 峰值的出现意味着即将排卵，是判断排卵的一个最可靠的标志。LH 峰至排卵的间隔时间在不同妇女差异较大，而同一妇女则比较恒定。

2）在月经周期的第 3 天检测尿促卵泡素（FSH）和雌二醇（E2）等激素的水平，可以评估卵巢的基础功能，预测诱导排卵的效果，指导促排卵方案的设计。其他激素，如睾酮、泌乳素（PRL）、LH/FSH 等生殖激素的测定，可以参考判断排卵障碍的原因。

3）其他检查：胰岛素和糖耐量试验、皮质醇、促肾上腺皮质激素（ACTH）甲状腺功能（TT_3、TT_4、FT_3、FT_4、TSH）、生长激素（GH）、PRL 及垂体兴奋试验等内分泌指标都可以针对患者排卵障碍的类型，对排卵障碍的病因和程度进行诊断。

（4）B 超：卵巢 B 超扫描对明确及追踪卵泡的生长是一种可靠的方法，可用于月经周期的第 8、9d 开始 B 超扫描，隔日 1 次，待优势卵泡直径达 14mm 左右时，宜每天观察 1 次。当直径达 20mm 时，提示卵泡即将在 1~2d 内破裂。

（5）子宫内膜组织学检查：在黄体期行子宫内膜活检能证明内膜层是否受到了足够的成熟黄体影响，是诊断黄体缺陷较为准确的方法。

2. 盆腔因素的诊断

（1）输卵管通畅性检查：可不同程度提示输卵管的通畅性、阻塞部位、管腔内形态变化，及病因、病理，为诊断提供依据。

（2）腹腔镜及宫腔镜检查：可直接观察子宫、输卵管、卵巢有无病变或粘连。

（3）子宫输卵管造影：可明确子宫畸形或宫腔粘连，还可了解输卵管是否通畅。目前是诊断输卵管通畅度和功能的最常用的方法之一。

3. 免疫性因素的诊断　免疫性因素的诊断包括血清和宫颈中的抗精子抗体、性交后试验、精子和宫颈黏液接触试验及其他自身免疫抗体的测定。若发现阳性，可考虑免疫性不孕。

三、诊断

1. 询问病史　详细询问病史是诊治不孕症的关键，最好夫妇都参与。一份详细病史，从起因、经过与症状，可提供一半的诊断依据，故病史在诊断不孕症时十分重要。除一般病史外，特别注意以下情况：

（1）生长发育史：有无生长发育迟缓，青春期发育是否正常，第二性征及生殖器是否发育异常，有无先天性畸形。

（2）月经史：包括月经初潮年龄，月经周期、经量、持续时间、有无痛经及末次月经，对诊断有无排卵、有无子宫内膜异位症等有重要意义。

（3）婚育史：结婚年龄，夫妇是否两地分居，是否再婚，性生活情况，是否避孕及所用方法，既往分娩或流产史，产后有否大出血和感染，流产后是否刮宫，末次妊娠日期等。

（4）既往史：有无重大疾病，如肝病、肾病、结核等；有无内分泌疾病，如肾上腺或甲状腺疾病；有无手术史；有无烟酒嗜好以及有害物质或放射性物质接触史；工作学习是否过度紧张或过度疲劳。

（5）家族史：注意家族中有无性腺功能异常及生殖道畸形、内分泌代谢性疾病及其他遗传性疾病，了解父母及兄弟姐妹的生育情况。

（3）其他：包括配偶的年龄、职业、健康状况、既往史、不孕症诊治情况等。

2. 体格检查

（1）一般体征：体格、体态、体重、全身营养状态，有无异常的脂肪沉着、色素沉着、痤疮、浮肿等，有无先天性畸形、有无甲状腺肿大、肢端肥大等。

（2）第二性征：注意患者的音调、毛发分布、乳房大小、有无溢乳。

（3）妇科检查：妇科三合诊：观察外阴部阴毛分布情况及发育是否异常，如阴蒂是否肥大、两侧大阴唇及腹股沟是否有肿块；阴道是否畸形，如阴道呈盲端或有阴道横隔等；子宫颈部有无赘生物或糜烂；子宫发育情况，有无肿块；两侧附件有无增厚、结节、肿块等。

四、鉴别诊断

1. 内分泌性不孕

（1）卵巢性无排卵：是女性不孕中常见的原因之一，有20%～25%的不孕妇女有排卵缺陷，临床上伴有月经周期紊乱，不排卵，或黄体功能不全、未破裂黄素化综合征等。

1）Turner综合征：又称先天性卵巢发育不全，是一种性染色体异常的疾病，多数是X染色体数目异常，基本核型是45，XO，本病患者除原发性闭经和第二性征不发育外，多有一组躯体异常表现，如身材矮小、蹼状颈、多面痣、桶状胸、肘外翻和其他畸形。可采用他人捐赠的卵子通过体外受精胚胎移植技术获得妊娠。诊断要点：

临床表现：原发性闭经；身材矮小、蹼状颈、桶状胸和后发际低；第二性征不发育，外生殖器呈幼稚型；常伴有先天性主动脉狭窄和泌尿系畸形。

实验室检查：染色体异常，多为45，XO或45，XO/46，XY嵌合体；促性腺激素水平高，雌激素水平降低。

2）多囊卵巢综合征：是妇科内分泌临床中最常见的疾病，也是无排卵性不孕的一个主要原因。临床上常表现为闭经或月经稀发，长期无排卵，雄激素过多，雌激素无周期性波动。诊断要点如下。

临床表现：月经异常，如闭经、月经稀发、无排卵月经等；男性化，如多毛、粉刺、声音低调、阴蒂肥大；肥胖；不孕；妇科检查双侧卵巢增大。

实验室检查：血 LH 高值，FSH 正常，LH/FSH 比例大于正常；血睾酮增高。

辅助检查：B 超见多个卵泡囊性变、卵巢肿大；腹腔镜见卵巢内膜肥厚及表面隆起；卵巢活检见卵泡内膜细胞层肥厚增殖和间质增生。

3）卵巢早衰（premature ovarian failure，POF）：又称早绝经，发生在 40 岁以前的由于卵巢功能衰竭所致的高促性腺激素性闭经称为卵巢早衰。占原发性闭经的 20%～28%。临床表现为闭经、无排卵。卵巢早衰的真正机制尚不十分清楚，可能与自身免疫系统疾病有关。诊断要点如下。

临床表现：多发生于 40 岁以下的妇女；无诱因突然出现继发性闭经；阴道干涩、性交困难和更年期综合征。

实验室检查：血雌激素水平常低于 20pg/ml，血 FSH 和 LH 明显升高，血 PRL 正常；雌激素测血试验阳性。

4）卵巢不敏感综合征：又称卵巢抵抗综合征。临床表现为高促性腺激素低性腺激素性闭经。病理特点为患者卵巢内有许多始基卵泡，少见窦状卵泡，无成熟卵泡，卵巢内呈局灶性或弥漫性透明变性，对高水平的促性腺激素缺乏反应。诊断要点：闭经；染色体核型正常为 46，XX；实验室检查：血 FSH 水平显著升高，血 LH 升高或正常高值，为排除暂时性 FSH、LH 升高，有必要间隔 1 个月后重复测定 1 次；超声检查：可见卵巢大小正常，有小卵泡。

5）未破裂黄素化综合征：多发生于月经紊乱女性，并为不孕因素之一。其特征是卵细胞未能从成熟卵泡中排出，卵泡继续黄体化并能产生黄体酮。患者仍可有规律的月经周期和正常的黄体功能，基础体温曲线双相型，有分泌期子宫内膜，血清孕激素和雌激素水平与正常排卵周期无明显差异。诊断要点：连续 B 超检查发现卵泡增大至直径 18～24mm，72h 内仍不缩小，而宫颈黏液显示黄体期的改变，血清孕激素水平 >9.5mmol/L，即可诊断。

（2）垂体性无排卵：各种原因引起原发性腺垂体功能减退，导致促性腺激素的合成及分泌障碍，从而影响卵巢功能而导致闭经、不孕。临床上常见的原发性腺垂体功能减退症主要有：席汉综合征、垂体瘤、空泡蝶鞍综合征、原发性垂体促性腺功能低下。

1）席汉综合征：常见于产后大量失血后，低血容量低血压休克造成垂体缺血坏死，失去合成 LH 及 FSH 等激素的能力，导致无排卵。患者除有性腺功能低下外，还会有甲状腺功能低下和肾上腺皮质功能低下的临床表现。

2）垂体瘤：垂体肿瘤约占颅内肿瘤的 10%，泌乳素瘤是最常见的垂体肿瘤，占垂体肿瘤的 50%～70%。肿瘤直径 <1cm 者，称为微腺瘤；直径 >1cm 者称为大腺瘤。垂体肿瘤可压迫腺垂体，导致内分泌功能紊乱，引起无排卵。

3）孤立性垂体促性腺功能低下：是一种少见的遗传病，表现为孤立性促性腺激素缺乏，患者常常原发闭经，性征不发育，有些还伴有嗅觉障碍。垂体促性腺激素 FSH 与 LH 以及卵巢性激素均为低水平。

4）空泡蝶鞍综合征：先天性蝶鞍横隔缺损，垂体窝空虚，脑脊液流入鞍内，腺垂体被压扁，鞍底组织被破坏而导致蝶鞍增大。主要表现为闭经、头痛。

5）腺垂体功能减退症：有垂体及其临近部位肿瘤压迫或浸润破坏、分娩时大出血、糖尿病性微血管病变、严重的颅内感染、头部外伤、手术或放射治疗、空泡蝶鞍等病史。

临床表现：出现促性腺激素、促甲状腺激素及促肾上腺皮质激素不足所致的性腺、甲状腺、肾上腺皮质功能减退的各种临床表现。

实验室及辅助检查：靶腺激素及其代谢产物水平减低，如 FT_3、FT_4、皮质醇、睾酮、E2 降低，尿游离皮质醇减低；垂体激素水平降低，血中 FSH、LH、TSH、ACTH 水平低下；垂体激素兴奋试验呈延迟反应，下丘脑释放激素兴奋试验，静脉注射 TSH 释放激素（TRH）、ACTH 释放激素（CRH）、LH 释放激素（LHRH）后，血中 FSH、LH、TSH、ACTH 水平无升高反应；头颅 CT 或 MRI 显示有肿瘤浸润、囊肿或空泡蝶鞍。

（3）下丘脑性无排卵

1）功能性下丘脑闭经：是除外下丘脑、垂体器质性病变，由于促性腺激素功能不足而导致性腺功能低落的闭经，以循环中低促性腺激素水平及低雌激素水平为特征，是临床上较常见的一类闭经。好发于年轻女性，以精神性低促性腺激素性闭经最多见。各种异常刺激如突然的精神刺激、剧烈的运动、过度的恐慌、忧郁，通过大脑神经内分泌系统的多种渠道，直接或间接的引起下丘脑的促性腺激素释放激素（GnRH）脉冲式分泌异常导致垂体促性腺激素分泌异常，FSH 与 LH 水平下降，LH 峰消失，造成无排卵。

诊断要点：好发于年轻女性，常有过度的精神刺激，排除下丘脑、垂体器质性病变以及全身性疾病等；继发性闭经；基础体温呈单相型，妇科检查未发现明显异常；血雌激素、孕激素、FSH 和 LH 水平均低下；垂体兴奋试验有反应。

2）Kallmann 综合征：为常染色体显性遗传疾病，是以低促性腺激素、低性激素为主，伴有嗅觉减退或缺失的一种遗传性疾病。主要发生在男性，女性偶发。女性临床表现主要为原发性闭经，到达青春期年龄无第二性征发育，染色体核型正常，卵巢及女性内生殖器分化正常，促性腺激素水平低下，雌孕激素水平低下，卵巢无功能活动。

诊断要点：有明显的家族史。临床表现：性腺功能低下以及嗅觉丧失或减退。血中促性腺激素及性激素水平低下。

3）神经性厌食：是一种精神神经内分泌紊乱性疾病。临床表现为闭经伴不同程度性征消失，子宫和卵巢缩小，消瘦明显。

诊断要点：可因慢性精神刺激及工作学习过度紧张而发病；强烈惧怕体重增加，对体形、体重有不正确的理解；体重低于标准体重的 85% 或 BMI≤17.5kg/m²，厌食致日进食量<150g 及体重减少 20% 以上；闭经（指月经初潮后的女孩及青年女性）。

（4）内分泌代谢性疾病

1）甲状腺疾病：甲状腺激素参与体内各种物质的新陈代谢。因此，甲状腺激素过多或过少都可直接影响生殖激素及生殖功能。

甲状腺功能减退症如起病于幼年，大部分患者表现为青春期延迟，性发育障碍。如起病于成年人，可出现不同程度的性功能障碍、性欲减退、月经紊乱、不易受孕。

诊断要点如下：

有自身免疫性甲状腺炎，甲状腺、下丘脑、垂体的肿瘤，手术、放射治疗、炎症等病史，甲状腺功能减退的家族史。

临床表现乏力、畏寒、低体温、声音变粗、纳差、便秘、胸闷、嗜睡、懒言、性欲减退、月经量增多或紊乱，合并甲状腺肿大、下肢黏液性水肿。

甲状腺功能检查，如 TT_3、TT_4、FT_3、FT_4 明显降低，TSH 通常升高；TSH 水平减低提示继发性或三发性甲状腺功能减退，TSH 延迟升高，往往提示下丘脑性甲状腺功能减退；甲状腺摄碘率降低；血清胆固醇明显升高。

2）先天性肾上腺皮质增生：是一种常染色体隐性遗传性疾病，是女孩中一种较常见的雄激素过多的疾病。由于肾上腺皮质在合成类固醇激素过程中缺乏某种酶而产生了过度的雄激素，使下丘脑－垂体－性腺轴功能受到干扰而出现月经不调或闭经，除此之外患者常有不同程度的男性化甚至生殖器畸形。临床上根据不同酶的缺乏分为 6 种类型，其中 21－羟化酶缺陷最常见，占本症的 90%～95%。下面以 21－羟化酶缺陷症为例：

21－羟化酶缺陷症诊断要点：男性化畸形、无女性第二性征、月经失调或无月经；低血钠、高血钾、脱水、低血压以及血浆肾素活性增加等盐皮质激素不足的表现；血浆 17－羟孕酮水平升高，肾素活性升高。

3）肥胖症：体重与下丘脑－垂体－性腺轴关系密切。脂肪组织是雌激素蓄积场所，又是雄激素在性腺外转化为雌激素的主要部位。过多的脂肪组织导致雌激素的增加。这种无周期性生成的雌激素通过反馈机制，对下丘脑－垂体产生持续的抑制，导致无排卵或闭经。一般根据体重指数（BMI）、腰围、腰臀比来判断。

诊断要点：BMI 是较常用的一种诊断肥胖的指标，BMI = 体重（kg）/身高的平方 $(m)^2$。1997 年 WHO 公布的标准为 $BMI \geqslant 30.0 kg/m^2$ 为肥胖；2000 年国际肥胖特别工作组提出亚洲成年人的标准为 $BMI \geqslant 25.0 kg/m^2$ 为肥胖；2003 年卫生部疾病控制司公布了"中国成人超重和肥胖症预防控制指南"，规定 BMI 为 $\geqslant 28.0 kg/m^2$ 为肥胖；腰围：WHO 建议，男性 WC >94cm，女性 WC >80cm 为肥胖；我国指南建议，国人成年男性 WC >85cm，女性 WC >80cm 为肥胖；腰臀比：白种人男性 >1.0，女性 >0.85 定义为腹部脂肪堆积。

2. 输卵管性因素

（1）生殖道炎症：生殖道急慢性炎症，尤其长期慢性炎症伴急性反复发作，常使输卵管黏膜上皮损伤或破坏，进而使输卵管粘连与阻塞，影响精子、卵子和受精卵的通过。除分娩流产后或消毒不严的刮宫术后所致的化脓性炎症外，生殖道结核常致不孕，在原发性不孕中占 25%。还有淋球菌、衣原体和支原体的生殖道感染亦是不孕的主要原因，病变位于输卵管壶腹部者多见，其次是子宫内膜。下面以急、慢性输卵管炎为例。

1）急性输卵管炎诊断要点：有流产、分娩或宫腔内手术史。心率 120/min，可有恶寒或寒战，下腹剧痛；下腹紧张、子宫正常或稍大，压痛多显著，两侧附件区有触痛；血白细胞及中性粒细胞增多，血培养除外败血症。

2）慢性输卵管炎诊断要点：下腹隐痛，腰背及骶部酸痛，白带增多、月经过多、痛经及不孕等；子宫常后倾，活动度差，一侧或双侧附件增厚，有压痛，亦可形成肿块。

（2）子宫内膜异位症：本病是指有活动功能的子宫内膜出现于正常子宫腔内壁以外的部位。子宫内膜异位症患者中 30%～50% 伴有不孕，常伴有痛经及盆腔疼痛。盆腔子宫内膜异位症和卵巢子宫内膜异位症引起出血、粘连，可使输卵管堵塞及影响输卵管蠕动，同时异位内膜产生过多前列腺素，干扰输卵管节律性蠕动，影响输卵管获取卵子的能力而造成不孕。

（3）输卵管发育异常：输卵管发育异常较少见，也不易被发现，常与生殖道发育异常并存。主要有输卵管发育不良、输卵管憩室等先天性的输卵管发育异常，均造成输卵管输送卵子、精子和受精卵的功能异常，易发生不孕和输卵管妊娠。

3. 宫颈与子宫因素　宫颈和子宫性不孕约占女性不孕症 10%。由于宫颈的形态和宫颈黏液功能直接影响精子上游进入宫腔，精子只有进入到子宫腔才能获能而具有受精的能力。

（1）解剖学异常：主要有先天性宫颈管发育不全、先天性宫颈管狭窄和闭锁、宫颈角度异常、单宫颈双角子宫、双子宫及先天性无子宫等。

（2）感染因素

1）宫颈炎：由于宫颈位于阴道内，很容易受损伤及外源性病原体的感染，造成宫颈糜烂、宫颈肥大和宫颈息肉等宫颈炎症，出现白带增多伴有局部不适、瘙痒或坠痛，严重者可出现接触出血。宫颈炎症造成的局部内环境改变影响精子的成活率，可引起不孕。

2）子宫内膜炎：临床上可分为急性子宫内膜炎和慢性子宫内膜炎两种。急性子宫内膜炎的主要原因是流产、产褥感染、子宫腔内安放避孕器、子宫颈扩张、诊断性刮宫治疗等；性病等病原体上行性感染也可引起。慢性子宫内膜炎的病因基本与上述相同。临床表现主要有盆腔区域疼痛、白带增多、月经过多、痛经等。子宫内膜炎症时，局部炎性细胞浸润和炎症介质的渗出呈现胚胎毒作用，不利于精子成活和孕卵着床，故引起不孕。

3）慢性盆腔炎：慢性盆腔炎常为急性盆腔炎未能恰当彻底治疗，患者体质较差，病程迁延所致；也可无典型急性炎症史，当机体抵抗力较差时，表现急性发作。临床表现主要有下腹痛及腰痛，月经增多和白带增多，卵巢功能损害时可有月经失调，输卵管粘连阻塞时可致不孕。

4. 免疫因素　免疫性不孕指患者排卵及生殖功能正常，无致病因素发现，配偶精液常规检查在正常范围，但有抗生育免疫证据存在。在不孕夫妇中免疫性不孕占 5%～7%。有抗精子和抗透明带 2 种免疫性不孕，目前对后者的发病机制还不太清楚，因而临床所指的免疫性不孕多半指抗精子免疫性不孕。诊断要点：

（1）除外其他原因的不孕。

（2）应用可靠的检测发法证实血清内或生殖道周部（尤其宫颈黏液）存在抗生育免疫。

（3）不孕期超过 3 年。

5. 其他影响受孕的因素

（1）年龄：男女双方最佳生育年龄分别为 24～25 岁和 21～24 岁，此后生育力随年龄增长而下降，35 岁后生育力急剧下降。目前对生育力下降的原因仍有争议，但卵子质量的改变可能是其主要原因，所以高龄妇女妊娠率较年轻妇女明显降低。

（2）营养：营养与生殖功能的密切关系已被证实。如女性至少应达到占体重 17% 的脂肪量才能开始月经初潮，达到占体重 22% 的脂肪量才能怀孕。另外，过度肥胖可引起性腺功能减退，生育力下降，但脂肪含量在人类生殖功能中的确切作用还不清楚。

维生素和微量元素与生育有密切关系，维生素 E 可促使垂体促性腺激素分泌增多，增强卵巢功能，促进精子的生成和活动。

（3）烟、酒、麻醉药物及环境因素：嗜烟、酗酒可损伤卵子和输卵管，引起不孕。某些麻醉剂可改变下丘脑－垂体对促性腺激素及泌乳素的调控，进而影响生育功能、性功能及月经周期。

环境及职业污染，如噪音、纺织染料、汞、镉及干洗化学制剂，亦可影响女性生育能力。毒物接触病史具有重要的诊断意义。

（4）精神因素：不孕夫妇常有深重的失望情绪。精神损伤可引起中枢儿茶酚胺及内啡肽的分泌变化，进而导致不排卵和闭经。诊断主要依靠详细的病史资料。

（5）性交因素：性交不当、女性性功能障碍（阴道痉挛，阴道、外阴器质性疾病）等亦可导致不孕。可以通过病史和体检做出诊断。

（张　睿）

第九节　女性性早熟

女性性早熟是指性成熟开始的年龄显著提前，其确切定义为女性任何一个性征出现的年龄较正常人群相应性征初现的平均年龄提前 2 个标准差。提前出现的性征与性别一致的称为同性性早熟，与性别不一致的称为异性性早熟（女性男性化）。临床上将女孩在 8 岁前出现第二性征（乳房发育）或 10 岁前月经来潮诊断为性早熟。由于性早熟的患儿体内雌激素的水平升高，加快了骨骺的愈合，将影响最终的成年身高。患儿的智力和心理发育并不提前，对过早出现的性成熟现象没有心理和能力上的适应，因而会困惑、害羞或自卑，有的甚至发展为心理障碍。临床上应重视性早熟的诊断和治疗。

一、病因病机

无论何种病因，只要体内甾体激素升高达到青春期水平，作用于甾体激素敏感的靶器官将出现第二性征的发育，引起乳房发育、乳晕色素加深、阴道黏膜和小阴唇增厚、色素加深，甚至出现阴道分泌物或雌激素撤退性出血；雄激素增高出现阴毛生长、体毛增多、阴蒂肥大、嗓音低沉、男性体态。按病理和控制机制不同，性早熟可分为促性腺激素释放激素（GnRH）依赖性性早熟和非 GnRH 依赖性性早熟两大类。GnRH 依赖性性早熟又称为真性性早熟、中枢性性早熟（centralprecocious puberty，CPP）、完全性性早熟；非 GnRH 依赖性性早熟又称为假性性早熟、外周性性早熟、不完全性性早熟。非 GnRH 依赖性性早熟又分为同性性早熟和异性性早熟。

二、临床表现

1. 促 GnRH 依赖性性早熟（真性性早熟、CPP、完全性性早熟）　下丘脑 GnRH 提前释放，使下丘脑—垂体—卵巢轴整体激活。第二性征进行性发育成熟，其发育程序与正常青春期相似，依次出现乳房发育、生长迅速、阴毛出现、阴道分泌物、腋毛出现和月经初潮。血中雌二醇水平和垂体促性腺激素浓度达到青春期或成人水平。中枢性特发性性早熟的另一种类型为提前激活的 GnRH 脉冲发生器呈间断性或暂时性，患儿表现为一种非进行性的性腺功能初现早熟或者缓慢进展。

中枢性性早熟可由中枢器质性病变引起，器质性中枢性病变以下丘脑错构瘤、胶质瘤、炎症、手术或放射治疗、脑积水等病变多见。患儿除有性早熟的表现外，常常伴有相应的神经系统原发病症状和影像学改变。青春期生长与成年身高密切相关，性早熟患儿初潮后生长速度明显减弱，初潮后身高平均增加 4~6cm。

2. 非 GnRH 依赖性性早熟（假性性早熟、外周性性早熟、不完全性性早熟）　临床多见的是 McCune - Albright 综合征和外源性雌激素摄入引起的性早熟，分泌雌激素的肿瘤相对少见。原发性甲状腺功能减退的女孩可以出现乳房提前发育或有阴道流血的症状。肾上腺功能早熟的女孩月经初潮提前。

（1）McCune - Albright 综合征：是一种先天性全身性多发性骨纤维发育不良疾病。病变在骨皮质，患儿有全身多处骨发育不良或囊性变，可累及长骨或颅骨，容易发生骨折，有时面部不对称。患儿可有自发性的卵巢囊肿，属于非促性腺激素依赖性囊肿。其临床表现如下：性早熟：同性性早熟临床表现同 CPP，异性性早熟则出现不同程度男性化表现，如痤疮多毛、颞部脱发、阴蒂肥大、嗓音低沉、肌肉壮实、出现青春期男性体态；骨囊性纤维变：可出现在任何骨，颅骨发生率高，尤其是气窦；皮肤咖啡斑：身体任何部位出现大小不等的棕褐色色素增深区，不高出皮面；其他内分泌改变：33% 的患者伴有甲亢，25% 的患者出现高生长激素；B 超检查可以发现卵巢肿块，实验室检查示雌激素升高，促性腺激素正常。

（2）外源性雌激素摄入引起的性早熟：最常见的是患儿误服了避孕药，或者是服用含雌激素的保健品，或产后哺乳期的母亲月经来潮，母亲体内有高雌激素，经母乳喂养患儿摄入外源性雌激素。实验室检查促性腺激素（FSH、LH）均正常，B 超检查无异常发现。

（3）分泌雌激素的肿瘤：女性性早熟很少由分泌雌激素的肿瘤引起。肿瘤的类型主要包括：卵巢颗粒细胞瘤、卵巢膜细胞瘤、性腺间质细胞瘤，另有性腺母细胞瘤、脂质瘤、囊腺瘤等。血中雌激素的水平升高，FSH、LH 正常，B 超检查发现卵巢包块。

（4）肾上腺皮质增生症：是女孩异性性早熟常见原因，以 21 - 羟化酶缺乏和 11β - 羟化酶缺乏多见。患儿在青春期前有男性化的体征，至正常青春期年龄以后其女性性征的发育程度取决于体内雌激素的水平。羟化酶缺陷完全，体内雄激素水平高，ACTH 患儿女性性征发育延迟甚至无女性性征发育。实验室检查：皮质醇可以在正常范围，但血 ACTH 升高，血睾酮、17 - 羟孕酮、黄体酮升高。地塞米松抑制试验：ACTH 下降，血睾酮、17 - 羟孕酮和黄体酮降至正常。

（5）单纯乳房过早发育和单纯阴毛过早发育：可以归类于青春发育变异，多发生于 6 个月到 2 岁之间，表现为乳房发育，多为双侧同时发育，体积小，乳头乳晕不发育，数月至 2~3 年自行回缩。原发性甲状腺功能减退的女孩、肾上腺功能初现早熟的女孩可以有类似的表现。

三、实验室及其他检查

1. 常规检查

（1）血中雌二醇（E2）、黄体酮（P）、睾酮（T）的测定：在真性性早熟、分泌雌激素的肿瘤及外源性假性性早熟患儿，雌激素水平均明显升高，而单纯乳房过早发育者，雌激素水平不高。

（2）血 FSH、LH 测定：鉴别真性或假性性早熟。基础 FSH、LH 值升高对真性性早熟诊断有辅助意义，但是青春早期时基础 FSH、LH 值可以在青春前期值范围内，故须进一步做 GnRH 激发试验。

（3）GnRH 刺激试验：对区别真性同性性早熟或假性同性性早熟至关重要，即给 GnRH 之后 30~60min 内测定某一时间点单一血样的 LH 水平，以多克隆抗体的放免法测定时 LH 激发峰值 >12~15IU/L，或以免疫放射法 LH >15IU/L 时，或以免疫放射发光法 LH >6IU/L

时提示真性性早熟。FSH 激发峰值无意义。

（4）PRL 测定：溢乳者应测定血泌乳素。

（5）TSH、FT_4 或 FT_4 指数诊断与原发性甲状腺功能减退有关的性早熟。

（6）T、DHEA－S、17－羟孕酮和 11－脱氧皮质醇诊断肾上腺功能早现或分泌雄激素的卵巢肿瘤和肾上腺肿瘤。

2. 其他检查

（1）手腕骨 X 线片检查了解骨龄（BA）。

（2）MRI 或 CT 检查颅脑，排除下丘脑和蝶鞍区肿瘤。

（3）B 超、MRI 或 CT 检查腹部、盆腔或肾上腺，排除肿瘤或其他病变。

（4）性染色体检查，确定其染色体性别。

四、诊断与鉴别诊断

性早熟的诊断应分三步：首先明确是否为性早熟，其次判断是属于哪种性早熟，最后是寻找病因。性早熟的诊断主要依靠病史、体格检查、内分泌检查、影像学检查综合判断。

五、治疗

女性性早熟的治疗目的在于：查出并治疗器质性病因；控制和减缓性成熟的程度和速度；使已发育的第二性征消退；抑制骨骺过早闭合，改善最终成年身高（FAH）；预防与性发育有关的精神社会问题；减少与初潮有关的乳腺癌发病危险。

（1）去除病因：首先应排除对生命有威胁或致残危险的疾病，如卵巢、肾上腺和中枢神经系统的恶性肿瘤。由中枢性器质性病变所致的 CPP，颅内占位病变，应行肿瘤手术摘除或化疗；对脑积水进行引流减压；补充甲状腺素治疗原发性甲状腺功能减退；肾上腺皮质增生的患者需要补充肾上腺皮质激素；停止接触含性激素的药品和食物。

（2）药物治疗

1）GnRH 激动剂（GnRH－A，LHRH－A）：是目前治疗特发性真性性早熟的首选药物，其缓释型制剂主要有达必佳（decapeptyl，又称 triptorelin，曲普瑞林）、达菲林（dipherelin）和亮丙瑞林（抑那通，enantone）等。用法为每次 50～60p/kg 皮下或深部肌内注射，每 4 周 1 次，连用 2～12 个月。首次剂量可以适当增加，以形成足够抑制，2 周后强化 1 次再进入 4 周一次的维持剂量。用药后监测 E2 水平，要求 E2＜36.7pmol/L。国外近来采用 GnRHaHD 用生长激素（GH）以改善最终身高，GH 剂量一般为每天 0.1μl/kg。

2）孕激素：醋酸甲地黄体酮是治疗性早熟最普遍的药物。5～10mg，每天 2 次，或 100～200mg/m^2 每周 1 或 2 次。甲羟孕酮 10～30mg/d，分 3 次口服。醋酸环丙氯地黄体酮 70～100mg/m^2 分 2 次口服。孕激素对停止月经及第二性征有较好疗效，但对延缓生长速度、骨骺闭合的效果不肯定，目前基本不单独应用治疗性早熟。

（3）心理治疗：性早熟患儿的智力和心理发育不提前，对过早出现的性成熟现象没有心理和能力上的适应，因而会困惑、害羞或自卑，有的还会发展为心理障碍。因此对性早熟患儿进行诊断治疗的同时，不可忽视对患儿和家长的心理疏导和医学知识教育，解除其思想顾虑。仅有乳房早发育的女孩可以不治疗，但需要密切观察随访，注意是否发展为真性性早熟或是否按月经初潮正常发展。

六、预后

性早熟的治疗效果取决于诊断正确与否。真性性早熟的治疗需要抑制下丘脑－垂体－卵巢轴的功能直到 10 岁以上正常月经来潮的年龄。假性性早熟去除引起性早熟的病因即可。性早熟的患儿身体早熟，智力和性心理尚不成熟，容易发生社会问题，对此家长需要有足够的认识，需要进行适当的心理治疗。

（张　睿）

第十节　围绝经期综合征

围绝经期指女性从生殖期向老年期过度的生理转化时期，介于 40～60 岁。围绝经期分为绝经前、绝经和绝经后 3 期。围绝经期综合征是指在此时期由于卵巢功能衰退而引起的下丘脑－垂体－卵巢轴功能障碍，出现以自主神经系统功能紊乱为主，伴有神经心理症状的一组症候群。10%～15% 的围绝经期女性出现围绝经期综合征。

一、病因及发病机制

绝经期卵巢功能衰退，卵泡分泌抑制素、雌激素和孕激素减少，对下丘脑垂体的负反馈作用减弱而出现下丘脑与垂体功能亢进。血浆中黄体生成激素释放激素（LHRH）和卵泡刺激素释放激素（FSH－RH）水平增高；从而黄体生成激素（LH）和卵泡刺激素（FSH）分泌也增高，后者更为明显，原因是 LH 易被类固醇所抑制，故常较 FSH 为低（FSH 平均分泌量为生育年龄的 13～14 倍，而 LH 约为 3 倍）。FSH 升高的另一种解释是在生长中的卵泡内产生的卵泡介素能抑制 FSH 释放，至卵巢老化时该物质分泌减少，减弱了对 FSH 释放的抑制。症状发生的原因，有人认为系 LH 过多所致，亦有人认为是雌激素过少所致；一般认为后者是主要的原因。症状的发生与否，与本人原来的精神状态以及社会心理因素有密切的关系，若原有精神因素者，发生症状不仅多而且较重。

二、临床表现

围绝经期综合征各种症状的出现与个体卵巢功能衰退的速度、健康基础、生活环境、文化修养、精神状态、个人性格有关。有明显的个体差异，临床症状可以轻重不一，主要表现在以下方面：

1. 月经紊乱和闭经　围绝经期最先出现的临床表现是月经紊乱和闭经。绝经前月经周期紊乱，开始周期延长，月经量和月经持续时间逐渐减少或缩短，至点滴状出血，最终月经停止；或者月经突然停止；少数患者表现为月经频发、出血增多。闭经持续 6 个月至 1 年一般可以诊断为永久性闭经。

2. 心血管症状　阵发性潮热、夜汗和心悸等症候是围绝经期特有的症状。患者突然发潮红、出汗、心悸、乏力、头昏、烦躁、口干，接着是冷觉。发作的严重程度、频率、时间、主观感觉和持续时间存在个体间差异，持续数秒至数分钟不等，发作频率多至 1～2h1次，少则每 1～2 周 1 次。自然绝经女性 75%～80% 有此症状，月经开始紊乱时即可出现。大部分在绝经后 2～5 年出现，其中持续 1 年以上者约 85%，5 年以上者为 25%～50%。

3. 生殖道症状 绝经后，第二性征退化和性器官萎缩。表现为外阴干枯，皮肤变薄、发干、易裂；阴道缩短、变窄、皱褶减少、壁变薄、弹性减弱、分泌减少，PH升高，易合并感染，发生老年性阴道炎，症状有干、痒、痛或异常黄褐色分泌物等；宫颈呈萎缩样改变，体积缩小，宫颈黏液分泌减少致使阴道过分干涩，引起性交痛；子宫内膜和子宫肌层萎缩、内膜变薄；输卵管和卵巢也萎缩；生殖道的支持结构减弱，盆底松弛，易发生子宫脱垂、膀胱脱垂或直肠脱垂，并可伴有下腹坠胀、有异常分泌物、出血及大便和小便困难等。

4. 精神神经系统症状 围绝经期女性中约1/3有各种精神症状。表现为忧虑、抑郁、情绪不稳定、易激动、失眠、多疑、记忆力减退、神经过敏、感觉异常、思想不集中等，严重者类似精神病发作。雌激素的迅速下降可能是发生精神障碍的内分泌因素。雌激素下降引起机体物质代谢改变，致多巴胺，去甲肾上腺素失调及阿片样物质的活性降低，引起交感神经及副交感神经功能失常和情感，认知障碍。

5. 泌尿道症候群 萎缩性膀胱炎，表现为尿频、尿急或尿失禁；尿道黏膜脱垂、尿道肉阜、排尿困难、尿道口痉挛，易尿潴留及感染，偶可出现尿血；肾下垂、肾盂-输尿管积水。

6. 骨及关节症状 骨质疏松症是影响围绝经期妇女重要的病变之一。由于雌激素缺乏，骨质丢失、骨密度降低，导致腰背痛、身材变矮、驼背，易发生骨折和关节痛。

7. 其他 乳腺萎缩、乳房下垂，乳头、乳晕色素减退。皮肤干燥、多皱、色素沉着和老年斑。绝经后，身体和四肢毛发增加或减少，偶尔轻度秃顶、脂溢、痤疮；这些症状与雌激素水平降低而睾酮水平相对增多有关。

三、实验室及其他检查

1. 激素测定 绝经期后测定血浆FSH、LH和雌二醇（E2）水平有助于诊断。FSH > 40U/L，LH > 30U/L，以FSH上升早且上升水平较LH高，血E2 < 20pg/ml。绝经后黄体酮水平显著降低，约0.17ng/ml。

2. 阴道脱落细胞涂片 阴道细胞涂片可见角化细胞减少，多数为基底层和中层以下的细胞。

3. 诊断性刮宫 有绝经后流血者，应作分段诊断性刮宫和内膜活检以除外宫颈病变和子宫内膜癌。刮宫需分别在宫颈、宫体内取材，分别送检查。

4. 超声检查 盆腔超声检查测定子宫体积、内膜厚度和卵巢的情况，有助于排除器质性病变。

5. 骨密度测定 单/双束光吸收测定、骨密度测定、CT和MRI检查等可发现早期的绝经后骨质疏松。

6. 血生化检查 包括钙、磷、血糖、血脂、肝肾功能。

四、诊断与鉴别诊断

1. 病史 仔细询问月经史、婚育史、绝经年龄、卵巢和子宫切除术，有无绝经后流血既往史，还有家族史（心血管疾病、糖尿病、肿瘤）以及诊疗史（激素和药物）。现病史对患者所出现症状要进行详细、全面地描述，如潮热发作频率、持续时间、伴随症状。每个患者表现的不同周身症状与器质性疾病，如高血压、冠心病、甲亢及神经官能症相鉴别。

2. 查体　全面检查，注意患者营养状态，精神－神经系统功能状况，皮肤毛发的变化，有无心血管、肝、肾疾病，妇科检查以排除器质性疾病，乳房常规检查。

3. 鉴别检查　其他许多疾病均可引起与围绝经期相似的症状和体征，一般来说，根据其临床表现可作出初步诊断；如果无其他疾病的证据，往往提示卵巢功能休止。下列情况需进行鉴别诊断：

（1）闭经鉴别诊断：40～50岁妇女闭经常为自然绝经，年轻妇女持续闭经可以是卵巢功能早衰，但须与其他非卵巢性闭经相鉴别，如神经性厌食，高泌乳素血症，多囊卵巢综合征，这些疾病均有其固有的症状，虽然也有雌激素降低，但血管舒缩障碍性症状罕见。

（2）血管运动性潮红：某些疾病产生与围绝经期潮红相混淆的潮红症状，如甲状腺功能亢进、嗜铬细胞瘤、类癌综合征、糖尿病神经病变、烟碱酸过量、结核和其他慢性感染等。上述疾病产生的皮肤潮红不具备围绝经期潮热发作的特点（持续时间、身体上的特殊分布等）。另外，如患者有皮肤潮红症状而无其他围绝经期表现，应进一步做激素测定检查等。

（3）异常阴道出血：40～50岁患者有月经周期延长和月经量减少，可能是绝经期卵巢功能退化所致，不必行内膜活检。但如果出现月经频发，月经增多或月经间期子宫出血，应检查子宫内膜；常采用内膜活检法和扩宫刮宫法。绝经6个月后卵巢功能活动再发阴道出血，须认真对待，常与器质性病变有关。此外，许多特殊的外阴和阴道病变（如滴虫性阴道炎、阴道念珠菌病）的表现酷似雌激素缺乏引起的外阴阴道炎，常需特殊检查明确诊断。

（4）心悸、头昏及高血压等：围绝经期综合征常伴有心悸、头昏等症状，需与神经官能症、冠心病、高血压、甲亢等鉴别，若无围绝经期所特有的症状（发作性潮热），应进行较全面的检查，排除器质性疾病的可能。

五、治疗

（1）一般治疗

1）心理治疗：充分解释围绝经期症状属生理性变化，以消除其思想顾虑、减轻其焦虑、忧郁和睡眠障碍等症状。

2）对症治疗：阿普唑仑2.5mg睡前服用；地西泮2.5～5mg睡前服用；谷维素10～20mg，每天3次；盐酸可乐定0.05～0.15mg，每天1或2次，可缓解潮热症状。

（2）激素替代治疗：国内用激素替补治疗的妇女的比例远比国外低，仅0.14%，其原因可能是我国妇女耐受性强，对缺乏雌激素的危害认识不足，又怕服用激素药物会生癌，医护人员也很少推荐。国外有结合型雄激素（conjugated estrogen），用量为0.625mg/d；国内有维尼安（乙炔雌三醇环戊醚，又称尼尔雌醇），每次5mg，每月1次，症状改善后维持量为每次1～2mg，每月2次，3个月为1个疗程；荷兰的利维爱（Livial），每片2.5mg，内含雌激素、孕激素、雄激素，模拟正常卵巢功能，每日服1片；以及欧洲用皮贴雌激素或涂含雌激素凝胶每日1次，于第13d开始加服天然孕激素utrogestan，每片100mg，连服12d，休息1周再重复使用。上述药物可以提高阴道黏膜上皮的成熟指数，抑制FSH与LH，调整情绪波动，增加桡骨骨矿物质含量，减轻血管硬化程度，使围绝经期妇女生活质量提高。

六、预后

激素替代治疗可以显著地改善由于雌激素缺乏引起的神经和躯体症状，总有效率为84%~97%；预防及治疗绝经后骨质疏松，使骨折率从50%~70%降至3%；治疗老年泌尿生殖道萎缩；降低冠心病的发生率；预防老年性痴呆；降低结肠癌的发生；然而，晚近研究显示，绝经后妇女应用HRT≥10年，乳腺癌发病危险显著增加。因此，在采用激素替代治疗前后应进行评估，估计常时期应用HRT的危险性，充分权衡利弊，避免将HRT用作长期预防疾病的目的；同时制定个体化治疗方案，并且在治疗过程中进行监测，调整剂量。

七、展望

理想的HRT应该在缓解围绝经期症状、预防骨质疏松的同时，无阴道出血，无子宫内膜癌和乳腺癌发生率的增加。选择性雌激素受体调节剂及其类似物，有可能在防治骨质疏松及心血管疾病方面代替雌激素。但是，当前临床研究尚不充分和完善，需要进一步探讨。此外，研发新型选择性雌激素受体调节剂，降低此类药物副作用，发挥最大的治疗效果，也是今后的研究方向。

（张　睿）

第十一节　多毛症

多毛症为毛发增多的症状性描述，而非某一疾病的名称。多毛可以是某一疾病的临床表现，也可以是非疾病所致。毛发的疏密、长短与种族和遗传有关，如欧美地区的人种毛发较多，亚洲人毛发较少，某些黑肤人种毛发也较少。家族中世代毛发多者，其后代毛发也较多。女性多毛症是指对雄激素有反应的体毛增多，表现为毛干粗且毛色较深，如面颊、上唇、颏、胸腹部的中线区域、大腿的内侧和屈面、下背部中线（可达骶部）、乳晕、阴毛（可向上与下腹部中线的毛发相连甚至可达两腹股沟或肛周）等处，呈现男性毛发分布的特征。上述多毛症大多系血循环中雄激素增加所致，偶见毛囊中雄激素活性增加。因雄激素增加所致的多毛症英文称hirsuitism。若全身的毫毛增加，英文称hypertrichosis。毫毛为细、软，毛干不粗、不长、毛色不深的体毛，其生长不受雄激素影响（非雄激素依赖性），不会导致面部和生殖器部位的毛增多，无特殊的分布区。可见于肾上腺或甲状腺疾病、精神性厌食症或苯妥英钠、米诺地尔和环孢素等药物的影响。

本文讨论的多毛症系雄激素增加，即高雄激素血症所致，呈现男性毛发特征的多毛。高雄激素血症在皮肤的表现为多毛，皮脂分泌增加或痤疮。当血循环中雄激素达一定水平时，则出现男性化的表现，如声调低沉、乳房缩小、肌肉增强、喉结突出、失去女性体态、颞部脱发、阴蒂增大、闭经等表现，因此对多毛者，尚应注意有无高雄激素血症的其他表现，并检测外周血中各种相关雄激素的水平。

一、雄激素与多毛症

（一）毛发的生长

毛发由毛囊长出，毛囊和皮脂腺组成毛囊皮脂腺单元，为皮肤的附属器。毛发分为毫毛和恒毛两种，毫毛的特征为细软、无髓、色淡、较短，不显眼；恒毛粗、有髓、色深，显而易见。毛发分布全身（除手、脚掌外），不同部位的毛发特征不同。按毛发对雄激素的生物效应分为性毛和非性毛（对雄激素无反应）。雄激素可使性毛分布部位的毫毛转变为恒毛，成为恒毛后经久不变直至脱落。男性头发对雄激素的反应是从毫毛转变到恒毛，也可从恒毛转变为毫毛，即形成男性的秃顶，此可为性毛对雄激素反应的仅有情况。不同部位的性毛对雄激素起反应的阈值较低，而腋毛的阈值较高。

毛的生长过程可分为生长期（初期）、退化期（中期）和静止期（终期）。静止期以毛脱落而终止，然后再进入生长期，如此循环。生长素、胰岛素和胰岛素样生长因子对毛生长与雄激素有协调作用。

（二）雄激素与多毛

雄激素作用于毛囊促使毛生长，使从毫毛转变为恒毛。即毛生长、毛干增粗、毛色加深，雄激素且可使毛的生长期延长，恒毛不易脱落。因雄激素尚可使皮脂腺增生，故多毛时可伴有油性皮肤或痤疮。

雄激素中以睾酮（T）和双氢睾酮（DHT）最具生物活性，DHT 的生物活性比 T 高 2～3 倍。雄烯二酮和硫酸脱氢表雄酮（DHEAS）为活性较弱的雄激素，雄烯二酮的生物活性为 T 的 10%，DHAS、DHEAS 为 T 的 5%。雄烯二酮和 DHEA 在毛囊内转变成 T 起作用。睾酮进入毛囊细胞后，经 5α - 还原酶转变为双氢睾酮，双氢睾酮进入细胞核启动蛋白质合成，毛生长、皮脂腺增生。5α - 还原酶有两个同工酶，5α - 还原酶 1 型和 2 型。1 型位于成年人皮肤中和女性生殖器皮肤中，对非甾胺药物敏感；2 型位于肝、前列腺和男性生殖器皮肤中，对非甾胺药物的敏感性比 1 型酶更敏感。可见外周血睾酮水平正常，但出现多毛症时，认为与 5α - 还原酶活性增加、毛囊内双氢睾酮增加有关，又认为与毛囊对雄激素敏感性增加有关，即所谓"特发性"多毛症。

（三）多毛症的评估

多毛症的程度尚无统一的诊断标准，大多采用 Ferriman 和 Gallway 提出的评分法，简称 F - G 评分法。此评分法将人体划分为 11 个部位，按其内的毛发量进行评分，在 430 名无内分泌疾病的白人妇女中发现 >10 分者为 1.2%，7～9.9 分者为 4.3%，5～6.9 分者为 9.9%，认为前臂和小腿部位的毛发无临床意义，其他 9 个部位的毛发与雄激素相关。故评分时不应包括 9 和 11 两个部位。评分的结果显示正常人在 8 分以内。

二、女性的雄激素

（一）雄激素的来源

正常女性体内雄激素有两个来源，其一由内分泌腺（卵巢和肾上腺）的分泌；另一为外周组织中的转化（内分泌腺以外的组织中的转化），称腺外转化。

1. 卵巢　卵巢中的卵泡、黄体和间质组织均有合成雄激素的功能，由卵泡的卵泡膜细胞、黄体的卵泡膜黄体细胞和间质细胞合成。主要由卵泡膜细胞合成，合成的雄烯二酮和睾酮，经基底膜进入颗粒细胞、卵泡液和进入外周血循环。卵巢间质细胞尚合成少量脱氢表雄酮。雄激素合成受 LH、胰岛素和 IGF - 1 等生长因子调节。

2. 肾上腺　主要在肾上腺网状带合成雄激素，束状带亦有少量合成能力。体内的硫酸脱氢表雄酮和脱氢表雄酮主要由肾上腺合成，尚合成相当量的雄烯二酮和少量睾酮。肾上腺中雄激素的合成主要受 ACTH 调节，胰岛素和 IGFs 上调肾上腺中 17 - 羟化酶和 17，20 - 裂解酶以及 3β - 羟类固醇脱氢酶的活性。

3. 腺外转化 在卵巢和肾上腺以外的组织中，来自卵巢和肾上腺分泌的性激素，经酶的作用能转化为另类性激素。主要是雄激素之间的转化和雌酮向雄激素转化。腺外转化的部位有肝、肺、肌肉、脂肪和毛囊皮脂腺单元。雄烯二酮和脱氢表雄酮转化为睾酮；雄烯二酮和睾酮转化为双氢睾酮；雌酮和脱氢表雄酮转化为雄烯二酮。

（二）雄激素的分泌和代谢

女性卵巢分泌的睾酮与月经周期的关系最为密切，睾酮和雄烯二酮的分泌在月经周期中稍有波动，以排卵期分泌量最高。女性体内睾酮的 1/3 由卵巢分泌，约 2/3 来自雄烯二酮的腺外转化。雄烯二酮由卵巢和肾上腺的分泌量各占 1/2，可见女性体内睾酮的 2/3 来自卵巢。因此睾酮可作为卵巢雄激素的标志物。雄烯二酮的分泌来自卵巢和肾上腺，故有昼夜的变化，与皮质醇的分泌变化相一致，睾酮的分泌无昼夜间的变化。硫酸脱氢表雄酮 90% 由肾上腺分泌，故可作为肾上腺雄激素的标志物。此外，肾上腺分泌的 11β - 雄烯二酮的水平能反映肾上腺合成雄烯二酮和 11β - 羟化酶的活性，也认为是肾上腺雄激素的标志物。虽然，外周血中不同标志物的水平能反映相应腺体的功能状态，但处于疾病状态时，标志物的水平可来自另一腺体，故标志物并无绝对的特异性。肾上腺分泌的雄激素主要受 ACTH 调节，可见与皮质醇分泌相一致的昼夜波动。双氢睾酮为最具生物活性的雄激素，睾酮发挥生物效应，主要有赖于在靶细胞内经与 5α - 还原酶转化为双氢睾酮，而其代谢物为 3α - 雄烷二醇葡糖苷酸（3α - androstanediol glucuronide，3α - diol G），因此，血浆或尿中 3α - 雄烷二醇葡糖苷酸的水平可反映双氢睾酮的水平，可作为毛囊滤泡对雄激素敏感性的标志物。

雄激素的分解代谢在肝脏中进行，最终代谢成水溶性代谢物，经尿排出，睾酮和雄烯二酮的分解代谢，分解成雄烷二醇葡糖苷酸、雄烷二醇硫酸盐和雄酮葡糖苷酸，脱氢表雄酮以脱氢表雄酮磷酸盐和脱氢表雄酮糖苷酸经尿排出。

（三）雄激素的生物活性

雄激素对毛发的影响主要与睾酮的生物活性和双氢睾酮的水平有关。因睾酮在循环中大部分与血浆中蛋白质结合，85% 与性激素结合球蛋白结合，10% ~ 15% 与白蛋白结合，仅 1% ~ 2% 呈游离状态。结合的睾酮无生物活性，仅游离的睾酮（free testosterone，FT）具有生物活性。性激素结合球蛋白在肝脏合成、雄激素、肾上腺皮质素、生长素，胰岛素可抑制其合成、雌激素和甲状腺素促进其合成，性激素结合球蛋白水平下降时，游离睾酮增加，游离睾酮经 5α - 还原酶的作用转化为双氢睾酮方发挥最大生物效应，可见毛囊中 5α - 还原酶的活性具有重要作用。毛囊根鞘内有 17β - 羟类固醇脱氢酶 1 型、2 型和 3β - 羟类固醇脱氢酶，这些酶可将脱氢表雄酮这一作用较弱的雄激素转变为睾酮。可见上述酶的活性与多毛相关。

三、伴多毛症的常见疾病

（一）多囊卵巢综合征

多囊卵巢综合征为多毛者中最常见的疾病，其病因未明，病理生理变化较复杂，临床表现呈多态性。其典型的临床特征为：①无排卵性月经失调、月经稀发、功能失调性出血病，闭经，可导致不孕。②高雄激素血症，约2/3患者出现多毛症。③LH水平升高，LH/FSH>2.5，但部分患者无LH升高。④患者中的1/2以上呈现肥胖。⑤多囊卵巢，双侧卵巢增大，白膜和皮质增厚，白膜下皮质中排列着8mm左右滤泡，约10余个。患病时雄激素主要为睾酮、雄烯二酮和部分脱氢表雄酮升高，从而导致多毛症。

（二）卵巢间质卵泡膜细胞增生症

卵巢间质卵泡膜细胞增生症（stromal hyperthecosis）少见，为卵巢中分泌的雄激素过多所致。主要表现为闭经和多毛。患病时睾酮明显升高，往往达200ng/dl或更高，故除多毛外，尚可出现男性化。本症易与多囊卵巢综合征相混淆，鉴别点为除睾酮明显升高外，雌激素水平也升高；LH在卵泡期水平，无明显升高；胰岛素水平也高于多囊卵巢综合征。本症时虽有双侧卵巢增大，但无多囊卵巢的表现，主要表现为卵巢间质中有多个散在的黄素化卵泡膜细胞巢。卵巢的组织学特征为卵巢间质卵泡膜细胞增生症的诊断依据。

（三）分泌雄激素的卵巢肿瘤

具分泌雄激素功能的卵巢肿瘤以支持-间质细胞瘤最常见，其次为脂质细胞瘤和门细胞瘤。可见特征为多毛伴有睾酮明显升高，往往超过200ng/dl，雄烯二酮的水平也升高。肿瘤有一定大小时，往往妇科检查可扪及一侧附件处有肿块，但绝经后患者的肿瘤体积较小，妇科检查不一定能发现肿块，经阴道超声探测和彩色超声有助诊断。尤其MRI可发现较小的实质性肿瘤。因雄烯二酮也升高，检测尿中17-酮类固醇有助诊断。卵巢颗粒细胞瘤也具分泌雄激素功能，但同时分泌抑制素，若抑制素升高具鉴别诊断意义。因支持一间质细胞瘤具合成α-FP功能，故测定α-FP也具诊断价值。

（四）迟发性21-羟化酶缺陷

由于遗传性基因突变导致21-羟化酶缺陷，该酶缺陷时肾上腺皮质激素合成障碍，从而负反馈使ACTH增加，从而促进肾上腺皮质功能旺盛，雄激素（主要为睾酮）和17-羟孕酮分泌过多。典型者出现女孩男性化，重症者出现电解质紊乱。迟发型者因有轻度酶缺陷，于青春期17，20-裂解酶活性增加时发病，故称为迟发型，又称非典型21-羟化酶缺陷。据欧美报道约占成年人群中多毛症者的5%，青春期多毛症者的10%。主要表现为无排卵性月经失调和多毛，卵巢可呈多囊性变化，故常与多囊卵巢综合征相混淆。但本症LH水平不高，睾酮明显升高，17-羟孕酮升高，若清晨血17-羟孕酮升高，>10ng/ml时具诊断价值。因迟发型者21-羟化酶缺陷程度较轻，故17羟孕酮水平可与生理值重叠，此时应作ACTH试验作鉴别诊断。

（五）分泌雄激素的肾上腺肿瘤

肾上腺分泌雄激素的肿瘤为腺瘤或腺癌，肿瘤可产生某些或全部肾上腺皮质类固醇。雄激素升高时可见硫酸脱氢表雄酮、脱氢表雄酮、雄烯二酮、睾酮升高。硫酸脱氢表雄酮常超过8μg/ml，这一水平可因肿瘤和酶缺陷引起，应作鉴别诊断。偶见仅分泌睾酮的肿瘤，此时无硫酸脱氢表雄酮分泌增加。

（六）皮质醇增多症

因肾上腺皮质醇分泌过多所致，又称库欣（Cushing）综合征。主要表现为向心性肥胖、满月脸、痤疮、水牛背、皮肤薄、皮下紫纹和多毛、血压升高、乏力、月经紊乱。多毛以全身毫毛增加为主。因血浆皮质醇增高，且昼夜分泌节律失常，故尿中皮质醇、17-羟类固醇和17-酮类固醇均增加。

（七）特发性多毛症

多毛为本症的惟一表现，常呈家族性，白人中多见于地中海裔的后代。特发性多毛症者月经正常，血液中睾酮、游离睾酮和性激素结合蛋白均正常，硫酸脱氢表雄酮也正常。因此，曾称为体质性多毛症和家族性多毛症。近年发现特发性多毛症者生殖器皮肤中睾酮转化为双氢睾酮的比例增加，提示毛囊局部 5α -还原酶的活性增加。还发现多毛症者血液中 3a 雄烷二醇葡糖苷酸明显增加，也反映双氢睾酮水平增加，为特发性多毛症的发病机制。但确实有些多毛症者血液中雄激素或雄激素代谢物无异常变化，这些多毛症者发病机制未明。

四、治疗

多毛的治疗有两方面的考虑，其一为针对引起多毛的相关疾病进行治疗；另一为针对引起多毛的高雄激素进行治疗，必要时对多毛进行局部处理。往往需同时进行，仅侧重有所不同。本文仅讨论对高雄激素的治疗。

（一）口服避孕药

复方口服避孕片能持续有效地抑制下丘脑-垂体-卵巢轴，使卵巢功能处于相对静止状态，从而卵巢分泌的雌、雄激素均明显低下，故主要用于卵巢来源的高雄激素血症。其中的炔雌醇尚可促进性激素结合球蛋白的合成，从而减少游离睾酮水平。复方避孕片尚可使肾上腺分泌的雄激素减少 20%~30%，故也适用于轻度肾上腺皮质功能亢进（DHEAS<5μg/dl）时；尚有轻度抑制 5α -还原酶和雄激素受体的作用。

复方避孕片的组合中炔雌醇以 35μg/片最理想，因足以使性激素结合球蛋白合成增加，而不良反应很轻；孕激素应避免具雄激素作用的合成孕激素类。国内可得的产品以避孕片Ⅱ号、妈富隆和敏定偶较理想。服用方法与避孕药相同，作周期法。

（二）环丙孕酮

环丙孕酮为 17-羟孕酮的衍化物，其作用为抗雄激素，通过竞争性占据雄激素受体，阻止睾酮和双氢睾酮发挥作用，且诱导肝脏中酶加强雄激素的代谢清除率。还有研究认为该药能降低 5α -还原酶活性，降低睾酮的生物活性。

国内常用的制剂为小剂量环丙孕酮与炔雌醇组合成的复合片（商品名达英-35），即环丙孕酮 2 mg 和炔雌醇 35μg 组合成一复合片，每日 1 片，21d 为 1 周期。因其具有抑制下丘脑-垂体-卵巢轴的作用，具有口服避孕片的降雄激素作用。一般需用 6 周期或更久。国外常用大剂量治疗较重的多毛者患者，即环丙孕酮 50~100mg/d，月经周期的第 5~14 日和炔雌醇 50μg/d，月经周期的第 5 至第 25 日为 1 周期，因孕激素在前半周期，称为"逆向序贯法"或"逆向序贯避孕药"，亦有用环丙孕酮 50mg/d 和炔雌醇 20μg/d 组合的"逆向序贯法"，大剂量环丙孕酮可使葡萄糖耐量轻度下降，胰岛素和 C 肽中度增加，高密度脂蛋白下降。环丙孕酮常导致月经周期中不规则出血，故与炔雌醇组合可防止不规则出血，用药期常抑制排卵功能。

（三）螺内酯

螺内酯对抗醛固酮作为利尿剂，现亦用作抗雄激素制剂，因螺内酯可竞争性占据雄激素受体，且通过抑制细胞色素 P450 酶减少睾酮和雄烯二酮的合成，此外尚增加睾酮的血清清除率。应用剂量为 50～200mg/d，美洲常用 100～200mg/d，欧洲最大用量达 400mng/d，作者临床病例大多应用 80～120mg/d，一般连续应用 3～6 个月或更久。开始用药时会出现排尿增加，数日后正常。应慎防高血钾症，健康者极少发生血钾升高，对血压无影响，老年者应慎防低血压。用药期可导致不规则出血，若可能与复方避孕片联合应用，既可防止不规则出血，且有协同抗雄激素作用。

（四）促性腺激素释放激素激动剂

促性腺激素释放激素激动剂（Gonadotropin - ReleasingHormone agonists，GnRH - a）通过长期占据垂体 FSH 和 LH 的受体，对下丘脑、垂体间的功能起降调节作用，使 FSH 和 LH 的分泌功能降低到青春期前水平，从而卵巢分泌雌激素、睾酮和雄烯二酮的水平降到卵巢无功能活动的状态。主要用于卵巢功能异常引起的高雄激素血症。因雌激素明显降低，会导致潮热、出汗、夜寐不安、情绪改变和阴道干燥等不适，往往在用药 2 个周期后出现，长期应用会导致骨质丢失。一般应用 6 个周期为一疗程。若同时用"加回"法（add back）可防止出现上述不良作用，即补充一定量的雌激素以免发生因雌激素过低引起的上述不适。为了模拟正常月经周期，常用序贯法周期治疗。国内常用的制剂为戈舍瑞林（gosereline）、亮丙瑞林（leuprorelin）和达菲林（treptonelin）。每 4 周注射 1 次，6 次为一疗程。"加回"疗法详见子宫内膜异位症 GnRH - α 的治疗。

（五）肾上腺皮质激素类制剂

治疗肾上腺分泌过多雄激素导致的多毛症最理想的药物为肾上腺皮质激素类制剂，最常用的是泼尼松 5～10mg/d 和地塞米松 0.375～0.5mg/d，睡前服用。用小剂量足以抑制肾上腺合成雄激素，而不影响肾上腺皮质激素的合成和分泌，且无其他不良反应，但应用地塞米松时应注意有无库欣综合征的临床表现。最常用于 21 - 羟化酶缺陷症，对卵巢源性高雄激素血症未见其疗效。观察硫酸脱氢表雄酮水平的变化可作为肾上腺雄激素的指标。

（六）氟他胺

氟他胺（Flutamide）为非类固醇制剂，作为阻断雄激素与细胞核的结合。以往应用剂量为 250～750mg/d，后发现剂量 500mg/d 时易导致肝脏损害，转氨酶升高。近年应用250～375mg/d。应用本制剂时血清雄激素无变化，但 F - G 评分下降。

（七）非那雄胺

非那雄胺（Finasteride）为合成的 4 - 氮类固醇，5α - 还原酶抑制剂，主要作用在 2 型 5α - 还原酶，对 1 型 5α - 还原酶作用弱。常用剂量为 5mg/d，可降低双氢睾酮和 3α - 雄烷二醇葡糖苷酸的水平。

（八）酮康唑

为合成的咪唑类抗真菌制剂，抑制睾酮生物合成中的多个步骤，主要为抑制 17 - 羟化酶和 17，20 - 裂解酶以及 11β - 羟化酶的活性。常用剂量为 400mg/d，可见一定效果。不良反应较常见，如呕吐、皮肤干燥、瘙痒和转氨酶升高。

针对多毛治疗的药物，主要是抑制恒毛的形成，使毫毛不再形成新的恒毛，对已形成的恒毛使其不再增粗或可能使其变细些，但已形成的毛干不会脱落，毛囊也完整无损。可见即使药物有效，但已形成的多毛外观也不会在短期改变。因此，减少多毛生长药物的应用至少3个月，往往需要更长时间的应用。尤其对病因不明的多毛症，停药后往往再发，甚至成为终身问题。多毛症对某些女性会导致沉重的精神负担，为此治疗前的解释工作至关重要，使其认识到病因不明多毛症的危害性并不严重以及治疗的长期性，对体毛增加，四肢多毛不必在意。急于见效者可服用药物和针对多毛的物理疗法同时进行，需注意的是针对多毛的局部治疗应慎防损害皮肤。

（张　睿）

参考文献

［1］张莫琴．生殖医学理论与实践．上海：上海世界图书出版公司，2014.
［2］李蓉，乔杰．生殖内分泌疾病诊断与治疗．北京：北京大学医学出版社，2013.
［3］陈家伦，宁光，潘长玉，等．临床内分泌学．上海：上海科学技术出版社，2011.
［4］刘新民．实用内分泌学．第3版．北京：人民军医出版社，2008.
［5］孙爱军．实用生殖内分泌疾病诊治精要．北京：中国医药科技出版社，2013.

第二十一章

免疫失调与风湿病

风湿病与免疫失调密切相关。本章在简述固有免疫、适应性免疫和免疫调节基本原理的基础上，介绍自身免疫性风湿病与免疫失调的关系，侧重以系统性红斑狼疮（SLE）和类风湿关节炎（RA）为例加以说明。

第一节　免疫细胞

一、免疫细胞类别

按分化途径和生物学特征，参与免疫应答的细胞分为淋巴细胞、固有类淋巴细胞和非淋巴细胞。前者介导适应性免疫应答，后两者介导固有免疫应答（图 21 - 1）。因而参与固有免疫的细胞种类相对较多，先作介绍。

二、参与固有免疫应答的细胞与风湿病

（一）巨噬细胞

单核巨噬细胞系统中的主要类型，通过吞噬作用和其他效应功能，杀灭和清除病原体及异物，并借助表面和胞内的模式识别受体（PRR），识别病原微生物（详见后），产生多种促炎症细胞因子及趋化因子，包括 IL - 1、IL - 6、TNF - α 和 IFN - γ。巨噬细胞作为抗原提呈细胞（APC）还参与适应性免疫应答，并发挥免疫调节作用。

（二）NK 细胞

占外周淋巴细胞总数的 5% ~10%。人类 NK 细胞表达 CD2、CD16（FcγRⅢ）、CD56 和 CD69 等多种分化抗原和表面标志。NK 细胞分为 CD16$^+$NK 和 CD56$^+$NK 两种主要类型。NK 细胞对靶细胞的杀伤活性取决于所表达的抑制性受体与激活性受体间的平衡与相互作用。在 NK 和 Mφ 作用下，大量靶细胞的死亡和破坏，有可能成为自身抗原的来源，作为损伤相关分子模式（详见后），引发炎症反应和自身免疫病。

（三）树突状细胞

根据谱系来源分两大类：一类称传统 DC（conve - ntional DC，cDC），系髓样干细胞在 GM - CSF 刺激下分化而来，因而又称髓样 DC；第二类来源于共同淋巴样前体细胞，称浆细

胞样 DC（plasmacytoid DC，pDC）。cDC 高表达 MHC Ⅰ 类分子、Ⅱ 类分子以及共信号分子，能摄取、加工和提呈抗原，激活 T 细胞，在适应性免疫中发挥重要作用。根据分化阶段和组织分布的不同，cDC 尚有朗格汉斯细胞、间质 DC、并指状 DC 之分。人 pDC 可借助胞内表达的 Toll 样受体（TLR7、TLR9）和 RIG 样受体（RLR），大量产生 Ⅰ 型干扰素，发挥抗病毒作用，并参与启动 SLE 等自身免疫病中对核酸成分的病理性应答。除了 cDC 和 pDC，在外周淋巴滤泡中还有一类称为滤泡树突状细胞（FDC）的亚型，其起源不同于前两者，亦无吞噬功能，但可借助表达补体受体和 Fc 受体，参与生发中心反应和 B 细胞的分化成熟。

在风湿病中，自身反应性 T 细胞的活化、自身抗体的产生和 Ⅰ 型干扰素基因的激活等因素至为关键，皆与三种树突状细胞（cDC、pDC、FDC）密切相关。生理条件下，DC 直接参与清除凋亡细胞、提呈抗原，以及激活 T 细胞，其数量和功能的异常与 SLE 发病的关系不可低估。

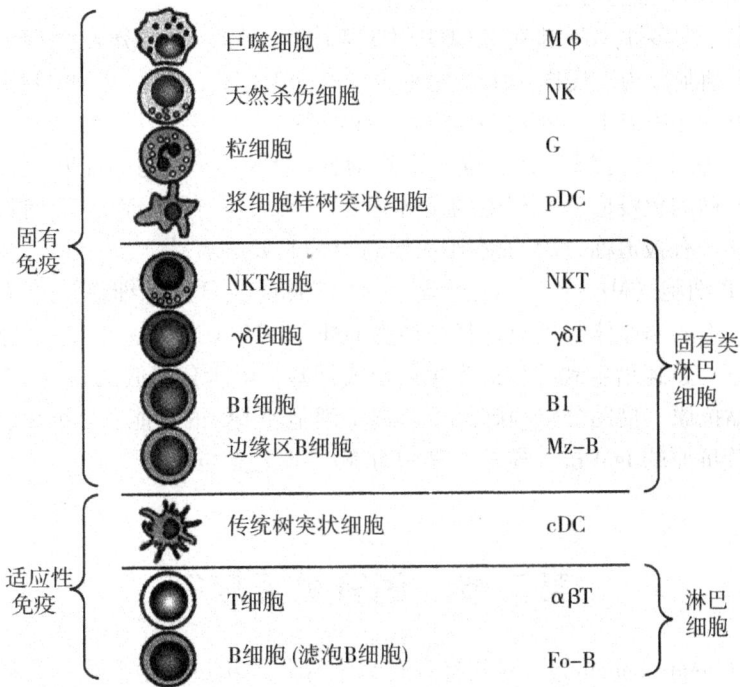

图 21-1 免疫细胞

Mφ：macrophage；NK：natural killer；G：granulocyte；pDC：plasmacytoid-dendritic cell；Mz-B：marginal zone B cell；cDC：conventional dendritjc cell；Fo-B：follicular B cell

（四）中性粒细胞

中性粒细胞处于机体抗感染的第一线。病原微生物入侵时，中性粒细胞最早到达炎症部位，其数量迅速增加，发挥吞噬细菌和异物的作用。除了参与炎症反应和抗感染外，该类细胞还可表达多种类型的模式识别吞噬性受体、Fc 受体和补体受体。在吞噬免疫复合物和借助脱颗粒清除病原体的同时，中性粒细胞也可损伤血管和组织，是自身性炎症（autoinflammation）的积极参与者。

（五）固有类淋巴细胞

固有类淋巴细胞（innate - like lymphocyte，ILL）特指来自淋巴细胞谱系，但功能上参与固有免疫应答的一类细胞。

1. NKT 细胞　介于 NK 细胞与 T 细胞的一种类型，其 αβTCR 结构单一，不显示多样性，但表达 CD4 分子及 NK 细胞表面分子 CD161。与传统 αβT 细胞不同，NKT 不识别蛋白质抗原，而是识别由 CD1 分子提呈的脂类抗原。NKT 具有细胞毒活性，活化后可分泌穿孔素、颗粒酶等以介导对靶细胞的裂解或诱导凋亡。NKT 细胞是连接固有免疫和适应性免疫的一个重要细胞组分。

有报道称，SLE 患者 NKT 细胞的自发性凋亡增加，其细胞表面黏附分子 CD226 表达减少，使患者体内 NKT 数量减少，进而影响到调节性 T 细胞的功能，造成自身反应性 T 细胞过度增殖。表明 NKT 细胞可能参与 SLE 疾病的发生和发展。

2. γδT 细胞　大多数 γδT 细胞为 CD4 CD8 双阴性细胞，少部分表达 CD8 分子。根据分布的不同，γδT 细胞分为上皮内 γδT 细胞和全身性 γδT 细胞。有一类 γδT 细胞参与自身免疫性疾病。SLE 患者外周血中，γδT 细胞数量往往增多。

3. B1 细胞　属于表达 CD5 分子的一类 B 细胞，无需 Th 细胞的辅助而直接介导对非蛋白质抗原如脂多糖的免疫应答，产生的抗体通常为低亲和力的 IgM。B1 细胞在自身抗体的产生中十分活跃，有报道称，B1 细胞比例增高与 SLE 发病有关。

4. 边缘区 B 细胞（Mz - B）　新近确认的一类固有类 B 淋巴细胞，定居于脾脏边缘区，能迅速地对血流中的病原体起反应，其表型为 $IgM^+CD21^+CD35^+$。和 B1 细胞一样，Mz - B 在 LPS 等刺激下，迅速增殖和分化成为抗体形成细胞，大量分泌低亲和力 IgM，并在脾脏中参与捕获和浓缩抗原，借助分泌细胞因子影响 T 细胞和 DC 的功能。后面将提到，SLE 中也有针对非 T 依赖抗原的 IgM 抗体应答，其中有 Mz - B 的参与。

（万　琦）

第二节　固有免疫应答

固有免疫（innate immunity）是机体在种系发育和进化过程中形成的防御功能。有三个特点：①先天获得，出身后即具备；②应答范围广，不显示抗原特异性；③参与的各种受体分子直接由胚系基因编码，多样性有限。而固有免疫应答履行的防御功能，主要通过各种炎症性应答来完成。炎症性应答既能清除病原体也能对组织造成损伤，因而与自身免疫及风湿病产生的关系十分密切。

一、启动固有免疫应答的免疫原

（一）病原体相关分子模式

诱导固有免疫的病原体成分称病原体相关分子模式（pathogen - associated molecular pattern，PAMP），主要包括两类：

（1）以糖类和脂类为代表的细菌胞壁成分：其中具有代表性的是革兰阴性菌产生的脂多糖（LPS）、革兰阳性菌产生的脂磷壁酸（LTA）、分枝杆菌产生的糖脂和酵母菌产生的甘露糖。

（2）病毒产物及细菌胞核成分：如非甲基化寡核苷酸 CpG DNA、单链 RNA、双链 RNA 等。

PAMP 可以出现在病原体表面，或游离于免疫细胞之外，也可因受染细胞的摄入而出现在胞质溶胶，以及胞质中各种携带病原体及其分解产物的细胞器，如内体、吞噬体和吞噬溶酶体。

（二）损伤相关分子模式

另一类诱导固有免疫应答的成分称为损伤相关分子模式（damage - associated molecular pattem，DAMP）。主要包括细胞在应激和损伤状态下释放的各种分子，如无前导序列的分泌蛋白（LSP）、高迁移率族蛋白 1（HMGB1），及多种非蛋白成分如 ATP 和尿酸。DAMP 还包括组织损伤后由胞外基质产生的透明质素和嘌呤代谢物等。生理条件下，分泌至胞质外的各种成分，在含硫氧化酶系统的作用下处于还原状态而保持其构型，不显示免疫活性；一旦以非正常途径（如细胞发生损伤）从胞内进入胞外环境，因还原酶缺如和存在多种氧化因子（如 NO），这些成分即被迅速氧化，因变性和失活而成为 DAMP，参与介导无菌性炎症。因而自身免疫病的发生往往也涉及 DAMP。

二、固有免疫中识别免疫原的成分

机体中能够感知 PAMP 和 DAMP 的成分，包括循环中的模式识别分子和表达于细胞表面及细胞内的模式识别受体（pattern recognition receptor，PRR）。

（一）模式识别分子

这些分子往往本身即具有效应功能，参与炎症反应和清除病原体。重要者有以下几种。

（1）五聚体蛋白：通常识别 PAMP 中的磷酸胆碱，并可结合多种其他成分如补体 C1q 和胞外基质蛋白（TSG - 6）。其中属于短分子家族的五聚体蛋白称急性相蛋白，以 C 反应蛋白（CRP）及血清淀粉样 P 成分（SAP）为代表，在炎症信号及 IL - 6 的激发下由肝脏产生。长分子家族的五聚体蛋白以 PTX3 为代表。

（2）胶原凝集素：主要成分为甘露糖结合凝集素（MBL）和表面活化蛋白（Spa - A/SP - D）。

（3）脂多糖识别蛋白：包括抗菌/通透性增强蛋白（BPI）和脂多糖结合蛋白（LBP）。

（4）IgM 类天然抗体：可结合 PAMP 上的糖类分子，启动针对病原体的快速应答。

（5）补体：补体激活的凝集素途径以识别 PAMP 中的 MBL 和聚糖素（ficolin）而开始，活化 C3 转化酶后，行使补体三项功能，即炎症反应、调理作用和杀伤效应。

（二）模式识别受体

模式识别受体是固有免疫中免疫受体的代表。受体分子由胚系基因编码，进化上十分保守，表明此类受体对生物体的生存和发展极为重要。与适应性免疫中淋巴细胞受体相比较，PRR 除了全部由胚系基因编码外，还有三个特点：普遍表达；引起快速应答；具有感知各种 PAMP 和 DAMP 的能力。按其功能，PRR 分两种类型：

1. 模式识别吞噬性受体　此类受体结合 PAMP 后，借助吞噬作用，将病原体或其成分摄入胞质溶胶囊泡中形成吞噬体或内体；通过与溶酶体融合而引进溶酶体酶，将病原体消化分解后清除。其中又包括两类，一类属 C 型凝集素受体（CLR），由甘露糖受体（MR）和 DC 相关凝集素 1（Dectin - 1）组成；另一类为清道夫受体（SR），包括 SRA 和 SRB（CD36）。

2. 模式识别信号受体　此类受体可分别在细胞胞膜、细胞器（内体、吞噬体）膜，和胞质溶胶中感知 PAMP 和 DAMP 并与之结合，通过信号转导，使得免疫细胞中多种基因发生转录激活，产生促炎症和抗病毒的可溶性因子。

PRR 主要包括三种：TLR、NLR 和 RLR。下面重点介绍。

三、模式识别信号受体

（一）Toll 样受体

To11 样受体（Toll - like receptor，TLR）是参与抗感染的一类重要跨膜分子。胞外结构域由 19~25 个前后相连的片段组成亮氨酸重复序列（LRR）（图 21 - 2 左上），是与 PAMP 的结合部位。TLR 分子胞内段由 TIR 结构域（TIR：Toll/IL - 1 receptor）组成，可以与胞内其他带有相同 TIR 结构域的分子发生相互作用，启动信号转导。

1. TLR 类别　人类已发现 11 种 TLR，因表达部位和识别的配体不同而分成两类：表达于细胞表面的 TLR 和表达于内体和吞噬体膜上的 TLR（图 21 - 2）。第一类 TLR（TLR1、TLR2、TLR4、TLRS 和 TLR6）出现于巨噬细胞等固有类免疫细胞的表面，往往以同源或异源二聚体形式识别细菌、分枝杆菌、酵母和真菌相关的 PAMP 成分。除了上面提到的 LPS、LTA、糖脂和甘露糖，尚有三酰脂肽、脂蛋白、酵母多糖和鞭毛素等。出现于内体/吞噬体膜上的一类 TLR 划归第二类，包括 TLR3、TLR7、TLR8 和 TLR9，识别的 PAMP 分子属于能够进入细胞器中的病毒和细菌胞核成分，如 CpG DNA、单链和双链 RNA。

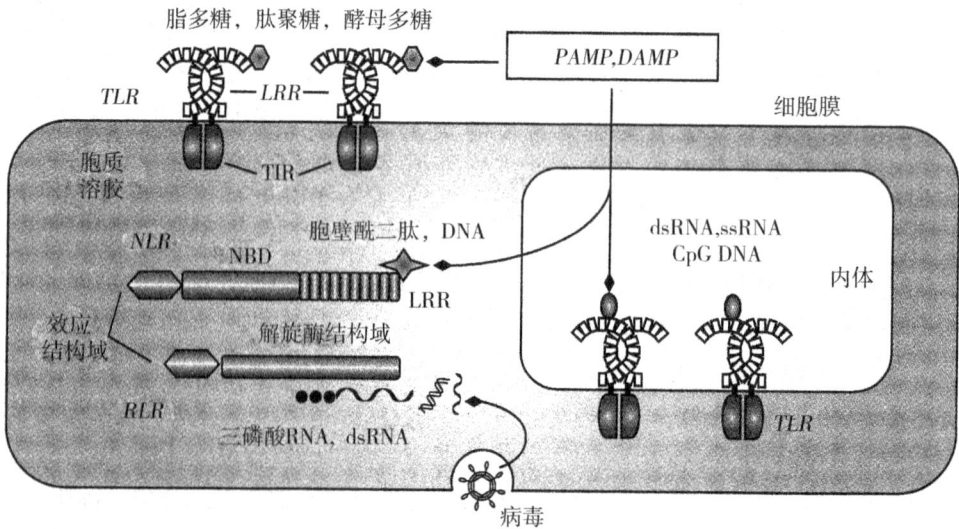

图 21 - 2　固有免疫应答中感知免疫原的模式识别受体 TLR、NLR 及 RLR

Toll 样受体（TLR）、NOD 样受体（NLR）与 RIG 样受体（RIR）分别在细胞膜、内体膜及胞质溶胶内感知病原体相关分子模式（PAIVIP）和损伤相关分子模式（DAMP）中的特定成分。
LRR：亮氨酸重复序列；TIR：Toll/IL - 1 受体结构域；NBD：核苷酸结合结构域

绝大部分 SLE 患者的高滴度自身抗体，针对的是细胞核成分，这已成为 SLE 的一个重要特征。第二类 TLR 具有感知核酸的特性，如 CpG DNA 和带有核酸的自身抗原复合物等，均可以通过 TLR9 活化自身反应性 B 细胞；而 RNA 相关的核糖核蛋白（RNP）和 Sm/RNP 复合物则通过 TLR7 激活 B 细胞产生自身抗体。由此，TLR 在自身免疫病中的作用受到关注。

2. 信号途径与促炎症因子基因的激活　结合了 PAMP 的 TLR 需通过信号转导发挥生物学功能。信号途径中首先出现的是衔接蛋白 MyD88，该蛋白可借助其 TIR 结构域，以同型互作的方式与 TLR 的 TIR 衔接，启动信号转导，并通过磷酸化作用分别活化蛋白激酶 IKK（IKB kinase）相关途径或丝裂原激活蛋白激酶（MAPK）相关途径；最后活化转录因子 NF－κB 与 AP－1。后两者进入细胞核，使多种基因，特别是促炎症细胞因子基因发生转录激活，并表达活化产物（表 21－1）。另有一种非 MyD88 依赖的 TLR 信号途径，此处不予深入。

表 21－1　巨噬细胞通过 TLR 信号途径产生促炎症细胞因子

炎症因子	局部效应	全身效应
IL－1	激活血管内皮细胞，激活淋巴细胞，加速效应细胞穿越血管，引起局部组织损伤	发热，产生 IL－6
TNF－α	激活血管内皮细胞，增加血管通透性使更多的 IgG、补体和细胞进入组织，增加淋巴结引流液量	发热，动员代谢产物，引起休克
IL－6	激活淋巴细胞，增加抗体产量	发热，诱导产生急性相蛋白
IL－8	作为趋化因子将中性粒细胞、嗜碱粒细胞和 T 细胞招募至炎症部位	/
IL－12	激活 NK 细胞，诱导 CD4T 细胞分化成 Th1	/

（二）NOD 样受体

图 21－2 表明，NOD 样受体（NOD－like receptor，NLR）主要由三种功能不同的结构域组成：位于 C 端识别 PAMP/DAMP 的 LRR 结构域；位于中间的核苷酸结合结构域（NBD）；以及 N 端的效应结构域。效应结构域有五种，将 NOD 样受体分为五个亚家族。其中两个亚家族 NLRC 和 NIRP 研究得比较充分。各自的代表性分子称为 Nodl 和 NLRP3，分别介导两条 NLR 相关的信号转导途径。

NLR 及其功能行使有三个特点。一是所有 NLR 分子皆处于胞质溶胶中。因而识别 PAMP 和 DAMP 之后发生的信号不是从胞外向胞内传递，也不是从内体/吞噬体腔内向胞质溶胶传递，而是从胞质溶胶传向胞质溶胶；二是由 NLRP 等亚家族成员介导的信号转导过程中可形成一种称为炎症小体（inflamm asome）的结构，通过胱天蛋白酶（Caspl）的活化，使促炎症因子（如 IL－1β 和 IL－18）得以从其前体转化为有活性的形式；三是除了 PAMP，NLR 在感受 DAMP 方面也十分活跃，被称为 DAMP 的一类通用感受器。它可诱导产生各种无菌性炎症。NLR 参与的炎症应答与炎症性肠病，特别是节段性回肠炎（Crohn's disease）的发病有关。其中 NLRP3 炎症小体与痛风和阿尔茨海默病关系密切，而 SLE 发病也认为与 AIM2 炎症小体的参与有关。

（三）RIG 样受体

属于视黄酸诱导基因 1（RIG－1）和黑色素瘤分化相关基因（MDAG）的编码产物，是胞质溶胶中感知病毒双链 RNA（dsRNA）的另一种受体分子，可参与识别和清除进入胞质溶胶中的病毒，称为 RIG 样受体（RIG – like receptor，RLR）。图 21 – 2 左下方表明，RIG – 1/MDAG 分子以其解旋酶结构域识别胞质溶胶中的三磷酸 RNA 和 dsRNA，借助效应结构域（称为 CARD）启动信号转导，通过激发干扰素调节因子（IRF）促成大量分泌具有抗病毒活性的 I 型干扰素（IFN – α 和 IFN – β）。由于 RLR 感知的是胞质溶胶中游离的 PAMP，其抗病毒意义及识别核酸成分的作用可能更为重要。

（四）模式识别信号受体与自身免疫病

自身免疫性疾病发生中，通过模式识别受体（PRR）感知 PAMP/DAMP 的重要性已开始受到普遍关注。因为相关信号途径不仅产生多种启动炎症反应的效应分子，而且可以激活参与炎症反应的各种免疫细胞。图 21 – 3 是相关机制的一个汇总。前已述及，TLR、NLR 和 RLR 分别在细胞表面、内体膜、和胞质溶胶中识别各种入侵的病原体成分和自身抗原，包括病毒与细菌胞核中的 RNA/DNA 及其构成的免疫复合物，所产生的可溶性因子（如促炎症因子及 I 型干扰素）等均参与了自身免疫病的发生；并与 Mcp、DC、浆细胞和自身反应性 T 细胞的充分激活相关，共同加速了自身抗体（包括抗核抗体）的产生与分泌。值得注意的是，其中的炎症小体尤为擅长识别 DAMP。

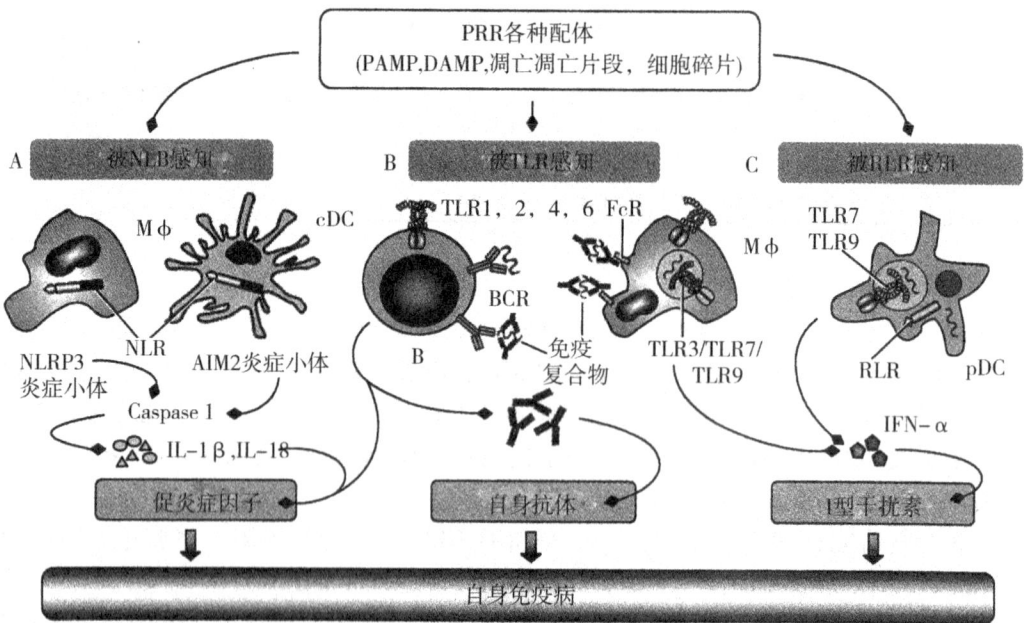

图 21 – 3　模式识别受体（PRR）对 PAMP/DAMP 的感知与自身免疫病

A. NLR 识别进入胞质溶胶的 PAMP/DAMP 成分，其中 NLRP3 炎症小体和 AIM2 炎症小体分别感知 DAMP 和核酸，通过 Caspasel 激活促炎症因子，启动炎症反应。B. B 细胞以 BCR 识别核酸，产生自身抗体，也通过 TLR 传递识别 PMP 的信号，活化促炎症细胞因子基因。Mφ 以其 Fc 受体摄取带有核酸的抗原抗体复合物，以内体膜 TLR（TLR3，7，9）进行识别，并激活 IFN – α 基因。C. 进入 pDC 内体和胞质溶胶的核酸成分分别通过 TLR 和 RLR 信号途径，激活 I 型干扰素基因，产生 IFN – α。B：B 细胞；M：巨噬细胞；cDC：传统树突状细胞；pDC：浆细胞样树突状细胞；Caspase：胱天蛋白酶；NLRPI：NL，R 家族成员；AIM2：非黑色素瘤受体

四、固有免疫应答效应成分的异常与风湿病

（一）补体

1. **补体的激活与效应**　自然条件下，补体成分以无活性的酶原形式存在，分解后产生有活性的大片段和小片段，这一过程称为补体激活。大片段通常停留在病原体和细胞表面，使之裂解或加速其清除；小片段介导炎症反应和实施免疫调理。

补体的激活包括紧密相随的两个阶段。前阶段涉及三条不同途径激活 C3 转化酶，即经典途径、凝集素途径和旁路途径；后阶段补体发挥效应功能，包括介导炎症反应、调理作用和对靶细胞的杀伤。后者也称补体介导的细胞毒性效应（CDC）。

2. **补体缺陷与 SLE**　补体功能缺陷或异常活化，可引起自身免疫病和组织损伤。经典途径中补体成分的缺陷与 SLE 的发病关系了解得比较清楚。其中 C1 与 C4 缺陷的纯合状态与 SLE 的相关性最强，如 C1qA 基因缺陷患者血清 C1q 水平下降，不仅表现为感染机会增加，其亚急性皮肤狼疮的发病率也显著增加。

SLE 患者体内的自身抗体与自身抗原形成的免疫复合物可激活补体引起免疫损伤，而补体成分的缺陷应该减轻损伤。然而实际上，补体缺陷反而造成对 SLE 更加易感。这是因为，SLE 自身抗原主要来自凋亡细胞，凋亡产生的自身抗原结合补体 C1q、C 反应蛋白及天然存在的 IgM 后，应迅速被吞噬细胞清除，然而，一旦 C1q 出现缺陷，巨噬细胞对凋亡细胞的清除能力下降，反而易于引发 SLE。向患者补充 C1q 可逆转这一过程，证明了这一点。

3. **补体调节成分缺陷与抗补体抗体**　补体活性直接受补体调节蛋白的调控。调节蛋白缺陷造成补体过度活化将加速炎症反应，引起病理损伤。如出现抗核抗体、皮损、光过敏等 SLE 表现，在出现膜增生型肾小球肾炎时，患者血清中存在 C3 肾炎因子，最终可导致 SLE。

在 SLE 患者中，补体成分往往成为自身抗体攻击的目标。自身抗体可以针对某个单一的补体成分，也可以针对转化酶、补体调节蛋白和补体受体。抗补体自身抗体的出现常常和 SLE 的发病及严重程度相关。例如抗 C3、C4 抗体能抑制补体 I 因子介导的 C3 裂解，由此影响到免疫复合物的清除。30% ~50% 的 SLE 患者可以检测到抗 C1q 自身抗体，大部分 C1q 自身抗体阳性的 SLE 患者有 III ~ IV 期肾小球性肾炎，这些抗体包含能与肾小球上 C1q 中多个部位专一性结合的 IgG。

（二）细胞因子

1. **特性和分类**　细胞因子是多种细胞产生的小分子可溶性糖蛋白。主要特性为：①低浓度即能在局部显示生物学活性；②一种细胞因子可作用于多种细胞，而多种细胞因子也可以对同一种细胞发挥相似的生物学作用；③功能发挥以网络的形式存在，细胞因子之间的作用可以协同也可以拮抗。

结构上细胞因子分为 6 个家族（表21 - 2）。

（1）白细胞介素：包括淋巴细胞、单核细胞及其他细胞产生的细胞因子，参与细胞相互作用、免疫调节、造血以及炎症过程。

（2）集落刺激因子：如巨噬细胞集落刺激因子（M - CSF）、粒细胞 - 巨噬细胞集落刺激因子（GM - CSF）、干细胞因子（SCF）、红细胞生成素（EPO）等。

表 21 - 2　细胞因子家族

家族	主要成员	受体
白细胞介素	IL - 1、IL - 2、IL - 3、IL - 4、IL - 5、IL - 6、IL - 7、IL - 9、IL - 11、IL - 12（p35）IL - 15	Ⅰ型细胞因子受体家族 IL - 1 受体家族
集落刺激因子	G - CSF、GM - CSF、OSM、LIF、CLIF	Ⅰ型细胞因子受体家族
干扰素	IFN - α、IFN - β、IFN - γ、IL - 10	干扰素受体家族
肿瘤坏死因子	TNF - α、TNF - β、LT - β、CD30L、CD40L、FasL、CD70、OX - 40L、4 - 1BBL	肿瘤坏死因子受体家族
趋化因子家族	IL - 8、MIP - 1α、MIP - 1β、MIP - 2、PF - 4、PBP、I - 309/TCA - 3、MCP - 1、MCP - 2、MCP - 3、γIP - 10、RANTES	七次跨膜受体家族
转化生长因子 β 家族	TCF - β	TGF - β 受体家族

（3）干扰素：包括 IFN - α、IFN - β、IFN - ω 和 IFN - γ，分别由白细胞、成纤维细胞和活化 T 细胞产生。各种干扰素的生物学活性基本相同，具有抗病毒、抗肿瘤和免疫调节等作用。α 干扰素和 β 干扰素统称为 Ⅰ 型干扰素。下面将提到，Ⅰ 型干扰素特别是其中的 IFN - α 在风湿病和炎症反应中十分活跃。IFN - γ 称为免疫干扰素或 Ⅱ 型干扰素，由活化的 T 细胞及 NK 细胞产生。

（4）肿瘤坏死因子：分为 TNF - α、TNF - β（LT - α）和 LT - β 三类。TNF - α 由单核/巨噬细胞产生，LT - α 又名淋巴毒素（LT），由活化 T 细胞产生，LT - β 是膜型淋巴毒素。肿瘤坏死因子除杀伤肿瘤细胞外，还可调节免疫应答，参与炎症反应。

（5）转化生长因子 β（TGF - β）：有 20 多个成员，如 TGF - β₁、TGF - β₂、TGF - β₃，以及骨形成蛋白（BMP）等，由多种细胞分泌。

（6）趋化因子（详见后）。

2. 功能

（1）介导固有免疫：包括抗感染和参与炎症反应。其中涉及的主要细胞因子有干扰素、肿瘤坏死因子、IL - 1、IL - 6、IL - 12、IL - 17 等。

（2）介导和调节特异性免疫应答：包括参与淋巴细胞的激活和亚群分化，调节效应细胞的功能。典型例子如 IL - 12 和 IL - 4 参与 Th1 和 Th2 的分化，以及抗体类别转换依赖于不同细胞因子的作用。

（3）刺激造血细胞生成和分化：免疫应答和炎症反应需要白细胞不断更新。一些细胞因子对骨髓祖细胞的生长和分化有较强刺激作用。如集落刺激因子（CSF）、IL - 3 和 IL - 7 等。

3. 受体　细胞因子受体由两条或两条以上的跨膜分子组成。α 链具有和细胞因子结合的专一性，称为结合链：β 链（和 γ 链）负责信号传递，称为转导链。细胞因子受体的胞外区一般由三种不同类型的结构域组成。①细胞因子（Ck）型结构域：含有 Cys - x - Trp 基序和另外三个保守的半胱氨酸残基；②Ⅲ型纤连蛋白（FNⅢ）结构域：含有 Trp - Ser - x - Trp - Ser（WSXWS）的保守序列，是结合配体和启动信号转导的结构基础；③免疫球蛋白 C2 型样（Ig 样）结构域。

细胞因子受体与细胞因子家族相对应。如分为细胞因子受体家族（CkR-F）、干扰素受体家族（IFNR-F）、肿瘤坏死因子受体家族（TNFR-F）等。

4. Ⅰ型干扰素与 SLE　IFN-α 由单核巨噬细胞和 pDC 产生。发现给狼疮易感小鼠注射Ⅰ型干扰素诱导剂 poly-I：C 会加重肾小球肾炎等 SLE 相关症状。淋巴细胞脉络丛脑膜炎病毒（LCMV）能诱导Ⅰ型干扰素表达，感染 LCMV 的小鼠会发生自身免疫病，而抗Ⅰ型干扰素抗体，可抑制这些小鼠疾病的进展，减轻肾小球肾炎的病情。

SLE 患者血清中 IFN-α 水平通常是升高的，而并发中枢神经症状的 SLE 患者脑脊液中 IFN-α 含量也显著增加。采用基因芯片技术分析 SLE 患者细胞的基因表达谱，发现多数患者出现Ⅰ型干扰素信号通路相关基因异常，其高表达与肾脏病变、血液系统病变、中枢神经系统病变及重症狼疮有相关性。例如在 15 个上调最为明显的基因中就有 14 个是 IFN 诱导基因。提示Ⅰ型干扰素参与 SLE 的病理过程。

下面将会提到，SLE 患者血清中 DNA 成分参与形成免疫复合物，可通过 TLR9 介导的信号途径诱导分泌 IFN-α，并引起血浆 IgM 和 IgG 浓度升高，造成自身抗体和免疫复合物在肾脏的沉积，出现自身反应性 T 细胞及自身反应性 B 细胞（包括 B1 细胞）的激活。而且，SLE 患者体内高水平的 IFN-α 能诱导单核细胞向 DC 分化，包括前面提到的 cDC 和 pDC。前者摄取凋亡小体，将自身抗原包括核酸成分递呈给 CD4 T 细胞，参与启动适应性免疫应答；后者通过其 RLR 受体，进一步产生 IFN-α，形成激发 SLE 的恶性环路（详见后）。而且，IFN-α 又通过自分泌的方式促进未成熟 DC 向成熟 DC 转化，使未成熟 DC 诱导的免疫耐受不复存在，从而加剧了自身免疫病。

5. 细胞因子与 RA　参与 RA 发病的细胞因子，主要有 IL-1、IL-6、IL-12/IFN-γ 和 TNF-α 等，皆具促炎症因子活性（表 21-1）。

（1）IL-1：RA 患者血液中 IL-1 水平增高的幅度与 RA 的活动程度相关。滑膜组织中也可检测到高水平 IL-1α 和 IL-1β 的表达。动物实验中，反复给正常大鼠关节注射 IL-1，可产生慢性滑膜炎，以单核细胞浸润和纤维化为特征；若先向关节注入属于 PAMP 的肽聚糖-多糖复合物，然后再注入 IL-1，能显著增强炎症反应，产生关节血管翳和关节损伤。

IL-1 的病理作用与其作为炎症介质的生物学效应有关。①在 RA 病变早期 IL-1 可协助多种炎症细胞迁徙，包括中性粒细胞、血管内皮细胞、淋巴细胞、单核/巨噬细胞；②IL-1 能刺激成纤维细胞增殖，并诱导血小板衍生生长因子（PDGF）产生，而导致关节瘢痕纤维化；③IL-1 促进炎症关节灶中 T、B 淋巴细胞增殖，后者释放的细胞因子，反过来又促进巨噬细胞产生更多的 IL-1。此恶性循环最终导致关节软骨和骨质的破坏。

（2）IL-6：RA 患者血清和滑膜组织中 IL-6 水平上升。IL-6 受体（包括膜型和可溶型）的表达也增高。IL-6 的作用特点是诱导 B 细胞产生抗体的力度远大于 IL-1 和 TNF-α。IL-6 还可诱导肝细胞合成急性期蛋白，增强致炎作用。

（三）趋化因子

1. 趋化因子类别　根据分子内二硫键两端半胱氨酸的分布与连接方式的不同，趋化因子分为 4 个家族：CXC、CC、C 和 CX3C。其中 C 代表半胱氨酸，X 代表其他氨基酸。

（1）CXC 亚家族：趋化中性粒细胞。主要成员有 IL-8、黑色素瘤生长活性因子（GRO/MGSA）、血小板碱性蛋白（PBP）、干扰素诱导蛋白 10（IP-10）、基质衍生因子（SDF-1）、B 细胞趋化因子（BLC-1）、血小板因子 4（PF-4）、ENA-78 等。

（2）CC 亚家族：趋化单核细胞。主要成员为巨噬细胞炎性蛋白（MIP－1α 和 MIP－1β）、T 细胞激活性低分泌因子（RANTES）、单核细胞趋化蛋白（MCP－1/MCAF）、MCP－2、MCP－3、嗜酸性粒细胞趋化因子（eotaxin），等。

（3）C 亚家族：目前发现有淋巴细胞趋化因子（lymphotactin，LTN）和 SCM－1β 两个成员。

（4）CX3C 亚家族：只发现一个成员 Fractalkine。

趋化因子皆通过相应的受体发挥作用，而共同组成 7 次跨膜受体家族。相应地形成 4 类趋化因子受体亚家族：CXCR、CCR、CR 和 CX3CR。

2. 趋化因子与风湿病　趋化因子参与体内各种重要的生理功能以及疾病的发生发展，包括通过趋化作用向炎症部位招募白细胞特别是吞噬细胞和淋巴细胞。因而趋化因子在炎症反应中起核心作用。然而在病理条件下，趋化因子及其受体可引起免疫细胞的过度活化和过度趋化而损伤正常组织，诱致自身免疫病包括风湿病。

（1）趋化因子介导的白细胞浸润可以引起或加重 SLE 肾脏病变：例如出现在浸润 T 细胞上的趋化因子受体 CCR1 和 CCR5 与肾脏病变的发展相平行。肾小球和肾间质中都检测到 $CCR1^+CCR5^+T$ 细胞浸润，与 MIP－1α 和 RANTES 的趋化作用有关。

（2）趋化因子参与 RA 病理过程：主要的趋化因子有：①含 ELR 基序的 CXC 亚家族成员 IL－8、ENA－78、CXCL1 和 CXCL6，介导中性粒细胞进入滑膜组织，参与新生血管生成；②具有抗炎作用而不含 ELR 基序的 CXC 亚家族成员，如血小板因子（CXCL4）、IP－10、干扰素诱导单核因子（MIG，CXCL9），它们发挥抗炎和抑制新生血管生成的作用；③CC 类趋化因子，包括 MCP－1、MIP－1α、MIP－3α 及 RANTES，这些趋化因子主要作用于单核、T、NK、嗜碱性和嗜酸性粒细胞的炎性浸润过程。

趋化因子 IL－8 在 RA 患者血浆和滑膜液中呈高表达。在动物膝关节腔内注射 IL－8 能诱导滑膜炎，其病理特征与 RA 相似，表现为中性粒细胞和单核细胞浸润，关节内新生血管生成。IP－10 和 MIG 可以趋化多种炎症细胞包括 T 细胞、单核细胞和 NK 细胞。它们在 RA 患者滑膜组织和滑膜液中表达浓度比正常对照分别高 100 倍和 50 倍。在 RA 炎症局部，IP－10 和 MIG 还能促进 NK 介导的细胞裂解和加强效应 T 细胞的应答强度，加剧 RA 的病理过程。

（万　琦）

第三节　T、B 淋巴细胞异常与风湿病

一、T 细胞及其亚群

针对自身抗原的效应性 T 细胞和产生自身抗体的 B 细胞参与适应性免疫（adaptive immunity）应答，在风湿病发病中发挥重要作用。其中的 T 细胞，不仅直接参与对组织的损伤，也参与体液免疫，因为多数自身抗体的产生需要 T 细胞的协助。

完成分化的 T 细胞包括效应细胞、调节细胞和记忆细胞，三类细胞各自又由不同的亚群组成。T 细胞及其亚群在比例和功能上的失调与自身免疫病的发生密切相关。本节先讨论效应性 T 细胞及其亚群与风湿病的关系。

表 21－3 列举了五种重要的效应性 T 细胞亚群（effective T cell subset）。

表 21 – 3　效应性 T 细胞亚群

亚群	CTL 配体	诱导的 Ck	转录因子	激活基因	主要效应分子	靶目标	应答类型
CD4 Th1	pMHC Ⅱ类 *	IL – 12，IFN – γ	STAT4/T – bet	IFNG	IFN – γ，TNF – α，IL – 2	受感染的巨噬细胞	细胞免疫
CD4 Th2	pMHC Ⅱ类	IL – 4	STAT6/GATA3	IL – 4	IL – 4，IL – 5，IL – 13	抗原特异性 B 细胞	体液免疫
CD4 Th17	pMHC Ⅱ类	IL – 6，TGF – β，(IL – 23) *	STAT3/RORγt	IL17	IL – 17，IL – 22	炎症细胞	炎症反应
CD4 Tfh	pMHC Ⅱ类	IL – 21	STAT3/Bcl – 6	IL21	IL – 21	分化中的 B 细胞	体液免疫
CD8 CTL	pMHC Ⅰ类	IL – 2	STAT5	IL – 2	穿孔素，颗粒酶	感染病毒的靶细胞	特异杀伤

注：* pMHC：（抗原）肽 – MHC 分子复合物；# IL – 23 增强 IL – 17 的增殖分化。

（一）CD4 Th1 与 CD4 Th2 的分化及专一性转录因子 T – bet 与 GATA3 的激活

图 21 – 4 表明，初始 CD4 T 细胞向功能性亚群分化从两个方面接受信号：一是 TCR，二是细胞因子受体。

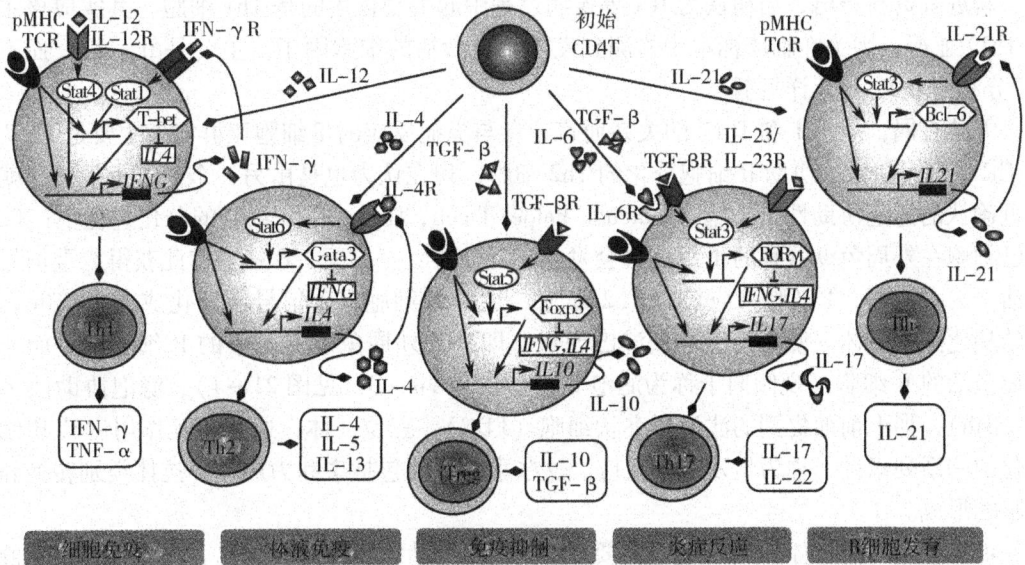

图 21 – 4　CD4T 亚群的分化、特征及分化机制

初始 CD4 T 细胞向各种亚群分化，除了依赖 TCR 与配体 pMHC 的结合，须由不同的细胞因子进行激发。注意五种 CD4 T 亚群（Th1，Th2，Treg，Th17 和 Tfh）的分化依赖于 Ck 受体信号转导中不同的转录因子 Stat 家族成员，并分别启用特定的亚群专一性转录因子（T – bet，Gata3，Foxp3，RORyt 和 Bcl – 6），使不同的细胞因子基因受抑或受激，促使相应 T 亚群完成分化。各亚群依据相互有别的细胞因子分泌格局，行使不同的效应功能或发挥调节作用

1. Th1 亚群分化　　通过 IL－12 与 IL－12R 的配接活化转录因子 Stat4，后者进入细胞核，首先激活 IFNG 基因，所产生的 INF－γ 再与同一细胞表达的 IFN－γ 受体结合，激活另一转录因子 Stat1，并活化 Th1 亚群专一性转录因子 T－betoT－bet 一方面加速 IFNG 的激活，另一方面抑制 IL4 基因活化，最终完成 Th1 亚群的分化。

2. Th2 亚群分化　　IL－4 一旦出现，借助单链受体 IL－4R 及共用细胞因子受体 γ 链（γc），启用另一条信号通路活化 Stat6，后者参与激活 Th2 亚群专一性转录因子 Gata－3，使 IL4 基因激活，同时阻抑 IFNG 基因的转录，由此引起 Th2 的分化。

Thl 和 Th2 借助分泌不同的细胞因子，各自介导细胞免疫和体液免疫，参与不同疾病的免疫发病机制。可归纳为：Th1 型应答介导移植物排斥，抗肿瘤、抗病毒；Th2 型应答介导超敏反应和抗寄生虫。如果将自身免疫病也作相应的归纳，则 RA 属 Th1 型；SLE 因涉及大量自身抗体的产生，同时有 Th2 和 Th1 的参与。

（二）介导炎症反应的 CD4 Th17 和对 B 细胞分化发挥辅助作用的 Tfh

Th17 是新近确认的效应性 CD4 T 细胞亚群，通过分泌 IL－17、IL－22 等细胞因子主宰炎症反应。图 21－4 表明，初始 CD4 T 细胞向 Th17 分化除了从 TCR 获取信号，细胞因子 IL－6 和 TGF－β 发挥关键作用，IL－23 则促进该类细胞的扩增。其中参与的转录因子是 Stat3 和 RORγt，后者促进 IL17 基因活化而阻止 IFNG 和 IL4 基因转录，亦即在 Th17 出现的同时，CD4 T 细胞向 Th1 和 Th2 亚群的分化受到遏制。

新近有资料指出，当初认为 RA 等疾病过程中起关键作用的是 Th1 细胞，其实应该主要是 Th17 亚群，因为在临床标本中检测到发生转录激活的细胞因子，主要是 IL－17，而不是 Thl 分泌的 IFN－γ（详见后）。

无独有偶，就 Th1 和 Th17 的关系而言，参与炎症反应的 T 细胞亚群如果主要是 Th17 并非 Th1；则当初认为协助 B 细胞分化的 Th2 细胞，现在认为也是由另一个亚群承担，这就是新近确认的滤泡协助性 T 细胞（follicular helper T cell，Tfh）。在 B 细胞的分化过程中；T、B 淋巴细胞在外周免疫器官的 T 细胞区会发生相互作用：一方面，B 细胞借此获得双重信号而激活；另一方面，T 细胞（应该是 Th2 细胞）也从 B 细胞得到信号而分化成 Tfh。Tfh 表达新的趋化因子受体，使其迅速进入淋巴滤泡，即进入外周免疫器官中的 B 细胞区。而在该部位激活的 B 细胞（现倾向于称为滤泡 B 细胞简称 Fo－B，见图 21－1）、滤泡协助性 T 细胞（Tfh），加上前面提到的滤泡树突状细胞（FDC），三位一体，通过相互作用启动 B 细胞分化的一系列事件，称为生发中心反应。这些事件主要包括亲和力成熟、抗体类别转换和浆细胞的形成。

可见产生自身抗体的 B 细胞，需要从 Tfh 得到协助才能完成其分化。此类 T 细胞亚群的功能异常与自身免疫病的关系现在尚无报道，值得关注。

（三）发挥自身免疫病理效应的 CD8 CTL

CD8 CTL 是另一类重要的效应性 T 细胞，即行使杀伤作用的细胞毒性 T 淋巴细胞。其分化途径未列入图 21－3。对抗肿瘤和抗病毒，这是一群摧毁肿瘤细胞和病毒感染靶细胞的"战士"，越多越好；对自身免疫病，则可能是一类专门攻击自身组织的"作乱者"，越少越好。由于自身反应性 CTL 的分化成熟，经历了自身抗原选择和克隆扩增等过程，因而 CTL 行使功能往往显示高度自身抗原特异性，这样，就可能通过有选择的方式作克隆清除而不危及正常的免疫应答。这是当今免疫干预的一个重要而有希望的目标。

二、T 细胞与风湿病

（一）T 细胞与 SLE

SLE 的一个病理特征是 B 细胞应答亢进和产生大量针对细胞核成分的自身抗体。这一过程同时受到免疫系统中 T 细胞、B 细胞、DC 以及促炎症细胞因子和趋化因子的调节。就 T 细胞而言，上面已提到，不仅可以借助 T、B 相互作用并促使 Tfh 分化，影响 B 细胞的行为；在效应阶段，自身反应性 T 细胞更是直接参与免疫损伤的病理过程。

SLE 中功能性 T 细胞结构异常的表现之一，是不能有效地履行激活诱导的细胞死亡，造成自身反应性 T 细胞存活期延长，从而使 B 细胞和浆细胞持续产生自身抗体。这些变化与 T 细胞激活后胞质钙离子浓度超常增加、信号蛋白酪氨酸磷酸化异常及线粒体电位增高有关。除了线粒体电位变化外，SLE 患者 T 细胞线粒体数量及线粒体膜内钙离子浓度也在增加。这些异常加剧了自身反应 T 细胞的病理效应。

（二）T 细胞与 RA

RA 的关节滑液中有记忆性 CD4$^+$CD45RO$^+$T 细胞浸润。构成这些 T 细胞的 TCR Vp 基因的某些片段，往往呈现特定的取用格局，提示参与 RA 致病的 T 细胞可能是单克隆或寡克隆来源的。这些对自身抗原有高亲和力的 T 细胞克隆，可逃脱胸腺选择迁移到外周后发挥病理性效应。在 RA 滑膜组织血管周围，T 细胞通过与内皮细胞相互作用，从滑膜毛细血管后微静脉迁移至炎症部位。与中性粒细胞、巨噬细胞、DC、成纤维样滑膜细胞等共同参与了滑膜炎症和关节损伤（图 21-5）。

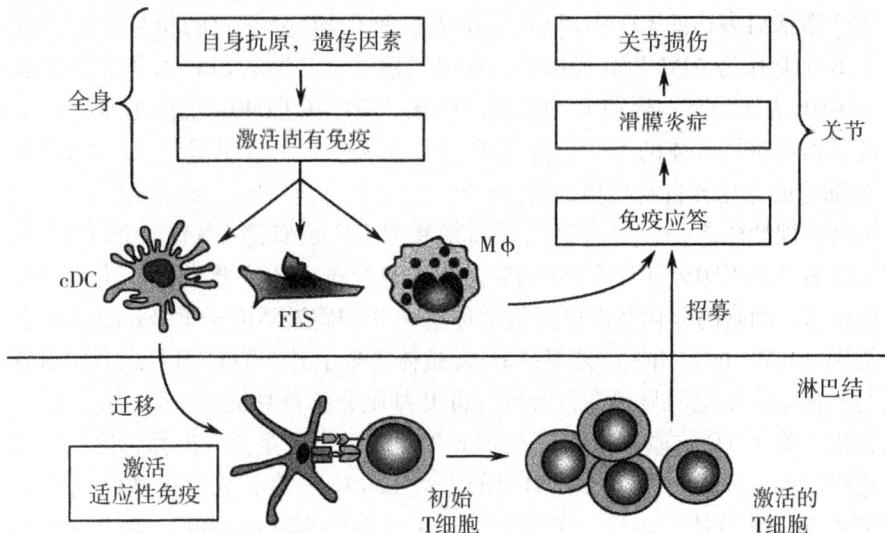

图 21-5 类风湿关节炎（RA）中免疫细胞相互作用示意图

自身抗原（左上）首先通过固有免疫应答激活传统树突状细胞（cDC）、成纤维样滑膜细胞（FLS）和巨噬细胞（Mφ）。cDC 随后迁移至淋巴结，作为抗原提呈细胞激活初始 T 细胞，启动适应性免疫应答。激活的 T 细胞被招募至关节部位，与固有免疫中已活化的各种细胞一起引起滑膜炎症，造成关节损伤

小鼠胶原诱导性关节炎（CIA）是 RA 研究中常用的动物模型。去除 T 细胞后小鼠不再发病，说明 CIA 疾病模型中 T 细胞起关键作用。其中，自身反应性 Th1 细胞居于核心地位，因为在 RA 炎症部位可检测到促使 Th1 分化的高水平 IL-12 以及 Th1 细胞分泌的 IFN-γ。此外，用抗体中和炎症因子 TNF-α 和 IL-1β 能明显抑制 CIA 的进展，因为两种细胞因子与 Th1 细胞分化和功能行使有关。

前面提到，对 Th17 及其细胞因子在 RA 发病中的作用有了新的认识。资料显示，RA 滑膜组织中的淋巴细胞能产生 IL-17，而且局部 IL-17 的表达水平显著高于正常对照组和骨关节炎组。IL-17 能通过其受体激活信号转导的 NF-κB 途径刺激滑膜组织中的成纤维细胞、内皮细胞、上皮细胞等分泌多种细胞因子和趋化因子，如 IL-6、IL-8、GM-CSF 和前列腺素 E_2，引起 RA 炎症反应。IL-17 还参与破坏关节软骨，因为它可刺激巨噬细胞和滑膜细胞分泌炎症介质 IL-1 和 TNF-α，诱导滑膜细胞表达破骨细胞分化因子 RANKL，增强破骨细胞生成和骨质再吸收。

在 RA 炎症性关节中，高水平的 IL-23 与相对低水平的 IL-12 往往同时出现。而 RA 滑膜组织中的某些 DC 细胞亚群能分泌 IL-23。IL-23 可促进 Th17 分泌 IL-17。这提示"IL-23-Th17-IL-17"相联系的过程在 RA 的发病机制中可能发挥更为重要的作用。

三、自身反应性 B 细胞与自身抗体

B 细胞的激活与抗体产生的格局因抗原类型不同而存在差异。就抗体产生是否依赖 T 细胞而言，抗原分为 T 依赖（TD）和非 T 依赖（TI）两类，前者主要为蛋白质抗原；后者中的典型代表为属于 PAMP 的脂多糖（LPS）和多糖抗原。前面提到，Tfh 细胞在 TD 抗原诱导 B 细胞产生抗体中发挥重要作用，这一作用是以 T、B 细胞相互作用的方式体现的。该相互作用涉及 Th2 激活后表达的 CD40L 与 B 细胞表达的 CD40 分子间的相互配接。而 Th2 的激活又依赖于 B 细胞作为 APC 为其提供第一和第二信号。已揭示 SLE 患者淋巴细胞及外周淋巴组织中 CD40L 表达增高，促使 B 细胞过度活化。应用抗 CD40L 抗体能抑制生发中心 B 细胞增殖，降低血清抗核抗体的水平，并改善 SLE 临床症状。表明阻止 T、B 细胞相互作用，确可抑制 B 细胞的分化和自身抗体的产生。

SLE 免疫病理特征之一，是大量出现高亲和力 IgG 抗双链 DNA 自身抗体。研究发现，活动性狼疮患者体内 $CD19^{low}CD27^{hig}$ 浆细胞是产生自身抗体的主要类型，其扩增涉及生发中心自身反应性 B、细胞的分化及淋巴滤泡微环境中 B 细胞激活因子 BAFF 的过度表达，后者引起多种类别（IgM，IgG，IgA）抗双链 DNA 抗体含量上升，而且 SLE 患者中 BAFF 受体的表达及其与配体结合率也明显提高，皆可促进 B 细胞分泌自身抗体。

应该指出，除了 TD 抗原，TI 抗原在 SLE 发病中也十分重要。据称，位于外周淋巴器官生发中心边缘区的 B 细胞（MZ-B）有可能表达 TLR9，后者识别非甲基化 CpG DNA，直接诱导 B 细胞产生 IgM 抗体。而且，在细胞因子 IL-10 等存在的情况，还能发生有限的抗体类别转换，即分泌相应的抗 DNA IgG 自身抗体。CpG DNA 与 TLR9 的相互作用还能刺激 DC 分泌 IFN-α 和 BAFF。上面提到，BAFF 参与刺激 B 细胞分泌高亲和力自身 IgG 抗体。有报道称，SLE 患者血清中有高水平的 BAFF 和 IL-10 被检出，提示 TI 抗原应答在 SLE 病理机制中可能也发挥重要作用。

（万　琦）

第四节　免疫调节失常与风湿病

一、调节性 T 细胞

（一）调节性 T 细胞的分类及功能

调节性 T 细胞（regulatoryT cell，Treg）是维持机体内环境稳定的重要因素，直接制约自身免疫病的发生和转归，并参与调控移植、肿瘤和过敏等重大疾病。相关研究已成为临床免疫的前沿领域。Treg 主要分两类：一是自然调节性 T 细胞（nTreg），以 $CD4^+CD25^+Foxp3^+$ nTreg 为代表，通过表达 CTLA－4 及细胞－细胞相互接触，发挥免疫抑制作用；第二类由特定细胞因子和抗原激发，称诱导性调节 T 细胞（iTreg），如在外周由 TGF－β 等诱导产生的 $CD4^+CD25^+Foxp3^+$ iTreg，可借助分泌 IL－10 和 TGF－β 等发挥作用（图 21－4 中下）。外周经诱导产生的 Treg 还包括 1 型调节性 $CD4^+$ T 细胞（$CD4^+$Tr1）、$CD4^+$Th3 和 CD8 阳性的 $CD8^+CD28^-$Treg 等。

（二）Treg 与风湿病

调节性 T 细胞数量减少或功能异常直接引发自身免疫病。例如，$CD4^+CD25^+$ nTreg 在 SLE 活动期外周血淋巴细胞中的比例明显下降；在 BWF1 和 SNF1 狼疮易感小鼠疾病进展期的数量也明显减少。此外，SLE 活动期患者 $CD8^+$Treg 的数量和功能也下降。$CD8^+$Treg 发挥抑制作用依赖细胞因子 IL－6 和 IFN－γ。而活动期 SLE 患者的 $CD8^+$Treg 分泌 IL－6 和 IFN－γ 能力明显低于正常人。

生理条件下，各种调节性 T 细胞可通过与其他免疫细胞的相互作用和释放抑制因子保持机体内环境稳定，包括调控 B 细胞产生抗体、抑制自身抗体的分泌、减轻免疫复合物在肾脏的沉积和补体依赖的免疫损伤。SLE 中 Treg 数量的减少和功能缺陷，必然导致平衡失调。例如活动期 SLE 患者，淋巴细胞分泌 TGF－β 的水平下降明显。TGF－β 不仅介导 Tr1 和 Th3 的免疫抑制作用，还参与 $CD4^+CD25^+$ iTreg 以及 $CD8^+$Treg 的分化。TGF－β 含量下降则引起免疫应答亢进。

RA 发病中 Treg 的作用也日益受到重视。发现其中 $CD4^+CD25^+$Treg 可正常地行使对效应性 $CD4^+$T 细胞增殖功能的抑制，但不能有效地阻遏这些 T 细胞和单核细胞产生 TNF－α 和 IFN－γ。还有研究发现，RA 患者中分离的效应性 T 细胞对 $CD4^+CD25^+$Treg 的抑制作用具有抵抗性。而且 TNF－α 能够与 $CD4^+CD25^+$Treg 表达的相应受体 TNFR－2 结合，可抑制其负向调节功能和 Foxp3 表达水平。在这个意义上，抗 TNF－α 单克隆抗体有可能用来增强调节性 T 细胞的活性并控制自身免疫病。现已应用于 RA 和炎症性肠病的临床实践。

实验动物中胶原诱导性关节炎（CIA）研究结果进一步支持 nTreg 细胞参与 RA 病理过程。首先，在用抗体去除 $CD4^+CD25^+$Treg 的动物中，CIA 发病迅速，关节损伤更加严重。在疾病早期，过继转移 $CD4^+CD25^+$Treg 能延缓疾病发生和减轻症状表现，但不改变整个病程；在进展期，$CD4^+CD25^+$Treg 则没有明显的治疗作用。有可能因为局部微环境中某些高浓度的细胞因子如 TNF－α 抑制了 Treg 的活性。

（三）Treg 的治疗意义和影响因素

研究和开发 Treg 用于自身免疫病治疗，属于热点和前沿。已提出采用口服自身抗原诱导耐受，引入未成熟 DC 细胞及血管活性肠肽（VIP）等手段，在动物体内诱导 Treg 以治疗 CIA。据称结果令人鼓舞。而且如上所述，抗 TNF-α 单抗在治疗 RA 中的疗效也被证明与上调体内 $CD4^+CD25^+$ Treg 的数量和功能有关，但抗 TNF-α 单抗不能治愈 RA，一旦停药，RA 就会复发。所以，基于 Treg 的免疫治疗还有很长的路要走。

需要指出的是，Treg 本身的分化和行使功能受到多种因素的制约和影响，包括细胞因子 TGF-β 和 IFN-γ 抗原提呈细胞、CD28 和 CTLA-4 的表达、抗凋亡基因，以及前面提到的 Toll 样受体等。例如 DC 细胞表达的 TLR4 和 TLR9 一旦与相应配体结合，可抑制 Treg 的活性。研究发现，这与效应性 T 细胞对 Treg 的免疫抑制作用不再敏感有关。在 SLE 中，如果患者病毒感染持续存在，其产物可通过结合 TLR，长期抑制 Treg 的活性，将导致免疫应答亢进，加剧自身免疫病。

二、核酸代谢异常、IFN-α 与 SLE

SLE 患者往往产生多种自身抗体，其中针对核蛋白及 RNA/DNA 的抗体主导了病理性的免疫应答。抗核抗体来自何处？核酸成分如何被机体感知和识别？有关自身抗体引起一系列免疫应答的特点和机制如何？现知，一模式识别受体（PRR）、浆细胞样 DC（pDC）和 I 型干扰素（type I interferon，IFN-α/IFN-β）的激活和分泌在其中起关键作用。这实际上是对前面相关论述的一个综合性考量。

对常染色体显性遗传病冻疮样狼疮（chilblainlupus）的研究揭示，因 DNA 外切核酸酶 TREX1 或磷酸水解酶 SAMHD1 编码基因突变，可引起患者冷性疼痛和肢端损伤，属于慢性皮肤狼疮型的一类表现。患者亦可产生抗核抗体（ANA）。而 TREX1 基因突变同质体患者（称为 Aicardi-Goutieres 综合征），除了产生 ANA，尚有其他典型的 SLE 症状，如关节炎、口腔溃疡、白细胞和血小板减少、补体含量下降等。由于 TREX1 基因编码的蛋白酶在生理条件下可降解 RNA/DNA，提示相关基因缺陷引发了核酸代谢异常，使大量自身 RNA/DNA 在胞内积聚，出现病理性效应。上面提到，其机制是积累的核酸可作为"危险信号（danger signal）"被免疫细胞感知，并激活干扰素调节因子（IRF），引起 IFN-α 释放。

几乎所有细胞皆可产生 INF-α，但大多数 IFN-α（80% 以上）由 pDC 活化后分泌。前面提到，pDC 带有胞内 RNA/DNA 感受器（sensor），可借助 RIG 样受体（RLR）和 TLR7/TLR9 识别核酸分子，启动信号转导，产生 IFN-α。与此同时，自身产生或因感染而出现的外来病原体核酸成分，也可借助抗核抗体和抗原抗体复合物，通过 APC 表面的免疫球蛋白 Fc 受体，进入内体或吞噬体，被内体膜上的 Toll 样受体 TLR3、TLR7 和 TLR9 识别后，启动相似的信号途径，产生 IFN-α（图 21-6）。

进入胞质溶胶的核酸分子可以激活促炎症因子的分泌，还可以借助前面提到的 AIM2 炎症小体发挥作用（图 21-6 左侧）。AIM2 分子具有识别 DNA 的能力，并可进一步通过衔接蛋白 ASC 激活胱天蛋白酶 Caspase-1，使 IL-1β 和 IL-18 前体转化为有活性的形式，引发炎症反应。

前已述及，SLE 患者中 IFN-α 基因的广泛激活在 SLE 发病中起关键作用，因为此类细胞因子不仅能活化 T 细胞（发挥效应作用）、浆细胞（促使自身抗体产生），并可激发 cDC

和 pDC 等多种树突状细胞。而因遗传因素或代谢异常而沉积的自身核酸分子，或感染外来细菌病毒而进入胞内的核酸成分亦可以成为重要的启动因素，从而把"核酸－pDC－PRR－IFN－α－病理性应答－SLE"联系起来（图21－6）。应该说，这种联系目前只是为探索作用机制的工作假说，但多少展示了核酸代谢、免疫失调与 SLE 等自身免疫病产生的关系。

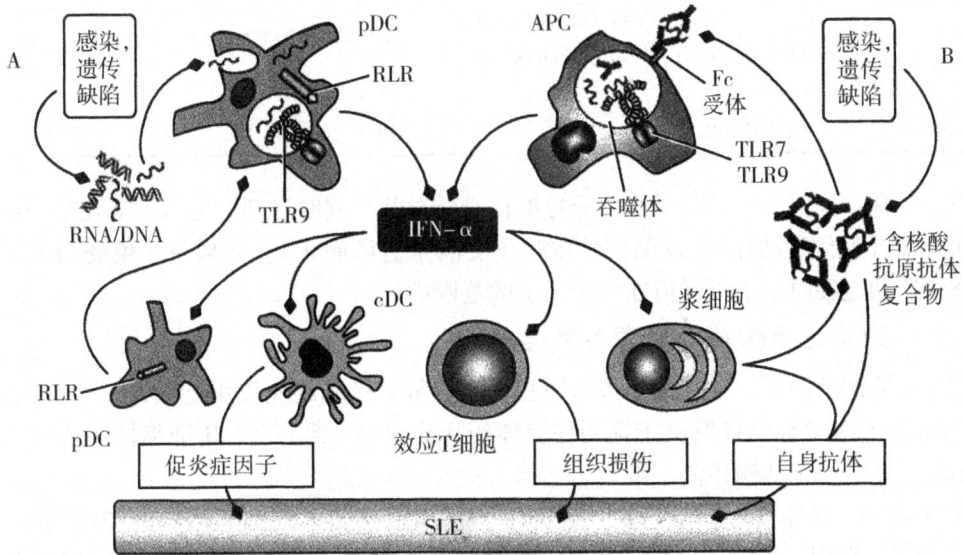

图 21－6　SLE 发病中起关键作用的 IFN－α：产生、病理效应及其与核酸代谢异常的关系

A. 感染和基因突变等因素使大量核酸（RNA/DNA）在体内聚焦（左上），进入 pDC 后，或直接被 RLR 识别，或进入内体被 TLR9 等识别，启动干扰素调节因子参与的信号途径，产生Ⅰ型干扰素IFN－α。后者进一步激活 pDC，并促使 cDC 产生促炎症因子。B. 类似的因素诱发产生带有核酸的抗原抗体复合物（右上），一方面发挥效应作用，产生自身抗体，同时被 Mφ 等抗原提呈细胞（APC）表达的 Fc 受体识别，内吞后由胞内 TLR7 和 TLR9 感知后激活 IFN－α 基因，加速自身反应性 T 效应细胞的活化，也促使浆细胞分化，进一步产生自身抗体

三、免疫细胞的抑制性受体及其调节异常

（一）抑制性受体存在的普遍性及其反馈调节

几乎所有免疫细胞皆表达功能相反的激活性受体和抑制性受体（表21－4）。激活性受体与抗原等配体分子结合后，通过其自身或相关跨膜分子，启动抗原识别信号的转导。其中起关键作用的是与胞膜相连的蛋白酪氨酸激酶（PTK）和跨膜分子胞内段的免疫受体酪氨酸激活基序（ITAM），后者可招募胞质中游离的 PTK 和其他信号分子，通过蛋白磷酸化级联反应，传递正向活化信号。而免疫细胞抑制性受体（immunocyte inhibitory receptor, IIR）跨膜分子胞内段所携带的是免疫受体酪氨酸抑制基序（ITIM），通过招募蛋白酪氨酸磷酸酶（PTP），使已发生磷酸化的各种信号分子脱磷酸化，随之关闭激活信号通路，造成免疫细胞的激活和功能行使受挫。

表 21 - 4 免疫细胞的两类功能相反的受体

免疫细胞	激活性受体（带有 ITAM）	抑制性受体（带有 ITIM）
B 细胞	BCR - Igα/Igβ 复合体	FcγR Ⅱ - B，CD22
T 细胞	TCR - CD3 复合体；CD28	CTLA - 4，PD - 1，BTLA
NK 细胞	KRI - s/DAP12，CD49 - NKG2C/DAP12 NKD2D/DAP10，CD16/ζ/FcεR1γ	KIR - L，CD94/NKG2A，ILT - 2
肥大细胞	FcεR1	FcγR Ⅱ - B
γδT 细胞	Vγ9Vδ2TCR	CD94/NKG2A

重要的是，同一细胞的两类受体介导的信号转导并非同时启动。通常，活化信号的产生和发送在前（使细胞活化），抑制信号在后（使活化适可而止）。结果是，免疫细胞的激活和发挥效应功能在时空上可保持在一个适度的范围内。

（二）抑制性受体功能失常与风湿病

作为反馈调节因素，抑制性受体结构和功能异常直接制约免疫细胞的激活。前面提到，NK 细胞能否行使杀伤活性取决于抑制性受体的活化状态。现以 T、B 细胞抑制性受体与风湿病的关系作进一步的阐述。

Ⅱ型 IgG Fc 受体（FcγR Ⅱ - B）是表达于 B 细胞及肥大细胞表面的一类抑制性受体，其胞内段带有 ITIM。该受体可以借助 IgG 型的抗 TCR 抗体或抗原抗体复合物与 BCR 分子交联，产生抑制性信号，从而阻遏由 BCR 启动的常规活化信号。然而，风湿病患者的 B 细胞抑制信号的转导往往有缺陷，或导致细胞钙离子浓度异常升高，或者如 SLE 患者，抑制性受体 FcγR Ⅱ - B 分子因出现点突变（Ile 232 Thr）而不能嵌入胞膜的脂筏结构，结果是皆难以有效地发送抑制信号，造成 B 细胞过度活化。

对 T 细胞，抑制性受体属于共信号分子 CTLA - 4，其结构与传递第二信号的 CD28 分子相似，不同的是，两者胞内段分别携有 ITIM 和 ITAM。CD28 分子属于组成性表达，而CTLA - 4 分子需要在抗原诱导 24 小时后表达，称为诱导性表达。而且，两者虽结合相同的配体分子 B7.1 和 B7.2，但 CTLA - 4 与之结合的亲和力远高于 CD28，结果是 CTLA - 4 一旦出现，即不再有或仅有少量 B7.1/B7.2 分子被留下与 CD28 结合。此时由 CD28 启动的活化信号迅速被抑制性信号所掩盖，T 细胞激活遂告终止。

利用抑制性受体的反馈调节特性，可通过基因工程手段构建 CTLA - 4 分子胞外段与免疫球蛋白 Fc 段相结合的融合蛋白。此 CTLA4 - Ig 保持了与 B7 分子高亲和力结合的特性，已用于抑制 T 细胞活性，诱导免疫耐受。有报道称，实验动物中该基因工程蛋白的使用也能明显抑制自身抗体的产生和 SLE 样的病理性改变，甚至在出现明显的临床症状之后（疾病进展期），CTLA4 - Ig 的应用仍可取得疗效。

四、激活诱导的细胞死亡对免疫应答的调节

细胞表面三聚体 Fas 分子一旦和配体 FasL 结合，通过死亡信号转导，将引发凋亡相关的一系列特征性变化：DNA 片段化、染色质浓缩、胞膜泡化和细胞皱缩。Fas 作为一种普遍表达的受体分子，可以出现在包括淋巴细胞在内的多种细胞表面，但 FasL 的大量表达通常只见于活化的 T 细胞（特别是活化的 CTL）和 NK 细胞。因而已激活的 CTL 往往能够有效地以凋亡途径杀伤表达 Fas 分子的靶细胞。然而，能分泌 FasL 的 CTL，对于因抗原激发而同样表达 Fas 分子的 T、B 淋巴细胞，也可以实施自我杀伤。生理条件下，这是一种活化的 T、B 细胞被清除的自杀性程序，称为激活诱导的细胞死亡（activation - induced cell death, AICD）。显然，"被杀"的不是所有的淋巴细胞，仅仅是因抗原活化而发生克隆扩增（因而表达 Fas）的那一小部分。足见 AICD 属于一类高度特异性的生理性反馈调节，其目标是限制抗原特异性淋巴细胞克隆的容积即属于同一克隆的淋巴细胞数量，由此降低淋巴细胞分泌的细胞因子浓度。

实验动物中发现，Fas 或 FasL 基因发生突变后，其产物无法相互配接而不能启动死亡信号转导，AICD 相关的反馈调节遂难以奏效。例如，对于不断受到自身抗原刺激的淋巴细胞克隆，反馈调节无效意味着细胞增殖失控，可形成一群数量日益增多的病理性自身反应性淋巴细胞，产生大量自身抗体，呈现 SLE 样的全身性反应（图 21 - 7）。Fas 和 FasL 的突变，已分别检出于 lpr 及 gld 小鼠。人类中相应的疾病称自身免疫性淋巴细胞增生综合征（ALPS）。ALPS 患儿淋巴细胞大量扩增，淋巴结和脾脏肿大，并有溶血性贫血和中性粒细胞减少等类似 SLE 症状。仔细检查其 Fas 和 FasL 基因是否有突变，均获阳性结果。

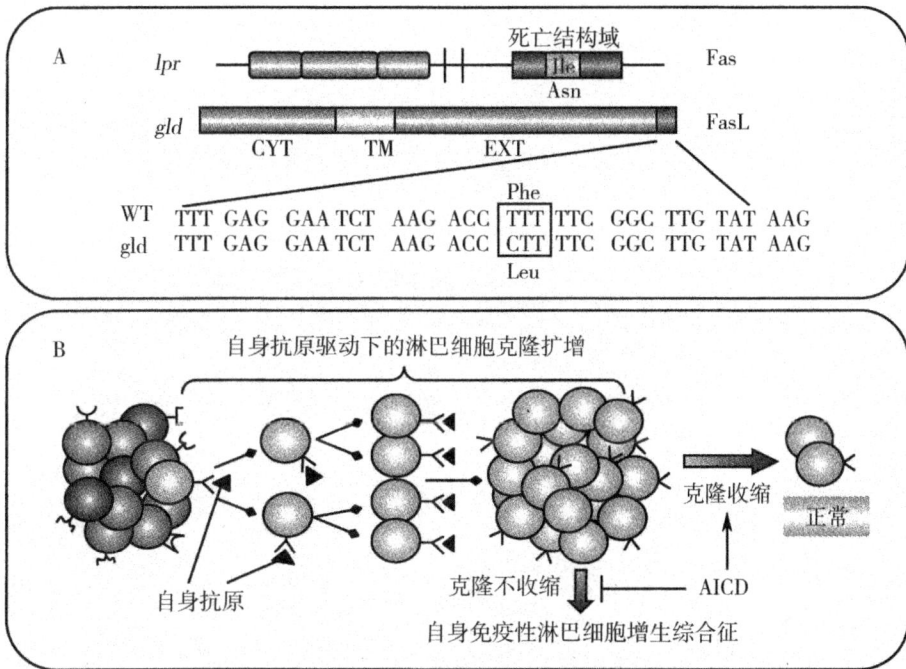

图 21 - 7　Fas 和 FasL 突变使 AICD 介导的反馈调节失效引起 SLE 样自身免疫病

A. 因为基因突变，lpr 和 gld 小鼠的 Fas 分子死亡结构域的异亮氨酸和 FasL 分子 C 端的苯丙氨酸分别被天门冬氨酸和亮氨酸取代，造成 Fas 与 FasL 难以配接，不再出现 Fas 介导的死亡信号转导，因免疫负向调节失控而引发 SLE 样自身免疫病。B. 相似机制使识别自身抗原而反复扩增的人自身反应性淋巴细胞不能发生激活诱导的细胞死亡（AICD），难以实施细胞克隆容积的收缩，引起自身免疫性淋巴细胞增生综合征（ALPS）。表现为淋巴细胞过量扩增，淋巴结和脾脏肿大，并出现溶血性贫血和中性粒细胞减少

（万　琦）

参考文献

［1］陈顺乐. 风湿内科学. 北京：人民卫生出版社，2014.

［2］北京协和医院编著. 北京协和医院诊疗常规－风湿免疫科诊疗常规. 北京：人民卫生出版社，2012.

［3］胡绍先. 风湿病诊疗指南（第3版）. 北京：科学出版社，2015.

［4］向阳主编. 风湿免疫病的预防、治疗与护理. 湖北：湖北科学技术出版社，2012.

［5］郑文洁，等. 风湿免疫科疑难病诊断（第二集）. 北京：中国协和医科大学出版社，2010.

［6］栗占国，张奉春，等. 风湿免疫学高级教程. 北京：人民军医出版社，2014.

第二十二章

系统性红斑狼疮

第一节 病因和病理

一、病因

SLE 的病因和发病机制尚未明确。目前研究认为 SLE 的发病与遗传、性激素、免疫、环境等因素有关。

（一）遗传因素

SLE 同卵双生共患率约为 50%；5%～13% SLE 患者可在其一、二级亲属中找到另一 SLE 患者；SLE 患者的子女中 SLE 患病率约 5%，此提示 SLE 存在遗传的易感性。近年对人类 SLE 和狼疮鼠动物模型的全基因组扫描和易感基因定位的工作提示，SLE 的发病是多基因相互作用的结果。这些基因可影响免疫调节、蛋白质降解、蛋白多肽向细胞膜的转移、免疫反应、补体、单核巨噬细胞系统、免疫球蛋白、细胞凋亡、性激素等各个方面：①对核抗原免疫耐受的丧失，参与基因（位点）如 slel（鼠）、Sap、Clq。②免疫调节紊乱，包括调控淋巴细胞免疫应答的多种基因（位点），如 sle2、sle3（鼠）、Fas、Lyn、SHP－1 等。③免疫效应阶段的终末器官损伤，主要涉及免疫复合物的形成和在特定组织的沉积，相关基因（位点）如 sle6（鼠）、Fc yRⅢ等。患者的易感性与 HLA 有关。如 SLE 患者的 HLA－B8 频率较高，而亚急性皮肤型红斑狼疮的 HLA－DR3 频率较高。

（二）性激素

生育年龄女性的 SLE 发病率明显高于同年龄段的男性，也高于青春期以前的儿童和老年女性。SLE 患者体内雌激素水平增高，雄激素降低。催乳素水平增高亦可能对 SLE 的病情有影响，妊娠后期和产后哺乳期常出现病情加重，可能与体内的雌激素和催乳素水平有关。雌激素可使 NZB/NZW 小鼠狼疮加剧而雄激素有保护作用。红斑狼疮患者普遍有 α 羟雌酮升高，活动性 SLE 患者血清雌二醇升高。睾酮降低、血清雌二醇/睾酮比值明显增高可能与发病有关。

（三）免疫反应异常

SLE 存在多种免疫调节异常。在 SLE 发病过程中，多种因素使其正常免疫应答调节机制发生障碍。SLE 存在自身抑制性 T 细胞功能异常，导致 B 细胞多克隆活化。在狼疮鼠动物模型及 SLE 患者存在着基因调控下的程序性细胞死亡（PCD）异常，而 PCD 所介导的自身反应性 T、B 细胞清除是免疫耐受形成和维持的重要基础。免疫调节异常的结果可导致凋亡过度产生多种自身抗原。这些自身抗原被抗原呈递细胞（包括巨噬细胞、B 细胞、树突状细胞等）摄取、处理为抗原肽，并与 MHC Ⅱ 类分子结合，呈递给自身反应性 T 细胞，促进其活化并释放多种细胞因子（如 IL－6、IL－4、IL－10 等）。在 CD_4^+ 辅助性 T 细胞协助下，自身反应性 B 细胞被激活、分化，产生大量针对自身抗原的自身抗体。这些自身抗体与相应自身抗原结合，形成免疫复合物，沉积于肾小球基底膜、小血管壁等多种器官及组织，活化补体，导致局部炎症及小血管炎。如自身抗体如抗 dsDNA 抗体与相应 DNA 抗原形成免疫复合物，通过Ⅲ型变态反应，损伤组织，产生病变。有些自身抗体（如抗红细胞抗体）则通过Ⅱ型变态反应使红细胞受损。T 细胞也可被自身抗原致敏，发生Ⅳ型变态反应，释放多种淋巴因子使组织损伤。此外，抗体依赖性细胞介导的细胞毒作用对皮损等发生也起着一定作用。

（四）环境因素

SLE 可能与某些感染因素有关，尤其是病毒感染，并可能通过分子模拟或超抗原作用破坏自身免疫耐受。任何过敏均可能使 SLE 病情复发或加重。紫外线可使上皮细胞核 DNA 解聚为胸腺嘧啶二聚体，后者具有很强的抗原性，可刺激机体的免疫系统产生大量自身抗体。日光照射可以使 SLE 皮疹加重，引起疾病活动。某些药物特别是含有芳香族胺基团或联胺基团的药物（如肼屈嗪、普鲁卡因胺等）可以诱发药物性狼疮。此外，社会与心理压力对 SLE 也常产生不良影响。

二、病理

光镜下的病理变化为：①结缔组织的纤维蛋白样变性：由于免疫复合物和纤维蛋白构成的嗜酸性物质沉积于结缔组织所致。②结缔组织的基质发生黏液性水肿。③坏死性血管炎。疣状心内膜炎是心瓣膜结缔组织反复发生纤维蛋白样变性而形成的疣状赘生物，是 SLE 特征性的病理表现之一，但目前临床已经相当少见。SLE 其他特征性病理改变包括：①苏木紫小体：由 ANA 与细胞核结合，使之变性形成嗜酸性团块。②"洋葱皮样"病变：小动脉周围出现向心性纤维组织增生。免疫荧光病理表现可见免疫球蛋白（IgG、IgM、IgA 等）和补体（C3c、C1q 等）沉积，对 SLE 具有一定特异性。狼疮肾炎的肾脏免疫荧光亦多呈现多种免疫球蛋白和补体成分沉积，被称为"满堂亮"。

（徐爱刚）

第二节　临床表现和辅助检查

一、临床表现

SLE 临床表现复杂多样。发病时大多数呈隐匿起病，症状可以表现为发热、肌肉酸痛、恶心、呕吐、头痛、易疲劳等非特异症状。开始仅累及 1～2 个系统，表现轻度的关节炎、皮疹、隐匿性肾炎、血小板减少性紫癜等，也有一些患者起病时就累及多个脏器，表现凶险。SLE 的自然病程多表现为病情的加重与缓解交替。

1. 一般症状　疲乏几乎可见于所有的 SLE 患者，容易被忽视，常是狼疮活动的先兆。80% 患者可出现发热，但应除外感染因素，尤其是在免疫抑制治疗中出现的发热，更应警惕感染。

2. 皮肤与黏膜　>50% 患者可有光敏感，即日光照射后出现皮疹。蝶形红斑指在鼻梁和双颧颊部呈蝶形分布的红斑，是 SLE 特征性表现。25% SLE 患者可仅表现为盘状红斑，而临床上没有狼疮的其他表现，大约 10% 盘状红斑狼疮（DLE）可最终发展为 SLE。SLE 还可出现的皮肤损害，包括脱发、手足掌面和甲周红斑、结节性红斑、脂膜炎、网状青斑等。17%~30% SLE 患者发生 Raynaud 现象，并随着病情的控制，数年后症状可消失。

3. 关节和肌肉　53%~95% SLE 患者可出现关节、肌肉症状，大约 50% 患者首发症状为关节痛或关节炎。表现为对称性多关节疼痛、肿胀，常累及关节有腕、掌指、近端指间、膝、踝、肘等关节。SLE 患者可发生关节畸形，大多是因关节周围肌腱炎症及支持性软组织的结构丧失，并非骨质破坏所致。SLE 患者可出现缺血性股骨头坏死，大剂量激素冲击治疗及长期大剂量激素治疗的患者是发生缺血性股骨头坏死的危险因素。对长期服用激素，特别是剂量较大的患者，当出现髋关节区域或腹股沟以下、髌骨以上区域不明原因隐痛不适时，需注意缺血性股骨头坏死的可能性，必要时做 CT 或 MRI 予以排除。SLE 患者出现骨质疏松也较常见，特别是长期激素治疗可能使骨质疏松加重。SLE 可出现肌痛和肌无力，少数可有肌酶谱增高等肌炎表现，应予及时治疗。

4. 肾脏损害　又称狼疮肾炎（lupus nephritis，LN）。临床表现为蛋白尿、血尿、管型尿，甚至可出现肾衰竭。40%~85% SLE 患者临床上有明显的肾脏累及，肾活检显示几乎所有 SLE 均有病理学改变。LN 的病理分型对于估计预后和指导治疗有积极意义（表 22-1、2），通常 Ⅰ 型和 Ⅱ 型预后较好，Ⅳ 型和 Ⅵ 型预后较差。但 LN 病理类型是可以转换的，Ⅰ 型和 Ⅱ 型有可能转变为较差的类型，Ⅳ 型经过免疫抑制剂的治疗也可以有良好的预后。肾脏病理还可提供 LN 活动性指标，如肾小球细胞增殖性改变、纤维素样坏死、核碎裂、细胞性新月体、透明栓子、金属环、炎症细胞浸润、肾小管间质炎症等，均提示 LN 活动；而肾小球硬化、纤维性新月体、肾小管萎缩和间质纤维化则是 LN 的慢性指标。

表 22-1　国际肾脏病学会，肾脏病理学会（ISN tRPS）狼疮肾炎分型（2003 年）

Ⅰ型：轻度系膜病变光镜下肾小球正常，但免疫荧光和电镜检查系膜区有免疫复合物沉积

Ⅱ型：系膜增生性病变光镜下见单纯系膜细胞增生或系膜区增宽，免疫荧光或电镜下可见系膜区免疫复合物沉积，可伴有少量上皮下或内皮下免疫复合物沉积物

Ⅲ型：局灶型病变活动性或非活动性局灶节段（或球性）毛细血管内或毛细血管外肾小球肾炎，累及 <50% 肾小球。一般可见有局灶内皮下免疫复合物沉积，伴或不伴系膜区改变根据活动性（A）与慢性（C）不同可进一步分为：

　　Ⅲ型（A）：活动性病变，局灶增生型 LN

　　Ⅲ型（A/C）：活动性和慢性病变，局灶增生和硬化型 LN

　　Ⅲ型（C）：慢性非活动性病变伴肾小球硬化，局灶硬化型 LN

Ⅳ型：弥漫型病变活动性或非活动性弥漫节段（或球性）毛细血管内或毛细血管外肾小球肾炎，累及＞50%肾小球。一般可见弥漫性内皮下免疫复合物沉积件或不伴系膜改变。此型被分为：弥漫节段性（Ⅳ-S）狼疮肾炎，即50%以上受累肾小球为节段性病变；弥漫球性（Ⅳ-G）狼疮肾炎，即50%以上受累肾小球为球性病变；节段性定义为＜50%血管襻受累的一种肾小球病变。此型包括弥漫性"铁丝圈"沉积，但很少或无肾小球增生的病例

Ⅳ-S（A）：活动性病变，弥漫节段增生性 LN

Ⅳ-G（A）：活动性病变，弥漫球性增生性 LN

Ⅳ-S（A/C）：活动性和慢性病变，弥漫节段增生性和硬化性 LN

Ⅳ-G（A/C）：活动性和慢性病变，弥漫球性增生性和硬化性 LN

Ⅳ-S（C）：慢性非活动性病变伴肾小球硬化，弥漫节段硬化性 LN

Ⅳ-G（C）：慢性非活动性病变伴肾小球硬化，弥漫球性硬化性 LN

Ⅴ型：膜型病变光镜、免疫荧光或电镜下球性或节段性上皮下免疫复合物沉积伴或不伴系膜区改变。Ⅴ型 LN 可以与Ⅲ型或Ⅳ型同时出现，在这种情况下 2 种类型都需诊断

Ⅵ型：晚期硬化型病变≥90%肾小球有球性硬化，且残余肾小球无活动病变

表 22-2 ISN/RPS 2003 年 LN 分型（续）

肾小球活动性病变：毛细血管内细胞增生伴或不伴白细胞浸润，血管腔狭窄；核破裂；纤维样坏死；肾小球基底膜断裂；细胞或细胞纤维性新月体；光镜下可见内皮下复合物沉积（"铁丝圈"）；毛细血管腔内免疫复合物沉积（透明血栓）

肾小球慢性病变：肾小球硬化（节段性、球性）；纤维性粘连；纤维新月体

5. 消化系统表现 25%～40%可有消化系统累及。SLE 可出现恶心、呕吐、上腹痛、吞咽困难、腹泻或便秘等。其中表现为腹泻的患者可伴有蛋白丢失性肠病，并引起低蛋白血症。肠系膜血管炎是 SLE 严重的消化系统并发症，常威胁生命。患者可表现为间歇性下腹部疼痛，甚至类似急腹症表现，可被误诊为胃穿孔、肠梗阻而手术探查。SLE 肠系膜血管炎尚缺乏有力的辅助检查手段，血管影像学检查有助于诊断。SLE 常见肝酶增高，尤其是多见于疾病活动、服用非甾体消炎药及免疫抑制剂等患者。肝功能异常患者应注意排除病毒性肝炎及药物毒副反应。对于长期或严重肝损害和黄疸的患者，应考虑肝活检病理学检查。SLE 还可并发急性胰腺炎、腹膜炎、腹水。

6. 神经系统损害 又称神经精神狼疮。美国风湿性疾病学院（ACR）19 种常见的神经精神狼疮表现：①中枢神经系统表现：无菌性脑膜炎、癫痫发作、脑血管病、脱髓鞘综合征、脊髓病变、运动障碍、头痛、急性精神错乱、焦虑、认知障碍、情绪失调、精神障碍。②周围神经系统表现：Guillain-Barre 综合征、重症肌无力、脑神经病变、单神经病变、多发性神经病变、神经丛病变、自主神经系统功能紊乱。存在上述神经精神表现，并除外感染、药物、代谢性等继发因素，结合影像学、脑脊液、脑电图等检查可诊断神经精神狼疮。脑脊液检查示蛋白量常增加，葡萄糖量很少降低，氯化物可正常，白细胞轻度增多，颅内压增高。神经精神狼疮应与颅内感染，特别是结核或真菌感染相鉴别。

7. 血液系统表现 SLE 常出现贫血、白细胞减少、血小板减少。贫血根据发病机制可分为免疫性贫血和非免疫性贫血。短期内出现重度贫血常是自身免疫性溶血所致，多有网织红细胞升高，Coomb 试验阳性。SLE 本身可出现白细胞减少，治疗 SLE 的细胞毒药物也常引

起白细胞减少，需要鉴别。SLE 的白细胞减少一般发生在治疗前或疾病复发时，多数对激素治疗敏感；细胞毒药物所致的白细胞减少，其发生与用药相关。血小板减少与血小板抗体、抗磷脂抗体及骨髓巨核细胞成熟障碍等有关。部分患者在起病初期或疾病活动期伴有淋巴结肿大和（或）脾肿大。SLE 合并再生障碍性贫血较少见，常由药物如氮芥、硫唑嘌呤、氯喹等所致。但也有少数报道认为系 SLE 本身疾病所致。

8. 肺部表现　SLE 常累及肺和胸膜，包括胸膜、肺间质、肺血管、气道、肺实质等。其中胸膜炎是 SLE 患者最常见的肺部表现。应注意排除其他原因如结核、心肾功能不全引起的胸腔积液。SLE 所引起的肺脏间质性病变主要是急性和亚急性期肺间质浸润并呈磨玻璃样改变和慢性肺间质纤维化呈蜂窝状肺，表现为活动后气促、干咳、低氧血症，肺功能检查可显示弥散功能下降和限制性通气障碍。少数患者可出现咯血。SLE 合并弥漫性出血性肺泡炎在临床上比较少见，但病死率很高。SLE 还可出现肺动脉高压、肺梗死、肺萎缩综合征等。肺部感染是 SLE 患者常见的并发症之一。结核感染在 SLE 表现常呈不典型性。在持续性发热的患者，如排除 SLE 疾病活动及一般感染，经常规抗生素治疗无效，应警惕结核感染可能。

9. 心脏表现　SLE 患者常出现心包炎，表现为心包积液，但心包填塞少见。SLE 心包炎可单独出现，亦可同时伴有胸膜炎，可表现为心前区疼痛、呼吸困难等。SLE 可有心肌炎、心瓣膜病变、心律失常等。多数情况下 SLE 的心肌损害不太严重，但是在重症 SLE 患者可伴有心功能不全，为预后不良指征。SLE 可出现疣状心内膜炎（Libman – Sack 心内膜炎），表现为瓣膜赘生物。疣状心内膜炎通常不引起临床症状，但可以脱落引起栓塞，或并发感染性心内膜炎。SLE 可以有冠状动脉受累，表现为心绞痛和心电图 ST – T 改变，甚至出现急性心肌梗死。除冠状动脉炎可能参与发病外，长期使用糖皮质激素加速了动脉粥样硬化。部分 SLE 患者存在抗磷脂抗体，并导致动脉血栓形成。

10. 其他　SLE 常伴有继发性干燥综合征，表现为口干、眼干症状，常有血清抗 SSA、抗 SSB 抗体阳性。SLE 的眼部受累包括结膜炎、葡萄膜炎、眼底改变、视神经病变等。眼底改变包括出血、视乳头水肿、视网膜渗出等。

二、辅助检查

（一）实验室检查

1. 一般检查　血常规检查，活动性 SLE 约 60% 有慢性贫血，其中约 10% 属溶血性贫血。约 40% 患者有白细胞或淋巴细胞减少。大约 20% 患者有血小板减少。在血小板减少的 SLE 患者中，5% 血小板可 $<50 \times 10^9/L$。尿常规检查如出现蛋白尿、血尿、各种管型尿等提示肾损害。血沉在活动期常增高。

2. 自身抗体

（1）ANA：是诊断 SLE 的筛选试验。几乎所有 SLE 患者在病程过程中可出现 ANA 阳性。除 SLE 外，其他风湿性疾病的血清中也常存在 ANA，一些慢性感染、肿瘤和正常人中也可出现 ANA 阳性。

（2）抗 dsDNA 抗体：特异性为 95%，敏感性为 70%，对确诊 SLE 有很重要的意义。

（3）抗 Sm 抗体：特异性高达 99%，但敏感性仅 25%，该抗体的存在与疾病活动性无关。此外，抗核小体抗体、抗核糖体抗体对 SLE 也具有较高的特异性。

（4）抗组蛋白、抗 RNP、抗 SSA 和抗 SSB 等抗体：可出现于 SLE 和其他自身免疫病，特异性较低。抗 SSA 和抗 SSB 抗体与继发干燥综合征、新生儿狼疮有关。

（5）其他 SLE 的自身抗体：包括与抗磷脂抗体综合征有关的抗磷脂抗体（包括抗心磷脂抗体和狼疮抗凝物）；与溶血性贫血有关的抗红细胞抗体；与血小板减少有关的抗血小板抗体；与神经精神性狼疮有关的抗神经元抗体等。SLE 患者还常出现血清类风湿因子阳性。

3. 补体　血清总补体、C3、C4 水平降低，有助于 SLE 的诊断，并往往提示疾病活动。

（二）肾活检

对狼疮肾炎的诊断、治疗及评估预后等有重要价值。肾组织示慢性病变为主，而活动性病变较少者，对免疫抑制剂治疗反应差；反之，治疗反应好。

（三）其他

X 线检查对肺部浸润、胸膜炎，CT 对狼疮梗死性、出血性脑病，超声心动图对心包积液、心肌及心瓣膜病变等，有重要价值。

（徐爱刚）

第三节　诊断和鉴别诊断

一、诊断

目前普遍采用美国风湿性疾病学院 1997 年推荐的 SLE 分类标准（表 22 - 3）。SLE 分类标准的 11 项中符合 4 项或 4 项以上者可诊断为 SLE。其敏感性和特异性均 > 90%。

表 22 - 3　美国风湿性疾病学院推荐的 SLE 分类标准（1997 年）

颊部红斑	固定红斑，扁平或隆起，在两颧突出部位
盘状红斑	片状隆起于皮肤的红斑，黏附有角质脱屑和毛囊栓；陈旧病变可发生萎缩性瘢痕
光过敏	对日光有明显的反应，引起皮疹，从病史中得知或医生观察到
口腔溃疡	经医生观察到的口腔或鼻咽部溃疡，一般为无痛性
关节炎	非侵蚀性关节炎，累及 2 个或更多的外周关节，有压痛、肿胀或积液
浆膜炎	胸膜炎或心包炎
肾脏病变	尿蛋白 > 0.5g/24h 或 + + +，或管型（红细胞、血红蛋白、颗粒或混合管型）
神经病变	癫痫发作或精神病，除外药物或已知的代谢紊乱
血液学疾病	溶血性贫血，或白细胞减少，或淋巴细胞减少，或血小板减少
免疫学异常	抗 dsDNA 抗体阳性，或抗 Sm 抗体阳性，或抗磷脂抗体阳性（包括抗心磷脂抗体或狼疮抗凝物或至少持续 6 个月的梅毒血清试验假阳性三者中具备一项阳性）
抗核抗体	在任何时候和未用药物诱发"药物性狼疮"的情况下，抗核抗体滴度异常

二、鉴别诊断

SLE 应注意与原发性肾小球肾炎、类风湿关节炎、混合性结缔组织病、干燥综合征、各种皮炎、癫痫病、精神病、特发性血小板减少性紫癜等疾病鉴别。对怀疑 SLE 者应做 ANA、抗 ENA 抗体、抗 dsDNA 抗体等相关检查，以资鉴别。

（徐爱刚）

第四节　治疗、治疗进展和预后

一、治疗

SLE 目前尚不能根治，但合理治疗可以使病情长期缓解，尤其是早期患者，故早期诊断、早期治疗尤为重要。对每一个 SLE 患者一定要准确判断疾病活动性及严重性，并根据疾病的轻重与活动性决定治疗方案。

（一）一般治疗

1. 饮食　饮食应包括碳水化合物、蛋白质、脂肪等在内的均衡饮食。对 LN 患者要及时补充足够的蛋白质，但要注意适量，以免加重肾脏负担。一般以优质蛋白（如牛奶、鸡蛋、瘦肉等）为主。糖皮质激素能分解蛋白质，并引起高脂血症、糖尿病和骨质疏松，应注意纠正蛋白质的负氮平衡，避免高脂、高糖饮食，并适当补充维生素及钙剂。

2. 锻炼　应注意劳逸结合，根据病情及体力状况适当锻炼。病情活动时要注意休息；病情控制缓解后应适当锻炼，以避免肌肉萎缩。

3. 婚育　妊娠分娩可诱发或加重 SLE，故病情未得到控制的女性患者应注意避免。

4. 其他　正确认识疾病，强调长期随访的必要性。避免过多的紫外线暴露。

（二）药物治疗

1. 非甾体消炎药（NSAIDs）　它们的共同作用是抑制环氧化酶（COX），使花生四烯酸不能转化为前列腺素，从而发挥作用。NSAIDs 对控制 SLE 患者的轻度炎症表现如乏力、发热、胸膜炎及关节炎等有效，必要时可短期应用。这类药物的主要副作用有胃肠道反应、肾损害、肝功能异常、高血压、水肿等。服用 NSAIDs 应注意监测肾脏、胃肠道及肝脏等的不良反应。

2. 抗疟药　临床常用的抗疟药有氯喹和羟氯喹。其最重要的作用机制可能是对细胞内 pH 的影响。两药皆为碱性药物，在细胞中高度聚集，能使细胞内空泡、溶酶体及胞质内 pH 增高，影响这些细胞器的功能，并可能与抑制淋巴细胞转化和浆细胞活性等有关。此外，细胞内 pH 增高使 MHC Ⅱ 类分子复合体形成减少，后者是刺激 CD_4^+ T 细胞所必需的，其结果使免疫复合物下调。抗疟药尚有阻断血小板聚集，降低胆固醇，抗寄生虫、抗病毒和抗细菌作用。常用剂量为羟氯喹 200～400mg/d 或氯喹 250mg/d，在治疗 3～6 个月后起效。主要的副作用是本药可沉积于视网膜色素上皮细胞，可引起视力减退、失明，但发展甚慢，及时停药可逆转。其他副作用还包括胃肠道反应、肌肉病变、皮疹、头痛、心脏毒性等。

3. 糖皮质激素　具有强大的抗炎作用和免疫抑制作用，是治疗 SLE 的基础药。它能抑制几乎所有的细胞因子合成，从而发挥免疫抑制作用。由于不同的激素剂量的药理作用有所侧重，病情不同、患者之间对激素的敏感性有差异，因此临床用药要个体化，正确应用激素是狼疮治疗的关键。激素用量：①小剂量泼尼松：一般指 ≤7.5mg/d，适用于有关节炎、皮疹等轻症 SLE 患者。②中等剂量泼尼松：20～40mg/d，适用于有高热、胸膜炎、心包炎，

· 585 ·

以及轻中度活动性间质性肺炎、系膜增生性肾炎等 SLE 患者。重型 SLE 的标准剂量是泼尼松 1mg/kg，每日分 2~3 次口服，病情稳定后缓慢减量；如果病情允许，维持治疗的激素剂量尽量小于泼尼松 10mg。③大剂量泼尼松：1mg/（kg·d），适用于有重要脏器累及的如弥漫性血管炎、弥漫增殖型肾炎、重症血小板减少性紫癜等患者。必要时可用甲泼尼龙冲击治疗，可用至 500~1 000mg，一般每日 1 次，连续 3d。

激素的副作用除感染外，还包括高血压、高血糖、高血脂、低钾血症、骨质疏松、缺血性骨坏死、体重增加、水钠潴留等，应注意防治。为减少激素的副作用，有人曾把甲氨蝶呤（M，10mg/周）、氯喹（C，0.25g/d）与小剂量泼尼松（P，7.5~10mg/d）联合应用（PMC 方案），以治疗轻、中度而无明显内脏累及的 SLE 患者，取得了肯定的疗效，且副作用明显减少。

4. 免疫抑制剂

（1）环磷酰胺（CTX）：为主要作用于 S 期的细胞周期特异性烷化剂，通过影响 DNA 合成发挥细胞毒作用。其对体液免疫的抑制作用较强，能抑制 B 细胞增殖和抗体生成，且抑制作用较持久，是治疗重症 SLE 的有效药物。CTX 主要应用于 LN、神经精神狼疮、各种血管炎和肺动脉高压等。其中尤其以 LN 应用最广泛，CTX 与激素联合治疗能有效地诱导疾病缓解，阻止和逆转病变的发展，改善远期预后。目前普遍采用的标准 CTX 冲击疗法：0.5~1.0g/m²，每月 1 次。多数患者 6~12 个月后可以缓解病情而进入维持治疗阶段。由于各人对 CTX 的敏感性存在个体差异，年龄、病情、病程和体质等影响使患者对药物的耐受性有所区别，所以治疗时应根据患者具体情况，掌握好剂量、冲击间隔期和疗程。

CTX 主要副作用除白细胞减少和诱发感染外，还包括性腺抑制、胃肠道反应、脱发、肝功能损害、致癌作用、出血性膀胱炎等。此外，CTX 能杀伤卵巢中的原始卵泡，对年龄在 30 岁以上的女性易导致卵巢功能衰竭而绝经，尽量避免应用。

（2）硫唑嘌呤：具有嘌呤拮抗作用，可通过抑制 DNA 合成发挥淋巴细胞的细胞毒作用。口服硫唑嘌呤加泼尼松被用来治疗 LN，剂量为 1~3mg/（kg·d）。硫唑嘌呤对浆膜炎、皮疹等也具有较好治疗作用。硫唑嘌呤主要副作用包括骨髓抑制、胃肠道反应、肝功能损害等。少数对硫唑嘌呤敏感者用药短期就可引起严重粒细胞和血小板缺乏症，应予以重视。

（3）甲氨蝶呤：为二氢叶酸还原酶拮抗剂，通过抑制核酸的合成发挥细胞毒作用。主要用于关节炎、肌炎、浆膜炎和皮肤损害为主的 SLE 患者。剂量为 7.5~15mg，每周 1 次。主要副作用有胃肠道反应、口腔黏膜糜烂、肝功能损害及骨髓抑制等。

（4）环孢素：可特异性抑制 T 细胞及活化因子 IL-2 的产生，发挥选择性细胞免疫抑制作用。环孢素常与泼尼松联合应用治疗 LN，特别是 V 型 LN。环孢素每日剂量 3~5mg/kg，分 2 次口服。用药期间注意肝、肾功能及高血压、高尿酸血症、高血钾等，有条件者应监测血药浓度，以调整剂量。

（5）霉酚酸酯（MMF，骁悉）：为次黄嘌呤单核苷酸脱氢酶的抑制剂，可抑制嘌呤从头合成途径，从而抑制淋巴细胞活化。MMF 治疗Ⅳ型 LN 有效，剂量 2g/d 以上能够有效诱导缓解Ⅳ型 LN。MMF 副作用较小，也常作 ILN 维持治疗。

（三）特殊脏器受累的治疗

SLE 目前还没有根治的办法，但恰当的治疗可以使大多数患者达到病情的完全缓解。强调早期诊断和早期治疗，以避免或延缓不可逆的组织脏器的病理损害。SLE 是一种高度异质性的疾病，临床医生应根据病情的轻重程度，掌握治疗的风险与效益之比，制定具体的治疗方案。

1. 轻型 SLE 的药物治疗　轻型 SLE 虽有狼疮活动，但症状轻微，仅表现光过敏、皮疹、关节炎或轻度浆膜炎，而无明显内脏损害。药物治疗包括 NSAIDs 可用于控制关节炎；抗疟药可控制皮疹和减轻光敏感，并对稳定病情和减少激素的副作用具有重要作用；可应用小剂量激素，必要时考虑使用硫唑嘌呤、甲氨蝶呤等免疫抑制剂。

2. LN　LN 应结合病理分型和临床表现的严重程度给予不同的治疗。治疗的目的在于控制活动性肾炎，以缓解和防止肾衰竭。对于Ⅰ型或Ⅱ型即单纯系膜病变者，一般预后较好，常于 SLE 控制后，肾炎临床表现亦可被控制，很少需要特殊治疗。对于Ⅲ型和Ⅳ型 LN，因可导致进行性肾衰竭，应积极治疗。一般给予泼尼松 1mg/（kg·d），加用 CTX 冲击治疗，CTX 剂量 0.5～1.0g/m^2，每月 1 次，持续 6～12 个月。当肾炎临床缓解后可改为每 3 个月 1 次，持续 18～24 个月。另一种选择是静注 CTX6 个月后给予硫唑嘌呤 1～2mg/（kg·d）或 MMF2g/d 维持。对膜型 LN，常用大剂量泼尼松治疗；如对激素无效，可加用免疫抑制剂。慢性硬化性肾炎则以保护残余肾功能为主。晚期患者必要时辅以透析治疗或肾移植。此外，合并高血压时应给予及时有效的治疗。利尿剂对改善水肿和高血压有效。血管紧张素转换酶抑制剂除可有效控制血压外，还有助于减少蛋白尿。

3. 神经精神狼疮　治疗方案因临床表现而异。一般可分为两大类：①血管闭塞：如果脑卒中是狼疮唯一表现，尤其疑有抗磷脂抗体综合征时，则应考虑抗凝治疗。②弥漫性中枢损伤：应首选泼尼松 1～2mg/（kg·d），或合并应用 CTX 静注。如有癫痫发作，则应给予抗癫痫药物。SLE 活动引起精神病者，除给予激素及 CTX 治疗外，同时应予以抗精神病药物，及时控制精神症状。

4. SLE 合并妊娠　过去妊娠生育曾经被列为 SLE 的禁忌证，而今大多数 SLE 患者在疾病控制后可以安全地妊娠生育。在无重要脏器损害，细胞毒免疫抑制剂（环磷酰胺、甲氨蝶呤等）停药半年，泼尼松剂量在 10mg/d 以下，疾病缓解 1 年以上时可考虑妊娠。非缓解期的 SLE 患者妊娠生育存在流产、早产、死胎和诱发母体 SLE 病情恶化的危险，因此此期不建议怀孕。SLE 患者妊娠后需要产科和风湿科双方共同随访。对于有习惯性流产病史和抗磷脂抗体阳性的孕妇，主张口服低剂量阿司匹林（50～75mg/d）和（或）低分子量肝素抗凝防止流产或死胎的发生。

二、治疗新进展

1. 靶向治疗　近年来随着对 SLE 免疫发病机制及炎症级联通路的认识，使生物制剂特异性、靶向性地应用于 SLE 成为可能，并期望其效果比传统治疗更好，副作用更小，这代表了自身免疫病治疗的新方向（图 22-1）。

（1）针对 B 细胞靶向治疗：

1）利妥昔单抗（rituximab，抗 CD20 单抗）：能阻断 CD20$^+$B 细胞信号通路。CD20 是 33～37kDa 非糖基化的四次跨膜磷酸化蛋白，是 B 细胞表面的特异性受体，在 B 细胞激活、增殖和分化中起主要作用。CD20 的表达限制在 B 细胞，转化成为浆细胞后消失。利妥昔单抗是一种人鼠嵌合抗体，可以通过以下几种机制清除 B 细胞：①ADCC。②补体介导的细胞毒作用。③抑制 B 细胞增殖和诱导 B 细胞凋亡。利妥昔单抗 1997 年上市用于治疗 B 细胞淋巴瘤。临床研究表明，它对难治性 SLE 如中枢神经系统、肾脏、血液系统受累及血管炎有效。

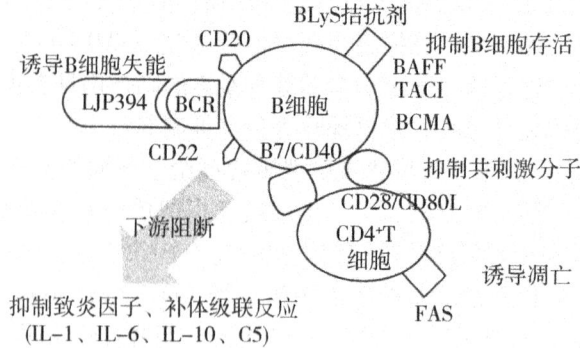

图 22-1 SLE 治疗靶点示意图

2）抗 CD22 单抗（epratuzumab）：诱导 B 细胞凋亡。CD22 是 B 细胞胞质的抑制性受体。抗 CD22 单抗不但可以抑制 B 细胞的功能，而且可以诱导 B 细胞凋亡，与抗 CD20 单抗比较，对 B 细胞仅有部分清除作用，耐受性好。

3）抗 B 细胞刺激物（B lymphocyte stimulator，BlyS）抗体：能抑制 B 细胞存活。BlyS是一 285 个氨基酸的 TNF 家族的成员，表达在 B 细胞上。人源化单克隆抗 BLyS 抗体可以抑制 B 细胞存活，Ⅰ期临床试验和Ⅱ期临床随机对照试验已完成。

4）LJP-394：B 细胞耐受原使 B 细胞失能。B 细胞耐受原为人工合成分子，是由 4 个双链寡核苷酸及 1 个三次乙基醇基架组成，该分子与 B 细胞表面的抗 dsDNA 抗体具有高度亲和力，与其交联后可诱导免疫耐受，延迟肾炎发作，降低抗 dsDNA 抗体的滴度，且无明显副作用。

（2）CTLA4-Ig（cytotoxic T-lymphocyte antigen-4）抑制 T 细胞的共刺激信号：CTLA4 是表达在 T 细胞表面的信号分子。CTLA4-Ig（abatacept）是人 IgG1 的 Fc 段与 T 细胞上 CTLA4 分子的融合蛋白，能抑制共刺激分子 CD28 和 B7-1/B7-2 活化 T 细胞的第二刺激信号，从而抑制 T 细胞活化。CTLA4-Ig 联合使用 CTX 等药物可以使狼疮鼠病情缓解，减少尿蛋白，延长生存期。已用于类风湿关节炎患者，长期随访显示其疗效明显高于安慰剂，治疗 SLE 患者的临床试验正在进行中。

（3）细胞因子抗体：

1）抗 IL-1 治疗：抗 dsDNA 抗体和 TNF-α 都能在体内增加 IL-1 的表达，在 LN 组织中可以明显检测到 IL-1，小剂量的 IL-1 可以加速肾脏病变。在体外试验中使用重组的IL-1 受体拮抗剂（anakinra）可以明显降低狼疮鼠 MRL/lpr 的 B 细胞分泌自身抗体，在体内却不能改善 LN，但使用可溶性 IL-1 受体则显示了疗效。

2）抗 IL-6 抗体：阻断 IL-6 可以改善狼疮鼠的症状。抗 IL-6 受体抗体 MRA（monoclonal interleukin-6 receptorantibody）是人源化的单抗，在治疗类风湿关节炎的临床试验中发现 MRA 相对安全有效，有轻度而短暂的白细胞减少和腹泻。MRA 在瑚临床研究中发现治疗中度活动的狼疮患者是安全有效的。

3）抗 IL-10 抗体：IL-10 在 SLE 患者中显著升高，且与疾病活动相关。动物模型显示连续给予 IL-10 可以引起 LN 的发生，而使用抗 IL-10 抗体则能阻断肾炎的发生。

4）抗 IL-18 治疗：狼疮鼠（MRL/lpr）的肾组织过表达 IL-18。我们在 LN 肾组织中也发现类似现象，但目前 IL-18 的拮抗剂治疗狼疮还没有报道。

5）干扰素拮抗剂：最近研究发现，IFN-α 在狼疮鼠和 SLE 患者发病中均起重要作用，因此 IFN-α 也可能成为潜在的治疗靶点。

6）TNF-α 抑制剂：TNF-α 抑制剂在治疗狼疮鼠时显示了治疗效果。最近在一个开放的试验中使用英夫利昔单抗治疗 6 例难治性 LN 伴关节炎的患者，发现 60% 患者蛋白尿减少。

（4）补体抗体：在 LN 患者和使用抗 dsDNA 抗体诱导的 LN 小鼠模型中，人源化的抗 C5b 抗体（eculizumab）能阻断补体的活化，并可显著降低蛋白尿，已有的临床结果同时显示了良好的安全性和耐受性。

随着生物靶向性治疗的兴起，使 SLE 的治疗策略进入一个新时代，但有关长期治疗的安全性、有效性以及代价的问题，尚待进一步的观察和研究。不同靶向的生物制剂如何联合传统药物治疗 SLE，以取得更好的疗效并减低费用，是值得研究的课题。

2. 造血干细胞移植（HSCT）　初步研究表明，HSCT 治疗 SLE 效果肯定。HSCT 治疗 SLE 仍以自体骨髓或外周血去 T 细胞造血干细胞移植为主。由于存在一定风险及复发的可能，HSCT 不应作为 SLE 的治疗常规，但对部分难治性 SLE 患者不失为可能的一种治疗选择，值得探讨。

3. 免疫吸附　对治疗难治性 SLE 患者的疗效肯定。大量临床研究证明，在 SLE 免疫吸附治疗中，适应证的选择十分重要。该治疗应仅用于经药物治疗无效、高球蛋白血症、高滴度抗体等难治性 SLE 患者。免疫吸附联合免疫抑制剂治疗能取得较好的疗效。

三、预后

与过去相比，SLE 的预后已显著提高。19 世纪 50 年代 SLE 患者 5 年存活率为 50%，目前 10 年存活率可达到 90%，合并有神经精神狼疮、严重高血压、氮质血症以及发病年龄较轻的 SLE 患者预后较差。血肌酐增高、持续性大量尿蛋白 ≥3.5g/24h、肾脏病理慢性指数高等是 LN 预后不良的指征。SLE 患者主要死亡原因是感染。

（徐爱刚）

参考文献

［1］栗占国，张奉春，等. 风湿免疫学高级教程. 北京：人民军医出版社，2014.

［2］北京协和医院编著. 北京协和医院诊疗常规 - 风湿免疫科诊疗常规. 北京：人民卫生出版社，2012.

［3］胡绍先. 风湿病诊疗指南（第 3 版）. 北京：科学出版社，2015.

［4］（美）菲尔斯坦著，栗占国译. 凯利风湿病学（第 9 版）. 北京大学医学出版社有限公司，2015.

第二十三章

抗磷脂综合征

抗磷脂综合征（anti‑phospholipid syndrome，APS）是一组由抗磷脂抗体（antiphospholipid antibody，aPL）介导或与之密切相关的临床综合征。临床主要表现为反复动静脉血栓、病态妊娠（反复流产、死胎）和血小板减少等症状。这些症状可单一出现或多个共同存在。Moore 等于 1952 年发现"梅毒血清反应生物学假阳性"（biological false positive serological test forsyphilis，BFP‑STS）的患者患有 SLE 或其他结缔组织病的概率较高（5%～19%）。Conley 等发现了循环抗凝物（circulatinganticoagulant），以后称为狼疮抗凝物（lupus anticoagulant，LA）。1983～1985 年间 Hughes 等建立抗心磷脂抗体（anticardiolipin antibody，aCL）的检测方法，并对该病进行了系统研究，于 1987 年定名为现在临床上统一的名词"抗磷脂综合征"。APS 临床上可分为原发性 APS（primary antiphospholipidsyndrome，PAPS 或 1°APS）及继发性 APS（secondaryantiphospholipid syndrome，SAPS 或 2°APS），后者可继发于 SLE、RA、SSc 和 SS 等结缔组织病。另有一种较少见的临床类型称为恶性 APS（catastrophic APS），表现为在短期内（几日到几周内）进行性出现大量血栓形成，累及中枢神经系统、肾脏、肺脏和心脏等重要器官，并可造成器官衰竭及死亡。

第一节　病因和发病机制

APS 的病因尚不清楚，目前认为是遗传和环境相互作用的结果，吸烟、高脂血症、口服避孕药常能诱发并加重病情。有报道 APS 患者存在家族聚集倾向，遗传发病因素是高度异质性和多因素的，aCL 阳性的 APS 患者中 HLA‑DR4、DR7、DRw53 和 DQB1* 0302 频率明显增高。不同种族和人群的分布情况不尽一致。有些研究表明该疾病与补体 C4a、C4b 等位基因缺陷有关。

APS 的病理基础为体内凝血机制异常而导致血栓的形成。过去认为 aPL 的靶抗原主要是各种阴性磷脂，但自 1990 年起许多研究发现直接针对磷脂的 aPL 多见于感染性疾病，而血栓和病态妊娠的 aPL 所识别的抗原为血浆中 β_2‑GPI。近 10 年研究发现多种凝血相关蛋白可以成为 aPL 的靶抗原，包括凝血酶原、蛋白 C、蛋白 S、膜联蛋白 V（annexin V）、缓激肽原、组织型纤溶酶原激活物（t‑PA）、纤溶酶原、纤溶酶和抗凝血酶等。尽管 aPL 在体内外诱导血栓形成被许多学者反复证实，但 aPL 导致凝血异常的确切机制目前仍有争论，认为可能与以下机制有关。

1. aPL 对血管内皮细胞的影响　抗 β_2 – GPI 抗体可作用于血管内皮细胞表面的硫酸乙酰肝素（HS）、膜联蛋白 II 和 β_2 – GPI，并通过 TLR（Toll like receptor）活化内皮细胞核内转录因子 NF – κB，上调黏附分子 ICAM – 1、VCAM – 1 的表达和早期炎症介质 IL – 1β、TNF – α、IL – 6 的分泌，进一步诱导组织因子（TF）的表达，在细胞膜上形成 TF – 因子 VII 复合物，启动外源性凝血通路。另外，aPL 与血管内皮的磷脂结合后，使内皮细胞功能受损，PGI_2 合成减少，同时激活血小板并促使 TXA_2、ET – 1 释放，导致 TX/PGI_2 比例失衡，最终血管收缩、血流缓慢、抗血小板凝集功能减弱而血栓形成。

2. aPL 促进凝血　目前发现的 aPL 识别凝血通路上的多种抗凝成分，导致血栓形成：①aPL 与蛋白 C、蛋白 S 结合，阻断蛋白 C 抗凝系统。②结合 t – PA、纤溶酶原和纤溶酶，阻断纤溶系统。③结合 β_2 – GPI、凝血酶原/凝血酶和因子 XI，β_2 – GPI 抑制 XI 被因子 XIIa 和凝血酶活化，抗 β_2 – GPI 抗体则能促进因子 XI 和血小板的活化；抗凝血酶抗体结合了凝血酶表面的肝素结合位点，增加凝血酶的稳定性，和抗凝血酶抗体一样，延长了凝血酶的半衰期。这些抗体都直接促进内源性或外源性凝血通路，抑制蛋白 C 系统和纤溶系统，促进了血栓形成和病态妊娠。

（万　琦）

第二节　临床表现和辅助检查

一、辅助检查

APS 临床表现多变复杂，累及多个系统，涉及包括风湿科、血液科、神经科、皮肤科、眼科、妇产科和血管外科在内的众多学科的一种临床综合征，但是血管栓塞和产科病态妊娠仍是主要临床表现。

（一）血栓形成

APS 的血栓临床表现见表 23 – 1。深静脉血栓比动脉血栓多见，深静脉血栓的发生率为 32%，浅静脉血栓性静脉炎为 9%，肺栓塞为 9%。静脉血栓形成最常见部位是小腿，而肺、锁骨下静脉、颈静脉、四肢、脑、肾脏、肝脏（Budd – Chiari 综合征）和视网膜的静脉也可受累。动脉血栓形成最常见的部位是脑，有 13% APS 发生脑卒中，短暂性脑缺血发作占 11%，多梗死灶性痴呆占 2.5%，而肾脏、视网膜、肠系膜、冠状动脉和搭桥移植物血管处都有报道发生动脉血栓。皮肤小血管受累导致网状青斑、腿部溃疡、肢端溃疡和表皮坏死。

表 23 – 1　APS 的血栓临床表现

累及血管	临床表现
静脉	
肢体	深静脉血栓
脑	中枢静脉窦血栓
肝脏	
小静脉	肝肿大；转氨酶升高
大静脉	Budd – Chiari 综合征

累及血管	临床表现
肾脏	肾静脉血栓
肾上腺	中央静脉血栓；出血、梗死，Addison 病
肺	肺血管栓塞；毛细血管炎；肺出血；肺动脉高压
大静脉	上／下腔静脉综合征
皮肤	网状青紫；皮下结节
眼	视网膜静脉血栓
动脉	
肢体	缺血性坏死
脑	
大血管	卒中；短暂性脑缺血发作；Sneddon 综合征
小血管	急性缺血性脑病；多发性脑梗死性痴呆
心脏	
大血管	心肌梗死；静脉搭桥后再狭窄
小血管	
急性	循环衰竭；心脏停搏
慢性	心肌肥厚；心律失常；心动过缓
肾脏	
大血管	肾动脉血栓；肾梗死
小血管	肾血栓性微血管病
肝脏	肝梗死
主动脉	
主动脉弓	主动脉弓综合征
腹主动脉	附壁血栓
皮肤	指端坏疽
眼	视网膜动脉和小动脉血栓

APS 通常有反复血栓形成。一项为期 10 年的多中心大型研究表明，反复血栓的发生率为 29%，死亡率为 10%，对于患者血栓发生在动脉或静脉循环的决定因素尚不明确。

1. 中枢神经系统　中枢神经系统动脉血栓常见表现是卒中和暂时性脑缺血发作。APS 可有单支或多支血管受累，常反复发作，导致暂时或永久性神经障碍缺陷和功能紊乱。如果年轻患者发生脑血管病，应高度怀疑是否是 APS。年龄 <45 岁就发生卒中的患者中有 25% 是由于 APS。随访 10 年中有 20% APS 患者发生卒中，14% 发生短暂性脑缺血发作。一项为期 7 年的前瞻性研究发现，30% APS 患者有反复发作的卒中。尽管缺血性卒中是诊断 APS 唯一的神经系统表现，然而也有个例报道其他神经系统受累的表现，如偏头痛、舞蹈症、运动失常、癫痫、脱髓鞘病变、骨髓病、Guillain - Barre 综合征、暂时性延髓性麻痹和大脑假肿瘤等。

2. 眼　原发性和继发性 APS 均可有眼部缺血表现，有缺血性眼部神经病变、侧支和中央视网膜动脉阻塞、睫状体视网膜动脉阻塞、混合性动静脉阻塞及一过性黑矇。

3. 心血管系统 aPL 引起的心瓣膜增厚和非细菌性赘生物常累及二尖瓣和主动脉瓣。反流是原发性 APS 最常见的病变。APS 的瓣膜病变与 SLE 的瓣膜病变相似，二尖瓣心房面和主动脉瓣的血管面均有不同程度的瓣叶增厚和不规则的赘生物。aPL 也可能造成冠状动脉搭桥术后和周围血管病中的提前再梗死。APS 的心肌梗死发生率为 4% ~ 20%。

4. 肺 1/3 反复深静脉血栓形成的患者可发生肺栓塞和肺梗死。原发性 APS 在临床上出现肺动脉高压症状的占 3%，其中轻型肺动脉高压占 16%。严重肺动脉高压可导致三尖瓣功能障碍和右心衰竭。反复肺栓塞是造成 APS 肺动脉高压的原因。慢性血栓性肺动脉高压患者中有 10% ~ 50% aPL 阳性。有报道急性呼吸窘迫综合征、肺泡出血和纤维性肺泡炎都与 aPL 相关。

5. 皮肤 深静脉血栓和浅表血栓性静脉炎是 APS 常见的阻塞表现。网状青斑也多见，其部位通常比较固定，并随天冷而加重。Sneddon 等报道一组患者有痴呆和网状青斑，有时也有高血压。这些 Sneddon 综合征患者中一部分合并有 aPL，其发生痴呆的原因可能是多发性脑梗死。其他与 aPL 相关的皮肤损害有青斑样血管炎、皮肤结节、坏死性紫癜、慢性腿部溃疡、外周坏疽和 Dego 病（恶性萎缩性丘疹）。

6. 肾上腺 APS 可发生肾上腺功能减退。半数患者急性起病，发病可早于深静脉血栓。肾上腺缺血后出血导致腺体坏死及 Addison 病也是 APS 的临床表现。

7. 肾脏 APS 可有肾动脉或静脉血栓，有时是双侧性。有狼疮抗凝物的 SLE 患者发生肾小球血栓的机会增加。血栓性微血管性肾病在 APS 中得到证实。临床表现有少量蛋白尿，而有的则可能发展为肾病综合征、恶性高血压，甚至肾衰竭。

8. 肝脏和肠道 aPL 是发生 Budd – Chiari 综合征的常见原因。有报道因肠系膜血管血栓引起广泛的肠道梗死可以是 APS 的首发表现。

（二）血小板减少

早期报道就表明血小板减少是 APS 的特征之一。对总共 869 例 SLE 患者参加的 13 个回顾性研究表明，有 aPL 的患者血小板减少更为普遍。70% ~ 80% 有血小板减少的 SLE 患者存在 aPL。22% APS 患者在发病时就有血小板减少，30% 患者在以后随访的 10 年中出现。同时也有 10% 患者合并 Coombs 试验阳性的溶血性贫血。SLE 合并有血栓性血小板减少性紫癜（TTP）时亦与 aPL 有关。

（三）病态妊娠

胎盘血管的血栓导致胎盘功能不全，可引起习惯性流产、胎儿宫内窘迫、宫内发育迟滞或死胎。典型 APS 流产常发生于妊娠 10 周后，但亦可发生得更早，这与 aCL 的滴度无关。APS 孕妇可发生严重并发症，早期可发生先兆子痫，亦可伴有溶血、肝酶升高及血小板减少，即 HELLP（hemolysiselevated liver enzymes and low platelets）综合征。

（四）恶性抗磷脂综合征

"恶性"抗磷脂综合征的名称用来定义发生多脏器衰竭的、加速性的 APS。这些患者同时或 1 周内相继出现 3 个以上部位或脏器的栓塞表现，组织学上有多发性小血管阻塞，有时为大血管血栓形成，并具有高滴度的 aPL。恶性抗磷脂抗体综合征少见，发生率 <1%，但治疗后的死亡率仍高达 50%。感染常是促进因素。

二、辅助检查

1. 狼疮抗凝物（LA）　LA 是一种作用于凝血酶原复合物（Xa、Va、Ca^{2+} 及磷脂）及 Tenase 复合体（因子 IXa、$VIIIa$、Ca^{2+} 及磷脂）的免疫球蛋白，在体外能延长磷脂依赖的凝血试验的时间。LA 是异质性的，易受抗凝治疗的影响，因此检测 LA 是一种功能试验，有活化部分凝血活酶时间（APTT）、白陶土凝集时间（KCT）和蛇毒试验（dRVVT）等，以 dRVVT 最为敏感，结合多种筛选试验，有助于提高 LA 的检出率。

2. aCL　检测方法是以心磷脂为抗原检测 aPL 的间接 ELISA 法，国际上对 IgG 和 IgM 型的 aCL 检测结果的表述单位为 GPL（$1\mu g/ml$ 纯化的 IgG 型 aCL 的结合抗原活性）和 MPL（$1\mu g/ml$ 纯化的 IgM 型 aCL 的结合抗原活性）。

3. 抗 β_2 – GPI 抗体　目前用 β_2 – GPI 为抗原的 ELISA 方法检测。一般认为其与血栓发生的相关性要比 aCL 强，假阳性低，诊断 APS 的敏感性与 aCL 相仿。

其他与 APS 有关的抗体如抗凝血酶原/凝血酶抗体、抗磷脂酰丝氨酸抗体和抗 t – PA、抗纤溶酶抗体等的临床意义有待进一步临床研究。

（万　琦）

第三节　诊断和鉴别诊断

APS 的临床诊断可参照 2006 年发表的在澳大利亚悉尼第 11 届抗磷脂抗体综合征国际研讨会（2004 年）上提出的 APS 修订的分类标准（表 23 – 2）。诊断 APS 必须具备至少一项临床标准和一项实验室标准。如患者临床上还存在其他自身免疫病时（如 SLE 等），则诊断为继发性 APS。

表 23 – 2　APS 的分类标准

一、临床标准

（一）血管栓塞*　任何器官或组织发生 1 次以上**的动脉、静脉或小血管血栓***，血栓必须被客观的影像学或组织学证实。组织学还必证实血管壁附有血栓，但没有显著炎症反应

（二）病态妊娠

1. 发生一次以上的在 10 周或 10 周以上不可解释的形态学正常的死胎，正常形态学的依据必须被超声或被直接检查所证实，或

2. 在妊娠 34 周前因严重子痫或先兆子痫或严重胎盘功能不全****所致 1 次以上的形态学正常的新生儿早产，或

3. 在妊娠 10 周以前发生 3 次以上不可解释的自发性流产，必须排除母亲解剖、激素异常及双亲染色体异常

二、实验室标准*****

1. 血浆中出现 LA，至少发现 2 次，每次间隔至少 12 周

2. 用标准 ELISA 在血清中检测到中、高滴度的 IgG、IgM 类 aCL 抗体（IgG 型 aCL >40GPL；IgM 型 aCL >40MPL；或 >99 的百分位数）；至少 2 次，间隔至少 12 周

3. 用标准 ELISA 在血清中检测到 IgG、IgM 型抗 β_2 – GPI 抗体，至少 2 次，间隔至少 12 周（滴度 >99 的百分位数）

注：诊断 APS 必须具备下列至少一项临床标准和一项实验室标准，并应避免临床表现和 aPL 阳性之间的间隔 <12 周或 >5 年。

*当共存遗传性或获得性引起血栓的因素时也能诊断 APS，但应注明（a）存在；（b）不存在其他引起血栓的因素。危险因素包括：年龄（男性 >55 岁，女性 >65 岁）；存在已知的心血管危险因素（如高血压、糖尿病、LDL 升高、HDL 降低、胆固醇升高、吸烟、心血管病早发的家族史、体重指数 ≥30kg/m²、

微量白蛋白尿、GFR <60ml/min)、遗传性血栓倾向、口服避孕药、肾病、恶性肿瘤、卧床和外科手术。因此，符合 APS 分类标准的患者应该按照血栓发生的原因分层。

　　＊＊过去发生的血栓可以认为是一项临床标准，但血栓必须是经过确切的诊断方法证实的，而且没有其他导致血栓的病因。

　　浅表静脉血栓不包括在临床标准中。

　　通常可普遍接受的胎盘功能不全包括以下 4 个方面：①异常或不稳定的胎儿监护试验，如非应激试验阴性提示有胎儿低氧血症。②异常多普勒流量速度波形分析提示胎儿低氧血症，如脐动脉舒张末期无血流状态。③羊水过少，如羊水指数≤5cm。④出生体重在同胎龄儿平均体重的第 10 个百分位数以下。

　　强烈推荐研究者对 APS 患者进行分型：Ⅰ，1 项以上（任意组合）实验室指标阳性；Ⅱa，仅 LA 阳性；Ⅱb，仅 aCL 阳性；Ⅱc，仅抗 β_2 - GPI 抗体阳性。

　　尽管没被列入分类标准，有以下情况应考虑 APS 可能：①心脏瓣膜病。②网状青斑。③血小板减少。④肾脏病。⑤神经精神症状。⑥IgA 型 aCL、IgA 型抗 β_2 - GPI 抗体阳性。⑦针对其他磷脂如磷脂酰丝氨酸的抗体等。

（万　琦）

第四节　治疗

　　对于 APS 的治疗，目前尚无统一的或得到公认的治疗方案。其根本原因是该疾病的发病机制仍未明确。虽然 aPL 与患者的血栓等临床表现的相关性已得到许多研究的证明，但 aPL 的水平与临床表现并非一致，有些患者有高滴度的 aPL，但无血栓发生；有些患者有反复的血栓，但 aPL 的滴度很低。目前认为 APS 的治疗原则是在治疗原发病的基础上进行对症治疗和防治血栓、病态妊娠的再发。目前的治疗可参照表 23 - 3。

表 23 - 3　APS 伴中、高滴度 aPL 患者的治疗方案

临床情况	治疗
无症状	不治疗，或 ASA75mg/d
可疑血栓	ASA75mg/d
反复静脉血栓	华法林，INR2.0 ~3.0，无限期
动脉血栓	INR3.0，无限期
初次妊娠	不治疗，或 ASA75mg/d
单次流产，<10 周	不治疗，或 ASA75mg/d
反复流产，或 10 周以后流产，无血栓	妊娠全过程及产后 6 ~12 周小剂量肝素（5 000U，每日 2 次）
反复流产，或 10 周以后流产，血栓形成	
妊娠全过程肝素治疗，产后用华法林，无效可加用丙种球蛋白治疗	
网状青斑	不治疗，或 ASA75mg/d
血小板 >50 ×10⁹/L	不治疗
血小板 <50 ×10⁹/L	泼尼松 1 ~2mg/kg

　　注：引自 Lockshin MD. Antiphospholipid syndrome（Kelley 风湿性疾病学第 6 版），略作修改。

　　ASA，阿司匹林；INR，国际标准化比值。

（一）aPL 阳性的无症状患者的治疗

目前认为 aPL 阳性的无症状患者临床上可以不治疗或选用小剂量阿司匹林进行预防性治疗。另外，戒烟和不用口服避孕药对于降低血栓的发生有重要意义。一些前瞻性研究认为羟氯喹可以降低血栓的发生率，其机制可能与其可以降低疾病的活动度和 aPL 滴度相关。

（二）血栓的治疗

APS 血栓形成的治疗可分为急性期（早期）、器官血循环重建和预防血栓再形成的治疗。

1. 急性期（早期）　可应用肝素阻断血栓的继续形成，常采用皮下注射肝素 5 000U，每 6h 1 次，或静脉间歇性应用肝素 5 000U，使患者血液的部分凝血活酶时间维持在正常值的 2 ~ 2.5 倍，以及尽早采取溶栓治疗，其对于心、脑等重要器官的功能恢复尤为重要。在病情得到及时控制后，可根据累及的器官情况而采取不同的介入治疗，如血管成形术或冠状动脉搭桥术等。

2. 预防血栓再形成　为 APS 治疗的关键。APS 临床表现较多，由于目前临床上缺少多中心对照研究，所以仍无统一的治疗方案。有些研究者认为抗凝治疗使 INR 控制在 ≥3.0 应成为预防血栓再发生的"标准疗法"。另有一些研究表明，低强度抗凝治疗即使 INR 控制 < 3.0，甚至 <2，同样可以有效地预防血栓的发生。现有的研究一般未把动脉和静脉血栓的治疗进行分组观察，而且有些患者可以交叉发生动脉和静脉血栓，所以这也是目前治疗观点分歧的原因之一。

对于静脉血栓后 APS 患者的治疗，长期口服抗凝剂比短期服用 6 个月的效果好，所以建议终身抗凝治疗，但对每个具体患者应该仔细权衡利益与风险。

最常见的动脉事件是卒中和短暂性脑缺血发作，再者是心肌梗死和外周动脉血栓形成。反复动脉血栓带来很高的死亡率与致病率。重要的是，如果发现存在其他已知的危险因素，如吸烟、高血压、糖尿病、高胆固醇血症、高半胱氨酸血症等，必须去除或采取措施。有关 APS 卒中或短暂性脑缺血发作的再预防，目前还缺乏很好的前瞻性随机性研究的数据报道。但是，由于其高复发性及反复卒中造成的死亡或严重病损，长期口服抗凝剂已被普遍接受。对经良好抗凝治疗仍有血栓发生的患者，可加用羟氯喹。

（三）病态妊娠的治疗

胎盘血管的血栓导致妊娠早期流产或中、晚期死胎。因原发性 APS 是非血管炎性病变，一般不需用激素及其他免疫抑制剂治疗，而继发性 APS 则应根据病情酌情应用。

虽然至今仍未有严格的前瞻、随机的对照性研究报道，但有些学者进行了相关的研究。对于仅有 aPL 阳性而无任何临床症状的初孕妇，一般主张给予小剂量阿司匹林治疗。而对于 aPL 阳性且既往有血栓史的初孕妇，主张给予阿司匹林加肝素治疗。Rai 等对比研究了单用阿司匹林和阿司匹林合用肝素（5 000U/次，每日 2 次）对 APS 流产（治疗前有 3 次以上流产史）的疗效，单用阿司匹林组和阿司匹林合用肝素组的成功分娩率分别为 42% 和 71%。

目前对 APS 引起多次流产患者的治疗倾向于使用阿司匹林及肝素，一般认为 APS 的诊断确立后（孕前）即可用阿司匹林治疗，一旦确认妊娠即用阿司匹林 75mg/d 及小剂量肝素（2 500 ~ 5 000U 皮下注射，每日 2 次），使凝血酶原时间延长 1.5 倍，维持到分娩前 24 ~ 48h。如上述治疗无效，应检查患者的胎盘，如胎盘中有血栓，可增加肝素的用量至

10 000U/次，每日 2 次。大剂量静注用免疫球蛋白（IVIg）可用于治疗顽固性病例（对常用药物激素、阿司匹林、肝素等治疗反应不良）。有报道顽固性流产患者应用 IVIg 400mg/d，连用 5d/月，取得分娩成功。

（四）血小板减少的治疗

血小板减少的治疗应个体化。在治疗原发病的基础上，血小板 $> 50 \times 10^9/L$ 的轻度血小板减少而不合并血栓的患者可以观察病情转归；对有血栓而血小板 $< 100 \times 10^9/L$ 的患者要谨慎抗凝治疗；血小板 $< 50 \times 10^9/L$，一般暂不用抗凝治疗，在用糖皮质激素的同时可使用大剂量静脉丙种球蛋白注射（400mg/kg），待血小板上升后再进行抗凝治疗。羟氯喹有抗血小板作用，并成功用于髋关节置换术后预防深静脉血栓和肺栓塞。它作为一种安全、副作用极小的药物，用于那些不适宜口服抗凝剂的患者作为预防药物。

（五）恶性抗磷脂综合征的治疗

恶性 APS 的原因可能与停用抗凝治疗、感染和疾病活动所诱发。在大样本研究中使用多种治疗方法，生存率≤50%。分析了 130 例恶性 APS 的病例报道得出，在不同的治疗中只有抗凝剂对避免死亡有显著作用。但很少有患者只使用抗凝剂作为唯一的治疗药物。除了抗凝治疗外，联合激素、环磷酰胺、血浆置换和大剂量丙种球蛋白治疗以降低或去除抗体，可提高患者的生存率。

（六）实验性治疗

基于 aPL 所识别的主要抗原 $\beta_2 - GPI$ 的抗原表位设计的免疫耐受用于治疗 APS 目前处在二期药物试验阶段。自身干细胞移植亦有用于 APS 治疗的报道，但长期随访的资料仍不多，从短期的随访结果来看有部分患者有血栓的复发。

（万 琦）

参考文献

[1] 胡绍先. 风湿病诊疗指南（第3版）. 北京：科学出版社，2015.
[2] 粟占国，张奉春，等. 风湿免疫学高级教程. 北京：人民军医出版社，2014.
[3] 陈顺乐. 风湿内科学. 北京：人民卫生出版社，2014.
[4] 向阳主编. 风湿免疫病的预防、治疗与护理. 武汉：湖北科学技术出版社，2012.
[5] 郑文洁，等. 风湿免疫科疑难病诊断（第二集）. 北京：中国协和医科大学出版社，2010.

第二十四章

类风湿关节炎

类风湿关节炎（theumatoid arthritis，RA）以慢性破坏性关节炎为主要临床表现，其特征是对称性多关节炎，以双手、腕、踝、足关节受累最常见。患者还可伴有皮下结节、血管炎、心包炎等关节外表现。研究证明，抗原驱动、T 细胞介导的自身免疫反应以及遗传因素的参与在 RA 发病中具有重要作用。

不同地域、不同种族 RA 患病率有一定差异。总的趋势是印第安人患病率高于白种人，而后者又高于亚洲黄种人。这种患病率的不同可能与 HLA - DRBI 亚型等遗传因素差异有关。我国 RA 患病率约为 0.34%。女性多发，男女比例约为 1：3。本病可发生于任何年龄，但发病高峰在 30~50 岁。此外，RA 的发病与某些病毒或细菌感染有关。

第一节　病因、病理、发病机制

一、病因

RA 是多种因素共同作用引起的自身免疫病。感染和自身免疫反应是 RA 发病和病情迁延的中心环节，而内分泌、遗传和环境因素等则增加了患者的易感性（图 24 - 1）。

RA 发病是多因素共同作用的结果，感染和自身免疫反应处于 RA 发病和病情迁延的中心环节，遗传、内分泌异常和吸烟等因素增加了疾病易感性。

（一）感染因素

许多研究从患者滑膜组织中分离到了病原体或其基因，目前有多种细菌或病毒成分被怀疑与 RA 有关。多数研究者认为，细菌或病毒致病的可能机制为病原体的某些蛋白成分在体内作为外源性抗原激活机体免疫反应，进而活化自身反应性 T 细胞。

1. 细菌　多种细菌成分可能与 RA 发病有关，如大肠埃希菌热休克蛋白 DnaJ、结核分枝杆菌 HSP65、奇异变形杆菌菌体抗原等。RA 患者血清中可以检测到针对奇异变形杆菌蛋白的特异性抗体，这些抗体与手足小关节内的透明软骨结合，激活补体和自然杀伤细胞，可造成滑膜及软骨的损伤。奇异变形杆菌的菌体抗原与 HLA - DR4 及 II 型胶原 α_1 链有相同序列，可能通过与 RA 患者自身蛋白发生交叉免疫反应而致病。

细菌、病毒抗原
其他？

遗传背景、
易感HLA-DR
亚型、非HLA
易感基因

RA
起
病

内分泌异常、
吸烟、咖啡因
摄入等

自身免疫反应
滑膜增生、关节破坏

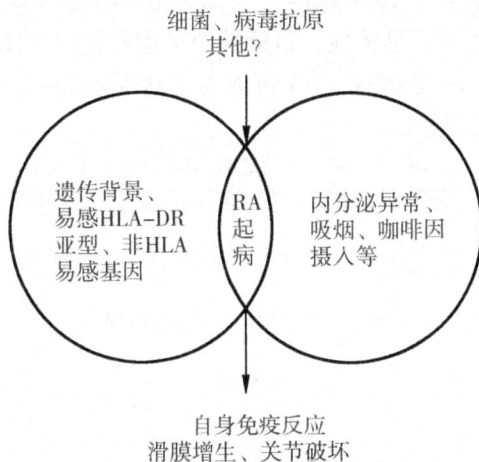

图 24－1　RA 发病因素

2. 病毒　RA 患者外周血存在 EB 病毒感染的 B 细胞，且血清中可检测到抗 EB 病毒抗体。EB 病毒核抗原－1（EBNA－1）的 35～68 位氨基酸中精氨酸替换为瓜氨酸后，可作为抗原刺激 RA 患者产生其特异性抗体，而这种抗体可与瓜氨酸多肽及脱亚氨基的纤维蛋白原存在交叉反应。这些研究为 EB 病毒在 RA 中的致病作用提供了有力证据。此外，EB 病毒 gp110 糖蛋白与 HLA－DRBl*0404 等亚型存在共同的氨基酸序列，可能作为外源性抗原诱发 RA 的自身免疫反应。

细小病毒 B_{19} 是另一种可能与 RA 发病有关的病毒。B_{19} 急性感染常可引起类似 RA 的自限性多关节炎，部分患者甚至可发展成 RA。有报道 RA 患者 B_{19} 感染率增高，在患者骨髓中可以检测到 B_{19} 病毒 DNA，并发现其衣壳蛋白 VP－1 高表达于活动性 RA 的滑膜病灶部位。

此外，内源及外源性逆转录病毒如 HVR－5、HERV－K 及 HTLV－Ⅰ也可能通过上调原癌基因的表达，增加生长因子及基质降解酶的产生，参与 RA 关节破坏的进展。其他病毒如巨细胞病毒（CMV）、肝炎病毒、HIV－1 等在 RA 滑膜中检出率较高。这些病毒对于 RA 有无原发致病性尚需研究。

（二）遗传因素

研究表明 HLA－DRB1 基因表型与 RA 易感性密切相关，常见易感亚型包括 HLA－DRB1*0401、*0404、*0405、*0101 和*1001 等，并与患者病情严重程度和预后相关。不同种族的 RA 易感 HLA－DRB1 亚型存在差异（表 24－1），而其他亚型如 HLA－DPB1*0401、*0201、*0601，DPA1*0301、*0101 及*0401 和 DQB1*0301、*0302、*0401、*0501 等也与 RA 可能有一定关联。此外，某些基因如 HLA－DRB1*0402、*0403、*1302、*1101、*1501、*0301 和 DRB1*0701 在 RA 患者中发生率低，可能具有保护机体不患该病的作用。研究发现 RA 易感 HLA－DRBI 基因 β 链在 70～74 位含有 QKRAA、QRRAA、RRRAA 的共同表位（shared epitope，SE），使上述 HLA－DR 分子具有共同的抗原结合特性，可与致病抗原肽结合，并呈递给 T 细胞，引发自身免疫反应。而 RA 保护性基因 DRB1*0402 和*0403β 链的 70～74 位分别为 DERAA 和 QRRAE，该部位由于含有带负电的谷氨酸 E，改变了共同表位的电荷，而使其不能识别抗原。HLA 基因仅为部分 RA 患者的遗传易感因子，HLA 复合体以外的基因同样对 RA 存在基因易感性，包括控制 T 细胞抗原受体基因、免疫球蛋白重链和轻链基因、TNF $-\alpha$ 和 IL -10 基因等。RA 可能为多基因相关疾病，其易患性、严重程度及病变特点均可能与上述基因有关。

表 24 - 1   HLA - DRB1 亚型与 RA 的关系

作用	HLA 分型 （DR/Dw）	HLA - DRB1 基因亚型	β 链第 3 高变区氨基酸 序列（70～74 位）	种族
RA 易感	DR4/Dw4	*0401	QKRAA	白种人（西欧）
	DR4/Dw14	*0404	QRRAA	白种人（西欧）
	DR4/Dw15	*0405	QRRAA	中国、日本
	DR1/Dw1	*0101	QRRAA	印度、以色列
	DR10	*1001	RRRAA	西班牙、意大利、希腊、以色列
	DR14/Dw16	*1402	QRRAA	美国印第安人和土著人
RA 保护	DR4/Dw10	*0402	QERAA	白种人（西欧）
	DR4/Dw13	*0403	QRRAE	波利尼西亚人
	DR2/Dw2	*1501	QARAA	白种人
	DR3/Dw3	*0301	DARGR	白种人

注：Q，谷氨酰胺；K，赖氨酸；R，精氨酸；A，丙氨酸；D，天冬氨酸；E，谷氨酸，G，甘氨酸。

（三）内分泌因素

RA 发病存在明显的性别差异，因此人们对性激素在 RA 中的作用进行了深入研究。有报道 RA 患者体内雄激素水平降低，雄激素/雌激素比例下降，患者滑膜局部及滑液中雌激素（特别是 16α 羟雌酮、17β 雌二醇）水平增高可能与诱导发病有关。进一步研究证实，16α 羟雌酮、17β 雌二醇等可能刺激巨噬细胞、成纤维细胞增殖，进而活化自身免疫反应，而睾酮则可诱导淋巴细胞凋亡。此外，下丘脑－垂体－肾上腺轴以及交感神经系统也与 RA 发病存在一定关系。这些因素均可能在 RA 的发病中发挥一定作用。

（四）其他因素

吸烟、咖啡因摄入、寒冷、潮湿及疲劳等均与 RA 的发生有关。

二、病理

RA 的基本病理改变是滑膜炎和血管炎。前者可表现为滑膜水肿和纤维蛋白沉积，淋巴细胞和单核细胞浸润，随着症状迁延，滑膜衬里细胞层明显增厚，滑膜内大量炎症细胞浸润，以 T 细胞为主，周围可有巨噬细胞，形成以小静脉为中心的淋巴小结。滑膜内可出现多核巨细胞，并可有肉芽组织增生和血管翳形成。RA 患者增生的滑膜组织存在明显的血管增生和炎症细胞浸润，电镜下可见滑膜呈指状突起，形成所谓"血管翳"。血管翳和软骨交界处可见血管、单个核细胞及成纤维细胞侵入软骨，导致软骨变性，并进而引起骨侵蚀。病变晚期，血管翳以纤维增生为主。RA 血管炎可以表现为不同类型，各个部位均可出现。病理表现与其他血管炎相似，急性期为血管壁纤维素样坏死、炎症细胞浸润，继而出现管壁纤维化，严重者可出现小动脉梗死及相应脏器受累。

三、发病机制

关于 RA 的发病机制，目前存在 2 种假说：一种认为该病的炎症反应是在抗原驱动下，CD_4^+ T 细胞在滑膜组织中特异性识别交叉抗原引起；另一种假说认为 RA 患者存在免疫耐受和调节机制异常，产生一群功能异常的 CD_4^+ 细胞。由此可见，T 细胞异常是 RA 患者免疫病理损伤的关键。目前证据显示，这两种假说在 RA 的发病机制阐述中均具有重要意义。

RA 发病过程可能分为 3 个阶段：①初始阶段：易感宿主接触相关抗原，由巨噬细胞消化，并结合在 HLA Ⅱ类分子上呈递给外周血中 T 细胞，引起 T 细胞活化并增殖。②早期炎症阶段：抗原活化的 T 细胞迁移并聚集于滑膜。受滑膜巨噬细胞、滑膜细胞或树突状细胞呈递并与外源抗原有交叉反应的自身抗原刺激，再次活化，引起克隆性增殖，分泌炎症细胞因子，刺激巨噬细胞、中性粒细胞等炎症细胞向滑膜迁移并激活，分泌 IL-1 和 TNF-α 等炎症细胞因子、炎症介质及降解骨、软骨的酶类，同时刺激内皮细胞增殖和内皮黏附分子表达，促进新生血管形成。③进展期：滑膜细胞继续增殖，并侵犯软骨和骨。活性蛋白水解酶、细胞因子和一系列炎症介质引起各种临床症状和关节破坏。骨和软骨的破坏又释放出新的抗原，引起其他 T 细胞群的活化，造成关节侵蚀（图 24-2）。

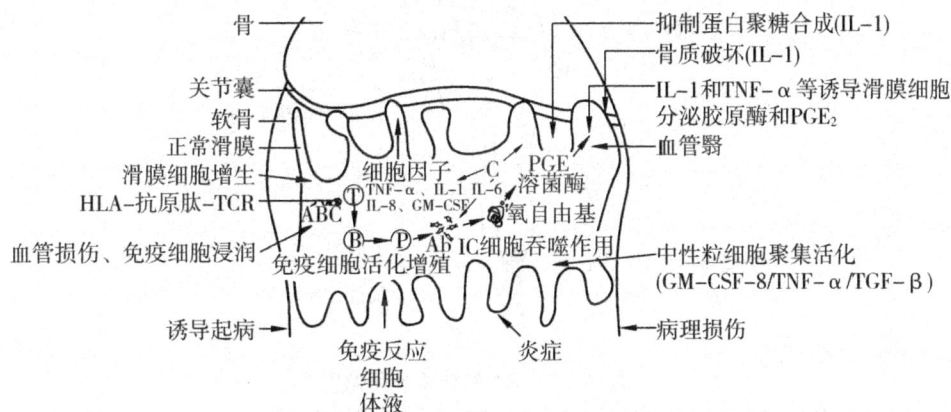

图 24-2 RA 发病机理示意图

T，T 细胞；B，B 细胞；P，浆细胞；TGF-β，转化生长因子 β；Ab，抗体；IC，免疫复合物；PGE，前列腺素 E

研究显示，在 HLA 对抗原多肽的呈递过程中存在分子模拟或模糊识别机制。例如许多与 RA 有关的细菌或病毒（结核分枝杆菌、EB 病毒蛋白等）含有共同表位 QK/RRAA，当进入机体后，其 QK/RRAA 多肽片段可诱导针对外源性抗原的特异性 T 细胞及抗体，引起病理性自身免疫反应。同一种抗原可被多个 HLA 表型识别，而同一 HLA-DR 分子又可分别结合不同抗原，这是 RA 患者存在多种易感基因和自身反应性 T 细胞交叉识别的分子基础。近年来瓜氨酸化蛋白的致病作用受到人们的重视，RA 患者体内存在抗瓜氨酸抗体，多种蛋白瓜氨酸化后可与之发生交叉反应，如聚丝蛋白、Ⅱ型胶原和纤维蛋白原等。瓜氨酸在 RA 发病中的作用机制有待进一步研究。

关于共同表位与 RA 的相关性有 3 种解释：①SE 中特异性氨基酸侧链影响了对结合肽的选择。②其自身作为抗原与其他完整的 HLA 分子结合，被抗原呈递细胞加工，并以小肽的形式呈递给 T 细胞。③共同表位 67 ~ 74 位氨基酸序列直接与 TCR 作用，导致自身反应性 T 细胞的活化。

（徐爱刚）

第二节　临床表现

RA 主要临床表现为以双手、腕、足等小关节受累为主的慢性和破坏性多关节炎，并可有全身多系统受累的表现。其起病方式、关节受累及关节外表现多样，且因人而异（图 24 - 3）。

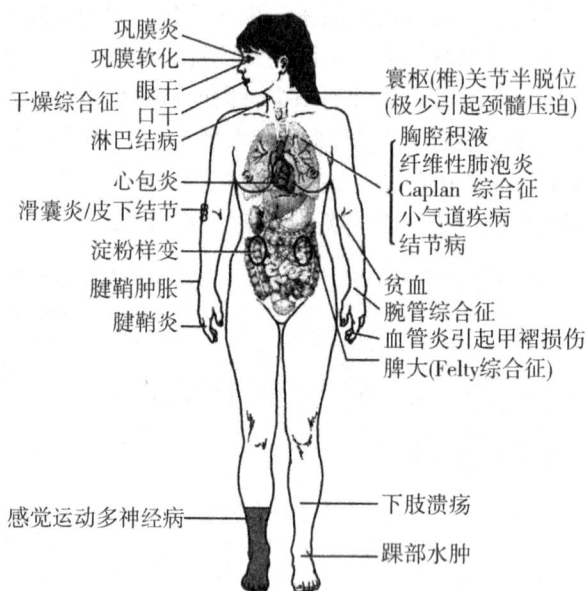

图 24 - 3　RA 临床表现示意图

除双手、腕、足等小关节受累为主的慢性破坏性多关节炎外，RA 可有全身多系统受累的表现，常见关节外表现如图所示

（一）起病方式

1. 慢性起病型　60% ~ 75% RA 患者呈隐匿起病。该型起病多以全身症状为主，如疲乏或伴全身肌肉疼痛，随后出现关节疼痛、肿胀。最初为非对称性，逐渐发展为对称性关节炎。明显晨僵是其重要特征之一。慢性关节炎可导致关节畸形、关节周围肌肉萎缩及肌无力等。

2. 急性起病型　5% ~ 15% RA 患者关节症状可在几日内出现，甚至可描述出准确的发病时间及诱因，如感染、外伤、分娩、寒冷刺激等。该型起病急，关节受累数目、肿胀持续时间、晨僵特点等可能不符合 RA 的诊断标准，有时需与感染性关节炎、反应性关节炎等鉴别。

3. 亚急性起病型　该型占 RA 的 15%～20%。其关节受累特点与急性型类似，但一般在数周内出现。全身表现相对较重。

（二）典型关节表现

1. 晨僵　明显晨僵是 RA 的特征性表现之一，对诊断颇具意义。晨僵是指患者晨起后关节及其周围肌肉僵硬、发紧的症状，活动后可缓解。RA 患者晨僵可持续 1h 以上甚至整个上午，且程度较重。其他关节炎如骨关节炎等也可出现晨僵，但持续时间及程度均不如 RA。

2. 疼痛及触痛　关节疼痛及触痛是 RA 最主要的临床表现，发生部位及程度存在个体差异。最常见的受累部位是近端指间关节、掌指关节和腕关节，但也可累及肘、肩、膝、踝、足、髋、脊柱、颞下颌、寰枢关节等。大关节中肘关节受累比较常见，发生率可达 65%～80%。70% RA 患者存在肩关节病变。55% RA 患者可出现颞下颌关节病变。约 30% RA 患者伴足关节受累。少数 RA 患者出现髋关节受累。

3. 肿胀　RA 患者关节肿胀主要是由于滑膜增生、关节腔积液及组织间隙水肿而致。在炎症早期以滑膜关节周围组织的水肿及炎症细胞渗出为主，在病变中、后期则主要表现为滑膜增生、肥厚。关节腔积液是关节肿胀的另一个主要原因。

4. 关节畸形　关节畸形通常出现于重症或治疗延误的晚期 RA 患者，严重影响患者生活质量。各个关节均可出现畸形，典型表现为"钮孔花"畸形及"天鹅颈"样畸形等。前者是因屈曲的近端指间关节穿过撕裂的伸肌腱和关节外侧骨间肌移位所致，表现为近端指间关节屈曲，而远端指间关节过伸。后者则是由于远端指间关节伸肌腱裂、下移至关节两侧引起远端指间关节屈曲、近端指间关节过伸之故。指间关节软骨及骨质的广泛破坏和明显吸收还可导致指骨短缩，表现为关节处皮肤皱褶增多，指骨可像"望远镜"样缩短或拉长，也称为"望远镜手"。掌指关节屈曲畸形、尺侧腕伸肌萎缩及伸肌腱尺侧移位所致尺偏畸形在 RA 患者也很常见。晚期由于关节破坏、关节周围肌肉萎缩及韧带牵拉，可引起关节半脱位或脱位。

5. 骨质疏松　本病患者的骨质疏松相当常见，而且随病程延长，发生率上升。研究显示，患者脊柱及软骨骨量减低主要与活动减少及体重增加有关。下述三方面因素可能参与 RA 骨质疏松的形成：①成骨细胞功能减低。②溶骨作用增加。③钙吸收减少。

（三）关节外病变

1. 血管炎　常见于类风湿因子（RF）阳性、伴淋巴结病变及骨质破坏明显的 RA 患者，以中、小动脉受累为主，可致紫癜、网状青斑、指（趾）坏疽、皮肤溃疡等。供应神经和内脏血流的血管受累可引起相应的周围神经病变和内脏梗死。HLA-DR4、补体、CIC 等也与血管炎发生有关。

2. 类风湿结节　见于 20%～30% RA 患者，为尺骨鹰嘴下方、膝关节等易受摩擦的骨突起部位存在的硬性结节，紧贴骨面，一般无疼痛。类风湿结节也可发生在内脏血管，如胸膜、心包等，偶可见于中枢神经系统、巩膜、心肺组织等。伴发类风湿结节的患者 RF 多为阳性，关节破坏程度较重或有其他关节外表现如血管炎、脾肿大等。类风湿结节与疾病活动度相关。伴发类风湿结节、血管炎、RF 阳性及病情活动的 RA 患者还可能出现心包炎、心瓣膜炎及心肌炎等，病变累及心脏传导系统时可导致不完全或完全性传导阻滞等心律失常的发生。

3. 肺 20%RA患者可发生胸膜炎，其胸腔积液的特点是蛋白、免疫球蛋白含量增加，补体及糖明显下降，伴有炎症细胞渗出，积液中常可检出RF。少数患者可发生肺间质纤维化及肺动脉高压等。

4. 肾脏 RA患者可能存在与血管炎有关的原发性肾损害和与药物等有关的继发性肾损害，而后者似乎更常见，并可表现为原发性肾损害的任一类型。患者还可出现淋巴结肿大、肝脾损害和巩膜炎、角膜炎等眼部受累等。

除了上述关节和关节外表现，某些特殊类型RA可能表现为不同的临床特征。如缓解型血清阴性对称性滑膜炎伴凹陷性水肿综合征（RS3PE）为突发的手背凹陷性水肿、腕关节滑囊炎及手指屈肌腱鞘炎，患者RF多为阴性，无关节破坏。Felty综合征伴脾肿大及白细胞减少，多出现贫血、血小板减少、血沉增快、RF及HLA - DR4阳性。大颗粒淋巴细胞综合征患者外周血中可查到大颗粒淋巴细胞，并伴有多关节炎、中性粒细胞减低、脾肿大及易于感染。

（徐爱刚）

第三节　诊断和鉴别诊断

一、诊断

RA的诊断主要依据病史及临床表现，结合血清学及影像学检查，诊断一般不难。目前国际上应用较广泛的诊断标准仍是1987年美国风湿性疾病学会制订的RA分类标准：①晨僵，持续至少1h（≥6周）。②双侧近端指间关节、掌指关节、腕关节、肘关节、跖趾关节、踝关节、膝关节共14个关节区中至少3个区的关节炎（≥6周）。③有近端指间关节、掌指关节或腕关节受累的手关节炎（≥6周）。④对称性关节炎（≥6周）。⑤皮下结节。⑥RF阳性。⑦手和腕关节X线片显示受累关节骨侵蚀或骨质疏松。符合7项中至少4项者可诊断为RA。

上述标准的敏感性为94%，特异性为89%，对早期、不典型及非活动性RA患者均易漏诊。因此，RA的诊断要以病史及临床特征为主，不应完全拘泥于人为的诊断标准。

此外，RA患者可出现多种检查异常，这些检查有助于诊断和预后的判断。

1. 血清学检查 RA患者血清中可检测到多种自身抗体，这些自身抗体在诊断和预后评估中的意义各不相同。

（1）类风湿因子（theumatoid factor，RF）：为RA血清中针对IgG Fc片段上抗原表位的一类自身抗体，可分为IgM、IgA、IgG、IgE四型。IgM - RF是人们发现的最早的RA相关抗体，在RA患者中阳性率为60%~78%，但特异性不高。除RA外，尚可见于SS等其他自身免疫病、慢性感染性疾病及某些肿瘤患者等。

（2）从1964年发现抗核周因子（APF）是RA的特异性抗体后，人们陆续发现抗角蛋白抗体（AKA）、抗聚丝蛋白抗体（AFA）、抗Sa抗体均在RA中具有高度特异性。研究显示这些抗体针对的抗原表位为含瓜氨酸的抗原肽。上述抗体在疾病早期即可出现，与病情严重程度及骨质破坏有关，可作为RA早期诊断及预后判断的重要指标。

（3）抗内质网免疫球蛋白结合蛋白（BiP）抗体：为一种对 RA 相对特异性抗体，在 RA 患者中的敏感性为 35% ~64%，特异性为 93%。抗 RA33/36 抗体可出现于早期不典型 RA 患者，对 RA 诊断具有较高的特异性。抗 RA 相关核抗原（RANA）抗体可见于 62% ~95% RA 患者，显著高于其他风湿性疾病，且在 RF 阴性的 RA 患者中可有 38.5% 的阳性率。另外，抗葡萄糖 -6- 磷酸异构酶（GPI）抗体、抗钙蛋白酶抑素抗体、抗 Ⅱ 型胶原抗体等也可出现于 RA 患者（表 24 -2）。

表 24 -2　RA 相关自身抗体

抗体	抗原成分	敏感性（%）	特异性（%）
抗 CCP 抗体	环瓜氨酸短肽	47 ~82	91 ~98.5
IgM - RF	变性 IgG	60 ~78	86
隐性 RF	变性 IgG	50 ~75	70 ~90
抗 APF 抗体	聚丝蛋白和前聚丝蛋白 200 ~400 kDa 的部分去磷酸化产物	48 ~66	72.7 ~97
AKA	人类上皮角质层 37kDa 前聚丝蛋白及其 40kDa 中/酸性异构体	44 ~73	87 ~99
AFA	聚丝蛋白及其前体	47 ~68.7	93.7 ~99
抗 Sa 抗体	50/55kDa 非酰基多肽	34 ~45	90.6 ~98.9
抗 RA33 抗体	hnRNPs	25 ~47	85 ~99
抗 BiP 抗体	人免疫球蛋白结合蛋白	35 ~64	93
抗钙蛋白酶抑素抗体	钙蛋白酶抑素	45.5 ~82.8	71 ~96.1
抗 GPI 抗体	葡萄糖 -6- 磷酸异构酶	12 ~64	75
抗 Ⅱ 型胶原（CB10）抗体	CB10 片段	88	94

注：CB10 片段，溴化氰裂解片段 10。

（4）除自身抗体外，RA 患者急性时相反应物如 C 反应蛋白（CRP）和血沉在病情活动期增高，随着病情缓解可恢复至正常。在关节外表现较多者可出现总补体、C3 及 C4 水平下降。病情活动期 RA 患者还可伴有正细胞低色素性贫血、白细胞及嗜酸性粒细胞轻度增加及血小板升高。

2. HLA - DRpi（HLA - DR4/DR1）基因分型　RA 共同表位的 QK/RRAA 基因见于 48% ~87% 的患者，依种族不同而异。RA 的骨质破坏、类风湿结节及血管炎等表现与 HLA - DRpβ$_1$ *0401、*0404、*0101 密切相关，其中 HLA - DRβ$_1$ *0401 影响最大，*0404 次之，而 *0101 相对较弱。

3. 滑液　RA 患者的滑液一般呈炎性特点，白细胞总数可达 $10 \times 10^9/L$，甚至更多。在个别早期 RA 患者，滑液内单个核细胞占多数。滑液内可测出 RF、抗胶原抗体及免疫复合物。补体 C3 水平多下降，而 C3a 和 C5a 升高。

4. 影像学检查　X 线片可见梭形软组织肿胀、骨质疏松、关节间隙变窄、骨侵蚀及囊性变，晚期可出现关节融合、半脱位等。CT 检查可用于需要分辨关节间隙、椎间盘、椎管及椎间孔的患者。MRI 可很好地分辨关节软骨、滑液及软骨下骨组织，对早期发现关节破坏很有帮助。已经证明发病4个月内即可通过 MRI 发现关节破坏的迹象。

5. 关节镜及针刺活检　关节镜及针刺活检的应用已日趋广泛。前者对关节疾病的诊断及治疗均有价值，后者则是一种操作简单、创伤小的检查方法。

二、鉴别诊断

RA 在诊断时需与其他累及关节的风湿性疾病鉴别，如强直性脊柱炎、反应性关节炎、银屑病关节炎、骨性关节炎和 SLE 等（表 24 - 3）。

表 24 - 3　类风湿关节炎与其他关节受累风湿性疾病的鉴别诊断

项目	RA	强直性脊柱炎	反应性关节炎	银屑病关节炎	骨关节炎	SLE
发病年龄	青中年多见	青年多见	青年多见	青中年多见	老年多见	青年多见
性别	女＞男	男＞女	男≥女	男女均等	女≥男	女＞男
起病方式	多慢性	缓慢	急	不定	慢性	慢性为主
前驱感染史	不明	不明	有	无	无	不明
手、腕关节受累	常见	少见	少见	可见	可见	少见
骶髂关节受累	少见	常见	可见	可见	少见	少见
晨僵	明显	可有	少见	可有	可有	可有
特征性皮疹	无	无	有	有	无	有
类风湿结节	可有	无	无	无	无	无
Heberden/Bouchard 结节	无	无	无	无	无	可有
关节摩擦感	无	无	无	无	有	无
关节外表现	可有	可有	可有	可有	无	常见
自身抗体	有	无	无	无	无	有
HLA - B27	阴性	多阳性	多阳性	可阳性	阴性	阴性

（徐爱刚）

第四节　治疗和预后

一、治疗

RA 治疗目的是减轻关节炎症反应、抑制病变进展、尽可能保护关节和肌肉的功能。ACR 推荐的 RA 临床缓解标准为：①晨僵≤15min。②无疲乏。③无关节痛。④活动时无关节触痛或疼痛。⑤无关节或腱鞘周围软组织肿胀。⑥血沉（魏氏法）＜30mm/h（女性）或＜20mm/h（男性）。至少连续2个月达到以上标准中5项。对以上临床缓解标准的各项进行评估，对于患者预后评价、治疗方案选择及疗效评估具有指导意义。

本病的治疗原则是提倡早期、联合应用慢作用抗风湿药（SAARDs）［或称缓解病情抗风湿药（DMARDs）］及治疗方案个体化。功能锻炼作为改善关节功能的有效手段，成为 RA 治疗中必不可少的辅助措施。

（一）一般治疗

一般来说，在关节肿痛明显者应强调休息及关节制动，而在关节肿痛缓解后应注意关节的功能锻炼。此外，理疗、外用药对缓解关节症状有一定作用。

（二）药物治疗

主要包括非甾体消炎药（NSAIDs）、SAARDs、生物制剂及植物药等。

1. NSAIDs 它具有抑制环氧化物酶（COX）、磷酸二酯酶及前列腺素等作用，可有效缓解 RA 患者的关节症状。常用药物如双氯芬酸、洛索洛芬等（表 24 - 4）。20 世纪 90 年代选择性 COX - 2 抑制剂（如塞来昔布）用于临床，这类药在发挥抗炎镇痛作用的同时较少干扰 COX - 1 在胃肠、肾和血小板中的正常生理功能，因此胃肠不良反应较传统 NSAIDs 降低。此外，萘丁美酮、美洛昔康、尼美舒利等在常规剂量时主要抑制 COX - 2，对 COX - 1 作用较弱，胃肠不良反应发生率也较低。NSAIDs 及 COX - 2 抑制剂的选择应遵循个体化原则，对于没有胃肠病史或关节症状较重的年轻患者，仍首选双氯芬酸等传统 NSAIDs；在有胃肠道危险因素的患者可合用胃黏膜保护剂或改用非酸性抗炎药、选择性 COX - 2 抑制剂。目前 NSAIDs 心血管不良事件的发生率已引起人们的深切关注，临床应用 NSAIDs 包括 COX - 2 抑制剂时应酌情选用，尽量避免药物不良反应。必须指出，NSAIDs 可快速缓解 RA 患者的关节症状，但不能阻止病情进展，应尽早加用 SAARDs，以有效控制病情。

表 24 - 4 用于治疗 RA 的常用 NSAIDs

分类	英文	半衰期（h）	每日剂量（mg）	每次剂量（mg）	次数（次/d）
布洛芬	ibuprofen	2	1 200 ~ 2 400	400 ~ 600	3 - 4
洛索洛芬	loxoprofen	1. 2	180	60	3
双氯芬酸	diclofenac	2	75 ~ 150	25 ~ 50	3 ~ 4
舒林酸	sulindac	18	400	200	2
阿西美辛	acemetaan	3	90 ~ 180	30 ~ 60	3
依托度酸	etodolac	8. 3	400 ~ 1 000	400 ~ 1 000	1
萘丁美酮	nabumetone	24	1 000 ~ 2 000	1 000	1 ~ 2
美洛昔康	meloxicam	20	15	7. 5 ~ 15	1
尼美舒利	nimesulide	2 ~ 5	400	100 ~ 200	2

2. SAARDs 其起效缓慢，作用持久，可阻止或减缓 RA 的滑膜破坏。常用 SAARDs 主要包括甲氨蝶呤、柳氮磺吡啶、来氟米特、羟氯喹、硫唑嘌呤及环孢素等。四环素类抗生素如米诺环素、青霉胺及金制剂在 RA 中的疗效也得到了人们的肯定。中华医学会风湿性疾病学分会在 RA 诊治指南草案中对 RA 常用 SAARDs 的用法及不良反应进行了总结（表 24 - 5）。

在中、重症 RA 患者，SAARDs 联合治疗已日益受到人们的重视。SAARDs 联合治疗较单一用药病情缓解率明显增高，远期关节影像学改善也较单一用药显著。甲氨蝶呤、柳氮磺吡啶、羟氯喹联合治疗是目前常用的治疗方案，来氟米特与甲氨蝶呤、柳氮磺吡啶、羟氯喹等合用有协同作用。其他 SAARDs 如环孢素、青霉胺、硫唑嘌呤及金制剂等也可作为联合治疗的备选药物，疗效均优于单一用药。

表 24 - 5 RA 常用 SAARDs

药物	起效时间（月）	常用剂量（mg）	给药途径	不良反应
甲氨蝶呤	1~2	7.5~15/周	口服、肌注、静滴	胃肠道症状、口腔炎、皮疹、脱发、偶有骨髓抑制、肝脏毒性、肺间质病变（罕见但严重，可能危及生命）
柳氮磺吡啶	1~2	1 000，每日 2~3 次	口服	皮疹，偶有骨髓抑制、胃肠道不耐受。对磺胺过敏者不宜服用
来氟米特	1~2	10~20，每日 1 次	口服	腹泻、瘙痒、可逆性转氨酶升高、脱发、皮疹
氯喹	2~4	250，每日 1 次	口服	头晕、头痛、皮疹、视网膜毒性，偶有心肌损害，禁用于窦房结功能不全、传导阻滞者
羟氯喹	2~4	200，每日 1~2 次	口服	偶有皮疹、腹泻，罕有视网膜毒性，禁用于窦房结功能不全、传导阻滞者
金诺芬	4~6	3，每日 1~2 次	口服	可有口腔炎、皮疹、骨髓抑制、血小板减少、蛋白尿，但发生率低，腹泻常见
硫唑嘌呤	2~3	50~150，每日 1 次	口服	骨髓抑制，偶有肝毒性、早期流感样症状（如发热、胃肠道症状、肝功能异常）
青霉胺	3~6	250~750，每日 1 次	口服	皮疹、口腔炎、味觉障碍、蛋白尿、骨髓抑制，偶有严重自身免疫病

3. 糖皮质激素　有报道小剂量糖皮质激素（≤7.5~10mg/d）除抗炎活性外，可能具 SAARDs 的作用，减缓关节破坏发生，但一般不作为 RA 治疗的首选。只有在重症 RA 过渡治疗、患者存在类风湿血管炎或正规 SAARDs 治疗无效时使用。关节腔局部注射激素可有效缓解关节炎症，而不良反应较少发生。

4. 免疫及生物治疗　近年来 TNF-α 抑制剂已用于 RA 的临床治疗并取得良好疗效，包括依那西普（etanercept）、英夫利昔单抗（infliximab）及阿达木单抗（adalimumab）等。上述 3 种 TNF-α 抑制剂起效快，1~2 周内患者病情即可出现改善，并可延缓关节破坏的发生，对常规 DMARDs 无效的顽固性 RA 患者有效，耐受性良好，特别是与甲氨蝶呤合用时疗效优于单一用药。目前，依那西普成人推荐治疗剂量为 25mg 皮下注射，每周 2 次。英夫利昔单抗与口服或皮下注射甲氨蝶呤合用，3~5mg 静注，每 8 周 1 次；或 3~5mg 静注，每 4 周 1 次。

5. 其他　帕夫林、正清风痛宁等多种植物药已用于 RA 治疗，可有效缓解关节肿痛及晨僵等症状，目前常用于与 SAARDs 联合治疗方案，患者耐受性良好。

另外，外科手术治疗如肌腱修补术、滑膜切除术及关节置换术等可用于经正规内科治疗无效及严重关节功能障碍的患者，可有效改善患者关节功能，提高生活质量。

二、预后

近年来随着 SAARDs 的正确使用以及新疗法的不断出现，已使 RA 的预后明显改善。若能早期诊断、经正确规范化治疗，RA 患者病情均可得到控制，甚至完全缓解。而治疗不及时或未接受正规治疗，患者常预后较差。

（徐爱刚）

参考文献

[1] 陈顺乐，邹和建. 风湿内科学. 北京：人民卫生出版社，2014.
[2] 牛换香主编. 类风湿关节炎. 北京：中国医药科技出版社，2014.
[3] 尹学兵. 类风湿关节炎. 上海：上海文化出版社，2007.
[4] 曹清华. 风湿关节病与临证治疗. 北京：军事医学出版社，2009.

第二十五章

急诊急救

第一节　急性一氧化碳中毒

一、概述

一氧化碳（carbon monoxide，CO）俗称煤气，是一种无色、无味、无刺激性的气体，人体的感觉器官难以识别。凡含碳的物质燃烧不完全时均可产生一氧化碳，人体吸入 CO 后，CO 通过肺泡进入血液与血红蛋白生成碳氧血红蛋白，导致机体急性缺氧，临床上称为急性一氧化碳中毒。中毒时血中碳氧血红蛋白浓度增高，若及时脱离有毒环境和供氧，一般中毒者均可恢复，但严重者可因心、肺、脑缺氧衰竭死亡，部分发生迟发性脑病。

（一）病因

1. 生产性　工业生产中合成光气、甲醇、羟基镍等都有一氧化碳，天然瓦斯和石油燃料燃烧不完全、炼钢、炼铁、炼焦碳、矿井放炮、内燃机排泄的废气等，如防护不周或通风不良时以及煤气管道泄漏均可引起急性一氧化碳中毒。

2. 生活性　家庭使用的煤气炉或煤气热水器，排泄废气不良时，每分钟可逸出的一氧化碳约 $0.001m^3$。北方的燃煤炉烟囱阻塞时，逸出的一氧化碳含量可达 30%，是造成生活性一氧化碳中毒的主要因素。

（二）毒作用机制

一氧化碳经呼吸道进入机体，通过肺泡壁进入血液，以极快的速度与血红蛋白结合形成碳氧血红蛋白（HbCO），其结合力比氧与血红蛋白的结合力大 200 倍，并且不易解离，其解离速度仅为氧合血红蛋白的 1/3 600。由于 HbCO 不能携氧，引起组织缺氧，形成低氧血症，详见（图 25 - 1）。CO 可与肌球蛋白结合，影响细胞内氧弥散，损害线粒体功能。CO 还与线粒体中的细胞色素 A_3 结合，阻断电子传递链，延缓还原型辅酶Ⅰ（NADH）的氧化，抑制细胞呼吸。CO 与肌红蛋白（Mb）结合形成碳氧肌红蛋白（COMb）使 Mb 失去储氧能力；血中 CO 使氧离曲线左移，加重组织缺氧。CO 中毒时，脑组织对缺氧最敏感。所以，中枢神经系统受损表现最突出。急性 CO 中毒致脑缺氧，脑血管迅速麻痹扩张、脑容积增大、脑内神经细胞 ATP 很快耗尽，$Na^+ - K^+ - ATP$ 泵运转功能障碍，细胞内钠离子积存过多，导致严重的细胞内水肿。血管内皮细胞肿胀，造成脑组织血液循环障碍，进一步加重脑组织缺血、缺氧。缺氧导致酸性代谢产物增多及血脑屏障通透性增高，发生细胞间质水肿，严重者可发生脑疝。由于缺氧和脑水肿后的脑组织血液循环障碍，可促发血栓形成，缺血性软化或广泛的神经脱髓鞘变，致使一部分急性 CO 中毒患者假愈，随后又出现多种神经精神症状的迟发性脑病。

迟发性脑病的病理基础是大脑白质脱髓鞘及苍白球软化、坏死，其发生机制除与局部血管特点（如大脑皮质的血管细长而数量少，苍白球的血管吻合支少等）致血液再灌注损伤和缺氧外，还可能与自身免疫有关，因为迟发性脑病发生在急性 CO 中毒神志恢复一段时间后，这段时间恰与自身免疫病的潜伏期相似。

此外，心脏因血管吻合支少，而且代谢旺盛，耗氧量多，再加上肌红蛋白含量丰富，CO 中毒时受损亦较明显。CO 中毒使心肌供氧障碍，心肌缺氧，心率加快，加重缺氧，可发生心动过速及各种缺氧所致的心律失常，严重的还可发生心力衰竭、心绞痛甚至急性心肌梗死。

吸入的 CO 主要以原形经肺组织排出，CO 的半排出时间随吸入氧浓度的不同而异，当吸入室内空气时为 4~6h，吸入 100% 氧气则 30~40min，而吸入三个大气压氧气约 20min。这就是临床上用高压氧治疗的理论依据。

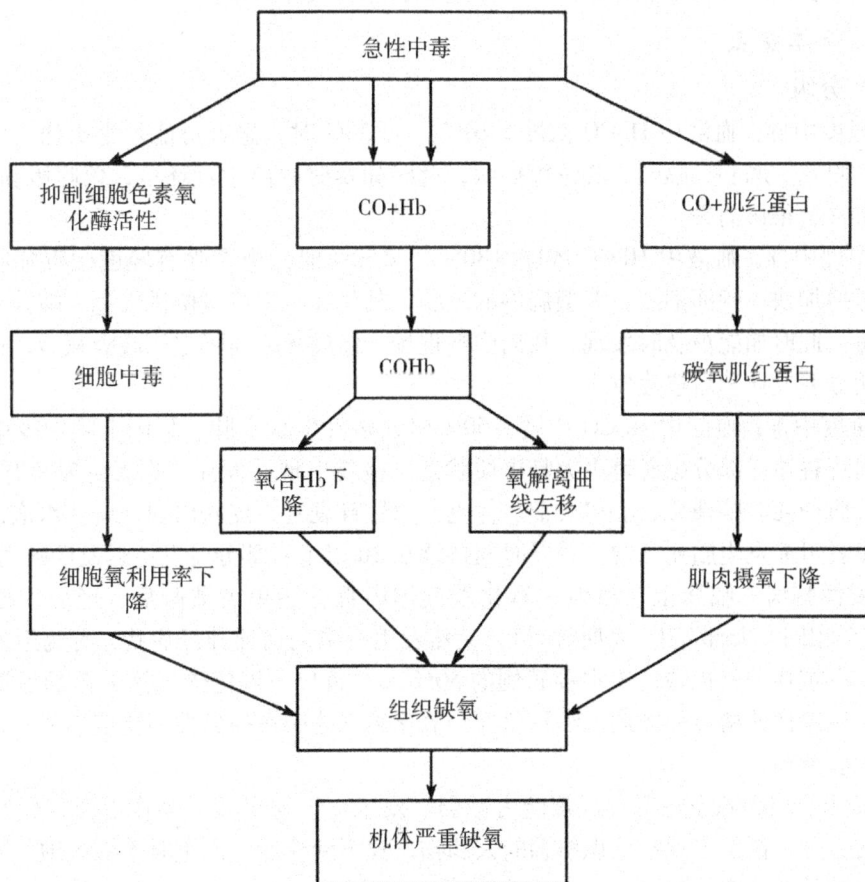

图 25-1 急性 CO 中毒缺氧机制

二、诊断思路

急性一氧化碳中毒症状和体征主要与吸入空气中的一氧化碳的浓度及血循环中 HbCO 浓度有关。此外，与个体差异、机体健康状态及持续中毒时间有关。临床调查中也发现同室中毒者其中毒程度因性别、温度、湿度、气压、居宿位置、睡宿习惯等也不相同。男性、温度高、湿度大、低气压、靠墙居宿、较高卧位者中毒程度较重。

根据 CO 吸入病史和临床表现一般诊断不难，血液 HbCO 测定有重要诊断价值，尤其是对 CO 吸入病史不清楚者，应尽早测定，若超过 8h 会失去临床意义。

（一）病史要点

一氧化碳中毒病史：

1. 生产性中毒　多见于冶金工业的炼焦、炼钢铁、矿井放炮、锻冶和铸造的热处理车间，化学工业的合成氨、光气、甲醇、羟基镍等，碳素厂石墨电极制造车间，内燃机排泄气体等大量吸入引起吸入性中毒。

2. 生活性中毒　多见于居所环境中有取暖煤炉而排烟不良，直排式煤气燃气灶做饭洗浴设备排气不良，均可因一氧化碳浓度积聚过高引起吸入性中毒。

（二）查体要点

1. 临床分级

（1）轻度中毒：血液中 HbCO 浓度 >10%，< 30% 时，患者可能发生头痛、头晕、无力、耳鸣、眼花、恶心、呕吐、心悸等症状，此时如及时脱离中毒环境，仅呼吸新鲜空气，上述症状常常会很快消失。

（2）中度中毒：血液中 HbCO 浓度 >30%，<50% 时，患者除有轻度中毒症状外，呼吸增速、脉搏加快、颜面潮红，典型病例的皮肤、黏膜和甲床可呈樱桃红色。瞳孔对光反射迟钝、嗜睡。此时如能被及时发现，救离中毒现场，经过呼吸新鲜空气或吸氧后，可较快苏醒，多无明显并发症和后遗症发生。

（3）重度中毒：血液中 HbCO 浓度 >50% 时，多发生脑水肿、临床上除中度中毒症状外，患者出现昏迷、部分患者呈去大脑皮质状态，极易出现并发症，患者可发生呼吸衰竭、肺水肿、心肌梗死、脑梗死、心律失常、休克、急性肾衰竭、皮肤出现红斑、水疱；肌肉肿胀。妊娠患者可能发生胎死宫内。昏迷时间持续在 2d 以上者部分可发生迟发性脑病。

2. 迟发性脑病　临床上，急性一氧化碳气体中毒昏迷患者清醒后，经历一段假愈期（时间不完全相同，大部分 1~2 周时间），突然发生一系列精神神经症状，称为迟发性脑病或后发症。占重症一氧化碳气体中毒病例的 50%，本病与一氧化碳气体中毒的后遗症不是同一概念，后遗症的精神神经症状续延急性一氧化碳气体中毒的急性期持续不消失，并且在病程中也无假愈期。

（1）意识及精神状态障碍：语言能力减弱、发呆、反应迟缓、动作迟钝、哭笑等情绪无常、定向力差，甚至出现不认识熟悉的人和物，找不到住所。严重时不知饥饱，随地大小便，步态异常甚至卧床不起。

（2）锥体外系功能障碍：出现震颤麻痹症状。

（3）锥体束神经损害：出现偏瘫症状。

（4）大脑皮质局限性功能障碍：出现失语、失明和癫痫。

（5）周围神经损害：单瘫。

易发生迟发性脑病的危险因素是：①年龄在40岁以上，或有高血压病史，或从事脑力劳动者；②昏迷时间长达2~3d者；③清醒后头晕、乏力等症状持续时间长；④急性中毒恢复期受过精神刺激等。

（三）常规检查及其他检查

1. 碳氧血红蛋白（HbCO）定性检测

（1）加碱法：取患者血液数滴，用等量蒸馏水稀释后加入10%氢氧化钠溶液1~2滴，一氧化碳中毒患者的血液与试液混合物液体颜色呈淡红色不变，无HbCO的正常人血液与试液混合物的颜色呈棕绿色，实验室检查时为确保试验结果的准确，应立即观察结果，放置时间过长会影响观察结果的准确性。同时另采正常人血样同时试验进行比较，效果会更好。

（2）煮沸法：取蒸馏水10ml，加入被检验患者的血液3~5滴加热煮沸后，被检测液体液仍呈红色；取正常人血样同法加热煮沸后则液体颜色呈褐色。

（3）其他定性检测方法：

1）取4%漂白粉液3ml，加血液2滴混匀后观察混合液颜色，正常人为绿褐色；一氧化碳中毒患者的血液与漂白粉混合后呈粉红色至深红色。

2）取甲醛1ml，加血液0.5ml混匀后观察混合液颜色，正常人为深褐色凝块；一氧化碳中毒患者的血液与甲醛混合后呈桃红色凝块。

3）取0.2ml血液稀释100倍，在分光镜下检查其吸收光谱，HbCO可显示特殊吸收带。

2. HbCO定量检测　血液内HbCO含量检测：不吸烟的正常人为2%~5%，吸烟的正常人为5%~9%；轻度一氧化碳中毒患者>10%，30%；中度中毒患者>30%，<50%；严重中毒患者>50%。但临床症状与血液内HbCO含量检测值可不完全呈平行关系，仅对临床诊断及治疗有一定指导意义。

血液HbCO定性阳性或血液HhCO浓度>10%，临床有诊断意义。

对碳氧血红蛋白的检测应注意：急性一氧化碳中毒后检测越早越易阳性。一般情况下，吸氧后检测易致阴性结果。急性一氧化碳中毒存活患者脱离中毒环境8h以上者，HbCO浓度一般不超过10%时，定量检测结果可能会失去参考价值，定性检测有可能出现阴性结果。

3. 血气分析　血氧分压降低，血氧饱和度可能正常；血pH降低或正常。血CO分压可有代偿性下降。

4. 脑电图　急性一氧化碳中毒迟发性脑病患者，脑电图可出现广泛性异常表现，主要表现为低波幅慢波，以额部为著。

急性CO中毒迟发脑病的诊断：①有明确急性CO中毒致昏迷的病史；②清醒后有2~60d的"假愈期"；③有临床表现中任何一条表现。

（四）鉴别诊断流程图（图25-2）

对一氧化碳中毒病史不确切，昏迷或离开中毒环境8h以上患者的诊断应注意与下列疾病进行鉴别：

（1）急性脑血管病。

（2）糖尿病酮症酸中毒。

（3）尿毒症。

（4）肝性脑病。

（5）肺性脑病。

（6）其他急性中毒引起的昏迷。

```
                        ┌──────────┐
                        │  意识障碍  │
                        └────┬─────┘
                             │
                        ┌────┴──────┐
                        │ 询问CO吸入史 │
                        └────┬──────┘
                  ┌──────────┴──────────┐
              ┌───┴───┐              ┌───┴───┐
              │ 不清楚 │              │   有   │
              └───┬───┘              └───┬───┘
                  │                      │
        ┌─────────┴────────┐      ┌──────┴──────┐
        │ 注意口唇樱桃色       │      │ HbCO定性试验  │
        │ HbCO定型试验        │      └──────┬──────┘
        └─────────┬────────┘        ┌──────┴──────┐
           ┌──────┴──────┐      ┌───┴───┐     ┌───┴───┐
        ┌──┴──┐      ┌───┴──┐  │ 阴性  │     │ 阳性  │
        │ 阴性 │      │ 阳性 │  └───┬───┘     └───┬───┘
        └──┬──┘      └───┬──┘      │             │
           │             │    ┌────┴─────┐  ┌────┴────┐
     ┌─────┴────┐  ┌─────┴───┐ │可能是CO中毒 │ │ 急性CO中毒 │
     │ 基本除外CO │  │ 急性CO中毒 │ │(病史>8h)  │ └────┬────┘
     │ 中毒       │  └─────────┘ └────┬─────┘      │
     └─────┬────┘                    │        ┌────┴────┐
           │                    ┌────┴─────┐  │ HOHb定量 │
     ┌─────┴─────┐              │ CT检查     │  └────┬────┘
     │ 询问相关病史 │              │ 脑电图     │       │
     └─────┬─────┘              │ 有关血化验   │  ┌────┴────┐
     ┌─────┴─────┐              │ 证实或除外诊断 │ │ 确定CO中毒 │
  ┌──┴──┐    ┌──┴──┐           └──────────┘  │ 程度     │
  │有关化验│   │ CT检查│                         └─────────┘
  └──┬──┘    └──┬──┘
     │          │
┌────┴──────┐   │
│①糖尿病酮症酸中毒│ │
│  昏迷      │   │
│②肝性昏迷   │ ┌─┴────┐
│③尿毒症昏迷 │ │ 脑血管病 │
│④急性有机磷中毒│└──────┘
│⑤急性安眠药中毒│
└───────────┘
```

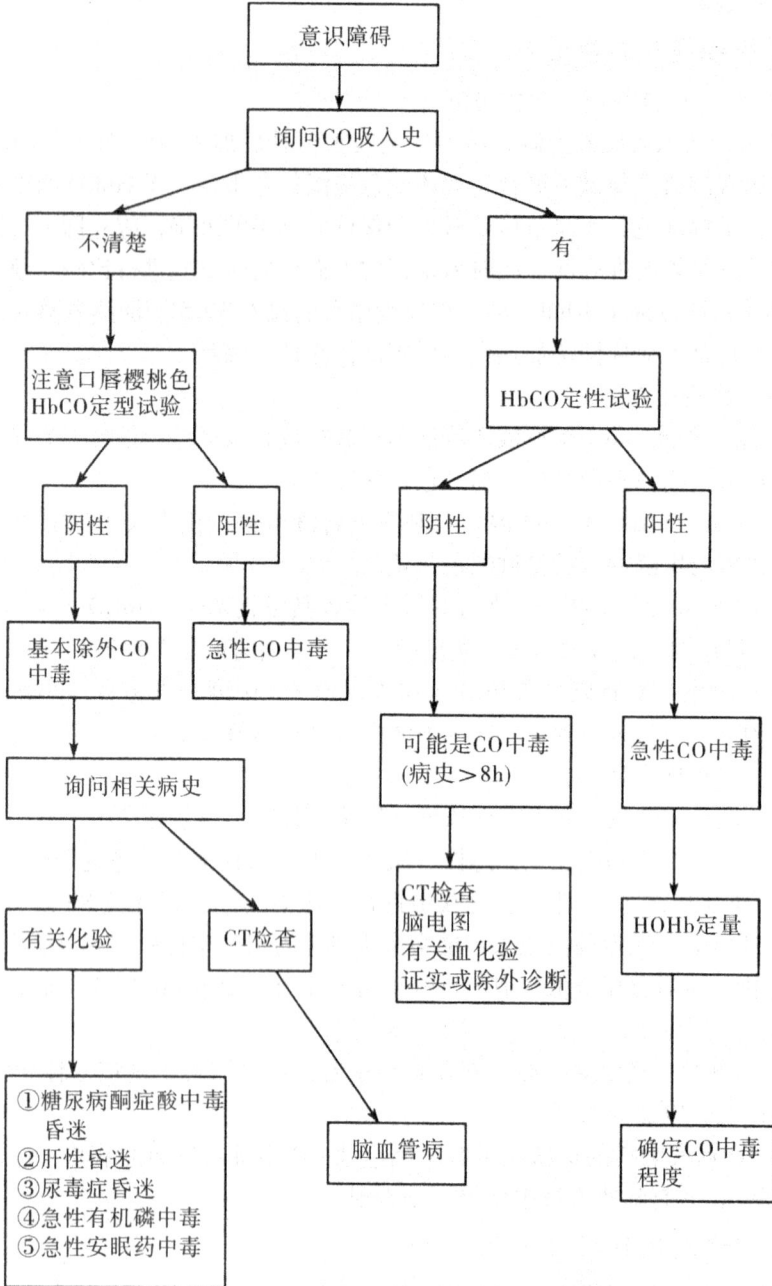

图 25 - 2　急性 CO 中毒诊断和鉴别诊断流程图

三、治疗措施

治疗原则：脱离中毒现场，纠正缺氧，防治脑水肿，改善脑组织代谢，防治并发症和后发症。

（一）院前急救

1. 迅速脱离中毒环境　一氧化碳气体比空气略轻，急救者可选取低姿或俯伏进入中毒现场，立即打开门窗，尽快使中毒现场与外环境空气流通。将患者迅速移至空气新鲜、通风良好处，保持呼吸道通畅，有条件的尽快使患者吸 O_2。

2. 转运清醒的一氧化碳中毒患者　保持呼吸通畅，有条件应持续吸 O_2，昏迷者除持续吸 O_2 外，加强呼吸道护理，避免呼吸道异物阻塞，有条件可开放气道，高流量吸 O_2。

（二）医院急救

1. 纠正缺氧

（1）吸氧：可根据条件选用鼻导管吸氧，鼻塞式吸氧，面罩吸氧和经面罩持续气道正压（CPAP）吸氧。吸氧浓度 >5L/分，常用计算公式：$FiO_2 = [21 + 4 \times 吸入氧流量（L/分）\times 100\%]$。有中毒症状的患者，持续吸氧直至症状完全消失。

（2）高压氧治疗：正常大气压下人体肺泡中氧分压为 100mmHg。若提高气压，肺泡内氧分压会随之升高，在 3 个大气压下吸入纯氧，肺泡内氧分压可达 300mmHg。高压氧还可以使血液中物理溶解氧增加，每 100ml 全血中溶解氧可从 0.31ml 提高到 6ml，物理溶解氧同样可以很快地供组织、细胞利用，高压氧可加速 HbCO 的解离，促进 CO 清除，清除率比未吸氧时快 10 倍，比常压吸氧快 2 倍。高压氧治疗不仅可以缩短病程，降低死亡率，而且还可减少或防止迟发性脑病的发生。

方法：10min 内将高压氧舱内压力升高到 1.5~1.8 附加大气压，常规持续 90~120min，若昏迷患者可适当增加治疗次数或适当延长治疗时间，直至治疗患者神志完全清醒。急性一氧化碳中毒患者临床早期应用高压氧舱治疗有效率可达 95% 以上。行高压氧舱治疗前，应静脉滴注 20% 甘露醇溶液 125~250ml 防治脑水肿进一步加重。

（3）其他方法：

1）医用自动输氧器：通过静脉输液途径输入，直接向组织细胞供氧，增加氧分压。

2）换血：分批放出患者血循环中含有不易解离的 HbCO 血液，输入健康人新鲜血液，使循环中 HbO_2 增加。

3）血液光量子疗法：常规为每次对患者进行静脉采血 200ml，体外紫外线照射和充氧后立即回输，隔日 1 次，5~10 次为 1 疗程，体外充氧可明显提高血氧分压和氧合 Hb 水平，紫外线照射可改善和提高机体免疫功能，因此，可用于中、重度 CO 中毒和迟发性脑病患者。

4）红细胞交换疗法：用正常供者红细胞取代患者无携氧功能的红细胞。最好用血细胞单采机（如 CS-3000），每次交换压积红细胞 400~800ml；若无血细胞单采机，亦可用静脉采全血后体外离心，去除红细胞，再将血浆回输，同时输入等量或稍超量的正常供者红细胞。适用于重度 CO 中毒患者。

2. 防治脑水肿　急性一氧化碳中毒患者发生昏迷提示有发生脑水肿的可能，对昏迷时间较长、瞳孔缩小、四肢强直性抽搐或病理性反射阳性的患者，提示已存在脑水肿，应尽快应用脱水剂。临床常用 20% 甘露醇溶液（Mannitol）。甘露醇具有高渗脱水和利尿作用，降低颅内压，15min 内显效，持续 3~8h。利尿作用一般于静脉用药后 10min 开始显效，2~3h 达到高峰。用法：125~250ml 静脉快速滴注，脑水肿程度较轻的患者选择 125ml，15min 内滴入，q8h；脑水肿程度重的用 250ml，30min 内滴入，q8h 或 q6h。

有脑疝倾向的脑水肿，可同时加用糖皮质激素和利尿剂。如地塞米松（Dexamethasone）5~20mg/次，呋塞米 20~60mg/次。

3. 改善脑微循环　可静脉滴注低分子右旋糖苷 500ml，每日 1 次。

4. 促进脑细胞功能恢复　可选用：胞二磷胆碱 400~600mg，ATP 20~40mg，辅酶 A100U，细胞色素 C30~60mg，维生素 C 0.5，维生素 B₁ 100mg。

5. 防治迟发性脑病　目前临床治疗迟发性脑病仍以血管扩张剂为首选，例如，1% 普鲁卡因溶液 500ml，川芎嗪注射液 80mg 溶于 250ml 液体内静脉滴注等。

6. 对症治疗

（1）肺水肿选用利尿剂、强心剂，控制输液量和输液速度。禁用吗啡。

（2）高热、抽搐：选用人工冬眠疗法，配合冰帽、冰袋局部降温。

（3）重度急性一氧化碳中毒患者，要监测水电解质平衡，纠正酸中毒，并预防吸入性肺炎或肺部继发感染。

四、预后判断

轻度中毒预后较好，中度、重度中毒，尤其是有各种严重合并症预后较差，但仍取决于一氧化碳中毒程度、救治的早晚和救治措施是否积极恰当。

五、最新进展和展望

近年来，对急性 CO 的治疗仍强调早期的高压氧治疗，而对急性 CO 中毒迟发性脑病的发病机制非常复杂，并提出多种理论以试图阐明该病的发生机制，主要有：缺血缺氧机制、细胞毒性损伤机制、再灌注损伤和自由基机制，兴奋性氨基酸和细胞凋亡机制，免疫功能异常和神经递质紊乱机制，NO 和 CO 信使功能失调等学说等。

（索冬卫）

第二节　有机磷类农药中毒

一、概述

有机磷类农药（Organophosphorus pesticides）是目前使用最多的一种农药，我国常用的达数十种，大多为杀虫剂；少数为杀菌剂、杀鼠剂、植物生长调节剂或除草剂；个别品种还被用作战争毒剂。

有机磷杀虫剂具有毒力大、用药量小和杀虫谱广等特点，其杀虫方式有触杀、胃毒、熏杀及内吸等多种方式，对人畜较易引起中毒。目前，经常发生的农药中毒仍以急性有机磷农药所致最多见。由于该类农药应用广、数量和品种多，又容易获取，常因误服、自服或生产接触过多而中毒。农药中毒 90% 以上为有机磷类农药，因此，除应首先做好预防中毒外，不断提高其中毒救治水平至关重要。

1. 中毒机制　急性中毒有机磷在体内主要作用机制是抑制胆碱酯酶（ChE）的活性，使 ChE 失去水解乙酰胆碱（ACh）的能力，引起 ACh 蓄积而产生一系列的症状。当胆碱能神经兴奋时，其末梢释放 ACh，作用于效应器。体内有两类 ChE，一类称为乙酰胆碱酯酶（AChE），主要分布于神经系统及红细胞表面。具有水解 ACh 的特殊功能。亦称真性 ChE。另一类为丁酰胆碱酯酶（BuchE），存在于血清、唾液腺及肝脏中，它分解丁酰胆碱的作用较强，也能分解丙酰胆碱和乙酰胆碱，但此种作用较弱，其生理功能不太清楚，也称假性 ChE。AChE 具有两个活性中心，分别与 ACh 的阳电荷的氮（N）和乙酰基中的碳原子（C）结合，形成复合物，在乙酰水解酶的作用下，在千分之几秒钟内水解，使乙酰基形成醋酸，而胆碱酯酶恢复原来状态。有机磷对 ChE 的抑制作用是：与体内 ChE 结合，形成磷酰化胆碱酯酶，因而失去分解乙酰胆碱的作用，造成大量的 ACh 蓄积，产生：①毒蕈碱样作用（M 样作用）。因兴奋乙酰胆碱 M 受体，其效应与刺激副交感神经节后纤维所产生的作用类似。如心血管抑制，腺体分泌增加，平滑肌痉挛，瞳孔缩小，膀胱及子宫收缩，膀胱及肛门括约肌松弛等；②烟碱样作用（N 样作用）。在自主神经节、肾上腺髓质和横纹肌的运动终板上，ACh 的 N 受体受到兴奋，作用与烟碱相似，小剂量兴奋，大剂量抑制、麻痹。另外，还出现中枢神经系统的症状。有机磷抑制 ChE 的速度与其化学结构有一定的关系，磷酸酯类能直接抑制 ChE，而硫代硫酸酯类必须在体内经过活化后才能抑制 ChE，故其对 ChE 的抑制作用较慢，持续时间相对较长。

迟发性周围神经病，在急性中毒症状消失后，经过 1～5 周的潜伏期，有的病例可出现迟发性的神经病变，称为有机磷迟发性神经病（ODIDP）。ODIDP 的主要病理变化为周围神经及脊髓长束的轴索变性，轴索内继发管囊样物继发脱髓鞘改变。ODIDP 的发生与有机磷对 AChE 的抑制作用无关，其发病机制有两种学说：抑制神经靶酯酶学说和钙稳态失调学说。具体机制目前不太清楚。

中间综合征（IMS），在急性有机磷中毒胆碱能危象消失后 1～4d 内，亦即在急性期后或 ODIDP 发病之前，可出现以肢体近端肌肉、脑神经支配的肌肉以及呼吸肌的无力为特征的临床表现，称为有机磷中毒的中间综合征。其发病机制至今尚未阐明，有人认为，IMS 的发生可能与有机磷中毒急性期治疗不够及时充分，红细胞 AChE 活性长期抑制有关；还有人认为可能是有机磷本身引起的疾病。

近研究表明，有机磷农药还可影响丁酸胆碱酯酶、羧酸酯酶等。

2. 中毒原因

（1）生产性中毒。在生产过程中引起中毒的主要原因是在杀虫药精制、出料和包装过程中，手套破损或衣服和口鼻污染，也可因生产设备密闭不严，有机磷化学物跑、冒、滴、漏或在事故抢修过程中，杀虫药污染于皮肤或吸入呼吸道所致。

（2）使用性中毒。在使用过程中施药人员喷洒杀虫药时，药液污染皮肤或湿透衣服由皮肤吸收，以及吸入空气中杀虫药所致，配药浓度过高或手直接接触农药原液也可中毒。

（3）生活性中毒。主要由于误服、自服或饮用被杀虫药污染的水源或食入污染的食品。也有因滥用有机磷农药、杀虫药治疗皮肤病或驱虫而发生中毒。

二、诊断思路

1. 诊断依据 急性有机磷中毒的诊断主要依据确切的有机磷农药接触史，以自主神经、中枢神经和周围神经系统症状为主的典型临床表现，结合血液胆碱酯酶活性的测定等进行综合分析，做出诊断和鉴别诊断。

2. 临床表现 胆碱能神经兴奋表现如下：

（1）潜伏期：与有机磷的品种、剂量、入侵途径及人体健康状况等因素有关。经皮肤吸收中毒者潜伏期较长，可在12h发病，但多在2～6h始出现症状。口服中毒发病较快，多在10min～2h，服量大或空腹时，可在数分钟内发病。呼吸道吸入中毒时潜伏期也短。通常发病越快病情越重。

（2）毒蕈碱样症状：主要由于有机磷农药中毒后蓄积的ACh作用于腺体和平滑肌M受体所致，汗腺、涎腺、泪腺、鼻黏膜腺和支气管腺体等分泌增多。出现多汗、流涎、口鼻分泌物增多及肺水肿等；由于支气管、胃肠道及膀胱逼尿肌痉挛，出现呼吸困难、恶心、呕吐、腹痛、腹泻及大小便失禁等；因动眼神经末梢ACh堆积引起虹膜括约肌收缩使瞳孔缩小；由于可抑制心血管，出现心动过缓、血压偏低及心律失常。但常被烟碱样作用所掩盖。

（3）烟碱样症状：有机磷农药中毒后蓄积的ACh作用于交感神经节、肾上腺髓质和运动神经引起兴奋，可出现皮肤苍白、血压升高及心动过速，常掩盖毒蕈碱样作用下的心动过缓和血压偏低。运动神经兴奋时，表现肌束震颤、肌肉痉挛，进而由兴奋转为抑制，出现肌无力、肌肉麻痹（包括呼吸肌麻痹）等。

（4）中枢神经系统症状：有机磷农药易通过血脑屏障进入中枢神经系统，引起中毒症状，轻度及早期出现头晕、头痛、倦怠、乏力等，重度可出现烦躁不安、语言不清及不同程度的意识障碍。严重者可发生脑水肿，出现抽搐或惊厥、呼吸循环中枢麻痹等。

（5）除上述症状和体征外，还可出现心电图的改变，如心律失常、Q-T间期延长、ST-T异常、房室传导阻滞、扭转型室性心动过速等。

3. 诊断标准及中毒程度分级 参照GB28-2002职业性急性有机磷杀虫剂中毒诊断标准。临床一般分轻、中、重度。

（1）轻度中毒：主要出现轻度毒蕈碱样症状和中枢症状，如头晕、头痛、乏力、恶心、呕吐、多汗、胸闷、视力模糊、瞳孔缩小等，全血ChE活性一般在50%～70%。

（2）中度中毒：在轻度中毒基础上，出现肌束震颤等烟碱样表现，如多汗、呕吐、腹泻、瞳孔缩小、视力模糊、胸闷、气短、表情淡漠、步态蹒跚、肌束震颤等。全血ChE活性一般在30%～50%。

（3）重度中毒：除上述胆碱能兴奋或危象的表现外，具有昏迷、肺水肿（两肺湿性啰音，呼吸困难）呼吸衰竭、脑水肿等其中之一临床表现，全血ChE活性降到30%以下。

4. 中间综合征 在急性中毒后1～4d，个别7d后胆碱能危象消失，神志清楚，出现以屈颈肌和四肢近端肌肉，脑神经运动核所支配的肌肉，以及呼吸肌的肌力减弱或麻痹为特征的临床表现。可表现睁眼困难，复视，咀嚼无力，张口困难，吞咽困难，声音嘶哑，转颈及耸肩无力或伸舌困难，平躺时抬头困难，上下肢抬举困难，此外，胸闷、气短、发绀、烦躁、大汗，呼吸困难，呼吸音减弱，常迅速发展为呼吸衰竭。高频重复刺激周围神经的肌电图检查，可引出肌诱发电位波幅呈进行性递减。全血或红细胞胆碱酯酶活性多在30%以下。

5. 迟发性多发性神经病　在急性重度和中度中毒后 1~5 周左右，胆碱能症状消失，出现感觉、运动性多发性神经病。表现为四肢远端麻木、刺痛，腓肠肌疼痛，四肢无力，以下肢为重，抬腿困难，重者 1~2 个月后四肢远端肌肉萎缩，下肢腱反射减弱或消失，恢复过程中，可出现上运动神经元麻痹的体征，如肌张力增高，反射亢进，病理征阳性可持续数年。肌电图检查显示神经源性损害。

6. 其他特殊临床表现

（1）脑水肿：重症患者常有脑水肿发生，甚至患者在恢复过程中突然发生脑疝引起死亡。

（2）中毒性心肌损害：重症患者可出现中毒性心肌损害，出现第一心音低钝，心律失常，心电图可显示 ST－T 改变，Q－T 间期延长，束支阻滞，异位节律，甚至出现扭转型室性心动过速或心室颤动。

（3）猝死：中毒经抢救好转，病情恢复时，发生突然意外的死亡。多发生在中毒后 3~15d，此为有机磷对心脏的迟发毒性作用。心电图常出现 Q－T 间期延长，并在此基础上伴发扭转型室性心动过速，导致猝死，多见于重症中毒者，有人认为乐果乳剂中含有 50% 苯，苯可使心肌对肾上腺素敏感性增加，患者下床活动促进肾上腺素释放，诱发扭转型室性心动过速或心室颤动而猝死。

（4）迟发性死亡：有机磷农药中的杂质三烷基硫代硫酸酯是造成迟发性死亡的重要原因。此类杂质可在农药生产或储存时产生，它本身毒性很大，且可增加有机磷农药的毒性。动物实验证明此类杂质常于染毒后 2~8d 引起迟发性肺损伤，肺损伤是迟发性死亡的主要原因。

（5）反跳：有机磷农药中毒患者经抢救治疗症状明显好转后，重新出现中毒症状，致使病情急剧恶化导致死亡，多发生在中毒后 2~8d，其原因主要与毒物继续吸收、农药种类、阿托品与胆碱酯酶复能剂停用过早或减量过快或病情较重有关。重新出现有机磷中毒相应症状。

（6）上消化道出血：重度中毒时胃肠道常发生应激性溃疡引起消化道出血。有些品种如敌敌畏、乐果等经口中毒时易腐蚀胃肠道黏膜，引起出血。

（7）肺部感染：由于肺水肿，以及昏迷患者呕吐物易吸入肺内，因此易并发肺炎。

（8）中毒性肝病：少数重症患者在中毒后几天内可出现肝大、黄疸、肝功能异常等中毒性肝病的表现。

（9）急性胰腺炎：有机磷中毒可引起胰腺管痉挛，胰腺分泌增加，导致胰腺管内压力增加，小的胰腺管破裂引起胰腺自身消化，可发生急性胰腺炎。

7. 实验室及辅助检查

（1）全血 ChE 活性测定：一般测定全血 ChE，也可测定红细胞 ChE，有机磷中毒时血 ChE 活性减低。ChE 活性测定不仅是诊断有机磷农药中毒的一项可靠检查，而对判断其中毒程度、指导用药、观察疗效、判断预后均具有重要参考价值。

（2）尿中有机磷代谢产物的测定：一般只能作为接触指标。如接触美曲膦酯时，尿中三氯乙醇含量增高；接触对硫磷、甲基对硫磷、氯硫磷、苯硫磷时，尿中可发现对硝基酚等。

（3）有机磷毒物鉴定：血、胃内容物及可疑污染物可进行鉴定。

8. 鉴别诊断

（1）急性胃肠炎：有不洁饮食史，常无多汗、无瞳孔缩小、无肌束震颤，体温常增高，血 ChE 正常。

（2）食物中毒：有腐败变质食物饮用史，常发热、腹泻、重症有脱水症，血 ChE 正常。

（3）中暑：有高温接触史，出汗不明显，无瞳孔缩小，可有腓肠肌痉挛，有高热，血 ChE 正常。

（4）其他种类农药中毒：有机磷中毒体表或呕吐物一般有蒜臭味。其他种类农药中毒无。

（5）安眠药中毒：有服药史，无多汗，有瞳孔缩小，无肌束震颤，体温多正常，血 ChE 正常。

（6）抗胆碱药过量或中毒：有抗胆碱药用药时间长或量大史，体温多升高，脉搏明显快，谵妄、躁动再次出现，皮肤干燥、潮红、瞳孔多散大、分泌物少等。

三、治疗措施

1. 尽早彻底清除毒物，防止继续吸收　切断毒源或尽早彻底清除污染身体的毒物，防止毒物继续吸收是抢救成功的重要因素。尽早离开有毒的环境；皮肤污染者立即脱去被污染的衣物，用肥皂水或大量清水彻底冲洗污染的皮肤；眼部污染应用生理盐水持续冲洗 20min；经口中毒者，可用清水，2% 的碳酸氢钠溶液（美曲膦酯忌用）或 1:5 000 的高锰酸钾溶液（硫代硫酸酯类忌用）反复洗胃，直至洗出液无味、澄清为止，胃管可保留一段时间，必要时再次洗胃。

2. 抗胆碱药物的应用　抗胆碱药物有阿托品、盐酸戊乙喹醚（长托宁）、山莨菪碱（654-2）和章柳碱（703）等。以阿托品为代表的抗胆碱药具有拮抗乙酰胆碱对副交感神经和中枢神经的作用，可消除或减轻毒蕈碱样作用，对抗呼吸中枢抑制。但对烟碱样症状和胆碱酯酶活性的恢复无效。

（1）阿托品：阿托品因其毒性低，疗效高，用药方便而作为首选。阿托品的用量要掌握早、快、足、反复用药的原则。每个人的阿托品化剂量相差很大，这与中毒途径、中毒程度、个体差异、就诊早晚以及清除毒物程度有密切关系。

阿托品的用法：阿托品的使用大致可分为 3 个阶段。①快速阿托品化阶段：一般认为阿托品化时间应尽可能早，一般要在 1~3h 内，最好在 1h 内达到阿托品化，最迟不应超过 12h，否则预后较差；②阿托品化的维持阶段：达到阿托品化后，根据病情相应减少剂量，重度中毒者应维持 24~48h；③恢复阶段：根据中毒症状的改善和 ChE 的活力测定结果，逐步减量到停药，一般需 2~7d。当有机磷农药中毒患者的中毒症状基本消失，全血 ChE 活力稳定在 60% 以上时，即可停药观察。个别就诊晚、复能剂疗效差的重度中毒患者，只能彻底清除毒物，合理使用阿托品并逐渐减量，病情稳定 5~7d 之后，即使 ChE 活力仍很低（10% 以下），也可考虑停用阿托品，并观察之。

1）轻度中毒：阿托品 1~2mg 皮下注射，每 1~2h 1 次；阿托品化后，每 4~6h 给 0.5mg 皮下注射。疗程 3~5d。

2）中度中毒：阿托品 2~4mg 静脉注射，以后每 15~30min 给 1~2mg，阿托品化后每 4~6h 给 0.5~1mg；经口中毒，首次量可增至 5~10mg 静脉注射，以后每 30min 2~5mg，阿托品化后，每 2 ~4h 给 0.5 ~1mg 静脉注射。疗程 5 ~7d。

3）重度中毒：阿托品 5 ~10mg 静脉注射，以后每 10 ~30min 给 2 ~5mg 静脉注射；阿托品化后，每 2 ~4h 0.5 ~1mg；经口中毒，首次剂量可增至 10 ~20mg 静脉注射，以后每 10 ~30min 给 5 ~10mg；阿托品化后，每 1 ~2h 0.5 ~2mg。疗程 7 ~10d。

阿托品治疗方案归纳为表 25 – 1，可供参考。

表 25 –1　经口有机磷农药中毒的阿托品治疗方案

中毒程度	首剂 J/mg	间隔时间（分）	阿托品化后用法	疗程/天
轻重	1 ~3（ih 或 im）	15 ~30	0.5 ~1mg（im）每 2 ~6h	3 ~5
中度	5 ~10（iv）	15 ~20	1 ~4mg（im 或 iv）每 2 ~6h	5 ~7
重度	10 ~20（iv）	10 ~15	逐步减量，延长给药时间	7 ~10

阿托品化指征为瞳孔较前散大不再缩小；颜面潮红、干燥、口干；腺体分泌物减少，肺部啰音明显减少或消失；意识障碍减轻；心率增快。上述指征应联合判断。阿托品化后应避免因减量过快，以免阿托品量不足造成病情反复，但也要避免未及时减量，造成阿托品中毒。

有机磷农药中毒的治疗过程中极易出现阿托品中毒。表现为瞳孔明显扩大、颜面紫红、皮肤干燥；谵妄、幻觉、狂躁、抽搐或昏迷；心动过速（140 次/min），体温达 39 ~40℃，伴有尿潴留。

（2）长托宁（盐酸戊乙奎醚）：该药不但具有较强的外周和中枢抗胆碱作用，并且对神经肌肉接头也具有作用，因此抗毒作用全面，与阿托品相比，它对胆碱能受体 M 受体亚型具有选择性（阿托品对 M 受体亚型无选择性），因而其比阿托品毒副作用少或轻，有效剂量小，应用简便，抗胆碱作用强而全面及其持续作用时间长。长效托宁为新型有选择性的抗胆碱药，该药主要对 M 受体中 3 个亚型 M_1、M_3、M_4，能和乙酰胆碱争夺胆碱受体，其主要作用部分是脑、腺体和平滑肌等，而对心脏或神经元突触前膜 M_2 受体无明显作用。其优点对中枢作用强，M 样与中枢症状消失快、长效、用药次数少，药物总量少，无心脏等不良反应，毒性低，治愈时间缩短，减少并发症，提高抢救成功率。

轻度首次 1 ~2mg，重复 1 ~2mg，中度 2 ~4mg，重复 1 ~2mg；重度 4 ~6mg，重复 2 ~3mg；可多次应用，但间隔时间多在 30min ~1h 以上，"化量"指标主要观察肺水肿和神志，心率增快不明显。

3. 胆碱酯酶复能剂（肟类复能剂、重活化剂）　所有肟类复能剂对老化的 ChE 无效，故应早期、足量、足疗程使用。抗胆碱能药阿托品与复能剂合用时有协同作用，应适当减少阿托品用量。我国目前主要应用氯解磷定，一般先给冲击量 1 ~2g，复能剂只有首次足量用药，使体内尽快达到有效血药浓度时，对中毒酶活性才有较好重活化作用，并需重复用药。现多为肌内注射，因肌内注射 3 ~5min 后即可产生明显作用，且药物排出较慢。

4. 目前国内含胆碱酯酶复能剂的药物

（1）HI –6 复方注射液：双吡啶单肟（HI –6）、阿托品、地西泮的复方制剂（2ml/支），肌内注射，首次剂量轻度、中度、重度分别为 2ml、4 ~6ml、6 ~10ml。

（2）解磷注射液：由阿托品 3mg，苯那辛 3mg，氯解磷定 400mg 制成 2ml/支的复方制剂，肌内注射，首次剂量轻度、中度、重度分别为 2ml、2 ~4ml、4 ~6ml。

（3）苯克磷：每支 2ml，含苯扎托品 2mg、丙环定 8mg 和双复磷 300mg，仅供肌内注射用。

5. 中间期肌无力综合征（IMS）的治疗　应密切观察病情，轻度呼吸困难给予吸氧；重度呼吸困难，及时施行气管插管或气管切开，机械通气，以维持呼吸功能。经呼吸机等综合抢救多于 3~7d 恢复，慢者可持续 2 周以上。另近年报告中毒后即以大剂量氯解磷定（首日剂量可达 10g），对预防和治疗 IMS 有较好效果。并倡导在急性有机磷农药中毒后早期的 2h（"黄金"时间）内用足量复能剂，则可有效预防 IMS 的发生，是否确实有效，尚待进一步观察、研究。

6. 避免迟发性猝死　重在预防，一旦发生猝死，按复苏程序进行抢救。

7. 反跳的防治　重点在于早期彻底清除毒物；抗胆碱药用量不足或过量，注意反跳前各种临床先兆症状的出现而及时给予处理，一旦出现反跳，就应重复上述治疗。

8. 对症支持治疗　保护脏器功能，及时控制并发症。

9. 纳洛酮　对昏迷不醒的重症有机磷中毒有协同治疗作用，首次 0.8~1.2mg 静脉注射，可间断重复使用 0.4~1.2mg，也可静脉滴注。

10. 中医药的应用　如七叶皂苷 20~30mg，静脉滴注输注，可治疗肺、脑水肿，消炎，抗渗出，改善血液循环。黄芪注射液 40ml，丹参注射液 20ml，静脉滴注，可防止心脏病变。

11. 其他　还原型谷胱甘肽（GSH）、乙酰半胱氨酸（NAC）、美金刚，亦可有助于有机磷农药的救治。

四、预后评价

轻度中毒预后较好，中度、重度中毒，尤其是有各种严重合并症预后较差，但仍取决于有机磷的品种、中毒程度、救治的早晚和救治措施是否积极恰当。

探讨急性有机磷农药中毒患者心肌肌钙蛋白-Ⅰ（cTn-Ⅰ）的变化。急性有机磷中毒患者 cTn-Ⅰ 水平均有不同程度升高，其升高与中毒程度呈正相关，并随病情缓解呈恢复趋势，故监测急性有机磷农药中毒患者 cTnⅠ 的水平有重要的临床意义。

一般认为血液 ChE 活性测定是确诊有机磷中毒的重要依据，并可作为判断中毒程度、观察疗效及预后的参考指标，我们以 ChE 活性作为判断中毒程度及预后评估参考。

曾有 AOPP 并血清淀粉酶（AMS）升高报道，其认为 AOPP 时出现 AMS 升高与毒草碱样症状引起的胰腺等腺体活动增强、分泌异常增多有关，另外，抢救时反复洗胃、利尿药、激素及抗胆碱药大量使用加重胰腺损害，也是造成 AMS 升高的原因之一，AOPP 患者即刻血清 AMS 值越高，中毒程度越重，发生呼吸衰竭的几率越高，下降的速度越慢预后越差。因此，血清 AMS 值可作为预测 AOPP 病情、预后及能否发生呼吸衰竭的一个重要指标。

应用急性生理学及慢性健康状况评分（APACHE Ⅱ）评价有机磷农药中毒患者的病情危重程度并判断其预后，APACHE Ⅱ 评分系统可应用于有机磷农药中毒患者危重程度及预后的评估。

目前，经常发生的农药中毒，仍以急性有机磷农药所致最多见。对其中毒后的毒理学研究已较清楚，医务人员在诊治方面累积了较丰富的经验，抢救成功率逐步提高。鉴于实际应用中的有机磷农药，时有混合组成的情况存在（如两种或两种以上的有机磷农药相加组合，或有机磷与有机氯、氨基甲酸酯、拟除虫菊酯类、杀虫脒或沙蚕毒素等的不同混合形式），使之商品名称多种多样，造成了中毒后确认毒物的困难，直接对抢救效果产生了影响。

（索冬卫）

第三节　急性工业毒物中毒

一、亚硝酸盐中毒

（一）概述

亚硝酸盐中毒是指误食或误服含有亚硝酸盐或代谢后产生亚硝酸盐的食物或药物，而引起的血红蛋白携氧障碍，表现为全身青紫的一组病症。亚硝酸盐多从消化道吸收中毒，又称为肠源性发绀。

（二）临床表现

1. 轻度中毒　口唇、耳郭、指甲等皮肤黏膜呈典型的蓝灰色发绀样改变，伴头痛、头晕、乏力等，实质性脏器可没有损害，此时患者血中高铁血红蛋白浓度可达10%～30%。

2. 中度中毒　发绀明显加重，患者可有恶心、呕吐、呼吸急促，此时患者可存在实质性脏器损害，但功能尚未衰竭，血中高铁血红蛋白浓度可达30%～50%。

3. 重度中毒　发绀进一步加重，实质性脏器功能衰竭，患者可出现呼吸衰竭、休克、脑水肿甚至死亡，血中高铁血红蛋白浓度超过70%。

（三）诊断要点

（1）有食用硝酸盐或亚硝酸盐含量较高的腌制食品、腐烂蔬菜或误食工业用亚硝酸盐史。

（2）症状头晕、头疼伴口唇、面部及全身皮肤青紫、呼吸困难，严重者呼吸衰竭、昏迷、惊厥而死亡。

（3）血液中高铁血红蛋白浓度超过10%和剩余食物中亚硝酸盐的定量检验超标。

（四）治疗方案及原则

1. 停止接触毒物　停止进食有毒的食物或药物。

2. 清除残留毒物　催吐、洗胃、导泻、静脉输液、利尿等。

3. 治疗高铁血红蛋白血症　轻度中毒者可用葡萄糖及维生素C 2～5g静脉点滴。中度以上的中毒，应用解毒剂亚甲蓝（美蓝）1～2mg/kg，以10%～25%葡萄糖稀释后，缓慢静脉注射（10～15min），2～4h后可重复，必要时1h后重复。

4. 高压氧治疗　高压氧对本病有特效，可迅速纠正机体缺氧状态，血氧分压增高，可以加速置换出与高铁血红蛋白结合的亚硝酸盐，恢复亚铁血红蛋白。轻、中度患者经1～3次高压氧治疗即可治愈，大多数昏迷患者经1次治疗即清醒，重度经3～5次可治愈。

5. 对症治疗　呼吸抑制者使用呼吸兴奋剂，维持水、电解质及酸碱平衡，应用肾上腺皮质激素，必要时输血、换血，积极防治肺水肿、脑水肿、缺氧性脑病、中毒性心肌炎、休克、中毒性肝炎、高热、肾衰竭等。

（五）处置

1. 轻度中毒　经早期催吐、洗胃、导泻处理后，可大量口服清水或静脉输注葡萄糖和维生素 C。

2. 中度中毒 除了早期洗胃、导泻处理后，应给予小剂量亚甲蓝（美蓝）1~2mg/kg，加入 50% 葡萄糖液 40ml 中静脉注射，必要时 2h 后再次使用，可有效逆转高铁血红蛋白血症。

3. 重度中毒 除了应用亚甲蓝外，要对症处理休克、抽搐、呼吸衰竭等；胃肠道刺激症状主要用补液和抗胆碱能药作对症处理。

4. 严重中毒者 可考虑输血或换血治疗。

（六）注意事项

（1）若患者有明确的毒物接触史，结合患者有发绀的表现，一般能作出对亚硝酸盐中毒的诊断，但对于病史不详者，要注意与其他引起缺氧症状的疾病鉴别。

（2）亚甲蓝注射要慢，剂量不可过大，若超过 10mg/kg，则效果相反，这是因为亚甲蓝快速进入血液可成为氧化剂，反而使高铁血红蛋白增加。此外剂量过大可增加红细胞脆性，造成心肌损害、神经系统兴奋。

（3）高压氧治疗前后及氧舱内不应停止常规治疗。

二、急性强酸中毒

（一）诊断思路

1. 病史要点

（1）接触史。强酸为用途最广及用量最大的基础化学物之一，于化工、制药等行业广泛应用；亦用作家庭使用的各种去污剂、擦亮剂等的主要配料。

1）职业性急性中毒：多见于强酸的生产、使用、运输及贮存过程中突发的化学事故所致的意外泄漏，主要是大量酸雾或蒸汽经呼吸道吸入和溅洒体表经皮肤吸收。

2）生活性急性中毒：多见于故意或无意经口摄入，由消化道吸收；意外或有意泼洒，经皮肤吸收。急性中毒多为经口误服，意外吸入大量蒸汽，皮肤接触或被溅虽在急诊临床上并不多见，但却有很高的致残和死亡率。

（2）临床表现

1）吸入高浓度酸雾（酸蒸气）能迅速引起上呼吸道刺激症状，如流涕、咽痛、咳嗽、咳痰、痰中带血、气急、胸痛等。轻者产生鼻炎、咽炎、喉炎及支气管炎，严重者发生喉头水肿，支气管痉挛、支气管肺炎，甚至肺水肿、肺不张等。

2）皮肤接触酸溶液，轻者皮肤出现红、暗褐色斑；严重者可先有水疱，继而破溃，溃疡多较深，界限清楚，周围红肿，且感剧痛，愈后常留瘢痕；经黏膜和皮肤迅速大量吸收还可引起全身症状。浓硫酸还能迅速导致局部皮肤焦化、坏死。

3）眼睛接触高浓度酸雾（酸蒸气），可引起刺痛、流泪、畏光，致急性结膜炎和角膜炎；酸液溅入眼内后可引起结膜和角膜损伤，如角膜混浊、溃疡，甚至穿孔，严重者可引起眼炎以至完全失明。

4）口服强酸后，口腔、咽喉部、胸骨后和腹部立即有剧烈的灼痛；烦躁不安、吞咽困难、声音嘶哑、可见流涎、恶心、呕吐，呕吐物中伴有大量棕褐色物（酸性血红蛋白）和食管与胃黏膜碎片；唇、口腔、咽部均可见灼伤以至溃疡形成；严重者伴发喉头痉挛及声门水肿，可致发音和呼吸困难、窒息以及消化道穿孔，导致腹膜炎。急性期后往往因瘢痕收缩引起食管、幽门狭窄，遗留粘连性肠梗阻和消化功能紊乱等后遗症。

5）全身中毒表现：口服或皮肤大量接触强酸被吸收后可引起全身症状，如无力、抽搐、酸中毒、肝坏死、休克、呼吸衰竭和肾脏损害。

2. 常规检查及其他检查 血、尿常规检查，血气分析，血电解质，肝、肾功能，X 胸片，心电图等。

3. 诊断标准及鉴别诊断 有强酸类口服、吸入、皮肤接触史，并有相应临床表现即可诊断。

（二）治疗措施

迅速冲洗接触局部，按烧伤处理；吸入中毒应给予雾化吸入、解痉、镇静、大量肾上腺皮质激素及适当抗生素；口服应保护食管、胃黏膜，设法保留胃管；注意对症治疗。

1. 皮肤接触 迅速脱掉污染衣服，立即用大量清水或并用5%碳酸氢钠溶液冲洗。已有皮肤灼伤时，按烧伤处理。

2. 酸液溅入眼内 速用清水冲洗，亦可用2%碳酸氢钠溶液或生理盐水冲洗，滴入可的松服药水和抗生素。1~2d 后可开始口服泼尼松，每次 10mg，每日 3 次，用 2~3 周，以减少瘢痕形成。

3. 吸入 应尽快离开中毒现场，移到新鲜空气处，静卧，注意保暖，并松解衣带，吸氧。给予雾化吸入：地塞米松5mg，2%普鲁卡因2ml，5%异丙基肾上腺素1ml，庆大霉素8万 U，5%碳酸氢钠溶液10ml混合吸入，2~3 次/天；使用支气管解痉剂如氨茶碱等肌内注射或静脉滴注；烦躁时给予镇静剂；用大量肾上腺皮质激素静脉滴注防治肺水肿；选择适当抗生素防治继发感染；维持酸碱及电解质平衡等。

4. 口服 一般禁忌催吐。现场可用极稀的肥皂水口服，同时可服生蛋清 60ml 或牛奶200ml，再服植物油 100~200ml。入院后是否洗胃应该根据具体情况决定。如果能及早地插入并保留胃管对观察胃内出血情况和克服后期的食管狭窄有所帮助。故口服时间很短，估计食管及胃肠尚未穿孔，可选择细硅胶胃管谨慎地插入并保留，再以牛奶、豆浆、氧化镁悬浮液等洗胃；而口服时间长者则不能插胃管，宜立即口服弱碱性溶液，如 2.5%氧化镁悬浮液60ml 或氢氧化铝凝胶 60ml 或石灰水 200ml，也可服蛋清水 1 000~1 500ml 以稀释酸的浓度，继之可再服蛋清、牛奶、豆浆、花生油以保护食管、胃黏膜。忌服碳酸氢钠中和，以免与酸反应产生大量二氧化碳致胃肠胀气和穿孔。乙二酸口服后，宜尽快加用乳酸钙或葡萄糖酸钙或淡石灰水等洗胃，并可胃管注入葡萄糖酸钙40g。

5. 肺水肿的防治 原则上凡有大量酸雾（酸蒸汽）吸入者，皆应至少留观 24h。按有关要求采取预防性治疗，减轻乃至防止肺水肿的发生。保持呼吸畅通，清除口腔异物和呼吸道堵塞，预防呕吐引起窒息；适度给氧，氧浓度应 <55%，使用消泡剂去除气道中黏稠泡沫，慎用机械正压给氧，以免诱发气道坏死组织堵塞、纵隔气肿、气胸等；维持呼吸和循环功能，一旦发生心跳呼吸骤停，应立即进行积极有效的心肺复苏；已经发生化学性呼吸道炎症状的，给予止咳、祛痰、平喘及镇静剂等对症治疗，严格避免任何增加心肺负荷的活动；早期应用葡萄糖酸钙和维生素 C 等药物以增强血管致密度、0.5%普鲁卡因 40ml 加入葡萄糖液中静脉滴注以舒缓肺血管痉挛、应用胆碱能阻滞剂莨菪碱类以分流肺内血流而降低肺血管静水压；早期应用冲击量糖皮质激素，同时可用广谱抗生素抗感染治疗；既要限制液体入

量，又要防治低血容量休克，兼顾利尿脱水和补液扩容；对于可能的酸中毒一般不用碱性液予以纠正，而以加强改善通气功能；中毒性肺水肿一般禁用吗啡。

6. 对症治疗 剧痛时可给予麻醉镇痛药，如哌替啶 50 ~ 100mg 肌内注射；呼吸困难者应吸氧，喉头水肿应及时气管切开；疑有胃穿孔时，先行胃肠减压，无效时考虑手术治疗；早期应用肾上腺皮质激素，预防、减轻消化道瘢痕狭窄，给予地塞米松 20mg/日，连用 2 ~ 3 周；应用抗生素预防和控制感染；防治肾脏损害，必要时可使用血液透析除去毒物；防治低血钙。

三、急性强碱中毒

（一）诊断思路

1. 病史要点

（1）接触史。强碱类为用途最广及用量最大的基础化学物之一，于化工、制药等行业广泛应用；家庭生活中使用较少。

1）职业性急性中毒：多为强碱生产、使用、运输、贮存过程中的意外接触，如跑、冒、滴、漏和化学事故等。

2）生活性急性中毒：故意口服或泼洒；偶然接触或误服。

（2）临床表现

1）皮肤接触：干燥皮肤接触固体碱类短时间内可无明显灼伤。碱液或潮湿皮肤、黏膜接触固体碱类将引起严重化学烧伤。接触局部起初为白色，后变为红色或棕色，发生充血、水肿、甚至糜烂，形成溃疡；严重者创面呈白色污秽外观，表面柔软、脆弱，创面周围发红、起疱，创面随组织液化坏死而加深，向周围侵蚀扩展，脱痂后形成溃疡，长期不愈。严重大面积碱灼伤可引起体液丢失而发生休克。石灰、电石颗粒嵌入组织可使损伤逐渐深化，表现碱灼伤和热灼伤的特征，局部剧烈疼痛。

2）眼睛接触：溅入眼内的碱液，碱固体颗粒（石灰、电石）可导致眼部剧烈疼痛、充血、水肿，发生严重的结膜炎、角膜炎，甚至结膜和角膜溃疡，角膜穿孔坏死，可因形成角膜白斑或眼球萎缩而造成失明。

3）消化道摄入：口服强碱后，可发生口腔、咽喉、食管和胃的严重灼伤和腐蚀。常有强烈的烧灼痛，恶心，反复呕吐，呕吐血性胃内容物，腹绞痛，常有腹泻及血性黏液便，严重者可发生胃及十二指肠穿孔。吸收过量的强碱可引起碱中毒、休克、昏迷、肌张力增强、高热、肝肾损伤，严重者可发生呼吸及循环功能障碍、肾衰竭。存活者也往往遗有食管狭窄。固体碱被吞咽常黏着在喉咽和食管黏膜，液体强碱则容易吞咽。因此，前者口腔、咽喉、食管腐蚀大，而后者则食管和胃腐蚀严重。

4）呼吸道吸入：吸入高浓度氨气时立即出现眼、呼吸道黏膜刺激症状，眼刺痛、流泪、流涕、口咽部疼痛、呛咳、咳血丝痰、胸闷，伴有头晕、头痛、恶心、呕吐、无力等。可因吸入浓度的高低及时间长短的不同相继或独立发生鼻炎、咽炎、喉炎及气管、支气管炎、化学性肺炎或间质性肺炎等，严重者发生喉头水肿、痉挛，气管声门狭窄，甚至肺水肿、ARDS，并出现相应症状和体征，如剧烈咳嗽、气急、呼吸困难、声音嘶哑、发绀、咳大量粉红色泡沫状血痰，双肺满布干、湿性啰音等。胸部 X 线检查也有各个时期的特有表现。特别应注意，严重者可发生支气管黏膜坏死和脱落，造成气管堵塞而致窒息死亡或肺不张。

2. 常规检查及其他检查 血、尿常规检查，血气分析，血电解质，肝、肾功能，X线胸片，心电图等。

3. 诊断及鉴别诊断 有误服或接触强碱病史，临床有化学烧伤表现，诊断容易建立。

（二）治疗措施

皮肤、眼接触后应立即用大量清水冲洗，然后按碱灼伤处理；口服后应用弱酸中和预防、减轻消化道瘢痕狭窄；积极对症治疗。

1. 皮肤接触 皮肤溅落碱液后，应立即用大量清水冲洗30min以上；冲洗后对已有灼伤的局部可用3%硼酸溶液或2%醋酸溶液持续湿敷，以中和剩余碱液。切忌在冲洗前使用中和剂，以免产生中和热加重组织灼伤。皮肤表面被氧化钙、碳化钙灼伤时，先用植物油洗除遗留粉末和颗粒，然后再用清水冲洗；当上述颗粒嵌入组织时，先用镊子剥出，有条件的，可用依地酸二钠0.37g，碳酸氢钠0.1g，加水至100ml配成的溶液冲洗，再用清水彻底冲洗，然后按碱灼伤处理。

2. 眼部接触 碱液溅入眼内后，禁用酸性液中和，而应立即用清水反复冲洗，然后滴入1%的硫酸阿托品，并按眼科治疗原则处置。高浓度氨气接触后眼部也应立即用水冲洗，交替滴入可的松眼药水和抗生素服药水1~2次/小时。

3. 消化道摄入 口服强碱后，禁忌催吐和洗胃，立即用食醋、3%~5%醋酸、5%稀盐酸、大量橘汁或柠檬汁中和。不用碳酸盐或碳酸氢钠，以免胃肠充气穿孔；然后服用生蛋清或牛奶，植物油。早期应用肾上腺皮质激素，如地塞米松20mg，连用2~3周，预防、减轻消化道瘢痕和形成狭窄。

4. 对症治疗 保持呼吸道畅通，给氧。吸入高浓度氨气后特别应防治支气管内膜坏死和脱落，造成气管堵塞而致窒息。出现喉头水肿而呼吸困难者应早作气管切开，适当输液，抗休克和抗感染，积极防治肺水肿，维持酸碱及水、电解质平衡，防治肾衰竭。

（索冬卫）

第四节 食物中毒

食物中毒（Food poisoning）是指食用了含有生物性或化学性毒物的食品而引起的非传染性的急性或亚急性食源性疾病的总称。摄入非可食状态食物，如未成熟水果等，或暴饮暴食引起的急性胃肠炎；或因摄入食物而感染的传染病、寄生虫病、人畜共患传染病等食源性疾病；或摄食者本身有胃肠道疾病或是过敏体质者食入某种食物后而引发的疾病，均不属于食物中毒范畴。不论是一次性还是长期连续摄入"有毒食物"，以发生慢性毒害为主要特征的也不属于食物中毒。

一、食物中毒的分类

通常按病原学将食物中毒分为以下几种：

1. 细菌性食物中毒 ①胃肠型：包括沙门菌属、变形杆菌属、副溶血性弧菌、致病性大肠杆菌属、葡萄球菌肠毒素等引起的食物中毒；②神经型：包括肉毒杆菌外毒素引起的食物中毒等。

2. 真菌性食物中毒　病山芋中毒、霉变甘蔗中毒、黄曲霉素中毒等。

3. 有毒动植物食物中毒　①有毒动物中毒：如河豚鱼、有毒贝类、鱼胆、动物内脏（过冬的狼和狗肝脏）、腺体（甲状腺等）所引起的食物中毒；②有毒植物中毒：如毒蕈、木薯、四季豆、发芽马铃薯、新鲜黄花菜、生豆浆等引起的食物中毒。

4. 化学性食物中毒　食用被化学性毒物（如亚硝酸盐、农药等）污染的食物所致。

二、食物中毒的特征

食物中毒一般都具有如下流行病学和临床特征：

1. 潜伏期短　从几分钟到几小时，食入"有毒食物"后于短时间内、几乎同时出现一批患者，来势凶猛，很快形成高峰，呈爆发流行。

2. 临床表现相似　以急性胃肠道症状为主要表现，或有严重的中枢神经系统症状。

3. 发病与食入某种食物有关　患者在近期同一段时间内食用过同一种"有毒食物"，发病范围与食物分布呈一致性，不食者不发病，停止食用该种食物后很快不再有新病例。

4. 病程较短　多数在 2~3d 内自愈；人与人之间不传染，发病曲线呈骤升骤降的趋势，没有传染病流行时发病曲线的余波。

5. 有明显的季节性　夏秋季多发生细菌性和有毒动植物性食物中毒；冬春季多发生肉毒中毒和亚硝酸盐中毒等。

三、胃肠型细菌性食物中毒

胃肠型细菌性食物中毒是指进食被细菌及其毒素污染的食物而引起的，以急性胃肠炎为主要表现的中毒性疾病。临床特点为恶心、呕吐，腹痛、腹泻，可出现电解质紊乱，严重患者伴失水甚至休克。

（一）病因

引起胃肠型食物中毒的细菌有很多，常见的病原菌有以下几种：

1. 副溶血性弧菌　是革兰染色阴性多形态菌，广泛存在于海产品及含盐分较高的腌制食品中。存活能力强，在抹布和砧板上能生存 1 个月以上，海水中可存活更长时间。最适生长的 pH 为 7.5~8.5，温度 37℃；不耐高温，80℃时 1min 或 56℃时 5min 即可杀灭。对酸敏感，在 2% 醋酸中或 50% 的食醋中 1min 即死亡。带有少量该菌的食物，在适宜的温度下，经 3~4h 细菌可急剧增加至中毒数量。

2. 金黄色葡萄球菌　葡萄球菌广泛分布于自然界，常存在于人体的皮肤、鼻腔、鼻咽部、指甲下、各种皮肤化脓性感染灶中。该菌为革兰阳性球菌，不耐热，但能耐受干燥和低温。在 28~38℃生长良好，繁殖的最适温度为 37℃，最适 pH 7.4，在含 20%~30% CO_2 条件下有利于产生大量肠毒素。致病的是金黄色葡萄球菌产生的肠毒素，而且肠毒素具有一定的耐热性，被污染的食物加热煮沸 30min 仍能致病。

3. 大肠埃希菌　革兰染色阴性杆菌，为肠道正常寄居菌，在特殊条件下可致病。主要有下列 5 种类型：①产肠毒素的大肠埃希菌，是旅游者及婴幼儿腹泻的重要病原；②致病性大肠埃希菌，是婴儿腹泻的主要病原；③侵袭性大肠埃希菌，在较大的儿童与成人中引起类似菌痢样的腹泻；④肠出血性大肠埃希菌，表现为出血性肠炎；⑤肠集聚性大肠埃希菌。

4. 沙门菌　沙门菌属有 2000 个血清型，我国已发现 100 多个血清型。致病性最强的是猪霍乱沙门菌。广泛存在于猪、牛、羊、狗、鸡、鸭及鼠类的肠道与肌肉中。

5. 变形杆菌 为革兰染色阴性杆菌，分为普通变形杆菌、奇异变形杆菌、莫根变形杆菌。广泛存在于水、土壤、腐败的有机物及人和家禽、家畜的肠道中，在食物中能产生肠毒素。莫根变形杆菌可使蛋白质中的组氨酸脱羧基形成组胺，引起过敏反应。致病食物以鱼蟹类为多，尤其以赤身青皮鱼最多见。

6. 空肠弯曲菌 革兰染色阴性菌，是多种动物如牛、羊、狗及禽类的正常寄居菌。存在于生殖道及肠道，可通过分娩或排泄物污染食物和饮用水。本菌有内毒素，能侵袭小肠和大肠黏膜而发病。

7. 产气荚膜杆菌 又名魏氏杆菌，为厌氧革兰染色阳性芽孢杆菌。芽孢体外抵抗力极强，在110℃能存活1～4h，能分泌强烈的外毒素。本菌在自然界分布较广，污水、垃圾、土壤、人和动物的大便、昆虫以及食品中均可检出。致病食物由于存放时间较长或加热不足，细菌大量繁殖，产生毒素引起中毒。

（二）流行病学

1. 传染源 带菌的动物如家畜、家禽及其蛋品、鱼类、野生动物等是本病的主要传染源。患者带菌时间较短，作为传染源意义不大。

2. 传播途径 被细菌及其毒素污染的食物经口进入消化道而得病。食品本身带菌，或在加工、储存过程中污染；苍蝇、蟑螂是沙门菌、大肠埃希菌污染食物的媒介。

3. 人群易感性 人群普遍易感，病后多无明显免疫力。

4. 流行因素 本病在5月至10月份发病较多，尤其是7月至9月份更易发生，这与夏季气温较高、细菌易于大量繁殖密切相关。常因食物不新鲜或病死牲畜肉，或食物保存不好或储存条件差，或烹调不当，或生熟刀板不分或剩余食物处理不当而引起。

（三）中毒机制

病原菌在污染的食物中大量繁殖，产生分泌各种外毒素如肠毒素等，或菌体裂解释放内毒素。进入体内的细菌和毒素，可引起人体剧烈的胃肠道反应。但是，除沙门菌感染外，其他细菌感染发生败血症或严重毒血症者少，病程多呈自限性。

1. 肠毒素 细菌毒素中的肠毒素可激活肠黏膜上皮细胞中的腺苷酸环化酶，使ATP转化为环磷酸腺苷cAMP，进而活化一系列细胞内的酶系统，使肠液分泌增加；同时肠毒素还能抑制肠黏膜吸收肠液，致使肠液在肠腔内大量聚积，促进肠蠕动，引起收缩，引起腹泻腹痛。

2. 内毒素 致病性较强，能引起发热、胃肠黏膜炎症，使消化道蠕动增强产生呕吐、腹泻等症状。

3. 侵袭性损害 副溶血弧菌、沙门菌、变性杆菌等细菌能直接侵袭肠黏膜上皮细胞，引起黏膜充血、水肿，上皮细胞变性、坏死、脱落并形成溃疡。侵袭性细菌性食物中毒的潜伏期较毒素引起者稍长，大便可见黏液和脓血。

4. 过敏反应 少数病菌使蛋白质中的组氨酸脱羧基而形成组胺，引起过敏反应。由于细菌不侵入组织，无炎症性改变。

（四）临床表现

1. 潜伏期短 胃肠型食物中毒潜伏期短，一般在进食后1～24h内发病。

2. 症状、体征　以恶心、呕吐和腹痛、腹泻为最突出而普遍的症状。初期仅有腹部不适，随之出现上腹部或脐周疼痛，有些患者呈阵发性绞痛；恶心明显，呕吐剧烈，呕吐物为胆汁性、血性或黏液性。腹泻轻重不一，大便次数为每日数次至数十次，呈黄色稀便、水样便或黏液便，亦可呈脓血便或血水便。部分患者出现畏寒、发热和全身中毒症状，尤其是副溶血弧菌和沙门菌属等引起者。吐泻严重者出现不同程度的脱水和电解质紊乱。

体检时可有中上腹部轻压痛，个别患者全腹均有压痛，但无肌紧张和反跳痛，肠鸣音亢进。严重脱水可有脉搏细弱、血压下降，甚至出现休克。病程多在 1～3d 内痊愈；沙门菌属感染者病程较长，可达 1～2 周。

O_{157}：H_7 大肠埃希菌感染，轻者无症状或轻度腹泻，重者可发生出血性肠炎、溶血性尿毒综合征（HUS）和血栓性血小板减少性紫癜（TTP）。

鼠伤寒沙门菌食物中毒常呈爆发流行，易导致院内感染，应充分重视。

3. 常见的胃肠型细菌性食物中毒的特点（表 25－2）

表 25－2　常见细菌性食物中毒鉴别表

临床表现	金葡菌	嗜盐菌	大肠埃希菌	沙门氏菌
病史	高淀粉类食物	海产品及盐渍品	隔夜剩饭菜	食物及饮料
潜伏期	2～3h	3～10h	2～20h	8～24h
呕吐	较腹泻重	有	少	较腹泻重
腹痛	有	显著	轻	有
腹泻	黄水样，恶臭，量不多	水样或洗肉水样，量多	水样或黏液便，臭	黄水样
病程	1～2d	1～2d	1～2d	1～2d
粪便培养	金黄色葡萄球菌	嗜盐菌	大肠杆菌	沙门菌

（五）诊断要点

1. 流行病学资料　患者有进食变质食物、海产品、腌制食品，未煮熟的肉类、蛋制品等病史。共餐者在短期内集体发病，有重要诊断价值。

2. 临床表现　主要为急性胃肠炎症状，病程较短，恢复较快。血样腹泻或腹泻伴 HUS 者，要充分注意 O_{157}：H_7 感染。

3. 实验室检查　搜集可疑食物、患者呕吐物、大便等标本做细菌培养，能分离到同一病原菌。疑似金黄色葡萄球菌食物中毒者，可进行动物实验观察，确定耐热的葡萄球菌肠毒素的存在。O_{157}：H_7 大肠埃希菌感染，血清中有针对 O_{157}：H_7 大肠埃希菌或志贺样毒素的特异性抗体。

根据流行病学资料、典型临床表现，培养或分离出相同病原菌即可确诊。

（六）治疗

1. 禁食　首先要停止进食可疑食物。

2. 一般治疗　卧床休息，流食或半流食，宜清淡，多饮盐糖水。沙门菌食物中毒应床边隔离。

3. 对症支持治疗　吐泻、腹痛剧烈者除暂禁食外，给予复方颠茄片口服或肌内注射山莨菪碱。纠正水电解质紊乱和酸碱平衡失调。血压下降者在扩容补液基础上给予血管活性药。高热者用物理降温或退热药。

4. 病原治疗　细菌性食物中毒多为细菌毒素所致，一般不用抗生素治疗。对病程较长或伴发热者，或明确病原菌者也可采取针对病原菌的治疗：①沙门菌属食物中毒、副溶血性弧菌食物中毒等一般可选用喹诺酮类；②大肠埃希菌食物中毒者禁用氨基糖苷类药物；③葡萄球菌食物中毒可用头孢菌素类、喹诺酮类等治疗。

（七）预防

食物中毒重在预防，首先要加强对禽畜的屠宰前和屠宰后的检验，加强食品加工运输与储存的卫生监督，严禁售卖病死动物肉类及腐败、变质食物。其次，对饮食行业工作人员要定期体检，如不符合健康要求应立即停止参与饮食行业工作。一旦发生食物中毒，应立即报告当地卫生防疫部门，及时进行调查、分析，制定防疫措施，及早控制疫情。最后，应大力进行群众性卫生宣传教育，注意饮食卫生。

四、神经型细菌性食物中毒

神经型细菌性食物中毒又称肉毒中毒（Botulism），是因进食含有肉毒杆菌外毒素的食物而引起的中毒性疾病。临床上以恶心、呕吐和神经系统症状，如眼肌及咽肌瘫痪为主要表现，死亡率较高；属少见的食物中毒，但战时可能用作生物武器，应给予高度重视。

（一）病因

肉毒杆菌属严格厌氧的革兰阳性梭状芽孢杆菌，主要存在于土壤及家畜肠道中，亦可附着于水果、蔬菜或谷物上。肉毒杆菌按抗原性不同，可分为 A、B、C、D、E、F、G 7 种血清型，各型均能产生外毒素，对人致病者以 A、B、C 型为主。肉毒杆菌污染火腿、腊肠、罐头或瓶装食品，以及臭豆腐、豆瓣酱、豆豉等发酵食品，在缺氧条件下大量繁殖，并产生外毒素。肉毒杆菌外毒素是一种嗜神经毒素，该毒素对胃酸有抵抗力。

（二）流行病学

1. 传染源　肉毒杆菌随动物粪便排出后，其芽孢在土壤中长时间存活，在缺氧条件下可大量繁殖。

2. 传播途径　通过被肉毒杆菌外毒素污染的食物传播，偶尔因伤口感染肉毒杆菌而发生中毒。

3. 易感性　外毒素有高度致病力，各年龄组均易感。患者间无传染性，病后无免疫力。

（三）发病机制

肉毒杆菌并不致病，主要是细菌产生的外毒素致病。

1. 肉毒毒素　是一种嗜神经毒素，毒力强大，对人的致死量约为 0.01mg；主要由上消化道吸收，胃酸及消化酶均不能将其破坏，但不耐热、80℃时 30min 或煮沸 10min 即被破坏，暴露于阳光下亦可迅速失去其毒力。肉毒毒素主要作用于颅神经核、外周神经、肌肉接头处及植物神经末梢，阻断胆碱能神经纤维的传导，使肌肉收缩障碍，发生软瘫；但肌肉仍能保持对乙酰胆碱的反应性，静脉注射乙酰胆碱能使瘫痪的肌肉恢复功能。

2. 婴儿中毒　婴儿摄入肉毒杆菌芽孢或繁殖体，病菌在肠道内大量繁殖并产生外毒素而引起发病，是婴儿猝死的原因之一。

（四）临床表现

1. **潜伏期** 一般为 12~36h，亦可短至 2h 或长达 10d。中毒剂量愈大则潜伏期愈短，病情愈重。

2. **症状、体征** 起病突然，以神经和运动系统症状为主。全身软弱无力、疲乏、头晕、头痛等是最常见的首发症状。稍后出现眼内外肌瘫痪的症状，如视力模糊、复视、眼睑下垂、瞳孔散大、对光反射消失。口腔及咽部潮红，伴有咽痛，如咽肌瘫痪，则致呼吸困难。肌力低下主要见于颈部及肢体近端；由于颈肌无力，头向前倾或倾向一侧；腱反射常对称性减弱。

植物神经出现先兴奋后抑制的表现，如泪腺、汗腺及涎腺等先分泌增多而后减少。血压先正常后升高；脉搏先慢后快。常有顽固性便秘、腹胀、尿潴留。

病程中神志清楚，感觉正常，不发热，脑脊液正常。

3. **病程** 轻者 4~10d 后逐渐恢复，一般呼吸、吞咽及言语困难先行缓解，随后其他肌肉瘫痪也渐复原。全身乏力及眼肌瘫痪持续较久、视觉恢复较慢，有时需数月之久。重症患者死亡率高达 30%~60%，死亡原因多为延髓麻痹所致呼吸衰竭，心功能不全，以及误吸和继发感染。

4. **婴儿中毒** 发病有隐匿型和暴发型两种形式，临床表现则与上述症状不完全相同。首发症状常为便秘，继之迅速出现颅神经麻痹，病情进展迅猛。有的患婴入睡前尚能进食，活动自如，数小时后被发现呼吸已停止。肌电图检查显示短暂、低幅、多相的动作电势，有助于诊断的确立。

5. **实验室检查与试验** 可疑食物做厌氧菌培养，可发现肉毒杆菌。以食物渗出液进行动物试验，动物有外毒素所致的瘫痪现象。

（五）治疗

1. **洗胃与导泻** 对疑为本病且发现较早的病例应及时给予清水或 1∶4000 的高锰酸钾洗胃。洗胃后要导泻；必要时灌肠。

2. **抗毒素治疗** 是本病的特异性治疗方法，使用越早、效果越好，特别是起病 24h 内或肌肉瘫痪发生前给药最为有效。多价肉毒血清 5 万~10 万 U 肌肉或静脉注射，6h 后可再重复给予同量药物。用药前要先做皮试。

3. **对症支持治疗** 是本病的主要的治疗措施。特别应注意保持呼吸道通畅、维持正常呼吸功能，可给予吸氧、及时清除呼吸道分泌物、必要时行气管插管或气管切开、人工辅助呼吸。患者要安静卧床休息，注意保暖。给予适宜的抗菌药物防治肺炎等继发感染。

4. **婴儿肉毒中毒治疗** 主要为支持和对症治疗；有人主张口服或肌内注射青霉素，以减少肠道内的肉毒杆菌菌量，防止外毒素的继续产生和吸收。一般不用抗毒血清。

（索冬卫）

第五节 急性乙醇中毒

一、概述

乙醇是无色、易燃、易挥发的液体，具有特殊的芳香味，易溶于水，是酒类饮料的主要成分和常用的化工原料，也用作溶媒或医用消毒。各种酒类饮料中的乙醇含量各不相同，由谷类或水果发酵制成的酒类乙醇浓度较低，如啤酒为9%～11%，黄酒为15%～20%，葡萄酒为10%～25%；而由蒸馏形成的烈性酒，其浓度较高，如白酒、威士忌可达38%～65%。

乙醇可从消化道、呼吸道等途径迅速进入体内，饮酒后5min血液中即可检测出乙醇的含量。经口的乙醇在胃、十二指肠和空肠的第一段吸收，通常30～90min内能完全被吸收入血。吸收速度与乙醇浓度、饮酒量、食物的种类和性状、胃的充盈程度、个人的体质以及饮酒史等都有关。入血后的乙醇迅速分布于全身各组织和体液，并可透过血脑屏障进入大脑，且随血液中乙醇量增高而增高。进入体内的乙醇90%左右在肝脏内代谢、分解，在肝脏的乙醇代谢酶，如醇脱氢酶的作用下氧化为乙醛，再氧化为乙酸，最后大部分氧化成二氧化碳和水，其余一小部分可经尿液、汗液、唾液以及呼吸道以原形排出。相对于吸收速度，乙醇的代谢较慢，每小时乙醇的氧化量约15ml；不同的个体醇脱氢酶的水平不一样，代谢速率不同；长期饮酒者的酶活性增高，具有较高的消除率；个体的肝脏功能也影响其代谢速度。

急性乙醇中毒的主要靶器官为中枢神经系统，首先作用于大脑皮质，选择性抑制网状结构上行激动系统，干扰大脑皮质的高级整合功能，使较低级功能失去控制，而呈现一时性兴奋状态，在短时间内自我控制能力减退。然后，皮质下中枢、脊髓和小脑功能先兴奋后抑制，出现共济失调等运动障碍，分辨力、记忆力、洞察力、注意力减退甚至消失，视觉、语言、判断力失常。最后抑制延髓运动中枢和呼吸中枢。呼吸中枢麻痹是重度中毒死亡的主要原因。此外，血中大量的乙醇尚可致低血糖和代谢性酸中毒，前者多见于平日嗜酒者，乃由肝内糖原异生减弱所致，后者与肝内乳酸利用降低和丙酮酸被辅脱氢酶还原成乳酸相关。

二、诊断思路

（一）病史要点

1. 接触史　绝大多数急性乙醇中毒为酗酒过度所致，特别是以过量饮用高度白酒多见。工业生产中因吸入大量乙醇蒸气致中毒者十分罕见。

2. 临床表现

（1）兴奋期：呼出气及呕吐物有明显酒味，面色潮红、头晕、欣快感、语言增多、易感性用事，言辞动作常粗鲁无理，常不承认自己已饮酒过量，自制力甚差。有的则安然入睡。

（2）共济失调期：出现恶心、呕吐、脉搏洪大、心率增快、血压增高；思维错乱、言语含糊不清、语无伦次、动作笨拙、步态蹒跚、易因碰撞或踏空而致外伤。

（3）昏睡期：由兴奋转为抑制，昏睡不醒，呼吸缓慢而有鼾声；面色苍白、皮肤湿冷、瞳孔散大或正常，可有轻度发绀和心跳慢、脉弱呈休克状态，若冬季倒在室外，则易被冻伤甚则冻死。严重者由昏睡进入昏迷，心率增快，血压下降，抽搐伴大小便失禁，最后发生呼吸麻痹致死。

以上3期，界限有时不很明显。短时间内大量摄入可直接进入抑制期；小儿如发生急性乙醇中毒，常无兴奋期，很快进入沉睡而不省人事；低血糖较重则易致惊厥；老年人中毒病情相对较重，死亡率亦相对较高，且易诱发脑血管意外；吸入乙醇蒸气中毒者除全身中毒症状外，尚有眼和上呼吸道刺激症状。

（二）常规检查及其他检查

1. 乙醇定性检查　用血、尿、唾液、胃内容、呼出气等作标本，通常利用 Vitali 反应测定。其方法为取标本 3ml 置于小器皿中，加少许固体 NaOH 和 3 滴二硫化碳，放置待二硫化碳蒸发后，加一滴 10% 钼酸铵溶液，用 10% 硫酸酸化，如含乙醇，则呈红色。

2. 血中乙醇定量测定　兴奋期患者血中乙醇浓度约在 10.87mmol/L（500mg/L）左右；共济失调期约在 10.87～32.61mmol/L（500～1 500mg/L）；昏睡期则常达 32.61mmol/L 以上，致死血浓度约在 86.96～108.7mmol/L（4 000～5 000mg/L）。

（三）诊断及鉴别诊断

有明确饮酒史，呼出气及呕吐物有强烈酒味，颜面潮红以及典型的临床表现即可诊断；除非特殊需要，一般不需要做乙醇定性、定量测定。

三、治疗措施

1. 清除毒物　轻度醉酒一般不须作驱毒处理，予休息保暖和适当饮水，多可于不久自醒；饮酒量大如神志清楚可予催吐，但应严防误吸；已进入昏睡且怀疑有混合中毒者可予以洗胃；乙醇属可透析性毒物，对来诊时已处于严重抑制或及经救治仍较长时间昏迷不醒者，可给予血液透析治疗。

2. 特殊治疗

（1）纳洛酮：纳洛酮为 β 呐啡肽拮抗剂，能解除乙醇的中枢抑制作用，有较好的催醒作用；可用 0.4～0.8mg/次，静脉注射，0.5h 左右可重复注射；大多数患者用一至数次后可清醒。

（2）葡萄糖胰岛素：10% 高渗葡萄糖液 500ml 加胰岛素 8～16U 静脉滴注，加维生素 B、C 族，可加速乙醇氧化，促进清醒。

3. 综合处理

（1）维持呼吸功能：保持呼吸道通畅、给氧。昏睡期患者应予以监护，进行血气分析；呼吸中枢抑制时，慎用呼吸兴奋剂，必要时插管及时机械辅助呼吸。

（2）纠正低血糖：重危者应检测血糖，发现低血糖应静脉注射或静脉滴注葡萄糖。

（3）防治脑水肿：发生抽搐时及时止痉，可用地西泮（安定）5～10mg 作肌内注射或静脉注射。忌用巴比妥类。

（4）对症支持治疗：昏睡期的患者应取侧卧位，以防舌根后坠或呕吐造成窒息；注意保暖，防治继发性感染，特别是呼吸道感染和吸入性肺炎；防治水、电解质和酸碱平衡失调；保护胃黏膜。

（5）注意：禁用吗啡、氯丙嗪等中枢抑制剂。

（索冬卫）

第六节　常见植物中毒

一、毒蕈中毒

毒蕈又称毒蘑菇，在自然界分布很广。全世界毒蘑菇约 200 余种，我国已知的毒蘑菇有

190 多种，能致死的达 30 余种。常由于不少毒蘑菇与食用蘑菇不易区别而误食中毒，城市居民中则多因食用混杂的干蘑菇而发生毒蕈中毒（Mushroom poisoning）。

（一）病因与中毒机制

不同类型的毒蘑菇含有不同的有毒成分，但一种毒蘑菇也可含有多种毒素，而有时多种毒蘑菇可同含一种毒素。主要有毒成分可分为以下几类：

1. 肝脏毒素　有毒肽、毒伞肽二种，后者的毒性是前者的 20 倍。该类毒素可致肝脏急性炎症、坏死，肝细胞空泡变性及灶性出血，同时可致胃肠道充血、水肿、出血；急性肾小管变性及坏死；心脏细胞肿胀、脂肪变性；脑水肿、充血及点状出血。肝脏毒素含于毒伞（Amanita phalloides）、白毒伞（Amanita vema）、鳞柄毒伞（Amanita virosa）等毒蕈中。

2. 神经、精神毒素　有毒蝇碱、异噁唑类衍生物、蟾蜍素和光盖伞素 4 种。主要含于毒蝇伞（Amanita muscaria）、豹斑毒毒伞（Amanita pantherina）、角鳞灰伞（Amanita spissacea）及牛肝蕈（Boletus）等毒蕈中。蝇碱作用类似乙酰胆碱，阿托品有拮抗作用，是有效的解毒剂。异噁唑类衍生物包括毒蝇母、白蘑酸、麦萨松等，主要作用于中枢神经系统。蟾蜍素及光盖伞素主要引起幻想、幻视、哭笑无常等精神症状。

3. 胃肠毒素　此类毒素有胍啶和蘑菇酸等，含于毒粉褶蕈（Rhodophyllus sinuatus）、毒红菇（Russlaemetica）、毛头乳菇（Lacfarius fominosis）、墨汁鬼伞（Caprinus atramentarius）、红网牛肝蕈（Boletus luridus）及虎斑口蘑（Tricholoma tigrinum）等毒蕈中。是引起胃肠炎症状的毒素，对胃肠道有刺激作用。

4. 溶血毒素　主要毒蕈有鹿花蕈（Gyromitra esculenta）、纹缘毒伞（Amanita spreta）等，所含毒素有鹿花蕈素、毒伞溶血素等，可引起溶血。

（二）诊断

1. 病史　有进食干蕈史，是诊断毒蕈中毒的重要依据。由于本病发病时多有吐泻症状，如不注意询问食蕈史常易误诊为胃肠炎、菌痢或一般食物中毒等，故当遇此类患者，尤在夏秋季节呈一户或数户人同时发病者，应想到本病的可能性。如能从现场觅得毒蕈加以鉴定，则诊断更臻完善。

2. 临床表现特点　由于每种毒蕈所含毒素不一，中毒的临床表现也各异，按主要表现大致可分为胃肠炎型、神经精神型、溶血型和中毒性肝炎型 4 型：

（1）胃肠炎型：几乎所有毒蕈中毒首先表现为轻重不一的胃肠炎。致严重胃肠炎的毒蕈有毒粉褶菌、小毒蝇菇（Amanita mellaiceps）、黄粘盖牛肝（Suillus placidus）、密褶黑菇（Russula densifold）、肥脚环柄菇等。潜伏期 0.5～1h，表现为恶心、呕吐、腹痛、腹泻、头晕、头痛，可伴有水和电解质失衡与周围循环衰竭。患者可因失水、电解质失衡、昏迷、休克致死。但单纯胃肠炎型毒蕈中毒经积极治疗后可迅速恢复，死亡率极低。

（2）神经精神型：由误食毒蝇伞（Amanita muscaria）、豹斑毒伞（Amanita pantherina）、红网牛肝（Boletus luridus）、毒红菇（Russula emetica）、光盖伞属（Psilocybe）、假黑伞属（Stropharia）、细网牛肝（Boletus satanas）等毒蕈所引起。毒性物质有毒蝇碱、蟾蜍素、光盖伞素等。潜伏期约 1～6h，临床表现除胃肠炎外，尚有副交感神经兴奋症状，如多汗、流涎、流泪、脉缓、瞳孔缩小等；阿托品类药物疗效甚佳。少数病情严重者出现头昏、谵妄、幻觉，甚至被迫害妄想，以致发生自杀或杀人行为，或类似精神分裂症表现。个别患者发生癫痫大发作。经过积极治疗，很快康复，死亡率甚低。

（3）溶血型：因误食鹿花蕈（Gyromitra esculenta）、纹缘毒伞（Amanita spreta）等所引起。所含毒素有鹿花蕈素、毒伞溶血素等。潜伏期6～12h。除引起胃肠炎症状外并引起溶血，导致贫血、肝脾肿大等。对中枢神经系统也有影响，可产生头痛等症状。给予皮质激素及输血等治疗多可康复，死亡率一般不高。

（4）中毒性肝炎型：因误食毒伞（Amanita phalloides）、白毒伞（Amanita vema）、鳞柄毒伞（Amanita virosa）等所引起。其所含毒素包括毒伞肽（Amatoxins）和毒肽（Phallotoxin）两大类共11种化学结构，为环肽类中分子物质，耐热、耐干燥，不为一般烹调所破坏。毒肽主要作用于肝细胞内质网，发生作用快，大剂量摄入1～2h内可致死；毒伞肽作用较迟缓，但毒性较毒肽大20倍，能直接作用于细胞核，有可能抑制RNA聚合酶，并能显著减少肝糖原而导致细胞迅速坏死，并兼有肾脏、心脏和神经毒作用，摄入0.1mg/kg以下即可致死。此型中毒病情凶险，如无积极治疗死亡率可高达50%～90%。此型临床过程可分为以下6期：

1）潜伏期：6～48h，多在24h内发病。

2）胃肠炎期：患者可突然发生上腹部和腹部剧烈疼痛，随之出现与胃肠炎型相同的表现。症状持续1～2d缓解。

3）假愈期：胃肠炎症状自行缓解后，患者无明显症状，给人以病愈感觉。此期内进入脏器的毒素与靶细胞结合，逐渐损害脏器实质，导致进行性功能障碍。轻型患者肝损害不严重，可由此进入恢复期。

4）内脏损害期：中毒后1～5d（平均2～3d）出现以肝、肾、脑、心为主的内脏损害，肝脏损害最为严重，多表现为肝肿大、黄疸、肝功改变，转氨酶增高，可导致急性或亚急性肝坏死，肝缩小，黄疸加深、烦躁、意识模糊，甚至出现肝昏迷。可并发DIC。肾脏可同时受累，发生肾功能衰竭。

5）精神症状期：多在内脏损害后出现。患者烦躁不安、谵语、抽搐、惊厥、昏迷，多死于呼吸衰竭。部分患者出现精神失常，时哭时笑，日后逐渐安定。

6）恢复期：经2～3周后，患者肝功能好转，症状逐渐减轻，4～6周多能痊愈。

部分病例于食后6h发病，病情迅速恶化，初为胃肠道症状，继则出现休克、抽搐、呼吸衰竭、全身广泛性出血、昏迷等症状，称暴发型，常于1～2d内突然死亡。这可能与急性肝坏死、高度脑水肿、中毒性心肌病及全身广泛出血等严重中毒损害有关。

最近，有学者根据对172例临床资料及文献报道的分析，提出分为胃肠炎型、急性肾功能衰竭型、中毒性肝炎型和混合型等4型。

（三）治疗

1. 清除毒物　应及时采用催吐、洗胃、导泻、灌肠等方法以迅速排除尚未吸收的毒物。尤其对误食毒伞、白毒伞等毒蕈者，其发病虽较迟缓，就诊时距食蕈常已在6h以上，但上述治疗仍有重要意义。催吐可应用人工刺激咽部，或用阿扑吗啡（但5岁以下儿童及昏迷患者禁用）。选用1∶5 000高锰酸钾溶液、3%～5%鞣酸溶液或0.5%活性炭混悬液等反复洗胃。无腹泻者，于洗胃完毕可经口服硫酸钠20g导泻。如中毒时间已超过8h，可用温盐水行高位结肠灌洗，每次200～300ml，连续2～3次。如患者已有严重的呕吐和腹泻，则不必催吐和导泻。

2. 血液净化疗法　血液净化治疗毒蕈中毒，疗效较肯定，且可治疗并发的急性肾功能衰竭和水、电解质、酸碱平衡失调。对中、重型中毒患者尽早采用血液灌流或血液透析治疗。

3. 抗胆碱药　主要用于含毒蕈碱的毒蕈中毒，可解除副交感神经过度兴奋症状，对中毒性心肌炎所致的房室传导阻滞（AVB）和中毒性脑炎所致的呼吸中枢衰竭具有治疗作用。可根据病情用阿托品 0.5 ~ 2mg 皮下注射，每 0.5 ~ 6h 1 次，必要时可加大剂量或改用静脉注射，直至瞳孔扩大、心率增快、面色潮红、症状缓解。此后逐渐减量和延长间隔时间。

4. 巯基解毒药　用于中毒性肝炎型毒蕈中毒患者，即使在假愈期没有明显内脏损害时，也应给予此药。其作用机制可能是含巯基的药物与某些毒素如毒伞肽等相结合，打断了其分子中的硫醚键，使其毒力减弱。而保护了体内含巯基酶的活性，甚至恢复部分已与毒素结合的酶的活力。由于患者肝脏损害多数严重，故不宜用二巯丙醇。常用的有：①二巯丁二钠（DMS）：0.5 ~ 1g 稀释后静脉注射，每 6h 1 次，首剂加倍，症状缓解后改为每日注射 2 次，连用 5 ~ 7d 为 1 疗程；②二巯丙磺钠：5% 溶液 5ml 肌肉注射，每 6h 1 次，症状缓解后改为每日注射 2 次，至 5 ~ 7d 为 1 疗程。

5. 肾上腺皮质激素　适用于溶血型毒蕈中毒及其他重症的中毒病例，尤其是有中毒性心肌炎、中毒性脑炎、严重的肝损害和出血倾向的病例。如用氢化可的松 200 ~ 300mg/d 或地塞米松 10 ~ 20mg/d 加入液体中静脉滴注，病情好转后改用泼尼松口服。

6. 抗蕈毒血清的应用　对于白毒伞等毒性很强的毒蕈中毒，有条件时可用抗蕈毒血清治疗。

7. 对症支持疗法　吐泻剧烈者，应大量补液，在保持水、电解质平衡的前提下，可给予利尿剂，使毒素从尿中大量排出。对有肝损害者应给予保肝支持治疗如用肝细胞生长素，促进受损肝细胞的修复。对有精神症状或有惊厥者应予镇静或止惊药物治疗，并可试用脱水剂。

二、乌头碱类植物中毒

乌头（Aconitum carmichaelii）属毛茛科，主根为乌头，支根为附子。同科野生的有草乌头、一枝篙、落地金钱、搜山虎。乌头全株有毒，毒性依次为根、种子、叶。草乌头等比乌头毒性更大。一般中毒剂量：附子 30 ~ 60g、川乌 3 ~ 90g、草乌 3 ~ 4.5g、一枝篙 0.5 ~ 3g、落地金钱 1 ~ 2.5g、搜山虎 3g。但人体对乌头碱可有耐受性，长期运用可使中毒量提高。乌头类植物其有毒成分系乌头碱（Aconitine），口服 0.2mg 即能使人中毒，口服 3 ~ 5mg 即可致死。乌头碱经煎煮，水解成毒性较弱的苯酰乌头原碱和乙酸；苯酰乌头原碱又可进一步水解成毒性极微的乌头原碱和苯甲酸。因此，煎煮时间越长，毒性越低，一般煎煮 3 ~ 4h 后，乌头碱几乎全部破坏。临床上常因对乌头生药的炮制或水煎不当而服用，引起中毒。

（一）病因与中毒机制

乌头碱能通过消化道或破损皮肤吸收，主要经肾脏及唾液排出。因吸收快，故中毒极为迅速，可于数分钟内出现中毒症状。乌头碱主要作用于神经系统，使之先兴奋后抑制，甚至麻痹；感觉神经、横纹肌、血管运动中枢和呼吸中枢可麻痹。乌头碱还可直接作用于心肌，并兴奋迷走神经中枢，致使心律失常及心动过缓等。

（二）诊断

1. 病史　有用乌头碱类植物史。

2. 临床表现特点　口服中毒者，首先表现口腔及咽部黏膜刺痛及烧灼感，舌及口腔周围有麻木感，言语笨拙。当药物被吸收后约 0.5h 即可出现下述症状：①神经系统：四肢麻木，特异性刺痛及蚁行感，麻木从上肢远端（指尖）开始向近端蔓延，继后为口、舌及全身麻木，痛觉减弱或消失，有紧束感。伴有眩晕、眼花、视物模糊。重者躁动不安、肢体发硬、肌肉强直、抽搐，意识不清甚至昏迷；②循环系统：由于迷走神经兴奋及心肌应激性增加，可有心悸、胸闷、心动过缓、多源性和频发室性期前收缩、心房或心室颤动或阿－斯综合征等多种心律失常和休克；③呼吸系统：呼吸急促、咳嗽、血痰、呼吸困难、发绀、急性肺水肿，可因呼吸肌痉挛而窒息，甚至发生呼吸衰竭；④消化系统：恶心、呕吐、流涎、腹痛、腹泻、肠鸣音亢进，少数有里急后重、血样便、酷似痢疾。

（三）治疗

乌头口服中毒者应立即用 1/5000 高锰酸钾、2% 食盐水或浓茶反复洗胃，洗胃后可灌活性炭 30~50g，随后再灌入硫酸钠 20~30g 导泻。静脉补液，以促进毒物的排泄。同时，注射阿托品，有抑制腺体分泌、解除平滑肌的过度紧张状态、阻断迷走神经对心脏的影响及兴奋呼吸中枢的作用。一般用 1~2mg 皮下或肌肉注射，每 4~6h 1 次；对重症者可酌情增大剂量及缩短间隔时间，必要时可用 0.5~1mg 静脉注射。如在应用阿托品后，仍有频发室性期前收缩、阵发性室性心动过速等，可选用利多卡因、胺碘酮、普罗帕酮等纠正之。如有呼吸衰竭及休克，应及时给予吸氧、呼吸兴奋剂、人工呼吸及抗休克治疗等。

（索冬卫）

第七节　毒品急性中毒

毒品分类的方法通常有 3 种：①根据药物学原理，分为麻醉药品和精神药品两大类。②根据毒品的来源，分为天然原生植物类、半合成类和合成类 3 种；③根据毒品对人体的作用，分为镇静剂、兴奋剂和致幻剂 3 类。

本文采用第 3 种方法。所有以下被列入药物都在我国规定管制毒品范围内。

一、镇静剂（阿片）类中毒

（一）概述

阿片是罂粟果实浆汁的干燥物，其中含有 20 多种生物碱，含量最多的是吗啡、可待因等。本类毒品包括天然来源的阿片以及其中所含的有效成分，也包括半合成或人工合成的化合物，如阿片、复方樟脑酊、吗啡、海洛因（二醋吗啡，"白粉"）、可待因、哌替啶、蒂巴因、美沙酮、镇痛新、盐酸二氢埃托啡、芬太尼及舒芬太尼等。

此类药物是阿片受体激动剂。阿片受体存在于中枢神经系统中，影响着中枢镇痛、情绪变化、呼吸抑制和瞳孔缩小等效应。阿片类药物能与阿片受体结合，产生中枢镇痛、欣快、呼吸抑制和瞳孔缩小等作用，能直接兴奋延髓化学感受区引起恶心、呕吐，可以降低呼吸中枢对二氧化碳张力升高的敏感性，抑制脑桥呼吸调节中枢，以及抑制电刺激呼吸中枢的反应。多数阿片类药物通过使组胺释放、抑制血管紧张素Ⅱ的作用使小动脉扩张，引起血压下降。

阿片类临床应用甚广，如镇痛、镇咳、麻醉、止泻等，但一次误用大量或频繁应用可致中毒，如吗啡成人中毒量为0.06g，致死量为0.25g；干阿片的口服致死量为2~5g；可待因中毒剂量为0.2g，致死量为0.8g；原有慢性病如肝病、肺气肿、支气管哮喘、贫血、甲状腺或慢性肾上腺皮质功能减退症等患者更易发生中毒；与巴比妥类及其他催眠药物合用有协同毒作用。

阿片类药物被长期应用后，能产生强烈的药物依赖性（成瘾），突然中断用药时会产生严重甚至是致命的戒断综合征。

（二）诊断思路

1. 病史要点

（1）接触史：对毒品成瘾者，常可追寻到吸、食毒或注射毒品史，并且有相应的注射的针眼痕迹；其他造成中毒的情况有：①作为止痛、镇咳、止泻、解痉等治疗，超药效剂量使用或多次、重复、频繁应用本类药物；②常规剂量应用，但心、肺、肝、肾、肾上腺功能不全或儿童、老人对吗啡特别敏感；③与乙醇、吩噻嗪、肌松剂和巴比妥类等对中枢及呼吸抑制有协同作用的药合用；④意外摄入大剂量本类药物。

（2）临床表现：

1）呼吸抑制：其特点是先出现呼吸浅慢，重者呼吸频率仅2~3次/min，继而叹息样或潮式呼吸，发绀；呼吸中枢麻痹是中毒死亡的主要原因。

2）瞳孔缩小：瞳孔极度缩小，呈针尖状，两侧对称；中毒后期或缺氧严重时则扩大。但哌替啶中毒瞳孔可不缩小或反而扩大。

3）意识改变：轻者困倦、淡漠，重者木僵、昏迷。可出现烦躁不安、幻觉、谵妄、抽搐、惊厥、牙关紧闭和角弓反张等。

4）其他表现：呼吸有阿片味，头晕，口渴，恶心，呕吐，便秘，尿潴留；脉细速且不规则，体温下降，皮肤发痒，皮肤湿冷，血糖升高及血压下降；肌张力先增强后弛缓，吗啡中毒常表现为肌无力，甚至舌根后坠，阻塞呼吸道；芬太尼等常出现肌强直；二醋吗啡急性中毒非心源性肺水肿和心律失常较常见，可引起猝死。

2. 常规检查及其他检查

（1）实验室检查：血气分析示低氧血症、酸中毒；血、尿常规，血电解质，血糖，肝肾功能等检查。

（2）毒品检测：可对患者血、尿或胃内容物作毒品定性和定量检测，但样本需送专科医院、法医鉴定机构或疾控机构检测；一般综合性医院可针对其中药品部分作血药浓度测定。

3. 诊断及鉴别诊断

（1）了解相关病史，是否使用阿片类药物治疗疾病；是否有成瘾药物史；是否有饮酒或同时使用其他药物史。

（2）毒品成瘾者常有吸毒史或注射毒品的针眼痕迹；二醋吗啡等为非医用药品，中毒者均为非法和长期使用。

（3）有典型的急性阿片类中毒的"三联征"表现：昏迷、针尖样瞳孔和呼吸抑制。

（4）血、尿或胃内容物检测示毒品阳性。

（5）纳洛酮诊断性试验治疗有效。

（6）吸毒者常表现为营养不良、低血糖、酸中毒或电解质紊乱；二醋吗啡吸食者可有皮肤的感染、脓肿、败血症、破伤风、病毒性肝炎、艾滋病等。

（7）轻度的"戒断综合征"，如焦虑、烦躁不安、易激动、流泪、周身酸痛、失眠、起"鸡皮疙瘩"、灼热感、呕吐、喉头梗阻、失水、精神亢奋、全身性肌肉抽搐、大量发汗或发冷等，易于诊断。重度戒断综合征，特别是二醋吗啡戒断所致，有昏迷、发绀、小便失禁、四肢湿冷等临床表现，死亡亦有发生，这与急性二醋吗啡重度中毒进行鉴别有一定难度，但又非常重要。因二者均有吸毒史，且均在昏迷前是否应用二醋吗啡无法明确，二者极易混淆，一旦将"重度戒断综合征"误诊为"重度中毒"，给予大剂量纳洛酮后，病情不但无任何改善，而且呼吸会由快变慢，并出现节律异常，甚至有死于呼吸衰竭的严重后果。二醋吗啡中毒患者一般具有昏迷、针尖样瞳孔和高度呼吸抑制三联征，中毒后期由于严重缺氧，可使瞳孔散大；戒断综合征者一般无瞳孔缩小，以呼吸浅快为主要特征，每分钟可达60次以上，与二醋吗啡中毒成鲜明对比。因此，遇有吸毒史的昏迷患者，如呼吸浅促则应高度怀疑重度二醋吗啡戒断综合征。此外，若用纳洛酮无效者，改用静脉推注吗啡10mg后10min内，呼吸由50~60次/min迅速降至20~30次/min，各种反射改善，并很快清醒，则为"戒断综合征"；若重度戒断综合征发现时已至晚期，呼吸由快变慢，并节律不规则，此时与重度二醋吗啡中毒鉴别较困难，需行尿中吗啡测定。

（三）治疗措施

保持呼吸道通畅，监测生命体征，纠正低氧血症，清除毒物，输液利尿，尽快使用解毒剂，维持水、电解质和酸碱平衡，对症处理。

1. 保证呼吸，建立监测　开放气道，保持呼吸道畅通，充分给氧；必要时及早气管插管或气管切开，及时予以人工辅助通气；密切观察生命体征，重点观察心、肺、脑功能，监测呼吸频率、血氧饱和度，动态血气分析，迅速纠正低氧血症；酌情应用呼吸兴奋剂，但应防止过量引发抽搐。

2. 阻止毒物吸收　尽快明确中毒原因和中毒途径，若为口服且患者神志清楚，则立即予催吐。可先用碘酊液（碘酊1ml加水500ml）洗胃，后用1：5 000的高锰酸钾溶液洗胃或用活性炭混悬溶液洗胃；洗胃后以15~30g硫酸钠溶液导泻；即使距口服时间较长亦应洗胃。血液灌流能加速本品清除，但因本品半衰期短，并且有特殊解毒剂，故一般无须采用。

3. 尽快应用解毒治疗　早期、迅速、足量应用特效药物纳洛酮，能迅速全面逆转阿片类药物所致呼吸抑制、昏迷、瞳孔缩小等作用。盐酸纳洛酮静脉注射1~3min即可出现药效，高峰作用时间5~10min，半衰期60~90min。肌内或皮下注射15min见药效。

（1）用法用量：无意识障碍者或有意识障碍无明显呼吸抑制者，首先用0.4~0.8mg或0.01mg/kg，皮下、肌内或静脉注射，每5~10min重复1次。一般重复3~5次后病情有所改善；呼吸抑制较重者，开始则可注射2mg，若无效可再注射2~4mg，必要时重复，总剂量控制在20mg以内；呼吸抑制较重者，开始纳洛酮剂量2mg，若无效可再注射2~4mg，必要时重复，总剂量20mg，并检查有无其他原因；如反复注射纳洛酮至20mg仍无疗效时，应考虑合并有缺氧、缺血性脑损害，或合并其他药品、毒品中毒，如合并大量巴比妥中毒昏迷者对纳洛酮无效。长效（如美沙酮）或强效（如芬太尼）阿片类药物中毒，需较大剂量的纳洛酮，可采用 1 000ml 生理盐水中加入 40mg 纳洛酮，12h 内滴完。若仍无疗效时，则应考虑阿片类中毒的同时合并有缺氧、缺氧性脑损伤，或合并其他药品、毒品中毒，如合并大量巴比妥中毒昏迷者对纳洛酮无效。

（2）注意事项：①纳洛酮的实际有效时间持续 45~90min，呼吸好转后，应根据不同阿片类及病情轻重调整剂量，观察和维持用药 24h 左右，直至病情稳定；②对阿片依赖者中毒，静脉注射纳洛酮后可即刻诱发呕吐，应注意保护气道，治疗清醒后，要尽快减量维持，以免引起严重的戒断症状，特别是呕吐引起窒息；③纳洛酮作用持续时间较吗啡短，有可能发生呼吸再抑制，应加强监护，并酌情重复给药。

4. 对症处理　维护生命体征，建立静脉通道，输液，维持水、电解质和酸碱平衡；维持心脏及循环功能；监测血中 CPK 及电解质浓度；注意有无横纹肌溶解及肾衰竭的征象并作相应处理；防治肺水肿、脑水肿。

二、兴奋类毒品中毒

（一）概述

兴奋类毒品即苯丙胺类毒品，包括苯丙胺（安非他明）、麻黄碱、苯丙醇胺、甲基苯丙胺（去氧麻黄碱，冰毒，MA）、亚甲二氧甲基苯丙胺（MDMA，摇头丸）、可卡因、古柯叶、古柯糊、大麻、哌甲酯、芬氟拉明和安非拉酮等，有胶囊、粉剂、小块等多种形式，可抽吸、鼻吸、口服或注射。

苯丙胺类与儿茶酚胺神经递质相似，有显著的中枢兴奋及外周 α、β 肾上腺能受体兴奋作用，有收缩周围血管、兴奋心脏、升高血压、松弛支气管平滑肌、散大瞳孔、收缩膀胱括约肌等作用。苯丙胺中毒剂量为 15~20mg，30mg 即有严重反应，成人致死量为 0.15~2g，静脉快速注射 120mg 即可致死。甲基苯丙胺中枢兴奋作用比苯丙胺强，使用 1.5mg/kg 剂量的甲基苯丙胺即可导致死亡。

滥用时间最长且最为广泛的苯丙胺类毒品以冰毒为代表，急性毒性反应是出现兴奋、不安、强迫性症状，产生以头部为中心的病态运动，可并发胸痛、心肌梗死、心肌病、高血压、颅内出血、心律失常以及猝死。当前，国内外使用广泛的称为"摇头丸"，既具备兴奋作用又兼有致幻作用，急性毒性反应为先兴奋，后抑制，出现昏迷、呼吸浅表以至衰竭。

苯丙胺类毒品与阿片类毒品相比，其成瘾性和戒断症状不明显。

（二）诊断思路

1. 病史要点

（1）相应毒品接触史。

（2）临床表现：先有头晕、头痛、心悸、焦虑不安、易激动、胸痛等，继而谵妄、狂躁、感觉异常、眼球震颤、共济失调、心律失常、血压升高或偏低、抽搐、高热惊厥。还可表现为抑郁、幻觉、妄想和暴力倾向等精神障碍；后转入抑制，出现昏迷、呼吸浅表以至循环衰竭。可并发高血压危象、脑出血、心绞痛或心肌梗死、肠系膜缺血、横纹肌溶解、肝功能损害、急性肾衰竭及猝死。

2. 常规检查及其他检查

（1）毒品检测：血、尿或胃内容物检测示兴奋类毒品阳性或有定量分析。

（2）实验室检查：电解质紊乱，肝、肾功能异常，CPK 升高，酸中毒，肌红蛋白尿。

3. 诊断及鉴别诊断　诊断主要依靠接触史及相对典型的临床表现。

（三）治疗措施

清除毒物，减少吸收，对症支持治疗，及时处理并发症。

1. 清除毒物　口服者可催吐、洗胃、活性炭吸附、导泻；重症患者可予血液灌流。

2. 一般处理　置患者于安静的环境，减少环境刺激，防止惊厥发作和精神失常导致损伤；安排陪护，心理支持。

3. 维护生命体征　吸氧，心电监测，保持呼吸道通畅、循环稳定；呼吸抑制或昏迷者，应尽早气管插管行机械通气；输液，利尿，维持水、电解质、酸碱平衡；必要时碱化尿液，防止肌红蛋白沉积；保护肝、肾功能。

4. 对症处理　激动与心动过速，可给予地西泮 5～10mg 口服，或缓慢滴注普萘洛尔 0.5～1.0mg（每分钟不大于 1mg），最高用量不超过 6mg。偏执状态可给予氟哌啶醇 5mg，肌内注射，2 次/日或地西泮每日 40mg；高热予以物理降温；高血压危象可使用酚妥拉明或硝普钠；肾上腺能危象时可口服普萘洛尔，每 4～6h，40～60mg，达到脉搏＜90 次/min 为止；惊厥和抽搐可用地西泮或短效巴比妥类药静脉注射，必要时重复给药；兴奋和谵妄可静脉注射氯丙嗪 25～50mg 或氟哌啶醇肌内注射，必要时重复，并注意防止癫痫发作。

三、致幻剂类中毒

（一）概述

致幻剂（迷幻药或拟精神病药）类药物在不影响意识和记忆的情况下，能改变人的知觉、思维和情感，当达到一定剂量时会引起幻觉和情绪障碍，如视幻觉、听幻觉，使人感觉脱离现实，进入梦幻般的仙境；包括：仙人球毒碱（三甲氧苯乙胺、麦司卡林）、致幻蕈碱、麦角二乙酰胺（LSD）、苯环己哌啶（PCP）、二甲色胺（DMT）、二乙色胺（DET）、烷羟基色胺、裸盖菇素、肉豆蔻以及部分苯丙胺类药物等，其剂型与兴奋类毒品类似。

致幻剂类具体的药理和毒理机制尚不清楚，但其可以导致中枢神经系统兴奋状态以及中枢自主神经系活动亢进表现，大剂量摄入后产生与苯丙胺类药物相类似的毒害作用，一是可以对大脑神经元产生直接的损害作用，导致神经细胞变性、坏死，出现急性精神障碍；二是对心血管的损害作用，导致心肌细胞肥大、萎缩、变性、收缩带坏死，小血管内皮细胞损伤和小血管痉挛，引发急性心肌缺血、心肌病和心律失常，甚至猝死。

致幻剂的心理依赖可轻可重，但一般不太强烈；突然停药后并无戒断症状，故无躯体依赖。

（二）诊断思路

1. 病史要点

（1）接触史：同兴奋类毒品。

（2）临床表现：头晕、头痛、心悸、恶心、呕吐、腹痛、腹泻、视物模糊、瞳孔明显扩大、发音困难、高热、高血糖、心动过速、血压下降和呼吸抑制等；伴有震颤、肌肉强直、共济失调、痉挛性瘫痪等。还可有惊恐、抑郁、幻觉、妄想、自杀企图、冲动行为等中毒性精神病表现。严重时可产生惊厥、脑出血、循环衰竭、昏迷及死亡。苯环己哌啶

（PCP）在致幻剂中危害性最大，急性中毒常出现瞳孔缩小、心动过速、血压增高、肌肉强直等，可因惊厥、心脏与呼吸抑制以及脑血管破裂而死亡。

（3）严重的并发症有：①诱发心脏病发作，如室颤、心肌缺血而致死；②导致高热综合征、代谢性酸中毒、弥散性血管内凝血及急性肾衰竭；③中毒性肝炎导致肝衰竭；④细菌性心内膜炎，败血症等。

2. 常规检查及其他检查

（1）毒品检测：血、尿或胃内容物检测示致幻剂类毒品阳性或有定量分析。

（2）实验室检查：参照兴奋类毒品中毒。

3. 诊断及鉴别诊断　诊断主要依靠接触史及相对典型的临床表现。

（索冬卫）

第八节　毒蛇咬伤、蜂蜇伤、毒鱼刺伤

一、毒蛇咬伤

（一）概述

世界毒蛇有 160 种左右，我国有 47 种。常见的有 10 余种，如金环蛇、银环蛇、眼镜蛇、眼镜王蛇、蝰蛇、尖吻蝮蛇又叫五步蛇或蕲蛇、白眉蝮蛇、竹叶青蛇、烙铁头蛇及各种海蛇等。

蛇类主要分布在南方温暖地区，北方地区种类数量少。南方地区 3 月份直到晚秋，均有毒蛇伤人；但 7~9 月份毒蛇繁殖季节，伤人最多。海蛇分布在北部湾至山东沿海的河口地区。伤死率因毒蛇种类、进入体内毒量及临床表现不同而异，全世界因毒蛇咬伤每年致死 5~6 万人。

（二）诊断和临床特征

蛇毒中毒诊断要点：

（1）有蛇咬伤史者即可考虑诊断。判断是毒蛇还是无毒蛇咬伤，可参考局部伤痕判断。

（2）被咬伤的局部，可有成对或单一深牙痕，有时伴有成串的浅牙痕。在咬伤的局部，立即出现麻木、肿胀、剧痛或出血等表现，尤其混合毒及血循毒类毒蛇咬伤时更明显；神经毒为主者出现局部剧痛，但肿胀不明显。蛇咬伤后，有时可能找不到深牙痕，只有局部或全身症状，不可轻易否定诊断。只有 2~4 排浅牙痕，而无局部肿痛或全身症状者，通常为无毒蛇伤。

（3）被咬伤的肢体，一般多在数分钟内出现局部症状，以后出现全身性中毒症状。某些神经毒类为主的蛇咬伤，局部以麻木为主，全身以嗜睡为首发中毒症状，常易被伤者忽视而延误诊治。

（4）咬伤后患者的全身中毒症状，常先出现心动过速，嗜睡，恶心，昏厥，全身无力，上睑下垂。

（5）神经毒类中毒的致死原因主要是急性呼吸衰竭；血循毒及混合毒类中毒常见的致死原因为急性凝血障碍、失血及继发性急性肾衰竭和急性心力衰竭。

（三）救治要点

1. 结扎防止毒素扩散　毒蛇咬伤后，立即在肢体咬伤处的近心端结扎止血带或代用物，结扎不宜过紧，一般以阻断静脉血液回流为准。为了防止肢体远端因血液循环阻断而发生组织坏死，应每隔 20min 放松止血带 1~2min，待伤口处理后 20~30min 方可解除。

2. 清创

（1）冲洗：用 1：5 000 高锰酸钾溶液（紧急时冲洗液可为冷开水、肥皂水、生理盐水、3% 过氧化氢等任一种）冲洗伤口后，用消毒手术刀于伤口牙痕处作"十"字切开，深达皮下组织。

（2）排毒：用拔火罐或吸奶器反复吸出毒液，也可链霉素或青霉素类小空瓶，把底磨掉、磨平后，将底部罩在伤口上，用注射器插入橡皮塞内抽吸。紧急情况下，现场无拔火罐或吸奶器等物品时，可直接用口吸吮，但吸吮者口腔应无破损，吸吮后，伤口应消毒，吸吮者应漱口。将患肢置于下垂位置，利于引流、减少毒素吸收。可将伤口部位浸入 2% 冷盐水中，用手自上而下、自四周向伤口中心挤压排毒。

（3）湿敷：彻底排毒后，用 2% 生理盐水或 1：2 000 高锰酸钾或 1：5 000 呋喃西林溶液湿敷，以利于毒液继续排出；如伤口已发生坏死、溃烂，可用 0.1% 胰蛋白酶溶液湿敷。对伤口周围水疱或血泡，可先用消毒注射器抽出渗出液，然后再湿敷。

（4）封闭：可用胰蛋白酶 2 000mg 加入 0.25%~0.5% 普鲁卡因 20~60ml 中，在伤口周围作局部浸润注射，并在伤口上方 2~3cm 处作环形封闭注射，胰蛋白酶可破坏蛇毒毒素中的蛋白质成分，用药前可先肌内注射异丙嗪 25mg 或静脉注射地塞米松 5~10mg，以防止过敏反应。对伤口肿胀明显，发生组织坏死者，也可用 10% 依地酸二钠 4ml 加入到 0.25% 普鲁卡因 80~100ml 中，于伤口周围局部浸润注射。

3. 应用解毒药物　抗蛇毒血清治疗：先抽取 0.1ml 抗蛇毒血清，加 1.9ml 生理盐水充分混合均匀后，取 0.1ml 皮试，观察 15~20min。若皮试局部皮丘直径不超过 2cm，周围没有毛细血管扩展或水疱，为阴性，否则为阳性。

常用剂量：抗金环蛇血清 5 000U；抗蝰蛇血清 5 000u；抗蝮蛇血清 8 000U；抗五步蛇血清 10 000u；抗眼镜蛇血清 10 000U。将抗毒血清 10ml，加入 5% 葡萄糖盐水 60~80ml 中，缓慢静脉滴注。在毒蛇咬伤后 3~4h 之内使用最佳。必要时 4~6h 重复给药。

使用多价抗毒血清，可根据毒蛇咬伤的可能种类使用。成人与儿童剂量相同。

对皮试阳性或可疑阳性者，先用地塞米松 10mg 加入 5% 葡萄糖液 200ml，静脉滴注，之后用 5% 葡萄糖盐水 500ml 加入抗毒蛇血清 1~2ml 缓慢静脉滴注，严密观察 30min 左右，若无反应，可能已经脱敏，此时可将剩余的抗蛇毒血清加入葡萄糖盐水中，静脉持续滴注。使用抗蛇毒血清后，要继续观察血清反应；除速发过敏反应外，有时会有迟发的血清病发生。

4. 中药治疗

（1）中草药治疗：应用越早，效果越好。常用中草药有：七叶一枝花（蚤休）、半边莲、扛板归、八角莲、山梗菜、徐长卿、望江南、木芙蓉、三叶鬼针草、鸭拓草等，具有清热解毒、止痛消肿及散瘀作用。

（2）中成药治疗：常用的有季德胜蛇药，上海蛇药，2 号注射剂，吴江蛇药，红卫蛇药，群生蛇药等。

5. 对症及支持疗法

（1）吸氧：一般吸高浓度氧，鼻管吸氧即可。

（2）凝血障碍及 DIC 的治疗：除及早使用抗毒血清终止全身中毒外，尚无其他特效药物。冷凝蛋白或新鲜血液及血液成分，小量多次静脉输注，有一定效果。但大量输注这类制品，有时会加重病情。

（3）输液：输液的原则是量出为入。过多的输液可能加重中毒症状，引发心、肺、肾急性功能衰竭。输液时可加入维生素 C 500mg，维生素 B$_1$ 100mg 和（或）维生素 K$_1$ 10mg，肌内注射，2 次/天。输注液体中可加入 ATP、辅酶 A 等。

（4）预防感染：以青霉素为主，也可依情况同时加用其他抗生素。

（5）预防破伤风：使用破伤风抗毒素，先做皮试，无过敏者，一次肌内注射 1 500U 即可。

（6）心搏骤停、休克、心力衰竭、呼吸衰竭、急性肾衰竭、颅内出血和急性肌膜间隙综合征的治疗。血循毒及混合毒类毒蛇咬伤的患肢，常因肢体重度水肿压迫肌肉易致急性肌膜间隙综合征，应及时诊断，及早手术减压。形成该综合征时，间隙内压力常超过 40cmH$_2$O。某些毒蛇咬伤可出现垂体前叶或肾上腺损害，引起激素缺乏，适时使用有关激素是必要的。

（四）注意事项

毒蛇咬伤发病急、病情重、严重并发症多，现场进行伤口处理和上述有关急救后，应紧急转送条件较好的医院进一步治疗。转送途中，患者卧位或半坐位，保持呼吸道通畅，保持伤口部位下垂，便于毒液引流和减少毒素吸收，如伤口尚未得到彻底处理，结扎的止血带不可解除，但必须注意定时放松，以免导致组织缺血坏死。

治疗中应禁用中枢抑制及肌肉松弛药物：如吗啡、氯丙嗪、巴比妥类、苯海拉明、箭毒、氯琥珀胆碱。慎用抗凝药物：如肝素、枸橼酸钠、双香豆素类药物。

如已捕杀毒蛇，应同时报告鉴定或辨认结果。

二、蜂类蜇伤

蜂属于昆虫纲，种类很多，如蜜蜂、黄蜂、大黄蜂、土蜂、狮蜂等。其头、胸、腹三部划分极为明显，腹部末端有与毒腺相连的蜇刺。有的蜂类（如蜜蜂）刺入时，常将毒刺遗弃于刺伤处，有的蜂类（如黄蜂等）刺入后，将蜇刺缩回，可继续刺入。蜂类的毒力不一，蜜蜂毒力较弱（群蜂伤亦可致人于死），而黄蜂毒力极强。

蜂毒主要成分为神经毒、蚁酸、蛋白质与组胺。黄蜂蜂毒还含有缓激肽、5-羟色胺和胆碱酯酶。可引起溶血、出血、神经毒作用和中毒性肝、肾损害等。此外蜂毒尚可引起过敏反应，可致过敏性休克。有特异性过敏体质者被蜂蜇伤后可发生严重的过敏反应、甚至死亡。引起急性肾功能衰竭者也有报告。

被蜂类蜇刺致死的病例，主要病变为重要脏器的毛细血管扩张、通透性增高，而致充血、水肿和渗血。最危险者为喉头水肿与急性肺水肿。脑也可出现点状出血。头颈部皮肤被蜇伤时危险性较大。

（一）几种蜂类的习性与蜇伤表现

毒蜂蜇伤的临床表现差异甚大，轻者仅有局部皮肤红肿、疼痛与荨麻疹，全身中毒症状有头昏、头痛、恶寒、发热、昏厥、全身剧痛、恶心、呕吐、烦躁不安、溶血或凝血障碍等。重者有黄疸、肝功能障碍、血红蛋白尿、急性肾衰竭、周围神经炎、肌麻痹、意识障碍以致抽搐或昏迷等。有的出现过敏性休克、呼吸困难甚至衰竭，蜂毒损伤心肌细胞还可引起严重心律失常。严重者可引起多器官功能障碍综合征（MODS）。

1. 大胡蜂　又名地垅蜂，常营巢群居于茅草丛的土穴中。路人如不慎踩及其土穴，可引起蜂群哄起围攻。此类蜂体型大，毒性强，蜇伤人后可见蜇刺部位相应淋巴管迅速变黑，俗称为"黑丝疔"，局部淋巴结肿痛，伤口时有毒针残留，疼痛剧烈。严重蜇伤者可有发冷发热、喉头水肿、全身酸痛的过敏反应症状。曾有被大胡蜂蜇伤后致死的病例报告。

2. 大黄蜂　此类蜂种与大胡蜂是"近亲"品种，其蜇针呈钩状，蜇伤人1次后其针即折断，故伤人后往往伤口有毒针残留。大黄蜂喜欢在浓密的灌木林中作巢，过路人不慎捣及其巢时，蜂群即哄起围攻。蜂毒中约含1%的组胺，还有其他毒质。当人受蜇伤时，除伤口剧痛外，还可引起过敏性休克。也曾有报道引起中毒性肝炎与急性肾衰竭的病例，还有报道被蜇伤后致死的病例。

3. 野蜜蜂　又名排蜂。此类蜂的形态与家养的蜜蜂相似。野蜜蜂喜在大树的树枝上营巢。人如激惹之，便可群起围攻，可追人数里而不停止。因而人往往受多处的蜇伤，引起严重的反应。

4. 蜜蜂　为家养昆虫，体型较小，往往因养殖者在采蜜过程中动作粗暴，激惹蜂群而受伤，可引起严重的过敏反应。也曾有个别患者被多处蜇伤后致死的报道。

（二）治疗

（1）切勿挤压蜇伤口，以免挤压更多的毒液进入血内，散布全身，加重病情。如伤口有刺针残留，立即拔除之。局部宜即用拔火罐方法吸出毒液。

（2）人被大胡蜂或大黄蜂蜇伤后，伤口即用3%硼酸水、1%醋酸或稀食醋洗涤。野蜜蜂或蜜蜂蜇伤后，伤口即用5%碳酸氢钠液、肥皂水或3%氨水洗涤。

（3）全身反应的治疗：对蜂毒过敏者应立即用0.1%肾上腺素0.5ml皮下注射，同时加用糖皮质激素作静脉注射或静脉滴注，口服抗组胺类药物如氯苯那敏、特非那丁等。可用琥珀酸氢化可的松100mg，静脉注射或静脉滴注，1日量用至200～300mg；或地塞米松20～30mg，分次静脉注射。抗休克，静脉滴注5%葡萄糖氯化钠液加血管活性药物。重症病例及早应用抗氧自由基药物。全身中毒症状可根据轻重口服季德胜蛇药片，首剂10～20片，以后5～10片，每6h1次。如因喉头痉挛、水肿等上呼吸道梗阻，经抗过敏治疗仍不缓解，致严重吸气性呼吸困难者，应及时气管插管或作气管切开，解除梗阻。

（4）局部疼痛剧烈者可用2%普鲁卡因4～8ml，在蜇伤部位周围和基底作封闭治疗。亦可给予镇痛剂中服。但不宜用吗啡，以免引起呼吸抑制。

（5）伤口周围可用季德胜蛇药片调敷，亦可用鲜草药七叶一枝花、紫花地丁、半边莲和蒲公英等捣碎外敷。

（6）对症治疗：护肝药物应用，极化液联合黄芪注射液保护心脏；法莫替丁防治应激性溃疡；多巴胺联合呋塞米应用等。

（7）当上述治疗无效时迅速做血液净化治疗。

（三）预防

入山或野外作业者，应注意工作环境有无蜂穴或挂在树上蜂巢。有则尽量避免激惹蜂群，或先用烟火将之熏逃，然后开始作业。蜜蜂养殖者采蜜时，应戴上面罩和手套，操作要轻细，尽量勿激惹蜂群，致受蜇伤。

三、毒鱼蜇伤

我国东南沿海一带，最常见的毒鱼为赤魟、鱼虎、海蝎子等，刺伤海水作业者或嬉戏浅海的游客并不稀奇。人被其刺蜇之后可引起局部伤口进行性疼痛肿胀与呼吸、消化、神经系统等一系列全身反应，偶尔严重者甚至死亡。

（一）几种常见毒鱼的形态与蜇伤表现

1. 海蝎子　属硬骨鱼类。性喜在沿海浅水的石缝或沙土上生活。背鳍长而锐利。头棘与背棘有刺沟，棘刺基部有毒腺相连，蜇伤人时毒液由棘沟注入人体内。伤口往往有成排的棘眼，呈紫黑色，局部肿胀，疼痛难忍。相应淋巴结亦肿痛。严重病例可有恶心、呕吐，甚至抽搐、昏迷而死亡者也有之。

2. 赤魟　名黄鳐、黄边劳子，属软骨鱼类的魟科。每年夏秋季喜在沿海浅水中活动。其鞭状的尾上有一尾棘，呈扁锯齿形，有棘沟；棘基底部有毒腺，刺入时将毒液经由棘沟注入人体内，蜇伤人后伤口局部呈明显发黑及肿痛。由于此种鱼体型较大，毒性强，故常引起一系列全身反应，死亡者也有之。

3. 鱼虎　俗名海老虎。海南岛沿海较多见。此鱼全身表面生棘，性喜在暖海浅水的石缝或沙土上活动。蜇伤人后局部出现红肿剧痛，相应淋巴结肿痛。个别剧重患者可发生一系列全身反应，甚至休克。

（二）治疗

（1）人被毒鱼蜇伤后，不论何种毒鱼，现场处理应马上结扎伤口近心端，以阻止毒液随血循环扩散全身，还应立即切排或用口吸吮毒液，前提是口腔必须完好无损，没有溃疡与蛀牙。如果鱼刺断了留在伤口，要马上拔除，并用生理盐水或 1∶2 000 的高锰酸钾溶液边冲洗边负压引流，应迅速用拔火罐法吸出毒液，然后用 3% 的氨水浸透纱布湿敷伤口。

（2）局部可用长效普鲁卡因注射液封闭。

（3）海风柳，又名蔓荆藤，系马鞭草科牡荆属植物，民间经验对海蛇的毒鱼蜇伤有疗效，每次用生药 0.5kg 煎服，可试用。国内曾有治愈重度海蛇咬伤的病例报道。

（4）患者有全身反应给予氯苯那敏或苯海拉明等抗过敏药物。严重者静脉注射或静脉滴注糖皮质激素（地塞米松等药物）。休克状态者，补充血容量与静脉滴注血管活性药物。

（5）依米丁疗法：用依米丁 1ml（含 30mg），以生理盐水 4～9ml 稀释后，在蜇伤部位的近端 0.2～0.3cm 处作深部皮下浸润注射。一般病例于 1～3d 内消肿痊愈，有的病例需 5～6d。如蜇伤为多处，可分区注射，但总量最好不超过 60mg，以免发生药物中毒。个别病例作分区注射者，也有曾用至总量 120mg。由于此药毒性强，使用时需严格掌握剂量，特别对患有心、肾疾病的病例与孕妇。

（6）对症治疗严密观察呼吸、脉搏、体温等生命体征的变化。高级生命支持。

（三）预防

尽量不在有毒鱼出没的海中游泳、玩水。捉到赤红之后，应用刀将其尾部砍断，以免受其蜇伤。

（索冬卫）

参考文献

[1] 钱远宇．急诊监护技术．科学技术文献出版社，2010.

[2] 解建，李志强．急危重病抢救技术．海口：海南出版公司，2010.

[3] 许铁，张劲松．急救医学．南京：东南大学出版社，2010.

[4] 张焱焱，规范化急救．武汉：华中科技大学出版社，2013.

[5] 张文武．急诊内科学．北京：人民卫生出版社，2012.